U0644047

国家卫生健康委员会住院医师规范化培训规划教材

皮肤性病学

Dermatovenereology

第 2 版

主　审　陈洪铎　廖万清　王侠生
主　编　张学军　陆前进
副主编　徐金华　高兴华　晋红中
　　　　王　刚　崔　勇

人民卫生出版社
·北　京·

图书在版编目（CIP）数据

皮肤性病学 / 张学军，陆前进主编．—2 版．—北京：人民卫生出版社，2021.12（2025.1重印）
国家卫生健康委员会住院医师规范化培训规划教材
ISBN 978-7-117-31668-2

Ⅰ. ①皮… Ⅱ. ①张…②陆… Ⅲ. ①皮肤病学—职业培训—教材②性病学—职业培训—教材 Ⅳ. ①R75

中国版本图书馆 CIP 数据核字（2021）第 092914 号

人卫智网	www.ipmph.com	医学教育、学术、考试、健康，购书智慧智能综合服务平台
人卫官网	www.pmph.com	人卫官方资讯发布平台

皮肤性病学
Pifu Xingbing Xue
第 2 版

主　　编：张学军　陆前进
出版发行：人民卫生出版社（中继线 010-59780011）
地　　址：北京市朝阳区潘家园南里 19 号
邮　　编：100021
E - mail：pmph @ pmph.com
购书热线：010-59787592　010-59787584　010-65264830
印　　刷：三河市宏达印刷有限公司
经　　销：新华书店
开　　本：889 × 1194　1/16　　**印张：**38
字　　数：1287 千字
版　　次：2015 年 6 月第 1 版　　2021 年 12 月第 2 版
印　　次：2025 年 1 月第 3 次印刷
标准书号：ISBN 978-7-117-31668-2
定　　价：145.00 元

编 者 名 单

编　委（以姓氏笔画为序）

于建斌　郑州大学第一附属医院
马　琳　首都医科大学附属北京儿童医院
王　云　北京大学第一医院
王　刚　空军军医大学西京医院
王惠平　天津医科大学总医院
乌日娜　内蒙古医科大学附属人民医院
方　红　浙江大学医学院附属第一医院
史玉玲　同济大学附属皮肤病医院
朱　威　首都医科大学宣武医院
任韵清　浙江大学医学院附属儿童医院
刘军麟　海南医学院第二附属医院
孙　青　山东大学齐鲁医院
李　明　上海交通大学医学院附属新华医院
李诚让　中国医学科学院皮肤病医院
李珊山　吉林大学第一医院
李智铭　温州医科大学附属第一医院
杨　森　苏州大学附属独墅湖医院
杨慧兰　中国人民解放军南部战区总医院
何　黎　昆明医科大学第一附属医院
汪　宇　贵州医科大学附属医院
宋志强　陆军军医大学西南医院
张　静　中南大学湘雅二医院
张学军　苏州大学附属独墅湖医院
张春雷　北京大学第三医院
陆前进　中国医学科学院皮肤病医院
范　星　安徽医科大学第一附属医院
耿松梅　西安交通大学第二附属医院
晋红中　北京协和医院
栗玉珍　哈尔滨医科大学附属第二医院
徐金华　复旦大学附属华山医院
高兴华　中国医科大学附属第一医院
陶　娟　华中科技大学同济医学院附属协和医院
崔　勇　中日友好医院
康晓静　新疆维吾尔自治区人民医院
梁燕华　南方医科大学深圳医院
蒋　献　四川大学华西医院
粟　娟　中南大学湘雅医院
鲁　严　南京医科大学第一附属医院
曾　抗　南方医科大学南方医院
赖　维　中山大学附属第三医院
潘　萌　上海交通大学医学院附属瑞金医院
潘炜华　海军军医大学长征医院

编写秘书　范　星　张　静

数字内容编者名单

主　编　崔　勇

副主编　肖　嵘　何春涤　卢　忠　李　卉

编　委　（以姓氏笔画为序）

于建斌　郑州大学第一附属医院
王　雷　空军军医大学西京医院
龙　海　中南大学湘雅二医院
卢　忠　复旦大学附属华山医院
李　卉　安徽医科大学第一附属医院
李　丽　北京协和医院
李亚萍　中南大学湘雅二医院
杨顶权　中日友好医院
杨振海　中国医科大学附属第一医院
肖　嵘　中南大学湘雅二医院
何春涤　中国医科大学附属第一医院
张耀华　复旦大学附属华山医院
郑占才　中日友好医院
孟如松　中国人民解放军空军特色医学中心
姜玥颀　复旦大学附属华山医院
姚志远　中日友好医院
高金平　安徽医科大学第一附属医院
唐先发　安徽医科大学第一附属医院
崔　勇　中日友好医院
程　晖　安徽医科大学第一附属医院

秘　书　（以姓氏笔画为序）

于瑞星　中日友好医院
唐利利　安徽医科大学第一附属医院
湛　意　中南大学湘雅二医院

出版说明

为配合2013年12月31日国家卫生计生委等7部门颁布的《关于建立住院医师规范化培训制度的指导意见》，人民卫生出版社推出了住院医师规范化培训规划教材第1版，在建立院校教育、毕业后教育、继续教育三阶段有机衔接的具有中国特色的标准化、规范化临床医学人才培养体系中起到了重要作用。在全国各住院医师规范化培训基地四年多的使用期间，人民卫生出版社对教材使用情况开展了深入调研，全面征求基地带教老师和学员的意见与建议，有针对性地进行了研究与论证，并在此基础上全面启动第二轮修订。

第二轮教材依然秉承以下编写原则。①坚持"三个对接"：与5年制的院校教育对接，与执业医师考试和住培考核对接，与专科医师培养与准入对接；②强调"三个转化"：在院校教育强调"三基"的基础上，本阶段强调把基本理论转化为临床实践、基本知识转化为临床思维、基本技能转化为临床能力；③培养"三种素质"：职业素质、人文素质、综合素质；④实现"三医目标"：即医病、医身、医心；不仅要诊治单个疾病，而且要关注患者整体，更要关爱患者心理。最终全面提升我国住院医师"六大核心能力"，即职业素养、知识技能、患者照护、沟通合作、教学科研和终身学习的能力。

本轮教材的修订和编写特点如下：

1. 本轮教材共46种，包含临床学科的26个专业，并且经评审委员会审核，新增公共课程、交叉学科以及紧缺专业教材6种：模拟医学、老年医学、临床思维、睡眠医学、叙事医学及智能医学。各专业教材围绕国家卫生健康委员会颁布的《住院医师规范化培训内容与标准（试行）》及住院医师规范化培训结业考核大纲，充分考虑各学科内亚专科的培训特点，能够符合不同地区、不同层次的培训需求。

2. 强调"规范化"和"普适性"，实现培训过程与内容的统一标准和规范化。其中临床流程、思维与诊治均按照各学科临床诊疗指南、临床路径、专家共识及编写专家组一致认可的诊疗规范进行编写。在编写过程中反复征集带教老师和学员意见并不断完善，实现"从临床中来，到临床中去"。

3. 本轮教材不同于本科院校教材的传统模式，注重体现基于问题的学习（PBL）和基于案例的学习（CBL）的教学方法，符合毕业后教育特点，并为下一阶段专科医师培养打下坚实的基础。

4. 充分发挥富媒体的优势，配以数字内容，包括手术操作视频、住培实践考核模拟、病例拓展、习题等。通过随文或章节二维码形式与纸质内容紧密结合，打造优质适用的融合教材。

本轮教材是在全面实施以"5+3"为主体的临床医学人才培养体系，深化医学教育改革，培养和建设一支适应人民群众健康保障需要的临床医师队伍的背景下组织编写的，希望全国各住院医师规范化培训基地和广大师生在使用过程中提供宝贵意见。

融合教材使用说明

本套教材以融合教材形式出版，即融合纸书内容与数字服务的教材，读者阅读纸书的同时可以通过扫描书中二维码阅读线上数字内容。

获取数字资源的步骤

1. 扫描封底红标二维码，获取图书“使用说明”。
2. 揭开红标，扫描绿标激活码，注册/登录人卫账号获取数字资源。
3. 扫描书内二维码或封底绿标激活码随时查看数字资源。
4. 下载应用或登录 zengzhi.ipmph.com 体验更多功能和服务。

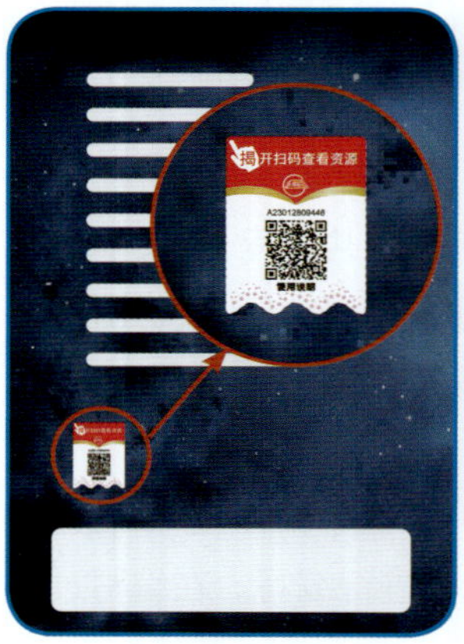

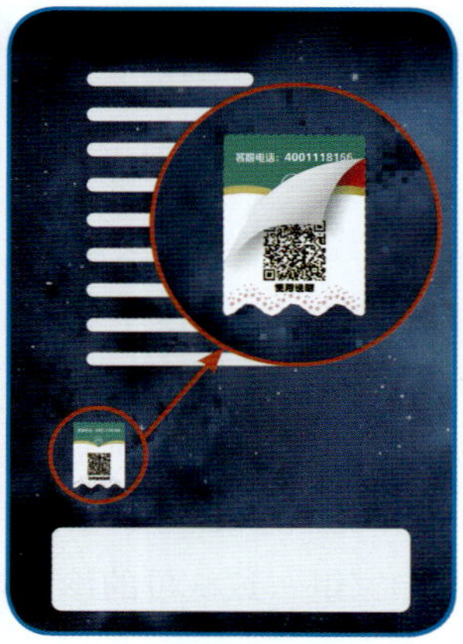

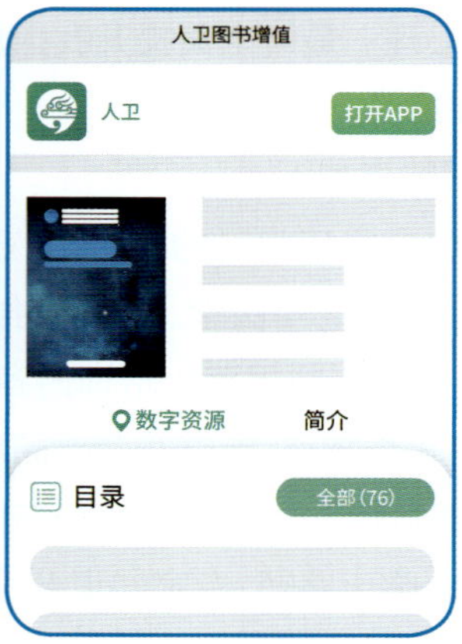

扫描下载应用

客户服务热线
400-111-8166

配 套 资 源

- **配套精选习题集:《皮肤科分册》** 主编:张建中　陆前进
- **电子书:《皮肤性病学》** 下载“人卫”APP，搜索本书，购买后即可在 APP 中畅享阅读
- **住院医师规范化培训题库** 中国医学教育题库——住院医师规范化培训题库以本套教材为蓝本，以住院医师规范化培训结业理论考核大纲为依据，知识点覆盖全面、试题优质。平台功能强大、使用便捷，服务于住培教学及测评，可有效提高基地考核管理效率。题库网址:tk.ipmph.com。

主编简介

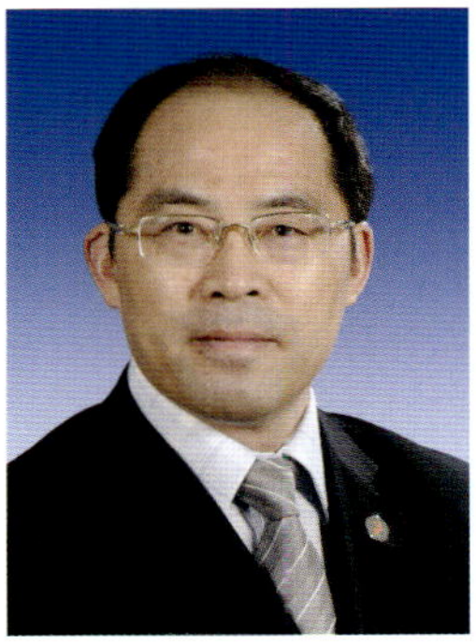

张学军

主任医师，教授，博士生导师，获“国之大医·特别致敬”奖。现任中日友好医院皮肤健康研究所名誉所长，复旦大学皮肤病研究所所长，安徽医科大学疑难重症皮肤病协同创新中心主任，苏州大学附属独墅湖医院首席专家，国际银屑病协会（IPC）执行委员，中华医学会皮肤性病学分会银屑病学组组长兼首席专家，中国遗传学会监事，多种 SCI 杂志编委。曾任中华医学会皮肤性病学分会主任委员，亚洲皮肤科学会主席，国际皮肤科学会联盟（ILDS）常委，中国遗传学会常委，安徽医科大学校长。

从事教学工作至今 40 年，培养博士、硕士研究生 200 余名，曾任国家规划教材全国高等学校教材第 5 版至第 9 版和住院医师规范化培训教材第 1 版《皮肤性病学》主编，医学研究生规划教材《中英文医学科研论文的撰写与投稿》《医学科研论文撰写与发表》主编。致力于疾病基因组变异研究，在 *The New England Journal of Medicine*、*Nature Genetics* 等 SCI 期刊发表论文 300 余篇，累计影响因子 >2 000，他引次数 >15 000 次，H 指数 56。获国家科技进步奖二等奖 1 项，国家自然科学奖 1 项，省部级一等奖 5 项，成果入选“中国科学十大进展”和“中国高等学校十大科技进展”；获谈家桢临床医学奖、全国优秀博士学位论文指导教师、美国皮肤科协会荣誉会士等荣誉。

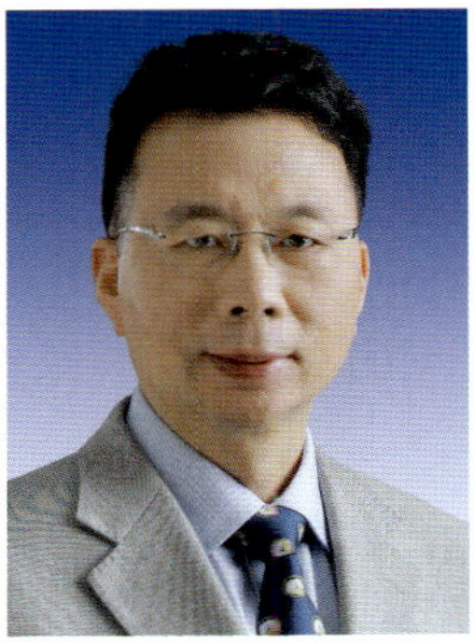

陆前进

主任医师，教授，获“国之名医·卓越建树”奖。中国医学科学院皮肤病医院（研究所）执行院长（所长），中华医学会皮肤性病学分会主任委员，中国医师协会皮肤科医师分会副会长，世界华人皮肤科医师协会副会长，亚洲皮肤科学会理事，*Clinical Immunology* 杂志副主编。

从事皮肤科临床、科研、教学工作 30 余年，在免疫相关性皮肤病，特别是红斑狼疮的基础、转化研究与临床诊疗方面取得一系列创新性成果。在 *Lancet* 等杂志发表论文 230 篇。2014—2020 年连续 7 年入选医学领域中国高被引用论文学者榜单。2021 年入选全球前 2% 顶尖科学家榜单。研究成果入选“2017 年中国十大医学进展”。主编《皮肤病学与性病学》、*Epigenetics and Dermatology* 等中英文专著共 9 部。获中国、美国发明专利授权共 12 项，医疗器械注册证 1 个。获国家科技进步奖二等奖 1 项、省部级一等奖 3 项。获国际皮肤科联盟杰出贡献奖、卫生部有突出贡献中青年专家、NACDA 皮肤科学研究杰出成就奖、中国医学科学家奖等荣誉。

副主编简介

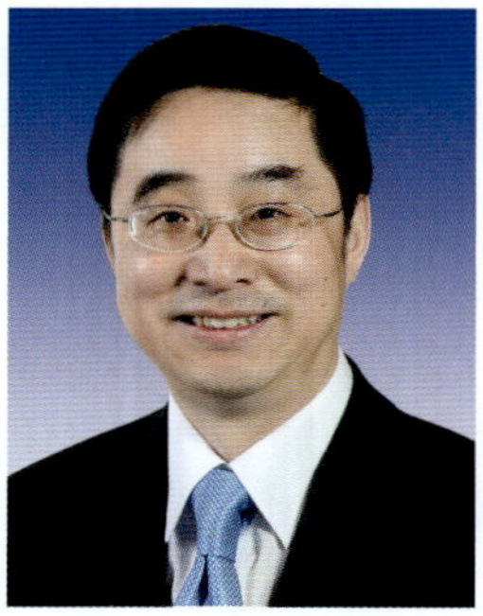

徐金华

主任医师，教授，博士生导师。现任复旦大学附属华山医院皮肤科主任、上海市皮肤病研究所所长、中华医学会皮肤性病学分会副主任委员、上海市医师协会皮肤科医师分会会长。入选上海市领军人才计划，获第二届“仁心医者·上海市杰出专科医师奖”，2018年获第二届“国之名医·卓越建树”荣誉称号。

发表论文100余篇，其中SCI论文58篇。“系统性红斑狼疮免疫治疗新策略”项目获2015年上海医学科技奖一等奖。《皮肤性病学》教材及多媒体课件获2005年高等教育上海市级教学成果奖二等奖。主编《现代皮肤病学》，参编《杨国亮皮肤病学》《红斑狼疮》等专著10余部。

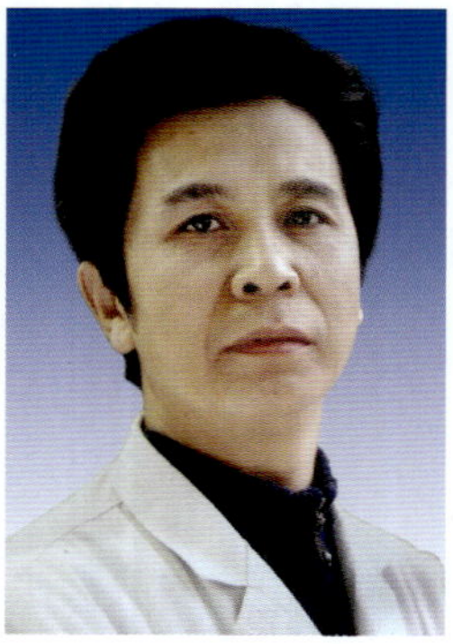

高兴华

主任医师，教授，博士生导师。现任国际皮肤科学会副会长、国际美容皮肤学会副会长、中华医学会皮肤性病学分会候任主任委员、中国医师协会皮肤科医师分会候任会长，中国医科大学附属第一医院副院长、免疫性皮肤病诊治技术国家地方联合工程研究中心主任、国家重点学科皮肤科主任，兼任多个国内外杂志副主编、编委。

从事皮肤科医教研工作30余年。发表文章300余篇，包括英文文章200余篇，获国内专利14项，国际专利3项；参编教材或专著34部。获中华医学科技奖一等奖、吴阶平医药创新奖、国际皮肤科联盟突出贡献奖，以及省部级科技成果奖励6项。

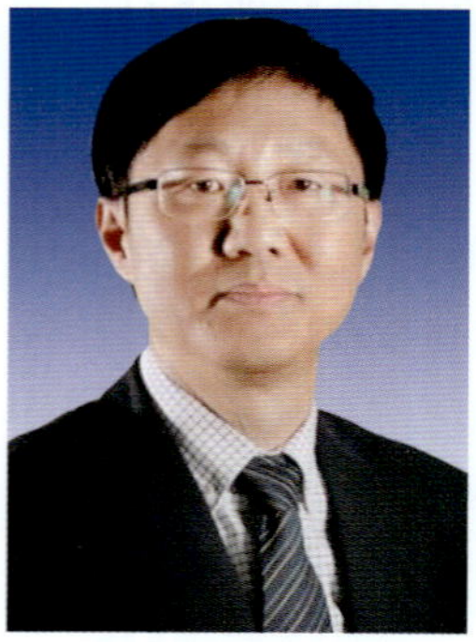

晋红中

主任医师，教授，博士生导师。现任北京协和医院皮肤科主任，兼任亚洲皮肤科协会理事、中国医疗保健国际交流促进会皮肤科分会主任委员、中国罕见病联盟皮肤罕见病专业委员会主任委员、中国医师协会皮肤科医师分会副会长、中华医学会皮肤性病学分会病理学组副组长等。担任《中华临床免疫和变态反应杂志》《中国临床医生》等杂志副主编。

从事教学工作至今30年，积极推动重症银屑病的研究和规范化治疗。发表论文300余篇，主编或主译10部著作。获北京市科技进步奖三等奖、北京市高等教育精品教材奖等多个奖项。参与国家重点研发计划精准医学研究项目，主持国家自然科学基金等多项研究课题。

副主编简介

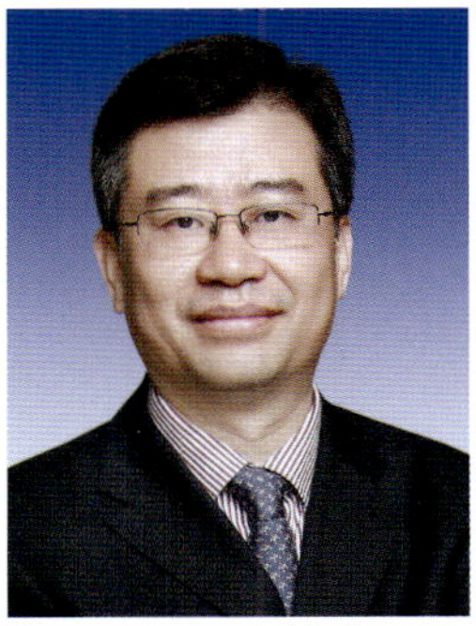

王　刚

主任医师，教授，博士生导师。现任空军军医大学西京皮肤医院院长、西京医院皮肤科主任、全军皮肤病研究所所长，兼任亚洲银屑病学会副理事长、中国医师协会皮肤科医师分会会长、中华医学会皮肤性病学分会副主任委员兼实验学组组长、*European Journal of Dermatology* 副主编。

从事教学工作 22 年，专业特长和研究方向为银屑病、自身免疫性大疱病。承担国家自然科学基金重点项目等国家级课题 10 余项、国家级教学课题 2 项，发表 SCI 论文 120 余篇，主编专著 4 部。获得陕西省科学技术奖一等奖、军队院校育才奖银奖、空军军医大学“桃李杯”伯乐奖等奖项。

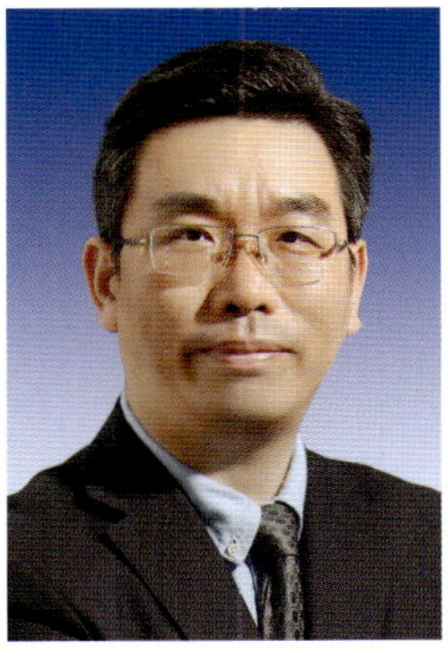

崔　勇

主任医师，教授，博士生导师。现任中日友好医院副院长、皮肤科主任，兼任国家远程医疗与互联网医学中心皮肤科专委会主任委员、中国医学装备人工智能联盟皮肤科专委会主任委员、全国卫生产业企业管理协会护肤技术发展分会会长。国家“万人计划”科技创新领军人才、国家级百千万人才，享受国务院政府特殊津贴，曾为美国梅奥医学中心访问学者。

从事教学工作 23 年，研究方向为遗传性皮肤病、皮肤影像和人工智能。承担国家自然科学基金面上项目 6 项，发表 SCI 论文 120 余篇；获中国青年科技奖、国家科技进步奖二等奖、中华医学科技奖一等奖、北京市科技进步奖一等奖等奖项。

前　言

推行住院医师规范化培训是重大的国家卫生人才战略，是提升我国医师水平，早日与国际接轨的重大举措。皮肤性病学住院医师规范化培训是该项工作的组成之一，也是皮肤性病学学科建设的关键内容和重中之重。

本书的编写以《住院医师规范化培训内容与标准（试行）》为框架，以皮肤性病科住院医师必须掌握的临床技能为主线，主要包括总论（共性内容及技能培训）、皮肤性病学基本操作技能、各论（案例引导及思维训练）三大部分。教材延续了第一版的基于问题的学习（PBL）和基于案例的学习（CBL）教学模式，以案例形式结合临床问题、临床思路、知识点，将相关医学知识运用到临床，注重在实践中对相关理论和知识点的强调、整理与扩展。

作为一门整体性较强的临床应用学科，皮肤性病学近年来在基础研究、临床应用、新技术项目等众多领域发展迅速，与其他临床专业之间的交叉渗透也越来越强。住院医师规范化培训要求加强直观认识、理论学习和操作必备能力，对亚专业知识（皮肤免疫学、皮肤病理学、皮肤影像学、皮肤遗传学、皮肤生理学、皮肤病原学、皮肤药理学、皮肤护理学等）的培育要求也逐渐加强。在生命科学发展日新月异的今天，皮肤性病学的发展极为活跃，培育本学科新生力量，引导他们快速成长，建立他们的专业方向，助力我国皮肤性病学事业的长足发展，是教材建设的重要历史使命。本书新增了大纲要求必须掌握的重要疾病，删除了部分罕见疾病，并增加了学科热点、新进展和指南、数字化融合等内容，不仅可作为住院医师规范化培训的教材，也可以作为全科等临床医师的参考书。

本书的编者团队大部分是国内皮肤性病学领域中具有多年临床和教学经验的领军人物，同时吸收了中青年教学骨干力量。全体编委以高度的责任心团结协作，为提升本书质量付出了辛勤的劳动。中国人群皮肤影像资源库（CSID）项目组提供了珍贵的皮肤影像图片，安徽医科大学第一附属医院皮肤性病科和中南大学湘雅二医院皮肤科全体工作人员为本书的整理和校对工作付出了艰辛劳动，在此一并表示感谢。

由于撰写没有先例可借鉴，专业发展及知识更新速度也一日千里，难免存在不尽如人意之处。为此，我们殷切期望广大读者可以提出宝贵意见，为本书的再版奠定基础。

张学军　陆前进

2021 年 10 月

目　　录

第一篇
总　论

第一章　皮肤性病的诊断

皮肤性病的正确诊断需要详细的病史采集，包括视诊、触诊及偶尔采用的嗅诊在内的体格检查，辅助性化验和检查等技术或方法。确定皮肤损害的性质是皮肤性病诊断最为重要的环节；皮疹的鉴定可通过视诊检查或借助放大镜、皮肤镜等辅助手段。皮肤性病病种繁多，很多疾病临床表现相似度很高。有些皮肤病可以根据特征表现一目了然；有些还需要采集详尽的病史和实验室检查辅助确诊。另外，皮肤性病诊断还需要充分地考虑个体差异及疾病衍变过程的差异。

第一节　皮肤性病的病史采集

病史采集（history-taking）的主要内容和顺序：

1. 一般信息（general data）
2. 主诉（chief complaint）
3. 现病史（present illness）
4. 既往史（past history）
5. 个人史（personal history）
6. 婚姻史（marital history）
7. 月经和生育史（menstrual and childbearing history）
8. 家族史（family history）

病史采集的主要手段是问诊（inquiry）。问诊是医师通过对患者或相关人员的系统询问而获取病史资料，经过综合分析而作出临床判断的一种诊法。问诊大致分为系统问诊和重点问诊。前者主要针对住院患者，后者主要应用于门急诊。病史采集过程的医患交流也是建立良好医患关系的重要环节。

1. 一般信息　主要用于系统问诊，包括姓名、性别、年龄、籍贯、出生地、民族、婚姻、通信地址、联系电话、职业、入出院日期、病史陈述人及可靠程度等信息。

2. 主诉　患者就诊的主要原因及其持续时间，一般是患者感受最主要的痛苦或最明显的症状、体征。多用 1~2 句患者自己的语言表述，如“左小腿红肿伴疼痛 3 日”。

3. 现病史　记录患病的发生、发展、演变和诊治经过，是病史采集的主体，可按如下顺序采集：

（1）起病情况与患病的时间：患病时间指从起病到就诊或入院的时间。了解患者发病的情况，如突然出现还是长期或反复发作的症状。

（2）主要症状的特点：包括主要症状出现的部位、性质、持续时间和程度、缓解或加重的因素等。

（3）病因和诱因：尽量收集与本次发病有关的可能病因或诱因，如日晒、接触某些特殊物质、精神创伤和劳累等。由于患者的认知和理解能力不同，表述的信息鱼龙混杂，故收集的信息应当给予科学地分析归纳，避免全盘接收。

（4）病情的发展与演变：指患病过程中主要症状的变化或新症状的出现，如腹部皮肤白斑 3 个月，面积逐渐增大，陆续在后背、上臂有新的白斑出现。

（5）伴随症状：在主要症状的基础上又同时出现其他症状，如双小腿出现按压不褪色的红斑，同时伴有腹痛。

（6）诊治经过：本次就诊前已经接受过其他医疗单位的诊治情况，包括诊断措施和诊断名称，治疗药物或方法的名称、剂量、时间、疗效等。

（7）病程中的一般情况：采集可能相关的信息，如精神、体力状态、食欲、食量、睡眠、大小便等。

4. 既往史　包括记录患者既往的健康状况和疾病，以及尽量记录和本次发病可能相关的预防接种、食药物或接触物过敏史、既往疾病的治疗，居住地区或工作环境内的主要传染性疾病（以下简称“传染病”）和地方病情况等。

5. 个人史　记录包括社会经历、职业及工作条件、习惯和嗜好、冶游史等信息。

6. 婚姻史　记录婚姻状态、结婚年龄、配偶健康状况、性生活及夫妻关系等信息。

7. 月经和生育史　记录月经初潮年龄、月经周期和经期天数、经血量与颜色、经期症状、末次月经日期、闭经情况、绝经年龄等信息。

8. 家族史　记录家族不同级别亲属的健康与疾病情况，重点关注有无同样的病症和遗传性疾病史，必要时绘制家系图。

就诊患者的自然身心状态、社会经济地位、受教育和训练程度、罹患疾病的严重程度和性质等很多因素往往不尽相同，病史采集没有一成不变的原则和方法。医生应当通过训练和总结，针对不同患者获得完整准确的病史信息，并赢得患者的信任。医生有责任营造获得患者信任的氛围和语境，充分尊重患者的隐私权，充分体现人文关怀，理解患者的期盼，消除患者紧张或恐惧等负面心态；尽量用患者能理解的语言交流，合理恰当地引导交流内容，避免粗暴打断患者或任其无方向地过度陈述。皮肤性病科的大部分临床工作是在门诊完成的，重点病史采集尤其适用。在积累了一定的临床经验基础上，具有病史资料分类和提出诊断假设的能力，病史采集可以简洁且顺序可适当调整，但还是需要涵盖主要症状的如下信息：全面的时间演变和发生发展情况，疾病的发生、发展、性质、强度、频度、加重和缓解因素及相关症状等。另外，对一些特殊群体的病史采集更需要注意技巧和方法。特殊群体包括心理障碍或精神疾病患者、危重或疾病晚期患者、老人、儿童、残疾人、特殊个人史（如冶游史）等。

0101 病史采集（视频）

第二节　皮肤性病的体格检查

皮肤性病的体格检查不应局限于患者关注的皮损部位，而是对周身皮肤、附属器及可见部位的黏膜进行系统检查。体格检查需要在光线充足、温湿度适宜的房间进行，同时还要兼顾保护患者的隐私。视诊、触诊及偶尔采用的嗅诊是体格检查的主要手段，视觉检查也可以借助放大镜、皮肤镜和滤过紫外灯等器械增强检查效果。

（一）皮肤黏膜检查

皮肤损害的表现特征是皮肤诊断的重要依据。皮肤损害的类型是皮肤检查的基本元素。正确辨识、记录皮损的类型、性状特点、分布、组合排布规律等临床特征是正确诊断的前提。

对患者行皮肤黏膜检查时应注意以下事项：①应在充足的自然光线或近似日光的人工光源下进行检查，某些皮损需要不同角度和距离进行认真详细的观察，最好保留必要的临床照片。②诊室的温度和湿度应适宜，空气清新，诊桌整洁卫生。③体表检查要系统全面，应从头部到足趾全面扫描，还要对指/趾甲、毛发、黏膜等仔细观察。④除重点关注检查患者主诉部位及相关部位的皮损之外，还需观察全身的其他体表部位有无类似皮损。除了观察皮损性质，还要注意患者皮肤的自然状态，如自然老化、干燥程度；注意皮肤黏膜改变是否与系统性疾病相关，如肝性黄疸、心血管疾病导致的缺氧发绀、糖尿病性溃疡、贫血性苍白等。⑤触诊可以帮助了解皮损的类型特征（如斑疹、丘疹的鉴别）、质地及有无活动。⑥通过用棉签蘸取分泌物的嗅诊，有助于了解顶泌汗腺（大汗腺）活动异常导致的臭汗症、某些特殊的细菌感染等。⑦借助放大镜或皮肤镜可以更清晰地观察皮损特征。⑧必要时还可采用玻片压诊法和皮肤划痕试验等特殊检查方法。

1. 视诊　即肉眼观察患者全身或局部皮肤病表现的诊断方法，主要观察皮损颜色、范围、分布或表面特征等，如肉眼不好分辨，可借助放大镜来观察皮损。

（1）皮损的性质：确定皮损类型，确定原发或继发疹，是单一损害还是多发损害，仅仅是皮肤损害还是有其他系统相关的全身性损害。另外，要重点关注未受药物或搔抓等物理刺激影响的原发皮损形态。

1）大小：通常用直径是几厘米、几毫米来表示，也有用大家熟悉的物品如针尖、针头、绿豆、黄豆、核桃及鸡蛋大小等实物比喻。规范应该使用厘米（cm）及毫米（mm）来描述皮损的大小。

2）颜色：皮损可以是同一颜色，也可表现为多种颜色。即使是单个皮损也可呈现多种颜色，包括正常肤色、白色、灰色、黄色、粉红色、红色、橘色、蓝色、紫红色、黑色等，根据皮损的具体表现做准确描述。

3）数目：单发或多发，数目多少最好用数字标明。

4）形状：匐形状、靶形、环形、乳头状、菜花状、疣状、冰凿状、不规则等。

5）表面特性：光滑、粗糙、扁平、隆起、中央脐窝；湿度：潮湿、干燥、浸渍；表面附着鳞屑或痂（油腻、糠秕样、鱼鳞状、云母片样及叠瓦形）等。

6）内容物（水疱、脓疱、囊肿等）：清澈、浑浊、浆液、黏液、脓液、角化物、异物等。

7）边缘及界限：清楚、比较清楚、模糊、整齐、隆起、凹陷等。

8）与皮面的关系：同一平面、凹陷或高出皮面。

对以上皮损性质的描述，必须按照皮损的客观表现作出准确的具体记录。

(2) 皮损的排列

常见皮损的排列规律如下：

1）线状排列：①由于同形反应或自身接种所致，如银屑病、扁平苔藓、传染性软疣；②由于先天发育的因素，如线状痣、色素失禁等；③由于血管、淋巴管的分布关系，如血栓、淋巴管的分布关系，如血栓性静脉炎、孢子丝菌病、淋巴管炎等；④由于外因引起的，如人工性皮炎、接触性皮炎等；⑤沿浅表神经分布，如带状疱疹。

2）环状、弧状排列：当一圆形损害向周围扩展，而中心消退时可形成一环状损害；或单个或多个损害排列成环状、弧状、匐形状。

3）损害呈群集性排列：多个损害群集；水疱呈簇状、群集、散在或排列成带状；伞房花状系指一种群集的排列，其中央的损害成簇，周围有单个散在的损害，如寻常疣。

4）网状排列：血管扩张呈网状者，常伴有萎缩、毛细血管扩张、色素沉着及色素减退，见于皮肤异色症。

5）无规律排列：散在或融合；孤立或群集；无一定规律。

(3) 皮损的分布：很多皮肤病皮损的分布有一定规律性，可呈全身性、局限性、泛发性、对称性、双侧性、单侧性、沿血管分布、沿神经分布或按皮节分布。

(4) 皮损的部位：某些皮肤病往往好发于一定部位。大疱性表皮松解症发生于皮肤经常受摩擦或反复受外伤的部位；化脓性汗腺炎好发于顶泌汗腺的分布部位，如腋下及肛门生殖器部位；念珠菌好发皮肤黏膜温湿处，如腋下、乳房下、腹股沟、臀沟、阴道及口腔；扁平疣好发于面部和手背；寻常痤疮好发于面部和胸背部；酒渣鼻样皮损好发鼻、额、颞及梁颧部；花斑癣、玫瑰糠疹主要分布于躯干；单纯疱疹好发黏膜与皮肤交界处等。

全身皮肤黏膜体格检查(视频)

2. 触诊　了解皮损质地的变化、温度、湿润度、活动度等，判断皮肤的坚固性和柔韧性，皮肤的光滑或粗糙程度、角化情况。皮肤的弹性和坚实度可判断皮肤真皮组织和结构是否异常。

玻片压诊法(视频)

(1) 皮损的大小、形态、深浅、硬度、弹性、波动；表明的光滑、粗糙、湿润、干燥、浸润感，是否有凹陷、变薄等。

(2) 深在的皮损轮廓、边界是否清楚，能否推动，与周围组织是否粘连。

(3) 皮损有无黏着鳞屑，鳞屑性质，是否容易剥除，鳞屑剥除后基底情况。

(4) 皮疹有无感觉异常，如触痛、感觉过敏等；局部皮温有无升高或降低。

(5) 浅表淋巴结有无肿大、粘连、触痛等。

皮肤划痕试验(视频)

3. 皮肤镜检查　借助皮肤镜放大物体10倍以上，能更精细地观察皮肤表面的变化。常用来诊断或鉴别诊断色素改变性皮损。

（二）全身检查

虽然大部分皮肤性病是器官特异性的或系统改变不显著，但也有一些皮肤性病（如某些综合征或重症炎症性疾病）会合并系统损伤；另外，还有些系统疾病的首发表现可在皮肤（如黄疸）。故实施体格检查要有整体观念，全身系统检查不容忽视。具体全身检查的基本方法与内容请参照《诊断学》或其他临床专业书籍。

鳞屑刮除试验(视频)

（高兴华）

第三节　皮肤性病科门诊病历书写规范

门诊病历是反映患者在门诊就诊过程中的病情、病情变化及医务人员诊疗活动的重要资料，其内容主要包括门诊病历首页、门诊手册封面、病历记录、化验单(检验报告)、医学影像资料等。皮肤性病科作为门诊为主的科室，更应该重视门诊病历书写的规范性。

一、门诊病历基本原则与要求

1. 门诊病历封面应设有姓名、性别、出生年月、民族、婚姻、职业、住址、工作单位、药物过敏史、身份证号及门诊病历编号等项目，需认真填写完整，每次就诊应填写就诊日期(年、月、日)和就诊科别。

2. 儿科患者、意识障碍患者、创伤患者及精神病患者就诊需写明陪伴者姓名及与患者的关系，必要时写明陪伴者工作单位、住址和联系电话。

3. 患者在其他医院所做检查或检验，应注明该医院名称及检验或检查项目、报告单号、日期和结果。

4. 初步诊断、诊断、医师签名写于右下方。如需上级医师审核签名，则签在署名医师左侧并划斜线相隔，如 ×××/×××。医师应签全名，字迹清楚易认。处理措施写在左半侧。

5. 使用通用门诊病历时，就诊医院应在紧接上次门诊记录下空白处盖上“×××× 年 ×× 月 ×× 日 ×× 医院 ×× 科门诊”章，章内空白处由接诊医师填写。

6. 法定传染病，应注明疫情报告情况。

7. 开具疾病诊断证明及病假证明应记录在病历中。门诊患者住院须填写住院证。

8. 门诊病历、住院证可用蓝黑墨水、碳素墨水书写，字迹应清楚易认。

9. 目前大部分医院采用电子门诊病历，电子门诊病历书写要求同纸质版门诊病历。电子门诊病历无门诊病历封面，患者一般信息内容记录在门诊病历记录中。

二、门诊病历记录

门诊病历记录分为初诊病历记录和复诊病历记录。

(一) 初诊病历记录

初诊病历记录书写内容应当包括就诊时间、科别、主诉、现病史、既往史、阳性体征、必要的阴性体征和辅助检查结果、诊断及治疗意见和医师签名等。

1. 主诉　主要症状(或体征)及持续时间。由于目前较多患者系健康体检发现实验室指标或影像学异常等原因就诊，无任何临床症状及体征，在这种情况下可以发现该异常及时间为主诉，如“发现梅毒血清学试验阳性 1 年”。

2. 病史　现病史要重点突出(包括本次患病的起病日期、主要症状、伴随症状、体征、诊治情况及疗效)，并简要叙述与本次疾病有关的过去史、个人史(性病门诊需重点关注性生活史)及家族史。如计划给予可能引起过敏反应的药物，应记录患者既往有无应用该类药物或该类药物过敏史。

3. 体格检查　一般情况，重点记录阳性体征及有助于鉴别诊断的阴性体征，以皮疹为主诉的患者也不能忽视重要脏器的体格检查。急危重患者需记录患者的生命体征。

4. 实验室检查、器械检查或会诊记录。

5. 初步诊断　需写出本次就诊的初步诊断。如暂不能明确，可在病名后用“？”，也可写“症状或体征原因待查”，并尽可能注明复诊医师应注意的事项。

6. 处理措施

(1) 处方及治疗方法应分行列出，药品应记录药名、剂量、总量、用法。

(2) 进一步检查措施或建议。

(3) 注意事项、复诊建议、休息方式及期限。

7. 医师签名　字迹清楚可辨认。

8. 法定传染病　应注明疫情报告情况，皮肤性病科可能接触的法定传染病如梅毒、淋病、水痘、麻疹、风疹、艾滋病、麻风、手足口病等，需注明并按规定上报。

(二) 复诊病历记录

复诊病历记录内容基本同初诊,既往史可不做记录,在初诊病历的基础上完善近期疾病变化情况及治疗效果或反应,着重记录原阳性体征的变化及是否有新的阳性发现,需要补充的辅助检查项目等。就诊 3 次不能确诊患者,接诊医生需请上级医师会诊。处理措施基本同初诊病历,用药有调整需重点注明。

(三) 皮肤性病科门诊病历示例

姓名:王 × 性别:女 年龄:22 岁 就诊科室:皮肤性病科 门诊号:× × ×

初诊记录

2018 年 10 月 1 日

主诉 鼻周灼痛感 2 日,水疱 1 日。

患者 2 日前无明显诱因鼻部下方出现灼痛感,1 日前出现潮红及簇集水疱。患者近 1 周工作劳累,频繁加班。既往有类似皮疹,每年发作 1~2 次,每次约 1 周可消退,紧张及情绪激动后可发病。近期无外伤及异物接触史,近 1 个月无用药史,既往体健,无家族性及遗传性疾病史,无药物过敏及传染病接触史。

体格检查:T 37℃,R 22 次 /min,P 90 次 /min,BP 130/80mmHg,心、肺、腹部查体未见明显异常。皮肤科检查:鼻部下方散在蚕豆大小红斑,上有粟粒大小的簇集性水疱,无破溃、糜烂和渗出。

处理

1. 外用 3% 阿昔洛韦软膏,4~6 次 /d。
2. 注意休息,避免劳累,保持心情舒畅。
3. 原有皮疹干燥、结痂,无新发皮疹,灼热感消失,可考虑停止治疗。
4. 如病情加重或仍反复发作,及时复诊。

诊断

单纯疱疹

医师签名:× × ×

第四节 皮肤性病学住院病历书写规范

住院病历内容包括住院病案首页、入院记录、病程记录、手术同意书、麻醉同意书、输血治疗知情同意书、特殊检查(特殊治疗)同意书、病危(重)通知书、医嘱单、辅助检查报告单、体温单、医学影像检查资料、病理资料等。

本节重点阐述入院记录的书写规范,并附带皮肤性病学的专科特色。其他相关的住院病历文书将进行简要描述。

一、入院记录的内容

入院记录是指患者入院后,由经治医生通过问诊、查体、辅助检查获得有关资料,并对这些资料归纳分析书写而成的记录。可分为入院记录、再次或多次入院记录、24 小时入出院记录、24 小时内入院死亡记录。

再次或多次入院记录是患者因同一疾病再次或多次入住同一医疗机构书写的记录。内容要求同入院记录。主诉为患者本次入院的主要症状(或体征)及持续时间,现病史中需对历次入院的诊疗经过进行小结。患者入院不足 24 小时出院,可书写 24 小时入出院记录。皮肤性病科涉及的 24 小时入出院记录主要为定期入院行环磷酰胺、生物制剂等治疗,可书写 24 小时入出院记录。

通用入院记录的内容包括以下:

(一) 一般情况

包括姓名、性别、年龄、婚姻状况、出生地(写明省、市、县)、民族、职业、工作单位、住址(城市应写明省、市、县、区、街道、楼、单元,农村应具体到村、组)、联系方式、病史提供者(注明与患者关系)、入院时间、记录时间。这些虽然属于一般项目,但对疾病的分析、诊断具有重要的价值,如系统性红斑狼疮好发于育龄女性,脂溢性角化多见于老年男性,演员易出现化妆品皮炎,有些疾病分布具有区域性(如麻风、深部真菌病等)。准确的地址和联系方式有助于对患者的随访。

(二) 主诉

主诉是指促使患者本次就诊的主要症状(或体征)及持续时间。主诉多于一项则按发生的先后次序列出，并记录每个症状的持续时间。主诉要简明精练，一般 1~2 句，不超过 20 个字。皮肤性病科主诉主要为皮损、发生部位、时间、主要伴随症状等，皮疹如“水疱”等可用于主诉。特殊情况下，疾病已诊断明确，住院目的是进行特殊治疗（手术、化疗、生物制剂）者，可用病名，如“银屑病患者入院定期进行英夫利西单抗治疗”。一些无症状（体征）的实验室检查异常也可直接描述，如“发现梅毒血清学试验阳性 1 个月”。

（三）现病史

指患者本次疾病的发生、演变、诊疗等方面的详细情况，应当按时间顺序，结合问诊内容，围绕主诉进行书写。主要内容包括：

1. 疾病可能的原因和诱因　如有无特殊饮食、用药史、接触化学或刺激物品、更换护肤品、接触动物、外出游玩、日晒、外伤、情绪及其他内外因素等。

2. 疾病的初发情况　发病时间、部位、起病缓急、前驱症状等。

3. 疾病的发展情况　皮疹发生的先后顺序、发展速度、规律、加重、缓解或复发情况及规律。

4. 伴随症状　局部症状主要有瘙痒、疼痛、烧灼及麻木感等，全身症状如发热、乏力、关节疼痛等。对于鉴别诊断有意义的阴性症状也应描述。

5. 诊疗情况　患者发病后到本次就诊前接受的检查与治疗的详细情况，如治疗方法、药名、剂量、用药时间、效果及有无不良反应等。特殊情况下，如免疫抑制剂环磷酰胺等需要注明累积剂量，长期使用糖皮质激素需简要记录剂量调整的过程。

6. 传染性皮肤病　应详细询问传染源、传播途径和传播方式。

7. 患者发病以来的一般情况　患者精神、食欲、睡眠、大小便、体重变化等情况。

8. 与本次疾病虽无密切关系，但仍需治疗的其他疾病情况　可在现病史后另起一段予以记录。

（四）既往史

1. 既往健康和疾病情况，有皮肤相关疾病史应详细询问。

2. 应详细询问药物、食物等过敏史，过敏症状、过敏物质名称（如药名、花草、皮毛、食物、化妆品、洗涤剂等）均应详细记录。

3. 全身系统性疾病，包括记录有无高血压、糖尿病、肾病、传染病、肝炎等。

4. 预防接种史、手术、外伤史、输血史。

5. 系统回顾，包括呼吸系统、循环系统、消化系统、泌尿系统、造血系统、内分泌系统及代谢、神经精神系统、肌肉骨骼系统。

（五）个人史

记录包括出生地及长期居留地，职业，有无疫区、疫水接触史，不良嗜好，吸烟史，饮酒史，不洁性生活史、性伴侣情况，有无长期放射性物质、毒物接触史等。性生活史对性病的诊断有重要价值，对怀疑性病患者尽量详细问询。

（六）婚育史

记录婚姻状况、结婚年龄、配偶及子女的健康状况、性生活情况等。

（七）月经史、生育史

1. 女性患者月经史应记录初潮年龄、行经期天数、月经周期天数、末次月经时间（或绝经年龄），需注明经量、颜色、有无血块、白带、痛经等情况。

月经记录格式：初潮年龄 $\dfrac{\text{行经期天数}}{\text{月经周期天数}}$ 末次月经时间（或绝经年龄）

2. 生育史按以下顺序写明　足月分娩数 - 早产数 - 流产或人工流产数 - 存活数。

（八）家族史

父母、兄弟姐妹身体状况，有无类似疾病史；如已死亡，应记录死亡原因及年龄；有无近亲结婚史、有无家族性遗传性疾病史；这些信息对遗传性皮肤病的诊断尤为重要；家庭或所在单位中有无同类皮肤病患者，对传染性皮肤病的诊断也有一定的价值。

（九）一般体格检查

与内科体格检查相同，应当按照系统循序进行书写。内容包括体温、脉搏、呼吸、血压，一般情况，皮肤、黏膜，全身浅表淋巴结，头部及其器官，颈部，胸部（胸廓、肺部、心脏、血管），腹部（肝、脾等），直肠肛门，外生殖器，脊柱，四肢，神经系统等。

不少皮肤病与其他系统之间存在密切关系，应重视全身系统检查。结缔组织病如皮肌炎患者需重点关注四肢肌力的检查，伴发间质性肺炎的患者需关注肺部听诊啰音情况。血管性皮肤病可能累及多个脏器，查体需关注眼、胃肠道、生殖器等。皮疹原因不明伴发热患者需关注全身浅表淋巴结的检查。

（十）专科检查

皮损是皮肤病的重要临床表现，精确辨认皮损特点是诊断皮肤病的重要依据。专科检查的目的是通过对皮损的检查，把握皮损的特点，帮助诊断疾病。专科检查的内容已在本章第二节已详细描述，此处不再赘述。书写专科检查时需按一定顺序将视诊、触诊、特殊手段获得的体征进行详细描述。如典型寻常型银屑病的描述：躯干、四肢伸侧可见多发、大小不等的圆形或类圆形红色斑块，边界清楚，上覆银白色鳞屑，刮除鳞屑后可见薄膜现象及点状出血。

（十一）辅助检查

指入院前所做的与本次疾病相关的主要实验室和器械检查及其结果。应分类按检查时间顺序记录检查结果，如是在其他医疗机构所做检查，应当写明该机构名称及检查号。

皮肤性病学专科的特殊检查：

1. 病理检查　包括皮肤组织病理学检查和免疫病理检查。
2. 病原学检查　如真菌检查、常见寄生虫检查、性病实验室检查等。
3. 皮肤试验　包括斑贴试验、划痕试验、皮内试验、PPD 试验、麻风菌素试验等。
4. 滤过紫外线检查　Wood 灯检查。
5. 皮肤影像学检查　皮肤镜、皮肤超声、反射式共聚焦显微镜（俗称皮肤 CT）等。

（十二）病史摘要

简明扼要、高度概括病史要点，体格检查、实验室检查及器械检查的重要阳性和具有鉴别诊断意义的阴性结果，字数不宜超过 300 字。

（十三）诊断

诊断名称应确切，分清主次，顺序排列；主要疾病在前，次要疾病在后，并发症列于有关主病之后，伴发病排列在最后。对一时难以肯定诊断的疾病，可在病名后加“？”。一时既查不清病因，也难以明确皮损性质，需要组织病理等检查进一步诊断的疾病，可暂书写为“××皮疹待查”，并应在其后注明一两个可能性较大或者待排除的病名。

初步诊断是指经治医师根据患者入院时情况，综合分析所作出的诊断。书写入院记录时的诊断是初步诊断。凡以症状待诊的诊断以及初步诊断不完善或不符合的诊断，上级医师在诊疗过程中应作出“修正诊断”，注明修正日期，并由修正医师签名。

（十四）医师签名

书写入院记录的医师在初步诊断的右下角签全名，字迹应清楚易认。

二、病程记录

病程记录是指继入院记录之后，对患者病情和诊疗过程所进行的连续性记录。内容包括患者的病情变化情况、重要的辅助检查结果及临床意义、上级医师查房意见、会诊意见、医师分析讨论意见、所采取的诊疗措施及效果、医嘱更改及理由、向患者及其近亲属告知的重要事项等。病程记录除了要真实及时外，还要有分析判断和计划总结，注意全面系统、重点突出、前后连贯。病程记录应反映诊断的过程和健康问题的管理。

皮肤性病科患者多以皮疹入院，评估患者病情的变化主要是评估皮疹的恢复情况，需详细记录皮疹动态变化的过程，同时也不能忽略患者的饮食、睡眠、二便等一般情况，生命体征及全身系统检查。其余的病程记录基本与其他学科是通用的，下面就几个重要病程记录的内容要求做简要叙述。

（一）首次病程记录

首次病程记录是指患者入院后由经治医师或值班医师书写的第一次病程记录，应当在患者入院 8 小时内完成。首次病程记录的内容包括病例特点、拟诊讨论（诊断依据及鉴别诊断）、诊疗计划等。

1. 病例特点　应当在对病史、体格检查和辅助检查进行全面分析、归纳和整理后写出本病例特点，包括阳性发现和具有鉴别诊断意义的阴性症状和体征等。

2. 拟诊讨论（诊断依据及鉴别诊断）　根据病例特点，提出初步诊断和诊断依据；对诊断不明的写出鉴别诊断并进行分析；并对下一步诊治措施进行分析。

3. 诊疗计划　提出具体的检查及治疗措施安排。

（二）日常病程记录

日常病程记录是指对患者住院期间诊疗过程的经常性、连续性记录。由经治医师书写，也可以由实习医务人员或试用期医务人员书写，但应有经治医师签名。书写日常病程记录时，首先标明记录时间，另起一行记录具体内容。对病危患者应当根据病情变化随时书写病程记录，每日至少 1 次，记录时间应当具体到分钟。对病重患者，至少 2 日记录一次病程记录。对病情稳定的患者，至少 3 日记录一次病程记录。

（三）上级医师查房记录

上级医师查房记录是指上级医师在查房时对患者病情、诊断、鉴别诊断、当前治疗措施疗效的分析及下一步诊疗意见的记录，属于病程记录的重要内容，书写过程中应注意：

1. 书写上级医师查房记录时，应在记录日期后，注明上级医师的姓名及职称。

2. 记录内容应包括对病史和体征的补充、诊断依据、鉴别诊断的分析和诊疗计划。尽量避免“上级医师同意诊断、治疗”等无实质内容的记录。

3. 主治医师首次查房记录至少应于患者入院 48 小时内完成；主治医师常规查房记录间隔时间视病情和诊治情况确定；对疑难、危重抢救病例必须及时有科主任或具有副主任医师以上专业技术任职资格医师查房的记录。

4. 上级医师的查房记录必须由查房医师审阅并签名。

（四）疑难病例讨论记录

疑难病例讨论记录是指由科主任或具有副主任医师以上专业技术任职资格的医师主持、召集有关医务人员对确诊困难或疗效不确切病例讨论的记录。内容包括讨论日期、主持人、参加人员姓名及专业技术职务、具体讨论意见及主持人小结意见等。

（五）有创诊疗操作记录

有创诊疗操作记录是指在临床诊疗活动过程中进行的各种诊断、治疗性操作（皮肤性病科病房常见操作如皮肤活检、腰椎穿刺等）的记录，应当在操作完成后即刻书写。内容包括操作名称、操作时间、操作步骤、结果及患者一般情况，记录操作过程是否顺利、有无不良反应、术后注意事项及是否向患者说明，操作医师签名。

（六）会诊记录

会诊记录（含会诊意见）是指患者在住院期间需要其他科室或者其他医疗机构协助诊疗时，分别由申请医师和会诊医师书写的记录。会诊记录内容包括会诊意见、会诊医师所在的科别或者医疗机构名称、会诊时间及会诊医师签名等。同时应在病程记录中记录会诊意见执行情况。

（七）阶段小结

阶段小结是指患者住院时间较长，由经治医师每月所作的病情及诊疗情况的总结。阶段小结的内容包括入院日期、小结日期，患者姓名、性别、年龄、主诉、入院情况、入院诊断、诊疗经过、目前情况、目前诊断、诊疗计划、医师签名等。

（八）出院记录

出院记录是指经治医师对患者此次住院期间诊疗情况的总结，应当在患者出院后 24 小时内完成。内容主要包括入院日期、出院日期、入院情况、入院诊断、诊疗经过、出院诊断、出院情况、出院医嘱、医师签名等。出院记录一式两份，一份归档，另一份交予患者或其近亲属。出院记录由经治医师书写，主治医师审核并签字。

三、同意书

在临床诊疗过程中，需行手术治疗、特殊检查、特殊治疗、实验性临床医疗和医疗美容的患者，应对其履行告知义务，并详尽填写同意书。经治医师亲自使用通俗易懂的语言向患者或其授权人、法定代理人告知患者的病情、医疗措施、目的、名称、可能出现的并发症及医疗风险，并及时解答其咨询。同意书必须经患者或其授权人、法定代理人签字，医师签全名。同意书一式两份，医患双方各执一份。由患者授权人或其法定代理人签字的，应提供授权人的委托授权书。

皮肤性病科的常见知情同意书主要包括特殊操作知情同意书(如皮肤活检、腰椎穿刺、电灼等)、特殊治疗用药知情同意书(激素、免疫抑制剂、生物制剂等)、皮肤外科手术知情同意书、医学美容知情同意书(如激光、果酸、肉毒毒素治疗等)等。

(任韵清)

第五节 皮肤性病的诊断思维

与其他临床学科相似,皮肤性病的诊断需要根据系统的病史采集、全面系统的体格检查和必要的实验室检查,并对所获得的资料进行综合性分析,作出综合判断和必要的鉴别诊断。皮肤性病科的部分疾病,需要与其他系统性疾病进行鉴别排除,最终才能作出科学准确的临床诊断。

一、临床诊断程序

通过询问病史和对全身皮肤损害的检查,识别皮损,根据患者的病史和皮损的临床特征,对皮损进行大致的疾病归类,必要时进行相关的实验室检查,对以上获取的临床资料进行综合判断,然后得出初步诊断。

1. 识别皮损 首先是检查确定皮肤性病的疾病损害、原发损害和继发损害,继而确定具体是什么损害,皮肤损害性质、形态、特点、分布、色泽等的确定对皮肤性病科学准确的诊断具有十分重要的价值。

2. 根据皮损特征对多发、常见皮肤性病进行大致的疾病归类 根据患者的皮损特点判断属于哪一类皮肤性病(表 1-5-1)。对皮肤症状所属的常见皮肤性病进行大致归类,实际上就是首先确定疾病的诊断思路。归类不是诊断,只是在这一类疾病中进行考虑,具体是哪一种疾病,除了皮损的特征性表现之外,还必须结合患者的各种临床检测结果,如真菌检查、组织病理学检查、荧光免疫检查和免疫组织化学检查等必要的检查结果,经综合判断和鉴别诊断之后最终再作出准确诊断。

表 1-5-1 基于皮损特征的常见皮肤性病归类

皮损特征	常见皮肤性病
斑、丘疹	病毒疹、药物反应、寻常疣、麻疹、猩红热、梅毒等
鳞屑、丘疹	特应性皮炎、脂溢性皮炎、银屑病、副银屑病、玫瑰糠疹、扁平苔藓、寻常性鱼鳞病、红斑狼疮、梅毒疹、麻风等
水疱、大疱	天疱疮、大疱性类天疱疮、红斑狼疮、湿疹、接触性皮炎、单纯疱疹、带状疱疹、疱疹样皮炎等
脓疱	脓疱疮、角层下脓疱病、寻常痤疮、马拉色菌毛囊炎、脓疱型银屑病、毛囊炎、疖、痈等
风团、环形红斑	荨麻疹、离心性环状红斑、环状肉芽肿、荨麻疹性血管炎、丘疹性荨麻疹、麻风等
结节	Bowen 病、黑素瘤、基底细胞瘤、鳞状细胞癌、结节性痒疹、结节性红斑、类风湿结节、梅毒、皮肤结核、麻风等
紫癜、斑块、坏死、血疱、溃疡性结节、皮肤坏死	血管炎性疾病,如紫癜、坏死性血管炎、低补体血症性血管炎、系统性红斑狼疮、类风湿性血管炎、变应性血管炎
色素障碍	皮肤为色素沉着或减退,相关皮肤病有雀斑、黄褐斑、黑变病、太田痣、Becker 痣、咖啡斑、着色性干皮病、炎症后色素沉着、白癜风、特发性白斑、白色糠疹、贫血痣、炎症后色素减退等

二、临床鉴别

根据皮损分布、形态和变化进行鉴别。

1. 部分皮肤性病有特殊的好发部位,尤其是多发、常见的皮肤性病。如单纯疱疹好发于皮肤黏膜交界处;玫瑰糠疹好发躯干沿肋骨方向与皮纹平行分布排列;疥疮常见于指缝和阴囊;接触性皮炎发生部位往往与致敏物接触部位相符;带状疱疹皮损沿某一周围神经呈带状分布,多发生身体一侧,不超过体表正中线。

2. 依据单个损害的形态或变化。如线状排列的乳头瘤样丘疹，表面粗糙，则为疣状痣；若线状排列损害形状呈环状、火山口样角化性丘疹，顶端有沟槽，中央轻度萎缩，则为线状汗管角化病。另外的情况则需要根据基本损害检查来鉴别，如同样是鳞屑性斑疹，除考虑银屑病和副银屑病、玫瑰糠疹之外，还有很多其他需要鉴别的疾病。虽然银屑病皮损特征具有易刮除的多层银白色鳞屑、薄膜现象及点状出血，可以与后者区别。但同类型皮损可能不一定是同一种疾病，必要时尚需检查体表真菌和组织病理检查，排除各种体表的真菌感染和其他的皮肤性病。

3. 在皮肤性病的诊断思路方面，必须考虑皮损的特征性表现、分布、年龄和主观症状这些重要的临床信息，这些表面信息强烈的提示有利于疾病的准确诊断，这些易于得到的明确信息是皮肤性病科所特有的，对于皮肤性病科医师对疾病作出及时准确的诊断有十分重大的作用。例如大部分青春发育期间年轻人面部、胸背部的丘疹、丘疱疹、脓疱强烈提示痤疮、马拉色菌毛囊炎等疾病的诊断；老年人沿神经分布的簇状红斑、丘疹、水疱伴过敏性明显疼痛者，高度提示带状疱疹的诊断；老年人以面部"十"字区发生的色素性斑块，或有轻微出血、糜烂，就务必要考虑基底细胞癌的诊断。当然，最终的确诊还需要结合真菌、细胞学和组织病理学的支持证据。

4. 经过上述的皮肤诊断过程，大部分多发常见的皮肤性病，通过皮损表现，结合必要的进一步检查即可确诊，如结缔组织病需做相应的自身抗体、心肌酶、免疫风湿等相关检测，梅毒疹还需做梅毒血清学和梅毒螺旋体等检查。对于大疱性皮肤病的准确诊断除了常规的组织病理学检查之外，还需要进行组织病理的免疫荧光染色进行鉴别诊断。因此，皮肤病的诊断不仅仅要依靠皮损的特征性表现，还需要借助其他各种物理检查、组织病理检查、生化免疫等相关实验室检查来帮助诊断。因此，皮肤性病的准确诊断思路与过程与其他学科对其疾病的诊断一脉相通。

三、其他诊断方法

1. 对皮肤性病科少见、疑难病例诊断也遵循诊断常见多发皮肤性病相同的原则。应从个人史、既往史、现病史及体格检查中进行认真梳理，以及必要的全面检查，包括组织病理学检查、免疫组织化学、血液学、免疫荧光等多种检查方法；对皮损的组织结构、细胞构成、特殊的免疫标记等，结合患者的皮损表现特征，通过文献资料查找线索，以确定疾病种类与确切诊断。这种诊断方法就是运用多种现代诊断学技术和方法，采集与疾病相关的多种证据进行综合分析，以明确诊断。其缺点就是耗时长、费用高，仅适用于对少部分疑难少见皮肤性病的诊断要求。

2. 治疗性诊断　这一诊断方法就是对部分疾病根据拟诊断时使用的治疗药物，根据患者的疗效判定当时的拟诊断是否准确而最终明确诊断，称为治疗性诊断。如考虑患者为疣状皮肤结核，用抗结核治疗有效或痊愈，根据其治疗结果可确定当时的拟诊断符合诊断。对部分手足癣的患者不能完成诊断时进行的抗真菌治疗，根据疗效的情况进行诊断与排除，在门诊诊疗中时有使用。

3. 随访诊断　可通过随访排除或肯定某种疾病的诊断方法。如最初仅仅有关节疼痛、关节炎症状，伴头皮油脂溢性皮炎，如果在今后的随访过程躯干相继出现典型的银屑病损害，则可诊断当时的关节症状为关节病型银屑病。如小儿的川崎病，部分患儿出现了 1 周以上的高热和淋巴结肿大，但没有出现典型的皮疹，继续观察并按川崎病治疗后出现了部分皮疹，最终确立了川崎病的诊断，同时也没有耽误治疗，这种方法也时常在门诊及住院患者中应用。

4. 回顾性诊断　一些病例在就诊当时作出了诊断和处理，经过一段时间后，通过认真地梳理患者的临床表现、相应的检查结果，结合历史文献报道的相关病例，对过去的病例作出符合逻辑的明确诊断，称为回顾性诊断。

5. 确诊、疑诊与未诊断　有诊断依据、符合诊断标准属确诊。若诊断依据不足，不能对某一疾病作出准确诊断，称为疑诊病例。在临床实践中，一些疾病虽经过详细全面的检查，其临床皮损特征、病史及实验室检查结果依然不能对某一疾病作出准确诊断，出院时仍然没有明确的诊断，这种情况属未诊断。虽然医学科学不断发展，诊断技术也在不断提高，但人类的疾病也是千变万化，并不是每种疾病都必须完全符合诊断条件才会发生，也许是人们尚未认识的新的疾病在出现。因此，无论在门诊患者还是住院患者，未诊断的情况都会经常发生，对此类诊断未明的患者应加强随访，继续积累证据，并查阅文献，以便今后能够明确诊断，也许将会是医学上的新的病种发现。

四、诊断中的注意事项

1. 采集病史要尽量客观、完整、准确、符合逻辑，切忌主观臆测或疏漏重要信息。
2. 体格检查要系统全面，避免以偏概全。
3. 所有的辅助检查都有一定的灵敏度和特异度，切忌过度依赖检查检验结果，要充分结合临床信息综合分析判断。
4. 掌握皮肤性病的自然史规律及在不同时空条件下特定疾病的表现规律。
5. 必要时，需要小组会诊甚至多学科会诊，完善某一具体病例的诊断。

（高兴华）

第二章　皮肤性病的药物治疗

皮肤性病的药物治疗包括外用药物治疗和系统药物治疗。外用药物治疗是依据不同的药物剂型，以喷洒、浸泡、涂抹或敷贴等方式作用于皮肤或黏膜表面发挥主要治疗作用，是皮肤性病科相对特有的治疗方法。系统药物治疗包括口服、肌内、皮内和静脉注射等方式使药物发挥作用。皮肤性病的药物治疗要以循证为基础，兼顾整体与局部，根据实际情况开展个体化治疗。

第一节　外用药物治疗

皮肤是人体的最外在器官，为外用药物治疗创造了良好条件。外用药物治疗一般会使皮损局部有较高的药物浓度且系统吸收少，具有疗效高和系统不良反应少的特点。药物经皮吸收是外用药物治疗的理论基础。影响药物经皮吸收的因素包括皮肤角质层厚度、药物分子量大小、药物浓度、用药时间长短以及外用药物基质类型等。

一、外用药物的种类（表 2-1-1）

表 2-1-1　外用药物的种类、作用及代表性制剂

种类	作用	代表性制剂
清洁剂（clearing agents）	清除渗出物、鳞屑、痂和残留药物	生理盐水、3% 硼酸溶液、1∶1 000 呋喃西林溶液、植物油和液状石蜡等
保护剂（protective agents）	保护皮肤、减少摩擦和缓解刺激	滑石粉、氧化锌粉、炉甘石、淀粉等
止痒剂（antipruritic agents）	减轻局部痒感	5% 苯唑卡因、1% 麝香草酚、1% 苯酚、各种焦油制剂、糖皮质激素等
角质促成剂（keratoplastics）	促进表皮角质层正常化，收缩血管、减轻渗出和浸润	2%~5% 煤焦油或糠馏油、5%~10% 黑豆馏油、3% 水杨酸、3%~5% 硫磺、0.1%~0.5% 蒽林、卡泊三醇软膏等
角质剥脱剂（keratolytics）	使过度角化的角质层细胞松解脱落	5%~10% 水杨酸、10% 间苯二酚、10% 硫磺、20%~40% 尿素、5%~10% 乳酸、0.01%~0.1% 维 A 酸等
收敛剂（astringents）	凝固蛋白质、减少渗出、抑制分泌、促进炎症消退	0.2%~0.5% 硝酸银、2% 明矾液和 5% 甲醛等
腐蚀剂（caustics）	破坏和去除增生的肉芽组织或赘生物	30%~50% 三氯醋酸、纯苯酚、硝酸银棒、5%~20% 乳酸等
抗细菌剂（antibacterial agents）	杀灭或抑制细菌	3% 硼酸溶液、0.1% 雷夫奴尔、5%~10% 过氧化苯甲酰、0.5%~3% 红霉素、1% 克林霉素、0.1% 小檗碱（黄连素）、1% 四环素、2% 莫匹罗星、2% 夫西地酸等
抗真菌剂（antifungal agents）	杀灭或抑制真菌	2%~3% 克霉唑、1% 益康唑、2% 咪康唑、2% 酮康唑、1% 联苯苄唑、1% 特比萘芬等，另外 10% 十一烯酸、5%~10% 水杨酸、6%~12% 苯甲酸、10%~30% 冰醋酸、5%~10% 硫磺等也具有抗真菌作用

续表

种类	作用	代表性制剂
抗病毒剂(antiviral agents)	抗病毒	3%~5% 阿昔洛韦、10%~40% 足叶草酯、0.5% 足叶草酯毒素等
杀虫剂(insecticides)	杀灭疥螨、虱、蠕形螨	5%~10% 硫磺、1% γ-666、2% 甲硝唑、25% 苯甲酸苄酯、20%~30% 百部酊、5% 过氧化苯甲酰等
遮光剂(sunscreen agents)	吸收或阻止紫外线穿透皮肤	5% 二氧化钛、10% 氧化锌、5%~10% 对氨基苯甲酸、5% 奎宁等
脱色剂(depigmenting agents)	减轻色素沉着	2%~5% 氢醌(hydroquinone)、20% 壬二酸(azelaic acid)等
促进毛发生长剂(hair growth-promoting agents)	扩张血管、抑制局部炎症	2%~5% 米诺地尔
维 A 酸类(retinoids)	调节表皮角化、抑制表皮增生和调节黑素代谢等作用	0.025%~0.05% 全反式维 A 酸霜、0.1% 他扎罗汀凝胶
糖皮质激素类(glucocorticoids)	抗炎、止痒、抗增生	根据强度分 4 级(表 2-1-2)

根据疾病的性质和发生发展机制，一些复方制剂也有较好的临床应用效果，如糖皮质激素与维 A 酸类复方制剂、糖皮质激素与钙泊三醇复方制剂等。外用药物依据其药物性质和构成可以发挥治疗作用。但应用时也会有不同程度的不良反应或副作用。如外用维 A 酸制剂最常见的副作用是表现为红斑、脱屑、干燥、灼热或刺痛感的皮肤刺激作用；可以通过适当调节剂量和应用频次、辅以保湿制剂降低相关不良反应。长期外用氢醌制剂会降低皮肤对紫外线的抵御能力，还有患者出现褐黄病的症状。其他制剂如抗生素外用制剂，偶引起刺激性或接触性皮炎等症状。

表 2-1-2 常用糖皮质激素外用制剂

分级	药物	常用浓度 /%
弱效	醋酸氢化可的松(hydrocortisone acetate)	1
	醋酸甲泼尼龙(methylprednisolone acetate)	0.25
	丁酸氢化可的松(hydrocortisone 17-butyrate)	0.1
中效	醋酸地塞米松(dexamethasone acetate)	0.05
	醋酸泼尼松龙(prednisone acetate)	0.5
	丁氯倍他松(clobetasone butyrate)	0.05
	曲安奈德(triamcinolone acetonide)	0.025~0.1
	氟轻松(fluocinolone acetonide)	0.01
	醋酸氟氢可的松(fludrocortisone acetate)	0.25
	去氯地塞米松(desoximethasone)	0.05
强效	二丙酸倍氯米松(beclomethasone dipropionate)	0.025
	二丙酸倍他米松(betamethasone dipropionate)	0.05
	二丙酸地塞米松(dexamethasone dipropionate)	0.1
	戊酸倍他米松(betamethasone 17-valerate)	0.05
	氟轻松(fluocinolone acetonide)	0.025
	哈西奈德(halcinonide)	0.025

续表

分级	药物	常用浓度 /%
超强效	丙酸氯倍他索（clobetasol 17-propionate）	0.02~0.05
	哈西奈德（halcinonide）	0.1
	戊酸倍他米松（betamethasone 17-valerate）	0.1
	卤米（他）松（halometasone monohydrate）	0.05

外用糖皮质激素可引起局部皮肤萎缩、毛细血管扩张、紫癜、多毛、毛囊炎、色素异常，还可增加致病微生物感染的机会等。面部、乳房、腋下、外生殖器等部位皮肤结构特殊，对激素吸收力较强，应注意用药强度和时程。系统不良反应很少见。但大面积、长时间外用强效糖皮质激素或者封包治疗，也可发生系统使用糖皮质激素时出现的不良反应。婴儿表面积相对较大，外用糖皮质激素应重视系统不良反应出现的可能。

二、外用药物的剂型

1. 溶液（solution） 是药物的水溶液。具有清洁、收敛作用，主要用于湿敷。湿敷有减轻充血水肿和清除分泌物及痂等作用，如溶液中含有抗菌药物还可发挥抗菌、消炎作用，主要用于急性皮炎湿疹类疾病。常用的有 3% 硼酸溶液、0.05%~0.1% 小檗碱（黄连素）溶液、1∶8 000 高锰酸钾溶液、0.2%~0.5% 醋酸铝溶液、0.1% 硫酸铜溶液等。

2. 酊剂和醑剂（tincture and spiritus） 是药物的乙醇溶液或浸液，酊剂是非挥发性药物的乙醇溶液，醑剂是挥发性药物的乙醇溶液。酊剂和醑剂外用于皮肤后，乙醇迅速挥发，将其中所溶解的药物均匀地分布于皮肤表面，发挥其作用。常用的有 2.5% 碘酊、复方樟脑醑等。

3. 粉剂（powder） 有干燥、保护和散热作用。主要用于无糜烂和渗出的急性皮炎皮损，特别适用于间擦部位。常用的有滑石粉、氧化锌粉、炉甘石粉等。

4. 洗剂（lotion） 又称“振荡剂”，是粉剂（30%~50%）与水的混合物，两者互不相溶。有止痒、散热、干燥及保护作用。常用的有炉甘石洗剂、复方硫磺洗剂等。

5. 油剂（oil） 用植物油溶解药物或与药物混合。有清洁、保护和润滑作用，主要用于亚急性皮炎和湿疹。常用的有 25%~40% 氧化锌油、10% 樟脑油等。

6. 乳剂（emulsion） 是油和水经乳化而成的剂型，有两种类型。一种为油包水（W/O），油为连续相，有轻度油腻感，主要用于干燥皮肤或在寒冷季节使用；另一种为水包油（O/W），水是连续相，容易洗去，适用于油性皮肤。水溶性和脂溶性药物均可配成乳剂，具有保护、润泽作用，渗透性较好，主要用于亚急性、慢性皮炎。

7. 软膏（ointment） 是用凡士林、单软膏（植物油加蜂蜡）或动物脂肪等作为基质的剂型。具有保护创面、防止干裂的作用，软膏渗透性较乳剂更好，加入不同药物可发挥不同治疗作用，主要用于慢性湿疹、慢性单纯性苔藓等疾病。由于软膏可阻止水分蒸发，不利于散热，因此不宜用于急性皮炎湿疹的渗出期等。

8. 糊剂（paste） 是含有 25%~50% 固体粉末成分的软膏。作用与软膏类似，因其含有较多粉剂，因此有一定吸水和收敛作用，多用于有轻度渗出的亚急性皮炎湿疹等，毛发部位不宜用糊剂。

9. 硬膏（plaster） 由脂肪酸盐、橡胶、树脂等组成的半固体基质贴附于裱褙材料上（如布料、纸料或有孔塑料薄膜）。硬膏可牢固地黏着于皮肤表面，作用持久，可阻止水分散失、软化皮肤和增强药物渗透性的作用。常用的有氧化锌硬膏、剥甲硬膏等。

10. 涂膜剂（film） 将药物和成膜材料（如羧甲基纤维素钠、羧丙基纤维素钠等）溶于挥发性溶剂（如丙酮、乙醚、乙醇等）中制成。外用后溶剂迅速蒸发，在皮肤上形成一均匀薄膜，常用于治疗慢性皮炎，也可用于职业病防护。

11. 凝胶（gel） 是以有高分子化合物和有机溶剂如丙二醇、聚乙二醇为基质配成的外用药物。凝胶外用后可形成一薄层，凉爽润滑，急、慢性皮炎均可使用。常用的有过氧化苯甲酰凝胶、阿达帕林凝胶等。

12. 气雾剂（aerosol） 又称“喷雾剂（spray）”，由药物与高分子成膜材料（如聚乙烯醇、缩丁醛）和液化气体（如氟利昂）混合制成。喷涂后药物均匀分布于皮肤表面，可用于治疗急、慢性皮炎或感染性皮肤病。

13. 其他 二甲基亚砜（dimethylsulfoxide，DMSO）可溶解多种水溶性和脂溶性药物，又称“万能溶媒”，药物的 DMSO 剂型往往具有良好的透皮吸收性。1%~5% 氮酮(azone)溶液也具有良好的透皮吸收性,且无刺激性。

三、外用药物的治疗原则

1. 正确选用外用药物的种类 应根据皮肤病的病因与发病机制等进行选择,如细菌性皮肤病宜选抗细菌药物,真菌性皮肤病可选抗真菌药物,超敏反应性疾病选择糖皮质激素或钙调磷酸酶抑制剂,瘙痒者选用止痒剂,角化不全者选用角质促成剂,角化过度者选用角质剥脱剂等。

2. 正确选用外用药物的剂型 应根据皮肤病的皮损特点进行选择,原则为:①急性皮炎仅有红斑、丘疹而无渗液时可选用粉剂或洗剂;炎症较重,糜烂、渗出较多时宜用溶液湿敷;有糜烂但渗出不多时可用糊剂。②亚急性皮炎渗出不多者可用糊剂或油剂;如无糜烂宜用乳剂或糊剂。③慢性皮炎可选用乳剂、软膏、硬膏、酊剂、涂膜剂等。④单纯瘙痒无皮损者可选用乳剂、酊剂等。

3. 详细向患者解释用法和注意事项 应当针对患者的个体情况(如年龄、性别、既往用药反应等)向患者详细解释使用方法、使用时间、部位、次数和可能出现的不良反应及其处理方法等。需要说明的是,市面上的各种美容护肤用品也往往以"乳液、霜、膏"等剂型名称体现,但有些和医学命名的内涵不完全相同。

第二节 系统药物治疗

皮肤性病科常用的系统药物治疗包括抗组胺药、糖皮质激素、抗细菌药物、抗病毒药物、抗真菌药物、维A 酸类药物及免疫抑制剂等。

一、H_1 抗组胺药

已鉴定明确的组胺受体有四种,分别为 H_1、H_2、H_3 和 H_4。H_1 抗组胺药(H_1 antihistamines)是 H_1 受体的反向激动剂,其主要功能是降低皮肤感觉神经和毛细血管后静脉内皮细胞上 H_1 受体的活性。H_1 受体主要分布在皮肤、黏膜、血管及脑组织。H_2 受体主要分布于消化道,皮肤微小血管有 H_1、H_2 两种受体存在。

1. H_1 抗组胺药 可以对抗组胺引起的毛细血管扩张、血管通透性增高、平滑肌收缩、呼吸道分泌增加、血压下降等效应,此外尚有一定的抗胆碱及抗 5- 羟色胺作用。适用于荨麻疹、药疹、接触性皮炎、湿疹等。根据药物透过血脑屏障引起嗜睡作用的不同,可将 H_1 抗组胺药分为第一代和第二代。

常用的第一代 H_1 抗组胺药见表 2-2-1。本组药物易透过血脑屏障,导致嗜睡、乏力、困倦、头晕、注意力不集中等,部分药物的抗胆碱作用可导致黏膜干燥、排尿困难、瞳孔散大。高空作业、精细工作者和驾驶员需禁用或慎用,青光眼和前列腺肥大者也需慎用。第一代抗组胺药逐渐被第二代所取代。

表 2-2-1 常用的第一代 H_1 抗组胺药

药名	常用成人剂量	常见不良反应
氯苯那敏(chlorpheniramine)	12~48mg/d,分 3 次口服 或 5~20mg,肌内注射 或 2ml(10mg),皮下注射	嗜睡、痰液黏稠、胸闷、咽喉痛、心悸、失眠、烦躁等
苯海拉明(diphenhydramine)	50~150mg/d,分 2~3 次口服 或 20~40mg/d,分次肌内注射	头晕、嗜睡、口干,长期应用(6 个月以上)可引起贫血
多塞平(doxepin)	75mg/d,分 3 次口服	嗜睡、口干、视物模糊、体重增加,孕妇、儿童禁用
赛庚啶(cyproheptadine)	4~12mg/d,分 2~3 次口服	光敏性、低血压、心动过速、头痛、失眠、口干、尿潴留、体重增加
异丙嗪(promethazine)	50mg/d,分 4 次口服 或 25mg,肌内注射	嗜睡、低血压、注意力不集中,大剂量和长期应用可引起中枢兴奋性增加
酮替芬(ketotifen)	2mg/d,分 2 次口服	嗜睡、疲倦、口干、恶心、头晕、体重增加

常用的第二代 H_1 抗组胺药见表 2-2-2。本组药物不易透过血脑屏障，无明显或轻度嗜睡作用，困倦程度有个体差异，同时抗胆碱能作用较小。多数第二代 H_1 抗组胺药吸收快、作用时间较长，一般每日服用 1 次即可，因此在临床上应用较广。

表 2-2-2　常用的第二代 H_1 抗组胺药

药物名称	常用成人口服剂量	注意事项
非索非那定（fexofenadine）	120mg/d，分 2 次	婴幼儿、孕妇、哺乳期女性慎用
氯雷他定（loratadine）	10mg/d	2 岁以下婴幼儿安全性未确定，孕妇、哺乳期女性、肝肾功能损害患者慎用
地氯雷他定（desloratadine）	5mg/d	1 岁以下儿童用药安全性未确定，严重肾功能不全患者慎用
枸地氯雷他定（desloratadine cirate disodium）	8.8mg/d	12 岁以下儿童及妊娠期女性用药安全性未确定，严重肾功能不全患者慎用
西替利嗪（cetirizine）	10mg/d	婴幼儿、孕妇、哺乳期女性慎用
左西替利嗪（levocetirizine）	5mg/d	2 岁以下儿童用药安全性未确定，孕期及哺乳期女性禁用，肝肾功能受损者慎用或适当减量
奥洛他定（olopatadine）	5mg/d，分 2 次	肝功能受损、孕妇及哺乳期女性及老年患者慎用
依巴斯汀（ebastine）	10~20mg/d，分 1~2 次	儿童用药安全性未确定，哺乳期女性禁用，肝功能障碍、孕妇和老年人慎用
咪唑斯汀（mizolastine）	10mg/d	严重的肝病、心脏病患者禁用，轻度困倦、婴幼儿、孕妇、哺乳期女性禁用，忌与大环内酯类抗生素、唑类抗真菌药合用
苯磺贝他斯汀（bepotastine besilate）	10mg/d，分 2 次	有肾功能障碍的患者应从低剂量（例如 1 次量 5mg）开始慎重给药；有可能引起困倦；孕妇、哺乳期女性慎用

2. H_2 抗组胺药　与 H_2 受体有较强的亲和力，可抑制胃酸分泌，也有一定程度抑制血管扩张作用和抗雄激素作用。主要药物有西咪替丁（cimetidine）、雷尼替丁（ranitidine）和法莫替丁（famotidine）等。不良反应有头痛、眩晕，长期应用可引起血清转氨酶升高、勃起功能障碍和精子减少等，孕妇及哺乳期女性慎用。在皮肤性病科主要用于慢性荨麻疹、皮肤划痕症等。

二、糖皮质激素

具有抗炎、免疫抑制、抗细胞毒、抗休克和抗增生等多种作用。

1. 适应证　应用广泛，常用于变应性皮肤病（如大部分药疹、多形红斑、严重急性荨麻疹、过敏性休克、接触性皮炎等）、自身免疫性疾病（如系统性红斑狼疮、皮肌炎、急性期的系统性硬皮病、自身免疫性大疱性皮肤病、白塞病等），某些严重感染性皮肤病（如葡萄球菌烫伤样皮肤综合征、麻风反应等）在有效抗生素应用的前提下，也可短期使用。

2. 常用糖皮质激素种类　见表 2-2-3。

表 2-2-3　常用的糖皮质激素

	药物名称	抗炎效价	等效剂量	生物半衰期 /h
低效	氢化可的松（hydrocortisone）	1	20	8~12
中效	泼尼松（prednisone）	4	5	24~36
	泼尼松龙（prednisolone）	4~5	5	24~36
	甲泼尼龙（methylprednisolone）	7	4	24~36
	曲安西龙（triamcinolone）	5	4	24~36
高效	地塞米松（dexamethasone）	30	0.75	36~54
	倍他米松（betamethasone）	40	0.5	36~54

3. 使用方法　糖皮质激素使用要充分兼顾药物品种、剂量、用药途径和疗程（包括应用时机、频率、时程以及累积剂量）等因素。糖皮质激素剂量的选择和调整要结合其基因组效应、非基因组效应、受体结合率、疾病性质及严重程度、个体差异等（表 2-2-4）。

表 2-2-4　糖皮质激素使用剂量范围及作用

剂量	以泼尼松为例	受体占有率及效应	适用情况
小剂量	≤ 7.5mg/d	50%	一般作为维持治疗剂量；副作用较小
中等剂量	>7.5mg/d，≤ 30mg/d	50%~100%	较轻的疾病，如接触性皮炎、多形红斑、急性荨麻疹等；长期应用也可能产生副作用
大剂量	>30mg/d，≤ 100mg/d	随剂量增加占有率升高，100mg/d 时可达 100%；完全发挥基因组效应	自身免疫性皮肤病、重症药疹等；避免长期应用引起副作用
超大剂量	>100mg/d	100%；额外的非基因组效应	严重疾病或状态的初始治疗；较长时间的应用会产生严重的副作用
冲击剂量	>250mg/d，一般不超过 5 日	100%；非基因组效应为主	激素常规治疗无效的危重患者（如狼疮性脑病、重症天疱疮、重症药疹等）

短疗程使用糖皮质激素一般指不超过 3 周；自身免疫性皮肤病往往需要长时间使用糖皮质激素，长者数年，由于剂量较大、疗程较长，应当特别注意不良反应，递减到维持量时可采用隔日早晨顿服，以减轻对下丘脑 - 垂体 - 肾上腺（HPA）轴的抑制。

4. 不良反应　长期大量系统应用糖皮质激素可导致多种不良反应。相对较轻者有满月脸、向心性肥胖、萎缩纹、皮下出血、痤疮及多毛，严重者有诱发或加重糖尿病、高血压、白内障、病原微生物感染（如病毒、细菌、真菌等）、消化道黏膜损害（如糜烂、溃疡或穿孔、消化道出血等）、肾上腺皮质功能减退、水电解质紊乱、骨质疏松、缺血性骨坏死、神经精神系统症状等。在长期应用糖皮质激素过程中，如不适当的停药或减量过快，可导致原发病反复或病情加重，称为反跳现象。

三、抗细菌药物

1. 青霉素类 主要用于革兰氏阳性菌感染(如疖、痈、丹毒、蜂窝织炎)和梅毒等,耐酶青霉素(如苯唑西林钠等)主要用于耐药性金黄色葡萄球菌感染,广谱青霉素(如氨苄西林、阿莫西林等)除用于革兰氏阳性菌感染外,尚可用于革兰氏阴性杆菌感染。剂量视病种和具体情况而定。使用前需询问有无过敏史并进行常规皮试。

2. 头孢菌素类与碳青霉烯类 包括一、二、三、四代头孢菌素(如头孢氨苄、头孢呋辛、头孢曲松、头孢吡肟等),碳青霉烯类抗生素目前临床应用较多的如亚胺培南 / 西司他丁钠、美洛培南等。主要用于耐青霉素的金黄色葡萄球菌和某些革兰氏阴性杆菌的感染。对青霉素过敏者应注意与本类药物的交叉过敏。

3. 氨基糖苷类 为广谱抗生素,包括链霉素、庆大霉素、阿米卡星等。主要用于革兰氏阴性杆菌和耐酸杆菌的感染。此类药物有耳毒性、肾毒性,临床应用需加以注意。

4. 糖肽类 包括万古霉素和替考拉宁。万古霉素是目前唯一肯定有效的治疗抗甲氧西林金黄色葡萄球菌(MRSA)的药物。主要用于多重耐药的 MRSA,具有肾毒性。

5. 四环素类 包括四环素、米诺环素等。主要用于痤疮,对淋病、生殖道衣原体感染也有效。儿童长期应用四环素可使牙齿黄染,米诺环素可引起眩晕。

6. 大环内酯类 包括红霉素、罗红霉素、克拉霉素、阿奇霉素等。主要用于淋病、生殖道衣原体感染等。

7. 喹诺酮类 包括环丙沙星、氧氟沙星等。主要用于细菌性皮肤病、支原体或衣原体感染。

8. 磺胺类 包括复方新诺明等。对细菌、衣原体、奴卡菌有效。

9. 抗结核药 包括异烟肼、利福平、乙胺丁醇等。除对结核分枝杆菌有效外,也用于治疗某些非结核分枝杆菌感染。此类药物往往需联合用药和较长疗程。

10. 抗麻风药 包括氨苯砜、利福平、氯法齐明、沙利度胺等。氨苯砜也可用于疱疹样皮炎、变应性皮肤血管炎、结节性红斑、扁平苔藓等,不良反应有贫血、粒细胞减少、高铁血红蛋白血症等。沙利度胺对麻风反应有治疗作用,还可用于治疗红斑狼疮、结节性痒疹、变应性皮肤血管炎等,主要不良反应为致畸和周围神经炎。

11. 其他 甲硝唑、替硝唑除治疗滴虫病外,还可治疗蠕形螨、淋菌性盆腔炎和厌氧菌感染。此外,克林霉素、磷霉素、多黏菌素等均可根据病情选用。

四、抗病毒药物

1. 核苷类抗病毒药 阿昔洛韦(acyclovir,ACV)可在病毒感染的细胞内与脱氧核苷竞争病毒胸腺嘧啶核苷激酶或细胞激酶,药物被磷酸化成活化型阿昔洛韦三磷酸酯,作为病毒 DNA 复制的底物与脱氧鸟嘌呤三磷酸酯竞争病毒 DNA 聚合酶,从而抑制病毒 DNA 的合成。主要用于单纯疱疹病毒、水痘 - 带状疱疹病毒感染等。不良反应有静脉炎、暂时性血清肌酐升高,肾功能不全患者慎用。其他常用的核苷类药物还有伐昔洛韦(valaciclovir,VACV)、泛昔洛韦(famciclovir,FCV)、更昔洛韦(ganciclovir,GCV)等。

2. 膦甲酸(foscarnet) 直接抑制病毒特异的 DNA 多聚酶和反转录酶,可用于耐 ACV 的 HSV/VZV 感染及 CMV 感染。成人剂量 60mg/kg,每 8 小时 1 次静脉注射,根据肌酐清除率调整剂量。不良反应可能出现中枢神经系统症状、乏力、呕吐、白细胞减少等。

3. 阿糖腺苷(vidarabine) 通过抑制病毒 DNA 多聚酶抑制 DNA 病毒的合成。可用于疱疹病毒、巨细胞病毒感染及传染性单核细胞增多症等。成人剂量 10~15mg/(kg·d),每日 1 次静脉注射,疗程 10 日。不良反应有恶心、呕吐、腹痛、腹泻等胃肠道反应,停药后逐渐消失。

五、抗真菌药物

1. 丙烯胺类(allylamine) 特比萘芬(terbinafine)能抑制真菌细胞膜上麦角固醇合成中所需的角鲨烯环氧化酶,达到杀灭和抑制真菌的作用。口服吸收好,作用快,有较好的亲脂和亲角质性。主要用于甲真菌病和角化过度型手癣,对念珠菌及酵母菌效果较差。主要不良反应为胃肠道反应。

2. 多烯类药物(polyene) 该类药物能与真菌胞膜上的麦角固醇结合,使胞膜形成微孔,改变细胞膜的通透性,引起细胞内物质外渗,导致真菌死亡。

(1)两性霉素 B(amphotericin B):广谱抗真菌药,对多种深部真菌抑制作用较强,但对表皮癣菌抑制作用较差。成人剂量为 0.1~0.7mg/(kg·d)静脉注射,最高剂量不超过 1mg/(kg·d)。不良反应有寒战、发热、恶心呕吐、肾脏损害、低血钾和静脉炎等。

(2)制霉菌素(nystatin):对念珠菌和隐球菌有抑制作用,主要用于消化道念珠菌感染。有轻微胃肠道反应。成人剂量为 200 万 ~400 万 IU/d,分 3~4 次口服。混悬液(10 万 IU/ml)可用于小儿鹅口疮,局部外用或含漱,每日 3~4 次,疗程 7~10 日。还可制成软膏、栓剂等外用。

3. 5- 氟胞嘧啶(5-fluorocytosine,5-FC) 是人工合成的抗真菌药物,可干扰真菌核酸合成,口服吸收好,可通过血脑屏障。用于隐球菌病、念珠菌病、着色真菌病。有恶心、食欲差、白细胞减少等不良反应,肾功能不良者慎用。

4. 唑类(azole) 为人工合成的广谱抗真菌药,主要通过抑制细胞色素 P450 依赖酶,干扰真菌细胞的麦角固醇合成,导致麦角固醇缺乏,使真菌细胞生长受到抑制,对酵母菌、丝状真菌、双相真菌等均有较好的抑制作用。外用种类有克霉唑(clotrimazole)、咪康唑(miconazole)、益康唑(econazole)、联苯苄唑(bifonazole)等。内服种类主要有:

(1)酮康唑(ketoconazole):对系统性念珠菌感染、慢性皮肤黏膜念珠菌病、泛发性体癣、花斑糠疹等有效。因有较严重的肝脏毒性,目前只限于外用。

(2)伊曲康唑(itraconazole):三唑类广谱抗真菌药,有高度亲脂性、亲角质的特性,口服或静脉给药,在皮肤和甲中药物浓度超过血浆浓度,皮肤浓度可持续数周,甲浓度可持续 6~9 个月。主要用于甲真菌病、念珠菌病、隐球菌病、孢子丝菌病、着色真菌病和浅部真菌病等。不良反应主要为恶心、头痛、胃肠道不适和转氨酶升高等。

(3)氟康唑(fluconazole):可溶于水的三唑类抗真菌药物,不经肝脏代谢,90% 以上由肾脏排泄,可通过血脑屏障,作用迅速。主要用于肾脏及中枢神经系统等深部真菌感染。不良反应有胃肠道反应、皮损、肝功能异常、低钾、白细胞减少等。

5. 灰黄霉素(griseofulvin) 能干扰真菌 DNA 合成,同时可与微管蛋白结合,阻止真菌细胞分裂,对表皮癣菌有抑制作用。主要用于头癣治疗。不良反应有胃肠道不适、头晕、光敏性药疹、白细胞减少及肝损害等,近年来已较少应用。

6. 碘化钾(potassium iodide) 用于治疗孢子丝菌病。常见不良反应为胃肠道反应,少数患者可发生药疹。

六、维 A 酸类药物

维 A 酸类药物(retinoids)是一组可结合并激活维 A 酸受体的一类分子,包括维生素 A 及其结构类似化合物。它们可调节上皮细胞和其他细胞的生长和分化,对某些恶性细胞生长有抑制作用,还可调节免疫和炎症过程等。主要不良反应有致畸、高甘油三酯血症、高血钙、骨骼早期闭合、皮肤黏膜干燥、肝功能异常等。根据分子结构的不同可分为三代:

1. 第一代 是维 A 酸的天然代谢产物,主要包括全反式维 A 酸(all-trans retinoic acid)、异维 A 酸(isotretinoin)和维胺酯(viaminate)等。后两者对寻常痤疮、掌跖角化病等有良好疗效。成人剂量为异维 A 酸 0.5~1.0mg/(kg·d),分 2~3 次口服;维胺酯 50~150mg/d,分 2~3 次口服。

2. 第二代 为人工合成的单芳香族维 A 酸,主要有阿维 A 酯(或称依曲替酯,etretinate)、阿维 A 酸(acitretin)及维 A 酸乙酰胺的芳香族衍生物。阿维 A 酯主要用于重症银屑病、各型鱼鳞病、掌跖角化病等,与糖皮质激素、光化学疗法(PUVA)联用可用于治疗皮肤肿瘤。成人剂量为 0.5~1mg/(kg·d),分 2~3 次口服,最大剂量不宜超过每日 75mg;阿维 A 酸为阿维 A 酯的换代产品,用量较小,半衰期较短,因而安全性显著提高,成人剂量为 10~30mg/d,随餐服用。本组药物不良反应比第一代维 A 酸轻,疗程视疗效及患者耐受程度而定。

3. 第三代 为多芳香族维 A 酸,其中芳香维 A 酸(arotinoid)可用于银屑病、鱼鳞病、毛囊角化病等,成人剂量为 0.03mg/d,晚餐时服;维持量为 0.03mg/d,隔日 1 次。阿达帕林(adapalene)和他扎罗汀(tazarotine)为外用制剂,可用于治疗痤疮和银屑病。

七、免疫抑制剂

为一类非特异性抑制机体免疫功能的药物，常与糖皮质激素联合治疗系统性红斑狼疮、皮肌炎、天疱疮等，以增强疗效、有助于激素减量及减少不良反应，也可单独应用。本组药物不良反应较大，包括胃肠道反应、骨髓抑制、肝损害、诱发感染、致畸等，故应慎用，用药期间应定期监测。

1. 环磷酰胺（cyclophosphamide，CTX）　属烷化剂类，可抑制细胞生长、成熟和分化，对B淋巴细胞的抑制作用更强，因此对体液免疫抑制明显。主要用于系统性红斑狼疮、皮肌炎、天疱疮、变应性皮肤血管炎、原发性皮肤T细胞淋巴瘤等。成人剂量为1~3mg/（kg·d）口服，疗程视病情及耐受程度而定；或每平方米体表面积10~15mg/kg静脉注射，每周1次，治疗肿瘤的用药总量为10~15g，治疗自身免疫病的用药总量建议不超过10g。为减少对膀胱黏膜的毒性，用药期间应大量饮水。

2. 硫唑嘌呤（azathioprine，AZA）　本药在体内代谢形成6-巯基嘌呤，后者对T淋巴细胞有较强抑制作用。可用于治疗天疱疮、大疱性类天疱疮、红斑狼疮、皮肌炎等。成人常用剂量为50~100mg/d，口服。

3. 甲氨蝶呤（methotrexate，MTX）　为叶酸代谢拮抗剂，能与二氢叶酸还原酶结合，阻断二氢叶酸还原成四氢叶酸，干扰嘌呤和嘧啶核苷酸的生物合成，使DNA合成受阻，从而抑制淋巴细胞或上皮细胞的增生。主要用于治疗红斑狼疮、天疱疮、重症银屑病等。成人起始剂量每周5~7.5mg，逐渐增量至每周15~25mg，每周1次口服，或每周1~2次肌内注射或静脉注射，病情控制后逐渐减至每周5mg维持。需同时口服叶酸片50~100mg。

4. 环孢素A（cyclosporin A，CsA）　是由11个氨基酸组成的环状多肽，可选择性抑制T淋巴细胞。用于治疗红斑狼疮、天疱疮、重症银屑病等。成人剂量为5~12mg/（kg·d），分两次口服，根据病情变化可增减。

5. 吗替麦考酚酯（mycophenolate mofetil，MMF）　是霉酚酸（mycophenolic acid，MPA）的2-乙基酯类衍生物，为高效、选择性、非竞争性、可逆性的次黄嘌呤单核苷酸脱氢酶（IMPDH）抑制剂，可抑制鸟嘌呤核苷酸的经典合成途径。MMF对淋巴细胞具有高度选择作用，可用于治疗活动性狼疮性肾炎、类风湿关节炎等自身免疫性疾病及血管炎等。成人剂量范围0.5~2.5g/d，疗程视病种及病变程度而定。

八、免疫调节剂

免疫调节剂能调节机体的非特异性和特异性免疫反应，使不平衡的免疫反应趋于正常。主要用于病毒性皮肤病、自身免疫性疾病和皮肤肿瘤等的辅助治疗。

1. 干扰素（interferon，IFN）　是病毒或其诱导剂诱导人体细胞产生的一种糖蛋白，有病毒抑制、抗肿瘤及免疫调节作用。目前用于临床的人干扰素有α-干扰素（白细胞干扰素）、β-干扰素（成纤维细胞干扰素）、γ-干扰素（免疫干扰素）。可肌内注射、局部注射或外用，疗程根据病种而定。可有流行性感冒样症状、发热和肾脏损害等不良反应。

2. 卡介苗（bacille Calmette-Guérin，BCG）　是牛结核分枝杆菌的减毒活菌苗，目前使用的是去除菌体蛋白后提取的菌体多糖，可增强机体抗感染和抗肿瘤能力。

3. 转移因子（transfer factor）　是抗原刺激免疫活性细胞释放出来的一种多肽，可激活未致敏淋巴细胞，并能增强巨噬细胞的功能。

4. 胸腺素（thymosin）　胸腺因子D是从胸腺提取的多肽，对机体免疫功能有调节作用。

5. 人血丙种免疫球蛋白（immunoglobulin，Ig）　大剂量静脉注射免疫球蛋白（IVIg）可通过影响多种免疫细胞和分子、抑制严重的炎症反应，用来治疗自身免疫性大疱性皮肤病、皮肌炎等自身免疫性疾病及重症药疹（如史-约综合征、中毒性表皮坏死松解症）等。成人剂量为0.4g/（kg·d），连用3~5日，必要时2~4周重复1次。不良反应较小，少数患者有一过性头痛、背痛、恶心、低热等。

九、维生素类药物

1. 维生素A（vitamin A）　可维持上皮组织正常功能，调节人体表皮角化过程。可用于治疗鱼鳞病、毛周角化症、维生素A缺乏病等。成人常用7.5万IU/d，分3次服。儿童视病种、病情而定。长期服用应注意对肝脏损害。

2. β- 胡萝卜素（β-carotene） 为维生素 A 的前体物质，可吸收 360~600nm 的可见光，抑制光激发卟啉后产生的自由基，因此具有光屏障作用。可用于治疗卟啉病、多形性日光疹、日光性荨麻疹、盘状红斑狼疮等。成人常用剂量 30~200mg/d，分 3 次服，一疗程 8 周。长期服用可发生皮肤黄染。

3. 维生素 C（vitamin C） 可降低毛细血管通透性，此外还是体内氧化还原系统的重要成分。主要用于过敏性皮肤病、慢性炎症性皮肤病、色素性皮肤病等的辅助治疗。成人剂量 0.3~1.5g/d，分 3 次口服，静脉注射可 1~3g/d。

4. 维生素 E（vitamin E） 有抗氧化、维持毛细血管完整性、改善周围循环等作用，缺乏时细胞膜通透性、细胞代谢、形态功能均可发生改变，大剂量维生素 E 可抑制胶原酶活性。主要用于血管性皮肤病、色素性皮肤病、卟啉病等的辅助治疗。

5. 烟酸（nicotinic acid）和烟酰胺（nicotinamide） 烟酸在体内转化为烟酰胺，参与辅酶Ⅱ组成，并有扩张血管作用。主要用于治疗烟酸缺乏症，也可用于光线性皮肤病、冻疮、大疱性类天疱疮等的辅助治疗。常用量为 150~300mg/d，分 3 次服。

6. 其他维生素 维生素 K 为合成凝血酶原所必需，可用于出血性皮肤病、慢性荨麻疹等治疗；维生素 B_6 为肝脏辅酶的重要成分，可用于脂溢性皮炎、痤疮、脱发等的辅助治疗；维生素 B_{12} 为体内多种代谢过程的辅酶，可用于带状疱疹后神经痛、银屑病、扁平苔藓等的辅助治疗。

十、生物制剂

生物制剂，又称“生物治疗”或“生物反应修饰物”，是应用基因变异或 DNA 重组技术，借助于某些生物体（如微生物、动植物细胞等）生产表达的大分子药物，主要指单克隆抗体或融合蛋白，它们干预机体免疫系统的特定分子，用来治疗免疫介导的炎症性疾病和肿瘤。代表性药物见表 2-2-5。

表 2-2-5 代表性生物制剂靶向分子及适应证

药物	靶向分子	适应证
依那西普（etanercept）	TNF-α	银屑病、类风湿关节炎
利妥昔单抗（rituximab）	CD20	天疱疮、B 细胞淋巴瘤
乌司奴单抗（ustekinumab）	IL-12/23	银屑病
司库奇尤单抗（secukinumab）	IL-17A	银屑病
英夫利昔单抗（infliximab）	TNF-α	银屑病、类风湿关节炎

常见不良反应有头痛、寒战、发热、上呼吸道感染等。严重感染、结核病、肿瘤、心力衰竭、多发性硬化及其他脱髓鞘神经疾病、儿童等禁用，长期的安全性和不良反应尚需进一步观察。

十一、其他

1. 氯喹（chloroquine）和羟氯喹（hydroxychloroquine） 能降低皮肤对紫外线的敏感性，稳定溶酶体膜，抑制中性粒细胞趋化、吞噬功能及免疫活性。主要用于红斑狼疮、多形性日光疹、扁平苔藓等。主要不良反应为胃肠道反应、白细胞减少、药疹、角膜色素沉着斑、视网膜黄斑区损害、肝肾功能损害等，羟氯喹不良反应较小。

2. 雷公藤总苷（tripterygium glycosides） 为中药雷公藤提取物，其中萜类和生物碱为主要活性成分，有抗炎、抗过敏和免疫抑制作用。主要用于痒疹、红斑狼疮、皮肌炎、变应性皮肤血管炎、关节病型银屑病、天疱疮等。不良反应有胃肠道反应、肝功能异常、粒细胞减少、精子活动降低、月经减少或停经等。

3. 钙剂 可增加毛细血管致密度、降低通透性，使渗出减少，有消炎、消肿、抗过敏作用。主要用于急性湿疹、过敏性紫癜等。成人剂量为 10% 葡萄糖酸钙或 5% 溴化钙溶液 10ml/d，静脉缓慢注射。注射过快有引起心律失常甚至停搏等危险。

4. 硫代硫酸钠（sodium thiosulfate） 具有活泼的硫原子，除可用于氰化物中毒的治疗外，还具有非特异性抗过敏作用。注射过快可致血压下降。

（高兴华）

第二篇
皮肤性病学基本操作技能

第三章　皮肤性病临床检验检查技术

第一节　病 理 检 查

一、常规组织病理检查

(一) 适应证

为了解疾病的发生、发展、转归、治疗方法的选择等，几乎各种皮肤病均可行组织病理检查。就诊断目的而言，皮肤组织病理对肿瘤、某些皮肤变性（如皮肤淀粉样变性）、某些病毒性皮肤病（如传染性软疣）等具有诊断价值，即一级诊断。对许多皮肤病需结合临床特点方可诊断，即二级诊断，如符合扁平苔藓、符合天疱疮、符合寻常狼疮等。对一些临床鉴别困难、病理特点又不明显者，则用三级诊断，如银屑病样皮炎、海绵水肿性皮炎等。若一些皮损的临床及病理改变完全无规律可循时，则只进行描述而不作出诊断，为四级诊断。

(二) 禁忌证

患有严重出血性疾病的患者应避免皮肤病理检查；严重瘢痕体质者（尤其是特殊部位）应慎重取材。

(三) 步骤

1. 皮损选择　在选取皮肤组织活检时，一般应选择充分发育的损害，因为早期病变常为非特异性，而晚期病变大多处于恢复或变性、坏死阶段。疱疹性皮肤病及含有病原体的损害最好选新鲜皮损，避免继发性损害。环状损害应选择活动边缘部分。结节性损害切取标本时应达到足够深度。此外，取材时应包括一小部分正常组织，以便与病变组织对照。

2. 取材方法　手术切取法适用于各种大小要求的标本，最为常用。切取时应注意切缘锐利整齐，切口方向尽量与皮纹一致，两端对齐，足够深、足够大，避免重切，夹持时尽量位于组织两端，以避免夹坏组织影响观察。环钻只适用于较小损害，或病变限于浅表处，或手术切取有困难者。削切法很少采用，可用于脂溢性角化病等浅表皮损。

3. 标本处理　切下的组织应立即放入固定液中。常用固定液为 10% 甲醛，肥大细胞增生症、痛风等需用 95% 乙醇固定。若需留免疫病理标本，应将组织置于 4℃冷生理盐水纱布中尽快送包埋处理。若需留电镜标本，应立即将标本用刀片分割，将标本移至滴有 4℃电镜固定液的蜡块或玻璃板上，以眼科有齿镊夹持，用剃须刀片分割成约 1mm × 1mm × 1mm 大小，挑选 2~5 块放入 4℃电镜固定液中送检。若需留细菌或真菌培养标本，应严格无菌操作，优先留取培养标本后再处理其他标本。

(四) 注意事项

1. 活检术后避免接触水，尽量减少出汗。
2. 如有出血或感染，应给予紧急处理，或到医院就诊。

二、免疫病理检查

(一) 适应证

大疱性皮肤病、结缔组织病、血管炎等免疫性皮肤病，某些病原体检测及肿瘤的鉴别诊断。

(二) 禁忌证

严重出血性疾病应避免皮肤取材和直接免疫荧光检查。

(三) 步骤

1. 标本取材　同常规组织病理检查。直接免疫荧光检查，需将皮肤标本用湿润的生理盐水纱布包裹，

4℃下尽快送检。多数免疫酶标法可用普通病理方法制备的石蜡包埋的组织块为检验材料。

2. 直接免疫荧光法（direct immunofluorescence，DIF）　主要用于检测病变组织中存在的抗体或补体。将冷冻切片组织固定于玻片上，滴加荧光标记的抗人免疫球蛋白抗体或抗 C3 抗体等，经孵育、清洗等处理后，置于荧光显微镜下观察。若组织中有人免疫球蛋白或 C3 沉积，则荧光抗体与之结合呈现荧光。

3. 间接免疫荧光法（indirect immunofluorescence，IIF）　主要用于检测血清中存在循环的自身抗体，并可做抗体滴度分析。底物取自正常人皮肤或动物组织（如鼠肝切片），将患者血清滴于底物上，再滴加荧光标记的抗人免疫球蛋白抗体等，荧光显微镜下观察。若血清中存在循环的特异抗体，荧光标记的抗人免疫球蛋白抗体与结合到底物上的抗体结合，呈现荧光。

4. 免疫酶标记法　有多种不同的检测系统和方法。机制与间接免疫荧光法类同，但显示系统为可催化成色反应的辣根过氧化物酶、碱性磷酸酶等。主要标记细胞的某种特异性成分，用于肿瘤的鉴别诊断。

0301 皮肤活检术（视频）

0302 皮肤病理检查（视频）

0303 正常皮肤（小腿）组织病理（图片）

（四）注意事项

DIF 取材注意事项同皮肤组织病理检查。

第二节　真 菌 检 查

一、直接镜检

（一）适应证

适用于各种浅部、深部真菌病的诊断与鉴别诊断。

（二）禁忌证

无特殊禁忌。

（三）步骤

1. 直接涂片

（1）标本准备：浅部真菌病（头癣、体股癣、手足癣、甲真菌病、花斑糠疹、马拉色菌毛囊炎、皮肤及黏膜念珠菌病等），用钝刀刮取皮损边缘部的皮屑，也可用透明胶带粘贴鳞屑，或用小刀刮取变色松脆的甲屑，用拔毛镊拔取病发，用镊子夹挤毛囊角栓。

深部真菌病（孢子丝菌病、着色芽生菌病、暗色丝孢霉病、毛霉病等）：根据病变可取脓液、痂等。

（2）镜检操作：标本置于载玻片上，加一滴浮载液，盖上盖玻片，放置片刻或微加热，即在火焰上快速通过 2~3 次，不应使其沸腾，以免结晶。然后轻压盖玻片，驱逐气泡并将标本压薄，用棉拭子或吸水纸吸去周围溢液，置于显微镜下检查。检查时应遮去强光，先在低倍镜下检查有无菌丝和孢子，然后用高倍镜观察孢子和菌丝的形态、特征、位置、大小和排列等。

（3）典型真菌镜检所见

1）花斑糠疹：短粗、两头钝圆、稍弯曲的菌丝，成堆球形或卵圆形厚壁出芽孢子。

2）马拉色菌毛囊炎：球形厚壁出芽孢子。

3）头癣：黄癣，顺头发长轴排列的发内菌丝，关节孢子及气沟、气泡，黄癣痂内鹿角状菌丝、大小不等的孢子；白癣，发外镶嵌性小孢子；黑点癣，发内链状大孢子。

4）体股癣、手足癣：分枝分隔的长菌丝。

5）甲癣：分枝分隔的菌丝或呈关节样菌丝。

6）念珠菌病：假菌丝、圆形或椭圆形孢子，有出芽。

7）着色芽生菌病：棕色圆形厚壁分隔孢子（硬壳细胞）。

8）暗色丝孢霉病：棕色分枝分隔菌丝或酵母样细胞。

9）曲霉病：45° 分隔分枝菌丝。

10）毛霉病：宽大菌丝，90° 分枝，不分隔。

2. 墨汁涂片　用于检查隐球菌及其他有荚膜的孢子。

(1)在载玻片上滴一小滴墨汁(最好是印度墨汁)。

(2)取皮肤感染脓性分泌物或脑脊液一滴,经接种环与墨汁充分混合,盖上盖玻片。

(3)直接在显微镜下观察,隐球菌为圆形或椭圆形双壁孢子,外围有一层透光荚膜,在黑色背景下极为明亮。

(四) 注意事项

1. 拔毛镊或钝刀在使用前后,均应用火焰消毒并冷却后使用。
2. 拔发时可用放大镜、皮肤镜或在滤过紫外线灯下选择病发。
3. 镜检时所见菌丝或孢子应注意与纤维、表皮细胞间隙、气泡、油珠等相鉴别。
4. 标本与墨汁混合后不必加热直接镜检。

0304
真菌镜检(视频)

二、真菌培养

(一) 适应证

适用于各种浅部、深部真菌病诊断和鉴别诊断,以及致病真菌的分离、鉴定或药敏试验。

(二) 禁忌证

无特殊禁忌。

(三) 步骤

1. 标本准备　浅部真菌病同直接镜检。深部真菌病(孢子丝菌病、着色芽生菌病、暗色丝孢霉病、毛霉病等)的组织或脓液标本需无菌采集;活检组织标本应置无菌平皿中立即送检,置无菌匀浆器加 2ml 蒸馏水,研磨成浆或 1mm × 1mm × (1~2)mm 的小块。

2. 培养操作　分为试管培养、大培养和小培养三种方法。

(1)试管培养:将培养物接种在试管斜面培养基,主要用于临床标本分离的初代培养和菌种保存。

(2)大培养:将培养物接种在培养皿或特殊培养瓶内,主要用于纯菌种培养和研究。

(3)小培养:主要用于菌种鉴定,分为玻片法、方块法和钢圈法三种方式。

1)玻片法:在消毒的载玻片上,均匀地浇上熔化的培养基,不宜太厚。凝固后接种待鉴定菌株,置于平皿中,保湿。待生长后,盖上消毒的盖玻片,显微镜下直接观察,常用米粉吐温琼脂培养基观察白念珠菌的顶端厚壁孢子和假菌丝。

2)方块法:适用于真菌菌落的培养。取无菌平皿倒入约 15ml 熔化的培养基,待凝固后用无菌小铲或接种刀划成 1cm × 1cm 大小的小块。取一小块移在无菌载玻片上,然后在小块上方四边的中点接种待鉴定菌株,盖上消毒的盖玻片,放入无菌平皿中的“V”形玻棒上,底部铺上无菌滤纸,并加入少量无菌蒸馏水孵育,待菌落生长后直接将载玻片置显微镜下观察。

3)钢圈法:先将固体石蜡加热熔化,取直径约 2cm,厚度约 0.5cm 有孔口的不锈钢小钢圈,火焰消毒后趁热浸入液态石蜡中,立即取出冷却,液态石蜡即附着于小钢圈中。再取一无菌载玻片,火焰上稍加热,将小钢圈平置其上,孔口向上。小钢圈上液态石蜡遇载玻片的热即熔化后凝固,钢圈就会固定在载玻片上。用无菌注射器经孔口注入熔化的培养基,培养基量约占小钢圈容量的 1/2,注意避免产生气泡。待培养基凝固后取一消毒盖玻片,火焰上加热后,趁热盖在小钢圈表面,即固定其上,最后用接种针伸入孔口进行接种。

3. 培养检查　标本接种后,每周至少观察 2 次。

(1)菌落外观

1)生长速度:缓慢生长菌 7~14 日,快速生长菌 2~7 日。一般浅部真菌超过 2 周或深部真菌超过 4 周仍无菌落生长,可报告阴性。

2)外观:①扁平;②疣状;③折叠规则或不规则;④缠结或垫状;⑤其他。

3)大小:菌落大小测量以 cm 为单位,菌落大小与生长速度和培养时间有关。

4)质地:①平滑状;②粉状;③粒状;④棉花状;⑤粗毛状;⑥皮革状;⑦黏液状;⑧膜状。

5)颜色:不同菌种表现出不同颜色,呈鲜艳或暗淡。致病性真菌的颜色多较淡,呈白色或淡黄色,而且其培养基也可变色,如马尔尼菲青霉菌可产生葡萄酒样红色色素扩散于培养基中。菌落的颜色与培养基的种类、培养温度、培养时间、移种代数等因素有关。菌落颜色虽在菌种鉴定上有重要参考价值,但除少数菌种外,一般不作为鉴定的重要依据。

6) 菌落边缘：可整齐或不整齐。

7) 菌落高度和下沉现象：有些菌落下沉现象明显（如黄癣菌、絮状表皮癣菌等），有时还可裂开。

8) 渗出物：一些真菌菌落表面可出现液滴（如青霉菌、曲霉菌）。

9) 变异：有些真菌菌落日久或多次传代培养而发生变异，菌落颜色减退或消失，表面气生菌丝增多，如絮状表皮癣菌在 2~3 周后便发生变异。

(2) 显微镜检查：小培养可置普通显微镜下直接观察，而试管和平皿培养的菌落则需挑起后做涂片检查。

常见真菌培养所见：①念珠菌病，奶油色酵母样菌落；②隐球菌病，乳白色酵母样菌落，而后为浅橘黄色，质地呈黏液状；③孢子丝菌病，棕色至棕黑色菌落；④曲霉病，黄绿色毛状菌落；⑤芽生菌病，真菌相为白色棉花样菌落，酵母相为奶油色或棕色菌落；⑥暗色丝孢霉病，棕黑色菌落。

(四) 注意事项

1. 应结合直接镜检结果综合进行判断。
2. 严格无菌操作，避免污染。
3. 提倡多管（点）、多次培养，确保结果可信性。
4. 由于部分真菌没有特殊结构，或为未知真菌，应保留菌种进一步做 DNA 测序等分子生物学鉴定。
5. 特殊病例取材时应留备份冷冻保存，必要时重复培养或做分子生物学鉴定。

0305

真菌培养（视频）

第三节　常见寄生虫检查

一、疥螨检查

(一) 适应证

临床可疑疥疮患者。

(二) 禁忌证

无特殊禁忌。

(三) 步骤

选择指缝、手腕屈侧等处未经搔抓的丘疱疹、水疱或隧道，用消毒针头挑出隧道盲端灰白色小点置玻片上，或用蘸上矿物油的消毒手术刀轻刮皮损 6~7 次，取附着物移至玻片上，滴一滴生理盐水，镜检可见疥螨或虫卵。

(四) 注意事项

无特殊注意事项。

0306

疥螨检查（视频）

二、阴虱检查

(一) 适应证

临床可疑阴虱患者。

(二) 禁忌证

无特殊禁忌。

(三) 步骤

用剪刀剪下有阴虱或虫卵的阴毛，以 70% 乙醇或 5%~10% 甲醛溶液固定后放在玻片上，滴一滴 10% 氢氧化钾溶液，镜检可见阴虱或虫卵。

(四) 注意事项

无特殊注意事项。

三、蠕形螨检查

(一) 适应证

怀疑蠕形螨寄生的患者，如毛囊虫皮炎、玫瑰痤疮等患者。

(二) 禁忌证

无特殊禁忌。

(三) 步骤

1. 挤刮法　选取鼻沟、颊部及颧部等皮损区，用刮刀或手挤压，将挤出物置于玻片上，滴一滴生理盐水，盖上盖玻片并轻轻压平，镜检有无蠕形螨。

2. 透明胶带法　将透明胶带贴于上述部位，数小时或过夜后，取下胶带复贴于载玻片上，镜检可见蠕形螨。

蠕形螨检查(视频)

(四) 注意事项

无特殊注意事项。

第四节　性病实验室检查

一、淋球菌检查

(一) 适应证

临床可疑淋球菌感染者。

(二) 禁忌证

无特殊禁忌。

(三) 步骤

1. 标本采集　用含无菌生理盐水的藻酸钙棉拭子，伸入男性尿道 2~4cm，轻轻转动取出分泌物；女性先用无菌脱脂棉擦去阴道内黏液，再用藻酸钙棉拭子插入宫颈内 1~2cm 处旋转取出分泌物；患结膜炎的新生儿取结膜分泌物；全身性淋病时可取关节液或关节穿刺液；前列腺炎患者经按摩取前列腺液。

2. 直接涂片　主要用于急性感染患者。涂片 2 张，自然干燥，加热固定后做革兰氏染色，油镜下检查。

3. 细菌培养　标本立即接种于血琼脂或巧克力琼脂平板上，置于含 5%~10% 的二氧化碳孵箱，37℃孵育 24~48 小时后观察结果。挑选可疑菌落做涂片染色镜检。可用氧化酶试验或糖发酵试验进一步证实。

性病患者尿道、宫颈感染的取材方法(视频)

4. 结果　涂片染色镜检可见大量多形核白细胞，细胞内外可找到成双排列、呈肾形的革兰氏阴性双球菌。在血平皿上可形成圆形、稍凸、湿润、光滑、透明至灰白色的菌落，直径为 0.5~1.0mm。生化反应符合淋球菌特性。

(四) 注意事项

1. 取材时拭子伸入尿道或宫颈口内的深度要足够。

2. 尿道取材前 2 小时内不应排尿。

3. 涂片时动作宜轻柔，防止细胞破裂变形，涂片的厚薄与固定及革兰氏染色时间要合适。

淋球菌涂片(视频)

二、衣原体检查

(一) 适应证

临床可疑沙眼衣原体所致的泌尿生殖道感染和直肠炎。

(二) 禁忌证

无特殊禁忌。

(三) 步骤

1. 标本采集　男性将拭子插入尿道 2~4cm，旋转 3~5 秒后取出。女性先用无菌脱脂棉擦去阴道内黏液，再将取样拭子插入宫颈管内通过鳞柱状上皮交界处，直到几乎拭子头已看不到，旋转拭子 15~20 秒取出，不要碰到宫颈外及阴道壁。上述取材方法主要用于保证得到更多的柱状上皮细胞。

2. 直接涂片　标本涂片后自然干燥，甲醇固定 5~10 分钟后，用当日配制的吉姆萨溶液染色 1 小时，再用 95% 乙醇淋洗、干燥，油镜下阳性标本可在上皮细胞质内找到 1~3 个或更多个呈蓝色、深蓝色或暗紫色的包涵体，碘染色呈棕褐色。阳性者结合临床可初步诊断。

3. 细胞培养法　将每份标本接种于3个培养瓶（为McCoy单层细胞管）中，置37℃吸附2小时后，用维持液洗涤2~3次，最后加生长液，37℃培养3~4日，取出盖玻片，经吉姆萨染色或直接荧光染色后镜检，查包涵体。阳性标本碘染色包涵体呈棕黑色，吉姆萨染色呈红色。有相应症状，再加上衣原体分离培养阳性者，可确诊。

4. 衣原体抗原检测法（clearview chlamydia，简称“C-C快速法”）　用商品试剂盒检测方便、简单、快速，但稳定性略差。按说明书操作，质控窗和结果窗均显示一条蓝带为阳性结果，阴性为结果窗无变化。阳性结果结合临床可确定沙眼衣原体感染，阴性时不能完全排除，可用细胞培养法确定。

5. 免疫荧光法　将标本涂于玻片凹孔或圆圈中，干燥处理后加荧光素标记的抗沙眼衣原体单克隆抗体试剂，待反应、封固后置显微镜下检查。阳性标本在高倍镜下可见上皮细胞内的原体颗粒，为单一、针尖大小、明亮的绿色荧光，在油镜下为荧光均匀、边缘光滑的圆盘样结构，也可见网状体等其他形态的衣原体颗粒。

6. 聚合酶链式反应（PCR）及荧光标记探针法　适用于男性尿道标本、女性尿道和宫颈分泌物样本。用于检测疑似沙眼衣原体尿道炎、前列腺炎、附睾炎、直肠炎、不孕不育宫颈炎、输卵管炎、异位妊娠、早产等。标本处理严格按照商品试剂盒说明书操作，同时设定阳性质控对照和阴性质控对照。对试验条件要求苛刻，须在有资质的实验室进行。其特异性和敏感性显著高于上述其他方法。

（四）注意事项

同淋球菌检查。

三、支原体检查

（一）适应证

临床可疑支原体所致的泌尿生殖道感染。

（二）禁忌证

无特殊禁忌。

（三）步骤

1. 标本采集　同衣原体检查。另外也可用10ml中段尿离心（2 000转/min，10分钟），取相应沉渣。

2. 培养操作　接种于液体培养基，置5%~10%二氧化碳环境中，37℃培养24~72小时，每日观察颜色变化。24小时如由黄色变为酒红色，可能有解脲支原体生长；48小时变为酒红色，可能有人型支原体生长。取0.2ml培养物接种到固体培养基上，培养48小时后于低倍镜下观察，有典型“油煎蛋”状菌落者为阳性，可诊断支原体感染。

（四）注意事项

同淋球菌检查。

四、梅毒螺旋体检查

（一）适应证

临床可疑梅毒患者。

（二）禁忌证

无特殊禁忌。

（三）步骤

1. 标本采集　采集血样或取病灶组织渗出物、淋巴结穿刺液、组织研磨液进行检查。

2. 梅毒螺旋体直接检查　可采用暗视野显微镜检查，也可经镀银染色、吉姆萨染色或墨汁染色后用普通光学显微镜检查，或用直接免疫荧光技术检查。梅毒螺旋体菌体细长，两端尖直，在暗视野显微镜下折光性强，沿纵轴旋转伴轻度前后运动。镀银染色法示螺旋体呈棕黑色，吉姆萨染色法螺旋体呈桃红色，直接免疫荧光检查螺旋体呈绿色荧光。镜检阳性者结合临床症状和不洁性接触史可确诊。

3. 快速血浆反应素环状卡片试验（rapid plasma reagin test，RPR）　①卡片定性试验：取50μl待检血清加入卡片的圆圈内，并涂均匀。以专用滴管加入摇匀的抗原一滴，将卡片旋转8分钟后立即观察结果。阳性，卡片圆圈中出现黑色凝聚颗粒和絮片。阴性，无凝聚块出现，仅见均匀的亮灰色。②卡片定量试验：用等量生理盐水在小试管内作6个稀释度，即1∶1、1∶2、1∶4、1∶8、1∶16、1∶32，每个稀释度取50μl血清加入玻片圆圈中，按定性法测定。与该法类似的方法还有TRUST（syphilis toluidine red untreated serum test）、VDRL试验（venereal disease research laboratory test）和USR试验，其中TRUST因其稳定性好、易于判断，正被更多的实验室采用。

4. 梅毒螺旋体颗粒凝集试验（treponema pallidum particle agglutination test，TPPA）　将从感染家兔睾丸中提取的梅毒螺旋体纯化，并以超声粉碎后作为抗原，以明胶颗粒为载体进行检测。类似的方法尚有梅毒螺旋体血凝（treponema pallidum particle hemagglutination assay，TPHA）试验、荧光螺旋体抗体吸收试验（fluorescent treponemal antibody-absorption test，FTA-ABS）等。

（四）注意事项

1. RPR（或TRUST）敏感性高而特异性低。结果为阳性时，临床表现符合梅毒，可初步诊断。定量试验是疗效观察、判断复发及再感染的手段。假阴性常见于：一期梅毒硬下疳出现后的2~3周内、感染梅毒后立即治疗、晚期梅毒或二期梅毒的“前带现象”。对临床可疑梅毒但RPR为阴性的患者，有必要进一步进行血清稀释以排除“前带现象”。假阳性结果常见于自身免疫性疾病患者、麻风患者、海洛因成瘾者、少数孕妇及老人。

2. TPPA常呈持久阳性，不可用于疗效观察。

五、杜克雷嗜血分枝杆菌检查

（一）适应证

临床可疑软下疳。

（二）禁忌证

无特殊禁忌。

（三）步骤

1. 标本采集　在开放的溃疡中不易查到细菌，所以最好从淋巴结取材，涂片一次推涂，以保持细菌特征性排列形态。穿刺宜从健康皮肤处进针，皮下潜行至损害处抽液，以免形成瘘管。

2. 细菌涂片　革兰氏染色可见呈鱼群状排列的杜克雷嗜血分枝杆菌，阳性即可作出初步诊断。

3. 细菌培养　用含有血清和低浓度万古霉素的选择培养基培养24~48小时，菌落直径1~2mm，色灰黄、凸起、粗糙并能在培养基上推动，通过菌落取材镜检并做生化反应，以确定诊断。

（四）注意事项

细菌涂片阳性即可作出初步诊断，但容易出现假阴性或假阳性，特异性和敏感性可能都低于50%，故不推荐将细菌涂片检查阳性作为诊断标准。

六、醋酸白试验

（一）适应证

临床可疑尖锐湿疣。

（二）禁忌证

无特殊禁忌。

（三）步骤

以棉签清除局部分泌物后，蘸5%冰醋酸液涂于受试皮损及周围正常皮肤黏膜，2~5分钟后皮损变为白色，周围正常组织不变色为阳性。

（四）注意事项

醋酸白试验的敏感性高，对确诊HPV感染特别是亚临床感染很有帮助。但其他原因引起的慢性炎症致上皮增厚时也可出现假阳性反应。假阳性反应发白区的界限常不清和不规则。

七、核酸扩增试验

（一）适应证

尖锐湿疣、鲍恩样丘疹病辅助诊断和宫颈癌风险评估。

（二）禁忌证

无特殊禁忌。

（三）步骤

标本处理严格按照商品试剂盒说明书操作，同时设定阳性质控对照和阴性质控对照。

（四）注意事项

扩增人乳头瘤病毒（*HPV*）特异性基因（L1、E6、E7 区基因）。目前有多种核酸检测方法，包括荧光实时PCR、核酸探针杂交试验等。用于 *HPV* 基因分型检测，有良好的敏感性、特异性和可重复性。试验条件要求苛刻，每一轮反应体系均应设定阳性质控对照和阴性质控对照。正常人群脱落细胞有时也可以检测到 *HPV* 的部分基因型，诊断需结合临床。

第五节 变应原检测

一、斑贴试验

（一）适应证

迟发型过敏反应相关疾病，如接触性皮炎、职业性皮炎、手部湿疹、化妆品皮炎等。

（二）禁忌证

不宜在皮肤病急性发作期进行。

（三）步骤

1. 可采用市售成套商品，按说明书将受试抗原置于惰性聚乙烯塑料或铝制斑试器，贴于患者背部。

2. 结果观察 一般在 48 小时去除斑贴，视情况在 72 小时或 96 小时后观察。受试部位无反应为（-）；皮肤出现痒或轻度发红为（±）；皮肤出现单纯红斑、瘙痒为（+）；皮肤出现水肿性红斑、丘疹为（++）；皮肤出现显著红肿、伴丘疹或水疱为（+++）。阳性反应说明患者对受试物过敏，但应排除原发性刺激或其他因素所致的假阳性反应，这种反应一旦将受试物去除会很快消失，而真正的阳性反应则去除受试物 24~48 小时内往往是增强的而不是减弱。

（四）注意事项

1. 应注意区分过敏反应和刺激反应。

2. 阴性反应可能与试剂浓度低、斑试物质与皮肤接触时间太短等因素有关。

3. 不可用高浓度原发性刺激物做试验。

4. 斑贴试验前需停用糖皮质激素或其他免疫抑制剂等系统治疗药物 2 周以上，拟受试部位需局部停用糖皮质激素外用药物 3 日以上。

5. 如果在贴敷后 72 小时至 1 周内受试部位出现红、痒等情况，应及时到医院就诊。

二、点刺试验

（一）适应证

主要用于测试速发型过敏反应，适用于荨麻疹、特应性皮炎、过敏性鼻炎、哮喘等。划破试验现已被点刺试验取代。

（二）禁忌证

有过敏性休克史者禁止进行此类试验；妊娠期应避免该项检查。

（三）步骤

1. 操作 一般选择前臂屈侧为受试部位，局部清洁消毒。消毒后待 2 分钟使皮肤血流恢复正常，按说明书滴试液、点刺，5~10 分钟后拭去试液，20~30 分钟后读试验结果。皮内试验按要求将每种变应原注入皮内。

2. 结果观察 皮肤反应强度与组胺相似为阳性（+++）、强阳性为（++++）、弱阳性为（++）及（+），与生理盐水相同为（-）。

（四）注意事项

1. 宜在基本无临床症状时进行。

2. 应设生理盐水及组胺液分别作为阴性及阳性对照。

3. 结果为阴性时，应继续观察 3~4 日，必要时 3~4 周后重复试验。

4. 应准备肾上腺素注射液，以抢救可能发生的过敏性休克。

5. 点刺试验前需停用糖皮质激素系统治疗 2 周以上，停用抗组胺药物及三环类抗抑郁药 3 日以上。

0310 斑贴试验(视频)

三、特异性 IgE 检测

(一) 适应证

与皮内试验类同，特别适用于曾有过敏性休克史者。

(二) 禁忌证

无特殊禁忌。

(三) 步骤

将过敏原吸附到特定载体上，通过酶联免疫法、免疫印迹法等检测方法，检测患者血清中的特异性 IgE。目前临床上使用比较灵敏且广泛的方法包括 Mediwiss、UNICAP 等方法。

(四) 注意事项

检查结果应密切结合患者病史进行判断。

第六节 滤过紫外线检查

(一) 适应证

色素性皮肤病(如白癜风、白色糠疹)、皮肤细菌感染(如铜绿假单胞菌、微细棒状杆菌)、皮肤真菌感染(如铁锈色小孢子菌、犬小孢子菌和石膏样小孢子菌)、代谢性皮肤病(如迟发性皮肤卟啉病)等。

(二) 禁忌证

无特殊禁忌。

(三) 步骤

1. 操作　在暗室内，将患处置于滤过紫外线(Wood 灯)下直接照射，观察荧光类型。

2. 结果观察　本方法既有诊断价值，又能进行疗效观察。色素减退或脱失性损害如白癜风，边界清楚，呈纯白色荧光，可与其他色素减退斑或正常肤色区别。色素沉着、黄褐斑、咖啡斑的色素可更为明显。细菌如假单胞菌属为绿色荧光；红癣为珊瑚红色荧光。真菌感染如铁锈色小孢子菌、犬小孢子菌和石膏样小孢子菌为亮绿色荧光；黄癣为暗绿色荧光；花斑糠疹为棕色荧光；紫色毛癣菌和断发毛癣菌感染无荧光。迟发性皮肤卟啉病患者尿液为明亮的粉红 - 橙黄色荧光；先天性卟啉病患者牙、尿、骨髓出现红色荧光，而红细胞生成性原卟啉病患者可见强红色荧光。局部外用药如凡士林、水杨酸、碘酊及角蛋白甚至肥皂的残留物等也可有荧光，应注意鉴别。

0311 Wood 灯操作(视频)

(四) 注意事项

无特殊注意事项。

(王　刚)

第四章　皮肤性病治疗操作技术

第一节　常用治疗手段

一、换药

换药是一项基本的外科技术，感染、外伤、手术时应用，起到清创作用。

（一）换药步骤

1. 揭敷料动作要轻巧，外层敷料可用手去除，内层敷料应用无菌的无齿镊移除。若敷料已干涸而紧贴创面时，应用生理盐水湿润后再揭除。

2. 消毒皮肤缝合的创面，用酒精棉球由中央向外搽洗周围皮肤。引流后的感染创面则是用酒精棉球由外向中央擦洗，一般擦 2~3 次。注意酒精棉球不可擦洗创面内面。

3. 清洁创面用管钳钳住生理盐水棉球轻轻蘸创面内渗出物，使用几只棉球即可蘸净。但注意勿将棉球遗留在创面内。对继发感染的创面尤其要注意创面内有无线头等异物，一经发现应及时除去。

4. 放置引流物，如果创面需要引流，应根据体位将纱布条、乳胶管等引流物置于创面的最低位，松紧适宜，并要将引流物的末端露于创面外。

5. 固定创面覆盖无菌干纱布，胶布粘贴固定。创面大、渗液多的创口，可加用棉垫，若胶布不易固定时须用绷带包扎。

（二）换药常用的几种溶液

1. 生理盐水有增进肉芽组织营养及吸附创面分泌物的作用，对肉芽组织无不良刺激。

2. 过氧化氢溶液通常用 2.5%~3.5% 溶液，与组织接触后分解释放出氧，具有杀菌作用。用于冲洗外伤创面、腐败或恶臭的创面，尤其适用于厌氧菌感染的创面。

3. 高锰酸钾溶液分解释放氧缓慢，但作用持久，具有清洁、除臭、防腐和杀菌作用。用于洗涤腐烂恶臭、感染的创面，尤其适用于疑有厌氧菌感染、肛门和会阴创面。临床上常用 1∶5 000 溶液进行湿敷。

4. 0.1% 乳酸依沙吖啶（利凡诺）溶液、0.02% 呋喃西林溶液，有抗菌和杀菌作用，用于感染创面的清洗和湿敷。

5. 优琐溶液含氯石灰 12.5g，硼酸 12.5g，加水至 1 000ml，可溶解脓液和坏死组织，但对创面和皮肤有一定刺激性。

6. 呋喃西林溶液常用 1∶5 000 溶液，对革兰氏阳性菌和阴性菌均有效。

7. 新霉素溶液常用 0.1%~0.3% 溶液，对革兰氏阳性菌、革兰氏阴性菌和铜绿假单胞菌均有效。

（三）注意事项

1. 严格遵守无菌外科技术，换药者应戴口罩、工作帽。如手已接触感染创口的绷带和敷料，不应再接触换药车，需要物品时由护士供给或洗手后再取，各种无菌棉球、敷料，从容器内取出后，不得再放回原容器内。污染敷料须立即放在弯盘或敷料桶内，不得随便乱丢。

2. 先换清洁的创口如拆线等，再换感染轻微的创口，最后换严重感染的创口。

3. 应注意清除创口内的异物、线头、死骨、弹片、腐肉等，并核对引流物的数目是否正确。换药动作必须轻柔，注意保护健康的肉芽组织和上皮。

4. 感染创口换药后，应认真洗手，然后方可为另一患者换药。

二、湿敷

湿敷是皮肤性病科常用的一种治疗方法，一般选择具有清洁、收敛、抗菌、消炎作用的药物水溶液，可以减轻充血水肿和清除分泌物及痂等，对于治疗急性湿疹、感染渗出皮损、二度烫伤水疱破溃渗液面等是必不可少的方法。常用的有生理盐水、2%~4% 硼酸溶液、0.05%~0.1% 小檗碱（黄连素）溶液、1∶8 000 高锰酸钾溶液、1∶1 000 乳酸依沙吖啶（利凡诺）溶液、0.2%~0.5% 醋酸铝溶液、0.1% 硫酸铜溶液等。

（一）分类

可分冷湿敷和热湿敷，又可分开放式和封闭式，皮肤性病科多采用开放式冷湿敷。

1. 冷湿敷　可使皮肤扩张的毛细血管收缩，血流减慢，降低新陈代谢，消除红斑，抑制渗出，吸收分泌物、清洁创面，并可以镇静、止痒。多用于皮肤充血、潮红、渗出性皮损。在疾病的早期应用可阻止疾病发展，减轻痛苦，促进康复。

2. 热湿敷　使局部温热，加速血液循环，促进炎症吸收及疖肿成熟，有显著的消炎和镇痛作用。多用于较深的一些浸润性感染性炎症，如疖肿、蜂窝织炎、丹毒、结节性红斑等。

（二）具体步骤

1. 开放性冷湿敷　将室温的湿敷液倒入器皿中，把湿敷垫浸透，拿出拧干至不滴水为度，覆盖于患处，与皮肤紧密贴紧，每 10~30 分钟重新更换一次，连续 30~60 分钟，2~4 次 /d。每次更换湿敷液，湿敷垫用后消毒准备再用。

2. 封闭式冷湿敷　在开放性冷湿敷基础上，于湿敷垫上加棉花和油纸、塑料薄膜等，用绷带包扎，每 2 小时更换湿敷液，适用于夜间有较多渗液时和需要活动的情况。

3. 温热湿敷　就是在患处先涂一层凡士林，盖一层纱布，再将湿敷垫用湿敷液煮后，用镊子拧干至不滴水为度，温度不宜超过 50℃，在湿敷垫上加厚的棉垫保温。根据情况，10~30 分钟更换一次。

（三）注意事项

湿敷面积不要过大，不超过体表面积的 1/3。面积过大应警惕药物吸收中毒。在冬季特别要注意保温，防止着凉、感冒。湿敷液应新鲜配制为佳。湿敷垫应有足够厚度，6~8 层纱布为宜。热敷要避免烫伤。

三、封包

封包是指采用无渗透作用的薄膜或其他材料（如保鲜膜、塑料袋、绷带、手套和医用辅料等）对涂敷药物的患处表面进行封闭式包裹，从而达到治疗目的的一种疗法。常用药物包括抗角化药物、促水合药物、保湿药，封包时间一般不超过 5 小时，封包面积不超过体表面积的 30%。常见不良反应为粟丘疹、萎缩纹、细菌或真菌感染等，若长期皮肤大面积使用糖皮质激素药物封包可能出现皮肤萎缩、色素沉着和毛细血管扩张等不良反应。

四、皮损内注射

皮损内注射常用药物为糖皮质激素类，适用于瘢痕疙瘩、肥厚性瘢痕、囊肿性痤疮、环状肉芽肿、结节性痒疹、盘状红斑狼疮、顽固性肥厚性湿疹、硬斑病及斑秃等小面积皮肤损害。操作前先用 75% 乙醇消毒局部皮肤，在皮损内做点状注射（使注射处皮肤形成皮丘）或做病灶下封闭。注意以下禁忌证：对糖皮质激素或局部麻醉药过敏者、皮肤局部或全身感染性疾病患者、不宜用糖皮质激素者（如糖尿病、高血压、消化性溃疡等）。

五、液氮冷冻

冷冻疗法是应用深低温作用于病变组织，使其坏死或诱发生物效应，以达到治疗目的。

皮肤性病科常用的制冷剂为液氮，温度可达 –196℃。冷冻后可见局部组织发白、肿胀，1~2 日内可发生水疱，然后干燥结痂，1~2 周脱痂。不良反应有疼痛、继发感染、色素变化等。

（一）作用机制

1. 使病变组织坏死

（1）机械损伤：在液氮低温的迅速冷冻下，细胞内外的水分凝固成冰，形成的冰晶使细胞受损；在冷冻后冰晶的缓慢液化过程中，细胞间冰晶先熔化而大量吸收周围的热能，致使细胞内的冰晶再凝固，形成更大的冰晶，引起细胞更大损伤。

（2）细胞中毒死亡：在低温作用下，细胞内外水分凝固结冰，致使组织液中的电解质浓度增高，引起细胞中毒死亡。

（3）微循环障碍：低温使血管收缩，血流减慢，血栓形成，血管内皮细胞肿胀、坏死，引起组织缺血、坏死。

（4）破坏细胞膜：低温使细胞的主要成分脂蛋白复合物变性，而致细胞破裂、死亡。

2. 引起免疫反应

应用冷冻治疗疣、恶性肿瘤时，可致抗原释放和多种细胞因子形成，而使远处损害消退。

3. 冷冻效果影响因素

（1）致冷物质的温度：温度越低，组织破坏越大。

（2）冷冻时间：时间越长，组织破坏越大。

（3）冻融次数：冷冻使组织结成冰块后，让其自然溶解，为一次冻融。多次冻融对组织破坏的深度及范围较一次为甚。

（4）压力：在冷冻治疗时，施加一定压力，减少局部血流，可增加冷冻的强度。

（二）适应证

1. 各类疣　对寻常疣的治愈率可达 95% 以上，但是多数需反复多次治疗。

2. 对于皮肤良性赘生物性损害，冷冻是首选疗法之一；对于疣状痣、毛发上皮瘤、结节硬化症、面部皮脂腺瘤、汗孔角化症、脂溢性角化症等损害，冷冻治疗不但有效，还能达到很好的美容效果。

3. 对于炎症性增生性疾病及色素性疾病亦有较好疗效。

（三）不良反应

1. 疼痛　冷冻治疗后 1~2 日内局部有疼痛感，尤以 1~2 小时内明显，疼痛明显者可遵医嘱服用镇痛药。

2. 水肿　解冻后局部开始出现水肿，24 小时达到高峰，3~4 日水肿开始消退，水肿明显者可遵医嘱用糖皮质激素类霜剂外用。

3. 水疱　冷冻时间较长者，术后 2~3 小时局部可出现水疱或大疱，严重者要及时去医院治疗。

4. 感染　较少见，常由术后形成的水疱破溃，不注意清洁卫生继发感染所致。

5. 色素沉着斑　冷冻形成的炎症消退后，部分患者可继发色素沉着斑，一般数月后可自行消退。

（四）注意事项

1. 每个瘢痕部位的治疗疗程为 2~3 次，时间约为 30 秒的“冻蚀—解冻”的循环操作，较严重的瘢痕需 2 个以上疗程，每个疗程中间应间隔 25 日。

2. 术后创面保持清洁、干燥，以防止继发感染。

3. 结痂后不要强行撕扯，要待其自然脱落。

4. 结痂脱落后尽量避免日晒，防止皮肤色素沉着。

5. 治疗后应清洁、消毒治疗器械，以免引起交叉感染。

0401 冷冻治疗（视频）

六、电疗法

1. 电解术　用电解针对较小的皮损进行破坏，一般用 6V、1.5mA 的直流电。适用于毛细血管扩张和脱毛。

2. 电干燥术　又称“电灼术”，一般用较高电压、较小电流强度的高频电源对病变组织进行烧灼破坏。适用于较小的寻常疣、化脓性肉芽肿等。

3. 电凝固术　一般用比电干燥术电压低、电流强度大的高频电源，可使较大、较深的病变组织发生凝固性坏死。适用于稍大的良性肿瘤或增生物。

七、微波疗法

微波可使组织中电解质偶极子、离子随微波的频率变化而发生趋向运动，在高速振动和转动中互相摩擦产生热效应和非热效应。适用于各种疣、皮赘、血管瘤、淋巴管瘤、汗管瘤等的治疗。

八、水疗法

水疗法又称“浴疗”，是利用水的温热作用和清洁作用，结合加入药物的药效治疗皮肤病。常见的有淀粉浴、温泉浴、人工海水浴、高锰酸钾浴、中药浴等。适用于银屑病、慢性湿疹、瘙痒症、红皮病等。

九、放射疗法

放射疗法是用射线照射治疗疾病的方法，皮肤性病科常用的放射源有浅层 X 线、核素，常用核素主要为磷 -32 和锶 -90 等。适应证包括各种增殖性皮肤病如血管瘤（特别是草莓状和海绵状血管瘤）、瘢痕疙瘩、恶性肿瘤（如基底细胞上皮瘤、鳞状细胞癌、原发性皮肤 T 细胞淋巴瘤）等，也可用于脱毛、止汗等。在阴囊、胸腺、甲状腺、乳腺等部位进行治疗时，一定要注意对腺体的保护。

十、化学剥脱术

化学剥脱术又称“化学换肤术”，是利用各种酸、碱性化学物质将表皮或真皮腐蚀，进而促进皮肤再生的一种治疗方法。常用的有果酸、水杨酸、三氯醋酸、间苯二酚等酸性物质。根据所使用物质的种类、浓度及其作用深浅的不同，化学剥脱术可分深、中、浅三种，临床上用于不同病变深度皮肤病的治疗。

第二节 光 疗

光谱是电磁波谱中的一部分，位于无线电波和 X 线之间，波长为 180nm~1 000μm。当光波照射至人体皮肤表面时可引起反射和折射，同时也可被组织所吸收，并转化为热能、化学能和生物能而引起一系列的理化反应和生物学反应。

一、红外线疗法

红外线能量较低，波长范围为 760nm~400μm，其中 760nm~1.5μm 为短波红外线，对组织有较强的穿透性；可达 3~8cm；1.5~400μm 为长波红外线，对组织穿透能力较弱，仅为 0.5cm。

（一）生物效应

红外线被组织吸收后主要转变为热能，因此红外线疗法对机体主要产生热效应。

1. 促进局部血管扩张，增加血液循环，改善组织的营养和代谢功能，促进炎症吸收和加速组织再生。
2. 增强白细胞浸润和单核吞噬细胞吞噬功能，提高人体抗感染能力。
3. 降低末梢神经兴奋性、松弛肌张力，从而起到解痉镇痛作用。
4. 促使局部温度升高、水分蒸发，使有渗出的皮损干燥结痂。

（二）适应证

1. 各种炎症感染如疖、毛囊炎、汗腺炎、甲周炎等。
2. 各种慢性溃疡。
3. 带状疱疹及其后遗神经痛等。
4. 冻疮、急性外伤等。

（三）注意事项

1. 避免烫伤。
2. 注意对眼的防护。
3. 长期红外线照射，可引起皮肤发生火激红斑。

二、紫外线疗法

紫外线是波长短于紫光的非可见光，根据波长分为短波紫外线（UVC，波长 180~280nm）、中波紫外线（UVB，波长 280~320nm）和长波紫外线（UVA，波长 320~400nm）。根据皮肤红斑和黑素形成作用的不同，UVA 又可分为 UVA1（340~400nm）和 UVA2（320~340nm）。UVB 和 UVA 应用较多，具有加速血液循环、促进维生素 D 合成，抑制细胞过度生长，镇痛、止痒、促进色素生成，促进上皮再生、免疫抑制等作用。适用于玫瑰糠疹、银屑病、斑秃、慢性溃疡、痤疮、毛囊炎、疖等。照射时应注意对眼的防护，光敏者禁用。

（一）光化学疗法

光化学疗法（PUVA）是应用光敏剂加紫外线照射引起光化学反应来治疗疾病的一种方法。

1. 光敏剂　常用光敏剂为 8- 甲氧基补骨脂素（8-MOP）、三甲基补骨脂素（TMP）和 5- 甲基补骨脂素（5-MOP），其中 5-MOP 引起的光毒反应较轻。

2. 治疗方法　全身 PUVA 治疗：照光前 2 小时用光敏剂，或者浸泡 20 分钟后进行照光，可以避免药物所致的胃肠道不良反应。局部 PUVA 治疗：可于照光前 1 小时外涂光敏剂，但用药范围不宜过大。

3. 适应证与不良反应　PUVA 对于治疗寻常型银屑病，皮损完全消退可达 90%，PUVA 和口服维 A 酸联合治疗是临床治疗银屑病的常用方法之一。PUVA 也可以用于特应性皮炎、白癜风局限性皮损、掌跖脓疱病和手足湿疹及蕈样肉芽肿等。可出现胃肠道反应、白内障、光毒反应、皮肤癌等不良反应。目前应用较少。

（二）窄谱 UVB

波长为 311nm 的 UVB。窄谱 UVB 是银屑病和特应性皮炎的主要治疗方法之一。也可用于白癜风、角层下脓疱病、蕈样肉芽肿等。照射方法与宽谱 UVB 相同，但安全性更高。在治疗中无须使用光敏剂，所以不会产生光敏剂带来的头晕、恶心、光毒反应等不良现象，对孕妇、儿童也较安全，但是动物实验并不能排除窄谱 UVB 的致癌性。

0402
窄谱中波紫外线
（视频）

（三）UVA1 疗法

UVA1 近年在皮肤性病科的应用越来越多，没有光敏剂所致的不良反应和光毒反应等。治疗特应性皮炎、硬皮病和蕈样肉芽肿等有较好的疗效；也可用于瘢痕疙瘩、斑块型副银屑病等。由于该疗法处于临床试用初期，因此仅适用于 PUVA 和 UVB 等治疗无效或不耐受患者。对于 18 岁以下患者、UVA 和 UVB 高度敏感者、人类免疫缺陷病毒（HIV）感染者、服用光敏药物者、皮肤肿瘤患者、孕妇和哺乳期女性禁用。

三、光动力

（一）光动力的原理

系统或局部应用光敏剂后，光敏剂进入体内并在病变组织中聚集，在特定波长的光或激光照射下被激发，产生单态氧或其他自由基，造成病变组织坏死，而对正常组织损伤降至最低。

（二）治疗方法

1. 光敏剂　皮肤性病科应用最多的光敏剂是 5- 氨基酮戊酸（ALA），是一种卟啉前体，一般外用后 3~4 小时照射。另外一种是海姆泊芬，静脉注射后光照 20 分钟。

2. 照射方式　常用光源有氦氖激光、氩离子染料激光、脉冲激光等。皮肤性病科多采用直接照射，适用于浅表性皮肤病的治疗。照射前需清理创面及坏死组织和分泌物。

（三）临床应用和不良反应

光敏剂在正常组织和肿瘤组织中的分布和潴留时间明显不同，用光动力治疗日光性角化、基底细胞癌、蕈样肉芽肿、Bowen 病等疾病的治疗效果较好，且对正常组织的损伤较小。此外，光动力疗法还可以应用于一些非肿瘤性皮肤病如痤疮、病毒疣等。由于治疗需要光敏剂，故可能产生某些光敏剂不良反应（如过敏、皮肤光毒反应及皮肤色素沉着等）。

第三节　美容激光治疗

组织吸收激光光能后，光能转化为热能，导致温度上升，产生温热、凝固、汽化和炭化等效应，具有理疗、止血、融合、切割、汽化等作用。由于不同组织对不同波长和能量密度的激光需求不同，不同的色基和组织结构的热弛豫时间均不相等，因此在治疗不同病变时要选择合适波长的激光及恰当的脉冲时间。

一、氦氖激光

波长 632.8nm，为单色红光，对组织的穿透深度为 10~15mm。可改善皮肤局部微循环，加强新陈代谢，促进组织愈合以及毛发生长，能消除较轻炎症区域充血或水肿，提高局部免疫功能，加速致痛化学物质（钾离子、氨类物质等）的吸收，所以有镇痛作用。临床上主要用于皮肤黏膜溃疡及斑秃、寒冷性多形红斑和带状疱疹的治疗。治疗以局部照射为主，功率密度为 2~4mW/cm^2，每日或隔日一次，10~15min/ 次，20 次一个疗程。

二、脉冲掺钕钇铝石榴石激光和脉冲倍频掺钕钇铝石榴石激光

脉冲掺钕钇铝石榴石激光（Nd：YAG）波长为 1 064nm，为近红外线。在组织中以热效应为主，可穿透组织 3~6mm。倍频 Nd：YAG 激光波长为 532nm，属长脉冲，目前使用的倍频 Nd：YAG 激光大多安装了 Q 开关装置。适用于深在性真皮色素、文身等。

三、闪光灯泵脉冲染料激光（FPDL）

输出波长为 585nm 的黄光，可导致弥散性血管内凝血、内皮细胞弥漫性损伤，主要用于血管性疾病的治疗。另外对于毛细血管扩张、静脉湖、蜘蛛痣、化脓性肉芽肿、扁平疣、跖疣和肥厚性瘢痕也有较好疗效。

脉冲染料激光（视频）

四、Q 开关红宝石激光

输出波长为 694nm 的红光，这种激光只能被黑素吸收，脉宽小于黑色素小体的热弛豫时间，对于周围正常组织热损伤较少，是目前治疗泛发型良性和真皮色素性皮损较为理想的一种激光，如太田痣、雀斑、雀斑样痣及文身等。

五、Q 开关翠绿宝石激光

输出波长为 755nm 的红光，为色素颗粒吸收波段，能够透入真皮深层，脉宽小于黑色素小体的热弛豫时间，对周围正常组织无损伤。主要治疗文身、太田痣，也适用于蓝痣、伊藤痣、异物色素沉着等。术后痂皮脱落后色素的消退过程缓慢，可长达半年至 1 年，尽可能避免日晒。

紫翠玉激光（视频）

六、铒激光

波长为 2 940nm 的红外线，穿透能力较二氧化碳（CO_2）激光更为表浅，对邻近组织的损伤更小。临床主要用于治疗汗管瘤、毛发上皮瘤、脂溢性角化、皮肤磨削除皱、表浅瘢痕及增生物等。术后将出现 1~2 日的创面红肿，属正常反应，可自然消退。面部损害区照射后不可化妆、敷面膜，且避免日晒。

七、强脉冲光

强脉冲光属于非相干光而不是激光，但它与激光类似，同样可以达到选择性光热分离作用，对组织有选择性治疗作用。临床主要应用于治疗色素性皮肤病、血管性皮肤病、光子嫩肤技术及脱毛、痤疮等。

强脉冲光（视频）

八、二氧化碳激光

二氧化碳（CO_2）激光是波长为 10 600nm 的红外线，常用于治疗寻常疣、尖锐湿疣、跖疣、鸡眼、化脓性肉芽肿及良性肿瘤等。

（一）操作步骤

1. 治疗区域局部麻醉。
2. 清除增厚的角化病灶。
3. 正确选择激光和参数。
4. 激光照射。
5. 外用敷料包扎。

（二）注意事项

1. 激光照射后创面保持清洁，早、晚两次用生理盐水或煮沸后的冷开水清洗患部，并将渗出液及原先所涂抹药膏洗净为原则，勿用力摩擦患处。
2. 创面尽量保持干燥，痂未脱落前，不适宜上浓妆，避免患处感染。
3. 面部创面愈合约 7 日，其他部位 10~14 日，切勿用手指刮除痂，让痂自然脱落，有利于皮肤愈合。

二氧化碳激光（视频）

4. 创面结痂脱皮后，应注意防晒。

第四节　皮肤外科治疗

皮肤外科治疗适用于皮肤肿瘤切除、活体组织取材、皮肤创伤清理、改善或恢复皮肤异常功能及美容整形、拔甲等。常见的皮肤外科手术如下：

一、皮肤移植术

包括游离皮片移植、皮瓣移植和表皮移植。

1. 游离皮片移植　即通常所说的“植皮”，是皮肤外科的一种主要治疗手段，通常分为刃厚皮片（厚度在0.2~0.25mm）、中厚皮片（厚度在0.3~0.6mm）、全厚皮片（厚度为1.0mm，含真皮下血管网）的皮片移植。适用于烧伤后的皮肤修复、浅表性皮肤溃疡、皮肤瘢痕切除后修复等。

2. 皮瓣移植　是将具有血液供应的皮肤及其附着的皮下组织一同移植，易成活，适用于创伤修复、较大的皮肤肿瘤切除后修复等。可以分为随意型皮瓣和轴型皮瓣。

3. 自体表皮移植　是使用负压吸引法在供皮区和受皮区吸引形成表皮下水疱，再将供皮区疱壁移至受皮区并加压包扎，适用于白癜风、无色素痣的治疗。

二、毛发移植

毛发移植分为自体毛发移植和人造纤维毛发移植两大类，包括钻孔法、头皮缩减术等。适用于多种原因引起的脱发。禁忌证：存在潜在脱发病因、存在严重心肝肾疾病、供区毛发质量太差、患者对恢复期望不切实际等。

三、腋臭手术疗法

通常采用含肾上腺素1∶20万的0.5%~1%利多卡因溶液局部麻醉，其总量不能超过规定剂量。手术分为传统的腋臭手术和微创腋臭手术，前者主要通过“Z”形或“S”形切口进行汗腺的清除，而后者手术切口要远远小于传统手术（一般为3~5mm）。

1. 腋部皮肤切除　去除顶泌汗腺：沿着腋毛生长区做梭形切口，切口要深达真皮并用刀分离皮肤，以达到腋毛边缘为止，将长有腋毛的皮肤全部切除，最后缝合切口。

2. 物理治疗　适合中度患者、未成年患者或做过除腋臭手术但不彻底仍有部分气味的患者。主要使用CO_2激光及电离子治疗仪。在常规消毒局部麻醉下，对准腋窝部的毛孔逐一破坏，顶泌汗腺导管开口阻塞，同时得到永久脱毛。本方法痛苦小，操作简单，患者易于接受。

3. 腋臭剥离术　使真皮与皮下脂肪广泛分离，使汗腺导管变短或破坏部分腺体以阻碍汗液排出。

4. 内镜下微创无痛顶泌汗腺清除　在内镜下，手术视野放大500倍，无残漏地清除所有臭汗腺，基本上无明显瘢痕及牵拉感，通过腋下小切口将汗腺根部破坏，使其丧失分泌功能。

四、Mohs外科切除术

指将切除组织立即冰冻切片进行病理检查，以决定进一步切除的范围。适用于体表恶性肿瘤如基底细胞上皮瘤、鳞状细胞癌的切除，此法的皮肤肿瘤根治率可达98%以上。

（栗玉珍）

第五章　皮肤影像学技术

第一节　皮肤镜检查

皮肤镜是一种在体观察皮肤表面及以下微细结构和颜色，主要针对色素性皮肤疾病的无创性辅助诊断仪器。它不是简单的放大镜，因可以直接观察表皮、真皮、表皮真皮交界处及真皮乳头，又被称为“表皮透光显微镜”“皮表显微镜”和“入射光显微镜”。皮肤镜被广泛应用于黑素细胞性与非黑素细胞性皮损的鉴别；此外，还用于血管性病灶、其他非色素性病灶及毛发疾病的观察与鉴别。

（一）皮肤镜在黑素细胞性皮损中的应用

皮肤镜在黑素细胞性皮损中的应用主要有两种情况：一是判断皮损是否为黑素细胞来源；二是判断黑素细胞性皮损的良恶性。

1. 黑素细胞性皮损的四种整体皮肤镜模式

（1）网状模式：最常见，特点是色素网覆盖绝大部分皮损，色素网看起来像不同线在不同底色（黑色、棕色或灰色）上组成的网格（图 5-1-1A）。

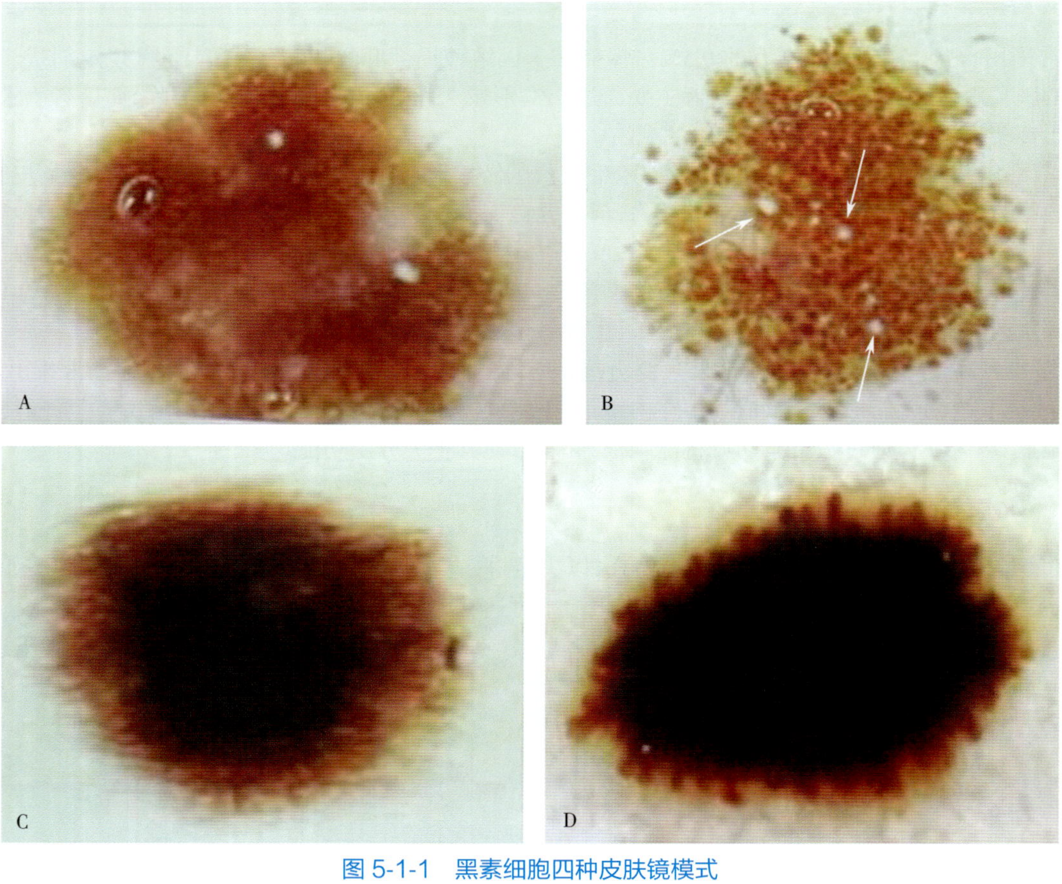

图 5-1-1　黑素细胞四种皮肤镜模式

A. 网状模式；B. 球状模式；C. 均质模式；D. 星爆模式。

(2)球状模式:黑素细胞性皮损中充满了大小不一、从圆形到椭圆形的结构。此模式见于先天性及获得性黑素细胞痣与 Clark 痣。点,d<0.1mm;球,d>0.1mm(图 5-1-1B)。

(3)均质模式:以弥漫、均一的无结构颜色充满整个皮损为特征。颜色可以是黑色、棕色、灰色、蓝色、白色或红色。以蓝色为主是蓝痣的特征性标志(图 5-1-1C)。

(4)星爆模式:黑色细胞性皮损边缘有色素性条纹、小点和小球,呈放射状分布,是 Spitz 痣的特征性模式(图 5-1-1D)。

2. 黑素细胞性皮损的良恶性判别　组织病理是恶性黑素瘤诊断的金标准。皮肤镜诊断从主观到客观敏感性均大于特异性,为活检提供依据。

(1)初筛诊断法:三分测评法,简便快捷,敏感性高于特异性。如表 5-1-1 所示,观察一例黑素细胞性皮损,满足两条以上者倾向行病理活检。

表 5-1-1　三分测评法

特征	注释
不对称	颜色与结构不对称
不典型色素网	色素网具有不规则的孔洞和粗线
蓝白结构	任何类型的蓝色和/或白色

(2)精确诊断法:国内外报道的色素性皮损的精确诊断法很多,主要有模式分析法、ABCD 法、Menzies 11 分测评法、7 分测评法和 CASH 评估法。这些诊断分析方法的共同特点是依据皮损表现建立皮肤镜诊断标准,操作复杂,相对注重特异性。大多数皮肤病专家倾向于以“模式分析法”作为诊断依据。

模式分析法:整体外观由多种组分构成,如一个特定皮损拥有三种甚至更多种不同的皮肤镜下表现,则需考虑黑素瘤。黑素瘤特异性阳性指征也可见于其他良恶性皮损,但对于黑素瘤更有特异性。发现一至两条阳性指征就足以支持行组织活检病理检查(表 5-1-2)。

表 5-1-2　模式分析法

特异性标准	特点
非典型色素网	出现黑色、棕色或灰色的增粗及分支状的线段,不规则地贯穿于整个皮损。如果非典型色素网在边缘戛然而止,更加提示黑素瘤的可能
不规则的点和球	大小形状各异,在整个皮损中不均匀地分布。点和球可以见于良性和恶性黑素细胞性皮损,但不规则点球通常见于黑素瘤
不规则斑片	大小形状不一,边缘不规则。皮损边缘界限清晰的斑片强烈提示黑素瘤
不规则条纹	在皮损边不同粗细的线状条纹结构。包括放射性条纹和伪足,Spitz 痣中可见条纹包绕整个皮损对称排列,此模式也可见于黑素瘤
蓝白结构	可以表现为白色瘢痕样脱色区域,骨-牛奶白色和/或淡蓝色无结构区,蓝白结构是高危指征,也可见于 Spitz 痣和 Clark 痣

(3)诊断面部黑素瘤的四条特异性标准:面部黑素瘤通常发生在严重日光损伤的皮肤,当处于原位癌阶段时为恶性雀斑样痣,进展为侵袭阶段时称作恶性雀斑样黑素瘤。发生在面部的黑素瘤有如下皮肤镜特点(表 5-1-3)。

表 5-1-3　面部黑素瘤的“特异性”皮肤镜表现

典型结构	特点
环形 - 颗粒状结构	围绕毛囊开口的无数棕色或蓝灰色小点形成的环形 - 颗粒状外观
不对称的色素性毛囊	黑色圆形或环形色素沉着，围绕毛囊开口不均匀的分布。某些情况下，灰色的圆圈内可能还包含灰色小点或圆圈
菱形结构	毛囊口周围分布的深色色素沉着区，呈菱形
灰色假性网格	毛囊开口周围的灰色色素沉着，由环形 - 颗粒状结构融合而成

（4）肢端黑素细胞性皮损的四种模式：由于肢端皮肤较厚，其他皮肤镜判断指标不适用于此部位。有四种诊断模式（表 5-1-4）。

表 5-1-4　肢端黑素细胞性皮损的四种模式

模式	特点
皮沟平行模式	色素沉着位于光滑无毛皮肤的皮沟，常见于肢端良性痣
皮脊平行模式	色素沉着位于皮嵴，常提示为肢端部位的黑素瘤。皮嵴上偶见珍珠串样白点
网格样模式	棕色线条形成网格结构，网格中央见小白点，为汗腺开口；注意与珍珠串样白点区分，常见于肢端良性痣
纤维样模式	无数短而细的棕色线条不仅平行排列，还倾斜穿过皮沟皮嵴。常见于肢端良性痣

3. 甲色素性损害

（1）黑素细胞来源的甲色素：常为纵行条带，色素呈颗粒状（<0.1mm）分布。甲黑素瘤的高危皮肤镜指征包括颜色和结构不对称、不规则色素带、不规则污斑、不规则点球以及 Hutchinson 征。注意粉红色皮损时应排除无色素性甲黑素瘤。

（2）非黑素细胞来源的甲色素：常为非整齐的纵行条带，无结构，如感染、甲下血肿等。甲下血肿的皮肤镜特点包括颜色常为紫红色弥漫污斑、在污斑周围可见散在出血点等；如不随甲向外生长，注意排除肿瘤性出血。

（二）皮肤镜在非黑素细胞性皮损中的应用（表 5-1-5）

表 5-1-5　皮肤镜在非黑素细胞性皮损中的应用

皮损类型	特征
基底细胞癌	一个阴性标准及六个阳性标准至少具备其一： 一个阴性标准：无色素网 六个阳性标准：大的蓝灰色卵圆形巢、多发的蓝灰色小球、枫叶状区域、轮辐状区域、溃疡、树枝状毛细血管扩张
脂溢性角化	粟粒样囊肿、粉刺样开口、脑回样结构、发卡状血管、网格样结构
血管性皮损	红蓝腔
皮肤纤维瘤	中央白斑

(三) 皮肤镜在秃发症中的应用(表 5-1-6)

表 5-1-6　皮肤镜在秃发症中的应用

特征	常见疾病	机制
黄点征	主要见于斑秃,雄激素性脱发、正常对照中偶见	角蛋白和皮脂堆积在毛囊漏斗部
黑点征	主要见于斑秃	残留于毛囊开口下的毛干
感叹号状发	主要见于斑秃活动期,对于斑秃有诊断意义	
短细发	新生短细发可见于斑秃和休止期脱发;毳毛样毛发常见于雄激素性脱发	
圆圈发	见于斑秃恢复期,也可见于穿凿性毛囊炎	
粗细发	雄激素性脱发的特征性表现	20% 以上毛发直径缩小
空毛囊	主要见于雄激素性脱发,也可见于正常毛囊早期	
毛周征	主要见于雄激素性脱发	毛囊口周围淡灰褐色的晕
毛囊开口消失	见于穿凿性毛囊炎	毛囊纤维化
毛囊口角化	主要见于穿凿性毛囊炎	
扭曲发	主要见于穿凿性毛囊炎	
丛状发	见于秃发性毛囊炎	
毛囊间粉白表现	仅见于穿凿性毛囊炎	
脓疱	见于穿凿性毛囊炎	
红点征、蜂巢样色素沉着和结痂	主要见于穿凿性毛囊炎	

(四) 注意事项

1. 在拍摄过程中,注意仪器的清洁和消毒。
2. 检查部位有外源性色素及较厚鳞屑时,去除干扰后再进行拍摄。
3. 根据皮损大小及需要,对观察的皮损选择适当的放大倍数。
4. 拍摄皮损较大时,选择多位点拍摄,保证皮损各处均被观察到。

C501
皮肤镜(视频)

第二节　反射式共聚焦显微镜检查

反射式共聚焦显微镜俗称“皮肤 CT”,是利用新一代反射模式的激光共聚焦显微镜原理,在计算机辅助下,对皮肤病变部位进行扫描成像的新型皮肤影像学诊断技术。皮肤 CT 有很多优势,其中无创性是其最大优点,它是非侵入性的,可对皮肤结构进行实时、动态扫描成像,对皮肤疾病作出辅助诊断;同时维持了细胞组织的正常形态和生理功能。当常规组织病理学检查难于确定取材部位时,皮肤 CT 可以在一次检查中观察许多可疑病灶,无须取材及组织病理学复杂烦琐的处理过程,在自然生长状态下进行检测,省时省力,迅速得到结果。另外,可实时、动态地进行监测,可以对同一皮损进行多次成像,以对其病程的发展变化、治疗后的改善状态进行观察。皮肤 CT 分辨率高,特别是能观察皮肤血流的动态变化;成像迅速,数据易于存储和输出。

一、皮肤 CT 操作流程及注意事项

1. 操作流程

(1) 开机并录入患者信息,安装贴片,换好干净的床垫,检查者戴手套及帽子。

(2) 告知患者检查时注意事项。核对检查部位,嘱患者脱鞋后平躺在检查床上,取适当体位,充分暴露检

查部位。

(3)将贴片黏合在金属圈上,并在其内侧加入适量耦合剂。

(4)在患处滴 2~3 滴蒸馏水,将贴片轻放在皮损处,检测探头与皮损需紧密贴合。

2. 注意事项

(1)检查仪器是否清洁和消毒。

(2)告知患者放松,避免过度紧张。

(3)检查过程中嘱患者尽量不移动检查部位。

(4)拍摄皮损照片时尽量对皮损进行平扫和竖扫,包括交界处皮肤的检查。

二、皮肤 CT 在正常皮肤组织中的图像特点

图像以明暗程度显示出不同的组织细胞结构,由于不同组织对光的反射和折射系数不同,所呈现出的黑白深浅有所不同。皮肤各层结构皮肤 CT 结构特点:

(1)角质层:在正常皮肤的角质层成像,由于该层含有大量的角蛋白,因此成像非常明亮,角质细胞的边缘清晰可见。

(2)颗粒层:正常皮肤的颗粒细胞核呈黑色,位于细胞中央,周围是明亮的胞质。

(3)棘层:正常皮肤棘层细胞排列呈蜂窝状,细胞核呈深色,细胞膜薄而明亮;棘层细胞比颗粒层细胞小,细胞间隔明显。

(4)真表皮交界处:正常皮肤基底层细胞比棘层细胞小,明亮成簇分布,在真表皮交界处形成"花环状结构",通常黑素细胞在真皮乳头顶端形成"帽状结构",是真表皮交界处的特征性结构。

(5)真皮乳头层:正常皮肤的真皮乳头层由于胶原对光的折射性强,常呈明亮色泽;另外,真皮乳头层中常见毛细血管中流动的血流。

(6)真皮网状层:正常皮肤真皮网状的胶原纤维显得大而粗糙,分布于血管周围。

三、皮肤 CT 的应用

1. 肿瘤性皮肤病

(1)良恶性黑素细胞瘤:皮肤 CT 非常适用于黑素细胞性皮损,因为大量的黑色素会使胞质呈现明亮色,形成较强的对比。黑素细胞痣表现为均匀一致的圆形细胞聚集成巢状,并可见微血管血流量增加;黑素细胞瘤则表现为细胞多形性,包括排列紊乱的不典型多形细胞和不规则的多凸起的细胞。

(2)非黑素性皮肤肿瘤

1)基底细胞癌:癌细胞聚集成岛屿状分布,折光度高,中央的黏蛋白间质折光度相对较低,周边分界清楚,细胞核呈极性,血管丰富,管腔增粗,可见浸润或位于癌细胞周围的单核细胞以及迁移中的白细胞。

2)日光性角化:可见增大而暗的细胞核,结构混乱,环以明亮的细胞质,角质细胞明亮的折射特性显示颗粒层大范围的角化不良。

2. 非肿瘤性皮肤病

(1)皮肤病组织分型及测量表皮厚度。

(2)观察和监测药物及化妆品渗透皮肤的过程。

(3)通过监测血流变化观察鲜红斑痣的疗效。

(4)光化性疾病、色素性疾病(如白癜风)、感染性皮肤病(如扁平疣,手足癣)等。

(5)其他常见皮肤病:银屑病、脂溢性角化、掌跖脓疱病、湿疹等。

反射式共聚焦显微镜(视频)

第三节　皮肤超声检查

超声成像技术早已成为临床医学众多领域重要诊断工具之一,因传统超声成像体系分辨率不够、深度不够浅表及探头过大(超声换能器)而未应用于皮肤病学。早期超声分辨率只有 0.2~0.5mm,不足以分辨皮肤各层结构。随着超声技术的发展,高频超声分辨率增加而逐渐用于皮肤病学。高频超声是指探头频率大于 10MHz 的超声。如超过 50MHz 以上的高频超声,又称"高频超声显微镜"。1986 年世界上第一台商品化的

A/B 20MHz 高频超声系统 DUB 20 诞生，该设备专门为皮肤病学以及化妆品研发部门设计。

一、操作过程及注意事项

1. 操作过程

(1) 询问患者皮损部位，嘱患者脱鞋后平躺在检查床上，取适当体位，充分暴露检查部位。

(2) 在患处加入适量耦合剂，将探头垂直轻放在皮损处。

(3) 移动探头，对皮损进行扫描。

1) 可以先扫描皮损周围的正常皮肤，然后缓缓向病损处移动，整个过程要注视屏幕，观察超声图像的变化。

2) 在得到理想的超声图像后，按黑色按钮停止检查，利用软件可以回顾整个检查过程中的所有图像。

3) 在软件界面打开患者数据，选择一张理想的超声图像进行后期数据分析。

(4) 正常皮肤可清晰分辨表皮、真皮及皮下脂肪组织。

(5) 皮损处可见低回声区，并且可利用机器测量方法测量肿瘤深度及边界大小。

2. 注意事项

(1) 操作时压力不要太大。

(2) 操作镜头尽量与皮损垂直。

二、皮肤超声在正常皮肤组织中的图像特点

1. 表皮　表现为一条高回声线或带，因为角蛋白含量高。在手掌或足底部位，表皮在高频超声下显示为两层高回声线或带，因为在此部位基质层较厚。

2. 真皮　表现为中回声带，但强度较表皮小，这部分主要因为胶原蛋白的含量，且不同部位的真皮回声强度、超声密度且厚度不同。

3. 真皮下层　表现为高回声区，主要是真皮和脂肪的交界区。

4. 皮下脂肪　表现为低回声区。

5. 浅筋膜　表现为高回声区，这部分主要为纤维组织组成。

具体见图 5-3-1。

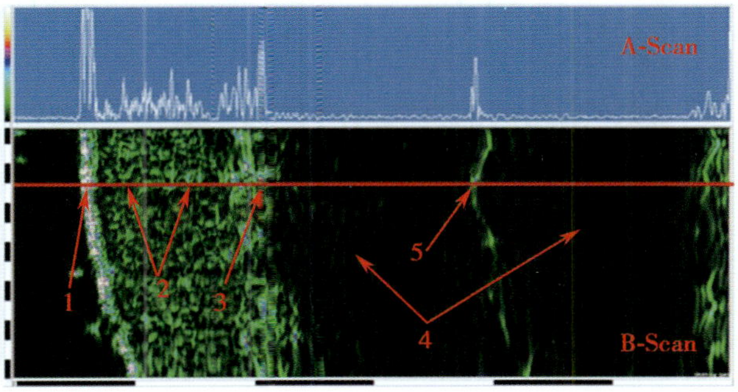

图 5-3-1　皮肤超声在正常皮肤组织中的图像特点

红色水平线与传播方向以及超声波束反射相对应：1—表皮；2—真皮；3—真皮下层，真皮和皮下脂肪之间的边缘区；4—皮下脂肪；5—浅筋膜。

三、皮肤超声在皮肤性病科中的应用

皮肤超声（视频）

1. 正常皮肤厚度及回声的测量、皮肤老化的评估。

2. 皮肤肿瘤的辅助诊断及边界确定，引导手术切除及组织活检。

3. 炎症性疾病（如银屑病）的治疗前后的评估。

4. 皮肤性病科治疗效果评估（激光、射频、光子嫩肤等光疗技术）及美容填充的探查。

（崔　勇）

第三篇
各　论

第六章　病毒性皮肤病

组织病理(图片)

第一节　单 纯 疱 疹

门诊病历摘要

患者,男,17 岁,右侧面颊部灼热 3 日,加重伴簇集水疱 1 日。患者 3 日前出现右侧口角鼻唇沟附近灼热感,并逐渐加重,2 日后晨起发现红斑,并发现有多个小水疱。追问病史,患者近期因复习迎考多有熬夜情况,既往有类似病史,每年发作 2~3 次,均发作于同一区域,病程约 1 周,可自行好转。否认近期用药史,患处无接触史、无外伤史。既往体健,无过敏史、家族遗传史、传染病史。体格检查:T 36.5℃,R 18 次 /min,P 76 次 /min,BP 115/80mmHg,心、肺、腹部查体未见明显异常。皮肤科检查:右侧面颊近鼻唇沟处可见钱币大小红斑,红斑边界尚清楚,其上有簇集的紧张性小水疱,疱液清,部分有融合,未见大疱,无破溃、糜烂、结痂(图 6-1-1)。

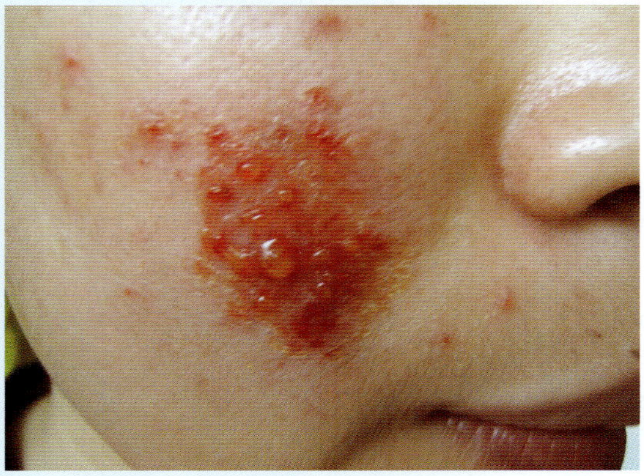

图 6-1-1　单纯疱疹

【问题 1】通过上述问诊,患者应考虑什么病?

通过病史询问,患者于劳累后出现面部红斑基础上簇集的紧张性小水疱伴灼热感,既往有多次类似病史,均发作于同一区域,病程约 1 周,可自行好转。近期无用药史,患处无接触史、无外伤史。既往体健,无过敏史。首先考虑的疾病是复发性单纯疱疹。

知识点

单纯疱疹的发病机制

1. 单纯疱疹是由单纯疱疹病毒(herpes simplex virus,HSV)感染引起的疱疹性皮肤病,临床上以引起簇集性水疱的急性皮肤黏膜感染为特征,有自限性,但易复发,且趋向于在同一部位或附近复发。感染者终生携带病原体,并以潜伏感染的形式局限在感觉神经后根。

2. 口周疱疹多由 HSV-1 型感染引起,生殖器疱疹多由 HSV-2 型感染引起。

3. 原发感染消退后,单纯疱疹病毒可能以某种形式潜伏于局部感觉神经节细胞中。当有某种诱因(如发热、受凉、劳累或其他导致机体免疫功能下降的因素)时,神经细胞表面电荷的改变可使抗体与病毒结合减弱或脱落,病毒基因组脱抑制,重新激活,并沿神经轴索移行至神经末梢附近上皮,同时细胞免疫受抑制,HSV 繁殖引起疱疹复发。

【问题 2】通过皮损特点分析,应考虑什么疾病?

患者皮损特点符合单纯疱疹的典型表现,另外需与接触性皮炎、带状疱疹、虫咬皮炎等鉴别。

知识点

单纯疱疹的临床表现

1. 原发感染　HSV-1 型引起的原发感染多见于 6 个月 ~2 岁的婴幼儿，因来自母体的抗体多数消失，此时容易发生 HSV-1 型的原发感染。常引起龈口炎，在牙龈、咽颊部黏膜产生成群疱疹，疱疹破裂后形成浅表溃疡。此外，还可引起疱疹性角结膜炎、皮肤疱疹性湿疹或疱疹性脑炎。HSV-2 型的原发感染多起于性生活后，主要引起生殖器及其周围的疱疹病损。原发性生殖器疱疹，约 80% 由 HSV-2 型引起，少数由 HSV-1 型所致。

2. HSV 原发感染后，机体很快产生特异性免疫，能将大部分病毒清除。但少数病毒以潜伏状态长期存在宿主体内而不引起临床症状。当人体受到各种非特异性刺激，如发热、寒冷、日晒、月经、某些细菌或病毒感染、使用糖皮质激素等，潜伏的病毒被激活，转为增殖性感染。此时病毒沿感觉神经纤维轴索下行到末梢而感染邻接的黏膜或皮肤上皮细胞，进行增殖而引起复发性局部疱疹，称为复发。

【问题 3】最终可确诊为什么疾病？

根据病史及临床表现，可确诊为复发性单纯疱疹。

知识点

单纯疱疹的治疗

1. 系统治疗

(1) 核苷类抗病毒药：①阿昔洛韦，0.2g，口服，5 次 /d。②伐昔洛韦 0.5g，口服，2 次 /d。③泛昔洛韦，原发型 0.25g，口服，3 次 /d，疗程一般为 7 日。复发型 0.125g，3 次 /d，5 日。

(2) 非核苷类抗病毒药：①阿糖腺苷，10~15mg/(kg·d)，静脉滴注，疗程 10 日；新生儿单纯疱疹 15mg/(kg·d)，静脉滴注，疗程 10 日。②异丙肌苷，口服 1~2g/ 次，2~3 次 /d；肌内注射或静脉滴注：50~100mg/(kg·d)，分 2 次给药。③聚肌胞，1~2mg/kg 肌内注射，1 次 /2~3 日。

2. 局部治疗　可选用 3% 阿昔洛韦乳膏、5% 硫磺炉甘石洗剂，3~4 次 /d。若继发感染，可外用 5% 金霉素眼膏或夫西地酸软膏。伴糜烂渗出时，可外用 3% 硼酸溶液湿敷患处。

抗病毒药物治疗时机：最好出现前驱症状或皮损出现 24 小时内开始治疗。

【问题 4】该患者的治疗原则是什么？

治疗原则为促进干燥，缩短病程，防止继发感染，减少复发及传播。

【问题 5】针对该患者如何选择药物？

该患者为青年男性，复发型单纯疱疹，无继发感染或并发症，既往体健。可门诊予以局部外用抗病毒药(3% 阿昔洛韦乳膏)、收敛干燥药物如 5% 硫磺炉甘石洗剂。

【问题 6】如何做好患者的随访及宣教工作？

注意休息，避免劳累、受凉、过度日晒、过度刺激等常见诱因，防止复发。如家中有婴幼儿，尤其是有湿疹或特应性皮炎的婴幼儿，应注意避免密切接触，防止病毒传播。

第二节　卡波西水痘样疹

住院病历摘要

患儿，男，1.5 岁，面部反复红斑渗出 1 年余，水疱 3 日。患儿出生后 3 个月始面部反复出现红斑、丘疹、渗出、结痂，界限不清，范围逐渐扩大，伴剧烈瘙痒，于当地医院诊断为“婴儿湿疹”，予“地奈德乳膏”治疗可好转，但仍反复发作。3 日前突然出现发热，体温最高 38.5℃，右侧面部出现大量簇集性水疱，部分水疱迅速变为脓疱，少数疱顶可见脐窝状凹陷。追问病史，其父1周前“上火”，口周出现小水疱及糜烂面，平日有亲吻患儿的习惯。体格检查：T 38℃，R 23次/min，P 110次/min，精神一般，右侧颌下、耳后可触及数个黄豆大小淋巴结，有压痛，活动度良好，心、肺、腹检查未见明显异常。皮肤科检查：面部大片红斑，界限不清，右侧面部红斑基础上有少量清亮渗出，可见大量簇集性水疱、脓疱，针尖至黄豆大小，少量已融合，部分疱顶可见脐窝状凹陷，个别疱皮破裂露出红色糜烂面，耳郭处有黄色厚痂皮（图6-2-1）。

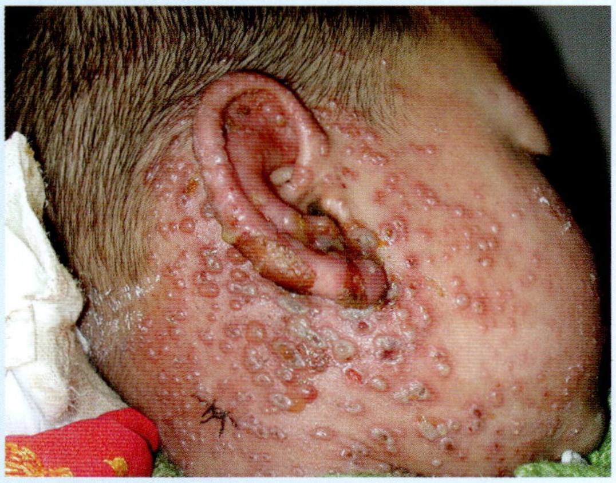

图6-2-1　卡波西水痘样疹

右侧面部群集性水疱、脓疱，部分疱顶可见脐窝状凹陷。

【问题1】通过上述问诊，应考虑什么病？

通过病史询问，患儿有“婴儿湿疹”病史，3日前突然出现发热，右侧面部出现大量群集性水疱、脓疱，部分疱顶可见脐窝状凹陷。其父1周前单纯疱疹复发，平日有亲吻患儿的习惯。所以，应首先考虑卡波西水痘样疹。

知识点

卡波西水痘样疹的流行病学

1. 本病多发生在患湿疹的婴儿或儿童，尤以5岁以内多见。偶然发生于患脂溢性皮炎、脓疱疮，落叶性天疱疮、鱼鳞病样红皮病、毛囊角化病、蕈样肉芽肿和其他炎症性皮肤病的成人。

2. 本病由单纯疱疹病毒或牛痘病毒所引起，发病机制尚未明确，某些学说认为过敏性皮炎患者的细胞和体液免疫缺陷为本病的易感因素，是过敏性皮肤病患者的一种突然发生的并发症。

【问题2】通过皮损特点分析，应考虑什么疾病？

患儿皮损特点符合卡波西水痘样疹的典型表现。

知识点

卡波西水痘样疹的临床表现

由于接种牛痘或接触种痘及单纯疱疹患者后，经过5~19日（平均10日）潜伏期，突然出现密集成群发亮扁平水疱，以后很快转变为脓疱，疱中央有脐窝，周围有红晕。皮疹可局限于原有皮肤病的部位，也可超越原有皮损范围。1~2周后皮疹干燥结痂而脱落，部分残留浅表瘢痕及色素沉着。皮疹发出2~3日后可有高热、全身不适、食欲缺乏等症状。同部浅表淋巴结可肿大。绝大部分患者预后良好，但少数患者可并发脑炎、树枝状角膜溃疡或泛发性内脏损害。

【问题3】最终可确诊为什么疾病？

最终可确诊为卡波西水痘样疹。诊断依据：1.5岁幼儿，“婴儿湿疹”病史，突然出现发热，且原有皮损处出现大量簇集性水疱、脓疱,部分疱顶可见脐窝状凹陷。其父1周前单纯疱疹复发,平日有亲吻患儿的习惯。

知识点

卡波西水痘样疹的诊断

根据病史及特征性临床表现可作出诊断。通过水疱液电镜检查和组织培养可进一步明确诊断。

1. 好发于3岁以内患湿疹或异位性皮炎的婴幼儿,多有种痘或接触单纯疱疹患者的病史,潜伏期1~2周。

2. 出疹前有高热、全身不适、嗜睡等全身症状。

3. 皮疹为突然发生的密集水疱,并迅速变为脓疱,基底明显红肿,部分疱中央呈脐窝状。皮疹可互相融合成片,但周围仍有散在典型皮疹。

4. 皮疹多局限于面部、肩部、臀部等原有皮肤病变部位,少数可发生于正常皮肤上。

5. 1~2周后皮疹干燥结痂,留下色素沉着或浅表瘢痕而愈。

知识点

卡波西水痘样疹的鉴别诊断

1. 原有皮肤病继发感染　表现为原有皮损加重,可出现脓疱,无典型脐窝状凹陷,可伴发热,抗生素治疗有效。

2. 水痘　发热同时或1~2日后,躯干部皮肤始出现红色斑疹,迅速变为米粒到豌豆大的丘疹、单房性水疱,中央可有脐凹。疱液初清亮,后渐混浊,壁薄易破,周围有红晕。数目不定,4~7日后水疱干燥、结痂,不留瘢痕。皮损以躯干为多,面部、四肢较少,呈向心性分布;始在躯干,然后到头皮、面部、四肢,呈离心性发展。皮疹分批出现。

3. 天花　天花全身反应重,开始即39~40℃高热,热度下降后发疹,皮损中央有明显的脐凹,颜面疹多,愈后遗留凹陷性瘢痕。

【问题4】本病的治疗原则是什么?

1. 全身治疗　重症患者应积极地给予支持治疗,改善全身状况,提高机体抵抗力,保持水电解质平衡,必要时输全血或血浆。高热者或并发脑炎、内脏损害者,给予相应的治疗和处理。对皮疹广泛、病情较重者,可用阿昔洛韦等抗病毒制剂,并应适当应用磺胺及抗生素等以预防或控制感染。亦可用丙种球蛋白,每日或隔日1次,每次3ml,肌内注射,连用3~5次。

2. 局部治疗　原则为保护患处,预防感染。可外用抗菌、消炎、收敛等药物,如用0.1%乳酸依沙吖啶(利凡诺)溶液湿敷,或用复方阿昔洛韦乳膏、莫匹罗星软膏等。

3. 加强护理,给予支持疗法。

【问题5】该病如何预防?

1. 患有特应性皮炎等炎症性皮肤病的儿童,应避免与单纯疱疹患者接触。

2. 发病后立即隔离,以免传染其他儿童。对其用具与衣物亦应消毒。

3. 积极控制原发疾病,及时消除致病因素。

第三节　水　　痘

住院病历摘要

患者,男,12岁,咳嗽伴发热3日,全身水疱2日。患者3日前无明显诱因出现咳嗽伴发热,无明显咳痰,体温最高38℃,伴有咽痛。2日前家长发现其胸、腹部出现散在小水疱,迅速增多,随后面部、四肢出现散在红斑、丘疹，并可转变为水疱，伴有轻度瘙痒。追问病史，患者班级中近3周内有多位类似症状的同学。既往体健，近3个月内否认用药史，无家族性及遗传性疾病史，否认药物过敏史及特殊传染病史。体格检查：T 38.5℃，R 26次/min，P 110次/min，心、肺及腹部查体未见明显异常。皮肤科检查：头面部、躯干及四肢（躯干为主）散在绿豆至黄豆大小水疱，疱液澄清，周围有红晕，部分水疱中央有结痂，水疱之间尚有散在分布的红斑、斑丘疹、丘疱疹。未见大疱、脓疱（图6-3-1）；口腔黏膜、舌、咽部亦有散发性糜烂或浅溃疡，触之轻微疼痛；外阴、毛发、指/趾甲未见异常。

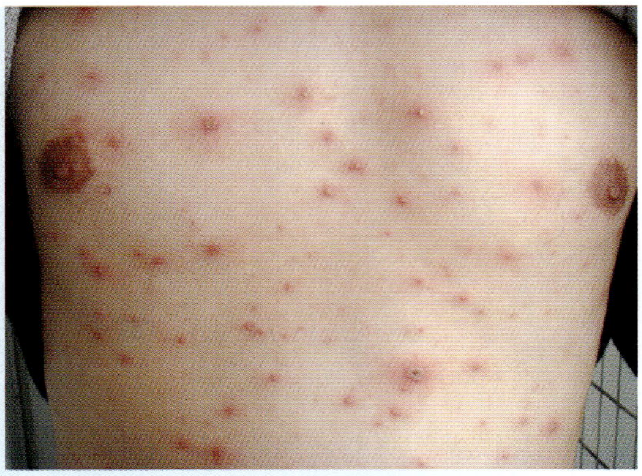

图6-3-1 躯干部红斑、丘疹、水疱

【问题1】通过上述问诊，应考虑什么疾病？

通过上述病史询问，患儿发病前2周有类似患者接触史（即有流行病学史）；有咳嗽、发热前驱症状，持续1日后出现多处水疱；发疹顺序：初发于躯干部位，逐渐扩展至头面及四肢，向心性分布。对青少年短期内出现发热、水疱并有流行病学史者，应首先考虑患有传染病，尤其是水痘（varicella）的可能。

知识点

水痘的病因及流行病学特点

1. 水痘和带状疱疹是由同一病毒，即水痘-带状疱疹病毒感染引起。

2. 水痘及带状疱疹患者为传染源，主要通过呼吸道传播，亦可通过接触被污染的用具传播，人群普遍易感。

3. 水痘潜伏期10~24日，以14~16日多见。

【问题2】通过皮损特点分析，应考虑什么疾病？

患者皮损符合水痘的典型临床表现。

【问题3】最终可确诊为什么疾病？

根据临床表现，可确诊水痘。诊断依据如下：青少年患者；发病前有类似患者接触史；有发热、咳嗽等前驱症状；前驱症状持续1日后出现水疱；皮疹由躯干向四肢发展，水疱周围有红晕，部分结痂。

知识点

水痘的临床表现

1. 水痘多见于儿童。

2. 典型水痘可分为两期。前驱期：可有畏寒、发热、咽痛、食欲减退等症状，持续1~2日后出现皮疹；出疹期：皮疹先发生于躯干，逐渐累及头面部及四肢，呈向心性分布。

3. 皮疹形态特点 起初为红色针头大小斑疹，迅速变为丘疹，数小时后变为绿豆大小椭圆形水疱，周围有红晕；水疱经过2~3日干燥结痂，结痂脱落后愈合，不留痕迹；发病3~5日内，皮疹分批出现，故可在同一部位同时看到丘疹、水疱、结痂不同时期的皮疹。

4. 水痘为自限性疾病，10日左右自愈。

5. 儿童水痘患者一般症状和皮疹较轻，而成人患者症状较重，容易并发肺炎；妊娠期感染水痘，可致胎儿畸形、早产或死胎。

6. 出血性水痘 全身表现为泛发性血疱，伴有高热及严重的全身症状，好发于营养不良、淋巴瘤、白血病及使用免疫抑制剂或糖皮质激素治疗的患者。

【问题 4】该患者的治疗原则是什么?

1. 一般治疗和对症治疗 患者应按呼吸道传染病原则予以居家隔离,注意补充水分。保持皮肤清洁,避免搔抓导致继发感染。瘙痒者可外用炉甘石洗剂,水疱破溃者可外用 3% 硼酸溶液或 2% 甲紫液,有继发感染时可局部外用抗生素软膏。

2. 抗病毒治疗 阿昔洛韦或伐昔洛韦,依病情可以选择口服用药或静脉给药。如严重者可予阿昔洛韦静脉给药,10~15mg/(kg·d),每日分 3 次静脉滴注,共 5~7 日。

3. 防治并发症 继发细菌感染者早期应用抗生素,脑炎出现脑水肿者应采取脱水治疗。

【问题 5】患者住院治疗期间应重点注意监测哪些项目?

应注意监测血常规、肝功能、体温、水疱数量、皮肤有无继发感染、有无呼吸困难、有无发绀、有无惊厥及抽搐发作等。

知识点

水痘的并发症

1. 皮疹继发细菌感染 出现丹毒、蜂窝织炎、败血症等。

2. 肺炎 原发性水痘肺炎多见于成人患者或免疫功能缺陷者,轻者可无临床表现,重者可有咳嗽、咯血、胸痛、呼吸困难、发绀等,严重者可出现呼吸衰竭。继发性肺炎为继发细菌感染所致,多见于小儿。

3. 脑炎 多发生于出疹后 1 周左右,临床可表现为高热、意识障碍、惊厥或抽搐、呼吸衰竭、循环衰竭等。

4. 肝炎 多表现为丙氨酸转氨酶增高,少数出现肝脂肪变性,伴发肝性脑病。

5. 出血性水痘 可出现血小板减少性紫癜、弥散性血管内凝血,亦可出现肾炎、心肌炎、暴发性紫癜等。

【问题 6】该患者在发热前 1 日曾与其表弟一起玩耍,针对其表弟应该给予哪些建议?

1. 应该隔离观察 3 周,若超过 3 周未发病方可排除感染水痘的可能。

2. 若出现发热、咳嗽等前驱症状,及早就诊,确诊后应尽早抗病毒治疗。

知识点

水痘的预防

1. 水痘可以通过水痘疫苗免疫接种预防感染,有效率达到 80% 左右。

2. 水痘传染性强,发病前 1~2 日至皮疹完全结痂均有传染性。

3. 患者需呼吸道隔离至皮疹干燥结痂、脱痂为止,其污染物、用具可采用煮沸、日晒等方式消毒;水痘患者的接触者建议观察 3 周。

4. 对于免疫功能低下者、正在使用免疫抑制剂治疗者或孕妇等,如有接触史,可使用人血丙种免疫球蛋白 0.4g/(kg·d)静脉滴注,连用 3~5 日,或带状疱疹免疫球蛋白 0.1ml/kg,肌内注射,以减轻病情。

第四节 带状疱疹

门诊病历摘要

患者,女,60 岁,左侧头面部剧烈疼痛 3 日,簇集水疱 2 日。患者近 1 周来劳累,3 日前出现左侧头面部皮肤烧灼感及疼痛,呈针刺样,阵发性发作,难以忍受。当地门诊部拟诊“偏头痛”给予口服镇痛药对症处理，疼痛短暂缓解后又呈现阵发性加重。次日局部皮肤上出现多个水疱，自行外用药处理后症状无缓解，左眼红肿，疼痛，无流泪、畏光、视物不清等，无发热、畏寒、咳嗽等不适。既往有原发性高血压史 10 年，一直口服降压药，目前血压控制平稳。无家族性疾病及遗传性疾病史，否认药物过敏史及特殊传染病史。体格检查：T 38℃，R 26 次 /min，P 90 次 /min，BP 140/80mmHg。神志清楚，痛苦面容，查体合作。心、肺、腹部查体未见显著异常。左上眼睑红肿，左眼结膜、巩膜充血，角膜透明，左眼黄白色分泌物。皮肤科检查：左侧头面部（左额部、左上睑为主）可见红斑基础上簇集性分布针尖至粟粒大小丘疹、水疱、脓疱（图 6-4-1），未见大疱、血疱等，皮损未超过面中线，左耳后可触及两枚淋巴结，轻度压痛，活动度可。双侧鼻唇沟对称、伸舌居中，左外耳道未见异常皮损。

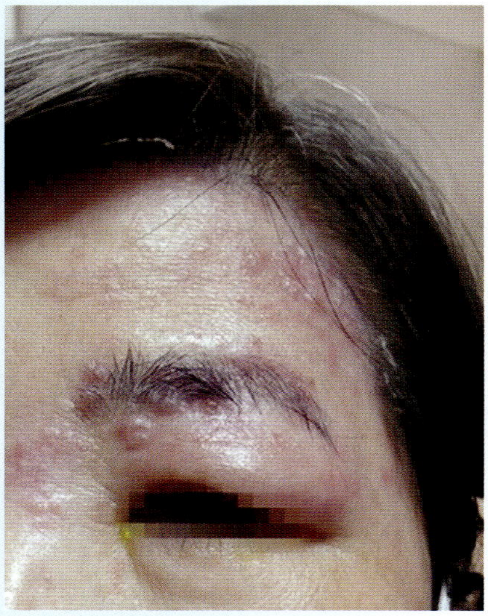

图 6-4-1 左侧头面部红斑、水疱

【问题 1】通过上述问诊及查体，该患者可能的诊断是什么？

根据患者的主诉、症状、既往史和个人史，第一诊断应高度怀疑带状疱疹（herpes zoster）可能。

思路 1：老年女性，急性病程。老年人、免疫力低下者为带状疱疹好发人群。带状疱疹的发病与劳累、感染、感冒等诱因有关。该老年患者有劳累诱因。

知识点

带状疱疹的病因及发病机制

带状疱疹（又称“缠腰火丹”“缠腰龙”“蛇串疮”“蜘蛛疮”）由水痘 - 带状疱疹病毒（varicella-zoster virus，VZV）引起。病毒初次感染人体引起水痘或呈现隐性感染状态，其后病毒可沿神经移行到脊髓后根的神经节中，建立长期潜伏。带状疱疹发病的危险因素包括高龄、细胞免疫缺陷（免疫系统疾病）、遗传易感性、机械性创伤、系统性疾病（如糖尿病、肾脏疾病、发热、高血压等）、近期精神压力大等。各种内外因素导致机体抵抗力降低时，VZV 特异性细胞免疫下降，潜伏的病毒被激活，大量复制，通过感觉神经轴突转移到皮肤，穿透表皮，引起带状疱疹。在少数情况下，疱疹病毒可散布到脊髓前角细胞及内脏神经纤维，引起运动性神经麻痹，如面神经麻痹，以及胃肠道和泌尿道的症状。

思路 2：成簇水疱呈带状，单侧性分布，有明显的神经痛为带状疱疹常见的临床症状。

知识点

带状疱疹的临床表现

1. 患者常先有轻度前驱症状，如发热、乏力、全身不适、食欲缺乏、局部淋巴结肿大，以及患处皮肤灼热、感觉过敏或神经痛等。

2. 典型的皮损表现为红斑基础上出现簇集而不融合的粟粒至黄豆大小丘疹，继而变为水疱，疱液澄清，疱壁紧张，周围绕以红晕。皮损一般沿外周神经呈带状分布，不超过身体一侧。

3. 若无继发感染，数日后水疱可干涸结痂，愈后留有暂时性色素沉着，一般不留瘢痕。病程一般为 2~3 周，若呈现泛发性分布或复发者，常提示有免疫功能缺陷，应注意潜在免疫缺陷性疾病或恶性肿瘤的可能。

4. 神经痛为本病的特征之一，疼痛可出现在皮损之前，皮损发作时或者皮损消退之后。疼痛一般呈阵发性、针刺样、烧灼样或感觉过敏。疼痛的程度随年龄增长而加剧，老年患者疼痛明显，并且可持续至皮损消退后数月或者数年。儿童患者疼痛较轻或者不痛。

5. 由于机体免疫状态的不同，本病临床上表现可不典型。有神经痛而无皮疹者，称顿挫型带状疱疹。顿挫型带状疱疹的诊断，基本上是排他性诊断，除分析神经痛的特点外，还须做必要的检查，如胸部X线片、CT、血常规、胰淀粉酶，以排除其他疾病。仅有红斑丘疹，而不发展为水疱者称不全型带状疱疹；发生大疱者称大疱型带状疱疹；疱液内容物呈现出血性或者血痂者称出血型带状疱疹；坏死明显形成黑褐色痂者称坏疽型带状疱疹；免疫功能低下而使得病毒血源性播散遍及全身者为泛发型带状疱疹。

思路3：要注意与其他有水疱表现的皮肤病进行鉴别诊断，如单纯疱疹、水痘等其他疱疹病毒性皮肤病。

知识点

带状疱疹皮损的鉴别诊断

1. 单纯疱疹　发于皮肤黏膜交界处且较局限，一般不沿神经分布，常反复发作。HSV感染的皮损呈线性时，称之为带状疱疹样的HSV，此类疾病易与皮损数目少、局限于一个位置的带状疱疹相混淆，在诊断不确定，特别是面部或生殖器区域发生疱疹时，建议进行实验室检测以明确诊断。

2. 脓疱疮　皮损为散在性脓疱，周围有红晕，表面覆有脓痂，可自行接种播散，多见于儿童，涂片或培养可见细菌。

3. 卡波西水痘样疹　一般先有原发皮肤病，在此基础上发生水疱和脓疱，无一定好发部位，自觉瘙痒明显。

4. 丘疹性荨麻疹　皮疹为红色风团样丘疹，中心可有丘疱疹或水疱，瘙痒明显，好发于四肢、腰背、臀部等，易复发。

5. 水痘　好发于儿童，临床上以发热、全身分批出现散在红斑基础上丘疹和水疱为特征，一般不呈簇集性分布或者带状分布。

6. 接触性皮炎　有接触史，皮疹与神经分布无关，自觉烧灼、瘙痒，无明显神经痛。

思路4：早期带状疱疹症状体征不典型，仅表现为相应部位疼痛或不典型皮疹，易误诊。此患者开始仅表现为头痛，被误诊为“偏头痛”治疗，因此需要仔细辨别疼痛性质、皮疹特点，尽量降低早期带状疱疹的误诊率。

知识点

容易被误诊的早期带状疱疹

1. 初诊时仅有神经痛后出皮疹　患者因头痛常就诊于神经内科、五官科、眼科，易误诊为血管神经性头痛、高血压、偏头痛、青光眼；胸痛常就诊于心内科，常误诊为心绞痛、肋间神经痛；腹痛常就诊外科，易误诊为胆囊炎、胆结石、胰腺炎、阑尾炎等。

2. 初诊时仅有不典型皮疹伴或不伴神经痛　容易误诊为其他皮肤性病，如接触性皮炎、丘疹性荨麻疹、生殖器疱疹和湿疹等。

3. 原有疼痛相关的基础疾病或烫伤史、外用药物史　此时医患双方容易先入为主，此类误诊的病例也很多。比如一些患者相应部位原有或同时有冠心病、胆石症、消化性溃疡等。

思路 5：患者为头面部带状疱疹，耳后淋巴结肿大，因此应注意患者眼、耳部有无特殊症状。该患者左眼出现结膜、巩膜充血情况，有较多分泌物，有合并疱疹性结膜炎的可能，应及时对症处理，必要时可请眼科会诊。

知识点

带状疱疹的特殊类型

1. 三叉神经带状疱疹 可侵犯三叉神经眼支、上颌支和下颌支。三叉神经中以眼支最常受累，多见于老年人，常伴剧痛皮损，分布于一侧额面部，如眼部出现皮疹，可诱发角膜炎、角膜溃疡、结膜炎，严重的可导致失明，因此眼支病变时，应特别注意检查角膜，以便及早采取相应措施。

2. 耳带状疱疹 面神经及听神经受侵犯后，外耳道或鼓膜出现水疱，并可有耳鸣、耳聋、眩晕、恶心、呕吐、眼球震颤及患侧面瘫，舌前 2/3 处味觉消失等症状，又称“耳带状疱疹”。膝状神经节受累，同时侵犯面神经的运动和感觉神经纤维时出现的面瘫、耳痛和外耳道疱疹三联症又称“Ramsay-Hunt 综合征”。

3. 内脏带状疱疹 若病毒由脊髓后根神经节侵及自主神经的内脏神经纤维后，可产生相应系统的症状，如胃肠炎、膀胱炎、腹膜炎、胸膜炎，可出现腹部绞痛、排尿困难、尿潴留等。

4. 带状疱疹脑膜炎 病毒直接从脊髓神经前后根向上侵犯到中枢神经系统或发生变态反应所致。大多见于脑神经或颈、上胸脊髓神经节受侵的患者，临床上相对少见，多发生在机体抵抗力差及使用免疫抑制剂的患者。表现为头痛、呕吐、惊厥或其他进行性感觉障碍，尚可有共济失调及其他小脑症状等。应密切观察病情变化，必要时做脑脊液检查、头颅 CT 检查、脑电图检查等。疱疹性脑膜脑炎应该加强抗病毒，并予以甘露醇脱水降颅内压等对症支持治疗。

5. 外阴带状疱疹 发生在女性外阴处的带状疱疹，因局部摩擦使水疱破裂，局部出现糜烂面，容易误诊为脓疱疮和女阴溃疡。女阴带状疱疹与脓疱疮、女阴溃疡临床特点有明显不同。脓疱疮疼痛较轻，且为持续性；女阴溃疡有大且深的溃疡，疼痛为持续性。发生在女性外阴的带状疱疹，因损伤膀胱神经容易引起尿失禁。

思路 6：带状疱疹对患者身体伤害很大，尤其是不同类型带状疱疹所带来的并发症对患者的伤害是无法估计的，因此要注意对带状疱疹并发症的防治。

知识点

带状疱疹常见的并发症

1. 失明 带状疱疹发生于三叉神经眼支者，可以发生结膜及角膜疱疹，导致角膜溃疡而引起失明，严重者可引起死亡。

2. 肺炎或脑炎 常伴有高热，若病情严重不及时抢救，可致死亡。

3. 运动性神经麻痹 VZV 侵犯脊髓前角细胞及内脏神经纤维时可引起运动性神经麻痹；当病毒侵犯面神经和听神经时，出现耳郭及外耳道疱疹，可伴有耳及乳突深部疼痛、耳鸣、耳聋、面神经麻痹及舌前 1/3 味觉消失。

4. 带状疱疹后遗神经痛 带状疱疹皮损痊愈 1~3 个月后，原病灶处神经痛持续存在。

5. 胃肠道及泌尿系统疾病 带状疱疹出现在胸、腰及腹部，可诱发阶段性胃肠炎及单侧膀胱黏膜溃疡等。

【问题 2】根据病史及皮损形态可以作出临床诊断，该患者还需要做哪些实验室检查？

1. 疱液涂片检查 可见多核气球状细胞，疱液电子显微镜观察 VZV 呈砖形，直径为 150~200nm，有立体对称的衣壳。

2. 组织培养 疱液组织培养也可以确定 VZV，但耗时长，可靠性差，一般不用。

3. VZV 抗原抗体检测 刮取疱底组织涂片，免疫荧光染色可确定 VZV 抗原。酶联免疫吸附测定(ELISA)可检测血清中 VZV 抗体。

4. 聚合酶链反应(PCR)检查 疱液、疱底组织刮取物、脑脊液等 PCR 扩增检测水痘-带状疱疹病毒 DNA，具有快速方便的优点，特别适用于带状疱疹性脑膜脑炎的快速诊断。

【问题 3】患者下一步应当如何处理？

患者为老年女性，皮疹分布于三叉神经区域，皮疹较重，目前尚有发热、眼部受累等症状，有基础疾病，可能有并发症，故应该收入院治疗。

【问题 4】入院后应选择怎样的诊疗方案？

因带状疱疹诊断明确，在积极抗病毒治疗的基础上应积极完善相关检查。

1. 血常规、尿常规、大便常规、肝肾功能、电解质、血糖、血脂、免疫球蛋白、感染性疾病筛查(乙型肝炎、丙型肝炎、艾滋病、梅毒等)，以了解有无感染依据及患者基础体质。

2. 心电图及胸部 X 线片，了解有无其他并发症。同时因患者体温升高，应进一步做创面分泌物培养 + 药敏，以判断继发细菌感染的菌种并有利于选择敏感抗生素。

3. 患者左眼红肿、疼痛，有较多分泌物，可请眼科医生评估眼部情况，并指导眼部治疗。

4. 若患者治疗过程中，皮疹加重，有泛发趋势，考虑患者为老年女性，故还应行肿瘤相关指标筛查，包括肿瘤抗原及标志物、超声、CT、MRI、消化道钡餐或者内镜检查。

【问题 5】如何选择药物及治疗时机？

1. 抗病毒药 患者若无明显肾功能损伤及血液系统疾病，应早期、足量地使用抗病毒药物，包括阿昔洛韦、伐昔洛韦、泛昔洛韦、溴夫定等。抗病毒疗程一般为 1 周，因皮损位于头面部，已经有眼部症状，疗程可视恢复情况延长。若患者免疫异常且对核苷类药物耐受，可使用膦甲酸钠注射液。

2. 抗生素 目前本患者的水疱已经继发细菌感染，根据药敏试验结果进行抗感染治疗。在药敏试验结果出来之前，应参照《抗菌药物临床应用指导原则》(2015 年版)执行，考虑到皮肤感染多为球菌感染，患者有发热，其他检查又排除了其他原因等，可经验性使用抗球菌类抗生素，待药敏试验结果出来后及时调整用药。

3. 患者有左眼红肿、疼痛等症状，考虑结膜炎的可能，应局部应用阿昔洛韦滴眼液，合并细菌感染时应用左氧氟沙星滴眼液，用药时间视病情而定。

4. 镇痛药物 可酌情使用非甾体抗炎药、抗惊厥药物、三环类抗抑郁药等，用药时间应视病情而定。

5. 营养神经药物 甲钴胺、腺苷钴胺、维生素 B_1 等，用药时间应视病情而定。

6. 免疫调节剂 可酌情使用胸腺肽、丙种球蛋白等，用药时间应视病情而定。

7. 糖皮质激素 老年患者为预防可能的带状疱疹后遗神经痛，若患者无明显的禁忌证，可早期(病程 1 周内)、短期使用中小剂量的泼尼松等，一般疗程为 3~10 日。

8. 局部处理 炉甘石洗剂等外用，亦可外用抗病毒及抗菌制剂或外用镇痛剂，用药时间应视病情而定。

9. 物理治疗 可选用氦氖激光、红外线或者紫外线灯促进创面愈合，减轻疼痛等，治疗时间应视病情而定。

知识点

带状疱疹的治疗

本病有自限性，治疗原则为抗病毒、镇痛、消炎、缩短病程及预防感染，减少带状疱疹后遗神经痛。

1. 抗病毒 尽早使用抗病毒药物，可抑制病毒复制、促进皮损愈合、减轻疼痛。目前国内获批的可应用于带状疱疹治疗的抗病毒药物包括阿昔洛韦、伐昔洛韦、泛昔洛韦、溴夫定、膦甲酸钠等。选择抗病毒药物时应综合考虑各种因素，包括药物费用、用药频次、禁忌证、合并症、药物相互作用、是否耐药等。疗程一般在 7~10 日，严重复杂病例可视情况延长病程。

2. 镇痛 疼痛明显、皮损面积较大者在使用抗病毒治疗同时，给予普瑞巴林、加巴喷丁、短效阿片类药物或非甾体抗炎药等联合治疗。

3. 糖皮质激素 早期(病程1周内)口服糖皮质激素可减轻炎症及疼痛。一般剂量为波尼松20~30mg/d,疗程7~10日。免疫功能低下及有其他糖皮质激素使用禁忌证者不主张使用。

4. 营养神经 可口服维生素B_1或者维生素B_{12}等。

5. 局部治疗 以干燥、消炎为主,疱疹未破时外搽炉甘石洗剂,每日数次,或阿昔洛韦软膏外搽。若疱疹已破溃,需酌情以3%硼酸溶液或0.5%新霉素溶液湿敷,或外搽0.5%新霉素软膏等。

6. 物理治疗 如氦氖激光、紫外线、红外线照射等均可缓解疼痛、提高疗效。

【问题6】带状疱疹的变异如何处理?

1. 神经痛剧烈、常规治疗无效,需请神经内科及疼痛科会诊协助治疗。

2. 伴有其他基础疾病或者严重并发症,需进一步诊断及治疗,或请会诊转至其他相应科室诊治。

【问题7】患者恢复到什么程度可以出院?

出院标准:复查相关指标均已经正常;患者无新发水疱,原有皮疹或创面已经结痂;没有需要住院处理的并发症,疼痛减轻;疗程一般2周。

【问题8】如何做好患者的随访工作?

思路1:若患者皮损消退后神经痛持续存在,出院后应注意门诊随访,选择适当的药物治疗、物理治疗、电生理治疗等综合治疗,减轻患者的疼痛,提高患者的生活质量。

知识点

带状疱疹后遗神经痛

1. 临床上认为带状疱疹的皮疹消退以后,仍有神经痛或复发性疼痛,且持续1~3个月以上者称为带状疱疹后遗神经痛(post herpetic neuralgia,PHN)。

2. 10%~20%的带状疱疹患者会发生PHN。发生风险主要与年龄增长相关,80%~85%的PHN患者年龄>50岁,女性患者以及眼、耳带状疱疹患者,发生PHN的可能性较高。疼痛在皮疹前出现、出疹时疼痛剧烈、出疹时间长者更容易发生后遗神经痛。

3. 表现为持续性烧灼痛伴感觉过敏或阵发性刺痛,疼痛程度不一,90%的患者局部皮肤正常刺激时即可诱发疼痛是带状疱疹后遗神经痛的特点。

4. PHN的治疗比较困难。常用的药物如抗惊厥药物(如普瑞巴林、加巴喷丁)和三环类抗抑郁药(如阿米替林、去甲替林)有助于缓解相关疼痛。5%利多卡因贴剂有一定的镇痛效果,可联合应用。严重疼痛患者可以考虑阿片类药物如吗啡、曲马多、羟考酮,8%辣椒素贴剂可作为二线药物。神经阻滞术也是控制疼痛的重要手段,疗程视病情和药物性质而定。

思路2:带状疱疹痊愈后患者可获终生免疫,愈后极少复发。复发者如伴有高热等全身症状,提示免疫功能有缺陷及有潜在恶性疾病。近年来关于带状疱疹复发的病例屡有报道。

知识点

带状疱疹复发

复发性带状疱疹发生的风险在1%~6%,复发者的皮肤损伤和急性疼痛相较于原发者显著减轻,PHN发生的风险也较低。复发性带状疱疹的临床症状较为轻微,可能是与复发患者体内存在更强的VZV特异性细胞介导的免疫应答有关。带状疱疹复发的机制目前还不是很清楚,可能是由于感染VZV后体内抗体不足以消除潜伏在脑神经、脊髓神经根结内的VZV,当机体免疫状态发生变化时,VZV再度活跃而引起。也有资料显示,随年龄的增加,人体VZV特异性T细胞免疫功能不断下降而VZV抗体无明显改变,认为带状疱疹的初发及复发与特异性T细胞免疫水平下降有关。

第五节　幼 儿 急 疹

门诊病历摘要

患儿，男，11 个月。发热 4 日后躯干、四肢出现散在斑丘疹 1 日。患儿 3 日前无明显诱因出现发热，体温最高达 39.5℃，无咳嗽，无恶心、呕吐，精神状态良好，未予重视。1 日前患儿体温降至正常，继而胸、背部出现散在和密集的红色斑丘疹，逐渐扩展到四肢。否认药物及食物过敏史，否认家族性遗传病史。体格检查：T 37.1℃，R 20 次 /min，P 102 次 /min。心、肺、腹部查体未见异常。皮肤科检查：躯干、四肢近端散在玫瑰红色斑丘疹，压之褪色，呈向心性分布（图 6-5-1）。

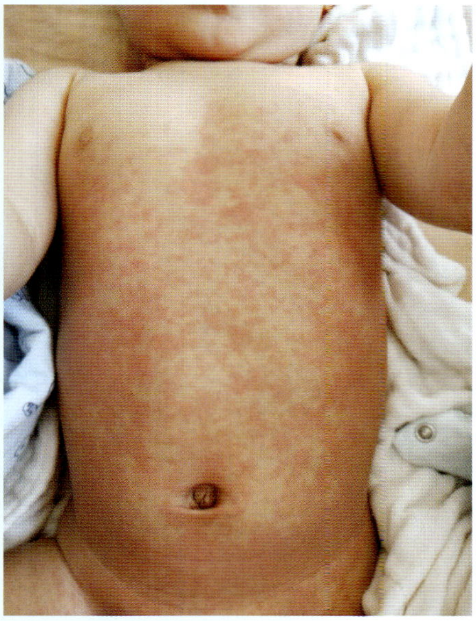
图 6-5-1　躯干散在玫瑰红色斑丘疹

【问题 1】通过上述问诊，应考虑什么病？

患儿 1 岁，急性发热，体温最高达 39.5℃，无咳嗽，无恶心、呕吐，精神状态良好。1 日前体温降至正常，继而胸、背部出现散在红色斑丘疹，逐渐扩展到四肢，无搔抓动作。否认药物及食物过敏史，否认家族性遗传病史。根据病史，应首先考虑幼儿急疹。

知识点

幼儿急疹的病因学

幼儿急疹主要由人类疱疹病毒 6（HHV-6）A 亚型引起，大约有 1/3 感染者出现临床症状。HHV-6 感染后终生潜伏在体内，在免疫功能低下时可重新活化。本病除与 HHV-6A 亚型有关外，还可由 HHV-6B 亚型、人类疱疹病毒 7（HHV-7）、柯萨奇病毒、埃可病毒等引起。

【问题 2】根据该患儿临床表现，最可能的诊断是什么？

根据病史及临床表现，最可能的诊断为幼儿急疹（exanthema subitum）。

知识点

幼儿急疹的临床表现

1. 多发生于 2 岁以下的婴幼儿。
2. 表现为突然发生的高热，但精神状态良好，热退时出现皮疹。
3. 皮疹由躯干向四肢蔓延，表现为散在斑丘疹，无明显瘙痒。

【问题 3】该患儿需与哪些疾病相鉴别？鉴别要点包括哪些？

该患儿需与麻疹和风疹相鉴别。

1. 麻疹　前驱期一般为4日，高热、上呼吸道卡他症状明显，皮疹为散在斑丘疹，皮疹之间有正常皮肤。早期颊黏膜可见科氏斑（Koplik 斑）。

2. 风疹　一般前驱症状较轻，伴发热、麻疹样皮疹，耳后、枕后淋巴结肿大。

（杨慧兰）

第六节　麻　　疹

门诊病历摘要

患者，男，22岁，发热5日，全身斑丘疹1日。

患者5日前受凉后出现发热、畏寒、乏力，体温最高达39.6℃，伴有明显的畏光、流泪、流涕、咽痛，自服"退热药、感冒药、头孢菌素"等药物，体温有所下降，但易反复。昨天发现耳后、颜面少许红斑、斑丘疹，迅速波及颈、躯干和四肢，痒不明显。同时发热仍反复，未服"退热药"则持续高热；咽痛加重，吞咽时明显，伴声嘶，故来就诊。急诊拟"发热、皮疹性质待查"入院。既往体健，预防接种史不祥，周围人群中未发现类似病史者。

患者入院时体格检查：T 39.4℃，急性病容，双颌下、颈前可扪及多个肿大的淋巴结，有轻压痛，活动度一般，其余浅表淋巴结未扪及肿大；双眼结膜明显充血，有较多黏稠分泌物，巩膜无黄染。鼻腔不畅，见较多黏液性鼻涕。咽部充血，双扁桃体Ⅱ度肿大、充血，表面未见脓点。双肺呼吸音粗，未闻及干湿啰音；各关节无红肿。

皮肤科检查：全身（以上半身为主，掌跖亦见）可见密集绿豆至花生米大小的红斑、斑丘疹，玫瑰红色，压之褪色，皮温较高，皮疹部分融合，但疹间仍见正常皮肤（图6-6-1）。龟头正常。全身未见水疱、糜烂。

实验室检查：血常规示，白细胞计数（WBC）6.2×10^9/L，中性粒细胞百分比69.5%，淋巴细胞百分比28.8%；血红蛋白（Hb）146g/L；血小板计数（PLT）178×10^9/L。尿常规、大便常规正常。肝功能：丙氨酸转氨酶（ALT）16IU/L，天冬氨酸转氨酶（AST）37IU/L，谷氨酰转肽酶（GGT）25IU/L，碱性磷酸酶（ALP）65IU/L，血清电解质均正常。急查胸部X线片、心电图示正常。

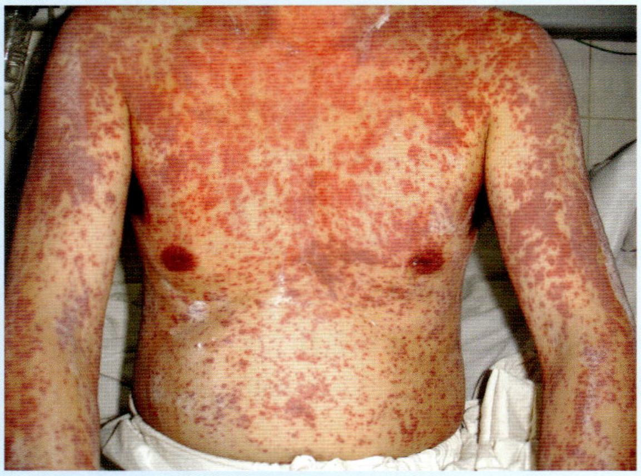

图6-6-1　躯干部密集绿豆至花生米大小的红斑、斑丘疹，玫瑰红色

【问题1】通过上述问诊，应考虑哪些疾病？

该患者有如下临床特点：①青年男性，急性起病；②有前驱期，表现为高热、呼吸道症状；③发热后4日出疹，自颜面先出疹，迅速波及全身；④瘙痒不明显；⑤一般"退热药、感冒药"效果不佳；⑥流行病学史暂无特殊。

从临床首先考虑常见病、多发病、重点病的思维入手，短期内出现全身皮疹应考虑以下几类疾病：①感染性疾病，包括病毒性皮肤病、细菌性皮肤病和真菌性皮肤病，伴有发热先兆的全身皮疹更常见于病毒性皮肤病；②变态反应性皮肤病，常见的是药疹（包括药物超敏综合征）、自身敏感性皮炎、荨麻疹等，伴发热、有服药史的更要注意有无药疹的可能；③结缔组织病，常见的有红斑狼疮、皮肌炎，少见的发热、皮疹疾病还应该考虑淋巴瘤、血管炎类疾病，甚至特殊感染性皮肤病如麻风反应等。

【问题 2】通过皮疹特点分析，结合全身情况和实验室检查，应考虑哪类疾病？

除了高热之外，患者还具有以下特点：①皮疹形态较为单一，虽遍布全身，但都是红斑、斑丘疹，压之褪色，疹间有正常皮肤；②伴有黏膜损害，主要是眼、呼吸道黏膜；③有浅表淋巴结肿大；④常规实验室检查无明显异常。

在问诊的基础上，考虑更倾向于病毒性皮肤病。简要依据有：①出疹前有发热、卡他症状；②有出疹顺序；③皮疹形态较为单一，瘙痒不明显；④有黏膜损害；⑤有浅表淋巴结肿大。

结合病史、临床表现和初步实验室检查，本患者应首先考虑麻疹（measles）。

【问题 3】在考虑首要诊断后，应重点鉴别哪些疾病？

主要应与药疹鉴别。患者发热或有呼吸道症状后，会应用相应药物，可能包括“退热药、感冒药或抗生素”等，这些药物都有可能引起普通药疹的可能；甚至某些患者会服用一些特殊药物，尚可能诱发药物超敏综合征。但是药疹多数皮疹形态多样，无一定的出疹顺序，瘙痒相对较为明显，严重者会合并内脏损害。

【问题 4】该患者有哪些临床特点不支持首要诊断？

伴有发热的病毒性皮疹，多数血常规有一定特点，如白细胞计数可能降低，分类淋巴细胞偏高。本患者血常规特点不支持病毒性感染，但是也有部分病毒性皮疹血常规正常。

【问题 5】该患者还有哪项临床体征应注意观察？

在发热后 2~3 日，在第二臼齿对面的颊黏膜上，出现蓝白色或紫色小点，周围有红晕，称为麻疹黏膜斑，即 Koplik 斑。初为 2~3 个，到发疹期可蔓延到整个颊黏膜及唇内侧，且可互相融合，在发疹后第 2 日开始消退，发疹后 4~5 日可能消失。此斑是诊断麻疹早期而可靠的证据。

知识点

麻疹简介

麻疹是由麻疹病毒引起的具有较强传染性的急性病毒性疾病。麻疹病毒是含 RNA 的副黏病毒，存在于患者的眼结膜、鼻、咽、气管、支气管黏膜的上皮细胞内及患者的血液、大小便中。患者是唯一传染源，通过飞沫经呼吸道或眼结膜传播，自潜伏期末到开始出疹后的第 1~2 日传染性最强，当皮疹出现后 5~7 日，卡他症状消退而无分泌物，即失去传染性，皮肤鳞屑无传染性。对麻疹病毒无免疫力者，无论男女老幼，均可发病，但绝大多数患者年龄在 6 个月 ~5 岁之间，成人则呈散发流行。

麻疹的潜伏期一般 10~15 日，但接受被动免疫者可延至 3~4 周不等。

【问题 6】麻疹的典型皮疹有什么特点？

发疹期一般在起病后 4 日，多数患者最先自耳后、发际、颜面出疹，迅速蔓延至颈、躯干、四肢和掌跖。皮疹密集分布，典型者呈“半个黄豆瓣样”之斑丘疹改变，新鲜者为玫瑰红色，后呈暗红色，皮温高，压之褪色，疹甚时可互相融合成大片，但疹间仍有正常皮肤。皮疹一般 2~5 日内出齐，出疹时，全身中毒症状明显加重，发热、卡他症状达到极点。

恢复期中毒症状减轻，体温下降，皮疹按出疹顺序消退，遗留棕褐色的色素沉着斑，并可能有糠秕状细小鳞屑，2~3 周后完全消失。

【问题 7】临床疑诊为麻疹的患者，为什么要采血做麻疹抗体效价分析？

鉴于部分麻疹患者不典型或合并有其他特殊情况，可在病程早期及恢复期各采血 1 次，做血凝抑制试验、中和试验或补体结合试验，若麻疹抗体效价增高 4 倍以上为阳性，有诊断意义。

【问题 8】临床上如何治疗麻疹患者？

原则是对症和支持治疗，防治可能的并发症。一般按呼吸道传染病常规处理，隔离患者至全身症状消失、皮疹消退为止。

第七节 风 疹

门诊病历摘要

患儿,男,10 岁,发热 2 日,全身疏散红斑 1 日。2 日前有低至中度发热,自服两次"退热冲剂"(既往有服用过,无特殊不适),昨日热退。但是今早起床发现全身起疹,瘙痒不明显。既往无出皮疹史。

体格检查:一般情况可,无发热。颈部有数个绿豆至黄豆大小肿大淋巴结,活动可,触痛不明显。皮肤科检查:背部仍有散在分布、大小不一的淡红斑,形状不规则,疹间皮肤正常(图 6-7-1);黏膜未见异常。

急查血常规示:白细胞计数 2.8×10^9/L,中性粒细胞百分比 39.5%,淋巴细胞百分比 38.8%。

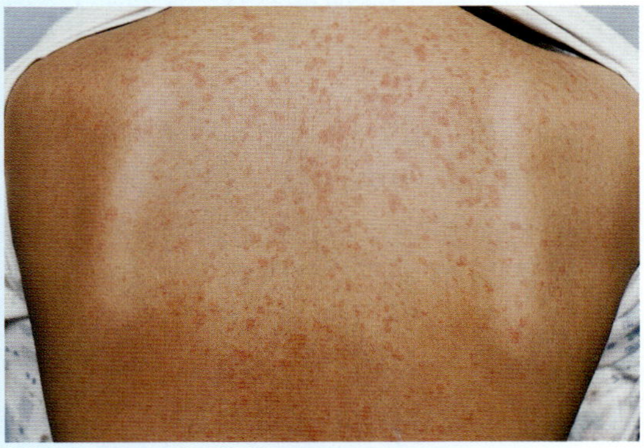

图 6-7-1 背部散在分布、大小不一淡红斑

【问题 1】在门诊可快速归纳的该患儿临床特点有哪些?

归纳该患儿的临床特点包括:①儿童急性发病;②发热为先兆,热退即出疹;③皮疹形态单一、轻微,瘙痒不明显;④出疹前有服药史,但是无类似出疹史;⑤皮疹未累及黏膜;⑥伴有颈部浅表淋巴结肿大;⑦血常规示白细胞计数降低。

【问题 2】对于本患儿,在临床上要考虑哪几类疾病?首要诊断考虑什么疾病?

对于短期内出现发热、皮疹的儿童患者,临床上常见、多发的疾病是病毒性皮肤病和变态反应性皮肤病。

变态反应性皮肤病如药疹、荨麻疹,多数有一定诱因,伴有瘙痒;第一次出现普通药疹通常有 7~9 日潜伏期;药疹的皮疹较为多形,荨麻疹的风团则此起彼伏。

伴有发热的病毒性皮肤病多数经呼吸道或消化道感染,主要有水痘、麻疹、幼儿急疹、猩红热、风疹、手足口病、登革热、传染性红斑、小儿丘疹性肢端皮炎等;发热后较快出疹且皮疹形态较为轻微的多为风疹、幼儿急疹和传染性红斑等。

幼儿急疹多为 2 岁以下婴幼儿,突起高热,热退起疹,多为斑丘疹。传染性红斑好发于儿童,前驱表现不明显,常首先于面部出现水肿性片状红斑,后出现斑丘疹,病程 6~10 日。而风疹多见于儿童,年轻人偶有;前驱期 1~2 日即出疹,多呈淡红色、稀疏分布的红斑,1~2 日即消退。

故对于本患儿,应首先考虑风疹(rubella)。

【问题 3】风疹的危害主要体现在哪方面?

风疹的危害主要体现在对妊娠早期胎儿的影响。孕妇在妊娠早期(4 个月内)患风疹,可能发生流产、死产、早产或胎儿畸形,此种胎儿畸形称为先天性风疹综合征。

第八节 传染性单核细胞增多症

门诊病历摘要

患者,女,18 岁,发热、全身淋巴结肿大 10 日,全身斑丘疹 2 日。

患者 2 周前渐觉乏力、轻微头痛,休息后稍好转。10 日前疲劳后觉发热、畏寒,体温渐升高,第 2 日测体温已达 39.1℃,同时发现全身多处淋巴结肿大,伴咽部不适感。患者即在社区医院就诊,拟"上呼吸道感染"予"头孢菌素、清开灵"等静脉滴注及多种退热药处理,效果不好,体温反复,常夜间高热,咽部疼痛逐渐加重,吞咽时尤甚,伴有轻微鼻塞、流涕,以及刺激性干咳,痰不多,淡黄色黏稠。5 日前复诊时发现肝脾大和转氨酶升高,但无黄疸、尿黄等症状,又拟"肝炎"予"护肝、降酶及某抗生素"治疗,症状仍不见好转,肝脾大、淋巴结肿大更为明显,持续高热不退。2 日前晨起后发现颜面出现淡红斑丘疹,迅速延及躯干、四肢,呈密集分布，瘙痒不明显。当地医院因怀疑“药物疹”而将其转来上级医院进一步诊治。今皮疹已遍布全身，色鲜红，因发热而觉全身皮温较高。患者自起病以来，无畏光流泪，无寒战、晕厥，无胸闷、气促，无腹部剧痛，无关节肿痛，无呕吐、惊厥，因发热精神、胃纳较差，难以入睡，二便尚如常。

既往体健，按时预防接种，1 年前学校体检正常。无食物及药物过敏史。现在中专读书，住校，不嗜烟酒。近期同学多“感冒”，家人体健。家族史无特殊。

入院时体格检查：体温 38.9℃。急性病容，憔悴，双侧耳前、耳后、下颌部、颈部、锁骨上下、腋部、滑车、腹股沟、腘窝、踝部等全身多处浅表淋巴结均可扪及肿大，米粒至花生米大小，以颈部淋巴结肿大最为明显，肿大的淋巴结活动尚可，压痛不明显，多成群分布。双眼结膜轻微充血，无分泌物，巩膜无黄染，呼吸稍促，鼻塞少许流涕，鼻黏膜及口腔黏膜均未见糜烂、溃疡，未见 Koplik 斑，咽部充血明显，淋巴滤泡增生显著，可见针尖大小的紫癜，双扁桃体Ⅱ度肿大、充血，表面有白点，易擦之。双肺呼吸音粗，未闻及干湿啰音。心脏查体未见明显异常。腹胀，上腹部轻压痛，无反跳痛，肝肋下 2cm 可及，质中无触痛，脾肋下 4cm 可及，质中无触痛，双肾区无叩痛。脊柱四肢无畸形，各关节无红肿。

皮肤科检查：全身（除掌跖部）皮肤可见广泛分布的红色斑丘疹，以上半身较多，约黄豆至甲盖大小，边界不清，压之褪色，表面光滑无鳞屑，部分可融合成大片水肿性红斑。斑丘疹之间有少许片状红斑、小丘疹以及正常皮肤，未见紫癜、瘀斑、水疱、脓疱和糜烂（图 6-8-1）。全身皮温较高。头发、指 / 趾甲、掌跖部皮肤和外阴黏膜未见异常。

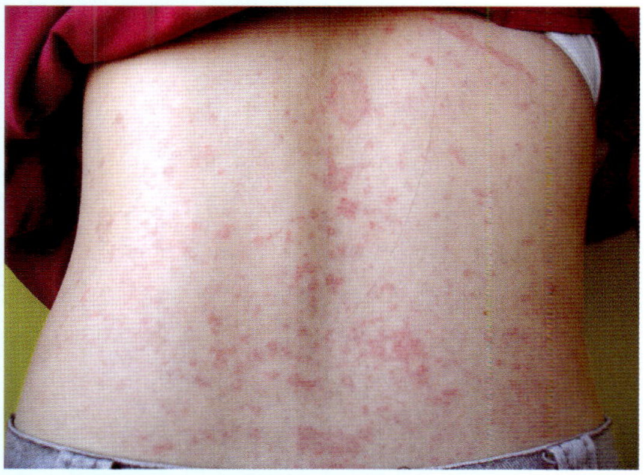

图 6-8-1　躯干广泛分布的红色斑丘疹，部分可融合成片状

实验室检查：血常规示白细胞计数（WBC）16.8×10^9/L，单核细胞百分比 63.2%，其中异型淋巴细胞占白细胞总数的 15%；血红蛋白（Hb）132g/L；血小板计数（PLT）235×10^9/L。尿常规、大便常规正常。肝功能：丙氨酸转氨酶（ALT）219IU/L，天冬氨酸转氨酶（AST）183IU/L，谷氨酰转肽酶（GGT）132IU/L，碱性磷酸酶（ALP）274IU/L，总胆红素 14.30μmol/L。血清电解质大致正常。乙型肝炎病毒感染血清学五项正常。免疫球蛋白及补体正常。红细胞沉降率（以下简称“血沉”）：36mm/h。抗链球菌溶血素“O”（ASO）正常。EB 病毒检查：VCA-IgM 1∶80（+），EA-IgG（-）。嗜异性凝集试验 1∶80（+）。咽拭子培养阴性，血细菌、真菌培养均阴性。腹部超声示肝脾中度肿大，内部回声均匀；心电图示窦性心动过速；胸部 X 线正常。

【问题 1】该患者临床表现多样，可简要归纳为哪些临床特点？

本病例有如下临床特点：①青年女性，急性起病；②高热首发，体温难以控制；③伴有全身淋巴结明显肿大；④肝脾明显肿大伴转氨酶明显升高，但无黄疸；⑤发热后 8 日出疹，呈麻疹样皮疹，瘙痒不明显；⑥有明显的咽部和扁桃体炎症；⑦卡他症状轻微；⑧Koplik 斑未见；⑨血常规白细胞计数明显增多，以单核细胞为主，异型淋巴细胞比例高；⑩EB 病毒抗体滴度较高，嗜异性凝集试验（+）。

目前患者的主要问题是高热、全身淋巴结肿大和肝脾大明显，伴有全身麻疹样皮疹。

【问题 2】如何从临床特点进行诊断？

本患者的诊断思考线索：患者病情的特点是急起高热，伴有全身淋巴结肿大和咽部症状，初拟“上呼吸道感染”处理效果不好，反而出现肝脾大、转氨酶升高，继之出现全身麻疹样皮疹，在用药后 8 日出疹，很有可能初步诊断为“药物疹”，即可能是抗生素或退热药引起的药物性肝损害和药物疹。

但仔细分析患者病情，患者皮疹无痒，既往无药物过敏史，又伴有全身明显的淋巴结肿大，不支持药物疹。如果再分析患者的血常规，白细胞计数明显升高，单核细胞为主，并且异型淋巴细胞比例高，提示病毒感染。

在病毒性皮肤病中，有发热、淋巴结肿大、肝脾大、皮疹者应考虑传染性单核细胞增多症。而此患者还有一些表现，如咽部淋巴滤泡增生显著、可见针尖大小的紫癜，双扁桃体肿大、表面有白点，都支持该病。另外，患者的 EB 病毒抗体滴度较高，嗜异性凝集试验（+），亦支持该病。

因此本患者的诊断为传染性单核细胞增多症(infectious mononucleosis)。

诊断依据:①发热;②全身淋巴结肿大;③肝脾大;④咽炎;⑤全身麻疹样皮疹;⑥血常规白细胞计数明显升高,异型淋巴细胞比例高,单核细胞明显增多;⑦ EB病毒抗体滴度较高,嗜异性凝集试验(+)。

知识点

传染性单核细胞增多症

本病是一种由EB病毒(EBV)引起的单核巨噬细胞系统增生性急性自限性传染病,其特点是发热、淋巴结肿大、肝脾大、淋巴细胞增多及有异型淋巴细胞出现,有异嗜性抗体。

其皮疹特点主要有:起病后1~2周内出疹,好发于上半身,皮疹多形,常见的有麻疹样、猩红热样、荨麻疹样皮疹,少见的有疱疹样或出血性。皮疹多在1周内消退,但亦有反复数周之久者。在使用某些抗生素如氨苄西林或四环素时,皮疹的发生率增高,程度可加重。

第九节 手足口病

门诊病历摘要

患儿,女,3岁,发现手足小水疱2日。

患儿家长2日前即发现患儿手足有稀疏红色皮疹,今日已经明显增多,多呈小水疱。伴有口腔、舌部糜烂,影响进食。另诉患儿4日前有一过性发热,当时体温曾达39.1℃,自服退热药后今日已经无发热,但是近几日精神与食欲不好。患儿就读的幼儿园有多名类似症状的患儿。体格检查:一般情况可,双侧颌下、颈部有多个绿豆大小肿大淋巴结,活动可,触痛不明显。皮肤科检查:双手足掌跖见密集分布丘疱疹,针头至粟粒大小,有红晕,皮疹多互不融合,部分呈梭形。双侧膝部、臀部、肘部亦有类似皮疹。唇、颊黏膜和舌部可有多个浅糜烂,边缘有红晕,触痛明显(图6-9-1)。

末梢血常规大致正常。

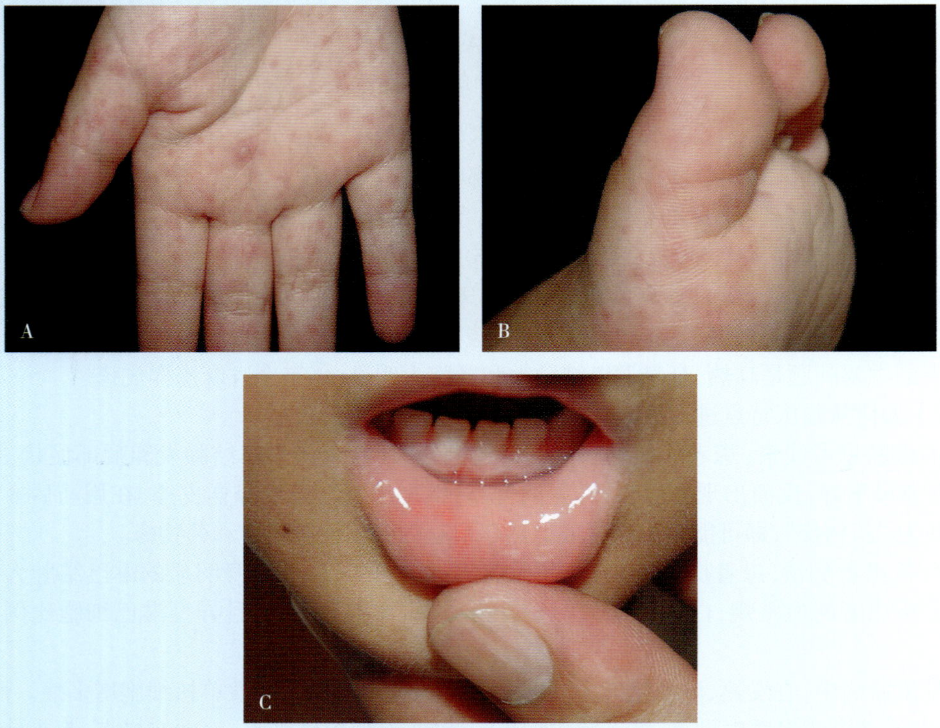

图6-9-1 双手足掌跖密集分布丘疱疹

A. 手部;B. 足部;C. 口腔。

【问题1】该患儿的初步诊断是什么？

本患儿临床症状较为典型，幼儿急性起病，以手足丘疱疹首发，现累及手足、口腔、臀部等，呈伴有红晕的丘疱疹，并有流行病学史。因此诊断首先考虑手足口病（hand-foot-mouth disease）。

引发手足口病的肠道病毒有20多种（型），其中以柯萨奇病毒A16型（Cox A16）和肠道病毒71型（EV 71）最为常见。

【问题2】该患儿应如何处理？

手足口病是婴幼儿和学龄前儿童常见的传染性疾病，多以手足皮疹首发，常在托幼机构集中暴发，有一定的社会影响，并且极个别易感患儿会出现重症心肺功能损害或神经系统损害等并发症，病情进展迅速，甚至危及生命，应引起重视。

发现此疾病，应注意询问流行病学史，填写《中华人民共和国传染病报告卡》，注意系统性症状和体征，及时请儿科或相应专科会诊。

对皮疹的处理原则是对症处理。

第十节 疣（HPV感染）：寻常疣、扁平疣、鲍恩样丘疹病

门诊病历摘要

患者，男，30岁，发现外阴黑褐色小斑块3年。

患者3年前即发现阴茎根部有一个黑褐色小丘疹，无明显自觉症状，患者未予处理。之后此皮疹缓慢增大，患者担心患有“性病”就诊。否认冶游史，其性伴侣无此症状。

皮肤科检查：阴茎根部有一约甲盖大小黑褐色小斑块，独立分布，表面光滑，边界清楚，无糜烂、血痂（图6-10-1）。包皮、龟头、尿道口均未见异常。醋酸白试验阴性。

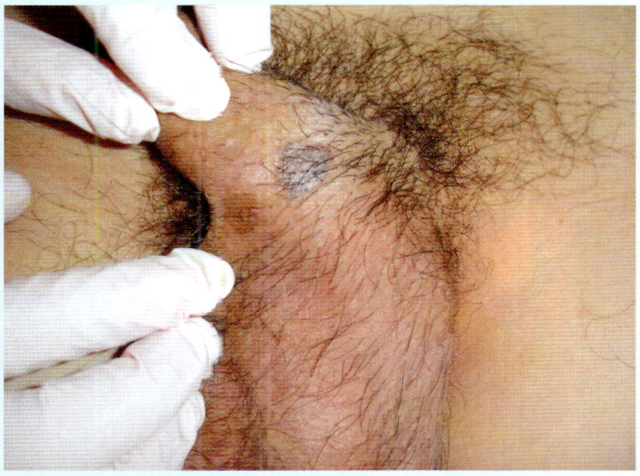

图6-10-1 阴茎根部约甲盖大小黑褐色小斑块

【问题1】在临床上，该患者皮疹如何鉴别诊断和诊断？

该患者为中年男性，皮疹单一、慢性，即生殖器部位慢性黑褐色小斑块，首先应考虑生殖器非性病性损害。常见的慢性、生殖器非性病性损害有皮脂腺囊肿、银屑病、扁平苔藓、光泽苔藓、环状肉芽肿、硬化萎缩性苔藓、鲍恩样丘疹病、血管角皮瘤等，均有其各自特点；少数恶性疾病要注意乳房外佩吉特（Paget）病。本患者临床上应首先考虑鲍恩样丘疹病（Bowenoid papulosis）。

【问题2】临床上鲍恩样丘疹病如何与尖锐湿疣鉴别？

临床上部分鲍恩样丘疹病患者担心自己患有“尖锐湿疣”，尤其是某些高危人群，加之二者均属于人乳头瘤病毒（human papilloma virus，HPV）感染，因此有必要做相应的鉴别诊断。

（1）病程：鲍恩样丘疹病多数缓慢发展；而尖锐湿疣生长相对较快。

（2）皮疹：鲍恩样丘疹病多呈黑褐丘疹或小斑块，边界较为清楚；而尖锐湿疣多呈肉色或灰褐色，菜花样，少数呈扁平状，质地较脆，易出血，可融合。

(3)病理特点：二者不同，但要注意在病理上，二者病理改变可以共存。

(4)预后：鲍恩样丘疹病经物理治疗后复发较少见，而尖锐湿疣的复发率相对较高。

知识点

疣

疣是HPV感染所引起的皮肤病，不同的HPV亚型感染可以引起不同的临床表现类型。常见的有以下几种：

1. 寻常疣 数目不一，多为质地较硬的丘疹，表面粗糙，角化明显，顶端可呈乳头样或菜花样增生，周围多无炎症，摩擦易出血。特殊部位如甲周或甲缘处称为甲周疣，足跖部者称为跖疣。

2. 扁平疣 青少年常见，针头至粟粒大小扁平光滑丘疹，正常肤色或灰褐色，好发于面部、手背或前臂，可有同形反应，部分患者有自限性。

3. 尖锐湿疣 详见第三十四章第四节。

第十一节 传染性软疣

门诊病历摘要

患者，男，25岁，发现躯干蜡白丘疹6个月。

患者6个月前即发现胸部有个别小丘疹，无自觉症状。近期发现增多，自行挤压后仍存在。

皮肤科检查：躯干部，尤其胸部可见数十个针头大小、蜡白、半球形小丘疹，光滑，散在、独立分布，个别中央有脐凹(图6-11-1)。

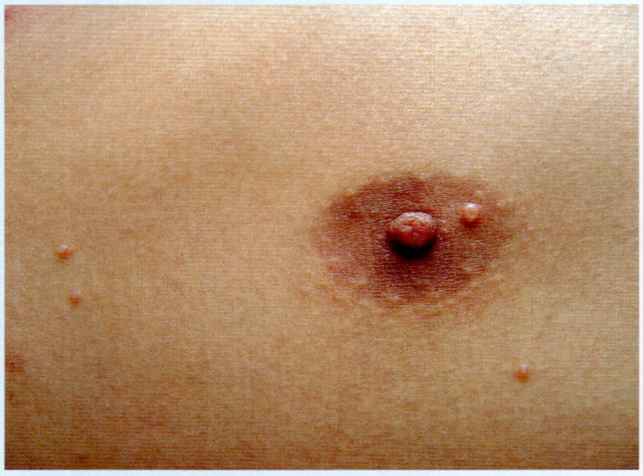

图6-11-1 胸部针头大小、蜡白、半球形小丘疹，个别中央有脐凹

【问题1】该患者的临床诊断？

该患者是青年男性，皮疹位于躯干部(尤其是胸部)，呈多个蜡白有脐凹的小丘疹。应首先考虑传染性软疣(molluscum contagiosum)。

【问题2】如何在临床上处理该患者？

首先，应注意全身其他部位有无类似皮疹，包括外阴，并了解其家人(包括性伴侣或密切接触的儿童)有无类似皮疹。

其次，应注意其有无冶游史，如果有则需筛查其他性传播疾病，或注意有无其他免疫系统疾病。

然后，对肉眼可见的皮损，可选取一个做病理活检；其余可予刮除或CO_2激光汽化，注意应将软疣小体完全去除。

最后，应嘱患者复诊，对再发的皮疹应逐一去除，若家人有类似皮疹应一并治疗。

【问题 3】如果在临床上见泛发或相对较大的传染性软疣患者，应注意哪些方面?

此类患者应注意有无服用免疫抑制药物或患有特殊疾病，如红斑狼疮、强直性脊柱炎等，个别特殊人群应注意 HIV 感染合并传染性软疣。

（赖　维）

第七章　细菌性皮肤病

组织病理（图片）

第一节　脓　疱　疮

门诊病历摘要

患儿，男，3 岁，口鼻周围脓疱伴瘙痒 3 日。患儿 3 日前口鼻周围出现红色斑疹和小丘疹，迅速转变成脓疱，周围有明显的红晕。疱壁薄，容易破溃、糜烂，脓液干燥后形成蜜黄色厚痂。幼儿园内接触过有类似皮疹的患儿。既往体健，无家族史，无药物过敏史。体格检查：体温 36.8℃，神志清楚，查体合作。呼吸、循环、神经等系统查体未见异常。皮肤科检查：口鼻周围浅表糜烂面，上覆盖蜜黄色的厚痂，周围散在红色小丘疹（图 7-1-1）。

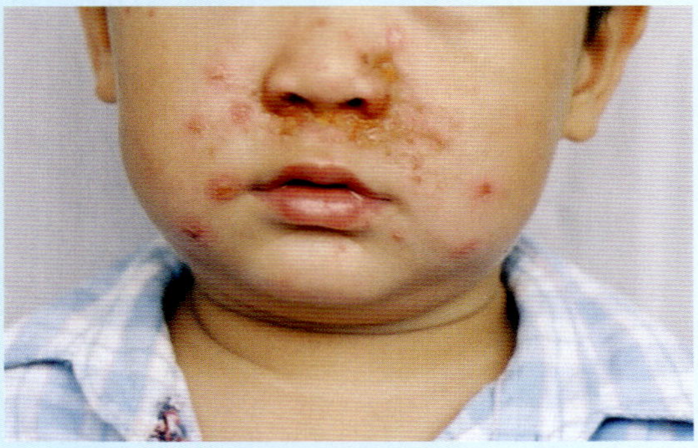

图 7-1-1　口鼻周围脓疱，形成蜜黄色厚痂

【问题 1】通过上述问诊，应考虑什么病？

通过上述病史询问，根据有类似皮疹患儿接触史，典型的口鼻周围脓疱、形成蜜黄色厚痂的特点，首先考虑脓疱疮。

知识点

脓疱疮的病因及发病机制

脓疱疮（impetigo）俗称“黄水疮”，是儿童最常见的皮肤感染，主要由金黄色葡萄球菌或溶血性链球菌感染所致。温度高、湿度大、外伤、搔抓、免疫能力低等因素可诱发本病。脓疱疮具有高度的传染性，可通过直接接触传染，容易在儿童集体中流行。

【问题 2】通过皮损特点，应诊断什么疾病？

根据学龄前儿童，口鼻周围可见红斑糜烂面上蜜黄色厚痂，集体中有流行趋势。据此可诊断为脓疱疮。

知识点

脓疱疮的临床表现

1. 非大疱型脓疱疮(non-bullous impetigo) 又称"接触传染型脓疱疮(impetigo contagiosa)"或"寻常型脓疱疮(impetigo vulgaris)",是脓疱疮最常见的一型,约占70%。由金黄色葡萄球菌或与溶血性链球菌混合感染所致。本病传染性强,常在托儿所、幼儿园发生流行。可发生于任何部位,但以口周、外鼻孔、耳郭和四肢等暴露部位为多。皮损初起为红色斑点或小丘疹,迅速转变成脓疱,周围有明显的红晕,疱壁薄,易破溃、糜烂,脓液干燥后形成蜜黄色厚痂。自觉瘙痒,皮损线状分布常提示与患者搔抓有关。陈旧的痂一般于6~10日后脱落,不留瘢痕。少数病情严重者可有全身中毒症状伴淋巴结炎,甚至引起败血症或急性肾小球肾炎。

2. 大疱型脓疱疮(bullous impetigo) 主要由噬菌体Ⅱ组71型金黄色葡萄球菌所致,多见于儿童,成人也可以发生,特别是HIV感染者。皮损好发于躯干和四肢,初起为散在水疱,在1~2日内迅速增大到直径2cm以上的浅表性大疱,疱液开始为淡黄色,清亮;约1日后,疱液变混浊。由于重力作用,脓汁沉积,形成特征性半月积脓现象。由于疱壁薄而松弛,脓疱常很快破溃,通常见到的皮损多为疱破后遗留的表浅糜烂面,糜烂面干燥后形成淡黄色脓痂,痂壳脱落后留有暂时性色素沉着。

3. 深脓疱疮(ecthyma) 又称"臁疮",主要由溶血性链球菌所致,多累及营养不良的儿童或老人。好发于小腿或臀部。皮损初起为脓疱,渐向皮肤深部发展,表面有坏死和蛎壳状黑色厚痂,周围红肿明显,去除痂后可见边缘陡峭的碟状溃疡。患者自觉疼痛明显。病程2~4周或更长。

4. 新生儿脓疱疮(impetigo neonatorum) 是发生于新生儿的大疱性脓疱疮。本病的致病菌与其他年龄组的致病菌相同,其传染源主要来自婴儿室的工作人员、产妇本人或家属等;其次为尿布或床单等消毒不严而导致污染。此外,营养不良、气候湿热、用塑料布包裹以及其他促使皮肤易发生浸渍等因素,对引起本病也起着一定的作用。新生儿由于皮肤薄嫩,免疫功能尚未发育完善,尤其是IgG水平低,感染后易全身泛发,可并发败血症、肺炎、脑膜炎而危及生命。

【问题3】患者还需进行什么检查?

1. 血常规 白细胞计数可升高,同时伴有C反应蛋白(CRP)的升高。

2. 细菌培养+药敏 取材时用无菌棉签蘸取灭菌注射用水或生理盐水,易于菌株的获取;有完整脓疱则用无菌注射器抽取疱液,直接接种于血平皿或培养液中;如有结痂,取痂下分泌物进行培养,有利于提高培养阳性率。

【问题4】如果培养出病原菌为溶血性链球菌,应注意什么?

少数溶血性链球菌感染的脓疱疮可继发肾小球肾炎,潜伏期一般为3~6周。故致病菌为溶血性链球菌者需监测尿常规至少3周。

【问题5】本病的治疗原则是什么?

治疗原则以去除致病菌,控制感染为主。对于无并发症的轻至中度局限性皮损,以局部治疗为主;对于皮损广泛及有系统感染合并症的患者,可给予系统口服抗生素治疗。

知识点

感染性皮肤病的治疗选择

感染性皮肤病的治疗是选择局部还是全身应用抗生素,取决于多种因素,但感染的部位和范围是首要的。局部治疗适于局部的轻、中度感染,当皮损广泛,尤其是有发热、蜂窝织炎、淋巴结炎等合并症时,就需要联合系统治疗。外用药:以杀菌、干燥、收敛,防止感染进一步扩散为原则,常用的有莫匹罗星、夫西地酸、复方多黏菌素B、杆菌肽等外用抗生素药膏。

全身治疗:临床首选耐β-内酰胺酶药物(如苯唑西林)或头孢菌素。对头孢类抗生素过敏时,如病原菌来源为社区获得性甲氧西林耐药菌株,首先推荐选用夫西地酸,如病原菌为医院获得性甲氧西林耐药菌株，首选万古霉素或利奈唑胺。疗程：治疗持续时间虽无统一的规定，但疾病复发常由于疗程不足所致。

因此，一般应遵循以下原则：轻、中度皮肤感染只需局部用药治疗，见效后再用 3 日以上；重度皮肤感染则需要加用口服药物，见效后再使用 1 周左右。停用口服药后，仍需使用外用药 1 周以上。如果出现坏死，则需行外科手术及时去除坏死组织，再使用抗生素治疗。

【问题 6】如何做好预防？

脓疱疮具有高度的传染性，传染方式通常是通过人和人的直接接触，其次也可通过接触患者的污染物，如梳子、刷子、玩具或图书等被感染，在托儿所、幼儿园、中小学校常可导致小流行。因此应强调注意个人卫生，勤洗手，保持皮肤清洁。患者应适当隔离，患者接触过的衣服、毛巾、用具等，应予消毒。新生儿病房出现脓疱疮患儿时，也应隔离治疗，并且护理人员严格执行消毒隔离制度防止交叉感染。

脓疱疮诊疗流程见图 7-1-2。

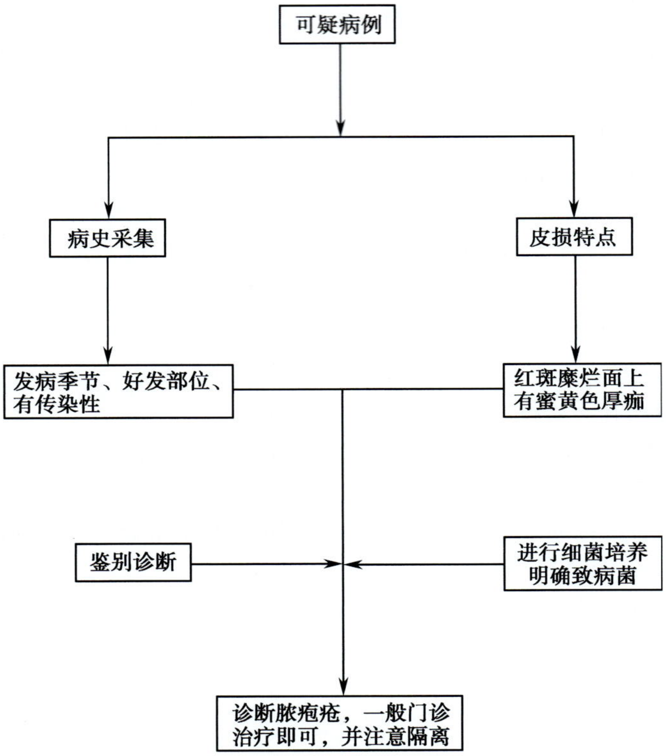

图 7-1-2　脓疱疮诊疗流程

第二节　葡萄球菌烫伤样皮肤综合征

住院病历摘要

患儿，男，25 日龄。全身红斑伴触痛 3 日，发热 1 日。入院前 3 日，家属发现患儿颈部轻微发红，有少许表皮剥脱，之后皮疹迅速发展至全身，以头面、躯干为主弥漫潮红、散在分布片状表皮剥脱，伴触痛。就诊前 1 日出现发热，体温最高 38.1℃，通过物理降温后体温可降至正常。患儿发病前 1 周，下颌部出现米粒大小脓疱，搔抓后破溃并有蜜黄色结痂，家属自行外涂红霉素软膏，未见明显疗效。患儿自发病以来，进食尚可，无咳嗽咳痰、腹泻等不适。发病前无特殊用药史。查体时哭闹明显。

体格检查：T 37.4℃，R 28 次 /min，P 116 次 /min。全身浅表淋巴结未触及。双侧瞳孔等大等圆，对光反应灵敏。双肺呼吸音清，未闻及干湿啰音。心率 116 次 /min，心音有力，节律规整，各瓣膜听诊区未闻及杂音。腹平软，肝脾未触及。皮肤科检查：全身弥漫潮红，以眼周、口周、颈部、腋窝及腹股沟为著，口周见放射状裂纹及蜜黄色片状脱屑（图 7-2-1）。眼部可见少许黄稠分泌物，颈部可见米粒大小脓疱，疱壁薄。全身散在分布片状表皮剥脱，以面、颈及双侧腹股沟、外阴、肛周为著，基底面湿润（图 7-2-2）。尼科利斯基征（Nikolsky sign）阳性，触痛明显。

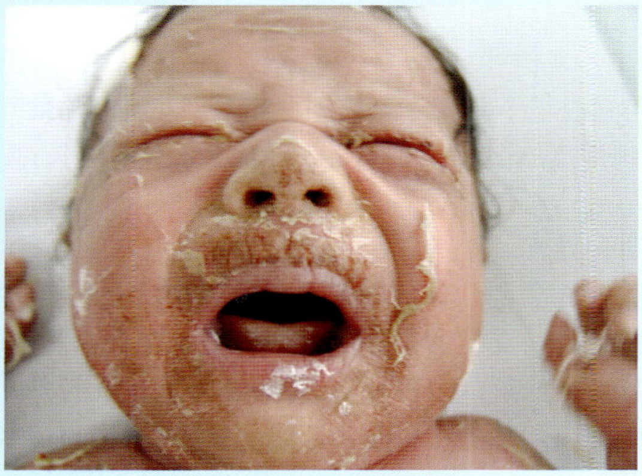

图 7-2-1 口周放射状皲裂

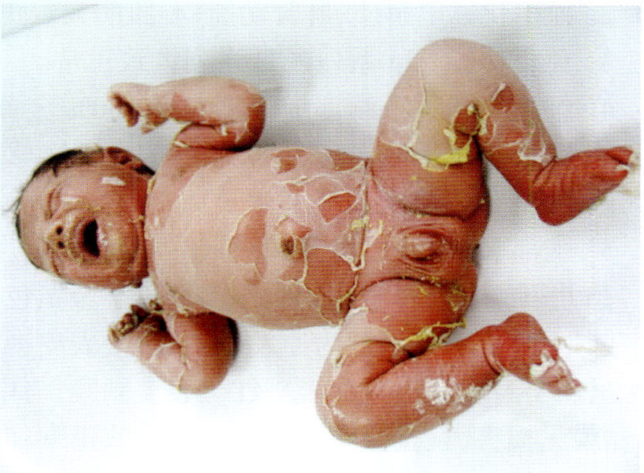

图 7-2-2 全身大面积烫伤样表皮剥脱

【问题 1】病史询问应注意哪些方面？询问内容及目的是什么？

对于一个急性起病，以发热及触痛性皮疹为主要表现的婴儿，应首先考虑细菌感染性皮肤病，其次应考虑是否有药物过敏的可能，尤其是要排除中毒性表皮坏死松解症等，进一步询问病史应围绕以下方面：

1. 发热的特点，是否伴有咳嗽、咳痰、流涕、腹泻，判断是否伴有其他系统的感染。
2. 初发皮疹的部位、表现，皮疹发展过程，判断为局部感染，还是全身感染。
3. 有无足癣、鼻炎、局部皮肤外伤，用于协助局部感染，如丹毒的诊断。
4. 有无化脓性咽炎、鼻炎、结膜炎、局部皮肤外伤，用于协助葡萄球菌烫伤样皮肤综合征的诊断。
5. 发病前有无可疑用药史，用于鉴别重症药疹。
6. 有无口唇、结膜、外生殖器及肛周等黏膜的损害，用于鉴别中毒性表皮坏死松解症。

【问题 2】通过上述问诊，应考虑什么疾病？

患儿起病急，发病年龄小，以颈部红斑发病，皮疹迅速发展至全身，伴触痛及发热，应考虑细菌感染性皮肤病；患儿发病前无特殊用药史，无黏膜损害，可排除中毒性表皮坏死松解症。

知识点

葡萄球菌烫伤样皮肤综合征的临床特点

典型葡萄球菌烫伤样皮肤综合征多发生于 1~5 岁的幼儿，急性起病，开始损害可发生在任何部位，但往往先由面部，特别是口周或颈部开始，局部皮肤潮红，迅速向周围扩展，在 2~3 日内全身皮肤都可发红，在红斑基底上出现大小不等的水疱。并能互相融合成更大水疱。触痛明显，疱壁薄、松弛易破，尼科利斯基征阳性，表皮极易剥脱，露出鲜红色湿润面，颇似烫伤样。疱液为浆液性，也可混浊似脓疱病，疱液细菌培养常见金黄色葡萄球菌或溶血性链球菌。面部受累可见浅黄色痂、口周可见放射状皲裂，头部很少受侵犯。患者常伴有发热、腹泻等全身症状。

【问题 3】为了明确诊断，进一步检查什么内容？目的是什么？

1. 血常规、C 反应蛋白　观察炎性指标是否升高以及程度。
2. 血生化　肝肾功能有无异常以及有无电解质紊乱。

3. Ig 系列、CD 系列 了解患儿有无免疫异常。

4. 咽拭子、鼻咽拭子、眼分泌物及原发皮肤破溃处细菌培养 查找病原。

5. 胸部 X 线片、心电图、心脏超声、腹部超声 了解患儿一般情况。

6. 水疱基底细胞 Tzanck 涂片及皮肤活检 必要时进行以明确诊断。

【问题 4】根据以下实验室检查结果分析,可诊断为什么疾病?

1. 血常规 白细胞计数 16.56×10^9/L,中性粒细胞百分比 71.3%,淋巴细胞百分比 27.5%,血红蛋白 117g/L,血小板计数 251×10^9/L,C 反应蛋白 15mg/L。

2. 血生化 电解质、肝肾功能、心肌酶大致正常。

3. 免疫功能 Ig 系列、CD 系列大致正常。

4. 细菌培养 下颌部细菌培养示 100% 金黄色葡萄球菌生长;鼻咽分泌物细菌培养:金黄色葡萄球菌 40%,凝固酶阴性葡萄球菌 30%,甲型溶血性链球菌 30%;颈部皮肤分泌细菌培养:经鉴定无细菌生长;咽拭子细菌培养;经鉴定无致病菌生长。

5. 胸部 X 线片、心电图、心脏超声及腹部超声 未见明显异常。

患儿下颌部及鼻咽分泌物细菌培养示金黄色葡萄球菌、凝固酶阴性葡萄球菌及链球菌,多处表皮剥脱处无细菌生长,提示下颌部为原发感染灶,余表皮剥脱处为毒素反应,支持葡萄球菌烫伤样皮肤综合征的诊断。患儿虽然全身皮肤出现弥漫潮红与表皮剥脱,与中毒性表皮坏死松解症表现相似,但患儿发病前无特殊用药史,黏膜无损害,且实验室检查示生化大致正常,尚未出现电解质紊乱。心脏超声正常,各瓣膜及房室口径均未见异常,结合临床考虑中毒性表皮坏死松解症可能性不大。

知识点

葡萄球菌烫伤样皮肤综合征的发病原因

本病主要是由凝固酶阳性的噬菌体Ⅱ组 71 型金黄色葡萄球菌所致的一种严重皮肤感染。该型葡萄球菌可产生表皮松解毒素,造成皮肤损害。现又发现Ⅰ组或Ⅲ组某些葡萄球菌也可产生表皮松解毒素。表皮松解毒素主要由肾脏排出。婴幼儿排泄很缓慢,此毒素在血清中含量增高而引起皮肤损害和剥脱。发生于成年人的葡萄球菌皮肤烫伤样综合征多见于患有肾炎、尿毒症、身体衰弱、免疫功能缺陷或有严重的葡萄球菌败血症的人,可能与肾脏排泄功能和机体免疫功能低下有关。

【问题 5】患者下一步应当如何处理?

因患儿为婴儿,急性起病,伴有发热,皮疹较重,并且可能有并发症出现,应采取住院治疗。

【问题 6】入院后应选择什么诊疗方案?

1. 全身治疗 治疗时应早期使用足量有效的抗生素,以清除存在体内的感染灶,终止细菌毒素产生。建议首选耐青霉素酶半合成青霉素和头孢类抗生素。对 β- 内酰胺类抗生素过敏时,慎重选择大环内酯类抗生素,可选用夫西地酸或万古霉素。利福平不建议单独应用。其他可选择的抗菌药物有氯霉素、庆大霉素和环丙沙星,但是鉴于这三类抗生素不良反应对儿童的影响,在儿科应用时应严格掌握其临床适应证。给予系统治疗的同时,应进行支持疗法,注意维持水和电解质平衡,尤其是口周皮损影响患儿进食时期。严重病例必要时可静脉注射免疫球蛋白治疗 400mg/(kg·d),疗程 1~3 日;或少量多次输新鲜血液或血浆。

2. 局部治疗 原发皮损处外用莫匹罗星软膏、夫西地酸乳膏或复方多黏菌素 B 软膏。恢复期时由于自觉皮肤干痒,可应用润肤霜。

【问题 7】对于有表皮剥脱患者的护理,应注意什么?

急性期时由于皮损似烫伤,因此护理亦如烫伤患儿:放置消毒房间;应用烫伤支架;铺不粘贴的消毒床单;保持室内合适的温、湿度;表皮剥脱湿润处可用消毒油纱敷贴,每日用碘伏消毒 1~2 次即可;护理和陪住人员严格执行消毒隔离制度;由于疼痛剧烈及表皮剥脱,尽量减少搬动患儿的次数;必要时可全身或局部应用镇痛剂。恢复期时由于自觉皮肤干痒,因此可应用润肤霜。

【问题 8】恢复到什么程度可以出院？

出院标准：抗感染治疗 7~10 日，复查相关指标均已正常；患者无新发皮疹，原有皮疹或创面已经结痂脱落，有新生皮肤生长，无其他并发症，可以出院。

葡萄球菌烫伤样皮肤综合征诊疗流程见图 7-2-3。

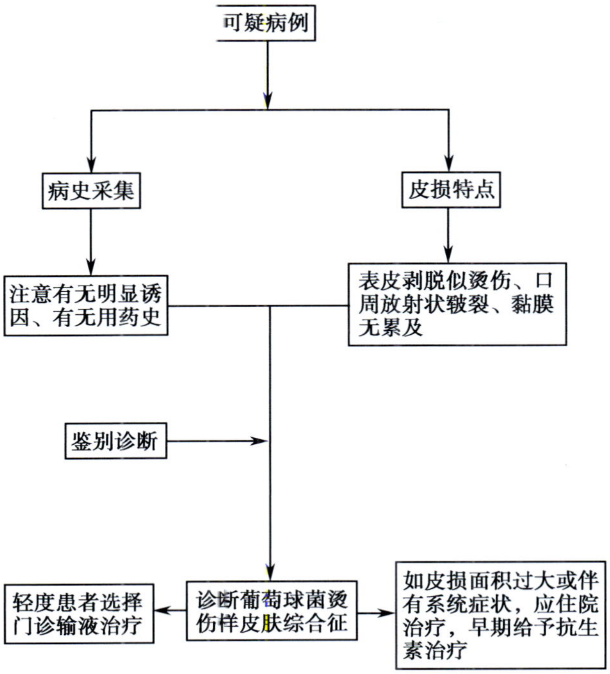

图 7-2-3　葡萄球菌烫伤样皮肤综合征诊疗流程

第三节　毛囊炎、须疮、疖和痈

门诊病历摘要

患者，女，13 岁，面部皮疹 5 日。5 日前患者右侧面颊近口角处出现一个黄豆大小、红、肿、痛的小结节，逐渐肿大，呈锥形隆起（图 7-3-1）。平时起居不规律，无嗜烟酒史。

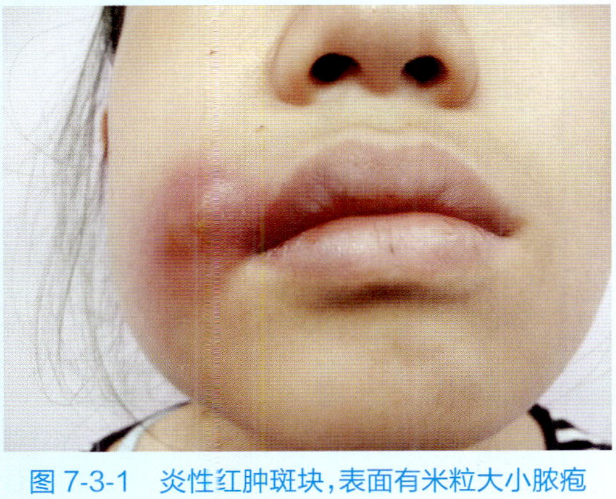

图 7-3-1　炎性红肿斑块，表面有米粒大小脓疱

【问题 1】通过上述问诊，应考虑什么病？

青春期女性，面部出现局限性红、肿、热、痛的炎性丘疹或结节，首先考虑疖（furuncles）。

知识点

毛囊炎、须疮、疖和痈的鉴别

毛囊炎（folliculitis）、须疮（sycosis）、疖（furuncles）和痈（carbuncles）是一组累及毛囊及其周围组织的细菌感染性皮肤病，主要病原菌为金黄色葡萄球菌，疾病程度从轻到重发展。毛囊炎、须疮、疖和痈的鉴别见表 7-3-1。

表 7-3-1　毛囊炎、须疮、疖和痈的鉴别

鉴别点	毛囊炎	须疮	疖	痈
定义	单个毛囊细菌感染发生化脓性炎症（图 7-3-2）	发生在胡须区域的毛囊炎及毛囊周围炎	毛囊及毛囊深部周围组织的感染，多发及反复发作者称为疖病	相邻近的多个毛囊感染，炎症融合（图 7-3-3）
诱因	不清洁、搔抓及机体抵抗力低下	剃须、修面所致的皮肤损伤，皮脂溢出可成为本病的诱因，疲劳和情绪波动常使本病复发	长期携带金黄色葡萄球菌、糖尿病、肥胖、不良的卫生习惯以及免疫功能缺陷状态	抵抗力低下者，如糖尿病、肥胖、不良卫生习惯以及免疫功能缺陷状态
病原菌	金黄色葡萄球菌	金黄色葡萄球菌	金黄色葡萄球菌，肛门生殖器部位的复发性疖可继发于厌氧菌感染	金黄色葡萄球菌
临床表现	初起为与毛囊口一致的红色充实性丘疹，迅速发展成丘疹性脓疱，中间贯穿毛发，四周红晕有炎症，继而干燥结痂	皮损初起为小片红肿、毛囊性丘疹或脓疱，中央有毛发穿过，毛发松动可拔出，疱破后露出红色糜烂面，脓疱间可相互融合成片，干燥结污黄色痂皮，愈后可遗留瘢痕。少数患者皮损中心消退，周围扩展，浸润明显，毛囊口化脓，愈合后留萎缩性瘢痕，可使毛囊破坏，毛发缺如，称狼疮样须疮	局部出现红、肿、热、痛的小结节，以后逐渐肿大，呈锥形隆起。数日后，结节中央因组织坏死而变软，出现黄白色小脓栓；红、肿、痛范围扩大。再数日后，脓栓脱落，排出脓液，炎症便逐渐消失而愈	初为弥漫性浸润性紫红色斑疹，表面紧张发亮，触痛明显，之后局部出现多个脓头，有较多脓栓和血性分泌物排出，伴有组织坏死和溃疡形成，可见窦道，局部淋巴结肿大。愈合缓慢，伴有瘢痕形成

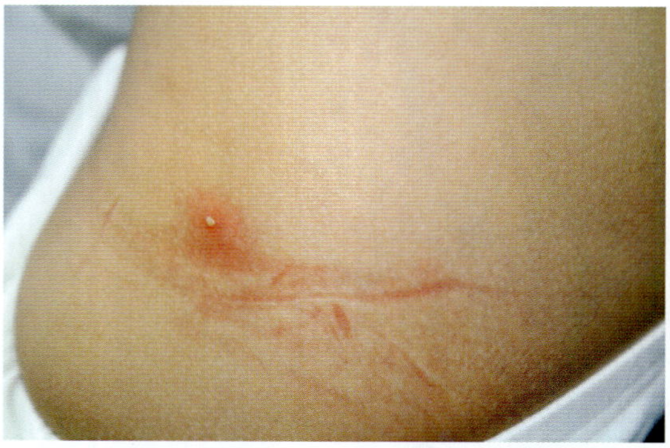

图 7-3-2　红斑基础上一个米粒大小的毛囊性脓疱

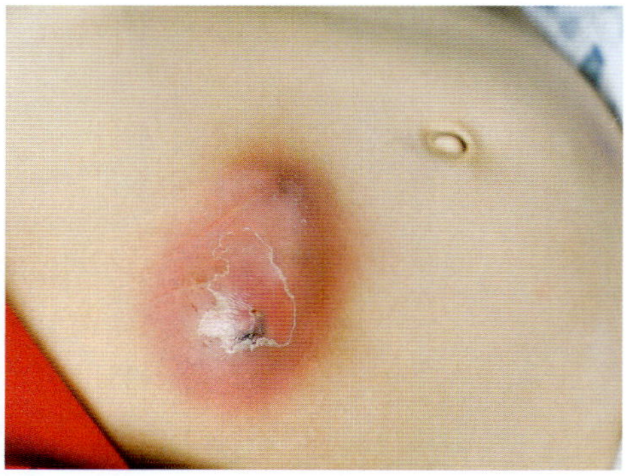

图 7-3-3　融合的炎性斑块上有多个脓头，触之有波动感及压痛

【问题 2】需要做哪些实验室检查？

1. 细菌培养　可培养出金黄色葡萄球菌。

2. 血常规　严重及多发性疖病及痈患者血中白细胞计数增高，中性粒细胞百分比升高。

3. 血糖检测　反复多发的疖肿应注意排除是否患有糖尿病，可进行血糖检测。

【问题 3】本类疾病如何治疗？

1. 局部治疗　适用于一般毛囊炎、须疮和早期轻症疖肿，治疗原则同脓疱疮。晚期疖肿及痈应进行切开引流。早期可同时辅以超短波、远红外线和半导体激光等物理治疗。

2. 系统治疗　多发性毛囊炎及疖病可口服给予抗生素，如疖、痈累及范围较广、全身症状明显可静脉给予抗生素。抗生素选择同脓疱疮。对于慢性反复发作患者应积极寻找有无糖尿病、贫血等基础疾病或诱因。

3. 手术治疗　晚期已化脓破溃的疖和痈应及时切开引流，切忌挤捏和早期切开。

【问题 4】本病有哪些临床注意事项？

疖若发生在血液丰富的面部，特别是所谓"危险三角区"的上唇周围和鼻部，如被挤压或挑破，感染容易沿内眦静脉和眼静脉进入颅内的海绵状静脉窦，引起化脓性海绵状静脉窦炎，出现累及眼部和周围组织的进行性红肿和硬结，伴头痛、寒战、高热甚至昏迷等，病情十分严重，死亡率很高。因此，临床治疗时应积极使用抗生素，嘱患者避免挤压。

毛囊炎、须疮、疖和痈诊疗流程见图 7-3-4。

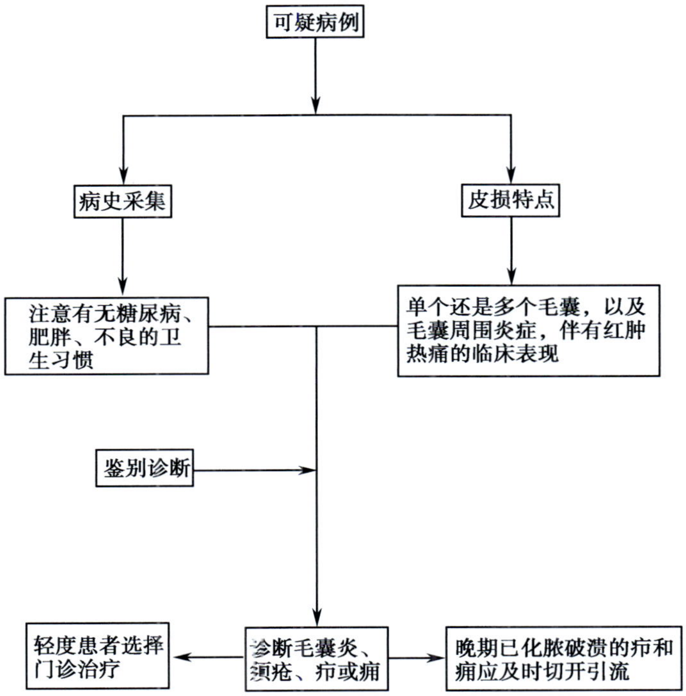

图 7-3-4　毛囊炎、须疮、疖和痈诊疗流程

第四节　猩　红　热

门诊病历摘要

患儿，男，7 岁，全身红色丘疹 3 日。患儿 3 日前出现咳嗽、咽痛，伴有发热，体温最高至 38.7℃，给予感冒药、清热解毒药物后好转，但 1 日前从耳后部、颈周及上胸部开始出现红色皮疹，随即蔓延至胸、背及四肢，类似于"鸡皮样"外观（图 7-4-1），偶有瘙痒。既往体健，无药敏史。发病前班级中有两位同学出现"猩红热"在家隔离。体格检查：体温 38℃，神志清楚，查体合作。咽红，扁桃体Ⅱ度肿大，无咳嗽、咳痰，双肺呼吸音清，未闻及干湿啰音；循环、神经等系统检查未见异常。皮肤科检查：躯干及双下肢弥漫性红斑基础上可见均匀分布的粟粒大小丘疹，可见杨梅舌（图 7-4-2）。

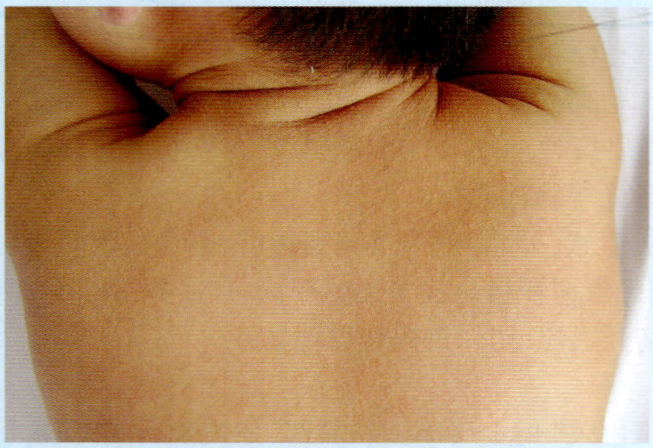
图 7-4-1 躯干典型“鸡皮样”皮疹

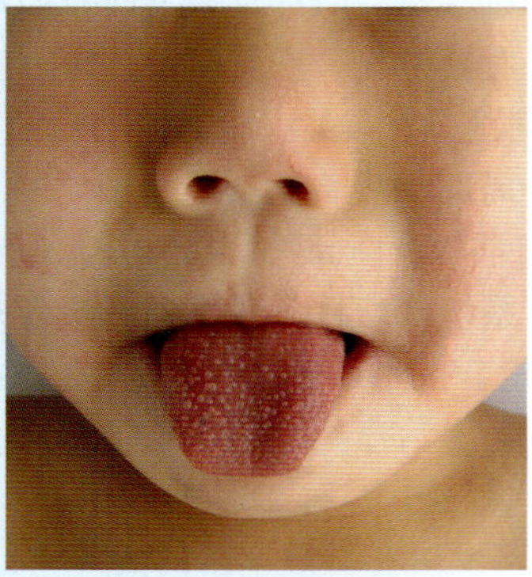
图 7-4-2 杨梅舌

【问题 1】通过上述问诊,应考虑什么疾病?

根据患者发病急,伴有发热、皮疹,首先考虑感染性皮肤病,病原菌主要为细菌或病毒。再根据皮疹表现为典型“鸡皮样”皮疹,伴有咽红,扁桃体Ⅱ度肿大,杨梅舌,有与猩红热患者接触的流行病学史,首先考虑猩红热(scarlet fever)。

知识点

猩红热流行病学特点

猩红热是 A 组乙型溶血性链球菌引起的急性呼吸道传染病。传染源主要是患者和带菌者。传播途径主要是空气飞沫传播,也可经皮肤伤口或产道感染引起“外科型猩红热”或“产科型猩红热”。儿童为主要的易感人群。感染后可产生较久的抗菌及抗毒素免疫能力。抗菌免疫主要来自 M 蛋白的抗体,具有型特异性,可抵抗同型菌侵袭,但对不同型别链球菌感染无保护作用。红疹毒素抗体可长期存在,但由于红疹毒素有 5 种血清型,无交叉免疫,抗体仅能抵抗同种,故感染另一种红疹毒素的 A 组溶血性链球菌仍可再发病。本病一年四季均可发病,以冬春季节多,夏秋季节少。

【问题 2】通过皮损特点分析,可诊断为什么疾病?

该患者躯干皮疹表现为鸡皮样的红色斑丘疹,伴有发热、咽红、扁桃体Ⅱ度肿大、杨梅舌,有传染性,符合猩红热的典型临床表现。

知识点

猩红热的临床表现

1. 发热 体温可达 39℃左右,可伴有头痛、不适等全身中毒症状。

2. 咽峡炎 表现咽痛,吞咽痛,局部充血并可有脓性渗出液,腭部可见充血或出血性黏膜疹,可早于皮疹出现。颌下及颈部淋巴结肿大。

3. 皮疹 发热后 24 小时内开始出疹。始于耳后、颈和上胸部,24 小时迅速蔓延全身。48 小时达高峰,此时体温也最高。典型皮疹是在弥漫性充血的皮肤上出现均匀分布的粟粒大小丘疹,压之褪色,疹间皮肤红色,伴有痒感,因与毛囊一致,故呈鸡皮样,称之为“鸡皮样疹”,触之有砂纸感。偶有带脓头的粟粒疹,皮肤指压迹(用手按压皮肤,压时白色,去压后红疹又出现)阳性。手足心及面部充血但无皮疹,面部口鼻周围皮肤发白,形成“口周苍白圈”。腋窝、肘窝、腹股沟、腘窝等皮肤皱褶处皮疹密集,夹有针尖大小出血点,形成明显的红色线条,称为巴氏(Pastia)线。发疹同时可见舌乳头肿胀,称为“杨梅舌”。皮疹达高峰后,继之依出疹顺序开始消退,一般 2~3 日退尽,重者可持续 1 周左右。疹退后皮肤开始脱屑,皮疹越多脱屑越明显,以粟粒疹为重,可呈片状脱皮,面部及躯干部常为糠屑状,掌跖、指 / 趾处由于角质层较厚,可呈片状完整脱皮及套状脱皮。

【问题 3】如果通过临床表现尚不能确诊，应考虑做哪些检查？

1. 血常规　白细胞计数升高（10~20）× 10^9/L，中性粒细胞百分比 >80%，严重者可出现中毒颗粒。

2. C 反应蛋白测定　常在发病第 3 日升高，持续 1 个月，可作为是否细菌感染或有无风湿热活动的判定指标。

3. 病原学诊断　可用咽拭子或其他病灶的分泌物培养溶血性链球菌。

4. 抗链球菌抗体检测　常用抗链球菌溶血素“O”（ASO），一般在发病后 7 日开始升高，14 日后阳性率约为 60%，4~6 周达高峰，可持续 12 个月或几年。发病早期大量使用抗生素或免疫抑制剂，可使 ASO 持久阴性。如果 ASO 升高，合并 C 反应蛋白升高，血沉快，结合临床，可考虑风湿活动。

【问题 4】本病主要与哪些疾病相鉴别？

主要与其他咽峡炎、金黄色葡萄球菌感染、川崎病、药疹及其他出疹性传染病相鉴别。

知识点

鉴别诊断

1. 其他咽峡炎　在出皮疹前咽峡炎与一般咽峡炎较难区别，如疱疹性咽峡炎及其他细菌感染，需做病原学检测进行鉴别。

2. 金黄色葡萄球菌感染　有些金黄色葡萄球菌可产生红疹毒素，引起猩红热样皮疹。如皮肤有感染灶，应与外科型猩红热区别。金黄色葡萄球菌皮疹消退快，无脱皮现象，病原学检测为金黄色葡萄球菌。

3. 其他出疹性传染病　如麻疹、风疹、幼儿急疹、传染性单核细胞增多症，一般少有猩红热样皮疹，且各自有相应的临床特征，详见第六章。

4. 川崎病　多见 4 岁以下儿童，持续发热 1~2 周，可出现草莓舌、猩红热样皮疹，手足指/趾末端硬性肿胀及膜状脱皮，血小板增多。

5. 药疹　可呈猩红热样皮疹，伴有荨麻疹样皮疹及多形性皮疹，出疹前有服药史或接触史，无咽峡炎及草莓舌。

【问题 5】患者适合门诊还是住院治疗？

依据上述病史，患者为学龄期儿童，无其他病史，一般情况可，无其他系统并发症出现，应首先考虑门诊治疗。其次，本病为国家法定传染病，故应停课隔离。

【问题 6】如何选择治疗方案？

治疗不仅要消除患者临床症状，还要注意根除体内细菌以预防继发迁徙性化脓性病灶和引起的变态反应并发症。

1. 一般治疗　进行呼吸道隔离，急性期应卧床休息，给予易消化食物，补充水分及营养，防止继发感染。

2. 抗菌治疗　轻型患者可口服青霉素类或头孢类抗生素，或肌内注射青霉素，每次 80 万 IU，2~3 次 /d，连用 5~7 日。80% 左右的患者 24 小时内即可退热，4 日左右咽峡炎消失，皮疹消退。重症患者应加大剂量到 800 万 ~2 000 万 IU/d，分 2~3 次静脉滴注。儿童 20 万 IU/（kg·d），分 2~3 次静脉滴注，连用 10 日或热退后 3 日。对青霉素过敏者可选用红霉素，成人 1.5~2g/d，分 4 次静脉滴注，儿童 30~50mg/（kg·d），分 4 次静脉滴注。

【问题 7】如何做好预防工作？

患者应家庭隔离，待咽拭子细菌培养 3 次阴性，且无化脓性并发症出现，方可解除隔离（自治疗日起不少于 7 日）。

托幼机构发生猩红热患者时，应严格密切观察接触者（包括工作人员）7 日，认真进行晨间检查，对接触者做咽拭子细菌培养。对可疑猩红热、咽峡炎患者及带菌者，都应予以隔离治疗，对带菌者亦可口服青霉素类药物治疗 1 周。流行期间，儿童少到公共场所，房屋常通风换气。

猩红热诊疗流程见图 7-4-3。

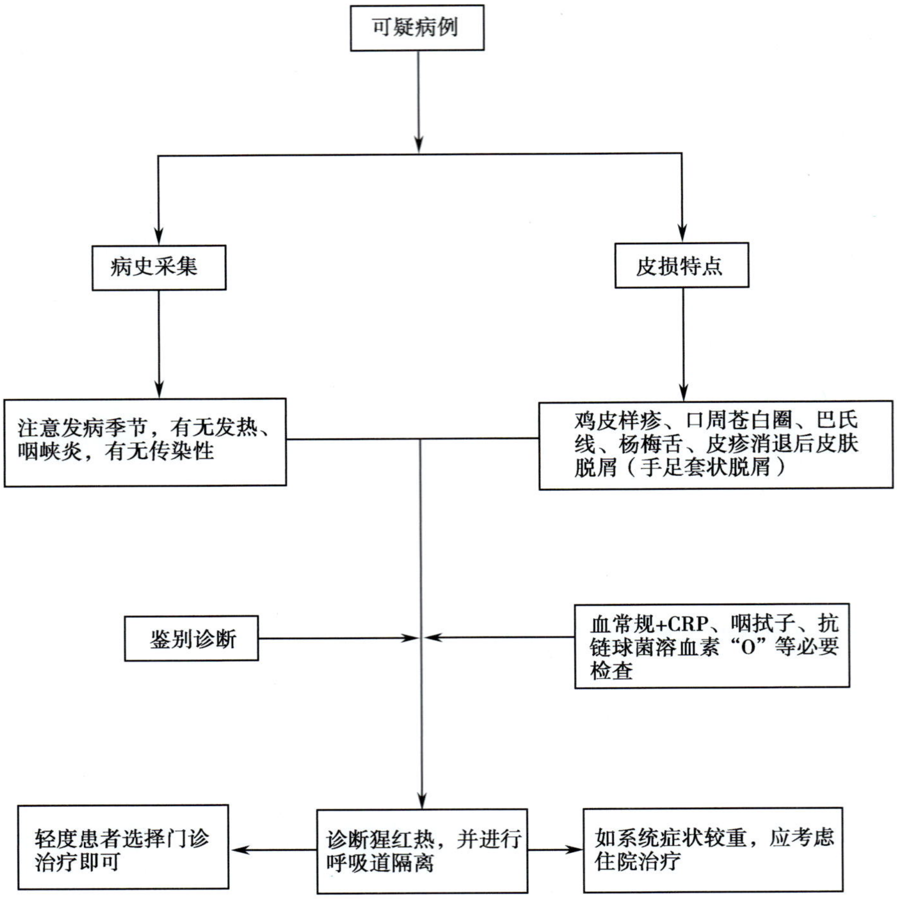
可疑病例
病史采集
皮损特点
注意发病季节，有无发热、咽峡炎，有无传染性
鸡皮样疹、口周苍白圈、巴氏线、杨梅舌、皮疹消退后皮肤脱屑（手足套状脱屑）
鉴别诊断
血常规+CRP、咽拭子、抗链球菌溶血素“O”等必要检查
轻度患者选择门诊治疗即可
诊断猩红热，并进行呼吸道隔离
如系统症状较重，应考虑住院治疗

图 7-4-3 猩红热诊疗流程

（马 琳）

第五节 丹毒和蜂窝织炎

门诊病历摘要

患者，女，41 岁，右侧下肢红斑、疼痛伴发热 4 日。发病前 1 个月患者因小腿胫前“湿疹”常搔抓，4 日前右侧小腿伸侧开始出现红肿，自觉疼痛，并出现畏寒、发热，体温波动于 38.5~39℃。就诊当地诊所，给予“头孢类抗生素”静脉滴注治疗后效果不好，仍伴持续高热，皮疹进一步发展，红斑范围扩大，肿胀加重，有灼痛，伴左侧腹股沟淋巴结肿大、疼痛。起病以来，无腹痛腹泻，无恶心呕吐，精神、饮食、睡眠欠佳，二便无异常。无系统性疾病史。无食物和药物过敏史。

体格检查：体温 38.5℃，心、肺检查无异常，急性病容，左侧腹股沟可触及蚕豆大小肿大淋巴结，触压痛明显。

皮肤科检查：右小腿伸侧可见大片状水肿性红斑，境界清楚，表面紧张发亮（图 7-5-1），触之皮温高，皮损处压痛明显；右胫前可见 3 处暗褐色斑片，表面可见少许鳞屑、抓痕、结痂，周边毳毛增生。

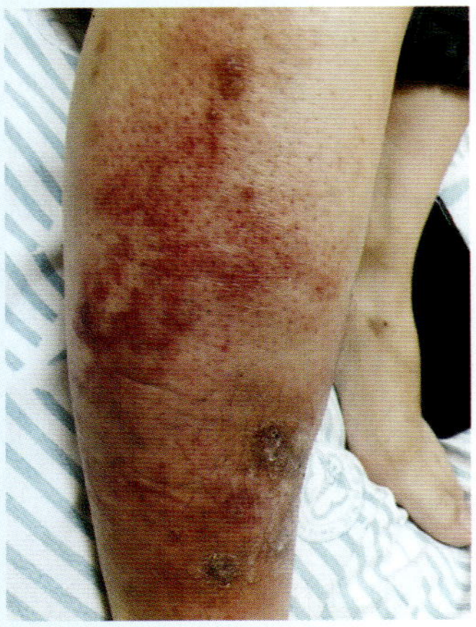

图 7-5-1 丹毒（继发于湿疹）

【问题 1】根据患者的病史和临床表现，首先考虑哪一类疾病？

患者病史 4 日，急性发病，皮肤表现为下肢水肿性红斑，伴有畏寒和发热，首先考虑炎症性皮肤病；皮损仅累及单侧下肢、同侧腹股沟淋巴结肿大、且发病前存在同侧小腿因“湿疹”而进行搔抓的病史，排除了非感染性的炎症性皮肤病，再根据皮损的特点把拟诊范围缩小在感染性皮肤病中的丹毒（erysipelas）或蜂窝织炎（cellulitis）。

知识点

丹毒和蜂窝织炎

丹毒是常由A组乙型溶血性链球菌引起的一种皮肤及皮肤浅层淋巴组织感染的急性炎症。典型皮损表现为水肿性红斑，表面紧张发亮，局部皮温高，受累部位可有疼痛，同侧局部淋巴结常肿大，严重者可出现水疱、血疱或小面积出血性坏死。常见诱因有足癣、趾甲真菌病、小腿溃疡、鼻炎、口腔黏膜及齿龈感染病灶，瘙痒性皮肤病如慢性湿疹等。其中，足癣和鼻炎分别是引起小腿及颜面丹毒的主要诱因。诱发因素有机体抵抗力低下，如糖尿病、慢性肝肾疾病、营养不良、低丙种球蛋白血症等。

蜂窝织炎则是主要由乙型溶血性链球菌和金黄色葡萄球菌感染引起的广泛的皮肤和皮下疏松结缔组织急性弥漫性化脓性炎症。本病好发于四肢、面部、外阴和肛门等部位。皮损为弥漫性、水肿性、浸润性红斑，界限不清，中央红肿明显，局部皮温高，严重者可形成皮下脓肿或组织坏死。急性期常伴有疼痛、寒战、高热等症状，可有淋巴结炎，甚至出现败血症等并发症；慢性期皮肤呈硬化萎缩，似硬皮病。

【问题2】如何鉴别丹毒和蜂窝织炎？该患者的最后诊断是什么？

丹毒和蜂窝织炎有许多相似的特点：都表现为水肿性红斑、皮温升高、多累及单侧，多数患者同时伴有发热和白细胞升高。

鉴别点：丹毒患者通常具有急性发作的症状和全身性表现，包括发热、寒战、严重不适及头痛，之后数分钟至数小时会出现局部炎性症状和体征；而蜂窝织炎患者的病程通常进展更慢，发生局部症状需历经数日。丹毒累及真皮浅层和浅层淋巴管，皮损浅表、肿胀较轻、皮损与正常组织界限清楚；而蜂窝织炎发生于真皮深层和皮下脂肪，受累组织的肿胀更显著，但皮损与周围正常组织界限模糊。丹毒为非化脓性病变，而蜂窝织炎可伴或不伴化脓。

依据患者的病史和临床，通过上述的鉴别诊断要点，该患者最后诊断为丹毒（继发于湿疹）。

【问题3】需进行哪些检查？

丹毒的诊断主要依据临床表现，即皮损表现，局部淋巴结肿大，伴发畏寒、发热等系统症状。

血常规检查常有白细胞升高和核左移，抗链球菌溶血素“O”（ASO）有助于诊断。血培养、局部破损处（水疱疱液等）、活检组织等细菌培养的阳性率低。

【问题4】除了蜂窝织炎，丹毒还需要与哪些疾病相鉴别？

1. 接触性皮炎　有刺激物或致敏物接触史，发生于接触部位，皮损有瘙痒，无全身症状。

2. 类丹毒　接触家畜、鱼类或屠宰工作中有受伤史，常见于手部，皮损为紫红斑。

3. 血管性水肿　皮损发生及消退均较快，表现为急性局限性非凹陷性水肿，境界不明显，呈淡红色或苍白色，质地柔软，自觉症状较轻，一般无全身反应。

4. 癣菌疹　皮损为片状红斑，水肿不明显，对称分布，数目多。常有活动性足癣，癣菌素试验阳性。足癣症状减轻或治愈后，皮损也随之消退。

5. 丹毒样癌　胸部的丹毒需要和丹毒样癌及炎症性转移癌鉴别。

6. 其他　还须与顿挫型带状疱疹（皮损缺乏水疱，尤其是面部）、淤积性皮炎（注意可以伴发丹毒）、风湿热等鉴别。

【问题5】如何选择药物及治疗？

治疗原则以全身为主，辅以局部的抗感染治疗。寻找并去除诱因，防止复发。

一经确诊，应立即早期给予足量、高效的抗生素系统治疗：首选青霉素G，每日480万~640万IU静脉滴注；体温恢复正常后仍需继续巩固治疗至少2周，直至皮损消退后2~3日才可停药，以防复发。青霉素过敏者可选用红霉素或喹诺酮类药物。辅以局部治疗：早期急性者可用 25%~50% 硫酸镁或 0.02% 呋喃西林液等湿敷，并外用抗生素类药膏。

知识点

丹毒治疗的注意事项

1. 早期、足量、足疗程、高效抗生素治疗可减轻全身症状，控制炎症蔓延并防止复发。

2. 要积极治疗和处理原发病灶等诱发因素和促发因素以防复发，注意并发症的防范和处理。

3. 如疗效不好时，可能存在耐药菌感染，应更换抗生素或根据药敏试验选择抗生素。

4. 皮损较重且伴深在性脓肿或坏疽时，在抗生素治疗的同时，应行手术去痂、引流等治疗。

5. 对慢性患者，可选用紫外线、超短波、红外线或激光照射等，有一定疗效。

6. 伴有其他基础疾病或有并发症时，需进一步诊断及治疗，或请会诊，或转至其他相应科室诊治。

7. 丹毒愈后可复发，复发的主要原因是治疗不彻底，感染灶未予清除，皮肤有破口，细菌经破口再侵入皮肤，以及机体抵抗力，特别是局部皮肤抵抗力低下等。

第六节　皮肤结核病

门诊病历摘要

患者，女，28 岁，左侧耳垂及左面部红褐色斑块 3 年。患者 3 年前无明显诱因于左侧耳垂及左面部出现数个绿豆大小的红褐色结节，质地柔软，无自觉症状，搔抓后破溃结痂，溃疡愈合后形成瘢痕，此后在瘢痕基础上不断有新的结节出现，且逐渐扩大形成红褐色斑块，伴有少量脱屑，其间未诊治，否认外伤史。既往体健，无家族病史及遗传病史，无系统性疾病史，无食物和药物过敏史，否认结核病及其他传染病史。

体格检查：体温正常，一般情况良好，左侧颈部淋巴结肿大，各系统查体无异常发现。

皮肤科检查：左耳及左面部可见红褐色的浸润性斑块，覆有少量鳞屑，触之较软，其间可见萎缩性瘢痕（图 7-6-1）。

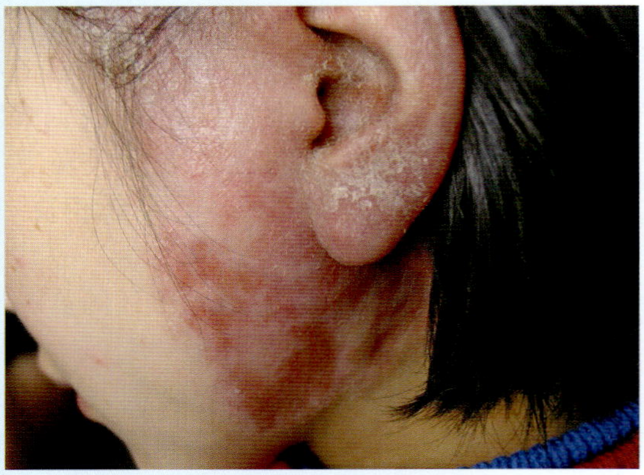

图 7-6-1　寻常狼疮

【问题 1】根据患者的临床照片和病史，第一印象考虑哪一类疾病？

患者病史 3 年，慢性病程，皮损以红褐色斑块为主，主要考虑肉芽肿类和肿瘤两类疾病。肿瘤排除的金标准是病理，首先在临床上分析：患者照片显示累及左耳和左面部巨大的红褐色斑块结节，基本排除了皮肤常见角质形成细胞肿瘤，如基底细胞癌（BCC）和鳞状细胞癌（SCC）、黑素细胞肿瘤；而巨大的血管性肿瘤一般有蓝色和紫色的外观；即使相对惰性的淋巴细胞性肿瘤例如蕈样肉芽肿（MF），在发生如此巨大的皮损时，常表现为多发且质硬的斑块，易出现溃疡。因此肿瘤的可能性不大，首先考虑肉芽肿性疾病。

【问题 2】肉芽肿有多种类型，该患者考虑哪一种？

肉芽肿分为非感染性肉芽肿和感染性肉芽肿。

非感染性肉芽肿中环状肉芽肿、类脂质渐进坏死等疾病的临床表现与本例患者不符合；异物肉芽肿多有外伤史，皮损多在异物周围而非本例患者的逐渐扩大；本例患者无风湿性肉芽肿皮炎、药物性肉芽肿性皮炎等相关的伴发疾病和用药史、且临床亦不符合；在非感染性肉芽肿中，结节病可以表现为暗红色和紫红色大斑块，尤其是冻疮样狼疮型结节病与本例患者的符合度最高，结节病除了系统受累外，皮损表面相对光滑、鳞屑少、质韧。

感染性肉芽肿，最常见的是皮肤结核感染，其次是真菌感染、非结核分枝杆菌感染。发生在面颈部的单发性肉芽肿性结节斑块，呈慢性匐行性扩张，首先考虑为皮肤结核感染中的寻常狼疮，继而以玻片压诊呈棕黄色如苹果酱色、探针检查有贯通现象，可以确诊为寻常狼疮。

知识点

皮肤结核病

皮肤结核病(tuberculosis cutis)是由人型结核分枝杆菌或牛型结核分枝杆菌侵犯皮肤或其他脏器的结核病灶所继发的皮肤损害。本病病程慢性，可迁延数年或数十年不愈。

感染途径包括外源性和内源性两种，前者主要经皮肤黏膜轻微损伤直接感染，如原发性皮肤结核综合征、疣状皮肤结核；后者则由体内器官或组织已存在的结核病灶经血行、淋巴系统或直接扩散到皮肤引起，如瘰疬性皮肤结核、腔口部皮肤结核、寻常狼疮、急性粟粒型皮肤结核及结核疹，如硬红斑、丘疹坏死性结核疹、瘰疬性苔藓等。结核分枝杆菌的致病性与细菌在组织细胞内大量繁殖引起的炎症反应、菌体成分的毒性作用及机体对某些菌体成分产生的超敏反应有关。

临床表现较为复杂，主要的临床类型有寻常狼疮、疣状皮肤结核(tuberculosis verrucosa cutis)、硬红斑(erythema induratum)、丘疹坏死性结核疹(papulonecrotic tuberculid)等。

【问题3】该病还需进行哪些检查？

1. 组织病理学特点　寻常狼疮的组织病理特征是真皮内上皮样组织细胞和数量不等的朗汉斯巨细胞及淋巴细胞形成的结核结节，典型病理在结节中央有干酪样坏死(图7-6-2)，但有相当多的患者病理并没有干酪样坏死。

2. PPD试验　强阳性或弱阳性。强阳性说明体内可能存在活动性结核灶。

3. 胸部X线检查　有助于发现活动性或陈旧性结核病灶。

4. 皮肤镜检查　可见在黄色至金色背景上的线性毛细血管扩张，以及淡白色网状条纹。虽然这些结果是寻常狼疮的特征，但特异性不高，仍需结合其他诊断性操作。

5. 其他　寻常狼疮是少杆菌型皮肤结核病，直接涂片或组织切片行抗酸染色常不能发现结核分枝杆菌，PCR检测结果阳性有助于诊断。

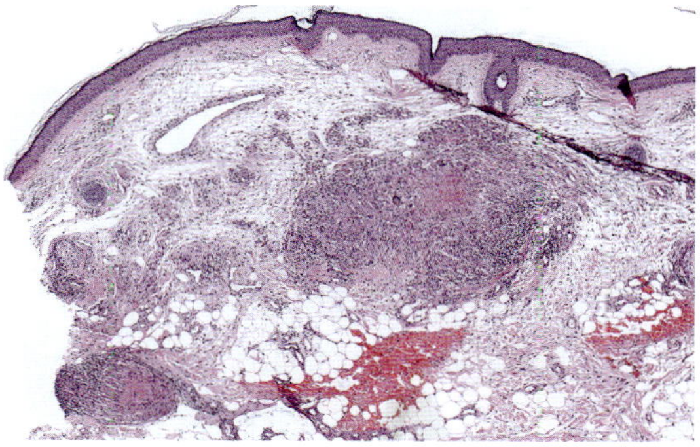
图7-6-2　寻常狼疮组织病理检查结果

该患者组织病理检查结果：表皮轻度角化过度，棘层不规则肥厚，真皮内可见上皮样组织细胞形成的结核结节，中央干酪样坏死，并见数量不等的朗汉斯巨细胞，抗酸染色未见抗酸杆菌。PPD试验阴性、细菌学检查阴性，胸部X线检查无异常。

可见真皮多个结核结节，结节中央可见干酪样坏死，其周围是组织细胞为主的浸润，散在朗汉斯巨细胞，最外层是淋巴细胞为主的浸润。

【问题4】寻常狼疮需要与哪些疾病相鉴别？

本例寻常狼疮患者的皮损以斑块为主，除了上文提到的肉芽肿性疾病，还需与结核样型麻风、晚期梅毒、盘状狼疮、利什曼病等疾病相鉴别。

寻常狼疮除了最常表现为红褐色斑块，还可表现为溃疡、瘢痕、丘疹和结节，需要与有相似症状的皮肤病相鉴别。

【问题5】皮肤结核病的治疗原则是什么？如何选择治疗药物？

本病治疗以“早期、联合、足量、规则及全程应用抗结核药”为原则。

皮肤结核病的治疗与全身性结核病相同。首选疗法是联合治疗：利福平0.45g+异烟肼0.3g+吡嗪酰胺1.5g+乙胺丁醇0.75g(或链霉素0.75g)，先给予8周的初始杀菌治疗以诱导细菌数量快速下降，随后进行利福平 0.45g+ 异烟肼 0.3g 治疗 4 个月以根除所有残余细菌。具体方案根据共存疾病、免疫状态以及分枝杆菌耐药模式进行调整。

第七节　麻　　风

门诊病历摘要 1

患者，男，32 岁，右足背部红斑 5 个月。患者 5 个月前曾因足背红斑，偶有一过性刺痒感，在当地医院诊断为"湿疹"，给予口服"氯雷他定"、外用莫米松乳膏后，治疗无效。病程中无发热等系统症状。既往体健，二便正常，家族史无特殊。

体格检查：发育正常，淋巴结不大，心、肺、腹检查无异常发现。

皮肤科检查：右足背暗红色斑疹，3cm×4cm 大小，边界清楚，表面干燥有少许鳞屑（图 7-7-1）。

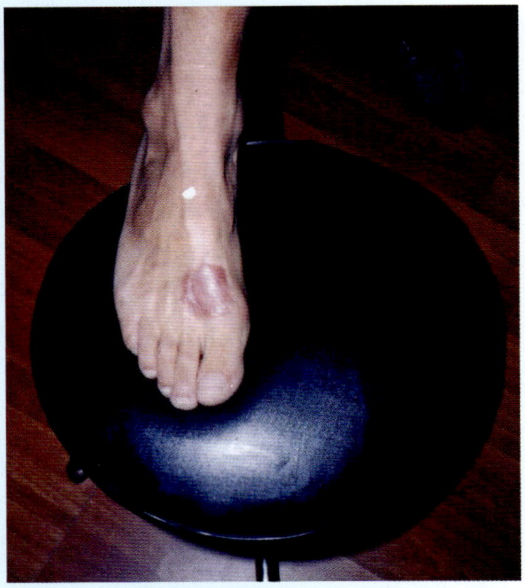

图 7-7-1　结核样型麻风（TT）

【问题 1】根据患者的病史和临床表现，首先考虑哪一类疾病？

红斑是皮肤病最常见的症状之一，可见于皮炎、湿疹、药疹等过敏性皮肤病，红斑鳞屑类、结缔组织病、真假血管炎等免疫性皮肤病，病毒、细菌、真菌等感染性的皮肤病，亦可见于肿瘤和病因不明的皮肤病。

本例患者具有病程长、单侧足背部发病、抗过敏治疗无效的特点，首先考虑的诊断为真菌、结核、麻风等慢性感染性疾病。因麻风常有"麻"等神经症状，进而采用棉签、热水杯对患者进行足背皮损区触觉和温度感觉实验，发现患者的触觉和温度感觉减退，进一步查体发现患者右侧小腿腓总神经粗大，初步诊断考虑麻风。

知识点

麻风的概念和分类

麻风（leprosy）是由麻风杆菌感染引起的一种慢性传染病，主要侵犯皮肤、黏膜、周围神经、淋巴结等。麻风患者是本病唯一传染源。人对麻风杆菌有不同程度的易感性，一般成人抵抗力较儿童强，且随年龄增长绝大多数成人对麻风杆菌有较强的抵抗力。麻风重要的传播途径是经飞沫传播，生活密切接触、注射或文身等也可传播。我国每年仍有新发和复发病例，主要分布在云南、贵州、四川、西藏等地。

主要依据免疫力由强到弱、麻风杆菌数量由少到多和类型演变来分型，即"五级分类法"，又称"免疫光谱分类法"。即免疫力最强的一端为结核样型麻风（tuberculoid leprosy，TT），依次为界线类偏结核样型麻风（bordline-tuberculoid leprosy，BT）、中间界线类麻风（mid-borderline leprosy，BB）、界线类偏瘤型麻风（bordline-lepromatous leprosy，BL）及瘤型麻风（lepromatous leprosy，LL）。早期表现称为未定类麻风（indeterminate leprosy，IL）。

因五级分类法较复杂，推出了以治疗为导向的分类方法：多菌型和少菌型，前者为查菌阳性的任何患者，治疗疗程 12 个月，后者为查菌阴性的 TT、BT、IL 患者，疗程 6 个月。

因有些地区贫困，没有查菌条件，推出了皮损和神经损伤计数的方法：皮损≥ 6 块或神经干损伤≥ 2 条者为多菌型，皮损≤ 5 块且神经干≤ 1 条者为少菌型。

【问题2】患者需要做哪些检查？本例患者考虑麻风哪一型？

主要需进行有诊断意义的检查，为疾病的明确诊断提供依据：麻风杆菌检查，取活动性皮损组织液印片进行抗酸染色，TT多呈阴性，LL多呈阳性；麻风菌素试验，TT多呈阳性，LL多呈阴性；皮损组织活检进行组织病理检查，TT主要表现为真皮小血管及神经周围有上皮样细胞浸润，抗酸染色常查不到抗酸麻风杆菌；LL表现为真皮内含有泡沫细胞肉芽肿，抗酸染色显示泡沫细胞内有大量麻风杆菌，因不侵犯真皮浅层，故表皮与真皮之间有一无浸润带。

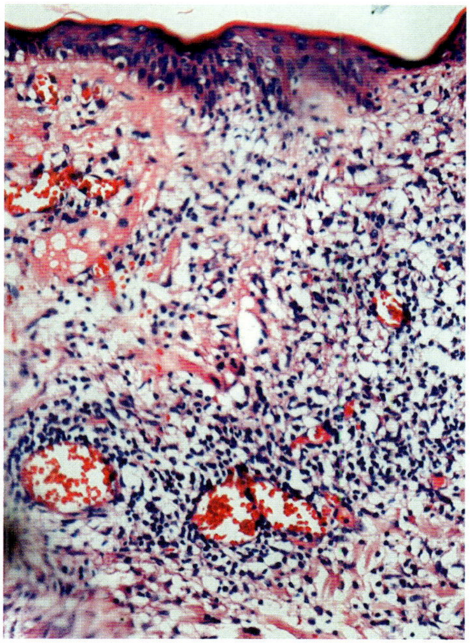

图7-7-2　结核样型麻风组织病理检查结果

本例患者仅有足背部皮损1处，皮损区有触觉和温度感觉的减退，同侧小腿腓总神经粗大。进一步的实验室检查结果显示：血常规、尿常规、生化全项、电解质均正常，梅毒、艾滋病及结缔组织病抗体筛查均为阴性，麻风菌素试验强阳性，皮损刮取组织液查找抗酸麻风杆菌阴性。皮损组织病理检查：表皮淋巴细胞浸润，真皮内有典型的上皮样肉芽肿，伴有较多的淋巴细胞浸润（图7-7-2），抗酸染色麻风杆菌检查阴性。最后诊断为结核样型麻风（TT），少菌型。

真皮内有典型的上皮样肉芽肿，伴有较多的淋巴细胞浸润，并侵及表皮基底层，真表皮之间无"无浸润带"。

知识点

结核样型麻风和未定类麻风

结核样型麻风（TT）：常发生于易受摩擦的部位如面、肩、臀、四肢等。皮损数量多为1~2块，不对称，表现为红色斑块，呈圆形或不规则形，边缘清，表面干燥无毛。局部感觉障碍明显，表现为麻木，温、痛及触觉障碍等。主要累及外周神经，以尺神经、腓总神经、耳大神经多见。无眉毛脱落，不累及黏膜、眼和内脏。少数患者可自愈。病理特征表现为表皮下无"无浸润带"，真皮内的结核样肉芽肿，在上皮样细胞周围除了有淋巴细胞外，可见朗汉斯巨细胞，常沿血管走行方向呈椭圆形分布，皮损处常查不到麻风杆菌。

未定类麻风（IL）：是麻风的早期，可演变成麻风病谱中的任何一个类型。皮损以浅色斑多见，色浅白或淡红，表面平滑，毳毛可脱落。单发或数个，圆形、椭圆形或不规则形，边缘清或不清。好发于面、背和四肢伸侧。局部轻或中度感觉障碍。一般无神经粗大、无毛发脱落、无内脏受累。皮损处常查不到麻风杆菌，病程久的患者麻风菌素试验可为阳性。

门诊病历摘要2

患者，男，29岁，躯干、四肢暗红色斑块1年。患者于1年前无明显诱因出现腰部红色斑丘疹，逐渐扩大呈环形，躯干、四肢出现散在类似皮损，偶有痒痛，无烧灼感。在当地医院诊断为湿疹、离心性环状红斑，给予"皮炎平"等药外用、"西替利嗪"等药口服后不能缓解。发病以来，患者进食、二便正常。患者既往史、个人史、家族史无特殊。

体格检查：发育正常，一般情况可，心、肺、腹等检查无异常发现。

皮肤科检查：背部和四肢可见多个红色斑丘疹，部分扩大的皮损为环状，背部最大的环状红斑直径约15cm，中央皮肤正常，环状边缘的宽度1~3cm，颜色不均一，色鲜艳处覆有鳞屑（图7-7-3）。

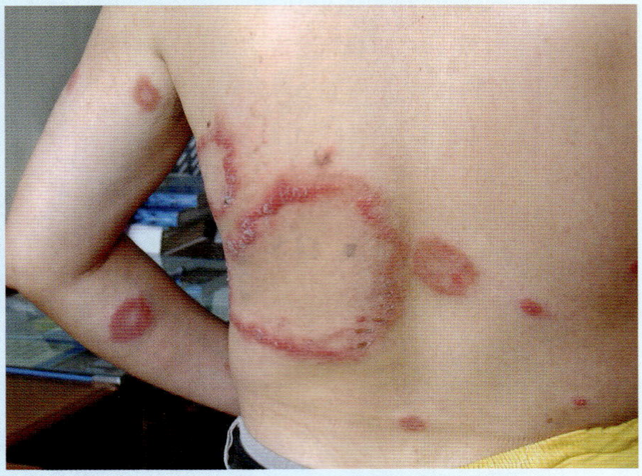

图 7-7-3　界线类偏结核样型麻风

【问题 3】根据患者的病史和临床表现，首先考虑哪一类疾病？

环状皮损是皮肤性病的一个特征性的皮损形态，对诊断很有提示作用，如环状丘疹和丘疱疹需排除体癣，环边较窄的环状斑块可能为基底细胞癌，质地较韧的可能为环状肉芽肿和结节病，环状水疱需要考虑到免疫性的水疱病尤其是 IgA 大疱性皮病等。

非感染性红斑中离心性红斑皮损环边较窄，1~2 周扩大至直径 6cm 以上，扩大速度较快，以至于鳞屑仅出现在环的内缘，而本例患者躯干、四肢皮肤等部位的环状红斑，病程慢性，病情缓慢进展，鳞屑在环的上方而非内缘。风湿免疫疾病相关性红斑可以表现为环状，例如亚急性红斑狼疮，常有光敏性，皮损常分布在面部边缘、颈部和双上肢，环边常为间断性或融合性丘疹，环中央多为不能完全消退的淡红色斑疹，且可有系统症状和免疫疾病指标异常。其他的如脂溢性皮炎、银屑病等较易鉴别。

感染性环状红斑中，由于病程较长，可以把疾病范围缩小在梅毒、麻风。其中早期二期梅毒可表现为斑疹但分布对称，而分布不对称的皮损多为晚期二期梅毒疹，表现为破坏性大的结节样皮损，与患者不符合。麻风患者中常可见到这种打孔区、徽章样皮损，进而采用棉签对患者进行背部皮损处触觉实验，发现患者的触觉减退，初步诊断考虑麻风。

知识点

界线类麻风

界线类偏结核样型麻风（BT）：好发于面部、躯干和四肢，分布广、数量多、不对称。常见皮损为斑疹、斑块和浸润性损害，皮损中央有明显的"免疫区"，周围常有小的卫星状损害。周围神经损害多发，皮损感觉障碍明显。毛发、系统多不累。病理与 TT 相似，区别在有"无浸润带"，查菌阴性至（++）。

中间界线类麻风（BB）：皮损多发、多形、多色，泛发但不对称。皮损可为带状、蛇形或不规则形，面部典型皮损可呈展翅的蝙蝠状，称为"双型面孔"；皮损内可有"免疫区"，部分皮损外缘模糊。周围神经粗大、多发，但不对称。毛发可稀疏、系统可受累。病理上兼有两极特点，不同区域可有 BT 和 BL 病理表现，表皮下有明显的"无浸润带"，肉芽肿更广泛，可见泡沫细胞和上皮样细胞，抗酸染色肉芽肿区查菌（++）~（++++）。

界线类偏瘤型麻风（BL）：皮损与 BB 相似，更泛发，并倾向于对称分布。毛发可脱落、系统可受累、形成鞍鼻。

【问题 4】患者需要做哪些检查？本例患者考虑麻风哪一型？

需要进行麻风杆菌检查，可参考病例 1 "问题 2" 相关内容。尚需进行与结缔组织病、皮肤结核、梅毒、结节病、皮肤淋巴瘤等一系列皮肤疾病鉴别的相关实验室检查。

本例患者皮损共计 13 处，背部皮损有触觉减退，但未触及肿大的神经。进一步的实验室检查结果显示：血常规、尿常规、生化全项、电解质均正常；梅毒、艾滋病及自身抗体筛查均为阴性，麻风菌素试验弱阳性；皮损组织病理检查：表皮轻度萎缩，真皮内可见以淋巴细胞和组织细胞为主的上皮样肉芽肿性致密浸润（图 7-7-4），抗酸染色麻风杆菌检查（+）（图 7-7-5）。最后诊断为界线类偏结核样型麻风（BT），多菌型。

真皮内可见以淋巴细胞和组织细胞为主的上皮样肉芽肿性致密浸润，肉芽肿与表皮之间有“无浸润带”。

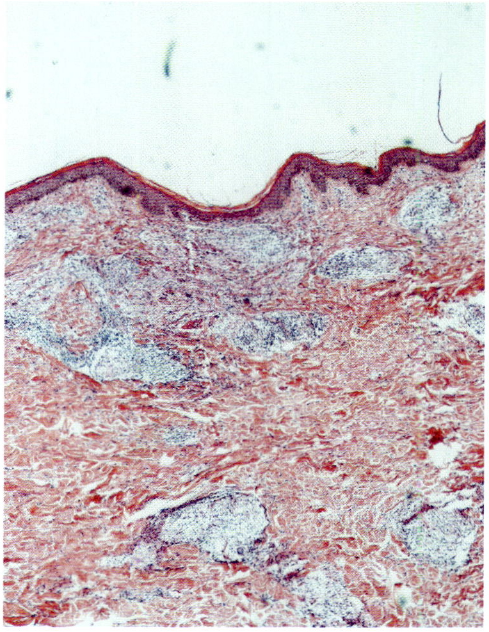

图 7-7-4　界线类偏结核样型麻风组织病理检查结果

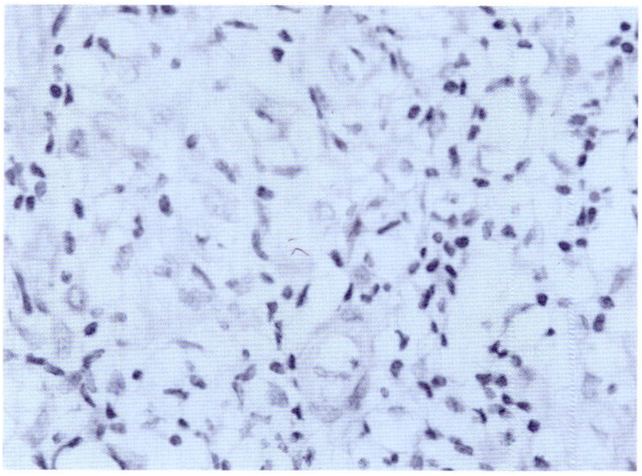

图 7-7-5　界线类偏结核样型麻风抗酸染色麻风杆菌检查结果

抗酸染色麻风杆菌检查（+）。

知识点

麻风杆菌计数的判定标准

阴性：平均每 100 个以上油镜视野内未查出麻风杆菌。

+：平均每 100 个油镜视野内查出 1~10 条麻风杆菌。

++：平均每 10 个油镜视野内查出 1~10 条麻风杆菌。

+++：平均每个油镜视野内查出 1~10 条麻风杆菌。

++++：平均每个油镜视野内查出 11~100 条麻风杆菌。

+++++：平均每个油镜视野内查出 101~1 000 条麻风杆菌。

++++++：平均每个油镜视野内查出超过 1 000 条麻风杆菌。

住院病历摘要

患者，女，40 岁，四肢肿胀 4 日，出现瘀斑、血疱 2 日。患者 4 日前鼻塞流涕在当地医院就诊，诊断为上颌窦炎及筛窦炎，给予青霉素 800 万单位静脉滴注和香菊片口服，当日晚上畏寒、发热，在当地注射退热针和口服复方阿司匹林片，不久面部、双小腿出现肿胀疼痛。2 日后四肢出现瘀斑、水疱和血疱，双足背皮肤局限性坏死。患者 20 余年前患过麻风，自述早已“痊愈”，但仍然每周口服一片“麻风宁”，否认肝炎、结核和药物过敏史。门诊拟“血管炎型药疹”收入院。入院时体格检查：一般情况可，神志清楚，体温37℃，血压120/65mmHg，系统检查无异常。皮肤科检查：面部浸润性水肿，光滑发亮，双侧眉毛全部脱落（图7-7-6）；双前臂伸侧散在红斑，边界模糊，中心呈青紫色，大的损害中心有水疱和血疱，疱壁紧张，不易破裂；双小腿伸侧皮损更广泛，有红斑、瘀斑、水疱和血疱，可见局部皮肤坏死（图7-7-7）。

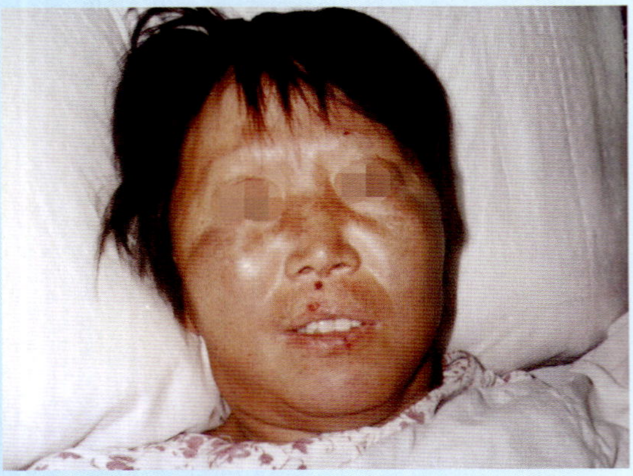

图7-7-6 瘤型麻风（Lucio型）
患者面部浸润性水肿，光滑发亮，双侧眉毛全部脱落。

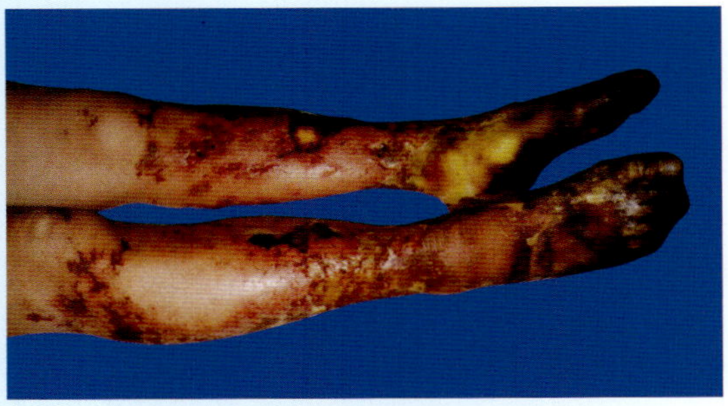

图7-7-7 Ⅱ型麻风反应（Lucio现象）

【问题5】血管炎可以由多种因素引起，明确病因有助于治疗，本例患者血管炎病因的筛查需要做哪些检查？

患者四肢多发红斑、瘀斑、水疱和血疱，局部皮肤坏死，可诊断为“血管炎”，血管炎可以由多种病因引起：感染、药物、自身免疫性疾病、血清病和肿瘤等。本例血管炎患者有“特殊的面容”，面部浸润性水肿，双侧眉毛全部脱落，且患者20余年前患过麻风，虽然患者自述早已“痊愈”，但需要明确的是：患者的血管炎是“瘤型麻风”导致的“麻风反应”，还是患者“麻风已愈”，血管炎的发生另有原因？

知识点

瘤型麻风和麻风反应

瘤型麻风（LL）：皮损数目多，广泛，对称，发展较快，受累组织器官范围较广。分三期：早期，皮损为浅色、浅黄色或淡红色斑为主，边界模糊不清；中期，皮损浸润性损害和弥漫性损害为主，可见少数结节，范围更广；晚期：皮损以深在性、弥漫性浸润或暗红色结节为主并遍布全身，面部结节或斑块可融合形成“狮面”。三期皮损逐步加重，神经、毛发、内脏亦逐步加重。组织病理特点：表皮萎缩变平，真皮上部有“无浸润带”，真皮内含有泡沫细胞肉芽肿，少有淋巴样细胞或炎症反应，抗酸染色显示泡沫细胞内有大量麻风杆菌，皮肤附属器破坏明显，皮神经组织破坏较轻。

麻风反应：是指对麻风杆菌抗原的变态反应性炎症过程。表现为在病程中突然发生症状活跃，即原有皮损或神经炎加重，出现新皮损和神经损害，伴有畏寒、发热、乏力、全身不适、食欲减退等症状。麻风反应常增加患者痛苦，甚至引起畸残。

Ⅰ型：主要发生在免疫状态不稳定的界线类（BT、BB、BL）麻风患者。表现为部分或全部皮损红肿、浸润，局部发热。多无全身症状。神经干粗大加重，有疼痛或触痛。反应通常是逐渐发生的，其过程可延续数周；可随细胞免疫反应增强或减弱而出现升级反应或降级反应。

Ⅱ型：主要见于LL或BL患者。多发生在麻风弥漫性浸润性皮损上或“正常”皮肤上。表现为成批出现的结节性红斑、多形红斑或坏死性红斑，严重者皮损可破溃，伴发热、头痛、乏力等症状及急性虹膜睫状体炎、急性淋巴结炎、急性睾丸炎、关节炎和肌炎等。病程1~2周，多数患者可在数月内反复发作。

【问题 6】本例患者最终诊断是什么？

患者及家属因四肢皮损严重，足背皮肤有坏死，拒绝活检做病理学检查，给患者的左眶和左耳做了皮肤组织液抗酸麻风杆菌检查，结果分别为（+++++）（图 7-7-8）和（++++）。结合患者面部皮肤光滑发亮、浸润性水肿但无结节损害，双眉完全脱落，躯干四肢亦光滑无结节损害，诊断瘤型麻风（Lucio 型）。患者四肢的血管炎是明确的，有明确的伴发疾病和用药史，不考虑特发性的。一般药物性血管炎多在首次连续用药 7 日以上发生，或在致敏后再次用药 2 日左右发生，一般症状不重；本例患者因鼻窦炎静脉滴注青霉素当晚出现症状，发病急，进展快，虽仅用一次可疑药物但症状较重。结合患者鼻窦炎（麻风黏膜症状）、患者患有 Lucio 麻风、未按时治疗、病情发展快等，最终诊断为：①瘤型麻风（Lucio 型）；②Ⅱ型麻风反应（Lucio 现象）。

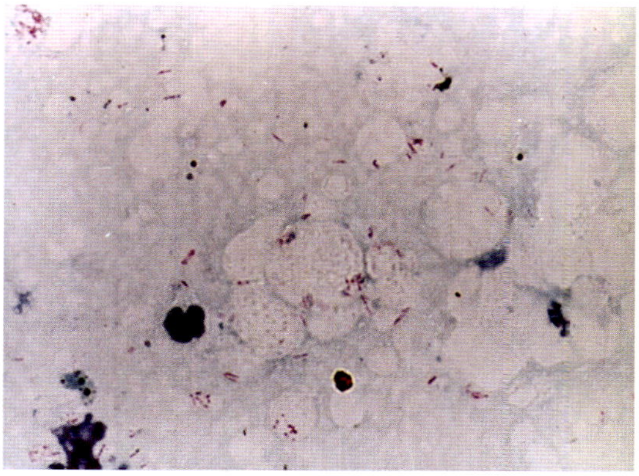

图 7-7-8　瘤型麻风皮肤组织液抗酸麻风杆菌检查结果
患者的左眶皮肤组织液抗酸麻风杆菌检查，结果为（+++++）。

知识点

Lucio 麻风和 Lucio 现象

Lucio 麻风：1852 年 Lucio 等在墨西哥报道了一种特殊的瘤型麻风，患者缺少常见的结节斑块表现，而是均一的、弥漫性浸润的、增厚的斑块，表面光滑。可有脱发、鼻充血、鼻衄、发声嘶哑等症状。这种弥漫性瘤型患者主要见于墨西哥和中美洲地区，国内也偶有报道。

Lucio 现象：是Ⅱ型麻风反应的一种特殊类型，多发生在长期不治疗的 Lucio 麻风。患者血清中有抗麻风杆菌抗原的沉淀性抗体，麻风杆菌结合形成免疫复合物并沉积在血管壁，继之发生的血管炎和血栓形成，导致皮肤出血和梗死，并在肢体皮肤上引起散在的不规则形红斑、大疱和坏死。因此，Lucio 现象是一种急性变应性血管炎。

【问题 7】麻风如何治疗？

麻风一旦被确诊，即应转入专门防治机构治疗。

自 1982 年 WHO 研究组推荐麻风联合化疗（multidrug therapy，MDT）方案以来，使得该病可以治愈。联合化疗方案如下：

多菌型成人方案：利福平 600mg 每月 1 次，氨苯砜 100mg/d，氯法齐明 300mg 每月 1 次或 50mg/d，疗程 24 个月；少菌型成人方案：利福平 600mg 每月 1 次，氨苯砜 100mg/d，疗程 6 个月；单皮损少菌型方案：由利福平 600mg、氧氟沙星 400mg 和米诺环素 100mg 三种药物组成，仅服用 1 次，适用于单皮损少菌型麻风比例较高的国家。对有麻风反应的患者不必停止治疗，Ⅰ型和Ⅱ型表现为 Lucio 现象的可加用激素（泼尼松 20~60mg/d）、Ⅱ型表现为结节性红斑的加用沙利度胺（100~200mg/d）。

第八节　非结核分枝杆菌感染

门诊病历摘要

患者，男，43 岁，海员。右手暗红色斑块 1 年。1 年前，患者右手拇指烫伤后出现丘疹，逐渐增大、破溃、结痂，无明显的痛感和痒感，迁延不愈。曾在当地医院就诊，诊断不明，考虑感染性疾病，给予口服头孢菌素类药物、阿奇霉素，外用莫匹罗星软膏，效果不佳。患者无其他系统性疾病，无药物过敏史及传染病史，家族中无类似病史。

体格检查：患者一般情况良好，各系统检查未见异常，全身浅表淋巴结未触及肿大。皮肤科检查：右手拇指背面暗红色斑块，约 2cm×2cm，边界清楚，触之较硬，有浸润感（图 7-8-1）。

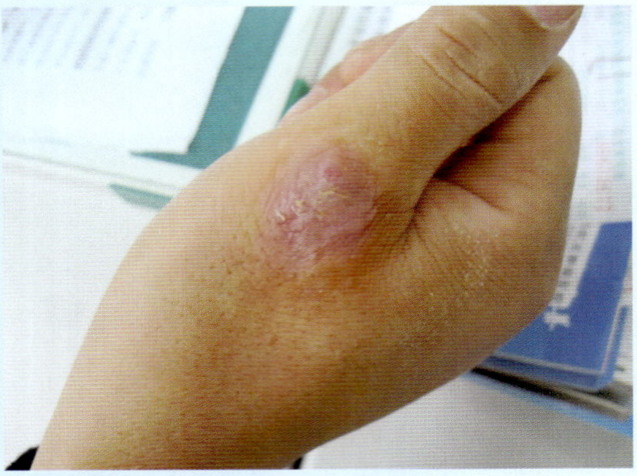

图 7-8-1 右手拇指暗红色斑块

【问题 1】根据患者的临床照片和病史，首先考虑哪一类疾病？

此种固定性的浸润性斑块，主要包括感染性肉芽肿和肿瘤二大类疾病，肿瘤排除的金标准是病理。根据患者红色、单一的浸润性皮损，病情迁延等特点，首先考虑肉芽肿性疾病。

【问题 2】该患者需进行哪些检查？最终诊断是什么？

固定性的红色浸润性斑块可以为多种慢性感染的临床表现，因此可以做病理、培养、分子生物学鉴定等检查。

患者皮损处真菌镜检和培养阴性；皮损边缘病理检查结果为表皮呈假上皮瘤样增生，真皮内混合细胞浸润，未见干酪样坏死，可见多个朗汉斯巨细胞（图 7-8-2），抗酸染色阴性，经深切未见明显的其他异常；分枝杆菌培养阳性（图 7-8-3），PCR 测序示海分枝杆菌（图 7-8-4 和图 7-8-5）。结合患者职业、病史、皮损特点和实验室检查诊断为海分枝杆菌感染。

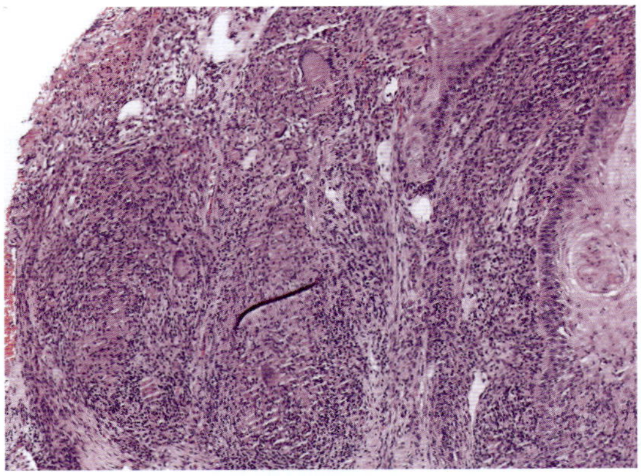

图 7-8-2 海分枝杆菌感染组织病理检查结果

病理示混合炎症细胞浸润，可见朗汉斯巨细胞。

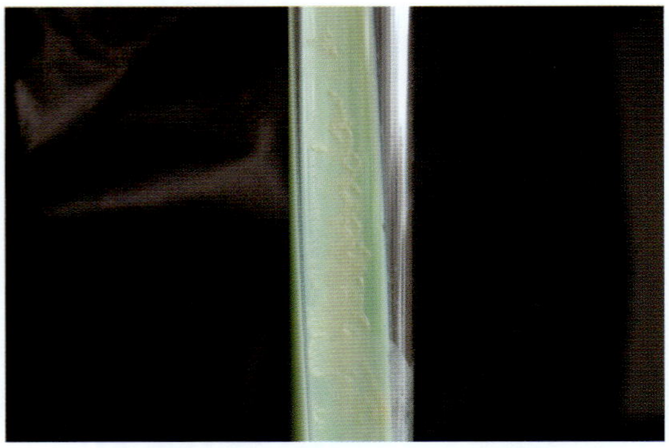

图 7-8-3 分枝杆菌培养结果

培养见光后产生黄色素。

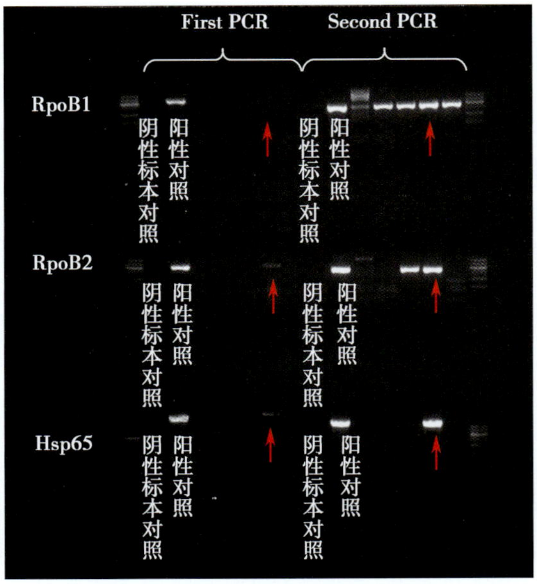

图 7-8-4 海分枝杆菌感染 PCR 测序结果

海分枝杆菌的 3 个基因特异性扩增均阳性。

Description	Max score	Total score	Query cover	E value	Ident	Accession
Mycobacterium marinum strain CCUG20998 chromosome, complete genome	688	688	100%	0.0	99%	CP024190.1
Mycobacterium marinum strain 1218R chromosome, complete genome	688	688	100%	0.0	99%	CP025779.1
Mycobacterium marinum ATCC 927 DNA, complete genome	688	688	100%	0.0	99%	AP018496.1
Mycobacterium ulcerans subsp. shinshuense DNA, nearly complete genome, strain: ATCC 3372E	688	688	100%	0.0	99%	AP017635.1
Mycobacterium ulcerans subsp. shinshuense DNA, complete genome, strain: ATCC33728	688	688	100%	0.0	99%	AP017624.1
Mycobacterium marinum E11 main chromosome genome	688	688	100%	0.0	99%	HG917972.2
Mycobacterium marinum M, complete genome	688	688	100%	0.0	99%	CP000854.1
Mycobacterium pseudoshottsii JCM 15466 DNA, complete genome	682	682	100%	0.0	99%	AP018410.1
Mycobacterium liflandii 128FXT, complete genome	682	682	100%	0.0	99%	CP003899.1
Mycobacterium ulcerans Agy99, complete genome	682	682	100%	0.0	99%	CP000325.1
Mycobacterium yongonense strain Asan 36527, complete genome	555	555	100%	5e-154	93%	CP015965.1
Mycobacterium yongonense strain Asan 36912, complete genome	555	555	100%	5e-154	93%	CP015964.1
Mycobacterium sp. strain MOTT-90 rpoBC operon sequence	555	555	100%	5e-154	93%	JF271806.1
Mycobacterium sp. strain MOTT-C1 rpoBC operon sequence	555	555	100%	5e		
Mycobacterium sp. strain MOTT-27 rpoBC operon sequence	555	555	100%	5e		

Questions/comm

图 7-8-5　与海分枝杆菌比对结果

且与海分枝杆菌的比对匹配性高，确定为海分枝杆菌感染。

知识点

非结核分枝杆菌

非结核分枝杆菌（nontuberculous mycobacteria，NTM）是指结核分枝杆菌复合群（结核分枝杆菌、牛分枝杆菌、非洲分枝杆菌和田鼠分枝杆菌）和麻风杆菌以外的所有其他分枝杆菌，广泛存在于土壤、尘土、海水、河水和污水中。非结核分枝杆菌可侵犯全身许多脏器和组织，包括淋巴结、皮肤、软组织、骨骼等，其中以肺部最为常见，也多见于皮肤软组织。传播途径主要为吸入和经创面进入，局部和全身免疫遭到破坏时即可引起发病。非结核分枝杆菌进入人体后，组织细胞对其进行吞噬、破坏，形成肉芽肿样反应。

引起人类致病的非结核分枝杆菌有十多种，1959 年 Runyon 根据菌落色素与生长速度将非结核分枝杆菌分为四群，1982 年 Wayne 根据非结核分枝杆菌对人和动物的致病性及生物学特征提出了非结核分枝杆菌复合菌群分类法，将非结核分枝杆菌分为五个复合群，前者现在仍广泛应用。

Ⅰ群：光产色菌。菌落暴露在自然光或灯光后可产生黄色色素。代表菌种有堪萨斯分枝杆菌、海分枝杆菌和猿猴分枝杆菌。

Ⅱ群：暗产色菌。这类细菌在暗处培养时菌落也可产生黄色色素。代表菌种有瘰疬分枝杆菌、戈登分枝杆菌、蟾蜍分枝杆菌、苏加分枝杆菌。

Ⅲ群：不产色菌。通常不产生色素。代表菌种有鸟 - 胞内分枝杆菌复合群、马尔摩分枝杆菌、溃疡分枝杆菌、土分枝杆菌、嗜血分枝杆菌。

Ⅳ群：迅速生长菌。培养 5~7 日即可见到菌落，代表菌种偶然分枝杆菌、龟分枝杆菌、脓肿分枝杆菌、耻垢分枝杆菌。

大部分非结核分枝杆菌对现有抗结核药物耐药，治疗困难。目前，非结核分枝杆菌感染呈现上升趋势。不同非结核分枝杆菌感染后引起的临床表现也不相同，同一种病菌也因患者感染部位、免疫状况、病情的发展等可有脓疱、角化性斑块、结节、溃疡、窦道，甚至伴发系统感染的不同的临床表现，但一般情况下有“慢、轻、冷”的共同特点，即发病缓慢、病程较长，全身症状轻微或无全身症状，皮损及其周围皮肤皮温无明显升高。

【问题 3】海分枝杆菌感染的病因及临床表现？

海分枝杆菌于 1926 年由 Aronson 在海鱼中首次分离出来。1942 年 Baker 和 Hagan 在淡水鱼中分离出 mycobacterium platypoecilus，1951 年 Linell 和 Norden 从瑞典的游泳运动员的皮损中分离出巴氏分枝杆菌），后来发现这两种杆菌为同一种杆菌，命名为海分枝杆菌（mycobacterium marinum）。海分枝杆菌是一种光产色菌，见光后可以产生黄色素，可在温带和热带的淡水和海水中生活，在 30~33℃培养基中培养 6 周，一般

10~28 日即可发现菌群；在 37℃温度下生长受到抑制，所以一般只侵犯四肢。感染的人群主要有家庭主妇、海员、渔民、海洋水族馆工作人员等，多因鱼刺伤引起，皮肤外伤后接触鱼缸、鱼或在泳池中游泳也可致病。潜伏期 1 周 ~2 个月，一般 2~3 周，皮损可为单发皮损或多发皮损，初发皮损可为丘疹、结节或斑块，多发皮损一般沿淋巴管呈串珠状分布，类似孢子丝菌病淋巴管型分布样排列。海分枝杆菌感染很少引起系统播散，但在免疫缺陷的患者可侵犯黏膜下组织、骨骼、黏膜和关节等深部组织。

【问题 4】其他几种常见的非结核分枝杆菌皮肤和软组织感染的临床表现？

1. 溃疡分枝杆菌感染 常引起小腿和前臂无痛性皮下结节，继而形成水疱、破溃导致坏死性溃疡，表面覆盖黄色坏死物，周围皮肤隆起，色素沉着，称为 Buruli 溃疡，后期机化形成瘢痕，可致畸形。

2. 鸟 - 胞内分枝杆菌感染 多累及胃肠道及呼吸道。原发性皮肤感染少见，表现为累及躯干或四肢的多发性脓肿，其他表现有溃疡、臁疮样皮损、疣状溃疡、炎症性结节、脂膜炎、窦道等，大部分皮损为播散所致。

3. 堪萨斯分枝杆菌感染 常可引起疣状或肉芽肿样丘疹及坏死性丘疹性脓疱等。

4. 龟分枝杆菌复合群感染 与注射、创伤和手术污染有关，非结核分枝杆菌经局部皮肤创面入侵，多为医源性感染。表现为局部疼痛性结节、脓肿、溃疡、窦道、蜂窝织炎或骨髓炎。

5. 瘰疬分枝杆菌感染 可引起皮肤肉芽肿性结节，破溃伴瘘管形成，同时伴淋巴结肿大。

6. 其他 嗜血分枝杆菌也可引起皮肤感染；戈登分枝杆菌可引起面部肉芽肿。

【问题 5】如何诊断非结核分枝杆菌感染？

1. 病史是否有外伤？职业是否是感染的主要人群如家庭主妇、海员、渔民、海洋水族馆工作人员等？

2. 临床表现是否有“慢、轻、冷”的特点？如果有较重的情况，注意患者是否伴发系统疾病如 HIV 感染、结缔组织病、肿瘤等。

3. 组织病理检查是必要的。其共同的特点是混合细胞浸润，可见朗汉斯巨细胞，提示感染性疾病，特殊染色有时能查到病原菌。

4. 镜检和培养，培养的要求较高，周期长，根据病种、病情和取材阳性率不一。

5. PCR 检测菌种的特异片段，阳性率较培养高，且能鉴定菌种。

6. 限于条件，或上述检查后仍不能确定者，可以考虑诊断性治疗。

【问题 6】如何选择治疗药物？

非结核分枝杆菌感染的治疗主要以抗生素为主，有些非结核分枝杆菌对多种抗生素耐药，需根据药敏试验选用。药物选择取决于正确的菌种鉴定，不同菌型其药物选择不同。由于疗效不佳、治疗困难，疗程通常建议 6 个月以上，并联合非药物治疗。

1. 海分枝杆菌 可采用利福平 + 乙胺丁醇联合，或利福平 + 克拉霉素联合，或多西环素（也可米诺环素），对疗效不佳者可采用外科手术清创治疗。

2. 溃疡分枝杆菌 治疗困难，最好早期诊断并切除创面，利福平 + 链霉素治疗，辅以局部热疗和氧疗。

3. 鸟 - 胞内分枝杆菌 大环内酯类药物是治疗该病疗效确切的唯一抗菌药物，因此基础药物必须包括克拉霉素或阿奇霉素，联合乙胺丁醇和利福平防止耐药。

4. 堪萨斯分枝杆菌 利福平、异烟肼、乙胺丁醇、链霉素、克拉霉素等 3~4 种药物联用，类似结核患者的治疗。

5. 龟分枝杆菌 外科切除，克拉霉素 + 多西环素（或环丙沙星）联合治疗。

6. 瘰疬分枝杆菌 外科切除，利福平 + 异烟肼联合治疗。

（李诚让）

第八章　真菌性皮肤病

0801

组织病理(图片)

第一节　头　　癣

门诊病历摘要

患者，男，12岁，头皮溢脓20日。患者20日前头皮发痒、脱发、头皮出现结节，并形成脓肿，脓肿破溃后溢脓(图8-1-1)，伴耳后和颈后淋巴结肿大。到当地外科就诊，考虑为头皮“疖肿”，口服青霉素治疗7日无效。

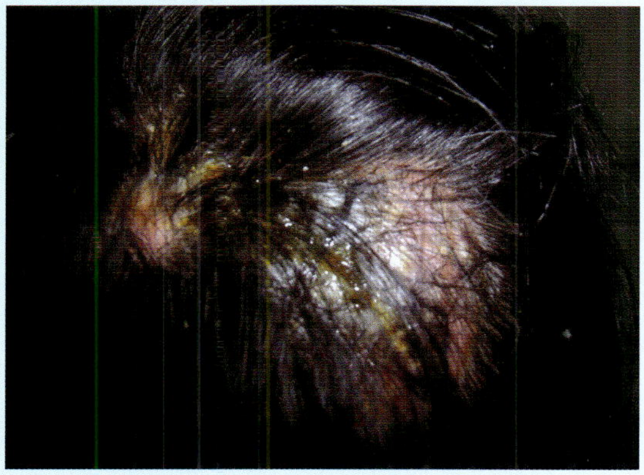

图8-1-1　头皮脓肿、溢脓

【问题1】根据临床和病史，初步考虑什么疾病？还需要特别询问什么？应做哪些检查？

通过病史了解患儿头部瘙痒、脱发，继之出现脓肿及溢脓，抗生素治疗无效。应考虑真菌感染所致脓癣(kerion)，应特别询问动物(宠物)接触史。追问病史，患者诉发病前5周曾接触过宠物兔。应取脓液和病发做真菌镜检和培养，同时做细菌培养。

知识点

真菌镜检的一般步骤

1. 取标本置于玻片上，加一滴10%氢氧化钾溶液或荧光染色液，盖上盖玻片。
2. 酒精灯外焰稍加热溶解角质，轻轻加压盖玻片使标本透明。
3. 显微镜下观察，可见半透明折光的菌丝和孢子；如为荧光染色，则可见发光的菌丝或孢子。

【问题2】通过实验室检查和分析应考虑什么诊断？治疗原则及方案是什么？还有哪些注意事项？

脓液做真菌镜检发现菌丝和孢子，病发荧光染色可见发内发外亮绿色荧光菌丝(图8-1-2)，培养有真菌菌落生长，经鉴定为须毛癣菌。根据临床特点和实验室检查诊断脓癣。患儿体重40kg，给予伊曲康唑200mg/d，每日晚饭后用牛奶送服；同时内服头孢克洛125mg/次，2次/d；用2%酮康唑洗剂洗头后，皮损处涂擦1%萘替芬-0.25%酮康唑乳膏。

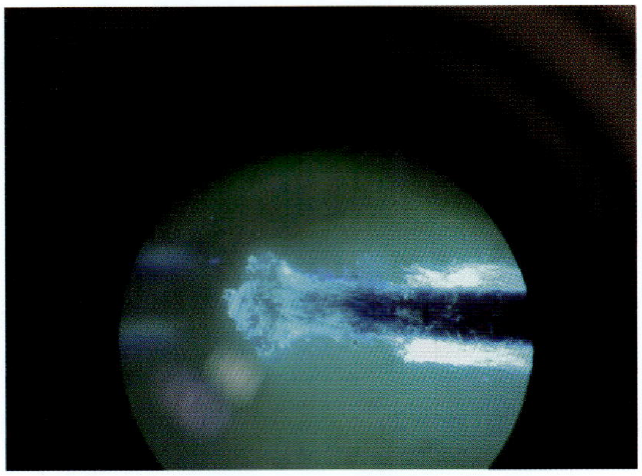

图 8-1-2　病发内外菌丝

知识点

头癣的治疗和预防原则

1. 口服抗真菌药物　①灰黄霉素（超微颗粒型剂量减半），成人 600~800mg/d，儿童 10~20mg/(kg·d)，分 2~3 次口服，连续 4~8 周，与含脂肪食物同时服用可促进吸收；②伊曲康唑，成人 200~400mg/d，儿童 3~5mg/(kg·d)，饭后立即用牛奶或可乐送服（在脂餐或酸性环境下伊曲康唑易吸收），疗程 4~6 周；③特比萘芬，成人 250mg/d，儿童体重不足 20kg 者 62.5mg/d，体重 20~40kg 者 125mg/d，疗程 4~6 周；④氟康唑 3~6mg/(kg·d)，疗程 3 周。

2. 脓癣除内服抗真菌药物外，急性期可口服复方甘草酸苷，如有细菌感染需加服抗生素，切忌切开引流。切开引流反而会加重并在病灶周围出现新的断发和脓肿损害。

3. 儿童天性喜欢宠物，亲动物（宠物）的真菌主要通过密切接触而传染，故应加强公共卫生知识教育。老师和家长要教育儿童不要直接接触动物。

【问题 3】抗真菌药物应服多久？抗生素应服多久？宠物如何处理？如何消毒避免再感染？

头部脓癣治疗 1 周后局部症状开始减轻，脓性分泌物减少，切口开始逐渐缩小。此时可停用抗生素，但抗真菌治疗一般要持续 4~6 周或更长。为减少炎症和促进头发生长，可加用复方甘草酸苷口服。宠物应做抗真菌治疗（参考人的抗真菌药物，按体重给药），切忌将患病的宠物“送人”或遗弃，而造成新的人或动物感染。患儿用过的衣帽、枕巾要每日煮沸消毒，固定用剪发工具并每次消毒。

知识点

头癣治疗过程的药物不良反应

1. 头癣治疗应足量足疗程，用量过低或过早停药常使病变迁延不愈。虽然药物说明书提示要注意肝脏不良反应，但实际发生率很低。

2. 药物治疗应权衡利弊，若有既往肝病史或担心肝脏不良反应者可随时检查肝功能，以调整治疗方案。

【问题 4】头癣分哪些类型？各型的真菌学特点和治疗原则是什么？

头癣多累及儿童及少年。根据致病菌和临床表现将头癣分为白癣、黑点癣、黄癣、脓癣四种类型。黄癣由许兰毛癣菌（trichophyton schoenleinii）感染引起，已罕见；白癣主要由犬小孢子菌（microsporum canis）和石膏样小孢子菌（microsporum gypseum）感染引起；黑点癣主要由紫色毛癣菌（trichophyton violaceum）和断发毛癣菌（trichophyton tonsurans）感染引起；须毛癣菌（trichophyton mentagrophytes）主要为亲动物菌，常致脓癣。

各型头癣治疗原则一致：采取“剪、洗、搽、服、消”综合疗法，直至临床治愈和真菌培养阴性。①剪：每周剪去病发一次，去除感染原；②洗：每晚用2%酮康唑洗剂、硫磺香皂洗头；③搽：外用抗真菌制剂；④服：口服抗真菌药物；⑤消：帽子、枕头、毛巾等应煮沸消毒。

知识点

各型头癣临床和显微镜下特点

1. 白癣　学龄儿童。病发于高出头皮2~3mm处折断，镜下示围绕病发密集排列的球形真菌孢子，形成灰白色套状鳞屑（菌鞘）。

2. 黑点癣　病发刚出头皮即折断，残根留在毛囊内，呈黑点状。镜下见病发内呈链状排列的关节孢子。

3. 黄癣　损害为黄癣痂，硫磺色，周边翘起，中央紧附着头皮形如碟状，除去痂后其下为潮红糜烂面，可融合并形成大片，黄癣痂内充满厚壁孢子和鹿角状菌丝。病发内见与毛发长轴平行的菌丝和关节孢子。

4. 脓癣　感染1~2周后局部肿胀、化脓，典型损害为化脓性毛囊炎，呈群集性毛囊性小脓疱，有的形成痈。皮损内毛发松动、折断、易拔除，皮损边缘陡直。真菌菌丝和孢子可在毛干内外及痂壳内。

第二节　体癣/股癣

门诊病历摘要1

患者，男，60岁，退休工人，左侧面部红斑伴瘙痒6个月。患者半年前面部出现红斑伴瘙痒。自购“皮炎平”外搽后红斑和瘙痒减轻，但1周后又出现，且皮疹渐渐蔓延至耳后（图8-2-1）。到多家诊所就诊考虑为面部皮炎，给予多种外用药物治疗，时重时轻，伴有脱屑，迁延至今，瘙痒难忍。

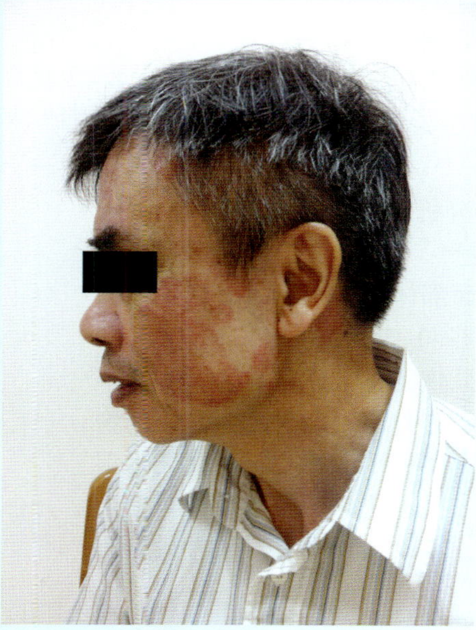

图8-2-1　面部红斑

【问题1】根据临床和病史，初步考虑什么疾病？应做哪些检查？

老年男性面部出现红斑、瘙痒、鳞屑，应考虑多种疾病，如多形性日光疹、接触性皮炎、脂溢性皮炎、皮肤淋巴瘤等。此患者无系统症状，皮损边界不清伴有鳞屑，瘙痒明显，应首先排除真菌感染所致的体癣（tinea corporis)。刮取鳞屑做真菌直接镜检见到菌丝(图 8-2-2),荧光染色可见分隔菌丝(图 8-2-3),即可确定是体癣,再取鳞屑做真菌培养鉴定菌种,最终鉴定为须毛癣菌。

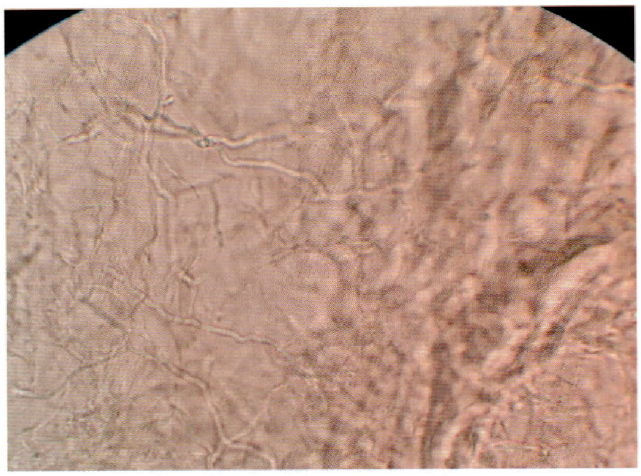

图 8-2-2　皮损鳞屑直接镜检查见透明菌丝

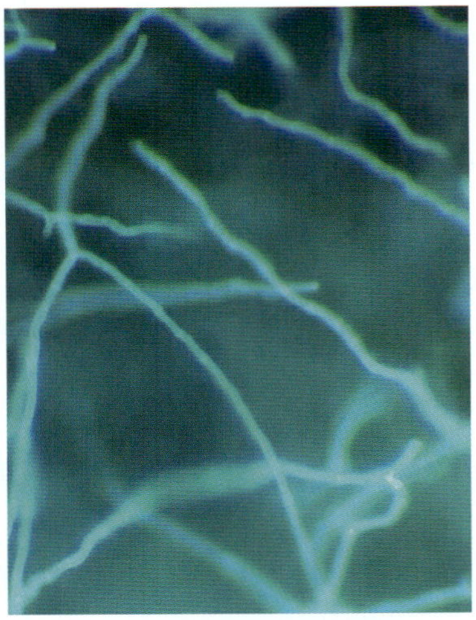

图 8-2-3　皮损鳞屑荧光染色直接镜检可见分隔菌丝

知识点

体癣与难辨认癣

1. 体癣临床表现多样。初起为红色丘疹或小水疱,继之脱屑,再向周围逐渐扩展成边界清楚的环形损害,边缘不断发展,中央则趋于消退,被称之为圆癣或铜钱癣,皮损可扩大及互相重叠,免疫功能低下者可泛发。

2. 有的环形皮损内还可以再出现丘疹、水疱、鳞屑,呈花环状损害,亦可见丘疹型、湿疹样型、菌痂样型、疱疹样型、肉芽肿型等不同损害表现。

3. 体癣外用糖皮质激素类药物后致皮损不典型,面积扩大、加重而瘙痒感暂时减轻,边界也不很清楚,可形成多发性毛囊炎、肉芽肿型损害、泛发性红斑鳞屑,即所谓的"难辨认癣"。

【问题 2】通过实验室检查和分析应考虑什么诊断？治疗原则及方案是什么？有哪些注意事项？

根据临床和真菌检查诊断为面部体癣。给予内服特比萘芬 250mg,1 次 /d,面部外用 1% 萘替芬 -0.25% 酮康唑乳膏,1 次 /d。治疗 7 日后患者红斑鳞屑消失,皮肤恢复正常(图 8-2-4)。注意事项:①由于患者长期外用各种药物,皮肤很敏感,外用抗真菌药物时应少量使用,以免因药物刺激而加重面部红斑,必要时可用保湿剂以缓解皮肤紧绷感;②由于面部皮损边界不清,仅外搽抗真菌乳膏容易遗漏,致治疗不全面不彻底,同时内服抗真菌药物疗效更有保障。

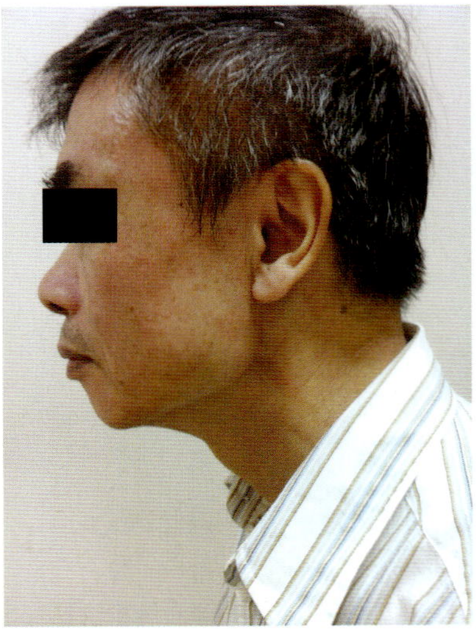

图 8-2-4　体癣治疗 7 日后

知识点

体癣和股癣的定义、病因和发病机制

1. 体癣指发生于除头皮、毛发、掌跖和甲以外其他部位的皮肤癣菌感染。股癣特指腹股沟、会阴、肛周和臀部的皮肤癣菌感染，为发生在特殊部位的体癣。

2. 体癣的病原菌主要为红色毛癣菌、须毛癣菌和犬小孢子菌，股癣的病原菌多为红色毛癣菌。絮状表皮癣菌、断发毛癣菌、铁锈色小孢子菌和紫色毛癣菌等也可引起体股癣。

3. 体股癣多发于夏季及潮湿炎热环境。与患者直接或间接接触可染病。股癣主要发生于青壮年，男性多于女性。体股癣常伴有手癣和足癣，手、足、体、股癣间可能有交叉感染。糖尿病、慢性消耗性疾病、长期大量服用糖皮质激素和免疫抑制剂者容易伴发体股癣。

门诊病历摘要 2

患者，男，40 岁，腹股沟、臀部红斑伴瘙痒 2 年。患者 2 年前开始出现右侧腹股沟皮疹伴瘙痒（图 8-2-5），渐渐扩散至左侧腹股沟及臀部，自购“皮炎平”“达克宁”等多种药膏外搽。常夏季加重，冬季缓解。

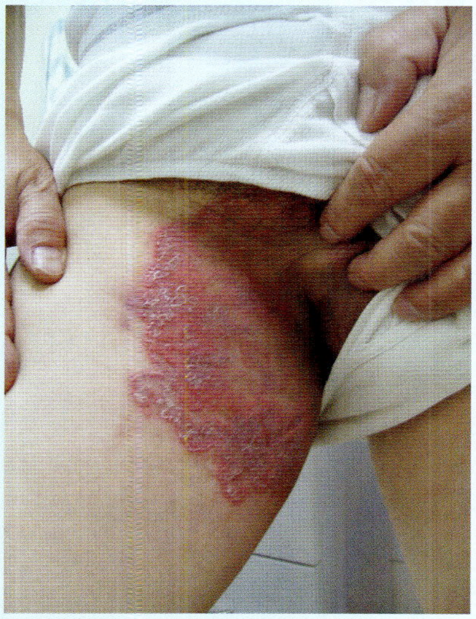

图 8-2-5　右侧腹股沟红斑及鳞屑

【问题 1】根据临床和病史，初步考虑什么疾病？应做哪些检查？

腹股沟、臀部出现对称性红斑及鳞屑伴瘙痒应首先考虑股癣（tinea cruris）。刮取鳞屑做真菌直接镜检见到菌丝，可立即确定诊断，再取鳞屑做真菌培养鉴定菌种，最终鉴定为红色毛癣菌（trichophyton rubrum）。

知识点

股癣的临床、镜检和治疗特点

1. 致病真菌侵犯腹股沟内侧所致的环状或半环状皮损统称为股癣。在股部内侧靠近外阴部位发生红斑，逐渐向周围蔓延，边界清楚，中央退行。可伴色素沉着、水疱和结痂，偶见脓疱。经搔抓后局部皮肤发生浸润、增厚，呈苔藓化。皮损蔓延到下腹部、整个会阴及臀部，可波及阴囊、阴茎根部。

2. 发生在臀部的股癣因不易被患者察觉，也不常外用抗真菌药物，从臀部刮取鳞屑做真菌镜检和培养的阳性率更高，更易确定诊断。

3. 由于外用药物常易遗漏皮损，同时口服抗真菌药物更能确保疗效。

【问题 2】体股癣治疗有什么药物？有哪些注意事项？如何预防？

体股癣治疗以局部外用抗真菌药物为主。根据病损的部位、大小和疹型特征，可分别选择溶液、酊剂、霜剂、乳膏外用。常用药物有 1% 萘替芬 -0.25% 酮康唑乳膏、2% 克霉唑乳膏、2% 酮康唑乳膏、1% 益康唑乳膏、2% 咪康唑霜剂、复方酮康唑霜、1% 联苯苄唑霜、1% 特比萘芬霜和复方间苯二酚洗剂等。阴股部皮肤薄嫩，对外用药物吸收率高，应选择刺激性小、浓度低的外用药。局部潮湿多汗者则宜用粉剂。在治疗开始的 3~5 日内，加用弱效糖皮质激素霜剂可迅速减轻刺激症状，而不影响抗真菌药的效果。对皮损广泛、顽固难治、外用药物不方便的体股癣可口服特比萘芬、伊曲康唑、氟康唑等抗真菌药物。体癣大多通过与患者或动物（宠物）直接接触传染，股癣多数可能由足癣等自身传染而来，所以预防体股癣应注意个人卫生，避免与患病宠物接触，积极治疗手足癣、甲癣与头癣等。

第三节 手癣 / 足癣

门诊病历摘要

患者，男，45 岁，足趾间脱屑伴瘙痒 1 个月。患者 1 个月前开始足趾间发痒，皮肤发白、脱屑（图 8-3-1）。发病前双足曾在洪水中浸泡，未及时擦干。足趾间皮肤浸渍发白。

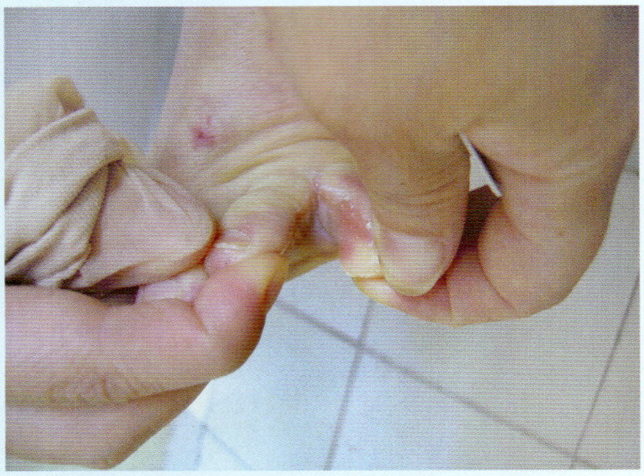

图 8-3-1 足趾间浸渍糜烂

【问题 1】根据临床和病史，初步考虑什么疾病？应做哪些检查？

考虑足癣，应刮取趾间鳞屑做真菌检查。结果查到真菌菌丝。鳞屑真菌培养有菌落生长，经鉴定为红色毛癣菌。

知识点

手足癣的定义、病因和发病机制

1. 手癣（tinea manus）是发生于指间、手掌、掌侧部位的皮肤癣菌感染。足癣（tinea pedis）是发生于足趾间、足跖、足跟、足侧缘的皮肤癣菌感染。足癣发病率高于手癣。

2. 手癣与足癣的致病真菌主要为红色毛癣菌、须毛癣菌、紫色毛癣菌和絮状表皮癣菌。近年来发现白念珠菌及其他酵母样菌感染者。

3. 发病与密切接触传染源有关。夏秋季发病率高且较重。我国南方因温暖潮湿流行颇广，特殊行业人群如煤矿工人、军人由于穿雨鞋、胶鞋机会多，患病率可高达 80%。共用洗足盆、拖鞋等为传播足癣的重要途径，足癣又是手癣的重要传染源。

【问题 2】检查足癣时还应注意询问和检查的内容什么？

足癣患者常有家族聚集性，应询问是否共用洗足盆、拖鞋等，家庭中是否有类似患者；个人生活习惯及身体状况，如是否患糖尿病及内服或外用糖皮质激素。足癣常累及趾甲，故应同时检查患者趾甲是否有增厚、变形、变色，应刮取趾间鳞屑做真菌检查。治疗应强调家庭内成员同时治疗，避免交叉感染。

知识点

足癣的分型、病因和发病机制

足癣常分为以下3型，可同时存在或以某一型为主。

1. 浸渍糜烂型（间擦糜烂型）（图8-3-1）　常见于趾间，特别是第3~4趾或第4~5趾间及趾下方屈侧，可波及整个足跖。局部浸渍发白，表皮剥脱后见基底红斑糜烂伴渗液，异臭，奇痒难忍。继发细菌感染者并发淋巴管炎、淋巴结炎、丹毒或蜂窝织炎。

2. 水疱型（图8-3-2）　反复发针帽至粟粒大小丘疱疹或小水疱，水疱位置较深，疱液澄清，周围无红晕；疱壁厚而紧张、疱液清亮、散发或密集。数日后，疱液吸收干涸后有环形脱屑。好发于足跖及足缘，剧烈瘙痒。

3. 角化增生型（鳞屑角化型）（图8-3-3）　皮肤角化过度，粗糙无汗，有鳞屑，无水疱及脓疱，可有皲裂。好发于足跖、足缘、足跟。病程慢性，可剧烈瘙痒或无任何症状。

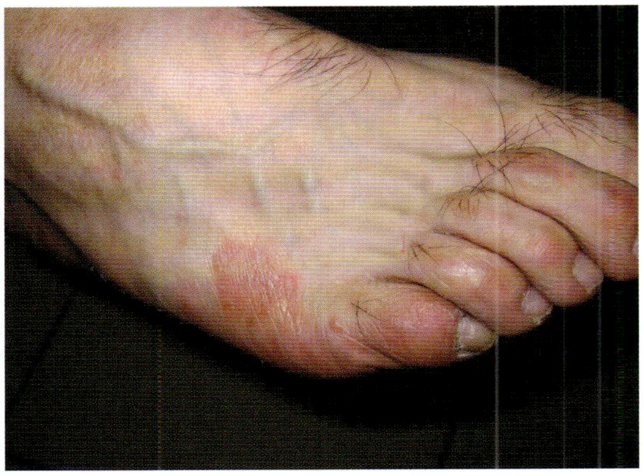

图8-3-2　足癣（水疱型）

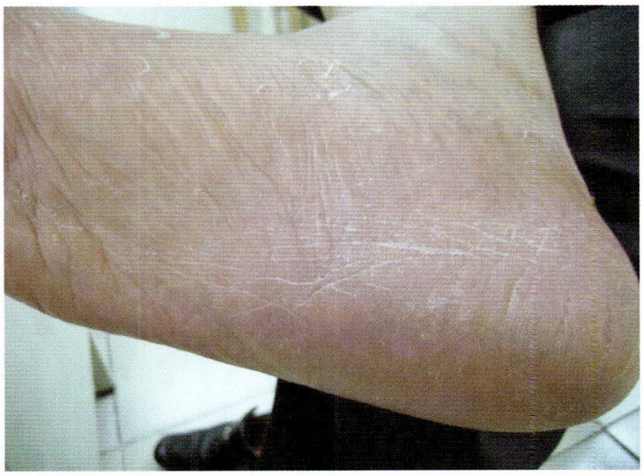

图8-3-3　足癣（角化增生型）

【问题3】手癣有什么特点？

由于暴露在外和经常洗手，手部感染癣菌的机会相对较少，发展也较缓慢，加之患者自用各种药物，临床表现不典型，可表现为手掌及指间的小水疱，或虎口处角化过度；另一特点是真菌直接镜检和培养的阳性率较足癣低，需要反复检查，或停用各种外用药至少2周后再做真菌检查。若同时在足部检查到真菌，则可内服及外用抗真菌药治疗。

知识点

手癣的分型、病因和发病机制

手癣常为单侧，也可双侧，多由足癣传染而来或继发于指甲癣，也可原发，多见于拇指与示指侧面及掌心部。临床表现与感染的致病菌有密切关系，也可表现为上述三型，但分型不如足癣明显，早期皮损为丘疱疹，然后逐渐蔓延扩大，后期主要以角化过度及鳞屑为主（图8-3-4）。

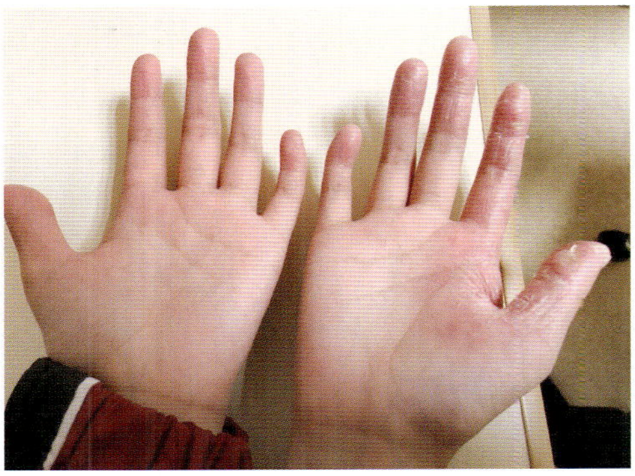

图8-3-4　手癣（右侧）

【问题 4】手足癣如何诊断？

手足癣的诊断建立在临床表现、真菌镜检及培养基础上，须注意与湿疹、剥脱性角质松解症、掌跖脓疱病及汗疱疹等鉴别，但也可能在这些皮肤病基础上患手足癣。真菌检查是关键。

知识点

需与手足癣鉴别的疾病

1. 湿疹病变为多形性损害，边界不清，散在多发，分布对称，有渗出倾向，易发生于手足背，反复发作，冬重夏轻。手癣常为单侧，夏重冬轻。

2. 剥脱性角质松解症先为掌跖部针尖大白点，后表现为薄纸样表皮剥脱，其下皮肤正常，无水疱，无炎症反应，无瘙痒感。

3. 掌跖脓疱病好发于掌心、拇指小指的掌面、足弓，红斑基础上周期性发生深在无菌性小脓疱，伴角化脱屑。

4. 汗疱疹好发于春末夏初，对称发生于手掌表皮深处的小水疱，米粒大小，呈半球形，无炎症反应，干后脱屑。

【问题 5】手足癣治疗疗程为多久？

亲角质层皮肤癣菌在角质层中生长繁殖，治疗应取鳞屑做真菌镜检和培养阴性才停药。一般要 4~8 周，角化型疗程应更长。

知识点

手足癣的治疗

手足癣若无合并症则首选外用药治疗，疗程一般需要 1~2 个月。继发感染者应先控制感染。有过敏者应先控制炎症反应，然后再抗真菌。

1. 外用疗法　丘疹鳞屑型可外用抗真菌霜剂（1% 萘替芬 -0.25% 酮康唑乳膏、联苯苄唑霜、益康唑霜、硝酸咪康唑霜）；水疱型可先用 3% 硼酸溶液或 10% 冰醋酸溶液浸泡，2 次 /d，每次 10 分钟，水疱干燥后再外用抗真菌霜剂；浸渍糜烂型可先给予硼酸溶液、醋酸铅溶液湿敷，随后外用咪康唑或联苯苄唑粉，1~2 次 /d，皮损干燥后再外用霜剂；角化过度型可外用抗真菌霜剂及含有角质剥脱剂的软膏（复方水杨酸软膏、复方苯甲酸软膏）；合并细菌感染可先外用莫匹罗星软膏、夫西地酸乳膏、0.5% 新霉素软膏等抗生素制剂。

2. 内服疗法　用于较顽固或严重的感染，伊曲康唑 200~400mg/d，疗程 1 周，或 100mg/d，连服 2~4 周；特比萘芬 250mg/d，疗程 2~4 周；氟康唑 150mg 顿服，每周一次，2~6 周。内服和外用联合治疗能快速缓解症状，提高疗效。

【问题 6】真菌感染有无全面的诊疗流程？

真菌感染的诊疗涉及临床表现、真菌分离和鉴定、治疗药物选择（疗效及不良反应评估），其核心是确认病原真菌。围绕着真菌的发现、分离鉴定、药敏等环节，结合宿主的系统和局部状态给予个体化治疗。诊疗流程如图 8-3-5 所示，在实际操作中应根据所在单位的实验室条件和患者的具体情况调整。

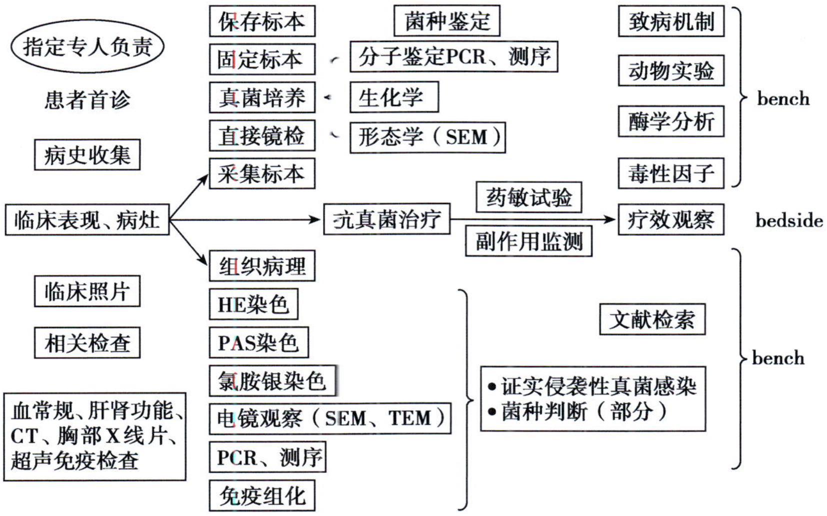

图 8-3-5　真菌病诊疗流程

SEM. 扫描电镜；TEM. 透射电镜；bench to bedside，表示从实验室到临床。

第四节　甲 真 菌 病

门诊病历摘要

患者，男，65 岁，双手足指/趾甲增厚碎裂 3 年、趾缝渗液伴瘙痒 2 个月。患者 2 年前足趾挤压伤后出现右足趾甲盖裂隙，甲下淤血，后甲盖增厚、颜色污浊、块状剥落（图 8-4-1），后其余趾甲及双手指甲出现类似改变。近两个月患者出现双足趾缝渗液，伴剧烈瘙痒，不能入眠。至社区医院局部浸浴及外用药膏治疗效果不佳。既往史：足癣病史 20 年，未用药治疗，糖尿病病史 3 年，口服二甲双胍，餐后血糖 15~18mmol/L，自述无其他基础疾病；个人史及家族史均无特殊。

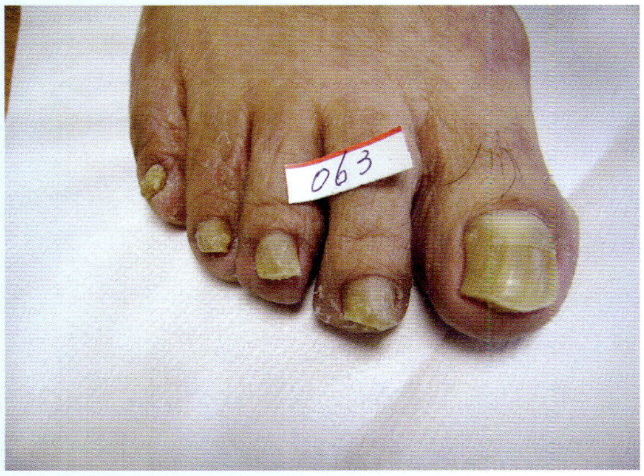

图 8-4-1　患者右足趾甲及趾皮肤改变

【问题 1】通过上述问诊，应考虑什么疾病？

通过病史询问，根据既往有足癣和糖尿病病史、无其他疾病及遗传病病史、趾甲颜色及质地改变，首先考虑甲真菌病（onychomycosis）可能。应取病甲做真菌涂片及培养。

知识点

甲真菌病的分型

甲真菌病是指包括皮肤癣菌感染和非皮肤癣菌感染在内的所有甲真菌感染。由皮肤癣菌感染指/趾甲称为甲癣。根据真菌侵犯甲的部位的不同，甲真菌病分为以下 4 种类型：

1. 远端侧缘甲下型　通过甲远端和侧缘入侵。
2. 白色浅表型　真菌直接侵犯甲板表层，常由须毛癣菌引起。
3. 近端甲下型　由近端甲下皱襞直接侵入，常见于免疫受损宿主。
4. 全甲毁损型　是以上三型甲真菌病未经治疗的最后结果。

【问题 2】刮取患者病甲行真菌镜检，镜下可见半透明的折光菌丝，可确诊什么疾病？需与哪些疾病鉴别诊断？

根据患者的临床表现和镜检结果，可确诊为甲真菌病。需要与白甲、黄甲综合征，以及扁平苔藓、湿疹、银屑病、连续性肢端皮炎、肢端恶性黑素瘤等疾病引起的甲改变相鉴别。

知识点

甲真菌病的鉴别诊断

1. 甲真菌病 常从甲板两侧或末端开始，使甲板变形变色，甲下有角蛋白和碎屑沉积使甲板增厚，往往先累及一个甲，其他邻近甲可正常。

2. 银屑病 甲损害常见，表现为甲表面凹凸不平，有纵嵴、甲剥离、畸形、缺如等，往往波及多个甲并呈对称分布，真菌镜检阴性，皮肤可见银屑病损害。

3. 扁平苔藓 甲凹凸不平、甲板变薄、常有纵嵴、纵沟、裂缝；严重时甲板破坏、萎缩脱落；有或无甲翼状胬肉，是甲母质不可逆破坏使近端甲褶与近端甲床粘连融合所致，具有特征性。甲扁平苔藓真菌镜检、培养阴性，必要时需依靠病理活检鉴别。

4. 甲黑素瘤 临床少见，起病前常有外伤史，25% 的病例为无色素性恶性黑素瘤，起病前可有纵向黑甲、甲下色素皮损、破溃出血的无色素性结节等表现，病理检查明确诊断。

5. 甲营养不良 甲表面粗糙有纵嵴，可出现点状凹陷和裂纹，不出现翼状胬肉。

6. 特发性甲萎缩 发展迅速，形成瘢痕性萎缩，引起甲消失缺如。

7. 白甲 分为点状、线状及弥散性白甲。点状白甲由外伤导致；线状白甲可见于铊和砷中毒；弥散性白甲部分为遗传性，可伴发皮肤角化及其他先天异常。

8. 黄甲综合征 所有甲均受累呈黄色、黄绿色或略带黑色，表面光滑，可见横嵴、横沟，甲板过度弯曲，甲板增厚；常合并系统受累如淋巴水肿和呼吸功能障碍。

【问题 3】本例患者应如何选择药物治疗？用药治疗前应进行哪些检查？还要考虑出现哪些并发症的可能？

甲真菌病可以根据病情轻重选用系统或局部外用药物治疗。外用可选择 30% 冰醋酸或 5% 盐酸阿莫罗芬搽剂。

由于该患者病变较广泛，可给予系统治疗。每日服用特比萘芬 250mg，连续 6~12 周；或伊曲康唑 400mg/d，连服 7 日、休息 21 日为一疗程，连续 3~4 疗程以上。治疗前应进行肝功能检查，治疗期间每月复查肝功能。因伊曲康唑为亲脂性药物，应在脂餐后用牛奶服药以便胃肠吸收，提高生物利用度。

趾甲增厚可引起走路疼痛，也可以继发甲沟炎及局部蜂窝织炎，需重视。

知识点

甲真菌病的非药物治疗进展

甲真菌病的治疗除了依靠发展新药外，增强药物穿透甲板能力将会成为非常有潜力的治疗方法：如激光烧蚀甲板、甲板微型钻孔、低频超声、电离子透入疗法等。光动力疗法治疗甲真菌病已用于临床，并取得了一定疗效，对念珠菌属及皮肤癣菌属（特别是红色毛癣菌）表现出了一定的抗真菌疗效。最新应用于甲真菌病治疗的有激光疗法，1 064nm Nd∶YAG 激光照射红色毛癣菌菌落时可以明显抑制菌落生长，体现了其对真菌有抑制作用。

【问题 4】若甲真菌病泛发，并伴有其他系统症状，还应考虑何种疾病？

应考虑先天性免疫缺陷病，包括 T 细胞性免疫缺陷、B 细胞性免疫缺陷或联合免疫缺陷等。通过发病年龄、临床表现及血液学检查可以进行鉴别。

还需要考虑到获得性免疫缺陷综合征的可能，通过 HIV 初筛试验和确诊实验可以明确诊断。
甲真菌病诊疗流程见图 8-4-2。

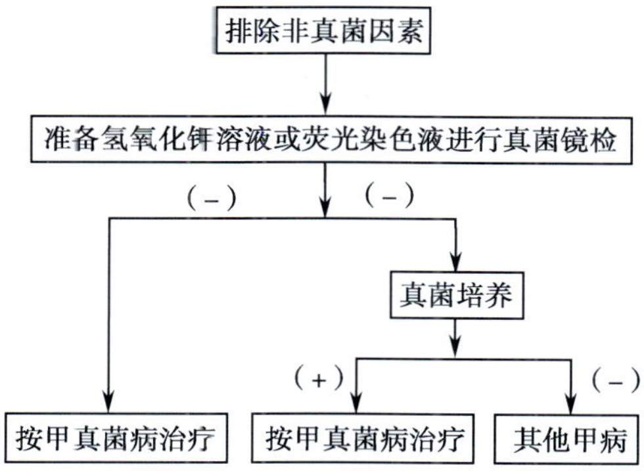

图 8-4-2　甲真菌病诊疗流程

第五节　癣　菌　疹

门诊病历摘要

患者，女，35 岁，足部水疱、渗液 14 日（图 8-5-1），上肢红斑及丘疹伴瘙痒 3 日。患者足部瘙痒 3 年，时有渗出，外用多种“癣药膏”，时好时坏。14 日前皮损瘙痒加重，出现渗液，自行使用“金霉素眼膏”外涂于局部，皮损加重，后泛发至双上肢（图 8-5-2）。家中饲养犬及猫各 1 只。

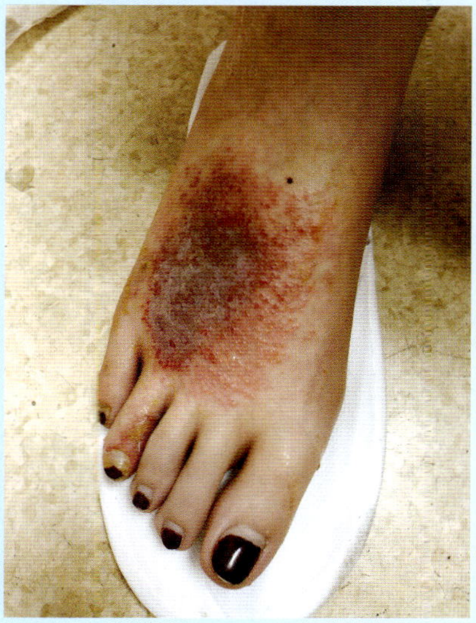

图 8-5-1　足部红肿、水疱、渗液

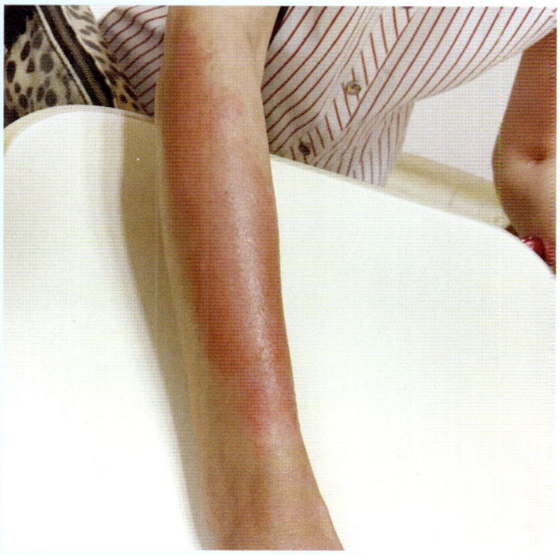

图 8-5-2　上肢红斑及小丘疹

【问题 1】根据临床皮疹表现，首先需要考虑哪些疾病？

目前患者足部红肿、水疱及渗液，上肢可见弥漫的红斑及小丘疹。首先考虑急性湿疹可能。

【问题 2】应做哪些检查以进一步明确诊断？

根据患者家有宠物，且既往可能有足癣史，可能会因局部处理不当出现皮疹加重泛发，需要考虑“自身敏感性皮炎”的诊断。可做真菌病学检查，若足部皮损真菌镜检阳性，癣菌疹（dermatophytid）诊断更为恰当。

知识点

癣菌疹的概念及临床表现

癣菌疹本质上是一种变态反应性疾病，是由于原发真菌感染灶释放的真菌抗原经血流带至皮肤，在该处发生了抗原抗体反应从而引起的一种变态反应性损害。临床可以有毛囊性、苔藓样、鳞屑样、大疱样、结节性红斑、远心性环状红斑、游走性栓塞性脉管炎、丹毒样及荨麻疹样皮疹表现。

【问题 3】诊断明确后应如何治疗？

1. 对症处理　瘙痒剧烈者应用抗组胺药物治疗，如有发热、全身淋巴结肿大等症状者可酌情加用糖皮质激素，如泼尼松 10~30mg/d 口服。

2. 局部治疗　局部治疗应当温和，以安抚、保护为主，可加用硼酸溶液湿敷或外用炉甘石洗剂。

3. 待急性皮损控制后，积极治疗原发病　全身应用抗真菌药物，如伊曲康唑或特比萘芬等口服。

（潘炜华）

第六节　花 斑 糠 疹

门诊病历摘要

患者，男，31 岁，颈部、胸背部红斑或色素减退斑反复发作 10 年。天气炎热或多汗时加重，偶有轻度痒感。外院曾予抗真菌治疗有效，但病情反复，夏重冬轻。皮疹表现如图 8-6-1。

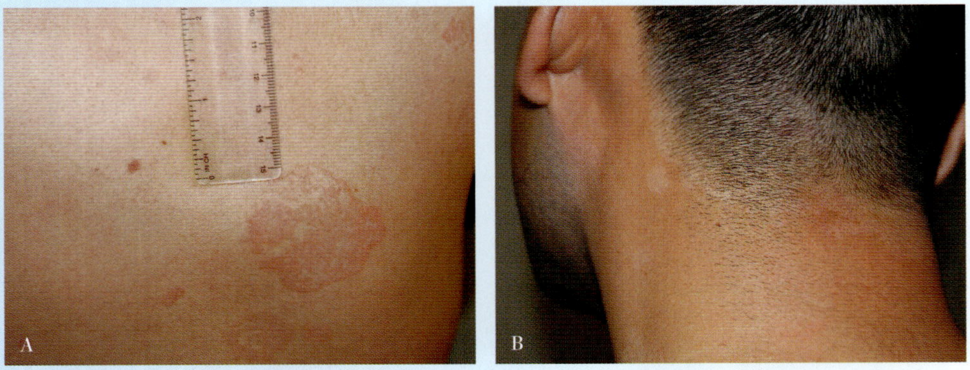

图 8-6-1　患者皮损

A. 背部淡红色斑；B. 颈部色素减退斑。

【问题 1】根据患者皮损，临床需考虑哪些疾病？

本例患者主要存在两种皮损：

背部可见散在大小不一圆形、椭圆形淡红斑，部分呈环形、多环形，边界清楚，上覆干燥薄层糠状鳞屑。根据此类皮损特点，诊断可考虑花斑糠疹（pityriasis versicolor）、玫瑰糠疹或脂溢性皮炎。

知识点

背部鳞屑性红斑的诊断

1. 玫瑰糠疹　好发于躯干、四肢近端，常有一母斑，类似皮疹陆续成批出现。皮损为覆有糠状鳞屑的玫瑰色斑疹，其长轴与皮纹平行。具有自限性，病程 6~8 周，愈后一般不复发。

2. 脂溢性皮炎　好发于头皮、面部、背、腋窝等皮脂较多部位，皮损表现为基底红斑，表面有油腻性鳞屑或结痂。病程慢性，伴不同程度瘙痒。

患者后颈部发际下可见圆形、椭圆形及不规则色素减退斑，上覆薄层糠状鳞屑。根据此特点，诊断可考虑花斑糠疹、单纯糠疹、白癜风或贫血痣。

知识点

颈部色素减退斑的诊断

1. 单纯糠疹　多见于儿童，好发于面部、偶见于颈部及上臂。皮损表现为覆少量细碎鳞屑的斑疹，早期皮损淡红色，后期为色素减退斑。病程慢性，持续时间不等。

2. 白癜风　可发生于任何部位，好发于暴露、皱褶部位。皮损为色素脱失斑，与正常皮肤之间边界清楚，周围常有着色深的边缘。白斑上的毛发可变白或无明显变化。

3. 贫血痣　为先天性局限性血管发育缺陷，出生后不久发生，终生不变。一般单侧分布，单个或多个圆形或线状淡白色斑。玻片压皮损周围正常皮肤时皮损消失。摩擦皮损处或冷、热刺激皮损不发生红斑反应。

【问题 2】结合患者病史及皮损，考虑何种疾病可能性大？

患者青壮年男性，病程 10 余年，皮损位于胸背、颈部等皮脂腺丰富、多汗部位，偶有轻度痒感，表现为淡红斑疹、色素减退斑、环形红斑，冬轻夏重，外用抗真菌治疗有效，考虑花斑糠疹可能性大。

知识点

花斑糠疹的概念

花斑糠疹曾称花斑癣、汗斑，是由马拉色菌属感染角质层引起的一种浅表真菌病。好发于青壮年，男性多见，以胸背、面颈等皮脂腺丰富部位多发。大多数无症状，少数在炎热夏季、多汗或晒太阳后有轻度痒感。病程慢性，一般冬轻夏重。皮损多呈对称或多部位分布，大小形状不一，表现为边界清楚的淡红或淡褐甚至灰黑色斑疹，表面覆少许糠状鳞屑，皮损消退后可遗留色素减退斑。

【问题 3】为进一步确诊，此患者还需进行哪些检查？

花斑糠疹为浅表真菌性皮肤病，可予真菌镜检或 Wood 灯检查以进一步确诊。若真菌镜检见腊肠形菌丝或成簇圆形孢子（图 8-6-2），则可确诊为花斑糠疹。

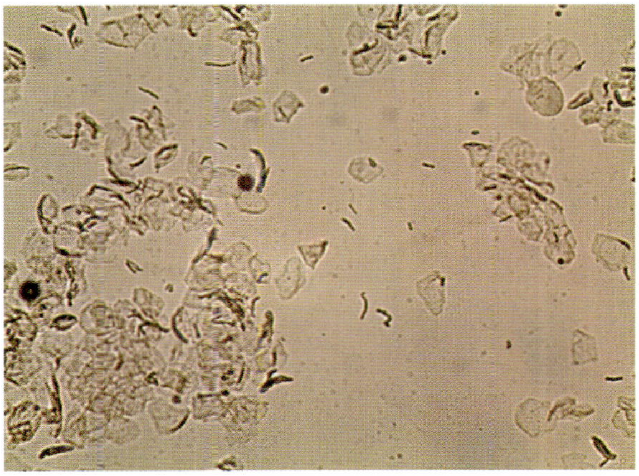

图 8-6-2　真菌镜检

知识点

花斑糠疹的病因学

花斑糠疹皮损鳞屑镜检可见成堆圆形或卵圆形出芽孢子和短粗的腊肠型菌丝。Wood 灯下皮损呈黄色或黄绿色荧光。

花斑糠疹病原真菌是马拉色菌属，迄今分为 14 个种，引起花斑糠疹的病原菌主要为球形马拉色菌，直接镜检或培养镜检均可见圆形或卵圆形两种形态孢子。马拉色菌属具有嗜脂性，主要存在于人体皮脂腺丰富部位，如前胸、后背、头、面、颈部等。当机体应用糖皮质激素、慢性感染等因素导致免疫力低下时，利于该菌生长，可诱发此病。

【问题 4】患者真菌镜检阳性，诊断为花斑糠疹，应如何进行治疗？

此患者皮损面积小，以局部用药为宜，可予 2% 酮康唑软膏，1 次 /d，外用。

知识点

花斑糠疹治疗和预防

若患者皮损面积小，以外用抗真菌药为宜：①2% 酮康唑洗剂、二硫化硒洗剂全身洗澡，停留数分钟后洗净，1 次 /d，连用 2 周；②2% 酮康唑及咪康唑霜外用，或萘替芬酮康唑乳膏外用。皮损面积大、单纯外用疗效不佳者可口服伊曲康唑 200mg/d，连服 7 日，餐后用牛奶服药。此病有遗传易感性，容易复发，每周用酮康唑洗剂洗澡及每月内服 1 次伊曲康唑（200mg）可预防复发。

第七节　马拉色菌毛囊炎

门诊病历摘要

患者，男，15 岁，面部及胸背部红色丘疹 6 个月。患者平时喜爱运动，出汗较多，自行外用“皮炎平”治疗，皮疹逐渐增多，当地医院曾按“痤疮、毛囊炎”治疗，无明显效果。皮肤科检查：肩（尤其双肩外侧）、胸、背密集分布毛囊性半球状红色丘疹，直径 2~5mm，有光泽，间有小脓疱，周围有红晕，密集而不融合，疹间皮肤正常，表面无鳞屑（图 8-7-1）。

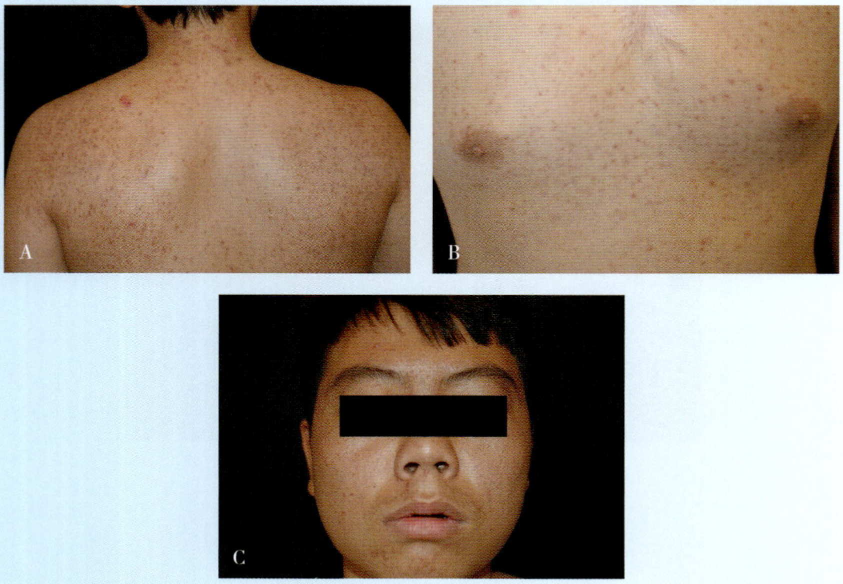

图 8-7-1　全身典型皮损

A. 背部红色丘疹；B. 前胸部皮损；C. 面部皮损。

【问题 1】根据临床表现，需要考虑的疾病有哪些？

患者青年男性，以面部、胸背部密集炎性毛囊性丘疹为主要临床表现。皮疹对称分布，主要位于脂溢部位。临床需要考虑的疾病包括马拉色菌毛囊炎（malassezia folliculitis）、细菌性毛囊炎、寻常痤疮、脂溢性皮炎等。

【问题 2】结合皮疹特点及临床病史，哪种诊断的可能性最大？下一步诊断措施有哪些？

患者平时喜爱运动，出汗较多，曾按"痤疮、毛囊炎"治疗无效，结合皮疹分布广，以肩、胸背为主要分布部位，呈密集不融合的毛囊性半球形丘疹的特点，临床考虑马拉色菌毛囊炎可能性大。为确定诊断可行真菌镜检，必要时行真菌培养明确诊断。

知识点

马拉色菌毛囊炎的发病机制

马拉色菌毛囊炎是嗜脂性马拉色菌所致的毛囊炎性疾病，与皮脂分泌、毛囊角化过度、菌群异常等有关。致病菌多为球形马拉色菌，主要寄生于皮脂溢出部位的角质层和毛囊中。皮脂溢出部位多汗及高脂分泌为该菌生长、繁殖提供了重要条件；应用广谱抗生素、糖皮质激素易造成正常菌群失调及促进皮脂分泌，使球形马拉色菌过度增殖而致病；局部护理不当、封包不透气等亦是常见的诱因。球形马拉色菌在毛囊内大量繁殖，其脂肪分解酶使毛囊的甘油三酯分解为游离脂肪酸，刺激毛囊及周围产生炎症反应。

【问题 3】取患者毛囊角栓行真菌镜检可见大量出芽厚壁孢子，本病例如何诊断？

结合病史、皮疹特征、真菌镜检，马拉色菌毛囊炎诊断明确。

知识点

马拉色菌的真菌检查

1. 真菌镜检　选择典型皮损，用镊子将毛囊角栓用力挤出，加 10% 氢氧化钾溶液，盖上盖玻片，微加热后直接镜检，可见圆形或卵圆形的厚壁孢子，有出芽和颈圈样结构。

2. 真菌培养　大部分马拉色菌具有嗜脂性，用含油的培养基可培养出酵母样菌落，亦可确诊。

【问题 4】采用何种治疗手段？

马拉色菌毛囊炎治疗原则基本同花斑糠疹。由于球形马拉色菌侵犯毛囊，部位较深，治疗顽固且易复发，外用药物时可在皮损表面轻揉，促进药物渗入毛囊。对皮损泛发、外用药物疗效不佳时，可联合口服抗真菌药。口服药主要选择三唑类抗真菌药，丙烯胺类（如特比萘芬）不能经汗腺排出，口服对马拉色菌毛囊炎无效，但局部外用有效。潮湿多汗时要注意局部清洁干爽，同时应尽量去除诱因，停用糖皮质激素或广谱抗生素。

【问题 5】本病好发于中青年，且常与痤疮、脂溢性皮炎、细菌性毛囊炎合并发生，易与此类疾病混淆。临床诊疗过程中如何减少误诊？

仔细询问病史，注意发病季节、工作环境及多汗体质；仔细查体，注意皮疹特征及分布特点；对已按痤疮、脂溢性皮炎、细菌性毛囊炎治疗而无效或病情反而加重的患者应考虑马拉色菌毛囊炎；对长期服用糖皮质激素或广谱抗生素的患者更应高度怀疑本病；必要时做真菌检查。

第八节　念珠菌病

门诊病历摘要

患者，男，26 岁，包皮、龟头红斑、白色分泌物伴瘙痒 3 日。患者 3 日前不洁性交后包皮、龟头出现弥漫性潮红及白色分泌物，轻度瘙痒。病程中无发热、尿频、尿急、尿痛，未诉其他不适。既往体健，个人史、家族史无特殊。性伴侣有类似病史。皮肤科检查：包皮、龟头见弥漫性红斑，边界不清，表面见乳酪样白色分泌物，未见集簇水疱、溃疡，尿道口无红肿，未见异常分泌物（图 8-8-1）。

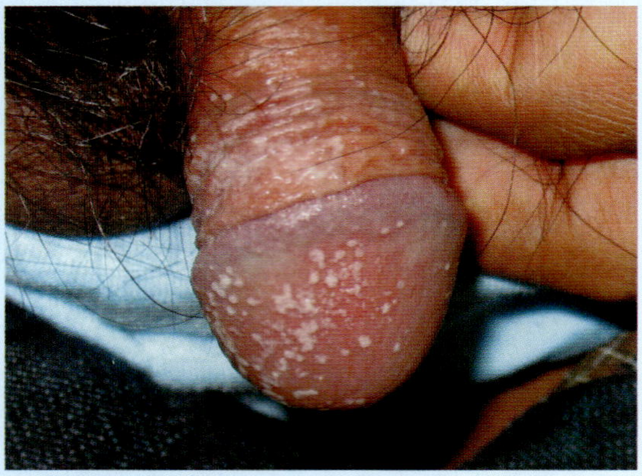

图 8-8-1 包皮、龟头红斑及白色分泌物

【问题 1】通过皮损特点，应考虑什么疾病？

皮损特点不支持尿道炎及生殖器疱疹诊断，主要考虑包皮龟头炎或接触性皮炎可能。

知识点

引起包皮龟头炎的原因

包皮龟头炎为临床多发病，常见原因有包皮过长、包皮垢刺激、念珠菌感染，也可由其他原因如表皮葡萄球菌、淋球菌、阴道加特纳菌、解脲脲原体、阴道毛滴虫、沙眼衣原体等感染引起。另外，摩擦、刺激和变态反应等因素也可引起。念珠菌感染在该病中占重要地位，但仍有半数以上患者由其他原因引起。念珠菌为条件致病菌，当机体抵抗力下降或局部环境变化时其致病性增加。

【问题 2】结合病史及皮损特点应考虑什么疾病？

龟头接触性皮炎起病急，多有明确的接触史（如使用避孕套和局部外用药物等），患者否认起病前有类似接触史，接触性皮炎诊断可排除。慢性包皮龟头炎多见于包茎和包皮过长的青年，龟头包皮内红斑、糜烂，有时有分泌物和污垢，自觉瘙痒和灼痛，反复发作，与本例病情不符。根据龟头红斑及乳酪样白色分泌物特点，结合不洁性生活史、急性发病特点，本患者念珠菌性包皮龟头炎（candidal balanoposthitis）可能性大。

知识点

念珠菌性包皮龟头炎的临床表现

临床表现是诊断念珠菌性包皮龟头炎的主要依据，但并非所有念珠菌感染患者均有临床表现，仅有超过 1/3 的感染者有临床表现，这些患者主要表现为性交后龟头及包皮红斑和白色分泌物，于龟头冠状沟或包皮内板形成白色乳酪样斑片，龟头可有针头大小淡红色丘疹，自觉刺激症状如瘙痒、烧灼感等。

【问题 3】通过哪些辅助检查可明确诊断？

患者尿常规无明显异常；龟头分泌物真菌镜检阳性，见较多假菌丝；龟头分泌物细菌培养阴性，真菌培养阳性，菌种鉴定为白念珠菌。

知识点

念珠菌感染的实验室检查

白念珠菌(candida albicans)是念珠菌性包皮龟头炎最常分离到的病原菌,约占80%。确定诊断通常需要于龟头部取材培养,但由于14%~18%的正常男性阴茎携带酵母菌,为除外酵母菌携带,在做真菌培养的同时应做真菌镜检,发现有出芽孢子或假菌丝时判定为致病状态,此时更有意义。样本采集的方法和采集量对于培养阳性率有很大的影响,因此检验时应尽量多采集标本。

【问题4】最终可确诊为什么疾病?

根据病史、皮损特点及真菌检查结果确诊为念珠菌性包皮龟头炎。

【问题5】如何选择治疗方案?

积极去除诱因;治疗期间避免性生活;同时治疗其他性传播疾病;性伴侣应同时治疗。以外用药为主,反复发作、疗效不佳或累及尿道可联合口服抗真菌药。

1. 局部处理　1:8 000高锰酸钾溶液冲洗;冲洗后外涂抗真菌制剂,直至病情缓解。

2. 系统用药　氟康唑150mg,顿服;或伊曲康唑400mg/d,口服,1~3日。需注意,克柔念珠菌和近平滑念珠菌对氟康唑天然不敏感。

3. 包皮过长者　治愈后可行包皮环切术以防复发。

第九节　着色芽生菌病

门诊病历摘要

患者,男,29岁,左踝内侧溃疡2年。溃疡边缘红斑、隆起(图8-9-1),伴疼痛。患者为农民,发病前曾有外伤史,曾局部予外用消炎药物、局部清创治疗,效果均不明显,皮疹逐渐扩大。

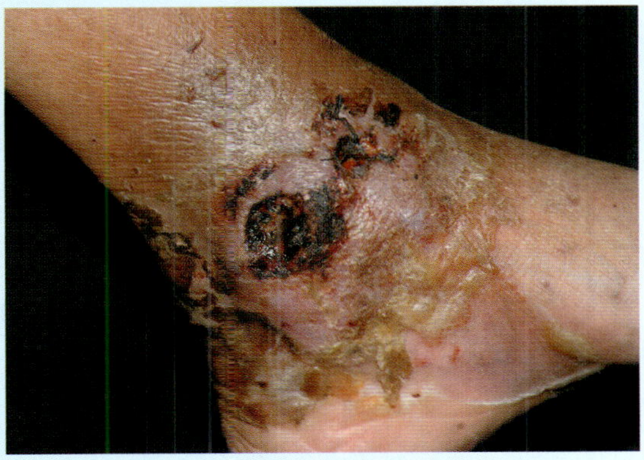

图8-9-1　左踝内侧溃疡

【问题1】根据皮疹表现,临床需考虑的疾病有哪些?

患者左踝部出现溃疡,迁延不愈,溃疡边缘红斑、隆起,伴疼痛,主要应考虑着色芽生菌病(chromoblastomycosis)、芽生菌病样脓皮病、疣状皮肤结核、孢子丝菌病及鳞癌等。

知识点

着色芽生菌病鉴别诊断

1. 着色芽生菌病　皮损好发于小腿、足部和前臂,潜伏期多在2个月左右,病前常有外伤史。皮损初起为小丘疹、结节,后逐渐扩大、融合,表面疣状或乳头瘤样增生,常有溃疡并结褐色痂,皮损表面常有黑点。

2. 芽生菌病样脓皮病　可发生于下肢，常见于外伤后。表现为环状斑块，边缘高起呈疣状，上覆厚痂，去除后可有脓液渗出，常伴恶臭，酷似着色芽生菌病。培养可有金黄色葡萄球菌、溶血性链球菌或铜绿假单胞菌生长。

3. 疣状皮肤结核　初发损害为感染部位的暗红色小丘疹，单侧分布，后融合成结节，渐增大，表面角质增厚、粗糙不平，有鳞屑或痂覆盖，可融合成疣状或乳头状，挤压可有脓液渗出，脓液中可找到结核分枝杆菌。皮损有“三廓征”（中央网状瘢痕、疣状边缘、四周红晕）。本病病程极慢，可至数十年，附近往往有淋巴结肿大。

4. 孢子丝菌病　由孢子丝菌复合体感染引起，多有外伤史。分为固定型、淋巴管型、播散型和皮肤外型，其中固定型可出现类似损害。

5. 鳞癌　主要发生于老年人，男性多见，好发于头、面、颈和手背等暴露部位，多继发于原有皮肤病基础上。早期表现为浸润性硬斑，损害迅速增大，表面菜花状增生。

【问题 2】下一步需行何种检查以明确诊断？

可行血常规，皮肤活检，细菌、真菌培养 + 药敏，分枝杆菌培养。

【问题 3】患者血常规正常，组织细菌、真菌、结核分枝杆菌培养均为阴性，皮肤组织病理提示“表皮呈假上皮瘤样增生，真皮血管扩张，可见单个或成堆的圆形棕色厚壁孢子，血管周围组织细胞、嗜酸性粒细胞及淋巴细胞浸润”（图 8-9-2），考虑何种诊断？

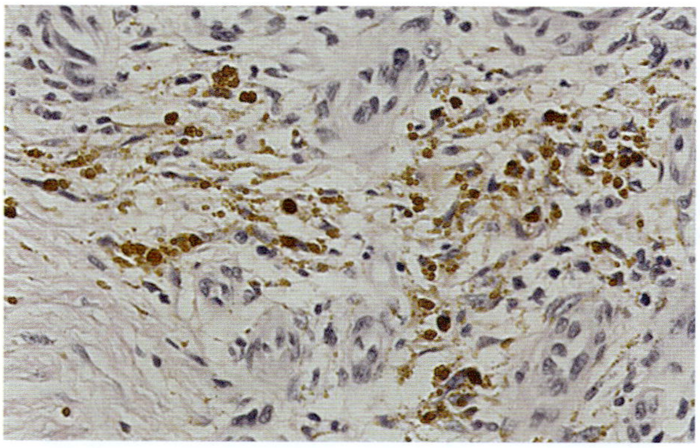

图 8-9-2　组织病理

结合患者为青年男性、病前有外伤史、组织病理可见圆形棕色厚壁孢子，考虑为着色芽生菌病。着色芽生菌病病理上可见损害一般局限于表皮和皮下组织，真皮中可有肉芽肿性结节，在多核巨细胞内或细胞外的脓肿中可见圆形厚壁孢子，称硬核体（图 8-9-3）。结节外周肉芽肿样组织细胞浸润，可见淋巴细胞、浆细胞、巨噬细胞和多形核白细胞。

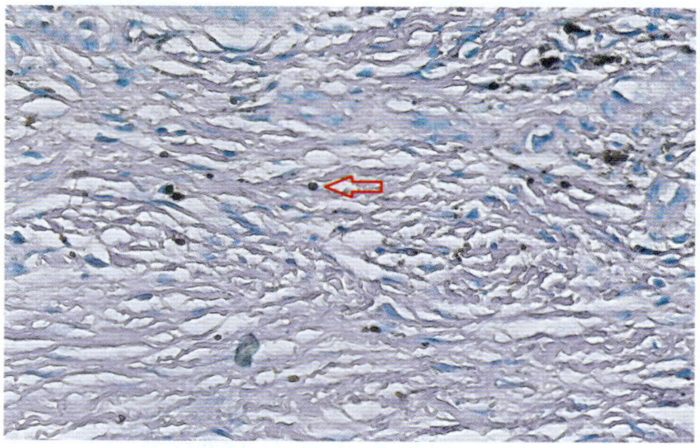

图 8-9-3　组织病理（PAS 染色）
箭头指圆形厚壁孢子。

知识点

组织病理鉴别诊断

1. 芽生菌病样脓皮病　表皮呈假上皮瘤样增生，有淋巴细胞和中性粒细胞移入表皮。真皮见肉芽肿改变，有较多中性粒细胞及淋巴细胞浸润。

2. 疣状皮肤结核　真皮中部常出现数目不多的结核浸润灶，由上皮样细胞、淋巴细胞、巨细胞和干酪样坏死所组成。结核分枝杆菌较寻常狼疮为多。

3. 鳞癌　不规则肿瘤细胞团块构成癌巢，侵入真皮网状层或更深，瘤细胞团由不同比例的非典型鳞状细胞和正常鳞状细胞构成。非典型鳞状细胞的特点是细胞大小和形状不一，核不规则，染色深，出现核分裂，细胞间桥消失，个别细胞出现角化不良和角珠。

【问题 4】患者诊断为着色芽生菌病，应如何进行治疗？

1. 宜早期发现、早期治疗。
2. 伊曲康唑口服 200~400mg/d，亦可考虑口服特比萘芬，疗程均至少 6 个月。
3. 可配合服用 10% 碘化钾溶液 10ml，3 次 /d（需完全排除活动性肺结核）。
4. 局部温热疗法，使局部皮温升至 40~50℃。

知识点

其他治疗方法

1. 早期皮损局限者，可在内服抗真菌药物基础上将皮肤损害彻底切除。

2. 难治者可静脉滴注两性霉素 B 0.5~1.0mg/(kg·d)。

3. 损害面积广泛可考虑病变区切除并植皮，应同时使用抗真菌药物以防止真菌扩散。晚期患者瘢痕广泛形成则治疗十分困难。

第十节　孢子丝菌病

门诊病历摘要

患者，男，16 岁，右侧鼻部结节、破溃、脓痂 3 个月。患者 3 个月前被猫抓后于鼻翼旁出现数个丘疹、脓疱，渐增大融合为 1 个蚕豆大小结节，伴轻度瘙痒，先后在当地医院诊断为“单纯疱疹”“疖肿”，予以抗病毒药、抗生素治疗 2 个月后无明显改善，结节进一步增大，表面破溃并有脓性分泌物及结痂，结节周围出现数个丘疹及脓疱。无其他不适。既往体健，个人史、家族史无特殊。

体格检查：T 36.5 ℃，R 16 次 /min，P 75 次 /min，BP 120/75mmHg。神清，对答切题，查体合作。全身浅表淋巴结未触及，心、肺、腹检查未见异常。

皮肤科检查：右侧鼻翼旁见蚕豆大小隆起性结节，红色，边界清，形状不规则，基底浸润；结节表面湿润，覆黄褐色、粗糙的厚痂，挤压结节见脓性分泌物流出；周围数个粟粒至绿豆大小红色小丘疹及黄色脓疱（图 8-10-1）。

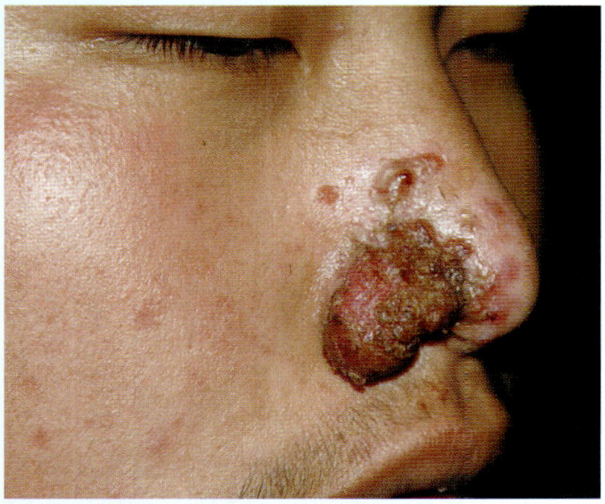

图 8-10-1　鼻部皮损

【问题 1】通过上述病史，应考虑什么疾病？

通过上述病史询问，根据患者起病前有外伤史，皮损表现为流脓、结痂的赘生物，首先考虑感染性疾病，同时也不能完全排除特殊类型的结节病及肿瘤。

【问题 2】通过皮损特点分析，应考虑什么疾病?

根据皮损表现，临床考虑感染性皮肤病，但该患者炎症反应不明显、病程较长且皮损较为局限，首先考虑真菌感染，如固定型孢子丝菌病。亦不能完全排除细菌感染、结核分枝杆菌以及非结核分枝杆菌感染，需行相关检查以鉴别。

知识点

孢子丝菌复合体及孢子丝菌病的临床表现

孢子丝菌病(sporotrichosis)的致病菌为申克孢子丝菌复合体，迄今分为6个种：球形孢子丝菌(sporothrix globosa)、申克孢子丝菌(sporothrix schenckii)、巴西孢子丝菌(sporothrix brasiliensis)、墨西哥孢子丝菌(sporothrix mexicana)、白孢子丝菌(sporothrix pallida)及卢艾里孢子丝菌变种(sporothrix luriei)。在中国致病菌主要为球形孢子丝菌，主要引起皮肤感染，也可引起黏膜、骨骼甚至系统性病变。临床上分为固定型、淋巴管型、播散型和皮肤外型。其中，固定型最常见，可表现为丘疹、脓疱、疣状结节、浸润性斑块、脓肿、溃疡、肉芽肿、脓皮病样或呈坏疽样等多形性改变。

【问题 3】下一步应进行哪些辅助检查明确诊断?

辅助检查：血、尿、便常规，肝肾功能，血沉均正常。可通过组织病理和真菌培养明确诊断。本病例的组织病理显示：角化过度，棘层轻度肥厚；真皮可见肉芽肿性炎症细胞浸润，其中可见浆细胞、淋巴细胞及组织细胞。组织及分泌物细菌培养均阴性。组织真菌培养：1周后可见褐色、光滑、湿润的菌落；2周后形成黑褐色菌落，表面高低不平，有皱褶(图 8-10-2)。菌落涂片直接镜检可见大量菌丝及孢子(图 8-10-3)。小培养见细长分支的菌丝，分生孢子柄从菌丝两侧分出，与菌丝成直角，在其顶端有多个小分生孢子排列成梅花样，鉴定为申克孢子丝菌复合体，具体菌种需做分子生物学鉴定。

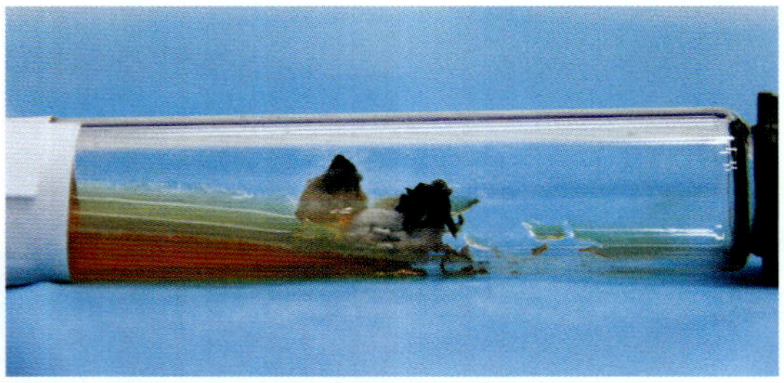

图 8-10-2 组织真菌培养

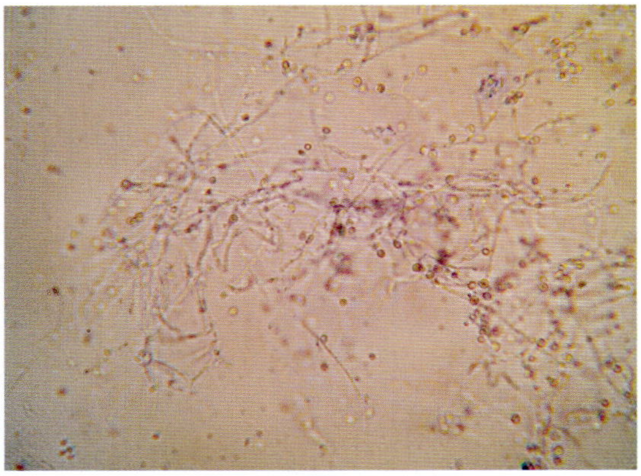

图 8-10-3 菌落涂片镜检可见申克孢子丝菌复合体

知识点

固定型孢子丝菌病的病因

孢子丝菌病为人畜共患病。孢子丝菌广泛存在于自然界中，是土壤、木材及植物的腐生菌，皮肤外伤时病原菌乘机植入，引起局部化脓性改变。当机体抵抗力较强时，损害局限于侵入部位附近，形成固定型孢子丝菌病。

知识点

孢子丝菌病的真菌检查及组织病理

真菌检查：因菌数不多，真菌直接镜检阳性率较低，培养阳性并鉴定为孢子丝菌是确诊的“金标准”。

组织病理：特征性改变是混合性炎性细胞肉芽肿改变，可见典型的“三区结构”，中央为“化脓区”，由中性粒细胞及少量嗜酸性粒细胞构成；其外为“结核样区”，由组织细胞、上皮样细胞及少量的多核巨细胞构成；最外层为“梅毒样区”，由淋巴细胞及浆细胞构成。皮损内可见过碘酸希夫(PAS)染色阳性的圆形或卵圆形孢子，有时可见“星状体”，但都不常被发现。

因真菌直接镜检阳性率较低，组织病理检查也很难见到典型的星状体和孢子，因此真菌培养及鉴定是诊断本病的主要手段。

【问题4】该病例确诊为什么疾病？

该病例确诊为鼻部固定型孢子丝菌病。诊断依据包括：青年男性，亚急性病程，起病前有猫抓史；皮疹表现为逐渐增大的结节，有脓性分泌物及结痂；组织病理可见真皮全层弥漫性炎症细胞浸润；组织真菌培养阳性并经鉴定为申克孢子丝菌复合体。病因可能为被感染了孢子丝菌的猫抓伤，也可能是被猫抓伤后土壤中的孢子丝菌通过创面进入体内而发病。

【问题5】患者适合门诊治疗还是住院治疗？

依据上述病史，患者为青年男性，生命体征平稳，除局限性皮损之外无其他不适，既往体健，肝肾功能正常，可门诊治疗。

【问题6】如何选择治疗方案？

1. 系统用药　伊曲康唑200~400mg/d，疗程3~6个月或更长，应定期监测肝功能。或特比萘芬250~500mg/d，疗程同上。必要时亦可选用两性霉素B、10%碘化钾溶液(需完全排除活动性肺结核)等治疗。

2. 物理治疗　局部温热疗法可控制组织内真菌生长，温度应达40~43℃，早晚各一次，每次30分钟。

3. 联合治疗　治疗效果不佳时，可考虑联合治疗。

知识点

淋巴管型孢子丝菌病

在皮肤型孢子丝菌病中，发病率仅次于固定型的是淋巴管型。其致病菌同样为申克孢子丝菌复合体。常有外伤史，经5~180日的潜伏期后于外伤处出现一个小而硬的无痛性皮下结节，呈红、紫或黑色，有时初起即为溃疡，历经数周至数月后可愈合并在它处出现许多类似皮下结节。典型病例常侵犯指或腕部，损害连成一串结节，直至臂部。在临床上需与游泳池肉芽肿、上皮样肉瘤、利什曼病等鉴别。其真菌检查、组织病理特点及治疗与固定型相同。

(刘军麟)

第十一节　暗色丝孢霉病

门诊病历

患者，男，19岁，左侧面部、鼻部、上唇红色斑块1年。患者1年前鼻部曾被树枝划伤，其后不久出现鼻部、左面部皮损，表现为红色丘疹、结节、斑块，鼻部皮损反复溃疡、疣状增生，覆厚痂，不痛不痒，皮损渐增多。发病以来曾就诊于多家医院，拟诊“皮肤感染”系统应用足量、足疗程抗生素治疗，无明显效果，皮损逐渐增多并出现卫星灶(图8-11-1)。既往体健。

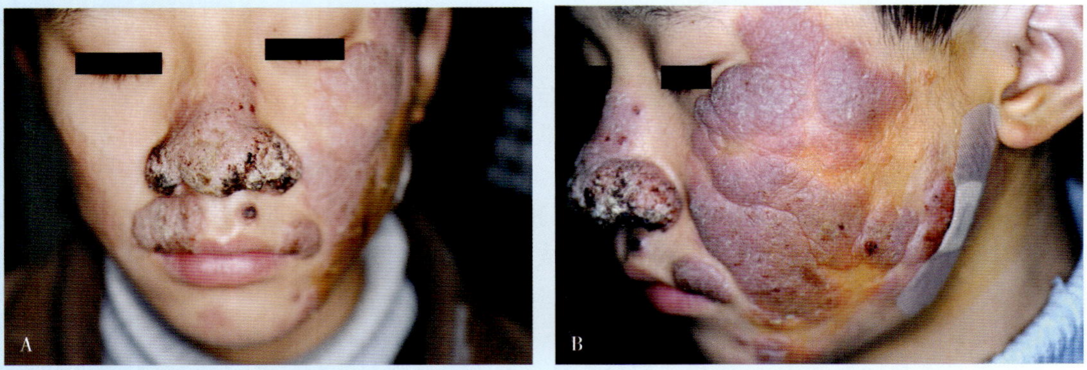

图 8-11-1　面部皮损

A. 鼻部皮肤结节、斑块、疣状增生，覆厚痂；B. 左面颊部皮肤斑块、结节。

【问题 1】根据临床表现，需要首先考虑哪类疾病？需要追问哪些病史？

患者年轻男性，慢性病程；皮损表现为鼻部、左面部群集丘疹、结节，伴溃疡及结痂，皮损逐渐增多蔓延，形成增殖性肉芽肿性损害，周围可见卫星灶，临床考虑感染性肉芽肿性疾病可能性大，同时非感染性肉芽肿及皮肤肿瘤不能完全排除。需要进一步明确的病史包括：患者有无免疫障碍、基础疾病；有无皮肤外伤病史、异物接种史。

【问题 2】针对病史，需要做的检查有哪些？

既往针对普通细菌感染的治疗无明显效果，患者皮损应考虑其他感染性化脓性肉芽肿性疾病的可能，包括分枝杆菌、真菌等。患者此次来诊除常规检查外，需要做的检查包括 PPD 试验、组织脓液涂片镜检、组织病理、细菌培养、分枝杆菌培养、真菌培养等。

【问题 3】患者血、尿常规检查未见异常，PPD 试验阴性，组织病理检查见真皮中上层密集的炎症细胞浸润，较多中性粒细胞聚集形成脓肿，可见巨细胞、浆细胞、组织细胞等形成肉芽肿结构，巨细胞内可见暗色分隔菌丝（图 8-11-2），接下来需要完善哪些工作？

HE 染色（苏木精 - 伊红染色）切片中见到菌丝或孢子样结构或可疑真菌感染导致的病理改变时，需要对切片进行特殊染色以确定或排除真菌存在，本病例 PAS 染色及染色体银染法（AgNOR 检测）均阳性，结合临床表现可确诊为深部真菌病。同时送真菌培养，皮损组织经多部位无菌活检取材并接种于沙氏和马铃薯葡萄糖琼脂培养基上，室温培养 2 周，阳性菌菌落涂片可见棕色菌丝及大分生孢子（图 8-11-3），根据培养物形态学特征及 ITS 序列分析鉴定为棒状弯孢霉。

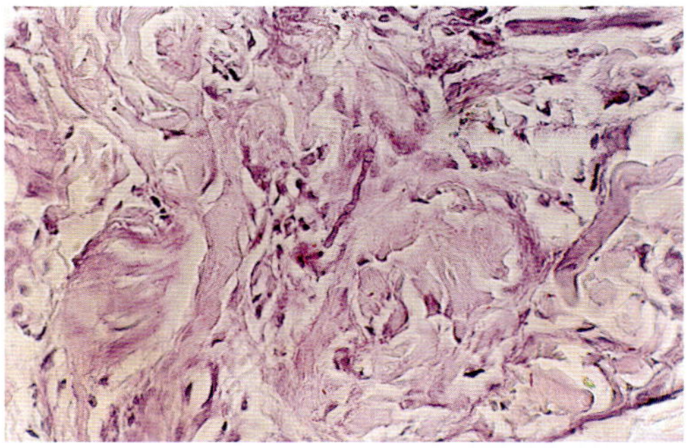

图 8-11-2　坏死组织中可见多种形态的棕色菌丝（HE × 400）

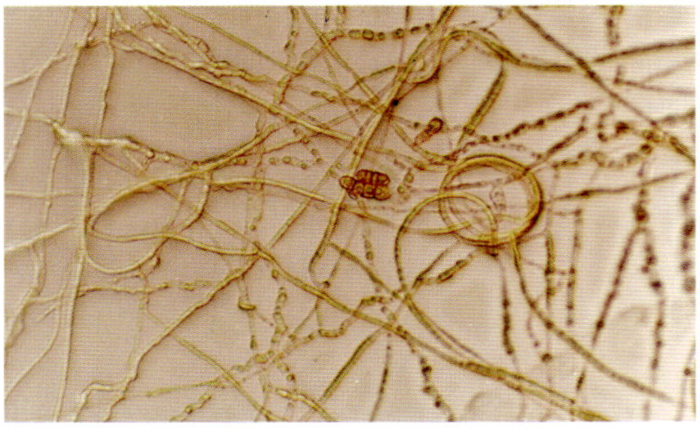

图 8-11-3　棕色菌大分生孢子

知识点

暗色丝孢霉病（phaeohyphomycosis）的真菌特征

暗色丝孢霉包括一大组暗色条件致病性真菌，其菌落色调呈黑色或褐色，显微镜下其细胞壁呈淡褐至深褐色。这些真菌在组织内以暗色分隔菌丝为特征，可见酵母样细胞，与着色芽生菌病组织内的“硬壳小体”有明显的区别。暗色丝孢霉病的病原真菌种类繁多，包含了 50 余属 100 余种暗色真菌，预计仍不断会有新的致病性暗色真菌被发现。

【问题 4】本病例如何诊断？

结合皮损特征、组织病理及真菌鉴定结果，诊断为棒状弯孢霉所致皮肤暗色丝孢霉病。

知识点

暗色丝孢霉病的临床分型

暗色真菌在自然界分布极为广泛，主要寄生于腐败植物及土壤中，因外伤植入或吸入可引起人类的感染。根据致病性暗色真菌侵犯部位的不同，可将暗色丝孢霉病分为六种临床类型：浅表型暗色丝孢霉病（如掌黑癣、黑色毛结节病）、暗色真菌性角膜炎、皮肤和皮下组织暗色丝孢霉病、鼻旁窦暗色丝孢霉病、脑部暗色丝孢霉病、系统性暗色丝孢霉病。皮肤和皮下组织暗色丝孢霉病最为常见，可由多种暗色真菌引起，主要致病菌为外瓶霉和瓶霉。其临床表现主要为孤立的皮下脓肿或囊肿，如脓肿或囊肿破溃，可形成窦道。一些免疫抑制状态的患者，可以出现皮损表面的疣状增生。以位于四肢暴露部位者居多。

【问题 5】应采取何种治疗手段？治疗效果如何？

本例口服伊曲康唑 200mg，1 日 2 次，连续服用 8 个月，皮损轻度缓解。本病早期小块局限性皮损可选择切除治疗，对大面积者则切除效果不佳，可先用抗真菌药物控制其扩散，再做大范围切除。系统应用抗真菌药物要足量，疗程要长，治疗效果除与致病真菌药敏相关，还与宿主免疫功能及潜在疾病相关。系统性暗色丝孢霉病治疗效果差，预后不佳，应尽早使用两性霉素 B，病情控制后用伊曲康唑长期维持治疗。

第十二节 隐球菌病

门诊病历摘要

患者，男，60 岁，额部、肘部、右侧躯干多个肿块 3 周。患者 3 周前无明显诱因额部出现肿块，3 日后右侧肘部和右肋缘也出现肿块，并渐渐增大，无自觉症状。就诊前 3 日出现发热和头痛，无咽痛、鼻塞、喷嚏、恶心等不适症状。既往有慢性粒细胞白血病史 2 年，已进行了 2 个周期的化疗，家族史无特殊。皮肤科检查：右额部、右侧肘部、右侧肋缘腋中线处分别见 2cm×2cm 肿块各一个，表面轻度潮红，无破溃，皮温正常，质韧，触之有波动感，轻度压痛（图 8-12-1）。

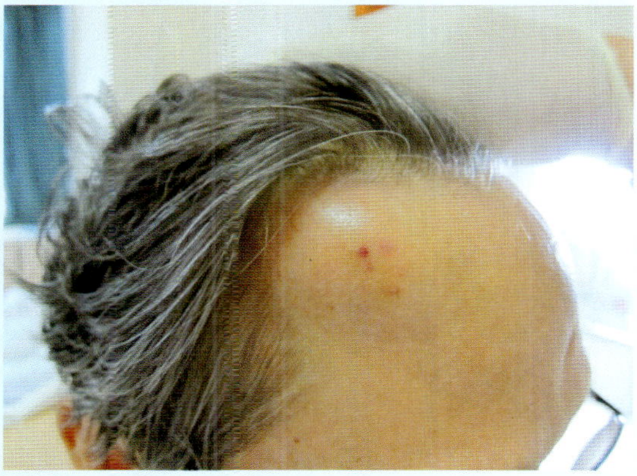

图 8-12-1 右额部肿块

【问题1】通过皮损特点,应考虑什么疾病?

患者有慢性粒细胞白血病史,首先要考虑转移性肿瘤,因为慢性粒细胞白血病被认为是第二大恶性肿瘤。由于皮疹有波动感,也不能排除感染,如细菌、真菌等,结合患者基础疾病,有发热、头痛等全身症状,多发性脓肿不能排除。

知识点

皮肤及皮下多发性肿块的原因

1. 各种肿瘤,如脂肪瘤、纤维瘤、表皮囊肿。
2. 感染,如结核、非结核分枝杆菌、细菌、真菌。

通过病理和实验室检查可以进一步完善诊断。

【问题2】皮肤病理示多细胞肉芽肿,未见肿瘤细胞;肿块穿刺吸出黏稠血性液体,吸出物涂片革兰氏染色未见细菌,72小时后沙氏培养基长出奶酪样菌落。镜下可见有荚膜的酵母样细胞,部分出芽。根据以上检查结果,应考虑什么疾病?

外被荚膜的酵母样真菌首先考虑隐球菌。结合患者有基础疾病、定期化疗、免疫功能较正常人低下,考虑隐球菌性皮下肿脓。

知识点

皮肤隐球菌病特点

1. 分为原发和继发两型,后者由中枢神经系统隐球菌病、肺隐球菌病或其他病灶经血行播散而来。原发型较为少见。

2. 表现为丘疹、水疱、脓疱、传染性软疣样丘疹、痤疮样脓疱、皮下组织肿块、浸润性结节、脓肿、结节、蜂窝织炎、水痘样皮疹、疖肿样损害、疣状增殖、溃疡,可单个或多个。

3. 皮肤损害可以发生在体表的任何部位,从头顶到生殖器,取各种皮损的分泌物、内容物、组织液作墨汁涂片镜检和培养,活检组织作PAS染色,均可发现隐球菌。

【问题3】还应做哪些辅助检查以明确诊断?

对组织抽吸液重新做了墨汁涂片,发现出芽的具有荚膜的酵母细胞(图8-12-2)。下一步应做血液和脑脊液的真菌培养及荚膜抗原特异性检测,以排除血液和中枢神经系统感染。

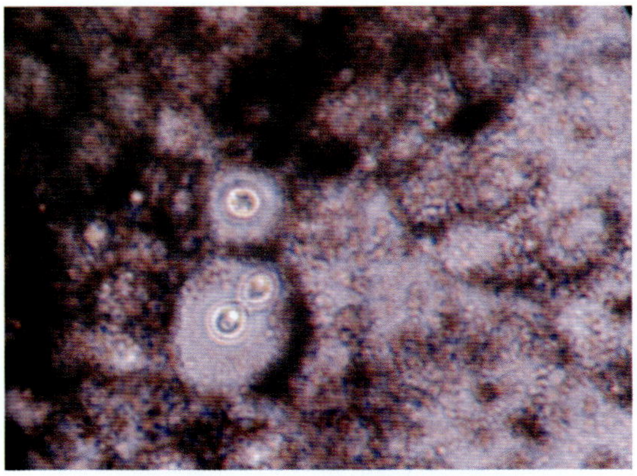

图8-12-2 隐球菌墨汁涂片

知识点

隐球菌感染的实验室检查

1. 隐球菌病的诊断主要根据临床症状、体征、病理检查及实验室检查，而最终确诊有赖于各种标本直接镜检、培养或病理检查发现隐球菌。

2. 由于隐球菌感染有嗜中枢性的特点，确诊有皮肤感染的患者均建议查血液和脑脊液以排除系统感染。

3. 荚膜特异性抗体的检测（乳胶凝集试验、胶体金免疫试验均可）对隐球菌病的诊断有积极意义。

【问题 4】如何选择治疗方案？

1. 皮肤隐球菌病或皮下隐球菌脓肿，不能切除者应切开引流，配合常规局部处理，外用抗真菌药。

2. 口服伊曲康唑，200mg/d，或氟康唑 150mg/d，疗程 2~3 个月。

（潘炜华）

第九章　昆虫、寄生虫及动物性皮肤病

组织病理(图片)

第一节　疥　　疮

门诊病历摘要

患者，男，39岁，全身皮疹伴瘙痒1个月。患者1个月前胸腹部、腋窝、手腕、指间、外生殖器等处出现散发针头、米粒大皮肤色丘疹，伴有剧烈瘙痒，以夜间为甚，当地诊所就诊考虑"过敏性皮炎、湿疹等"，给予外用药治疗(具体不详)，疗效欠佳。近1周皮疹逐渐增多。无发热、腹泻及关节痛等不适。发病以来夜间瘙痒加剧，入睡困难。平素健康，无传染病史，无药物、食物过敏史。其爱人及两个女儿均有类似病史。体格检查：一般情况良好，浅表淋巴结未触及，各系统检查无异常。皮肤科检查：双侧手指指间、躯干可见散在针头或粟粒大小丘疹、斑丘疹、抓痕；阴囊可见散在绿豆大小淡红色结节及鳞屑(图9-1-1)。

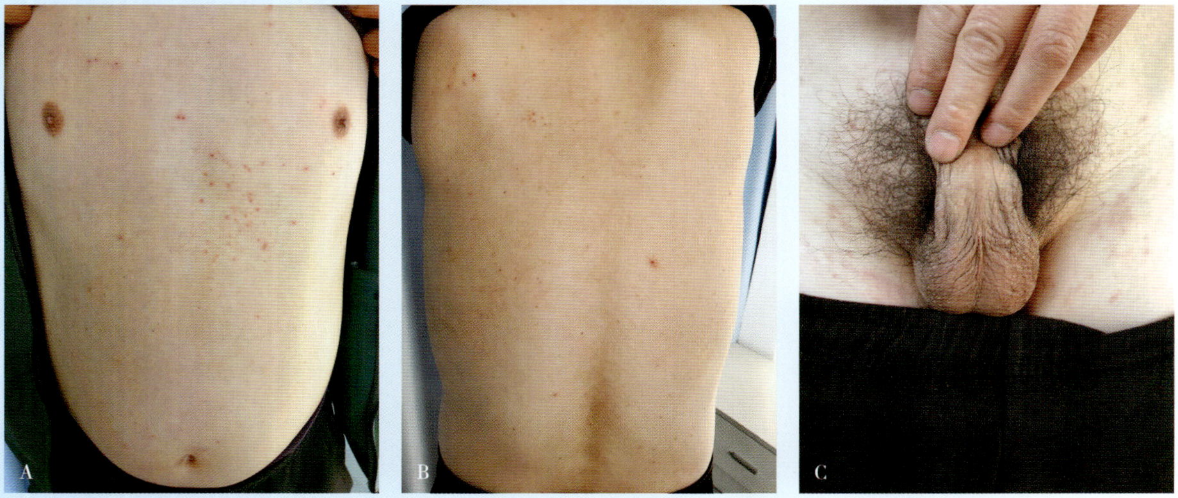

图9-1-1　典型皮损

A. 干部丘疹；B. 背部丘疹；C. 阴囊结节。

【问题1】依据以上病史、体格检查及皮肤科检查情况，应首先考虑什么诊断？

依据以上病史、体格检查及皮肤科检查情况，应考虑疥疮(scabies)。

思路1：通过上述病史询问，依据其爱人及两个女儿均有类似病史，首先考虑可能为传染性疾病，常见疥疮。

知识点

疥疮的概念

疥疮是由疥螨引起的接触传染性皮肤病。人的疥疮主要由人型疥螨引起。

主要通过直接接触(如身体接触、握手等)传染，间接接触被污染的被褥、衣物，接触患病动物也可传染。易在家庭和密切接触者之间传播流行。

思路 2：根据皮疹发生的部位，瘙痒剧烈、夜间尤甚的特点，应首先考虑疥疮。若患者病程较短，仅以皮肤瘙痒，或仅有散在丘疹、水疱时，或久病者因为搔抓而出现湿疹样改变时，或为少见类型疥疮（如挪威疥和大疱性疥疮）时容易误诊。误诊的原因主要包括对该病的特点掌握不够，询问病史不认真，检查不细致，以及皮损症状不典型等。

知识点

疥疮的临床表现

好发于指缝、腕屈侧、肘腋窝、乳房下、脐周、腰腹部及外生殖器等皮肤薄嫩部位。皮疹为丘疹、丘疱疹、隧道及结节，其中隧道和结节为疥疮特征性皮疹。丘疹约小米大，正常肤色或淡红色，常疏散分布，少有融合。隧道为灰白色或浅黑色线状，弯曲微隆，末端常有丘疹和水疱，常见于指缝间。结节多发于男性阴囊、阴茎、龟头、女性外阴、大阴唇等部位，呈半球形，淡红色。伴剧烈瘙痒，尤以夜间为甚。

少见类型：婴幼儿偶可发生以大疱为主的大疱性疥疮。身体虚弱、感觉神经病变、麻风和艾滋病患者可发生结痂性疥疮，称挪威疥或角化型疥疮，表现为大量结痂、脱屑，有时呈红皮病样外观，脱痂屑中有大量疥螨，传染性极强。

为尽量避免和减少误诊，应注意：询问病史要注意有无接触传染史；家庭成员或同室居住者中或密切接触者间有无类似患者；特别要注意瘙痒的特点，好发部位和寻找特征性皮疹等，疑似患者应做疥虫直接镜检。

【问题 2】通过体格检查，根据皮损特点及辅助检查，可确诊为什么疾病？

根据体格检查，相应的皮损如丘疹、斑丘疹、结节，结合患者皮损处刮取皮肤标本直接镜检找到疥螨和虫卵（图 9-1-2），可确诊为疥疮。

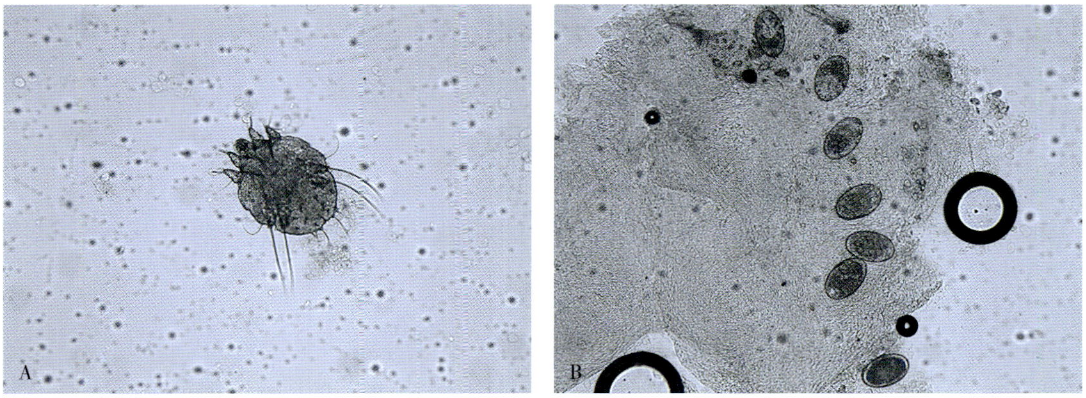

图 9-1-2　皮损直接镜检

A. 疥螨；B. 虫卵。

知识点

疥疮的发病机制

疥螨是一种表皮内寄生虫，其在皮肤角质层内掘凿隧道时的机械性刺激、分泌的毒液及排泄物刺激皮肤引起变态反应，雌疥螨滞留在皮肤角质层内产卵引起的异物反应等，均可导致皮肤剧烈瘙痒，并出现相应的皮损如丘疹、丘疱疹、水疱、脓疱、结节等。

思路 1：根据以上病史，有接触传染史，瘙痒以夜间明显，皮疹多形性，虽泛发全身，但指间、腋下、腹部等皮肤薄嫩处较重，皮损直接镜检查到疥虫和虫卵，可确诊为疥疮。

知识点

疥疮的诊断要点

1. 有接触史。

2. 密切接触者中有类似患者。

3. 瘙痒剧烈,夜间明显。

4. 指缝、腕屈侧、下腹部散在米粒大肤色丘疹、丘疱疹、隧道及外生殖器部位结节,其中指间隧道和外生殖器部位结节最具特征性。

5. 皮损显微镜检查到疥螨或虫卵。

思路 2:如有疥疮密切接触史,夜间瘙痒为甚,而临床表现有或无特征性皮损,且疥虫直接镜检阴性时,也应高度怀疑本病,此时要特别注意与其他相关疾病鉴别或给予治疗观察。

知识点

疥疮的鉴别诊断

1. 螨虫皮炎 湿热季节多发,表现为叮咬部位出现水肿性红斑、丘疹、丘疱疹、风团,中央有虫咬瘀点,停止接触物后病情很快得到控制。该患者的皮疹及全身性的表现与之不相符。

2. 小儿痒疹(prurigo infantilis) 多发于 3 岁以下的儿童,好发于四肢伸侧,皮损为绿豆大小风团样丘疹和质硬丘疹,瘙痒剧烈,皮损反复发作,时轻时重,慢性迁延,无传染性。

3. 湿疹 皮损呈多形性,有渗出倾向,慢性经过,易复发,无特殊好发部位,无传染性及接触史,该患者皮损特点相对单一,与之不符。

4. 虱病 多为局限性瘙痒,瘙痒部位皮肤可见抓痕、血痂;毛发有点状白色附着物;内衣、内裤可见铁锈色点状污迹;头发、内衣、被褥、阴毛处可发现成虱或虫卵;以阴虱病较为多见。

5. 皮肤瘙痒症 仅有瘙痒,多有继发皮疹如抓痕、血痂、湿疹样变等;无传染性,无原发性皮疹,无特殊好发部位。临床上有全身性瘙痒症和局限性瘙痒症之分。

【问题 3】患者适合门诊治疗还是住院治疗?

根据上述病史,患者为中年男性,无并发症和合并症及其他患病史,本病又为传染性皮肤病,且传染性较强,故宜在门诊治疗,并注意隔离。

【问题 4】如何选择药物及治疗时机?

治疗原则:隔离消毒、杀灭病原体、外用药物、对症处理。

1. 患者应及时隔离,家庭或集体宿舍中的患者应同时治疗,污染物品应煮沸消毒并在日光下暴晒以杀死疥螨。

2. 本病以外用治疗为主,常用以下药物:硫磺软膏(成人用 10% 浓度,儿童用 5% 浓度);成人自颈部以下遍涂全身,每日 1 次,连用 3 日,第 4 日洗澡更换衣被等,为 1 疗程,治疗后如仍有皮疹或夜间瘙痒等,需重复治疗,直至痊愈。或 10%~25% 苯甲酸苄酯乳膏外用。或 1%γ-666 乳膏外用,成人用量不能超过 30g,儿童、孕妇和哺乳期女性禁用。

3. 如出现继发湿疹样改变,参照湿疹治疗原则。若有继发感染,可用抗生素软膏外搽。

4. 疥疮结节可局部外用糖皮质激素霜剂或焦油凝胶,或结节内注射泼尼松龙混悬液等。

5. 瘙痒剧烈时,可口服抗组胺药物或睡前口服镇静止痒药物。

【问题 5】恢复到什么程度可以结束治疗?

皮损消退,瘙痒缓解,2 周内无新发皮损和症状出现,无其他并发症。

【问题 6】治疗疥疮的注意事项?

预防的关键是注意个人卫生,不与陌生人特别是有瘙痒症状的人共用睡床、共用内衣。治疗期间,家庭成员不能与患者共用同一睡床。避免搔抓,热水烫洗。治疗用药要规范,特别是外用药物,具体用量、用法应向患者交代清楚，以保证其正确使用。

本病治疗 3 日为 1 个疗程，一般 1~2 个疗程即可痊愈。若在治疗过程中仍出现新发皮疹，提示可能搽药方法不正确，也可能因患者洗澡过频繁，或有不明显的皮损未及时搽药。2 周后若再次出现皮疹，则需要重新治疗或门诊复诊。

第二节　毛虫皮炎

门诊病历摘要

患者，女，47 岁，农民，双上肢皮损伴剧烈瘙痒 3 日。3 日前外出劳动后出现双上肢点片状红斑、丘疹及米粒大小水疱伴剧烈瘙痒，夜间尤为明显。体格检查无异常。皮肤科检查：双上肢屈侧可见散在红斑、丘疹、抓痕、结痂。皮损中央可有针尖大小、深红色或黑色小点（图 9-2-1）。

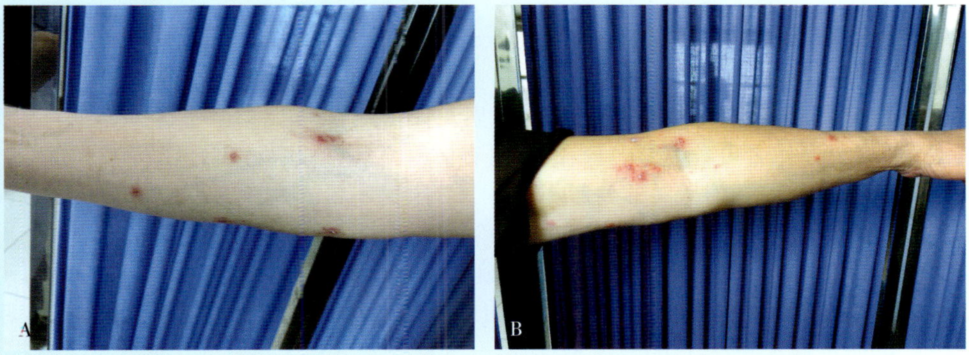

图 9-2-1　上肢皮损

A. 右上肢皮损；B. 左上肢皮损。

【问题 1】根据病史，首先考虑哪些疾病？

思路 1：根据患者为农民，发病于夏季，外出劳动后起病，皮肤在瘙痒部位出现皮疹，故首先应考虑昆虫叮咬或昆虫刺激引起的皮肤病。

知识点

常见致病毛虫

毛虫皮炎（caterpillar dermatitis）是指毛虫的毒毛或毒刺刺伤皮肤后，其上毒液引起的瘙痒性、炎症性皮肤病。

常见致病毛虫有松毛虫、桑毛虫、茶毛虫和刺毛虫，它们分别寄生于松树、桑树、果树、茶树、树林、草地等，其引起的皮肤病分别称为松毛虫皮炎、桑毛虫皮炎和刺毛虫皮炎。

思路 2：本患者皮损局限瘙痒部位，需与接触性皮炎相鉴别，后者有明确的接触史，初次发病潜伏期较长，皮炎的部位与接触物一致，境界清楚，皮损形态较为单一。本患者不具备以上特点，故可以排除接触性皮炎。

知识点

毛虫皮炎的致病机制

致病虫体表面的毒毛和刺毛，内含激肽、脂酶及其他肽类物质的毒液，虫卵及虫茧也有毒毛。当毒毛接触并刺伤皮肤时便释放出毒液，引起刺激性皮炎，皮肤接触被毒毛或毒液污染的物品时也可引起皮炎改变。

思路 3：夏季昆虫较多，果树多寄生毛虫，在果园等处露营、玩耍或劳作的人易患病，故本患者考虑毛虫皮炎的可能性大。如怀疑本病时，询问病史要注意发病季节及天气，是否为夏秋季，干燥、大风季节；有无在桑树、松树及各种果树园等场地活动，或去公园或去郊游等。

知识点

毛虫皮炎的临床表现

夏秋季多见。野外露营者、在树下玩耍的儿童及森林工人等易患。有毛虫接触史。好发于颈、肩、上胸和四肢屈侧。表现为接触毒毛数分钟至数小时后，在接触部位首先出现剧痒；继而出现绿豆至黄豆大小水肿性红斑、风团、丘疹、斑丘疹、丘疱疹或水疱；皮损中央可有针尖大小、深红色或黑色小点。皮损常成批出现，少者数个，多者数百个。全身症状轻微。病程 1 周，如反复接触毒毛或搔抓则可使病程延长。

【问题 2】为进一步明确诊断，体格检查时注意什么？

需进行细致的皮肤科检查并注意全身体格检查。若毒毛进入眼内或附着于眼睑因揉搓而进入眼内，可引起急性结膜炎、角膜炎，甚至导致失明；部分患者可累及骨和关节，多以单个手足关节为主，表现为关节红肿疼痛，活动受限；反复发作者可致关节畸形，故全身查体时应注意双眼结膜、角膜有无充血、红肿；手足关节有无红肿疼痛，活动是否受限，有无关节畸形。

该患者皮损直接镜检查到毒毛，符合毛虫皮炎的诊断条件。

【问题 3】根据以上病史，临床表现特点，最终可确诊为什么疾病？

主要依据：患者为中年女性，农民；发病前有毛虫或其污染物的接触史。发病于夏秋季。起病较急，皮损处先剧烈瘙痒，继而出现水肿性红斑、荨麻疹样风团、丘疱疹及米粒至黄豆大小的水疱。皮损部位发现针尖大小的暗红色或黑色的小点儿。皮损直接镜检查到毒毛。最终诊断为毛虫皮炎。

知识点

诊断要点及鉴别诊断

1. 夏秋季多发，野外活动和树下乘凉的人群易患。急性起病，多见于颈、肩、上胸和四肢屈侧等暴露部位。首先在接触部位出现剧烈瘙痒，继之出现水肿性红斑、风团、丘疹、斑丘疹、丘疱疹或水疱，皮损中央可见针尖大深红色或黑色点。若用透明胶带反复粘取皮损处并置于显微镜下查到毒毛即可确诊。部分患者可累及骨和关节，多以单个手足小关节为主，表现为关节红肿疼痛，活动受限；少数迁延、反复发作者可致关节畸形。

2. 主要应与虫咬皮炎、痒疹、湿疹、接触性皮炎等进行鉴别。合并关节炎表现者，应与风湿、类风湿等其他原因引起的关节炎进行鉴别。

【问题 4】患者适合门诊治疗还是住院治疗？

依据上述病史，患者为中年女性，无其他病史，皮损局部未出现破溃，无全身症状和并发症等，应首先考虑门诊治疗。

【问题 5】如何选择药物及治疗时机？

治疗以除毛、消炎、止痒、抗过敏治疗为原则。病程 1 周左右，预后较好，一般不留痕迹。累及骨或关节者，少数可迁延至数周或数月，反复发作者可形成关节畸形，故应积极治疗，积极防护，避免反复发作。

1. 清洁发生皮炎的部位，可立即用透明胶带、胶布等粘除皮损部位的毒毛，及时用碱性溶液或肥皂水冲洗接触毛虫或其污染物的部位，以中和毒素；避免反复搔抓和热水烫洗。

2. 局部治疗可外用炉甘石洗剂。

3. 皮损广泛、瘙痒严重者，可口服抗组胺药；全身症状明显者，可口服糖皮质激素药物；对松毛虫引起的关节炎可尽早给予抗炎、镇痛等治疗。

【问题 6】预防本病需要注意什么？

积极消灭成蛾及其幼虫；避免去有毛虫的地方；野外作业时，应穿长袖衣裤并扎好裤腿和袖口，必要时应戴帽子、口罩和防风镜。

第三节　隐翅虫皮炎

门诊病历摘要

患者，男，16 岁，学生。右上臂红斑、水疱伴瘙痒、灼痛 1 日。患者自述 1 日前自习时有虫子爬过右臂皮肤并将其拍死，发现皮肤出现条索状红肿，伴瘙痒及灼痛感。今晨发现瘙痒部位出现线状红斑、脓疱，无发热、畏寒、头晕症状。体格检查：一般状况良好，各系统检查无异常，全身浅表淋巴结未触及，所穿衣服未发现虫体或虫体碎片。皮肤科检查：右上臂可见条索状水肿性红斑，其上有密集排列黄色水疱、脓疱、糜烂（图 9-3-1）。

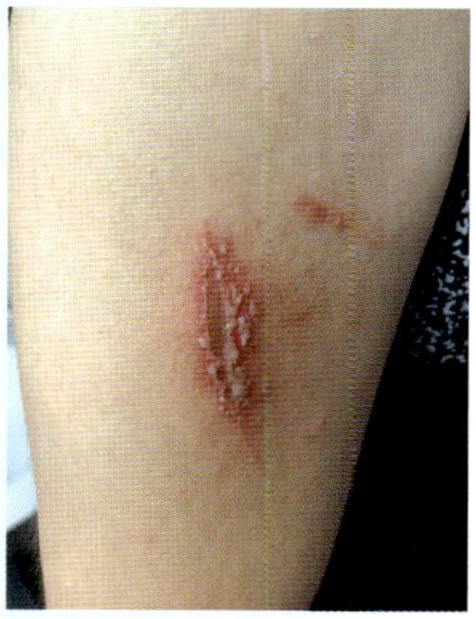

图 9-3-1　右上臂条状红斑

【问题 1】通过上述问诊，应该考虑什么疾病？

思路 1：通过上述病史询问，根据发病季节，患者有毒虫接触并将其拍死的病史，局部瘙痒、灼痛，皮损为条状红斑、脓疱，考虑隐翅虫皮炎（paederia dermatitis）。

知识点

毒 隐 翅 虫

隐翅虫皮炎是由于接触毒隐翅虫体液而引起的皮肤炎症。毒隐翅虫是甲虫的一种，属于昆虫纲、鞘翅目、隐翅虫科、毒隐翅虫属。该虫状若蚂蚁，体长 0.5~1.0cm，鞘翅很短，腹部全裸，白天栖居于阴暗潮湿处，夜间在有灯光处飞行。全世界已报道的能引起皮炎的毒隐翅虫有 20 种。中国发现有 3 种，即黄足毒隐翅虫、黑足毒隐翅虫（又称“塔毒隐翅虫”）和奇异毒隐翅虫（又称“梭毒隐翅虫”）。

知识点

隐翅虫皮炎发病机制

毒隐翅虫虫体各段均含有毒素，为一种强酸性的毒汁（pH 1~2）。该虫腹部的末端能分泌毒液，爬行时尾部向上翘起，末端常有一小滴透亮的液体即为该虫分泌的毒素。该虫接触皮肤时有爬行感或异物感，叮咬皮肤时或虫体受压时可释放毒液引起皮炎。

思路 2：如临床拟诊本病，在采集病史时要关注以下内容，可提示诊断。如居住环境是否靠近野外，有较多飞虫；是否曾经拍打过飞虫；皮疹有无灼痛或灼痒感；病后有无发热、畏寒、头晕等全身症状等。

知识点

隐翅虫皮炎临床特点

好发于夏秋季，雨后闷热天气尤为多见。好发于面、颈、四肢和躯干等暴露部位。皮损的严重程度取决于毒虫的种类、数目和机体的反应性，多表现为条状、斑片状水肿性红斑，上有密集的丘疹、水疱、脓疱，脓疱常融合，表面有糜烂、坏死、结痂。重者可出现广泛的大面积糜烂或皮肤坏死，常伴有发热、头痛、头晕、呕心和浅表淋巴结肿大等症状。侵及眼睑时红肿明显，致睁眼困难。若继发感染则使病情加重。自觉灼痛或痛痒。病程 1~2 周。

【问题 2】根据本病的临床特点，体格检查时要注意什么？

进行体格查体时，除进行细致的皮肤科检查外，还要注意患者的一般状况，如体温、血压、脉搏、精神状况；要注意浅表淋巴结是否肿大；衣物内是否存在毒隐翅虫体或其碎片；如有发热、头晕、皮疹坏死明显，需要查血常规和做生化检验；怀疑有感染时可做创面分泌物涂片和细菌培养等。

知识点

隐翅虫皮炎诊断要点

1. 好发于夏秋季。
2. 多见于面、颈、四肢、躯干等暴露部位。
3. 皮损为条状或斑状水肿性红斑，表面丘疹、水疱、脓疱、糜烂、坏死、结痂。
4. 自觉灼痛或痛痒。

【问题 3】最后可诊断为什么疾病？

根据发病季节和临床表现特点可诊断为隐翅虫皮炎。诊断依据：患者为青年男性，发病于夏季，发病前有可疑毒虫接触史，之后暴露部位出疹，表现为条索状水肿性红斑、脓疱、糜烂，伴有瘙痒和灼痛感等。如果在环境中发现典型的虫体结构（图 9-3-2）及借助皮肤镜检查显示皮损部位脓疱结构（图 9-3-3）将更有助于诊断。

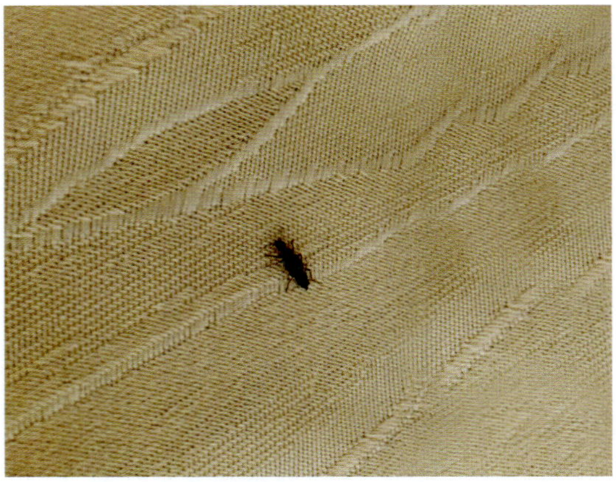

图 9-3-2　毒隐翅虫

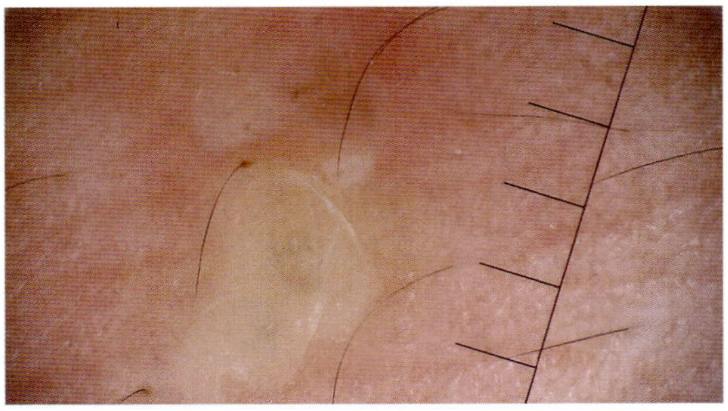

图 9-3-3　皮肤镜检查显示皮损部位脓疱

知识点

隐翅虫皮炎鉴别诊断

1. 接触性皮炎有接触史。皮疹形态较单一，境界清楚，局限于接触部位，与接触物的形状、大小、性质一致。瘙痒明显。

2. 急性湿疹无季节性。皮疹多形，倾向渗出，对称分布。自觉瘙痒。病因不明，无接触史。

3. 螨虫皮炎皮损始于接触部位或暴露部位，可逐渐累及全身。皮疹为红斑、斑丘疹、风团状丘疹、丘疱疹、瘀斑或大疱，中央可见针尖大小的“咬痕”。自觉奇痒。常伴有抓痕和血痂。

【问题4】患者适合门诊治疗还是住院治疗？

依据上述病史，患者为青年男性，无其他病史，皮损局限、无坏死、感染，无全身症状等，应首先考虑门诊治疗。

【问题5】如何选择药物及治疗时机？

1. 如已出现皮炎，应尽早用肥皂水清洗，然后外涂炉甘石洗剂或糖皮质激素霜剂。

2. 若红肿明显或有糜烂渗液时，可用1∶8 000~1∶5 000高锰酸钾溶液、0.5%碳酸氢钠溶液或0.1%乳酸依沙吖啶（利凡诺）溶液等进行冷湿敷。

3. 抗组胺药物，如赛庚啶2mg，3次/d，口服。病情严重者，酌情使用糖皮质激素，如泼尼松10mg/次，3次/d。

4. 若有继发感染时，应给予抗感染治疗。

5. 新鲜马齿苋捣烂敷于患处，每日1~2次，显效较快。

【问题6】恢复到什么程度可以结束治疗？

皮损全部或基本消退，症状消失或基本消失，可结束治疗。

【问题7】本病的预防需注意什么？

在毒隐翅虫活动猖獗的夏秋季节应注意环境卫生；消除居所周围毒隐翅虫的孳生地；采取相应措施，夜晚关纱门、纱窗等，防止毒隐翅虫侵入室内；避免直接在躯体上拍打虫体；被虫体接触部位应立即用肥皂水清洗。

第四节　虱　　病

门诊病历摘要

患者，男，50岁，常年外出打工，会阴部瘙痒1周。患者1周前自觉会阴部位阴毛及周围皮肤瘙痒感，夜间加剧，不自主搔抓，内裤可见铁锈色点状污迹，之后每日清洗患处、更换内裤，瘙痒感无明显减轻。1日前发现会阴部红色斑点，故来就诊。既往体健，患者否认不洁性交史。

【问题1】通过上述问诊，应考虑什么疾病？

思路1：通过上述病史询问，患者会阴部剧烈瘙痒，查体发现内裤铁锈色点状污迹及阴毛上点状白色附着物及虫体（图9-4-1），首先应考虑到阴虱病（pediculosis pubis）。

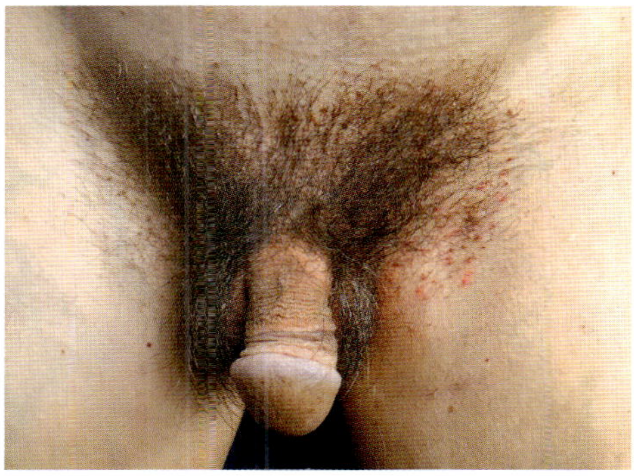

图9-4-1　会阴部皮损

会阴散在红色丘疹，阴毛可见白色附着物及虫体。

知识点

虱　　病

虱病（pediculosis）是指由头虱、体虱和阴虱引起的传染性皮肤病。虱寄生于人体，吸取人体血液并释放其唾液中的毒汁，而引起皮肤瘙痒和皮疹。多见于卫生条件较差和营养不良的患者。由于虱的形态和寄生部位的不同，常分为头虱病、体虱病、阴虱病三种，目前阴虱病较为常见。本病可通过直接或间接接触而传染。阴虱病主要由性接触传染。

思路 2：虱病患者早期或初诊时仅有会阴部局部瘙痒及皮肤抓痕、血痂，容易误诊为局限性皮肤瘙痒症、湿疹、疥疮等皮肤病，需要进行鉴别。在采集病史时，要注意有无接触史，瘙痒是否局限，瘙痒部位毛发和穿着衣裤有无铁锈色污迹或点状白色附着物等，有助于诊断和鉴别诊断。

知识点

虱病的临床表现

1. 头虱病　虱藏于发中或附着于头发上，虱卵常附着于发干。皮损可见丘疹、抓痕、血痂，可继发感染，枕部可伴有淋巴结肿大。

2. 体虱病　虱常隐蔽在贴身衣物皱褶处。叮咬皮肤后引起剧烈瘙痒。好发于肩胛、腰部、臀部，可见红斑、丘疹、风团，中央常有出血点。

3. 阴虱病　虱常寄生于会阴部或肛周体毛上。被叮咬的皮肤出现丘疹、血痂。患者奇痒难忍。常因搔抓而继发皮肤感染和湿疹样变。

【问题 2】根据以上病史及皮损特点，可借助什么辅助检查进一步确诊？查体有哪些注意事项？

思路 1：为进一步明确诊断，需进行体格检查及相关皮肤科检查，可借助如皮肤镜及直接显微镜检查等。检查时既要注意皮肤病变，更要注意衣物有无血迹及头发、内衣、被褥、阴毛等处。该患者一般状况好，无系统受累，因患病常睡眠差。皮肤科检查：会阴部阴毛表面可见大量灰白色附着物及移动虫体，腹股沟可见散在红色丘疹。

知识点

虱病的诊断要点

1. 有接触史。
2. 局限性皮肤剧烈瘙痒。
3. 皮肤上可见抓痕、血痂。
4. 头发、内衣、被褥、阴毛处发现成虱或虫卵或附着物，镜检见到成虫或虫卵可确诊。

思路 2：患者为中年男性；根据有异地居住史，临床表现为腹股沟红色丘疹，阴毛表面可见灰白色附着物及虫体，考虑阴虱病。进一步进行附着物皮肤镜检查（图 9-4-2）及直接显微镜（图 9-4-3）检查到成虱，可确诊为阴虱病。

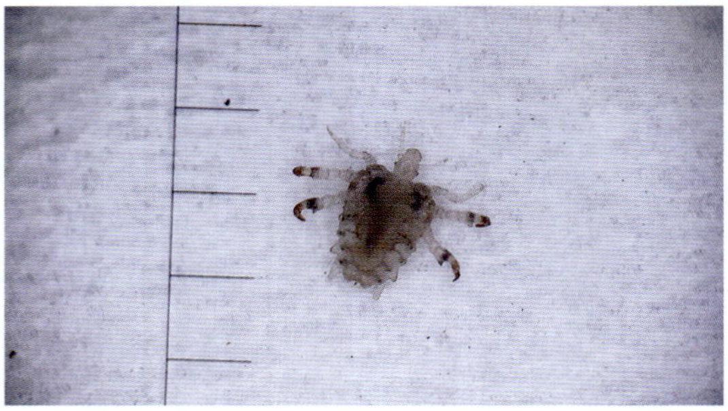

图 9-4-2　阴毛附着物皮肤镜检查示阴虱

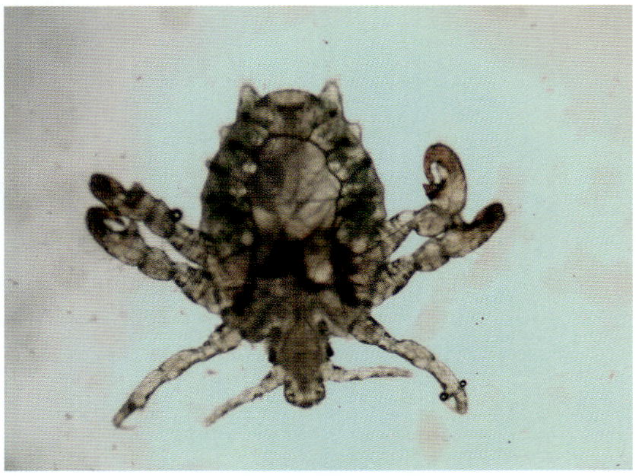

图 9-4-3　阴毛附着物直接显微镜检查示阴虱

知识点

虱病的鉴别诊断要点

1. 股癣　该患者虽有腹股沟区域皮损，但经仔细观察可发现阴毛附着物及虫体等，考虑局部皮损为感染引起的继发改变，需要分析其发生的具体原因。

2. 皮肤瘙痒症　仅有瘙痒，常见抓痕、血痂或苔藓化，不见虱虫或虫卵，无传染性。

3. 湿疹　无传染接触史，皮损呈多形性，有渗出倾向，慢性经过，容易复发，病因不明。

4. 疥疮　皮损可为米粒大皮色丘疹、丘疱疹、脓疱、淡红色结节、隧道等。好发于手指缝、手腕、腋下、乳房下、腹部、阴部等皮肤薄嫩处。传染性较强，家庭或同宿舍成员中常有同病者。丘疹或隧道末端常可查到疥虫或其虫卵。

5. 单纯性痒疹　好发于四肢伸侧，丘疹较大，多见于儿童，病程缓慢，无传染性。

【问题 3】患者适合门诊治疗还是住院治疗？

依据上述病史，患者为中年男性，无其他病史，受累皮肤局限，无严重感染表现，应在门诊治疗。

【问题 4】如何选择药物及治疗时机？

治疗原则为对症治疗为主。一旦发现虱病后，应彻底清洁受累部位，更换衣服和洗澡，并将衣物烫洗或消毒。

知识点

虱病的治疗

1. 头虱病　阴虱和男性头虱患者应将毛发剃掉焚烧。女性应用 50% 百部酊或 25% 苯甲酸苄脂乳剂涂于头发、头皮上，并用毛巾包扎，每晚 1 次，连续 3 日，第 4 日清洗后，用篦子将已杀死的虫卵及成虫篦去。用过的梳、篦、帽、头巾要煮沸消毒。

2. 体虱病　及时沐浴，更换清洁衣物，换下衣、被、枕套等煮沸消毒。

3. 阴虱病　剃除阴毛，用热水、肥皂清洗，外搽 10% 硫磺软膏、50% 百部酊或 25% 苯甲酸苄酯乳剂，连续 3 日，沐浴后换下的衣裤及被单等要煮沸灭虱，需夫妻同时治疗。

4. 瘙痒皮疹及继发感染者　可服用抗组胺药物及抗感染药物。

【问题 5】恢复到什么程度可以结束治疗？

患者瘙痒缓解，头发、阴毛部虫卵及虫体彻底清除，无新发皮疹，可结束治疗。

【问题 6】如何做好患者的随访工作？

嘱其注意个人卫生，勤换衣服，勤洗澡，避免共用毛巾、帽子或梳篦等，避免不洁性行为，避免接触他人等。

（范　星）

第五节　虫 咬 皮 炎

门诊病历摘要

患儿，女，7 岁，右前臂红色风团样丘疹、水疱伴瘙痒 3 日。3 日前患儿在旅行途中于右前臂内侧出现数个红色风团样丘疹、水疱，伴剧烈瘙痒，以夜间明显。除右前臂皮疹外，无发热、恶心等全身不适。发病以来夜间瘙痒剧烈，入睡困难。平素健康，无传染病史，无药物及食物过敏史。体格检查：一般情况良好，心肺检查正常。皮肤科检查：右前臂内侧数个红色风团样丘疹，约绿豆大小，顶端可见水疱，周边潮红伴轻度水肿（图 9-5-1）。皮疹局限，非对称分布。

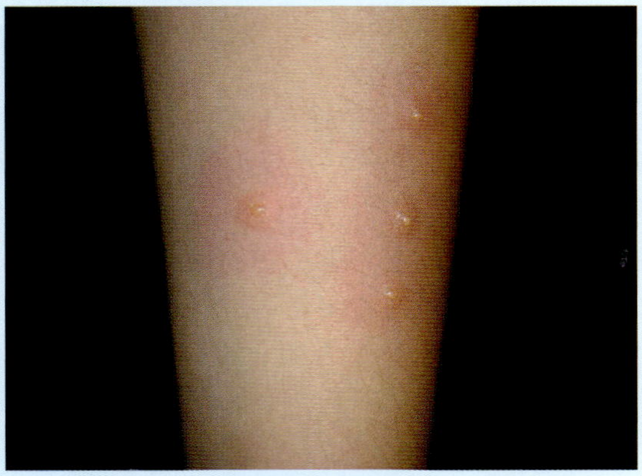

图 9-5-1 右前臂红色风团样丘疹、水疱

【问题 1】通过上述问诊，应考虑什么疾病？

思路：通过上述病史，根据患儿出游后，于右前臂出现瘙痒性丘疹、水疱，单侧分布等特点，首先考虑虫咬皮炎（insect bite dermatitis）。在病史询问时，注意有无野外、草地玩耍史，有无接触猫、狗史，家居环境是否潮湿、久未打扫，是否有反复发作；发病的季节，是否瘙痒，以及搔抓后是否皮损更加肿大和瘙痒等；以上病史有助于本病的诊断与鉴别诊断。

知识点

常见致病昆虫及其临床表现

1. 螨虫皮炎（mite dermatitis） 皮损为水肿性风团样丘疹、丘疱疹或瘀斑，其上有小水疱，偶尔为大疱，常伴有抓痕与结痂。严重者可出现头痛、关节痛、发热、乏力、恶心等全身症状，个别患者可发生哮喘、蛋白尿，血中嗜酸性粒细胞增高。

2. 蚊虫叮咬（mosquito sting） 被蚊虫叮咬后可毫无反应，或在皮肤上现瘀点、风团、丘疹或瘀斑，自觉剧痒。婴幼儿被叮咬后可发生血管性水肿，包皮、手背、面部等暴露部位易受累。严重者发生即刻过敏反应、延迟过敏反应甚至全身反应。初到疫区者常发生风团样丘疹，可延续 1 周左右。

3. 蠓叮咬（heleidae bite） 发生在皮肤暴露处，被叮咬后出现局部瘀点或水肿性红斑、风团样丘疹及水疱，奇痒难忍，甚至引起全身性过敏反应。

4. 臭虫叮咬（cimicosis） 叮咬后数小时可出现风团样丘疹和瘙痒，皮损中央有针尖大小瘀点、水疱、大片红斑或紫癜，伴有剧烈瘙痒和疼痛。臭虫可在一晚上多次叮咬，形成线状损害，常因搔抓而致色素沉着。

5. 跳蚤叮咬（flea sting） 跳蚤一般在人体停留数分钟到数小时，在吸血处形成带出血点的红色斑丘疹，损害常成群分布。对跳蚤唾液过敏者可有水疱、红斑或紫癜。

6. 蜂蜇伤（bee sting） 蜂蜇伤后局部立即明显疼痛、烧灼感及痒感，很快出现红肿，中央有一瘀点，甚至形成水疱、大疱损害，偶可引起组织坏死。被多数蜂蜇伤时，可产生大面积肿胀，少数有恶心、呕吐、畏寒、发热等全身症状。由于组胺作用可产生肿胀性红斑、风团、血管性水肿，严重者因发生过敏性休克。蜇伤后 7~14 日可发生血清病样迟发型过敏反应（如发热、荨麻疹及关节痛）。

虫咬超敏反应常见于特异体质的人，说明可能有潜在的肥大细胞增生。虫咬超敏反应约有 1/4 与昆虫特别是膜翅类昆虫的叮咬有关，依次为蜜蜂、黄蜂、大胡蜂和蚁类，与它们含有的复合成分毒液（蚁酸、激肽和蛋白类变应原）有关。养蜂人有可能发生慢性关节病，与反复被蜇咬有关。以下情况应予关注：如蜂蜇伤后可没有过敏性损害而产生房性心律失常；遭受杀人蜂攻击可出现肌红蛋白或血红蛋白尿及急性肾小管坏死。

知识点

虫咬皮炎的病因与发病机制

虫咬皮炎主要由螨虫、蚊、蠓、臭虫、跳蚤、蜂等昆虫叮咬或其毒汁刺激皮肤引起。可分为螨虫皮炎、臭虫皮炎、蚊虫皮炎、跳蚤叮咬、蜂蜇伤等。

常见致病昆虫有：螨虫［包括蒲螨、沙螨（又称“恙螨”）、禽螨、姬螯螨、虱螨、粉螨］、蚊虫（主要有伊蚊、库蚊、按蚊）、臭虫（可为成虫或稚虫）、跳蚤（猫蚤、人蚤、狗蚤、鼠蚤和鸡蚤最常见）、蜂（主要为黄蜂、大黄蜂、蜜蜂、土蜂）等。

致病方式主要通过吸吮人体血液，同时将其体内的毒汁或唾液注入人体而引起皮肤局部或全身的变态反应而致病，速发型过敏反应常与组胺、5-羟色胺、蚁酸或激肽相关，而迟发型过敏反应则是机体针对蛋白类变应原的免疫应答反应；有些昆虫甚至可传播多种传染性疾病。

【问题2】通过分析皮损特点，应诊断为什么疾病？

思路1：旅行、环境变化、更换衣物或被褥，或暴露在蚊虫较多环境后，皮肤突然出现的散在（图9-5-2），或群集（图9-5-3），或线状排列（图9-5-4）的红色、瘙痒性风团样丘疹，伴或不伴水疱、瘀点、瘀斑（图9-5-5），应首先考虑虫咬皮炎。

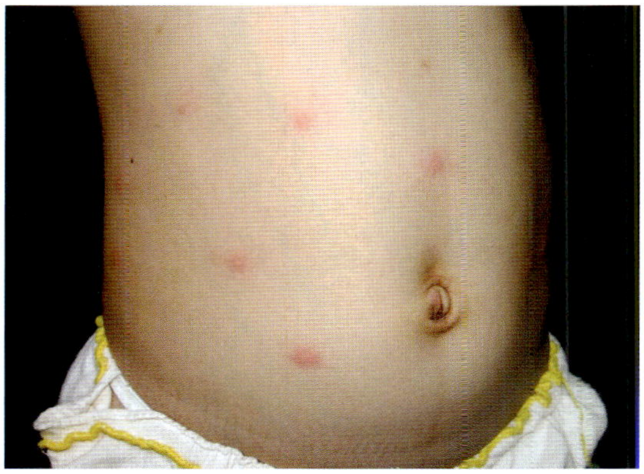
图9-5-2 散在分布

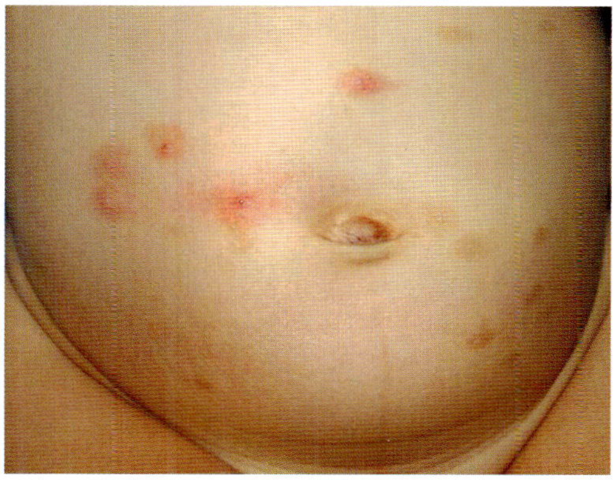
图9-5-3 群集分布

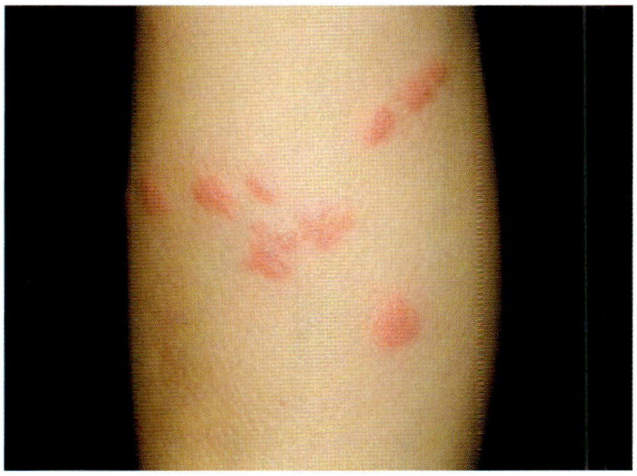
图9-5-4 线状排列

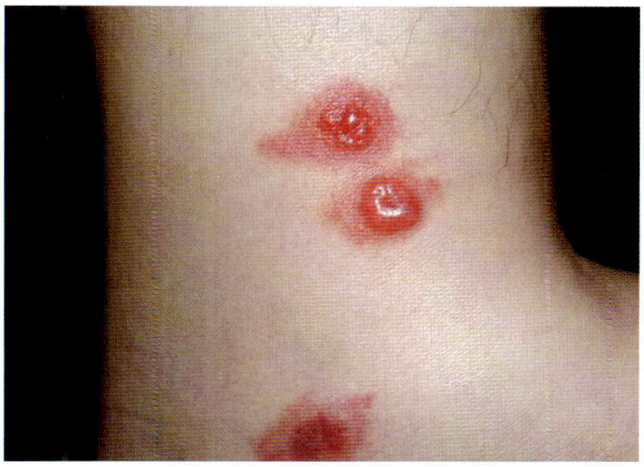
图9-5-5 伴有水疱

思路2：一般昆虫如螨虫、蚊虫、臭虫、跳蚤叮咬引起的临床表现多较轻微，多限于叮咬部位，也可泛发全身；但少数蜂叮咬后，除引起明显的局部疼痛、红肿及痒感外，全身反应明显，可产生大面积肿胀，或有恶心、呕吐、畏寒、发热等全身症状，严重者发生过敏性休克或血清病样迟发型过敏反应（如发热、荨麻疹及关节痛）。因此，全身体格检查时应注意患者的一般状况，如精神、体温、血压、脉搏等，首先对患者的病情轻重作出初步评估，以便进一步处理。皮肤科检查时要注意皮损是否发生在暴露部位，是局限性还是泛发性，以及皮疹的形态，特别是寻找叮咬痕迹等，有助于本病的诊断。

知识点

蜂　蜇　伤

皮肤被蜇伤后局部立即有明显疼痛、烧灼感及痒感，很快出现红肿，中央有一瘀点，甚至形成水疱、大疱，偶可引起组织坏死；多处蜇伤可产生大面积水肿伴有剧痛。眼周被蜇时眼睑高度水肿，眼被蜇可致视力丧失。严重者可出现全身症状，如畏寒、发热、头痛、头晕、恶心、呕吐，或出现抽搐、肺水肿、晕厥、昏迷或休克，甚至死亡。蜇后 7~14 日可能发生血清病样迟发型过敏反应如发热、荨麻疹及关节痛。少见有震颤性麻痹、急性播散性脑脊髓炎、脑脊髓神经根神经炎、急性肾衰竭等。

思路 3：必要的鉴别诊断，如血管性水肿、小儿痒疹（图 9-5-6）、水痘（图 9-5-7）、带状疱疹早期（图 9-5-8）或顿挫型、多形红斑（图 9-5-9）及疥疮结节（图 9-5-10）等，均应在诊疗过程中详细问诊、检查，以排除类似疾病。

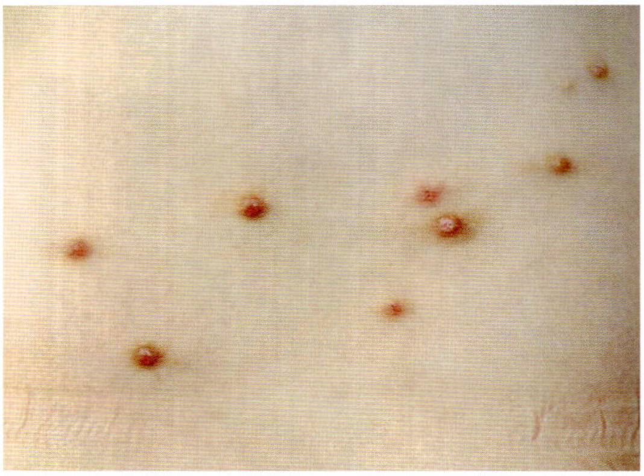

图 9-5-6　小儿痒疹

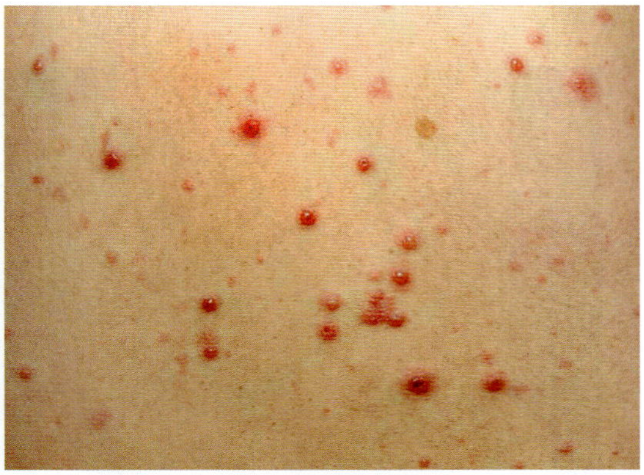

图 9-5-7　水痘

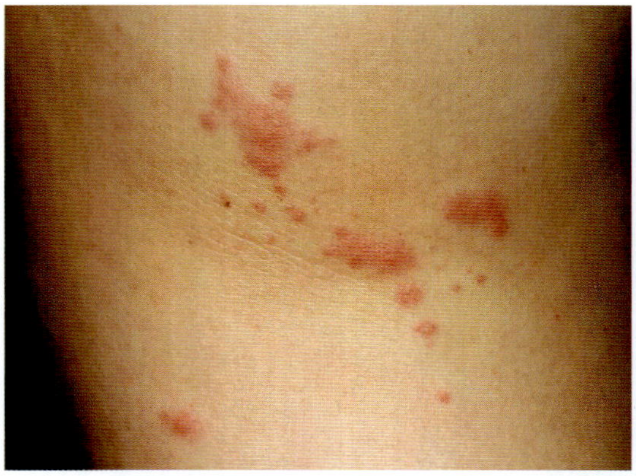

图 9-5-8　带状疱疹早期

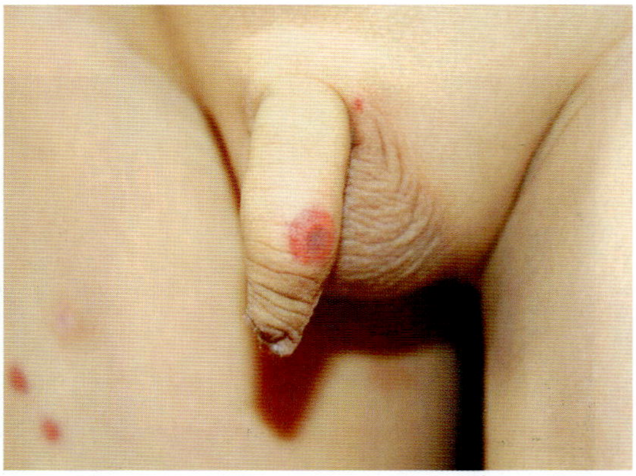

图 9-5-9　多形红斑

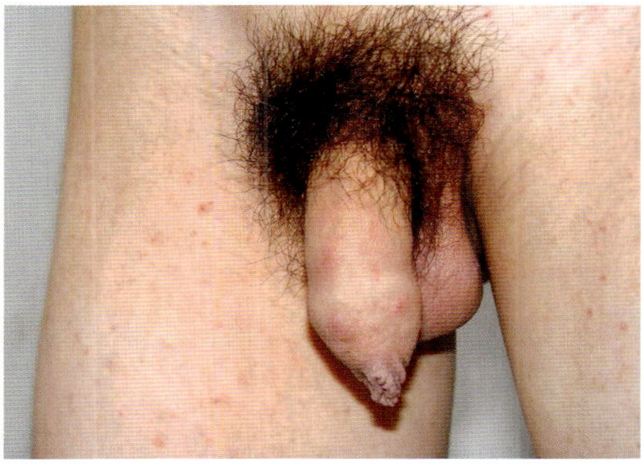

图 9-5-10　疥疮结节

知识点

虫咬皮炎的其他特点

1. 很多媒介性传染病与昆虫叮咬相关，如跳蚤所携带的巴尔通体感染可导致猫抓病或多发性毛细血管瘤；蚊虫叮咬可传播丝虫病、疟疾、脑炎、登革热等疾病；跳蚤叮咬可传播鼠疫、流行性斑疹伤寒、布鲁氏菌病、类鼻疽和类丹毒等疾病；恙螨可传播恙虫病；鼠螨传播立克次体病。

2. 慢性淋巴细胞白血病患者可发生与虫咬皮炎类似的小水疱型丘疹和结节性损害，通常在确诊后几个月出现，偶在确诊前出现，属于叮咬后的放大反应，对于少见的此类反应需进行必要的针对性检查。

3. 节肢类昆虫蜇咬反应是很多"隐匿性"慢性皮疹的原因。

4. 臭虫属是否传播乙型肝炎病毒尚有争议，臭虫不增加 HIV 的传播风险，但其粪便可导致过敏性哮喘。

5. 螨虫导致的皮肤病通常被误诊，其中大疱性皮损尤其常见。

6. 儿童季节性阴茎肿胀、瘙痒和排尿困难，被称为夏季阴茎综合征，是对恙螨叮咬的一种超敏反应。

7. 蚊虫叮咬和潜在的 EB 病毒活化相关，可引起淋巴瘤。

提示：超敏反应主要与膜翅类昆虫有关；虫咬皮炎继发感染常见，且葡萄球菌感染发生率最高，但诺卡菌和孢子丝菌也可通过偶然的直接叮咬侵入而发病。

思路 4：虫咬皮炎的组织学改变视叮咬昆虫的种类、叮咬部位及个体反应不同而有很大的差异，常见浅层和深层血管周围炎，伴有表皮海绵水肿性改变。炎细胞多为混合型，哪种细胞的浸润为主可因叮咬昆虫种类、个体反应有异。蚊虫和臭虫以嗜酸性粒细胞为主，虱和蚤以中性粒细胞为主，如叮咬的刺器留在皮内，则可出现组织细胞为主的异物肉芽肿性浸润，对不同虫咬皮炎的区别有提示意义。必要时可行组织病理检查。

【问题 3】综合分析后，患者最终诊断是什么？诊断依据是什么？

综合分析后，该患者最终诊断：虫咬皮炎。诊断依据：

1. 发病前　有旅行及环境改变史。

2. 体格检查　一般情况良好，心肺正常。

3. 皮肤科检查　右前臂内侧数个红色风团样丘疹，约绿豆大小，顶端可见水疱，周边潮红伴轻度水肿。皮疹局限，非对称分布。

4. 自觉症状　瘙痒剧烈。

知识点

虫咬皮炎的诊断要点

1. 多发生于夏秋季节。
2. 好发于面、颈、躯干、四肢等暴露部位。
3. 皮损表现为少数散在水肿性红斑、风团样丘疹、瘀点或瘀斑，有时表面有水疱、大疱。
4. 皮损中央可见叮咬的痕迹。
5. 自觉刺痛、灼痛、奇痒。

【问题 4】如何掌握患者在门诊还是住院治疗的判断依据？

判断依据包括：皮疹的数量及轻重，有无发热、恶心等全身反应及轻重，低血压或过敏性休克表现，以及血清病样迟发型过敏反应症状。皮疹散在或局限性典型虫咬皮炎患者，应采用门诊治疗。对局部和全身反应严重的患者，应及时住院治疗。

【问题 5】虫咬皮炎的治疗原则是什么？

1. 去除病因　灭蚊、除虫，及时晾晒衣被，清洁居住环境。

2. 各种虫咬皮炎症状轻微者，局部外用糖皮质激素霜，内服抗组胺药物止痒即可；皮损泛发、瘙痒严重者，可短期小剂量口服糖皮质激素。如局部继发感染，应及时给予抗感染。局部慢性皮损可用 2% 利多卡因稀释的确炎舒松悬液（5mg/ml）局部封闭。

3. 蜂蜇后应立即将毒刺拔除并挤出毒液，局部用水冲洗，冰块冷湿敷。伴发过敏性休克者应积极抢救，皮下或肌内注射 0.1% 肾上腺素 0.5ml，必要时重复。随即给予甲泼尼龙 60~100mg 加入 5% 葡萄糖溶液 500ml 中静脉滴注，待症状缓解后逐渐减量。对无尿和少尿患者，按急性肾衰竭处理。继发细菌感染选择敏感抗生素治疗。

【问题 6】恢复到什么程度可以结束治疗？如何做好患者的随访工作？

1. 待原有皮疹消退，无继发感染，无并发症时，即可结束治疗。

2. 若皮疹消退后仍伴发全身症状时，应注意门诊随访，积极寻找原因及治疗。

3. 对高敏人群和高危人群，应考虑脱敏及免疫治疗，并应随时携带急救药盒，其中包括肾上腺素、注射器具及抗组胺药物等。

虫咬皮炎诊疗流程见图 9-5-11。

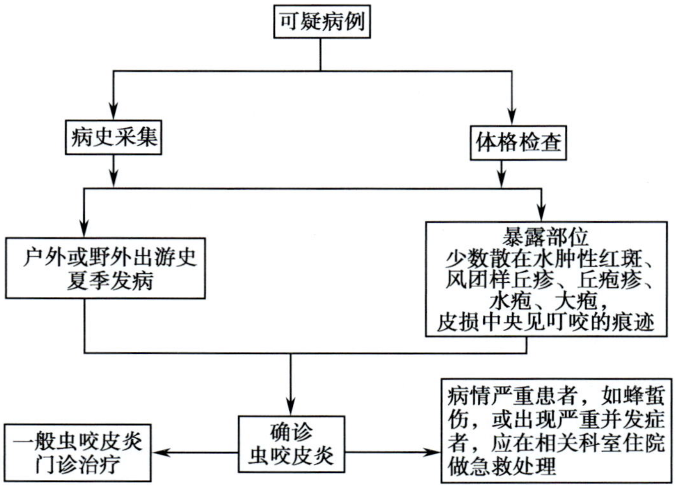

图 9-5-11　虫咬皮炎诊疗流程

（于建斌）

第六节 匐 行 疹

门诊病历摘要

患者，男，39 岁，足部游走性线状红斑伴瘙痒 1 周。1 周前，患者足部出现线状红斑伴轻度瘙痒，未予处理。此后红斑呈游走性、线状、匐行性发展，伴瘙痒。平素健康，发疹前 10 日有进食生鱼史，无宠物喂养史，家族人员无类似病史。体格检查：一般情况良好，系统检查未见异常。皮肤科检查：足部可见匐行性、隆起性蛇行样红斑（图 9-6-1）。

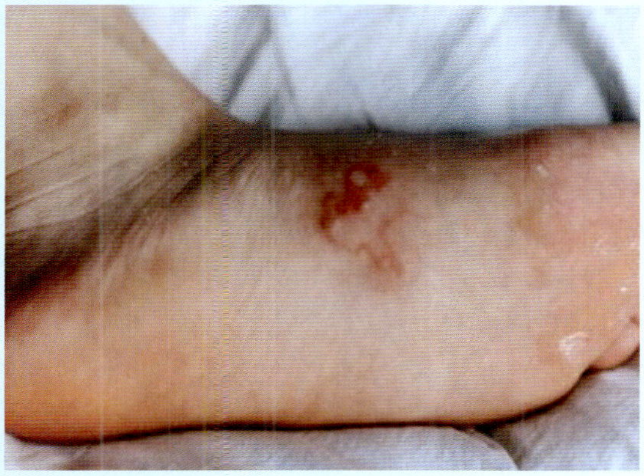

图 9-6-1 左足部红斑

【问题 1】依据以上病史、体格检查及皮肤科检查，应首先考虑什么诊断？

依据以上病史、体格检查及局限性匐行性线状红斑，应首先考虑匐行疹（creeping eruption）。

知识点

匐行疹的临床表现

匐行疹，又称"幼虫移行症"。最常受累的部位为足，其次为臀部及手部，也可发生在其他部位如龟头、腹部和口腔黏膜。其特点是在幼虫移行部位出现皮损，一般在感染 4 日后开始移行，每日 1~2cm，也可局部静止数日甚至数月，在皮肤表面形成不规则、红色线状、高于皮肤平面的匐行性线状损害，长达 15~20cm。当幼虫在移行过程中停留时，可在线状皮损中间形成数个丘疹样损害。随着皮损向远端发展，陈旧的皮损逐渐消退。搔抓可出现抓痕或继发感染。自觉间断性瘙痒或刺痛。未治疗者，幼虫通常在 2~8 周内死亡，皮损消退，但也有持续数月者。如幼虫在肺部移行，表现为肺部暂时性、游走性斑状浸润，外周血白细胞分类嗜酸性粒细胞百分比可高达 50%，痰中嗜酸性粒细胞百分比达 90%，称为 Loeffer 综合征。

思路 1：患者出现不明原因的局限性、匐行性线状红斑，隆起或潜行、缓慢或快速发展、发热或不伴发热、瘙痒或不伴瘙痒，临床应高度怀疑匐行疹，伴或不伴内脏幼虫移行症。问诊中应详细询问宠物饲养史和生食食物史，并进行血常规、寄生虫抗体及皮损组织病理检查，以确定诊断。

知识点

匐行疹的病因

巴西钩虫线虫、犬钩虫线虫的幼虫是本病的主要致病原因，常寄生于猫、狗、牛、羊、猪等体内。当接触上述动物的排泄物或被污染的环境，或食用未经煮熟、含有虫体的肉类，可造成皮肤感染。

思路 2：伴或不伴内脏受累的匐行疹患者病情轻重程度可明显不同，但皮疹特点类似。如幼虫仅在皮肤内移行，则一般情况良好，仅形成局限性、游走性、匐行性线状红斑，伴或不伴瘙痒。如幼虫移行累及内脏器官，常伴有发热、血液嗜酸性粒细胞升高及受累器官症状和体征，临床中应注意鉴别。

【问题 2】为进一步明确诊断，应采取何种检查？

血常规检查：白细胞计数 5.68×10^9/L，中性粒细胞百分比 67.3%，嗜酸性粒细胞计数 0.18×10^9/L，IgE 196IU/ml。为明确诊断，应在皮损延伸的末端部位进行组织病理检查。结果显示：真皮浅层可见较多淋巴细胞和散在嗜酸性粒细胞浸润，可见幼虫虫体。

【问题 3】综合分析后，患者最终诊断是什么？诊断依据是什么？

最终诊断：匐行疹（皮肤幼虫移行症）。

诊断依据：

1. 发病前 3 日有进食生鱼史。
2. 体格检查 一般情况良好，系统检查未见异常。
3. 皮损表现 右季肋部匐行性、隆起性线状红斑，似蛇行样，自觉瘙痒。
4. 血常规检查以及皮疹末端新发皮损组织病理学检查。

【问题 4】如何掌握患者在门诊还是住院治疗的判断依据？

1. 判断依据包括皮疹、全身症状和有无内脏器官受累表现。
2. 如一般情况良好，仅形成局限性匐行性线状红斑，门诊治疗即可。
3. 如一般情况差，幼虫移行累及内脏器官，伴有发热、血液嗜酸性粒细胞升高及受累器官症状和体征，应住院治疗。

【问题 5】本病的治疗原则是什么？

1. 一般治疗 加强个人卫生，禁食生食，避免接触猫、犬排泄物。
2. 局部治疗 10% 噻苯达唑溶液外用，每日 4 次；或皮疹末端液氮冷冻治疗。皮损局限者也可选择手术切除。
3. 系统药物治疗 阿苯达唑 200mg，2 次 /d，口服，连续 3 日；或噻苯达唑 25~30mg/kg，分早晚两次口服，连续 3 日。儿童用量按公斤体重计算。治疗有效为 1 周内皮损停止进展。

（于建斌）

第七节 蜱 叮 咬

门诊病历摘要

患儿，男，5 岁，头皮灰黑色不明异物伴瘙痒 1 日。体格检查：无发热，一般情况好。皮肤科检查：头皮可见一直径 0.5cm 的椭圆形黑褐色虫体，背侧可见深棕色椭圆形盾板，腹侧有 4 对尖锐细足，前端口器深刺入皮内，周边皮肤轻度红肿（图 9-7-1）。1 日前有郊外森林秋游史。

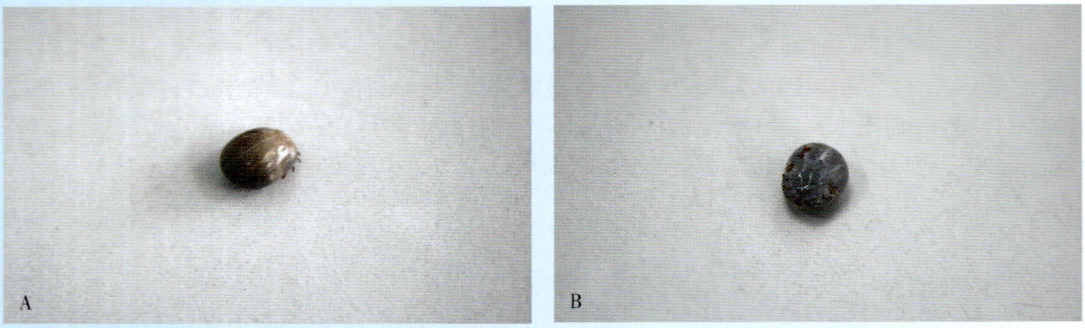

图 9-7-1 蜱虫

A. 完整取出的虫体背部；B. 完整取出的虫体腹部。

【问题 1】发现灰黑色圆形或者半球形虫体，临床考虑何种疾病?

思路：该病例病史短，秋季发病，有郊外森林游玩史，一般情况好，除局部瘙痒无发热等不适，皮肤科检查可见头皮叮咬虫体具有硬蜱形态特征，碰触后虫体附着牢固不脱落且细足摆动，考虑为蜱叮咬(tick bite)。

【问题 2】发现蜱叮咬，临床如何完整去除虫体?

发现蜱叮咬一定要越早摘除越好，注意完整去除虫体，避免口下板或螯肢等残留在皮肤内。叮咬时间在24小时内者，理想的方法是用镊子或防护好的手指尽可能贴近皮肤表面夹住蜱，保持稳定的力道，缓慢向上提拉摘除蜱，不要猛拉或扭转，也不要挤压或刺穿蜱虫身体以免虫体的体液污染伤口；如果叮咬时间超过24小时建议到医院进行手术摘除。目前，用镊子摘蜱的方法是世界卫生组织以及美国疾病预防控制中心公认的最可靠的方法。移除蜱后彻底消毒皮肤并用肥皂和清水洗手。

【问题 3】蜱叮咬后有何症状及体征?

开始叮咬时不觉疼痛，可有不同程度的瘙痒。叮咬后24~48小时局部可出现不同程度的炎症反应，轻者只出现局部红斑，中央有一虫咬的瘀点或瘀斑。重者瘀点周围有明显的水肿性红斑、丘疹或水疱。局部可有软组织肿胀，创面附近区域的淋巴结肿大。时间稍久可出现坚硬的结节，抓破后形成溃疡。结节可持续数月甚至1~2年不愈。少数病例出现发热及全身红色斑丘疹等全身反应。

【问题 4】蜱叮咬可引起何种不良反应或者严重疾病?

1. 不少蜱可引起“蜱咬热”。蜱吸血1~2日后，患者出现畏寒、发热、头痛、腹痛、恶心和呕吐，蜱离体后12~36小时症状减轻。

2. 蜱可传播森林脑炎、克里米亚 - 刚果出血热(新疆出血热)、蜱媒回归热、莱姆病、Q热、北亚蜱媒立克次体病。

3. 某些蜱叮咬，尤其是叮咬头部后可将唾液中的神经毒素注入体内，引起“蜱麻痹”(又称“蜱瘫痪症”)，表现为进展性上行性麻痹，严重者可因呼吸中枢麻痹而死亡，特别多见于儿童。

【问题 5】如果出现全身反应，如何处理?

1. 出现高热、泛发皮疹等全身中毒反应，应给予抗组胺药物、糖皮质激素口服。如果创面有继发感染者给予口服及外用抗生素抗感染治疗。

2. 如出现蜱麻痹或者严重的蜱咬热症状，要及时送入监护病房抢救。

【问题 6】如何诊断蜱叮咬传播的蜱媒疾病?

蜱媒疾病临床较少见，地域性强，其表现及病程各异，常见的起病方式为突发高热，可伴有较重的全身中毒症状，临床诊断需有疫区居留史和蜱叮咬史。如疑为某种蜱媒疾病，可行特异性血清抗体检测来确诊。

【问题 7】何时需要常规使用抗生素来预防蜱媒疾病?

为预防以莱姆病为代表的蜱媒疾病的发生，有学者建议给予抗生素预防性治疗。对符合如下所有标准的患者推荐给予抗菌药物预防：①确认附着的蜱是肩突硬蜱(鹿蜱)成虫或若虫；②估计蜱已附着≥36小时(根据蜱吸血后鼓胀程度或暴露时间)；③预防应在移除蜱的72小时内开始；④当地蜱感染伯氏疏螺旋体的比例>20%；⑤无多西环素禁忌证(患者≥8岁，未妊娠且未处于哺乳期)。如果患者符合以上标准，推荐多西环素，成人200mg，≥8岁儿童4mg/kg(最大剂量200mg)，单次给药。如果患者不能使用多西环素，不推荐使用其他抗菌药物预防。

知识点

蜱的种类及发育特征

1. 蜱属于节肢动物门、蛛形纲、蜱螨目，一般分为硬蜱及软蜱两大类。蜱类分布于我国大部分地区，硬蜱多栖息于开阔的自然界如森林、灌木丛、草原及半荒漠地带，软蜱则多分布于隐蔽的场所，如家畜的圈舍、野生动物的洞穴、鸟巢及人类住房的缝隙中。蜱的发育要经过卵、幼虫(约0.5mm)、若虫(1~2mm)及成虫(2~3mm)4个时期，幼虫和若虫均需吸血才能进行发育，雌蜱在宿主身上吸血后，释放性信息素，吸引雄蜱前来交配。硬蜱幼虫一般需吸血2~5日，体重增长10~20倍；若虫则需吸血3~8日，体重增长20~100倍；雌成蜱吸血时间长达4~16日，体重增长80~120倍，雄成蜱则不吸血或吸血后体型无变化。软蜱各虫期的吸血时间长短不一致，自数分钟至数日不等，若虫和雌蜱吸血后体重增加 6~12 倍，雄软蜱一般不超过 2~3 倍。蜱类无胸腹之分，表皮革质，从外形上可分为假头和躯体两部分。

2. 临床所见的皮疹为蓖麻子样的蜱叮咬病例，通常为饱血后的若虫及雌性成虫。若虫个体稍小，饱血后通体呈青白色；饱血的成年雌蜱个体较大，色较深，背面有甲板及花纹。

（马 琳）

第十章　皮炎和湿疹

1001

组织病理（图片）

第一节　接触性皮炎

门诊病历摘要

患者，女，35 岁，面部和手部红斑、水疱，伴烧灼疼痛近 2 小时。患者 2 小时前给果树喷洒农药，面部和手部未采取防护措施，约十几分钟后面部手部开始出现红肿伴轻微灼痛，然后红肿疼痛逐渐加重，出现水疱，遂来医院就诊。之前无其他异物接触史，既往体健，无家族及遗传病史，无药物过敏史及传染病史。

【问题 1】通过上述问诊，应考虑什么疾病？

通过上述病史询问，根据有农药接触史、暴露部位突然出现皮疹伴灼痛，应考虑接触性皮炎。追问与患者同时进行此工作的人员，因采取保护措施未出现同样症状，因此考虑刺激性接触性皮炎。

知识点

什么是刺激性接触性皮炎

刺激性接触性皮炎是指接触物对皮肤有很强的刺激性或毒性，任何人接触后均可发病。皮肤炎症的轻重和发病快慢与接触物质的刺激性、浓度和接触时间的长短有密切关系。原发性刺激又可分为两种：一种是刺激性很强，接触后在短时间内发病，如强酸、强碱等化学物质所引起的皮炎；另一种是刺激物较弱，由较长时间接触后发病，如肥皂、有机溶剂等所引起的皮炎。

【问题 2】通过皮损特点分析，应考虑什么疾病？

体格检查：T 36.3，R 20 次 /min，P 90 次 /min，BP 120/80mmHg。神志清楚，痛苦面容，查体合作。循环、呼吸等系统检查未见异常。皮肤科检查：面部、双手背皮肤潮红肿胀，部分皮肤颜色呈青灰色，红斑边界清晰，双眼睑肿胀，眼不能睁开，鼻头呈青紫色，前额、双颊、手背绿豆至花生大小水疱（图 10-1-1）。符合刺激性接触性皮炎的典型临床表现。

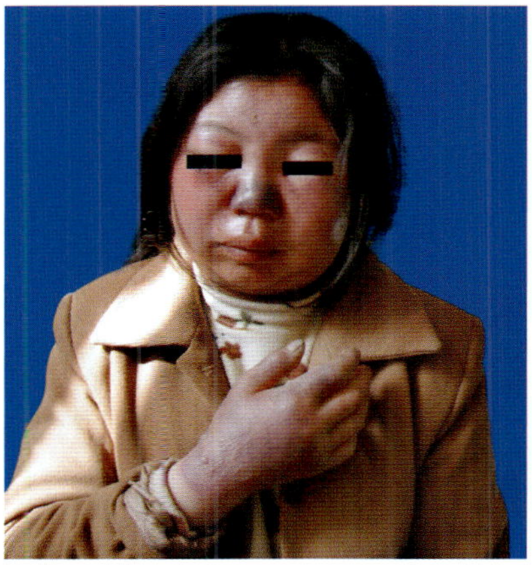

图 10-1-1　刺激性接触性皮炎

知识点

刺激性接触性皮炎的临床表现

在接触部位或身体暴露部位突然发生境界清晰的急性皮炎，轻症时局部红斑，淡红至鲜红色，稍有水肿，重症时红斑肿胀明显，可有水疱甚至大疱发生。如为烈性的原发刺激，可使表皮坏死脱落，甚至深及真皮发生溃疡。患者一般自觉烧灼感、疼痛。有明确的刺激物接触史。

本类接触性皮炎的共同特点是：①任何人接触后均可发病；②无一定潜伏期；③皮损多限于直接接触部位，境界清楚；④停止接触后皮损可消退。

【问题 3】最终可确诊为什么疾病？

根据接触史及临床表现，可确诊为刺激性接触性皮炎。诊断依据如下：青年女性，急性病程；有明确的农药接触史；皮疹为发生在接触部位的境界清楚的红斑，肿胀明显伴水疱，自觉烧灼疼痛。

【问题 4】患者适合门诊治疗还是住院治疗？

患者为青年女性，无其他病史，诊断明确，脱离接触物后皮疹未再进一步加重，可以考虑门诊治疗。但该患者皮疹较重，还应进一步观察皮疹缓解情况及有无全身不适等。

【问题 5】如何治疗此类患者？

本类患者脱离刺激物后，轻症者皮疹可自行消退，红肿明显时局部可予炉甘石洗剂等保护剂；渗出明显时可用 3% 硼酸溶液等湿敷，也可选用外用皮质类固醇激素或口服抗组胺药物，疼痛明显时可口服非甾体抗炎药。

【问题 6】恢复到是什么程度可以结束治疗？

原有皮损渗出干燥结痂，红斑水肿消退，灼痛消失。

住院病历摘要

患者，男，25 岁，头面部、耳部红斑、丘疹、肿胀，伴明显瘙痒 5 日。患者 1 周前因脱发自行购买米诺地尔外用头部，5 日前头皮、面部出现红斑丘疹，伴瘙痒，门诊就诊考虑过敏。给予口服抗组胺药物及外用皮质类固醇激素治疗，皮疹无缓解，继续加重，眼睑耳部水肿明显，同时伴剧烈瘙痒。之前无其他异物接触史，既往体健，无家族及遗传病史，无药物过敏史及传染病史。

【问题 1】通过上述问诊，应考虑什么疾病？

患者青年男性，起病较急。因外用米诺地尔后在头面部出现红斑、丘疹、水肿（图 10-1-2、图 10-1-3），伴明显瘙痒，首先考虑接触性皮炎。

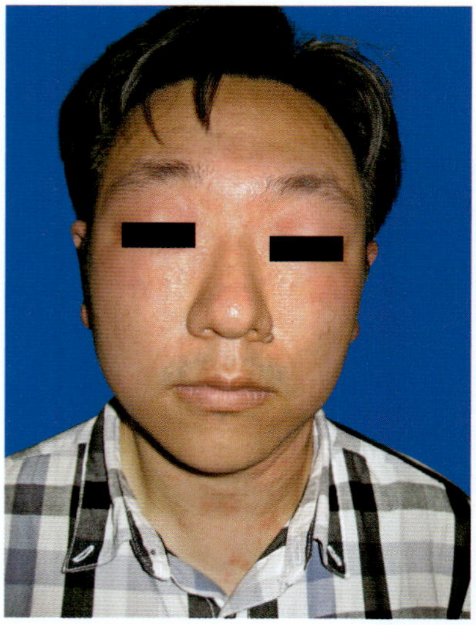

图 10-1-2 变应性接触性皮炎（面部）

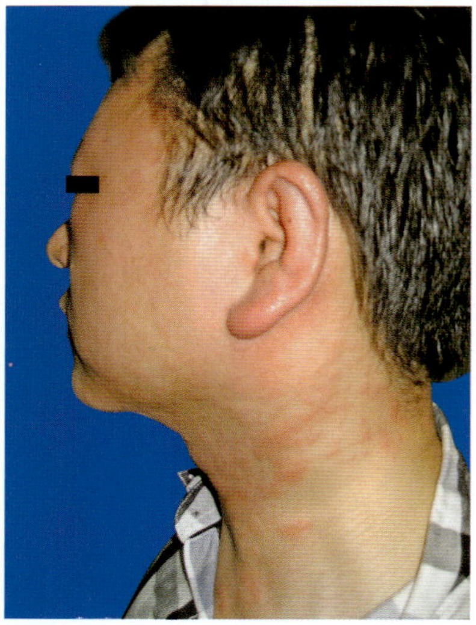

图 10-1-3 变应性接触性皮炎（面颊、耳部、颈部）

知识点

接触性皮炎的临床表现

接触性皮炎是皮肤或黏膜单次或多次接触外源性物质后，在接触部位甚至以外的部位发生的炎症反应，表现为红斑、肿胀、丘疹、水疱甚至大疱。根据其发病机制可以分为刺激性和变应性两种。

接触性皮炎的临床表现可以根据病程分为急性、亚急性和慢性：

(1) 急性接触性皮炎：起病较急。皮损多局限于接触部位，少数可蔓延或累及周边部位。典型皮损为境界清楚的红斑，其上有丘疹和丘疱疹(图 10-1-4)，严重者红肿明显并出现水疱和大疱(图 10-1-5)，内容清亮，破溃后呈糜烂面。自觉瘙痒或灼痛，搔抓后可将致病物质带到远隔部位并产生类似皮损。少数病情严重的患者可有全身症状。

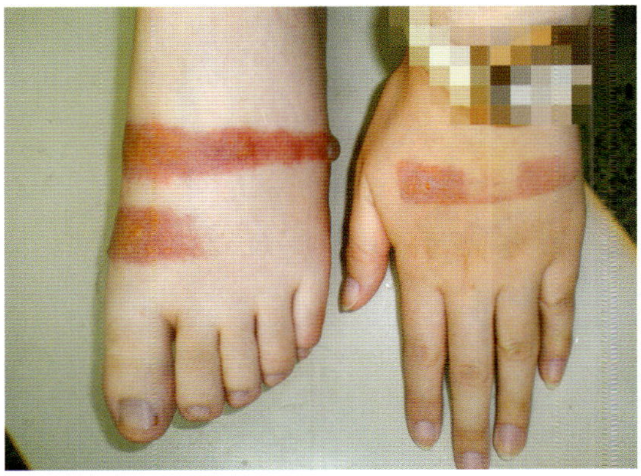

图 10-1-4　接触性皮炎红斑、丘疹、水疱

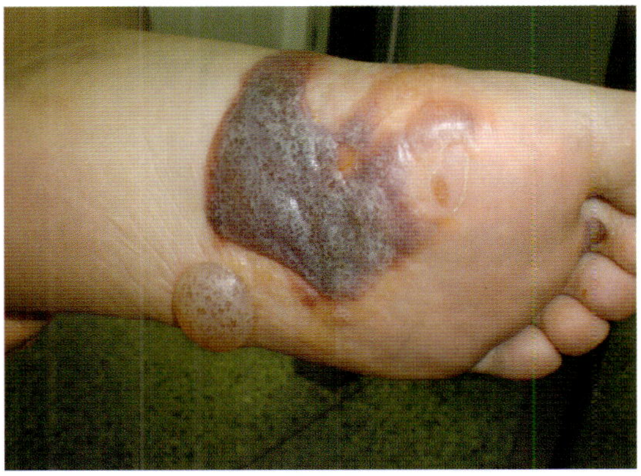

图 10-1-5　接触性皮炎大疱、水疱

(2) 亚急性和慢性接触性皮炎：如接触物的刺激性较弱或浓度较低，皮损开始可呈亚急性，表现为轻度红斑、丘疹，境界不清楚。长期反复接触可导致局部皮损慢性化，表现为皮损轻度增生及苔藓样变。

【问题 2】通过皮损特点分析，应考虑什么疾病？

体格检查：T 36.5℃，R 22 次 /min，P 76 次 /min，BP 120/80mmHg。神志清楚，痛苦面容，查体合作。循环、呼吸等系统检查未见异常。皮肤科检查：头面部、双侧耳郭、耳后、颈部弥漫水肿性红斑，红斑上及周边可见豆粒大小红丘疹，双侧眼睑、耳郭肿胀明显。患者在米诺地尔接触部位出现上述皮损，皮损边界较清楚，符合变应性接触性皮炎的临床表现。

知识点

什么是变应性接触性皮炎

变应性接触性皮炎，接触物基本上是无刺激的，少数人在接触该物质致敏后，再次接触该物质，经 12~48 小时，在接触部位及其附近发生皮炎。临床表现为急性、亚急性和慢性皮炎。患者自觉症状以瘙痒为主。

本类接触性皮炎的共同特点是：有一定潜伏期，首次接触后不发生反应，经过 1~2 周后如再次接触同样致敏物质才发病；皮损往往呈广泛性、对称性分布；易反复发作；皮肤斑贴试验阳性。

【问题 3】最终可确诊为什么疾病？

根据接触史及临床表现，可确诊为变应性接触性皮炎。诊断依据如下：青年男性，有明确的外用药物史；皮损初发于头皮，并向颜面部发展，出现红斑丘疹，继之出现水肿，瘙痒明显。

斑贴试验是诊断本病的最可靠、最简单的方法。如条件允许，所有考虑为变应性接触性皮炎者当致病因子不明或不肯定时都适用。试验的时间应选择在皮炎损害治愈后或接近治愈时进行。

知识点

刺激性与变应性接触性皮炎的鉴别见表 10-1-1。

表 10-1-1　刺激性与变应性接触性皮炎的鉴别

鉴别点	刺激性接触性皮炎	变应性接触性皮炎
危险人群	任何人	遗传易感性
应答机制	非免疫性	迟发型超敏反应
接触物特性	有机溶剂，肥皂	低分子量半抗原
接触物浓度	通常较高	可以较低
起病方式	随着表皮屏障的丧失而逐渐加重	接触后 12~48h，一旦致敏通常迅速发病
分布	边界常不明显	准确地与接触物对应
诊断方法	试验性脱离致敏原	试验性脱离致敏原和 / 或斑贴试验
治疗	保护，减少接触机会	完全避免

知识点

斑 贴 试 验

斑贴试验是根据受试物的性质配制适当浓度的浸液、溶液、软膏或原物作为试剂，以适当的方法将其贴于皮肤，一定时间后观察机体是否对其产生变态反应。斑贴试验是目前临床用于检测Ⅵ型变态反应的主要方法。

1. 方法　将受试物置于铝制小室斑试器，贴于背部或前臂屈侧的健康皮肤，同时必须设阴性对照。

2. 结果及意义　一般在 48 小时去除斑贴，间隔 30 分钟观察结果，视情况可在 72 小时或 96 小时后观察。受试部位无反应为(–)，轻度发红为(±)，轻度红斑、少量丘疹为(+)，水肿性红斑、丘疹或水疱为(++)，显著红肿或浸润、聚合性水疱或大疱为(+++)。阳性反应说明患者对受试物过敏，但应排除原发性刺激或其他因素所致的假阳性反应。假阳性反应者将受试物除去后，皮肤表现很快消失，而真阳性反应除去受试物后 24~48 小时内皮肤表现往往可增强。阴性反应则表示患者对试验物无敏感性。

【问题 4】患者适合门诊治疗还是住院治疗？

根据患者病史和临床表现，可诊断为变应性接触性皮炎。虽然患者年轻，一般情况较好，但皮疹较重，而且门诊初步抗过敏治疗效果不佳，应采取住院治疗。

【问题 5】如何选择治疗方案？

治疗原则是积极寻找病因，去除致敏物，然后给予对症处理。视病情轻重可予以口服抗组胺药或系统糖皮质激素。此患者口服抗组胺药物效果不佳，皮疹仍继续加重，因此住院后给予静脉糖皮质激素。

局部治疗根据皮损炎症情况，选择适当的剂型和药物。

1. 急性期　红肿明显时选用炉甘石洗剂外搽，渗出时用 3% 硼酸溶液湿敷。

2. 亚急性期　有少量渗出时用湿敷剂或糖皮质激素糊剂，氧化锌油；无渗液时用糖皮质激素霜剂等。有感染时加用抗生素，如新霉素、莫匹罗星。

3. 慢性期　选用软膏。

知识点

可引起变应性接触性皮炎的物质

接触物基本上是无刺激的，一般只有少数人接触该物质致敏。能引起接触性皮炎的物质很多，主要有动物性、植物性、化学性三种。①动物性：动物的毒素、昆虫的毒毛，如斑蝥、毛虫等。②植物性：有些植物的叶、茎、花、果等或其产物可引起接触性皮炎。常见者有漆树、荨麻、橡树、银杏、补骨脂、猫眼草、某些菊科和报春花属、少数瓜果、蔬菜、花粉等。③化学性：是接触性皮炎的主要病因，多属于变态反应性，少数属于原发刺激。品种繁多，主要有金属及其制品如铬、镍。日常生活用品如肥皂、洗衣粉、清洁养护产品、皮革、塑料及橡胶制品等；化妆品如化妆油彩、染发水、香膏等；外用药物如汞剂、磺胺剂、抗生素软膏、清凉油等；杀虫剂及除臭剂；各种化工原料如汽油、油漆、机油、染料等。在这些化学物质中，有些是直接接触其原料而发生，但大多数是人们使用其制成品而致敏发病，有些物质接触后需经日光照射后而致敏，致光感性接触性皮炎。

【问题 6】什么情况下可系统应用糖皮质激素？

患者皮疹比较严重、渗出明显，无应用糖皮质激素禁忌证，可给予泼尼松 20~40mg/d，一般 3~5 日，待渗出明显减轻，可停用。针对此患者皮疹明显，单纯给予口服抗组胺药效果不理想，且无激素使用禁忌证，给予短期糖皮质激素，皮疹迅速好转。

【问题 7】恢复到什么程度可以出院？

患者无新发皮疹，原有皮疹或感染明显减轻，瘙痒缓解，可以出院继续门诊治疗。

【问题 8】如何做好患者的预防工作？

对于已明确致敏物者，应告知患者避免接触致敏物或含有致敏物的物质；致敏物未明者可以通过标准筛选变应原系列斑贴试验查找致敏物。

知识点

常见接触性致敏物及其可能来源见表 10-1-2。

表 10-1-2　常见接触性致敏物及其可能来源

接触性致敏物	可能来源
重铬酸盐、硫酸镍	皮革制品、服装珠宝、水泥
二氧化汞	工业污染物质、杀菌剂
硫基苯丙噻唑、二甲苯等	橡胶制品
对苯二胺	染发剂、皮毛和皮革制品、颜料
松脂精	颜料稀释剂、溶剂
甲醛	擦面纸
俾斯麦棕	纺织品、皮革制品、颜料
秘鲁松脂	化妆品、洗发水
环树脂	工业、指甲油
碱性菊橙	皮革制品、颜料
丙烯单体	义齿、合成树脂
六氯酚	肥皂、去垢剂
除虫菊酯	杀虫剂

接触性皮炎诊疗流程图见图 10-1-6。

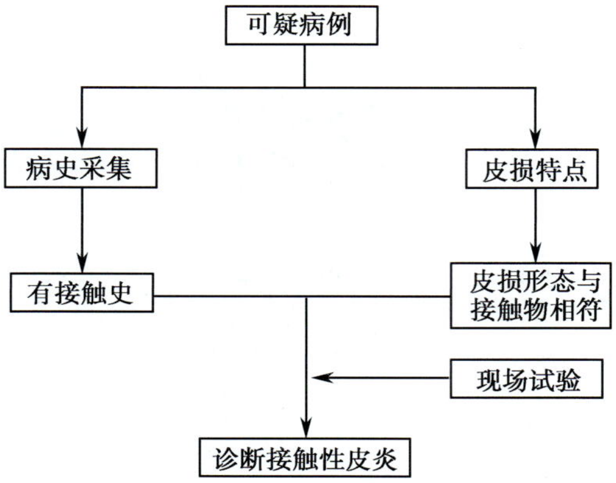

图 10-1-6 接触性皮炎诊疗流程图

第二节 湿 疹

门诊病历摘要

患者，男，50 岁，双侧小腿红斑丘疹脱屑，反复发作 3 年，加重伴剧烈瘙痒、渗出 1 周。患者 3 年前小腿出现红斑、丘疹，瘙痒，未予治疗，以后皮疹逐渐加重，在外院诊为湿疹，给予相应治疗（口服抗组胺药及外用皮质类固醇激素），皮疹逐渐消退。其后皮疹反复发作，近 1 周皮疹加重，伴剧烈瘙痒。患者近期局部无异物接触史，既往体健，无家族性及遗传性病史，无药物过敏史及传染病史。

【问题 1】通过上述问诊，应考虑什么疾病？

通过上述病史询问，患者双侧小腿红斑、丘疹、脱屑及渗出，瘙痒剧烈，3 年期间皮疹反复发作，首先考虑湿疹皮炎类皮肤病。

【问题 2】通过皮损特点分析，应考虑什么疾病？

体格检查：T 36.5℃，R 22 次 /min，P 82 次 /min，BP 130/85mmHg。神志清楚，正常面容，查体合作。循环、呼吸等系统检查未见异常。皮肤科检查：双侧小腿泛发红斑、丘疹、脱屑，部分红斑融合成大片，表面可见轻度渗出，小腿两侧散在红丘疹、抓痕、结痂（图 10-2-1）。患者皮疹多形、对称发生、反复发作、瘙痒剧烈，符合湿疹的临床表现。

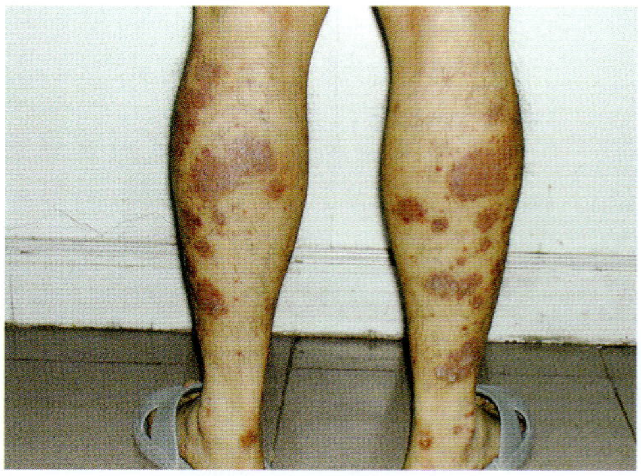

图 10-2-1 小腿湿疹

知识点

湿疹的临床表现

湿疹按皮疹表现分为急性、亚急性、慢性三期。

急性湿疹：表现为多形性皮疹。常在红斑基础上有针尖到粟粒大小的丘疹、丘疱疹，严重时有小水疱，常融合成片，境界不清楚，在损害外周丘疱疹逐渐稀疏。自觉剧烈瘙痒，常因搔抓形成点状糜烂面，有明显的浆液性渗出。如果继发感染可形成脓液、脓疱、脓痂，附近浅表淋巴结肿大，也可伴发热等全身症状。皮疹可发生于体表任何部位，常对称分布，多见于头面、耳后、手足、前臂、小腿等外露部位，严重者可泛发全身（图 10-2-2、图 10-2-3）。

亚急性湿疹：急性湿疹发作后，红肿及渗出减轻，可有丘疹及少量丘疱疹，少许鳞屑及轻度浸润，进入亚急性阶段。有时可因再次暴露于致敏原、新的刺激或处理不当及过度搔抓又成急性发作或加重，也可经久不愈发展为慢性湿疹（图 10-2-4、图 10-2-5）。

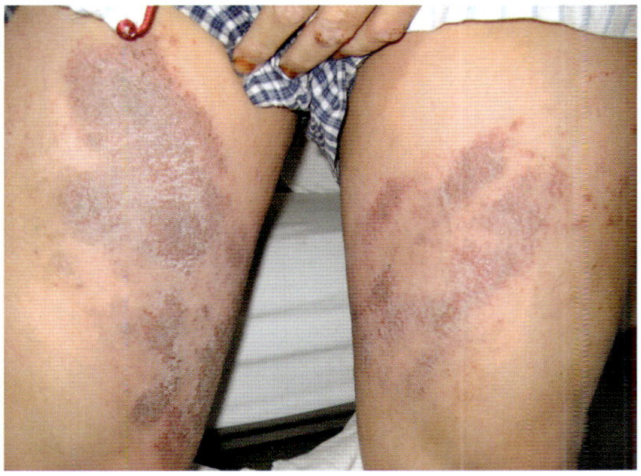
图 10-2-2　急性湿疹：红斑、丘疹、水疱、渗出

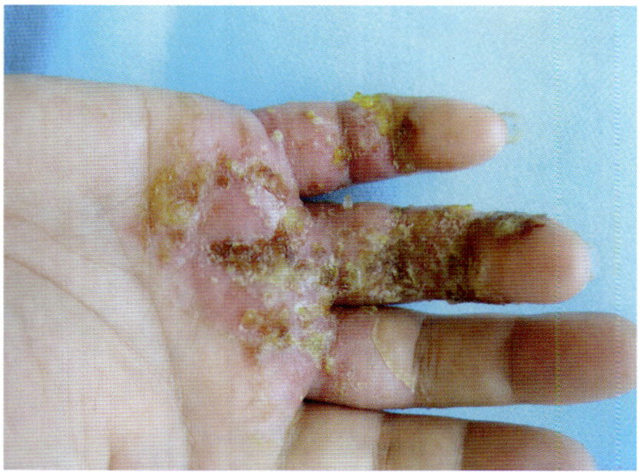
图 10-2-3　急性湿疹：红斑、明显渗出及结痂

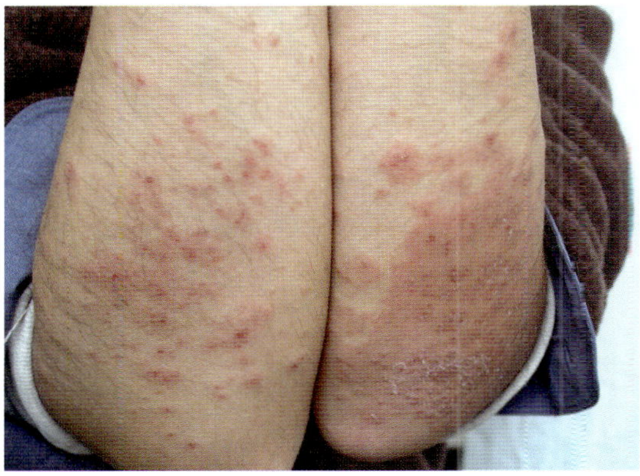
图 10-2-4　亚急性湿疹：红斑、丘疹，少许丘疱疹、鳞屑

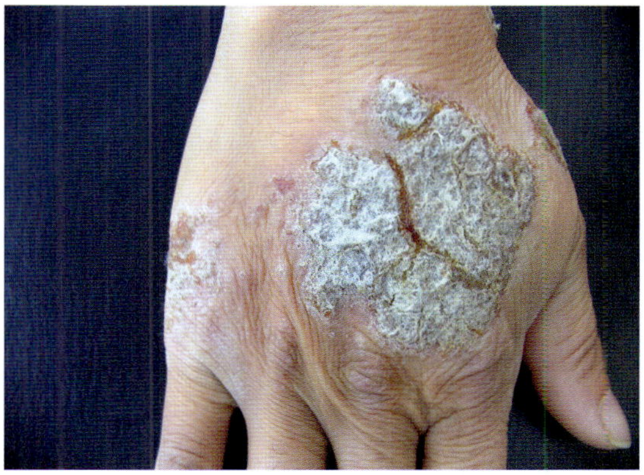
图 10-2-5　亚急性湿疹：红斑、少量渗出结痂

慢性湿疹：常由急性及亚急性湿疹迁延而成，亦可一开始即为慢性炎症。表现为暗红斑上有丘疹、抓痕及鳞屑，局部皮肤肥厚、表面粗糙，有不同程度苔藓样变、色素沉着及色素减退。病情时轻时重，病程数月或更久。好发部位有手、足、小腿、肘窝、股部、乳房、外阴及肛门等处，多对称发生，由于病变部位不同，表现也有差异（图 10-2-6~ 图 10-2-9）。

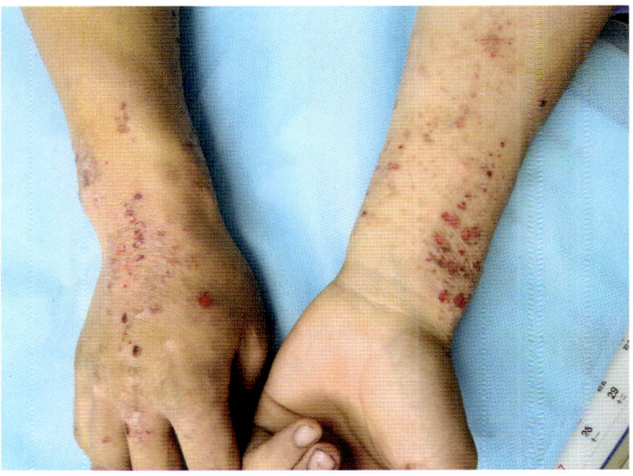
图 10-2-6　慢性湿疹：暗红色丘疹、斑块、抓痕及色素沉着

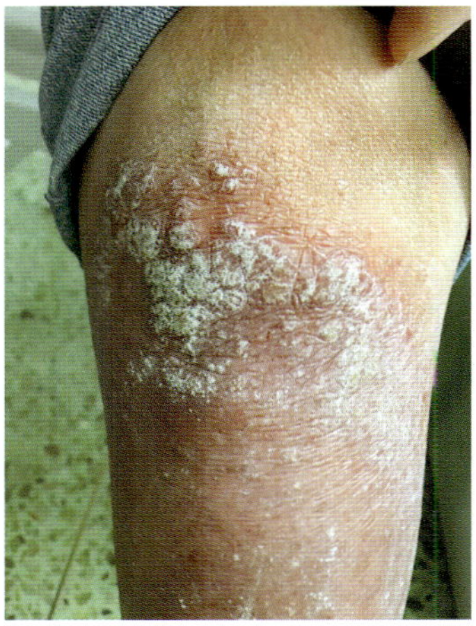
图 10-2-7　慢性湿疹：红褐色斑片上有肥厚性丘疹、鳞屑

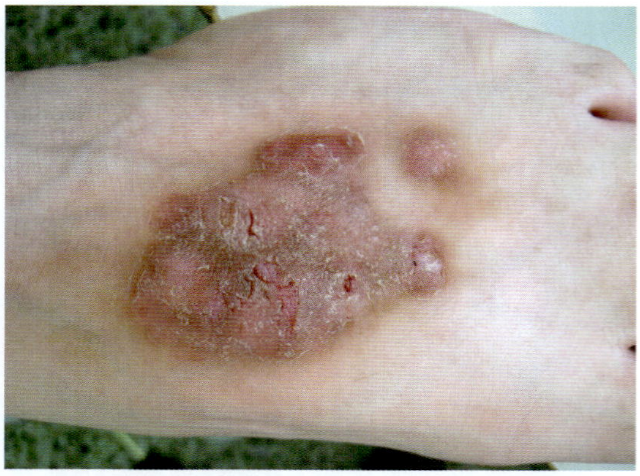

图 10-2-8　慢性湿疹：红褐色肥厚性斑块

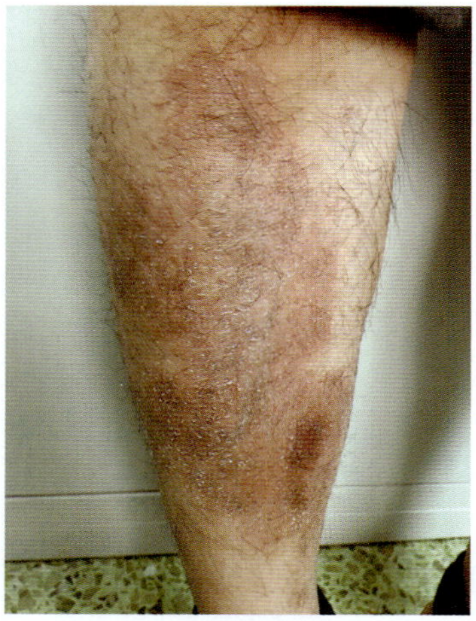

图 10-2-9　慢性湿疹：红褐色斑片、色素沉着

【问题 3】最终可确诊为什么疾病？应和哪些疾病进行鉴别？

根据患者的病史和临床表现，可诊断为湿疹。诊断依据如下：中年男性，慢性病程；皮疹对称发生、反复发作，急性期皮疹多形性、有渗出倾向、剧烈瘙痒。

急性湿疹应与接触性皮炎鉴别，后者接触史常明显，病变局限于接触部位，皮疹多单一形态，易起大疱，境界清楚，病程短，去除病因后，多易治愈。慢性湿疹要与神经性皮炎鉴别，后者多见于颈、肘、骶尾部，有典型苔藓样变，无多形性皮疹，无渗出表现。发生于乳房的湿疹，持久不愈者还应警惕湿疹样癌。

知识点

特殊类型的湿疹

1. 手部湿疹　手部接触外界各种刺激因子的机会较多，故发病率高。皮损呈亚急性或慢性湿疹表现，多数起病缓慢，在手指、手背等处出现暗红斑块，浸润肥厚明显，边缘清楚，表面干燥粗糙，冬季常有皲裂，一般比较顽固难治（图 10-2-10、图 10-2-11）。

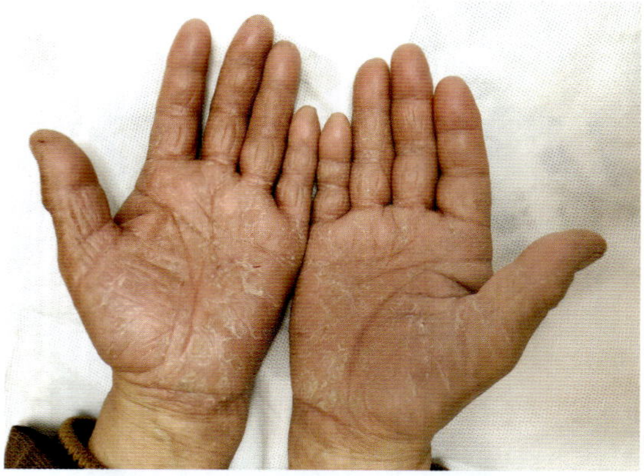

图 10-2-10　手部湿疹：手掌干燥、粗糙、脱屑

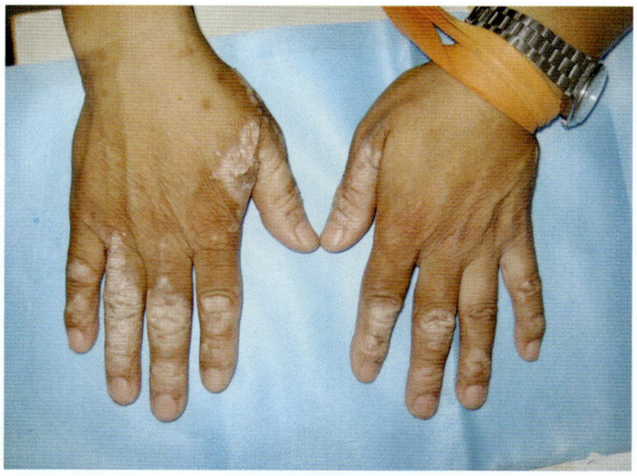

图 10-2-11　手部湿疹：手背肥厚性斑块，表面色素减退、脱屑

2. 乳房湿疹　多见于哺乳期女性。乳头、乳晕、乳房下呈暗红斑、丘疹和丘疱疹，边界不清，可有糜烂、渗出和裂隙。可单侧或双侧对称发病，瘙痒明显，裂隙处可出现疼痛。

3. 外阴、阴囊、肛门湿疹　局部瘙痒剧烈，常因过度搔抓、热水烫洗而呈红肿、渗出、糜烂。长期反复发作，局部皮肤可肥厚、粗糙，呈苔藓样变（图 10-2-12、图 10-2-13）。

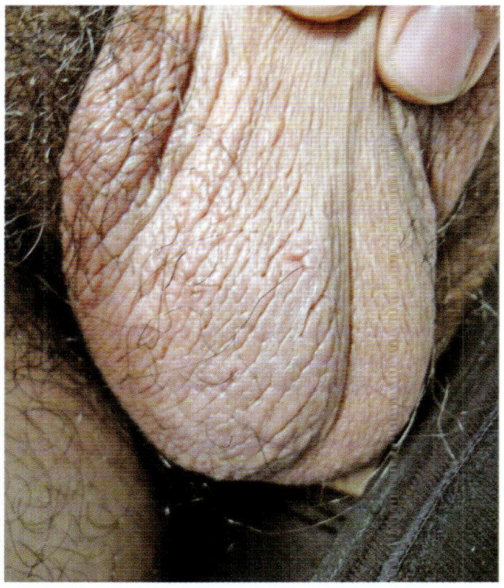

图 10-2-12　阴囊湿疹：阴囊皮肤肥厚，皮纹变深

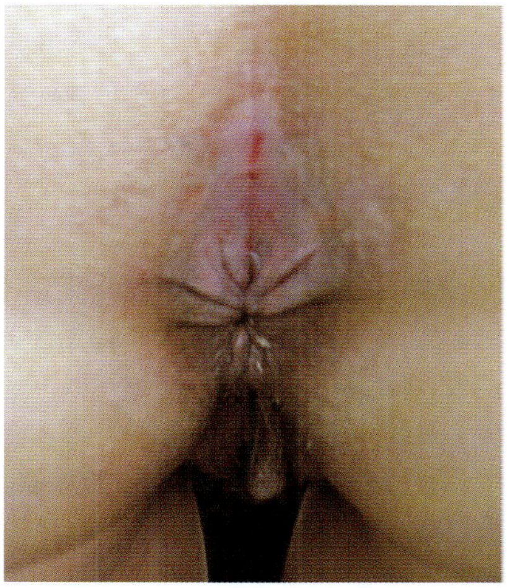

图 10-2-13　肛门湿疹：肛周皮肤粗糙、肥厚

4. 钱币样湿疹　好发于四肢。损害为密集的小丘疹和丘疱疹融合成的圆形或椭圆钱币样斑片，境界清楚，直径 1~3cm 大小。急性期潮红渗出，慢性期皮损肥厚、色素增加，表面覆有干燥鳞屑（图 10-2-14）。

5. 乏脂性湿疹　又称“裂纹性湿疹”，主要因皮肤水分脱失，皮脂分泌减少，干燥，表皮及角质层有细裂纹，皮肤呈淡红色，裂纹处红色更加明显。可发生于身体多处，多见于四肢，特别是胫前。多见于冬季，空气干燥，分泌减少，加之热水烫洗过勤造成（图 10-2-15）。

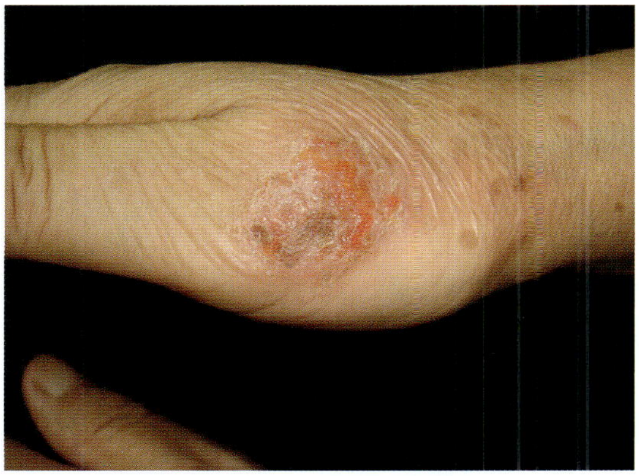

图 10-2-14　钱币样湿疹

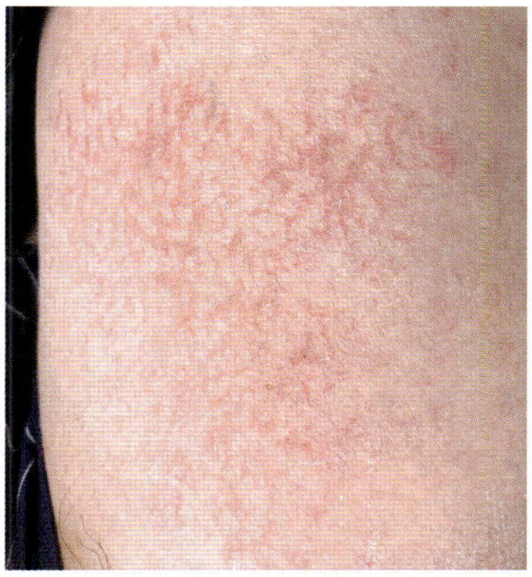

图 10-2-15　乏脂性湿疹

【问题 4】患者适合门诊治疗还是住院治疗？

患者中年男性，无其他病史，皮疹局限于小腿，渗出较轻，无明显继发感染，考虑门诊治疗。

【问题 5】如何选择治疗方案？

本病为慢性病程，易反复发作，可急性发作，不同时期选择不同种类药物及剂型治疗。针对此患者可内服抗组胺药物，外用糖皮质激素乳剂或含糖皮质激素和抗生素的复方制剂。

知识点

治疗湿疹时如何外用糖皮质激素制剂

外用糖皮质激素制剂是治疗湿疹的主要药物。初始治疗应该根据皮损的性质选择合适强度的糖皮质激素：轻度湿疹建议选弱效糖皮质激素如氢化可的松、地塞米松乳膏；重度肥厚性皮损建议选择强效糖皮质激素如哈西奈德、卤米松乳膏；中度湿疹建议选择中效激素，如曲安奈德、糠酸莫米松等。儿童患者，面部及皮肤皱褶部位皮损一般弱效或中效糖皮质激素即有效。强效糖皮质激素连续应用一般不超过2周，以减少急性耐受及不良反应。

【问题6】如何预防湿疹复发？

本病易复发，建议患者定期复诊，在医生指导下逐渐减药。对于反复发作、持久不愈的患者，要注意查找原因，减少诱发因素。常见的原因有：

①刺激性因素：由于皮肤屏障功能破坏，新的或弱刺激原、甚至正常情况下无刺激性的物质也成为刺激原。注意治疗用药也可产生刺激。②忽略接触过敏原：忽略了家庭中、职业及业余爱好中的某些接触过敏原。③交叉过敏：注意仔细检查过敏原的交叉过敏原。④继发过敏：注意避免对药物（尤其是肾上腺糖皮质激素）及化学物质（如手套中的橡胶乳）产生继发过敏。⑤继发感染：皮肤屏障功能破坏以及肾上腺糖皮质激素等的应用，易引起继发细菌或真菌感染。⑥不利因素：日光、炎热的环境、持续出汗、寒冷干燥均可使病情加重。⑦全身因素：如糖尿病患者易瘙痒、继发皮肤感染等。

住院病历摘要

患者，男，72岁，躯干、四肢红斑丘疹10年，反复发作，加重伴剧烈瘙痒1个月。患者10年前无明显诱因躯干出现红斑丘疹，伴瘙痒，自行外用糖皮质激素类药膏，瘙痒减轻。其后皮疹反复发作，逐渐蔓延至头面、四肢，间断内用和外用药物治疗。1个月前皮疹加重，出现水疱、渗出、糜烂，瘙痒剧烈。既往有高血压史、糖尿病史，一直口服降压药和降糖药物，目前血压和血糖控制平稳。无家族性及遗传性病史，无药物过敏史及传染病史。

【问题1】通过上述问诊，应考虑什么疾病？

通过上述病史询问，患者躯干、四肢红斑、丘疹、水疱、渗出、糜烂，伴瘙痒剧烈，反复发作10年，加重1个月，首先考虑皮炎湿疹类皮肤病。

【问题2】通过皮损特点分析，应考虑什么疾病？

体格检查：T 37.5℃，R 24次/min，P 88次/min，BP 135/85mmHg。神志清楚，正常面容，查体合作。循环、呼吸等系统检查未见异常。皮肤科检查：头面、躯干、四肢泛发暗红斑、丘疹、渗出、抓痕、结痂，部分红斑呈轻度浸润感，躯干、四肢绿豆至黄豆大小水疱，疱液淡黄色澄清，部分水疱破溃，露出红色糜烂面。患者皮疹多形、对称发生、反复发作、瘙痒剧烈，符合湿疹的临床表现。

【问题3】最终可确诊为什么疾病？应和哪些疾病进行鉴别？

根据上述病史和临床表现，可诊断湿疹。诊断依据如下：老年男性，慢性病程；皮疹多形、有渗出、泛发全身，剧烈瘙痒。但患者为老年男性，病程较长，瘙痒剧烈，还应注意排除嗜酸性粒细胞增多症及皮肤淋巴瘤。同时，患者躯干四肢可见水疱，老年人还应注意除外大疱性类天疱疮等水疱性疾病。必要时可行皮肤组织病理检查。

【问题4】该患者下一步应如何处理？

依据上述病史，确诊为湿疹；因患者为老年男性，有高血压、糖尿病病史，皮疹较重，渗出破溃明显，体温升高，可能有并发症，应采取住院治疗。

【问题5】入院后应给予的治疗方案是什么？

本病治疗的主要目的是缓解症状、减轻炎症，预防和控制感染。此患者皮疹泛发全身，有糜烂渗出，体温升高，应加强系统治疗。此患者有高血压、糖尿病用药史，选择治疗药物时应考虑药物之间的相互作用，以及所选药物对肝脏、肾脏等的影响。

知识点

湿疹的治疗指南

1. 系统治疗　①抗组胺药：根据患者情况选择适当抗组胺药止痒抗炎。②抗生素：对于伴有广泛感染者建议系统应用抗生素 7~10 日。③维生素 C、葡萄糖酸钙等：有一定抗过敏作用，可以用于急性发作或瘙痒明显者。④糖皮质激素：一般不主张常规使用，但可用于病因明确、短期可以去除病因的患者，如接触因素、药物因素引起者或自身敏感性皮炎等；对于严重水肿、泛发性皮疹、红皮病等为迅速控制症状也可以短期应用，但必须慎重，以免发生全身不良反应及病情反跳。⑤免疫抑制剂：应当慎用，要严格掌握适应证，即仅限于其他疗法无效、有糖皮质激素应用禁忌证的重症患者，或短期系统应用糖皮质激素病情得到明显缓解后、需减用或停用糖皮质激素时使用。

2. 局部治疗　是湿疹治疗的主要手段，应根据皮损分期选择合适的药物剂型。急性期无水疱、糜烂、渗出时，建议使用炉甘石洗剂、糖皮质激素乳膏或凝胶；大量渗出时应选择冷湿敷，如 3% 硼酸溶液、0.1% 盐酸小檗碱（黄连素）溶液、0.1% 依沙吖啶溶液等；有糜烂但渗出不多时可用氧化锌油剂。亚急性期皮损建议外用氧化锌糊剂、糖皮质激素乳膏。慢性期皮损建议外用糖皮质激素软膏、硬膏、乳剂或酊剂等，可合用保湿剂及角质松解剂，如 20%~40% 尿素软膏、5%~10% 水杨酸软膏等。细菌定植和感染往往可诱发或加重湿疹，因此抗菌药物也是外用治疗的重要方面。可选用各种抗菌药物的外用制剂，也可选用糖皮质激素和抗菌药物的复方制剂。

3. 物理治疗　紫外线疗法包括 UVA（340~400nm）照射、UVA/UVB 照射及窄谱 UVB（310~315nm）照射，对慢性顽固性湿疹具有较好疗效。

4. 中医中药疗法　中药可以内治也可以外治，应根据病情辨证施治。中药提取物如复方甘草酸苷、雷公藤总苷等对某些患者有效。应注意中药也可导致严重不良反应，如过敏反应、肝肾损害等。

【问题 6】恢复到什么程度可以出院？

复查相关指标均已正常；患者瘙痒明显减轻，无新发皮疹，原有皮疹逐渐消退，渗出糜烂已经干燥结痂，可以出院继续门诊治疗。

知识点

湿疹的实验室检查

血常规检查可有嗜酸性粒细胞增多，部分患者有血清 IgE 增高，变应原检查有助于寻找可能的致敏原，斑贴试验有助于诊断接触性皮炎，真菌检查可鉴别浅部真菌病，疥虫检查可协助排除疥疮，皮损细菌培养可帮助诊断继发细菌感染等，必要时应行皮肤组织病理学检查。

【问题 7】如何做好患者的随访工作？

本病易复发，建议患者定期复诊，急性湿疹患者最好在治疗后 1 周、亚急性患者在治疗后 1~2 周、慢性患者在治疗后 2~4 周复诊 1 次，复诊时评价疗效、病情变化、是否需进一步检查等。

第三节　特应性皮炎

门诊病历摘要

患者，男，8 岁，面颈部及四肢红斑丘疹，伴瘙痒，反复发作 7 年，加重 1 年。患者 7 年前面部出现红斑丘疹，诊为“湿疹”，给予外用药物治疗后好转。其后皮疹反复发作数次，均按“湿疹”治疗后好转。1 年前皮疹加重，蔓延至四肢，且皮肤干燥，瘙痒明显。既往有过敏性鼻炎病史，父亲亦有过敏性鼻炎病史，无其他家族性及遗传性病史，无药物过敏史及传染病史。

【问题 1】通过上述问诊,应考虑什么疾病?

通过上述病史询问,患者面颈部及四肢红斑丘疹,伴瘙痒 7 年,反复发作;罹患过敏性鼻炎。追问家族史,其父亦患有过敏性鼻炎。患者自幼患“湿疹”,且本人及父亲均患有过敏性鼻炎,因此应考虑特应性皮炎。

知识点

什么是“特应性”?

特应性皮炎又称“遗传过敏性湿疹”“异位性皮炎”。其特征为本人或其家族中可见明显的“特应性”特点。“特应性”一词的含义是:①有容易罹患哮喘、过敏性鼻炎、湿疹的家族倾向;②对异种蛋白过敏;③血清中 IgE 增高;④血液嗜酸性粒细胞增多。

【问题 2】通过皮损特点分析,应考虑什么疾病?

体格检查:T 36.1℃,R 24 次 /min,P 82 次 /min,BP 115/70mmHg。神志清楚,正常面容,查体合作。循环、呼吸等系统检查未见异常。皮肤科检查:面部、颈部可见红斑丘疹,其上附有少许干燥鳞屑,部分皮肤轻度苔藓样变。肘窝及腘窝处红斑丘疹融合成片,皮肤变得粗糙肥厚,部分呈苔藓样变,可见较多抓痕与结痂。患者皮疹主要累及面部、四肢屈侧,皮肤干燥,符合特应性皮炎的临床表现。

知识点

特应性皮炎的临床表现

特应性皮炎在不同的年龄阶段,具有不同的特点,通常分为三个阶段:婴儿期、儿童期、青年及成人期。

1. 婴儿期 又称“婴儿湿疹”。大约 60% 的病例都在 1 岁以内发病,通常在出生 2 个月以后。损害部位主要在额、面颊、耳郭、头皮及下颏部,四肢和躯干也可发生。初起为急性红斑,渐渐在红斑基础上出现针头大的丘疹、丘疱疹及水疱,可密集成片,境界不清。皮疹呈多形性,瘙痒显著。搔抓重者可有抓破,渗出浆液及显露有多量渗液的鲜红糜烂面,渗液干后结痂,头皮部可呈黄色脂溢性结痂。病情时重时轻,某些食品或环境因素可使病情加重,一般常在 2 岁内逐渐痊愈。

2. 儿童期 多在婴儿期缓解 1~2 年后,自 4 岁左右开始发病,少数自婴儿期延续发生。皮损常累及四肢伸侧或屈侧,常限于腘窝及肘窝等处,也可累及眼睑、颜面部。皮损渗出常比婴儿期轻。丘疹暗红,渗出较轻,可有抓破。久之,皮疹肥厚呈苔藓样变(图 10-3-1、图 10-3-2)。

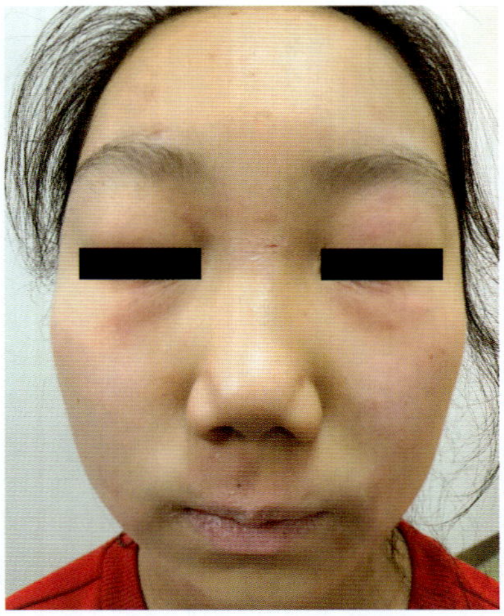

图 10-3-1 儿童期面部特应性皮炎

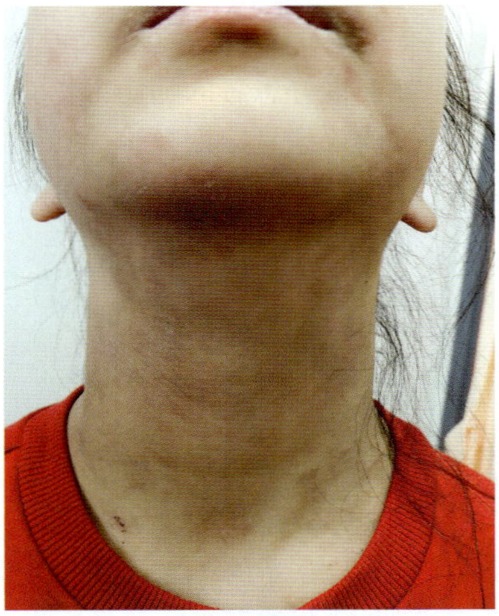

图 10-3-2 儿童期颈部特应性皮炎

3. 青年及成人期　指 12 岁以后青少年及成人阶段的遗传过敏性皮炎，可从儿童期发展而来或直接发生。皮损常为苔藓样变或呈急性或亚急性湿疹样损害，好发于肘窝、腘窝、四肢及躯干（图 10-3-3、图 10-3-4）。

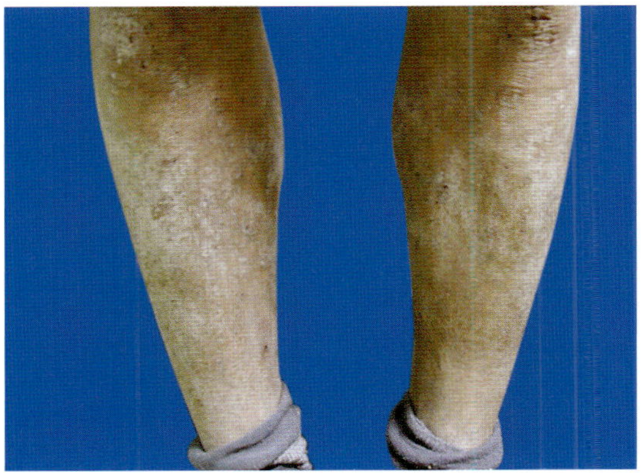

图 10-3-3　青年期小腿特应性皮炎

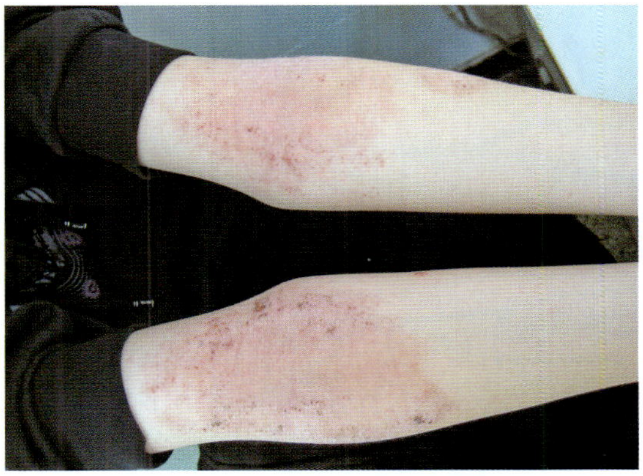

图 10-3-4　青年期肘窝特应性皮炎

【问题 3】最终可确诊为什么疾病？

根据上述病史和临床表现，可诊断特应性皮炎。诊断依据如下：瘙痒明显，2 岁前发病，四肢屈侧湿疹样皮损，个人史中有其他过敏性疾病（过敏性鼻炎）。

知识点

特应性皮炎的诊断标准

由于特应性皮炎的发病年龄、皮损形态、分布部位、不同发展阶段病情变化复杂，各学者的观点不一致，诊断差异很大。1980 年 Hanifin 和 Rajka 提出了特应性皮炎的诊断标准，被国际广泛采用。1994 年 Williams 根据临床调查，简化了特应性皮炎的诊断标准，简明扼要，便于临床操作及流行病学调查。诊断标准内容为：

必须有皮肤瘙痒史，加上以下 3 条或 3 条以上：①屈侧皮肤受累史，包括肘窝、腘窝、踝前或围绕颈周（10 岁以下儿童包括颊部）；②个人有其他过敏性疾病，如哮喘或过敏性鼻炎史（或一级亲属中有过敏性疾病史）；③全身皮肤干燥史；④屈侧可见湿疹（或 4 岁以下儿童颊部 / 前额和远端肢体湿疹）；⑤2 岁前发病（适用 >4 岁者）。

【问题 4】患者适合门诊治疗还是住院治疗？

患者皮疹局限于面颈部、四肢屈侧，以红斑、丘疹、苔藓样变为主，无明显渗出，无其他病史，首先考虑门诊治疗。

【问题 5】如何选择治疗药物？

局部外用糖皮质激素并配合润肤保湿剂等是目前治疗特应性皮炎的一线疗法。根据患者的年龄、皮损部位及病情程度选择不同类型和强度的糖皮质激素制剂，以快速有效地控制炎症、减轻症状。面颈部、皱褶部位及儿童应慎用强效糖皮质激素，可选用钙调神经磷酸酶抑制剂如他克莫司和吡美莫司。瘙痒明显时可口服抗组胺药物。

【问题 6】皮疹好转到什么程度可以结束治疗？

特应性皮炎是一种慢性复发性、瘙痒性、炎症性皮肤病，本病与遗传过敏有关，常伴有皮肤屏障功能障碍。因此保护皮肤，恢复皮肤的正常屏障功能应当贯穿于整个治疗过程。随着皮疹的减轻，可以逐渐将外用皮质类固醇激素由中强效改为弱效，并逐渐减少用药的次数。

【问题 7】如何做好患者的随访工作?

由于特应性皮炎的病程长,易反复,在给予必要的药物治疗的同时,对患者和 / 或家属的随访工作非常重要。应让患者尽量避免或减少接触诱发因素,了解润肤剂等辅助治疗的重要性和使用方法,对疾病、治疗方法及过程有清晰的认识,在医生指导下尽量减少疾病的复发。

住院病历摘要

患者,男,24 岁,全身皮肤红斑、肥厚、干燥伴瘙痒 13 个月,加重 2 个月。患者 13 个月前无明显诱因双手出现红斑、肥厚、干裂伴瘙痒,然后皮疹逐渐覆延至面部、躯干及四肢,以面部、颈前、肘窝和腘窝为重,自觉瘙痒明显。外院诊为"湿疹"予外用激素,皮疹有所减轻,但仍反复发作,且皮肤明显干燥。2 个月前,患者皮疹再次泛发加重,面部皮肤红肿明显伴脱屑,瘙痒剧烈。既往有哮喘病史,父亲有湿疹及哮喘史,母亲有荨麻疹病史,其他无家族及遗传病史,无药物过敏史及传染病史。

【问题 1】通过上述问诊,应考虑什么疾病?

患者面部、躯干、四肢红斑、脱屑,皮肤明显干燥,瘙痒剧烈,反复发作 6 个月。结合本人有哮喘病史,父母均有过敏性疾病史,首先应考虑特应性皮炎。

【问题 2】通过皮损特点分析,应考虑什么疾病?

体格检查:T 37.1℃,R 22 次 /min,P 80 次 /min,BP 110/60mmHg。神志清楚,正常面容,查体合作。循环、呼吸等系统检查未见异常。皮肤科检查:全身皮肤干燥,面颈部、躯干、四肢弥漫暗红斑,散在粟粒至米粒大小红丘疹,部分皮肤浸润肥厚呈苔藓样变,表面覆大量细小干燥白色鳞屑,皮疹以肘窝、腘窝、颈前和面部为重,面部皮肤略有肿胀。符合特应性皮炎的临床表现。

知识点

特应性皮炎的特殊皮肤表现

特应性皮炎可以伴随有一系列皮肤特征性改变,包括皮肤干燥、鱼鳞病、毛周角化、掌纹症、眼睑湿疹、手部湿疹、乳头湿疹、盘状湿疹、汗疱疹、唇炎、复发性结膜炎、眶下褶痕、眶周黑晕、苍白脸、颈前皱褶、鼻下和耳根皱褶处湿疹、皮肤白色划痕症(图 10-3-5)、出汗时瘙痒、对羊毛敏感等。这些体征有助于特应性皮炎的辅助诊断。

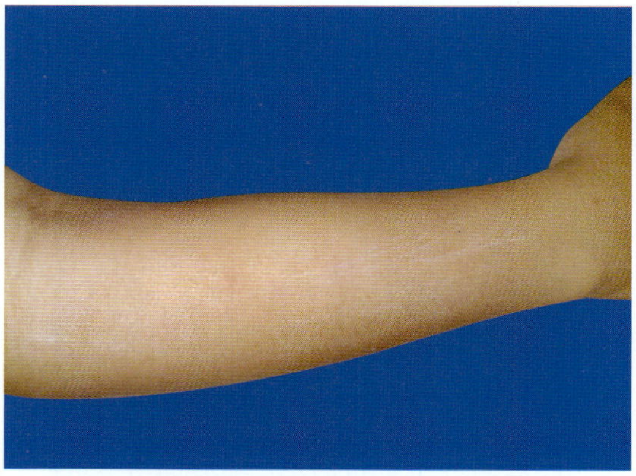

图 10-3-5 特应性皮炎白色划痕症

【问题 3】最终可确诊为什么疾病?

依据上述病史和临床表现可确诊为特应性皮炎,诊断依据如下:皮肤瘙痒剧烈,个人有哮喘病史,皮肤干燥,屈侧可见湿疹样改变。实验室检查:特应性皮炎发病不一定全部按照婴儿期、儿童期、青年及成人期三个阶段顺序发展,或缺其一和 / 或二个阶段,本病例即缺乏婴儿期及儿童期,开始发病就在成人期。特应性皮炎的皮肤损害和湿疹区别不大,但后者无一定发病部位,家族中常无"特应性"病史。

【问题 4】下一步应当如何处理？

依据上述病史，已确诊为特应性皮炎，虽然该患者为年轻男性，但皮疹较重，瘙痒剧烈，应采取住院治疗。

【问题 5】如何选择药物及治疗时机？

1. 避免诱发和加重因素，尽量避免一切可能的刺激。如洗澡过多、用力揉擦、肥皂及清洁剂的使用不当、过冷过热、穿着羊毛织品等均可诱发会加剧皮损。

2. 恢复和保持皮肤屏障功能，纠正皮肤干燥、保护皮肤屏障功能和止痒是治疗特应性皮炎的关键措施。不论是在急性期还是在缓解期，润肤剂和 / 或保湿剂的应用极为必要。

3. 局部治疗　可选用糖皮质激素、钙调神经磷酸酶抑制剂、外用抗生素制剂。

4. 系统治疗

(1) 抗组胺药：根据不同的病情和用药对象可选择第一代或第二代抗组胺药。

(2) 抗感染药物：对于病情严重(特别是有渗出者)或已证实有继发细菌或真菌感染的患者，可短期(7~10 日)给予抗感染药物，但切忌滥用。

(3) 糖皮质激素：原则上尽量不用或少用此类药物，尤其是儿童。但对病情严重的患者可予中小剂量短期用药，并采用早晨顿服法。病情好转后应及时逐渐减量、停药，以免长期使用带来的不良反应或停药过快而致病情反跳。

(4) 免疫抑制剂：对于病情严重而常规疗法不易控制的患者，可酌情选用环孢素、硫唑嘌呤等。应用免疫抑制剂时必须注意适应证和禁忌证，并且应密切监测不良反应。

(5) 其他：甘草酸制剂、钙剂和益生菌可作为辅助治疗。生物制剂可用于病情严重且常规治疗无效的患者。

5. 物理疗法　紫外线是治疗特应性皮炎的有效方法，且以窄谱中波紫外线(NB-UVB)和 UVA 的疗效更佳。光疗后应注意使用润肤剂。6 岁以下儿童应避免使用全身紫外线疗法。

【问题 6】恢复到什么程度可以出院？

患者瘙痒显著缓解，水肿、渗出消退，皮肤炎症减轻，可以出院继续门诊治疗。

【问题 7】如何预防特应性皮炎的复发？

1. 特应性皮炎患者其皮肤屏障功能发生障碍，为变应原局部致敏或微生物定植创造条件，是诱发或加重皮肤炎症的重要基础。因此在特应性皮炎的治疗中强调保湿润肤剂的全程应用。

知识点

特应性皮炎与皮肤屏障功能障碍

干性皮肤是特应性皮炎的主要症候，其原因是皮肤透皮水分丢失增加和水保留降低，各种表面脂质降低；甘油二酯及过氧化脂增加，磷脂或固醇脂降低而使角质层的保湿作用减弱。特应性皮炎的皮肤与正常人对照，神经酰胺的含量降低，故皮肤屏障功能降低，使大分子物质易于进入体内以及经皮水分丢失增加。由于患者皮肤的屏障功能障碍，对一些溶剂、消毒剂的刺激敏感性增加，对普通接触物如镍、钴、秘鲁香膏、香精、羊毛脂等变态反应发生率增加。

近年来研究发现，特应性皮炎皮肤屏障功能异常与丝聚蛋白基因功能缺失突变密切相关。

2. 皮肤微生物与特应性皮炎的发生及持续有关，由于细菌或真菌可通过产生超抗原或作为变应原而诱发或加重病情，因此在特应性皮炎的治疗中应注意抗微生物制剂的应用。

知识点

特应性皮炎与皮肤微生物感染

特应性皮炎 90% 以上的皮损及无皮损的皮肤上有金黄色葡萄球菌定植，而临床上并不见感染表现。特应性皮炎皮损及无皮损的皮肤上金黄色葡萄球菌定植现象的发生是由于特应性皮炎患者皮肤产生天然抗菌肽的能力降低。金黄色葡萄球菌的细胞壁产物及某些菌株可分泌肠毒素A、B、C、D、E、G及中毒性休克综合征毒素-1，发挥超抗原作用，促进T细胞增生，扩大炎症反应。在特应性皮炎患者血中可检测出这些超抗原的特异性IgE，导致抗原特异性反应，而使皮损进一步加重。近来还有报道金黄色葡萄球菌超抗原损伤特应性皮炎患者的$CD4^{+}/CD25^{+}$T细胞功能，而激发特应性皮炎的炎症过程。近年来还发现特应性皮炎患者马拉色菌的带菌率高于正常对照组，特别是在脂溢部位。

特应性皮炎诊疗流程见图10-3-6。

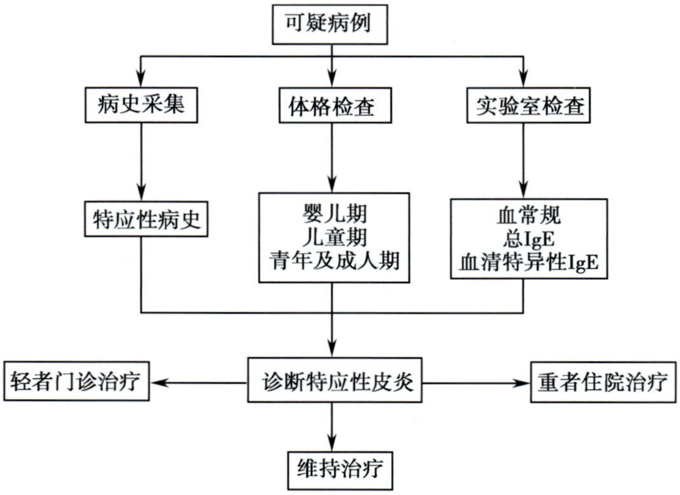

图10-3-6 特应性皮炎诊疗流程

第四节 自身敏感性皮炎

门诊病历摘要

患者，男，54岁，右小腿红斑、渗出半月，泛发加重伴瘙痒5日。皮肤科检查：右小腿胫前大片和左小腿胫前手掌大小片状暗红斑，表面渗出结痂，红斑周围密集豆粒大小红丘疹、丘疱疹，双下肢散在红丘疹、抓痕、结痂（图10-4-1）。

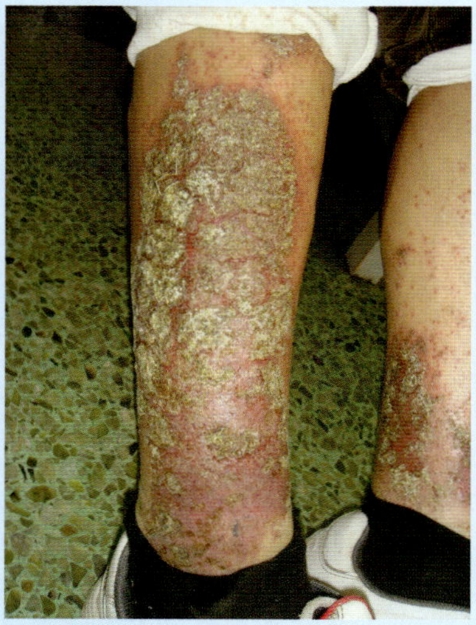
图10-4-1 自身敏感性皮炎：小腿红斑周边大量豆粒大小红丘疹

【问题 1】根据患者皮疹表现，临床首先应考虑什么疾病？

患者皮疹见于双下肢，有红斑、丘疹、丘疱疹、渗出、结痂等多形性表现，自觉瘙痒，首先应考虑的疾病是湿疹。

【问题 2】通过进一步病史询问，患者下一步的诊断如何？

患者进一步病史显示，半月前右小腿胫前片状红斑脱屑，曾在外院就诊，给予外用药物治疗（包括糖皮质激素及其他药物），皮疹未见好转反而加重，红斑表面出现渗出，瘙痒加重。继而红斑周围出现红丘疹、丘疱疹，并扩散至双下肢。

患者的发病部位、皮疹表现和湿疹一样，但本病例与湿疹又有不同之处。仔细询问病史后发现皮疹发病时间有先后之分，右小腿胫前红斑在先，治疗后加重，然后扩散至双下肢。查体发现皮疹严重程度不对称，先发病部位皮疹持续时间长且较重。因此还应考虑其他疾病。

自身敏感性皮炎是由于患者对自身内部或皮肤组织所产生的某些物质发生过敏而引起的，也可以发生于感染或外用药物刺激引起的变态反应。本病有典型的原发活动性湿疹样损害，由于处理不当、过度搔抓或继发感染，使之恶化，所产生的组织分解物及细菌产物等特殊的自身抗原，机体吸收而致敏。因此本病例最后诊断自身敏感性皮炎。

【问题 3】本病的治疗和湿疹有什么不同？

本病是由于患者对自身内部或皮肤组织所产生的某些物质发生过敏而引起的，所以首先应积极处理原发病灶，可外用生理盐水或 3% 硼酸溶液湿敷，以避免局部刺激；瘙痒明显者可内服抗组胺药，病情严重者可考虑使用糖皮质激素。

如果本病初发皮疹不是湿疹样损害，而是感染病灶，又称“感染性湿疹样皮炎”（图 10-4-2），是自身敏感性皮炎的特殊类型。常见于有较多分泌物的溃疡、窦道、慢性化脓性中耳炎及腹部造瘘开口周围皮肤，发病与分泌物及其中细菌毒素的刺激有关。治疗时感染病灶应做细菌培养，并根据药敏结果选用有效抗生素。

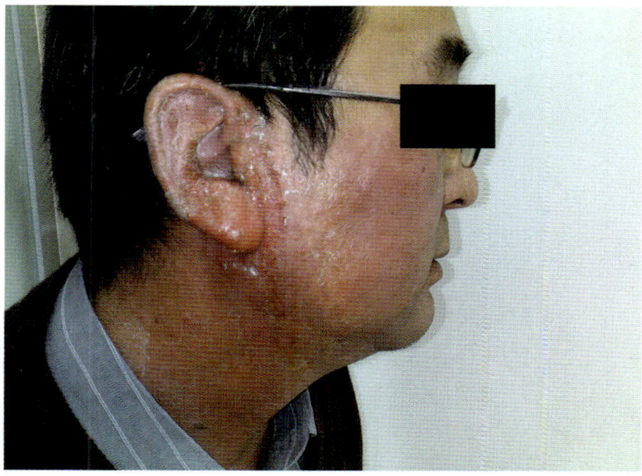

图 10-4-2　感染性湿疹样皮炎

第五节　淤积性皮炎

门诊病历摘要

患者，男，62 岁，双小腿红斑、丘疹、皮肤变厚伴色素沉着 7 年，左足踝破溃 2 周。皮肤科检查：双小腿下 1/3 及足踝红褐色斑片、丘疹，皮肤肥厚呈苔藓样变，左小腿及足踝肿胀，左足踝内侧破溃。双下肢静脉曲张。

【问题 1】根据患者皮疹表现，临床首先应考虑什么疾病？

患者皮疹见于双下肢，有红斑、丘疹、苔藓样变、色素沉着等多形性表现，首先应考虑的疾病是湿疹。

【问题 2】患者进一步病史显示，双下肢静脉曲张 10 年，7 年前双小腿出现红斑、丘疹，自觉瘙痒，诊断为湿疹给予相应治疗，皮疹缓解。其后皮疹时轻时重、反复发作，逐渐加重，小腿皮肤变肥厚，颜色变深。2 周前，左小腿及足踝肿胀、破溃伴疼痛。患者皮疹表现和湿疹一样，同时合并静脉曲张，静脉曲张和皮疹之间有无关系？

患者的发病部位、皮疹表现和湿疹一样，不同之处是同时患有静脉曲张。由于静脉曲张后静脉压升高、静脉淤血、毛细血管通透性增加，纤维蛋白原漏出后形成管周纤维蛋白鞘，阻碍了氧气弥散和营养物质的输送，造成局部失营养改变，皮肤移行至组织中的白细胞还可释放蛋白水解酶造成皮肤炎症。可见本病例小腿的湿疹样表现是由于长期静脉曲张的结果，因此诊断应为淤积性皮炎。

知识点

淤积性皮炎

又称“静脉曲张性湿疹”，是静脉曲张综合征常见的临床表现之一，有学者认为是一种特殊类型的湿疹。由于静脉曲张而致下肢静脉循环障碍，故多发生在小腿下1/3处。呈局限性棕红色、弥漫密集丘疹、丘疱疹、糜烂、渗出、皮肤变厚、色素沉着。因此处皮下组织较少，紧贴于其下组织上，久之在接近踝部发生营养障碍性溃疡。湿疹的小片皮损亦可沿皮下静脉曲张方向分布，有色素沉着及含铁血黄素沉着（图10-5-1、图10-5-2）。

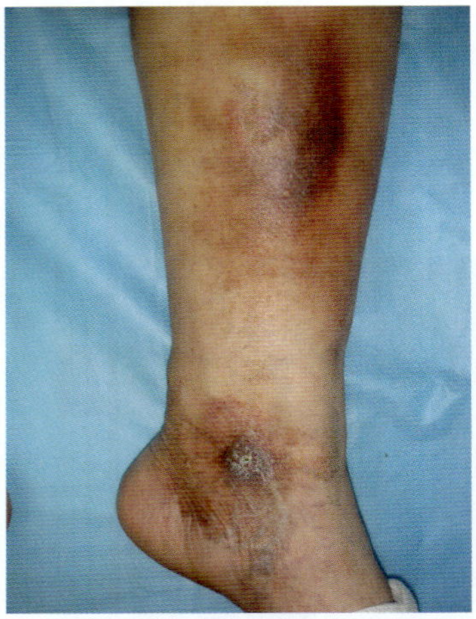

图10-5-1 淤积性皮炎：小腿、内踝暗红斑，可见曲张静脉

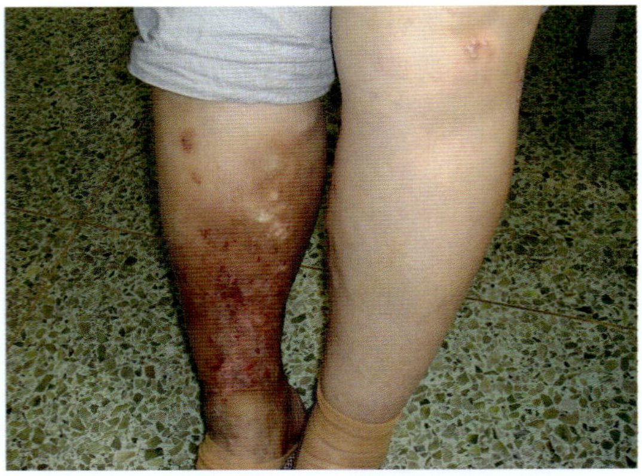

图10-5-2 淤积性皮炎：小腿大片暗褐色色素沉着及抓痕，可见曲张静脉

【问题3】本病常见于小腿，表现为湿疹样改变，应与哪些疾病进行鉴别？

1. 自身敏感性皮炎 先有局部湿疹样改变，由于治疗不当、局部刺激或继发感染，局部皮损加重而扩散至身体其他部位。

2. 进行性色素性紫癜性皮肤病 发病可能与毛细血管壁病变有关，体位的重力和静脉压升高是重要的局部诱发因素。常对称发生于胫前，初起为群集性针尖大小红色瘀点，后密集成片并逐渐向外扩展，中心部转变为棕褐色，但新皮损不断发生，散在于陈旧皮损内或其边缘，呈胡椒粉样斑点。

【问题4】本病的治疗和湿疹有什么不同？

本病的治疗原则同湿疹。同时患者应卧床休息并抬高患肢，可用弹力绷带等促进静脉回流；有溃疡形成时可用生理盐水清洗后外用莫匹罗星软膏，局部照射氦氖激光可促进愈合，感染严重时可全身应用抗生素；治疗无效或反复发作者可行静脉曲张手术。

第六节 激素依赖性皮炎

门诊病历摘要

患者，男，32岁，阴囊瘙痒2个月，加重伴红斑1周。患者2个月前阴囊瘙痒，不愿来医院就诊，自行购买含糖皮质激素药膏外用，瘙痒缓解，后一直外用此类药膏。1周前停用外用药膏后阴囊皮肤红痒加重，自觉烧灼感。无局部异物接触史，既往体健，无家族性及遗传性病史，无药物过敏及传染病史。

【问题1】通过上述问诊，应考虑什么疾病？

根据上述病史询问，患者阴囊局部长期外用糖皮质激素史，用药时症状缓解，停药后症状加重，应考虑激素依赖性皮炎。

【问题 2】通过皮损特点分析，应考虑什么疾病？

体格检查：T 36.5℃，R 19 次 /min，P 70 次 /min，BP 120/80mmHg。神志清楚，正常面容，查体合作。循环、呼吸等系统检查未见异常。皮肤科检查：阴囊弥漫潮红，皮肤变薄，可见毛细血管扩张（图 10-6-1）。符合激素依赖性皮炎的临床表现。

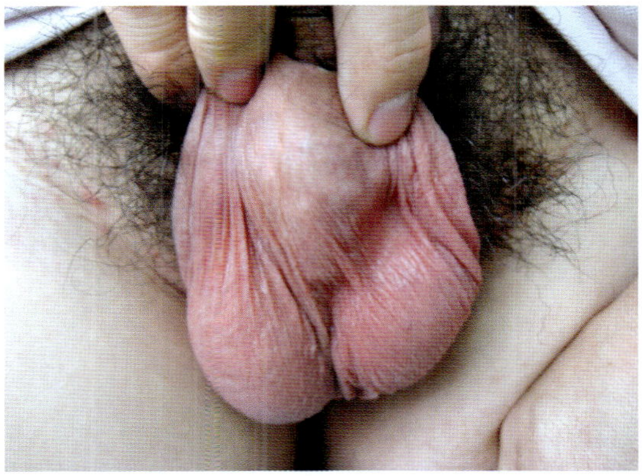

图 10-6-1　阴囊激素依赖性皮炎

知识点

激素依赖性皮炎的临床表现

长期外用糖皮质激素后，原治疗部位又发生鲜红色斑，表面光滑，皮纹消失。可见皮肤干燥、脱屑、毛细血管扩张、丘疹、脓疱等。自觉刺痛、灼热或肿胀感。随着外用糖皮质激素的反复使用，红斑等症状进一步加剧。

本病易发生于面颈部、外阴及皮肤褶皱部。发生本病的患者除因皮炎、湿疹等疾病外，有些只因单纯皮肤瘙痒、血管扩张、黄褐斑及作为粉底而长期外用糖皮质激素，这类患者为单纯性激素依赖性皮炎。但也有些患者为原发性皮肤病，如特应性皮炎、银屑病等，长期治疗后突然停药，皮疹复发及增剧的“反跳现象”与激素依赖性皮炎同时并发。

【问题 3】该患者最终可确诊为什么疾病？

根据病史和临床表现，可确诊为激素依赖性皮炎。诊断依据如下：局部无异物接触史；外用糖皮质激素 2 个月；局部皮肤变薄、潮红伴毛细血管扩张；自觉瘙痒烧灼感。

知识点

激素依赖性皮炎诊断标准

①长期反复外用糖皮质激素超过 1 个月；②皮损对激素的依赖，停用后 2~10 日原有疾病或皮损复发或加剧；③主观症状：灼热感、瘙痒感、疼痛、干燥、脱屑、紧张感；④客观症状包括炎性丘疹或脓疱、红斑、潮红、水肿、皮肤干燥、脱屑、毛孔粗大、色素沉着、微血管扩张、表皮萎缩。

最终确诊要①②两条加上③④中的 1 或 2 条。

【问题 4】患者适合门诊治疗还是住院治疗？

患者为青年男性，无其他病史，皮损较轻，首先考虑门诊治疗。

【问题 5】如何治疗此类患者？

1. 停用一切糖皮质激素制剂。
2. 保湿治疗　外用保湿剂，增加角质层的含水量，恢复皮肤的屏障功能。

3. 抗炎治疗 外用局部免疫调节剂(如他克莫司软膏)或非甾体抗炎药制剂(如氟芬那酸丁酯软膏)。

【问题 6】如何预防激素依赖性皮炎的发生?

激素依赖性皮炎是由于滥用或糖皮质激素使用不当的结果,因此一定要合理使用糖皮质激素。

知识点

如何合理使用糖皮质激素

①面部及婴幼儿皮损最好避免选用中、强效糖皮质激素及含氟的糖皮质激素。如需使用,应尽量选用弱效、不含氟的糖皮质激素,使用时间不要超过 1 个月。②痤疮、酒渣鼻、浅表真菌病等皮肤病应尽量不选择外用糖皮质激素。③嘱咐患者不要使用含糖皮质激素的化妆品,如患有皮肤病不要自行外购药膏使用。

住院病历摘要

患者,女,40 岁,面部红斑、瘙痒 7 个月,丘疹、脓疱、色素沉着 4 个月。患者 7 个月前面部出现红斑伴轻度瘙痒,自行外用丁酸氢化可的松乳膏(尤卓尔),红斑消退。随后面部出现红痒即外用尤卓尔,数月后红斑不但未减轻反而加重,尤在停用丁酸氢化可的松乳膏后。4 个月前面部皮肤潮红、脱屑,逐渐出现丘疹、脓疱(图 10-6-2)、色素沉着,自觉烧灼紧绷感、疼痛。既往体健,无家族性及遗传性病史,无药物过敏及传染病史。

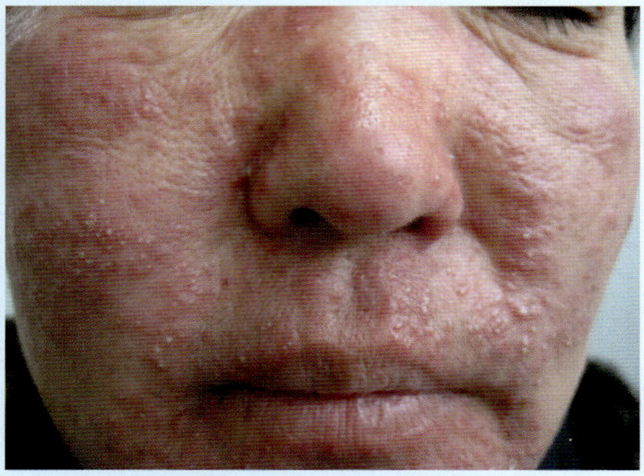

图 10-6-2 面部激素依赖性皮炎

【问题 1】通过上述问诊,应考虑什么疾病?

患者为中年女性,面部红斑、丘疹、脓疱、色素沉着,伴烧灼疼痛;局部长期外用糖皮质激素,症状逐渐加重,在停用外用激素后症状加重明显。首先要考虑激素依赖性皮炎。

知识点

激素依赖性皮炎的诱因

①糖皮质激素使用不当:不能正确、合理地为患者选择合适的外用糖皮质激素。②适应证选择不当:对一些应慎用糖皮质激素的皮肤病,如痤疮、酒渣鼻、面部难辨认癣、黄褐斑等,长期使用中、强效糖皮质激素。③用药部位选择不当:对不适宜选用中、强效糖皮质激素及含氟的糖皮质激素的部位,如面部及婴幼儿皮肤,也选用了该类糖皮质激素。④外用时间过长:使用高效糖皮质激素时间 >20 日,低、中效糖皮质激素 >2 个月。⑤将糖皮质激素当化妆品使用:将糖皮质激素掺进化妆品中,长期使用所谓“特效嫩肤、美白”化妆品后产生依赖。

【问题 2】通过皮损特点分析,该患者应考虑什么疾病?

体格检查：T 36.5℃，R 20 次 /min，P 72 次 /min，BP 115/70mmHg。神志清楚，痛苦面容，查体合作。循环、呼吸等系统检查未见异常。皮肤科检查：面部皮肤变薄、紧绷，泛发豆粒大小红丘疹、脓疱，前额、面颊、下颌可见片状色素沉着，双颊可见毛细血管扩张。符合激素依赖性皮炎的临床表现。

【问题 3】最终可确诊为什么疾病？应与哪些疾病进行鉴别？

根据上述病史和皮疹表现，患者面部长期外用糖皮质激素后出现红斑、丘疹、脓疱、色素沉着、毛细血管扩张，皮肤变薄，自觉烧灼疼痛，可确诊为激素依赖性皮炎。发生于面部的激素依赖性皮炎应与脂溢性皮炎、酒渣鼻、痤疮、口周皮炎等鉴别。

【问题 4】患者下一步应当如何处理？

患者中年女性，无其他病史。虽然皮疹只见于面部，但症状较重，且心理压力较大，可考虑住院治疗。

【问题 5】入院后如何选择药物及治疗时机？

由于本病易反复，常引起患者烦躁、焦虑、情绪悲观。因此，应让患者充分了解疾病是可以治愈的，以减少患者的恐惧，增强治疗的信心。

1. 恢复皮肤屏障功能　长期外用糖皮质激素易导致皮肤变薄，皮肤屏障功能破坏，皮肤对外界各种理化刺激的敏感性增高，每遇日晒、风吹、炎热及进食刺激性食物后症状加重。因此，应配合使用能恢复皮肤屏障功能的防敏、保湿医学护肤品，以降低皮肤敏感性。急性期，可行冷喷、冷膜治疗；避免面部按摩。

2. 外用药物治疗　①糖皮质激素递减疗法。对病程长、停药后反应剧烈者，采用糖皮质激素递减法，直至停用：A. 由强效制剂改用弱效制剂；B. 由高浓度改为低浓度制剂；C. 逐渐减少用药次数，延长使用间隔时间。对病程及用药时间较短，停药后反跳较轻者，可停止使用糖皮质激素制剂。②糖皮质激素替代治疗：钙调神经磷酸酶抑制剂，如他克莫司软膏，每日外用 1 次或 2 次；非甾体抗炎药制剂，如丁苯羟酸乳膏、乙氧苯柳胺乳膏、氟芬那酸丁酯软膏，每日外用 1 次或 2 次。③对伴痤疮样皮炎者的治疗：待皮肤屏障功能恢复后，加用 5% 硫磺乳剂、过氧苯甲酰凝胶、甲硝唑乳剂等。④对伴色素沉着者的治疗：待皮肤屏障功能恢复后，加用 3% 氢醌、熊果苷、壬二酸等脱色剂。

3. 系统治疗　①抗敏药物：一代或二代抗组胺药物。②抗炎治疗：羟氯喹、阿司匹林、雷公藤总苷、甘草酸苷等。③其他治疗：伴痤疮样皮炎可加服米诺环素、四环素、丹参酮、维胺酯及替硝唑等。伴色素沉着可补充维生素 C、维生素 E、谷胱甘肽等。

4. 物理治疗　①强脉冲光及红光：使用较低能量、较长波长的强脉冲光（590~1 200nm）及红光（635nm），对敏感性皮肤进行非剥脱性、非介入性治疗，可减轻炎症、降低皮肤敏感性，达到修复皮肤的作用。②激光脱毛：针对毳毛增生患者，在其皮肤屏障功能恢复后，可进行激光脱毛治疗。

5. 中医中药治疗。

【问题 6】恢复到什么程度可以出院？

患者自觉症状减轻，皮损部分缓解，情绪恢复正常，出院后能够继续配合医生治疗。

【问题 7】如何做好患者的随访工作？

激素依赖性皮炎的治疗是一个长期的过程，一定要向患者说明发病的原因、在配合医生治疗的同时自身应注意的事项。

知识点

激素依赖性皮炎的发病机制

该病发病机制尚未明确，可能与以下几方面有关：

1. 血管功能改变　激素收缩血管的作用与其抗炎作用的强弱有关，效力愈强收缩血管的作用亦愈强，长期使用激素会引起真皮小血管的功能失调，造成毛细血管扩张。

2. 抑制细胞增殖　激素抑制细胞 DNA 合成和有丝分裂，抑制角质形成细胞及其他皮肤细胞的增殖及分化，从而使表皮屏障功能受损，经皮水分丢失增加；黑素细胞功能下降，抑制成纤维细胞的增殖及分化，胶原合成减少，造成皮肤萎缩；由于真皮血管支撑组织及胶原纤维间黏附力减弱，使血管弹性和缩舒能力下降，血管内皮细胞间隙扩大，血管内成分渗出，导致局部水肿。

3. 抗炎及免疫抑制作用　激素可减少中性粒细胞的趋化作用，降低朗格汉斯细胞的功能等，从而使皮肤局部免疫功能下降。有文献报道，在激素酒渣鼻样皮损中，毛囊蠕形螨显著增加。蠕形螨堵塞毛囊皮脂腺开口处，导致炎症反应或痤疮样皮损。

4. 对激素的依赖　在局部使用激素期间，由于激素的抗炎和收缩血管作用，局部炎症反应被抑制，一旦停用，被抑制的血管扩张，局部水肿，使原皮损加重，从而出现激素反跳现象。因反跳现象导致的皮炎反应，使患者不得不继续使用激素。为了尽快控制症状，部分患者增加激素用量或选用更强效的激素制剂，久而久之，造成患者对激素的依赖。一般而言，面部激素依赖性皮炎的产生、炎性反应及毛细血管扩张程度等与激素使用的时间、频率及激素的效力有关。

第七节　汗　疱　疹

门诊病历摘要

患者，男，23 岁，双手起小水疱、脱屑 1 月余。皮肤科检查：双手掌及手指侧缘针尖至粟粒大小深在水疱，内含清澈浆液，周围无红晕。水疱干涸后形成领圈状脱屑。

【问题 1】根据患者皮疹表现，临床首先需要考虑的疾病有哪些？

患者皮疹对称发生于手部，表现为针尖至粟粒大小深在水疱及脱屑，此时有多种疾病可考虑，如汗疱疹、角质剥脱松解症、手癣、癣菌疹等。

【问题 2】进一步追问患者病史，皮疹初起为针尖至粟粒大小深在水疱，水疱干涸后形成脱屑，自觉瘙痒或烧灼感。皮疹每年春末夏初发作，可自行缓解，反复发作几年。平时手部易出汗。此时应考虑什么疾病？

根据季节性发作、对称分布于手掌、损害多为小水疱、干后脱皮，本病例应诊断为汗疱疹。

知识点

汗　疱　疹

汗疱疹是对称发生在掌跖、指 / 趾屈侧皮肤的复发性水疱性皮肤病，常伴手足多汗。典型皮损为位于表皮深处的小水疱，无炎症反应，分散或成群发生于手掌、手指侧面，常对称分布。水疱干涸后形成领圈状脱屑（图 10-7-1）。自觉不同程度瘙痒或烧灼感。常每年定期反复发作。精神因素可能与本病发生有关。部分患者有家族史。

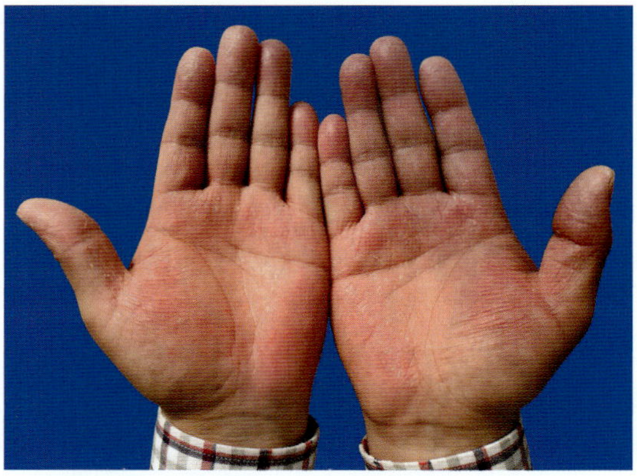

图 10-7-1　汗疱疹：领圈状脱屑

【问题 3】如何与其他疾病进行鉴别？

1. 剥脱性角质松解症　皮损表现主要是表皮剥脱，与汗疱疹十分相似，但剥脱性角质松解症无明显的深在性小水疱。

2. 水疱型手癣　常先有足癣再有手癣，多为一侧性，一般不对称，侵犯到手背，引起边缘成弧形的皮损，真菌检查阳性。

3. 汗疱型癣菌疹　水疱较浅，疱壁较薄，常有活动的皮癣菌病灶，病灶治愈后癣菌疹即自愈。

【问题 4】如何治疗本病？

避免精神紧张，手足多汗应给与适当处理。早期水疱性损害的治疗以干燥止痒为主，可外用 1% 酚炉甘石洗剂；脱皮时可用糖皮质激素霜剂或软膏；局部反复脱皮、干燥疼痛者，可外用 10% 尿素霜。

第八节　口 周 皮 炎

门诊病历摘要

患者，女，34 岁，口周丘疹、脓疱伴瘙痒 2 个月。皮肤科检查：口周粟粒大小红丘疹、丘脓疱疹，皮损与唇红缘之间有约 5mm 宽的正常皮肤。

【问题 1】根据皮疹表现，临床首先考虑的疾病有哪些？

患者皮疹为发生于口周的炎性红丘疹、丘脓疱疹，有瘙痒。好发于面部脂溢部位的炎性皮疹常见的有脂溢性皮炎、酒渣鼻、痤疮、激素依赖性皮炎等。

【问题 2】口周皮炎的临床表现是什么？此患者的诊断是什么？

口周皮炎是发生在上唇、颏、鼻唇沟、鼻等处的炎症性皮肤病。本病病因不明，可能与外用含氟强效糖皮质激素、含氟牙膏或蠕形螨有关。典型皮疹为分散的 1~2mm 大小的丘疹、丘疱疹，基底红或融合成片，亦可见分散的小丘脓疱疹，有轻度鳞屑。在皮损和唇红缘之间围绕约 5mm 宽的皮肤区域不受累（图 10-8-1）。本病例皮疹表现符合口周皮炎的表现。

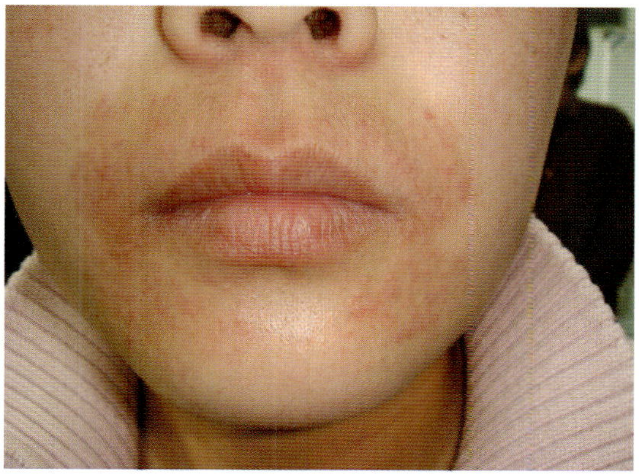

图 10-8-1　口周皮炎

【问题 3】如何与其他疾病进行鉴别？

1. 脂溢性皮炎　好发于皮脂溢出体质，在皮脂溢出基础上发生，典型皮损为油腻性鳞屑性黄红色斑片，常自头部开始向下蔓延。

2. 酒渣鼻　又称“玫瑰痤疮”，是一种发生于鼻及鼻周的慢性炎症性疾病。皮损多分布于鼻尖、鼻周、面颊，局部常伴有毛细血管扩张，晚期形成鼻赘。

3. 痤疮　好发于青少年，皮损好发于面颊、额部，以黑头粉刺、白头粉刺、炎性丘疹、脓疱、结节、囊肿为特点。

4. 着色性口周红斑　是发生在口周部位的红斑和弥漫性褐色或褐红色的色素沉着，皮损与唇红部之间有一条狭窄的正常皮肤带。可能与对化妆品某一成分的光毒反应有关，常见于有皮脂溢出和酒渣鼻倾向的女性。

【问题 4】如何治疗本病？

四环素口服，4 次 /d，每次 0.25g，也有学者同时合并用氢化可的松霜；如查到蠕形螨，可外用过氧化苯甲酰洗剂。

第九节　嗜酸性粒细胞增多性皮炎

门诊病历摘要

患者，男，67 岁，全身皮疹，瘙痒 1 年。患者于 1 年前无明显诱因，全身出现粟粒至黄豆大淡红色丘疹，瘙痒剧烈，在多家医院均诊断为“湿疹”，给予多种抗过敏西药和方剂中药治疗，效果不明显。患者既往体健，无系统疾病史，无家族史，对多种肉类、鱼虾、花粉、金属、香料等过敏，虽避免有关过敏物质，但病情无改善。

皮肤科检查：躯干、四肢及手足背广泛对称分布粟粒至黄豆大淡红色丘疹，无渗出，覆糠状黏着性鳞屑，部分皮损肥厚，呈苔藓样变。

【问题 1】根据患者皮疹表现，需要考虑什么疾病？

患者皮疹为多发性红色小丘疹，边缘不清楚，说明是炎症性皮疹，广泛、对称分布，首先应考虑的疾病是湿疹。但是湿疹是多形性小丘疹，有聚集倾向，常有渗出和结痂，而本病例皮疹为一致性丘疹，无多形性，无渗出，分布均匀，不融合；而且湿疹多反复发作，时轻时重，本病例 1 年来，皮疹持续不消退。因此需要考虑其他疾病。

【问题 2】为了明确诊断，应进行哪些辅助检查帮助诊断？

血常规检查：WBC 12.7×10^9/L，嗜酸性粒细胞百分比 20%，嗜酸性粒细胞计数 2.4×10^9/L。

皮肤组织病理检查：表皮轻度角化不全，轻度海绵水肿，真皮浅中层小血管周围灶状和胶原束之间弥散性淋巴细胞和多数嗜酸性粒细胞浸润。

【问题 3】最终可确诊什么疾病？

根据患者的皮损特点、实验室检查、皮肤组织病理检查，应诊断为嗜酸性粒细胞增多性皮炎。

嗜酸性粒细胞增多症除有皮疹以外，还有内脏受累，且半年内嗜酸性粒细胞直接计数 2 次以上超过 1.5×10^9/L，方可诊断。且本病还需要做胸部 X 线、骨髓检查，并排除寄生虫感染、肿瘤等。所以目前只能诊断嗜酸性粒细胞增多性皮炎。

【问题 4】本病常规治疗无效，具体如何控制病情？

嗜酸性粒细胞增多性皮炎瘙痒剧烈，对患者生活和工作有很大影响，因此迫切需要治疗。而常规的西药和中药一般难以控制病情。

可以先尝试雷公藤总苷，20mg，3 次 /d，或米诺环素 100mg，2 次 /d，如果 2~3 周有效，可继续使用。否则应当更换为：泼尼松 20~40mg，1 次 /d，完全控制病情后，逐渐减少至 1~2 片 /d，维持治疗数月。

部分顽固患者，需要使用：免疫抑制剂，如硫唑嘌呤、环磷酰胺、环孢素等。但要关注有关不良反应。病情控制后，需要维持治疗数月甚至更久。

（王惠平）

第十一章　荨麻疹类皮肤病

第一节　急性荨麻疹

门诊病历摘要

患者，男，26岁，因“全身多发风团伴瘙痒6日，胸闷2日”至医院皮肤科就诊。6日前于进食螃蟹后出现全身多处红色风团，散在分布，部分融合成片，伴明显瘙痒，持续2~3小时后可自行消退。无发热、腹痛、胸闷等症状，无用药史。按“急性荨麻疹”给予口服“氯雷他定片”后症状略有好转，皮疹仍此起彼伏，不断发生。2日前患者自觉胸闷及咽喉梗阻感，为求进一步诊疗前来医院。体格检查：T 37.0℃，P 85次/min，BP 120/80mmHg，呼吸平稳。咽喉无充血，扁桃体无肿大，无腹痛及皮肤湿冷表现。皮肤科检查：全身多发鲜红色风团，大小不等，圆形、椭圆形及不规则形，部分融合成片，水肿明显，呈橘皮样外观（图11-1-1）。既往无药物及食物过敏史。

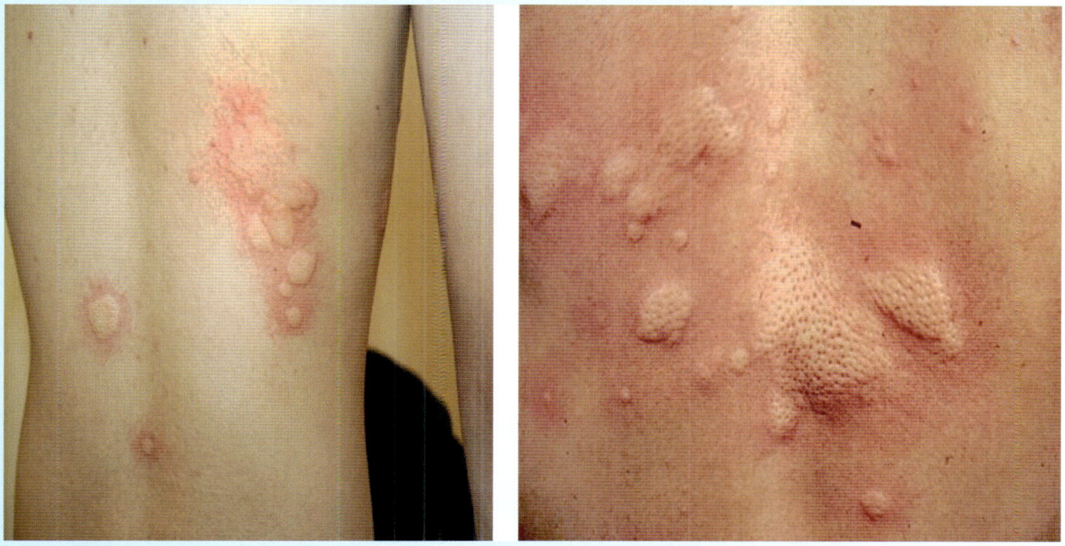

图11-1-1　荨麻疹

【问题1】依据以上病史、体格检查及皮肤科检查情况，应首先考虑什么诊断？

依据以上病史、体格检查、急性起病以及典型风团表现，应首先考虑急性荨麻疹。

知识点

急性荨麻疹的临床表现

急性荨麻疹多急性起病，常突然自觉皮肤瘙痒，很快于瘙痒部位出现大小不等的红色风团，圆形、椭圆形或不规则形，可孤立分布或扩大融合成片，皮肤表面凹凸不平，呈橘皮样外观，有时风团可呈苍白色。数分钟至数小时内水肿减轻，风团变为红斑并逐渐消失，不留痕迹，皮损持续时间一般不超过

24小时，但新风团可此起彼伏，不断发生。病情严重者可伴有心悸、烦躁甚至血压降低等过敏性休克症状，胃肠道黏膜受累时可出现恶心、呕吐、腹痛和腹泻等，累及喉头、支气管时可出现呼吸困难甚至窒息，感染引起者可出现寒战、高热、脉速等全身中毒症状。

思路1：患者进食动物性蛋白(如海鲜、肉类、奶制品与蛋类等)、植物(如蕈类、草莓、可可、番茄和葱蒜等)、各种饮品、酒类、食物防腐剂或调味品等，或吸入有花粉、动物皮屑、粉尘及一些挥发性化学品后，皮肤突然出现的瘙痒、风团，伴或不伴腹痛、胸闷、低血压表现，排除药物因素，应高度怀疑急性荨麻疹，伴或不伴过敏性休克。

知识点

荨麻疹的常见病因

多数患者不能找到确切原因，常见病因如下：

1. 食物　动物性蛋白(如鱼虾、蟹贝、肉类、牛奶和蛋类等)和植物(如蕈类、草莓、可可、番茄和葱蒜等)，某些食物添加剂如水杨酸盐、柠檬黄、苯甲酸盐、亚硫酸盐等。

2. 感染　各种病毒感染(如病毒性上呼吸道感染、肝炎、传染性单核细胞增多症和柯萨奇病毒感染等)、细菌感染(如金黄色葡萄球菌及链球菌引起的败血症、扁桃体炎、慢性中耳炎、鼻窦炎、幽门螺杆菌感染等)、真菌感染(包括浅部真菌感染和深部真菌感染)和寄生虫感染(如蛔虫、钩虫、疟原虫、血吸虫、蛲虫、丝虫和溶组织阿米巴等)。

3. 药物　常见的如青霉素、血清制剂、各种疫苗、呋喃唑酮和磺胺等。有些药物为组胺释放物(如阿司匹林、吗啡、可待因、奎宁、肼苯哒嗪、阿托品、毛果芸香碱、罂粟碱和多黏菌素B等)，还有的致敏原是药物添加剂中的赋形剂、防腐剂及抗氧化剂(如山梨醇、苯丙烯酸等)。

4. 呼吸道吸入物及皮肤接触物　常见吸入物有花粉、动物皮屑、粉尘、真菌的孢子、尘螨及一些挥发性化学品等；皮肤接触物有唾液或精液、昆虫叮螫、毒毛虫刺激、某些植物(如荨麻)和动物毛发(如羊毛)等。皮肤接触引起的荨麻疹常常发生很迅速，但一般持续时间较短，数日之后就可减退或消失。

5. 物理因素　如冷、热、日光、摩擦及压力等。

6. 精神及内分泌因素　如情绪波动、精神紧张、抑郁等。

7. 系统性疾病　如风湿热、类风湿关节炎、系统性红斑狼疮、恶性肿瘤、代谢障碍、内分泌紊乱、自身免疫性甲状腺炎等疾病。

8. 其他因素　近来有研究表明，部分慢性荨麻疹患者可存在凝血功能、免疫功能异常及维生素D缺乏。

思路2：严重病例，应高度关注可能伴发过敏性休克的临床判断，如精神差、面色苍白、脉速而弱，手足皮肤湿冷、苍白或发绀，应迅速测量血压。如血压迅速下降至80/50mmHg以下或测不到，应按过敏性休克抢救处理。

思路3：必要的鉴别诊断。在病史采集中应详细问诊、确定，以排除类似疾病。

荨麻疹性血管炎(图11-1-2)：皮损类似荨麻疹，但每批损害的消退时间超过24小时，且消退后遗留色素沉着，可伴发热等全身症状。

成人斯蒂尔病(Still病)：皮损可为荨麻疹样，但病程慢性，且与长期不规则发热有关。发热时皮疹明显，体温正常时皮疹随之消退或减轻。

荨麻疹型药疹(图11-1-3)：有明确的用药史、潜伏期和典型风团表现。

感染性荨麻疹：有前驱感染症状，除外药物和其他因素，典型风团表现。

思路4：因急性荨麻疹患者的病情严重程度可明显不同，病情变化迅速，药物控制剂量也有显著差异，因此动态、准确的病情判断至关重要。是仅有皮损而无内脏受累症状的一般病例，还是兼有皮损和内脏受累症状的严重病例，对治疗方案的制订、重点症状与体征的动态跟踪十分重要，应高度关注。

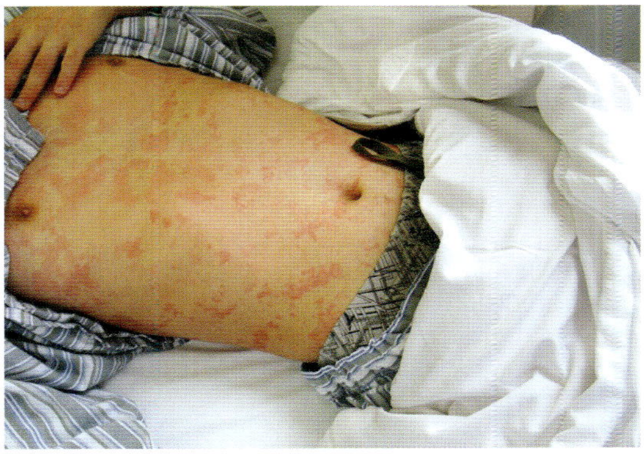

图 11-1-2　荨麻疹性血管炎

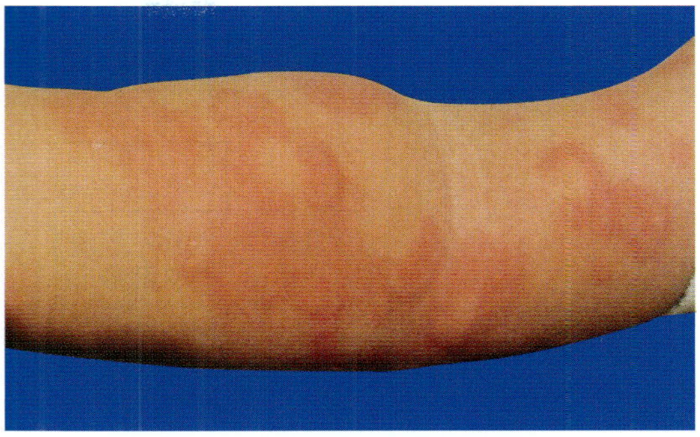

图 11-1-3　荨麻疹型药疹

【问题 2】综合分析后患者的最终诊断是什么？诊断依据是什么？

综合分析后的最终诊断：急性荨麻疹。

诊断依据：

1. 发病前　有进食螃蟹史，无用药史。

2. 全身症状　T 37.0℃，P 85 次 /min，BP 120/80mmHg，呼吸平稳，但有胸闷及咽喉梗阻感。

3. 皮损表现　全身多发鲜红色风团，大小不等，圆形、椭圆形及不规则形，部分融合成片，水肿明显，呈橘皮样外观。

4. 自觉症状　瘙痒剧烈。

【问题 3】为寻找病因，应进一步做哪些检查？

为寻找病因，可进一步做皮肤过敏原点刺试验或血清特异性 IgE 检查。

【问题 4】如何掌握患者在门诊还是住院治疗的判断依据？

判断依据包括风团的数量、体表受累面积以及系统受累症状的有无和严重程度。通常认为，风团量少、局限、无高热及系统受累症状的普通病例，可采取门诊治疗。如风团广泛、量多、融合，或伴高热，或伴胸闷、呼吸困难，或伴腹痛、呕吐的严重病例，应及时住院治疗。如伴发过敏性休克或喉头水肿，应立即抢救。

【问题 5】急性荨麻疹的治疗原则是什么？

1. 去除病因　禁食动物蛋白、饮品、酒类及半成品食物，勿接触花粉、灰尘、动物皮毛、香水及洗涤洗浴化学品，清淡饮食，避免接触易致敏药物。

2. 系统药物治疗

(1) 首选第二代非镇静抗组胺药，常用的第二代抗组胺药包括西替利嗪、左西替利嗪、氯雷他定、地氯雷他定、非索非那定、阿伐斯汀、依巴斯汀、依匹斯汀、咪唑斯汀、苯磺贝他斯汀、奥洛他定等。

(2) 在明确并去除病因以及口服抗组胺药不能有效控制症状时，可选择糖皮质激素：泼尼松 30~40mg/d，口服 4~5 日症状控制后逐渐减量并停药，或相当剂量的地塞米松静脉或肌内注射，特别适用于重症或伴有喉头水肿的荨麻疹患者。

(3) 急性荨麻疹伴休克或严重的荨麻疹伴血管性水肿患者可采用 1∶1 000 肾上腺素注射液 0.2~0.4ml 皮下或肌内注射。

(4) 儿童患者应用糖皮质激素时可根据体重酌情减量。

3. 外用药物治疗　以炉甘石洗剂等止痒洗剂为主。

急性荨麻疹诊疗流程见图 11-1-4。

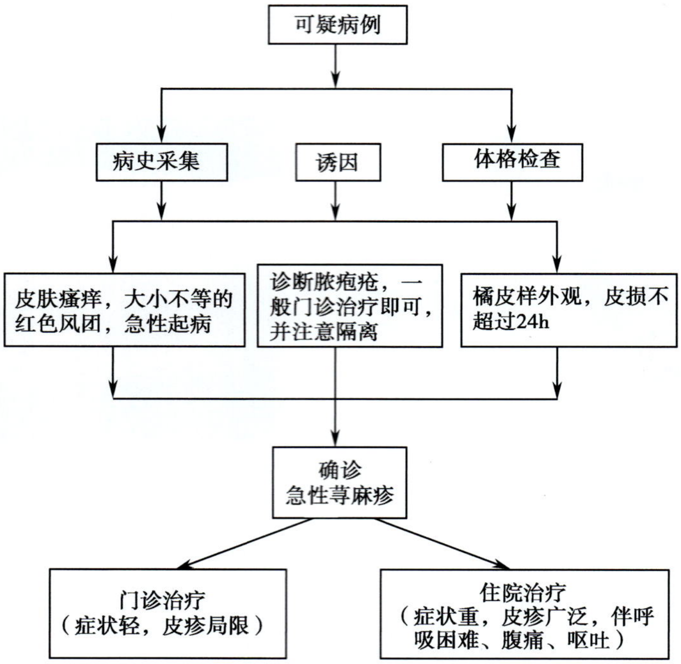

图 11-1-4　急性荨麻疹诊疗流程

第二节　慢性荨麻疹

一、皮肤划痕症

门诊病历摘要

患者，女，15 岁，皮肤瘙痒伴搔抓后发疹 2 个月。2 个月前无明显诱因下出现全身皮肤瘙痒，搔抓后数分钟起线条状皮疹，红色，高出皮面，持续约半小时后自行消退，夜间症状明显。患者曾在多家医院就诊，给予抗组胺药物治疗后症状缓解，但停药后症状反复出现。发病以来睡眠欠佳，大小便正常。平素健康，无病毒性肝炎、结核等传染病史，无药物、食物过敏史，父母无类似病史。体格检查：一般情况良好，心肺正常。皮肤科检查：躯干、上肢散在线条状红斑和风团（图 11-2-1），余未见异常。

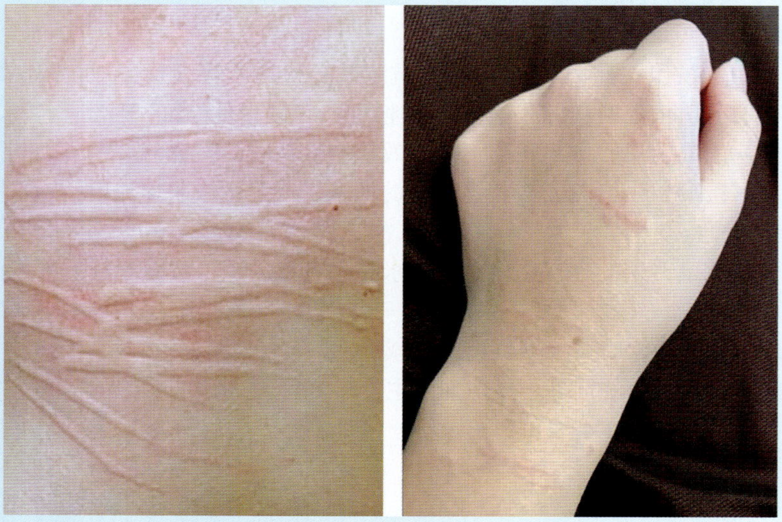

图 11-2-1　患者背部及手部皮疹

【问题 1】依据以上病史、体格检查及皮肤科检查情况，应首先考虑什么诊断?

依据以上病史及典型搔抓后线状红斑、风团表现，应首先考虑皮肤划痕症。

知识点

皮肤划痕症的临床表现

皮肤划痕症，又称“人工性荨麻疹”。表现为用手搔抓或用钝器划过皮肤后数分钟沿划痕出现条状隆起性风团，伴或不伴瘙痒，约半小时后自行消退。迟发型皮肤划痕症表现为划痕后数小时在皮肤上出现的线条状风团和红斑，在 6~8 小时达到高峰，持续时间一般不超过 48 小时。皮肤划痕症可持续数周、数月至数年，平均持续 2~3 年可自愈。

思路 1：突然出现的皮肤瘙痒、搔抓或划痕后皮肤线状红斑、风团，应首先考虑皮肤划痕症。

思路 2：因本病诊断容易，而原因难寻，故应详细问诊，尽可能发现患者的可能诱因。如发病前是否进食或接触各种海鲜与半成品食物、酒类与饮品、洗涤沐浴剂与化妆品，以及花粉、动物皮毛等，以便指导患者在生活中避免接触过敏原。

思路 3：必要的鉴别诊断。

1. 迟发型皮肤划痕症　划痕后数小时在皮肤上出现的线条状风团和红斑，6~8 小时达到高峰，持续时间一般不超过 48 小时。

2. 压力性荨麻疹(图 11-2-2)　受压后 4~6 小时，产生瘙痒性、烧灼样或疼痛性水肿性斑块，持续 8~12 小时。站立、步行、穿紧身衣及长期坐在硬物体上可诱发本病，常见于承重和持久压迫部位，如臀部、足底及系腰带处。

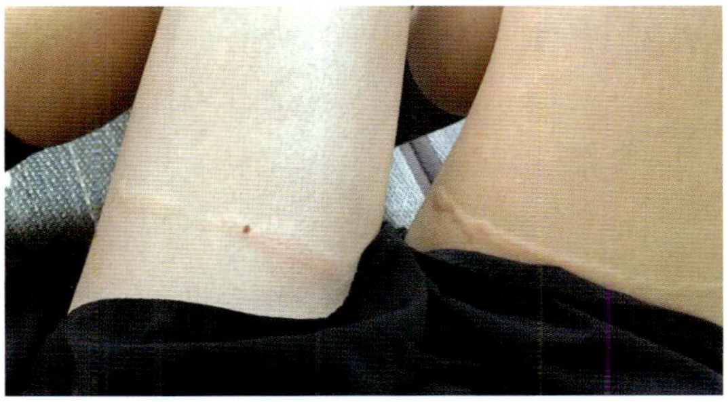

图 11-2-2　压力性荨麻疹(袜筒压迫诱发)

【问题 2】为进一步确定诊断，应进行什么检查?

为进一步确定诊断，应进行皮肤划痕试验，如划痕试验在数分钟内呈现阳性，则可确诊(图 11-2-3)。如数小时后阳性，则为迟发型皮肤划痕症(图 11-2-4)。

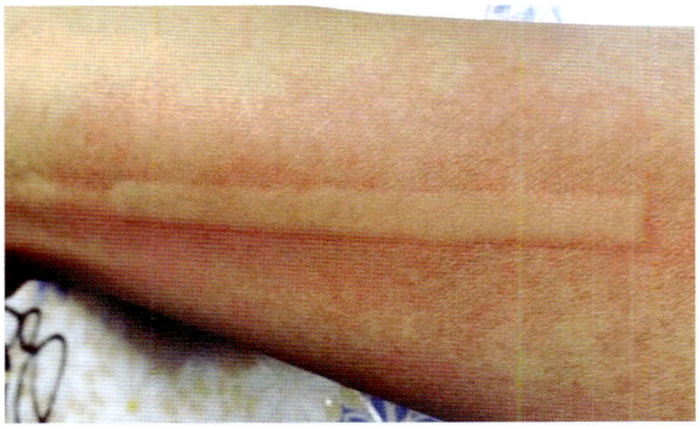

图 11-2-3　皮肤划痕试验阳性

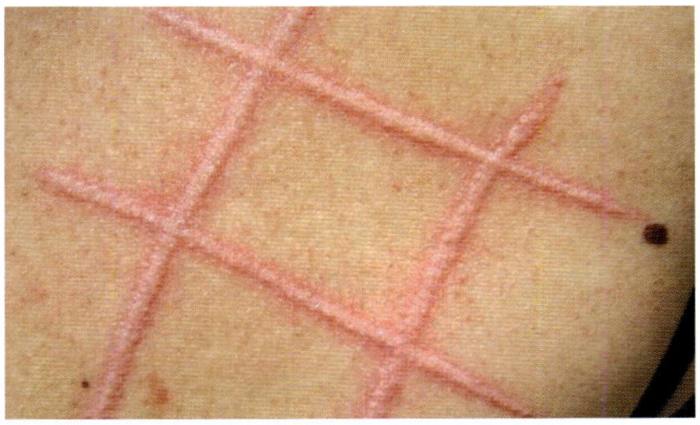

图 11-2-4　迟发型皮肤划痕症

【问题 3】皮肤划痕症如何治疗?

1. 去除病因　发作期间尽量避免进食动物蛋白、饮品、酒类及半成品食物，勿接触花粉、灰尘、动物皮毛、香水及洗涤洗浴化学品，清淡饮食，避免紧张、劳累，避免穿着紧身内衣。

2. 系统药物治疗　首选第二代抗组胺药物，成人可使用氯雷他定、咪唑斯汀，按每次 10mg，1 次 /d，口服；或左西替利嗪每次 5mg，1 次 /d，口服。如控制欠佳，可联合第一代抗组胺药物，如酮替芬，按每次 1mg，2 次 /d，口服。儿童剂量参照药物说明书使用。若效果不佳，可联合窄谱 UVB、UVA 或 PUVA 进行治疗。

3. 外用药物治疗　以炉甘石洗剂等止痒洗剂外用为主。

二、胆碱能性荨麻疹

门诊病历摘要

患者,男,21岁,全身反复皮疹4个月。4个月前于运动出汗后在躯干、四肢出现多发红色风团,孤立,直径2~3mm,皮疹散在,互不融合,有刺痒感,休息0.5~1小时后症状可自行消退。无发热、胸闷及腹痛等症状。给予抗组胺药口服后症状无明显好转,后症状反复,于受热、运动、情绪激动或进食热食后出现。发病以来患者精神、睡眠欠佳,大小便正常。平素健康,无肝炎、结核等传染病史,无药物、食物过敏史,父母无类似病史。体格检查:一般情况良好,心肺正常。皮肤科检查:躯干及四肢近端多发红色小风团,直径2~3mm,广泛散在分布,互不融合(图11-2-5)。

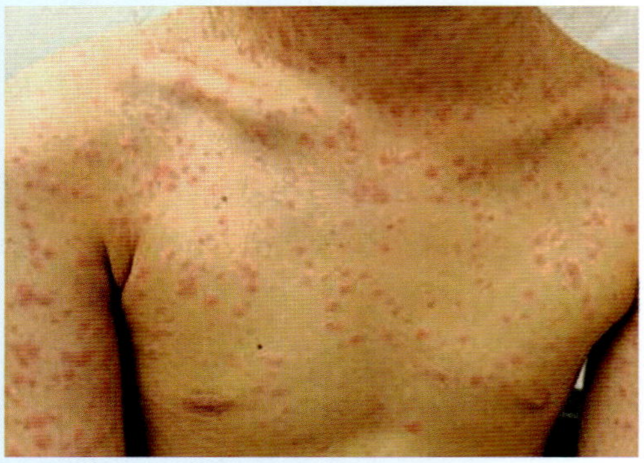

图11-2-5 患者颈胸部皮疹

【问题1】依据以上病史、体格检查及皮肤科检查情况,应首先考虑什么诊断?

依据以上病史、诱发原因及典型红色丘疹样风团特点,应首先考虑胆碱能性荨麻疹。

知识点

胆碱能性荨麻疹的临床表现

胆碱能性荨麻疹多见于年轻患者,主要由运动、受热、情绪紧张、进食热饮或乙醇饮料后,躯体深部温度上升,促使胆碱能神经发生冲动而释放乙酰胆碱,作用于肥大细胞而发病。表现为受刺激后数分钟出现直径1~3mm的圆形丘疹样风团,周围有程度不一的红晕,常散发于躯干上部和肢体近心端,互不融合。自觉剧痒、麻刺感或烧灼感,有时仅有剧痒而无皮损,可于30~60分钟内消退。偶伴发乙酰胆碱引起的全身症状(如流涎、头痛、脉缓、瞳孔缩小及痉挛性腹痛、腹泻)等,头晕严重者可致晕厥。以1:5 000乙酰胆碱作皮试或皮肤划痕试验,可在注射处出现风团,周围可出现卫星状小风团。

思路1:受热、运动、情绪紧张或进食热饮后突然出现的皮肤瘙痒,2~3mm大小的红色丘疹样风团,应首先考虑胆碱能性荨麻疹。

思路2:详细问诊,尽量确认患者的诱发原因,如运动(运动多久、是否为出汗后)、受热(热水浴温度、发热后)、情绪紧张(激动、紧张、情绪刺激)、进食热饮热食以及酒类饮品后皮疹的发作特点,以便正确指导、个性化治疗,如控制运动量、热水浴的温度、情绪调整和食品温度及进食速度等。

【问题2】为进一步确定诊断,应进行什么检查?

为进一步确定诊断,以1:5 000乙酰胆碱作皮试或皮肤划痕试验,如注射或划痕处出现风团,则可确诊。

【问题3】胆碱能性荨麻疹一般采取门诊治疗,还是住院治疗?

胆碱能性荨麻疹为特殊体质人群,躯体深部温度上升,胆碱能神经发生冲动释放乙酰胆碱作用于肥大细胞而发病。表现为躯干四肢单一的红色丘疹样风团,多在休息后0.5~1小时后自行消退,故多采取门诊治疗。病情严重者,如出现乙酰胆碱引发的全身症状(如流涎、头痛、脉缓、瞳孔缩小及痉挛性腹痛、腹泻),伴发头晕、晕厥者,应及时住院治疗。

【问题4】胆碱能性荨麻疹如何治疗?

1. 去除病因 发作期间宜保持安静、休息。避免运动、受热、情绪紧张、进食热饮或乙醇饮料,清淡饮食,保持良好心态。

2. 系统药物治疗 常规使用二代抗组胺药物,效果不佳可联合达那唑或酮替芬。

3. 外用药物治疗 以炉甘石洗剂等止痒洗剂外用为主。

4. 对症治疗 如病情严重,出现流涎、头痛、脉缓、瞳孔缩小、痉挛性腹痛、腹泻,或伴发头晕、晕厥者,应及时对症处理。

三、慢性自发性荨麻疹

门诊病历摘要

患者，女，32岁，全身反复皮疹3个月，伴痒。患者3个月前无明显诱因下躯干、四肢、面部出现皮疹，红色，高出皮面，形态、大小不一，瘙痒明显，24小时内可消退，无色素沉着，无口唇肿胀，无胸闷、气急、呼吸困难，无腹痛腹泻等症状。追问病史，患者在发疹前1个月内无用药史，日光照射后无明显发作，遇冷、热、运动和情绪激动后无明显新发的情况，洗澡后不加重病情。门诊检查：点刺实验和斑贴试验均为阴性。体格检查：神清、气平，精神好，一般情况好，心肺无特殊。皮肤科检查：背部、双下肢见大小不一风团，散布，无水疱、渗出（图11-2-6）。

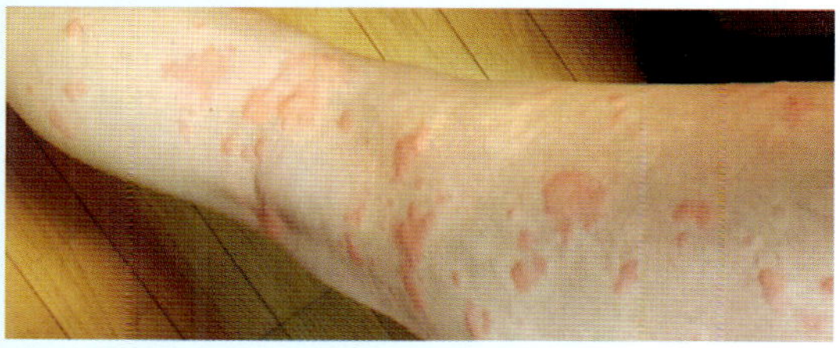

图11-2-6　患者下肢皮疹

【问题1】依据以上病史、体格检查及皮肤科检查情况，应首先考虑什么诊断？

依据以上病史、典型的风团皮疹，24小时内可消退，瘙痒明显无明显诱因，病程超过6周，应首先考虑慢性自发性荨麻疹。

知识点

慢性荨麻疹的定义和临床表现

荨麻疹是由于皮肤、黏膜小血管扩张及渗透性增加出现的一种局限性水肿反应。临床上表现为大小不等的风团伴瘙痒，约20%的患者伴有血管性水肿。慢性荨麻疹是指风团每日发作或间歇发作，持续>6周。荨麻疹的典型临床表现为风团和/或血管性水肿，其发作形式多样，风团的大小和形态不一，多伴有瘙痒。病情严重的急性荨麻疹还可伴有发热、恶心、呕吐、腹痛、腹泻、胸闷及喉梗阻等全身症状。

思路1：以风团为典型皮疹、伴痒、24小时内消退又可重新复发的特点，发疹时间大于6周，首先考虑慢性荨麻疹。

思路2：追问病史，是否有明确的诱因，如日光、寒冷、水、物理压力、热、情绪激动和运动等因素，帮助进一步区分慢性荨麻疹的分类。排除了明确诱因后可考虑慢性自发性荨麻疹。

【问题2】为进一步确定诊断，应进行什么检查？

为进一步明确诊断，应进行光敏试验、斑贴试验、皮肤划痕试验、冷热临界阈值等检测。

知识点

荨麻疹的分类

结合病史和查体，将荨麻疹分为自发性和诱导性。根据病程是否>6周，自发性荨麻疹分为急性与慢性；根据发病是否与物理因素有关，诱导性荨麻疹分为物理性和非物理性荨麻疹。物理性荨麻疹包括人工荨麻疹、冷接触性荨麻疹、延迟压力性荨麻疹、热接触性荨麻疹、日光性荨麻疹和振动性血管性水肿。非物理性荨麻疹包括胆碱能性荨麻疹、水源性荨麻疹和接触性荨麻疹。

【问题3】慢性自发性荨麻疹该如何规范治疗？

1. 一线治疗　首选第二代非镇静抗组胺药，治疗有效后逐渐减少剂量，以达到有效控制风团发作为标准，以最小的剂量维持治疗。慢性荨麻疹疗程一般不少于1个月，必要时可延长至3~6个月，或更长时间。

2. 二线治疗　第二代抗组胺药物常规剂量使用1~2周后不能有效控制症状，可选择更换抗组胺药品种或联合其他第二代抗组胺药以提高抗炎作用；或联合第一代抗组胺药，可以睡前服用，以延长患者睡眠时间；或在获得患者知情同意情况下将原抗组胺药增加 2~4 倍剂量。

3. 三线治疗　对上述治疗无效的患者，可以考虑选择以下治疗：雷公藤总苷片、环孢素、生物制剂如奥马珠单抗（omalizumab，抗 IgE 单抗）。糖皮质激素适用于上述治疗效果不佳的患者，一般建议予泼尼松 0.3~0.5mg/（kg·d）（或相当剂量的其他糖皮质激素）口服，好转后逐渐减量。通常疗程不超过 2 周，不主张常规使用。

慢性自发性荨麻疹诊疗思路见图 11-2-7。

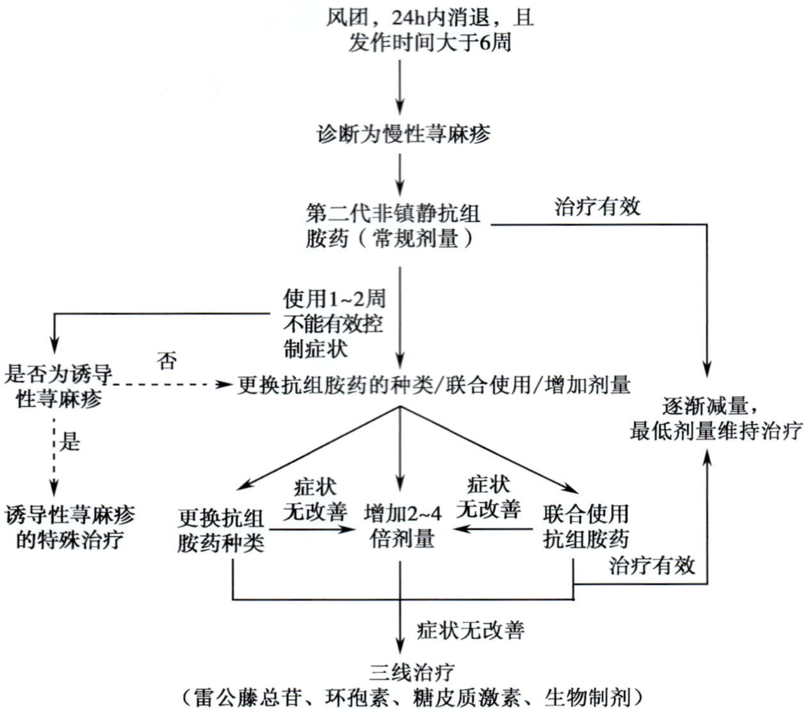

图 11-2-7　慢性自发性荨麻疹诊疗思路

第三节　血管性水肿

门诊病历摘要

患者，女，40 岁，上唇部肿胀 5 小时。5 小时前进食河虾后出现上唇部肿胀，呈肤色，边界不清，表面紧张，触之有弹性，伴轻度瘙痒及肿胀感。无发热、其他部位风团、胸闷与呼吸困难及腹痛等症状。1 年前曾有类似病史，诱因不详，给予口服“左西替利嗪”治疗后痊愈。发病后精神良好，平素健康，无肝炎、结核病等传染病史。既往无明确药物、食物过敏史，家族中无类似病史。体格检查：一般情况良好，心肺正常。皮肤科检查：上唇部肿胀、水肿，呈淡红色，边界不清，表面紧张，触之有弹性（图 11-3-1）。余未见异常。

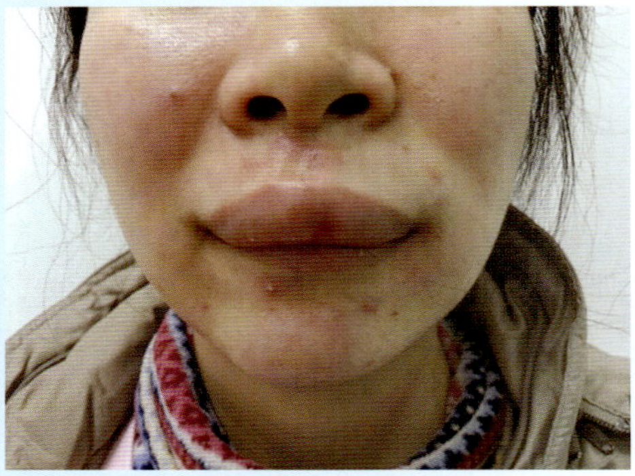
图 11-3-1　血管性水肿

【问题 1】依据以上病史、体格检查及皮肤科检查情况，应首先考虑什么诊断？

依据以上病史、体格检查及突然发生的上唇部肿胀、水肿，应首先考虑血管性水肿。

思路 1：疏松组织（眼睑、口唇及外阴）与四肢末端突然出现的肤色或淡红色局限性水肿，单侧或双侧分布，无痒、轻痒或肿胀感，应首先考虑血管性水肿的诊断。

知识点

血管性水肿的临床表现

1. 获得性血管性水肿　常见于皮肤比较松弛的部位如眼睑、口唇及外阴，亦可见于非松弛部位的皮肤如手足肢端。皮损为局限性肿胀，边界不清，呈肤色或淡红色，表面光亮，触之有弹性感，多为单发，偶见多发。痒感不明显，偶有轻度肿胀不适。一般持续数小时至数日，消退后不留痕迹，但也可在同一部位反复发作。常并发荨麻疹；伴发喉头水肿可造成呼吸困难，甚至窒息死亡；消化道受累时可有腹痛、腹泻等表现。

2. 遗传性血管性水肿　多数患者在儿童或少年期开始发作，往往反复发作至中年甚至终生，但中年后发作的频率与严重程度会减轻，外伤或感染可诱发本病。主要发生在三个部位：①皮下组织，常累及面部、手部、上肢、下肢、生殖器，皮损为局限性、非凹陷性皮下水肿，常为单发，自觉不痒，需 1~5 日消退；②腹腔脏器，如胃、肠道、膀胱，发病时表现类似急腹症，一般 12~24 小时消失；③上呼吸道，发病可致喉头水肿。

遗传性血管性水肿可分为三型：Ⅰ型最常见，其特征是 C1 酯酶抑制物（C1INH）的形成不足，85% 患者属于此型；Ⅱ型患者 C1INH 水平正常或增高，而功能缺失；Ⅲ型于 2000 年由 Bork 等报道，该类型与 C1INH 缺陷无关，为 X 连锁显性遗传病，仅发生于女性。

思路 2：必要的鉴别诊断。

1. 遗传性血管性水肿　常染色体显性遗传，儿童期发病，反复发作至中年或终生，主要皮下组织、腹腔脏器以及上呼吸道，严重时可致喉头水肿、窒息。发病期 C2 和 C4 水平显著降低、85% 患者 C1INH 水平降低。

2. 接触性皮炎（图 11-3-2、图 11-3-3）　发病前有明确过敏原接触史，境界清楚的红斑伴水肿。

3. 肿胀型红斑狼疮　单侧肿胀，慢性病程。

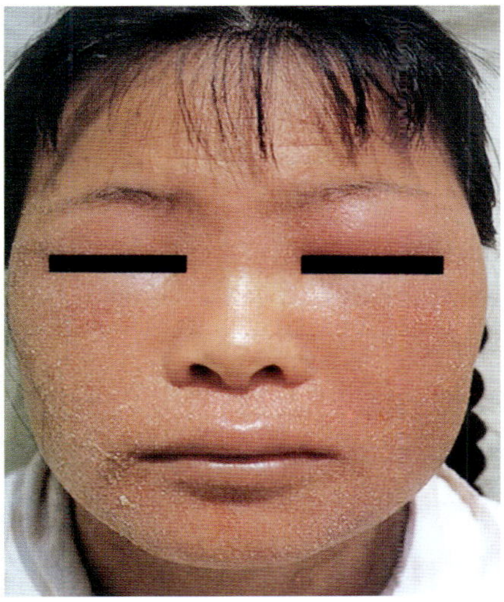

图 11-3-2　接触性皮炎

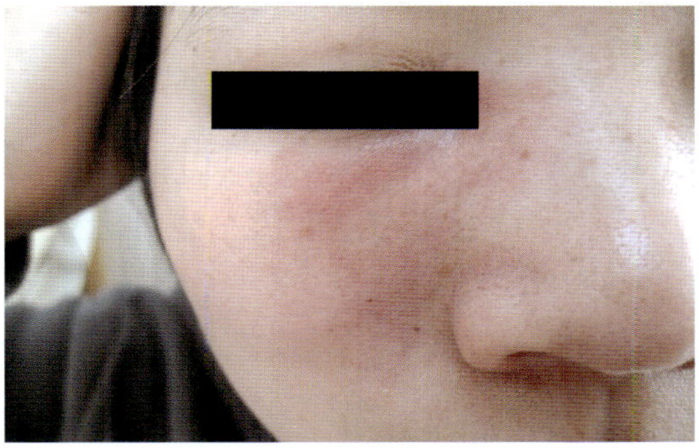

图 11-3-3　接触性皮炎

【问题 2】综合分析后患者的最终诊断是什么？诊断依据为何？

最终诊断：获得性血管性水肿。

诊断依据：

1. 发病前进食河虾病史。

2. 一般情况良好，无发热，其他部位风团、胸闷、呼吸困难及腹痛等症状。

3. 皮损表现　上唇部肿胀、水肿，呈淡红色，边界不清，表面紧张，触之有弹性。

4. 自觉症状　轻度瘙痒及肿胀感。

5. 家族中无类似病史。

【问题 3】为寻找病因，应进一步做哪些检查？

为寻找病因，应进一步做皮肤点刺过敏原或血清特异性 IgE 检查。

【问题 4】获得性血管性水肿如何治疗？

1. 去除病因　发作期避免进食动物蛋白、饮品、酒类及半成品食物，勿接触花粉、灰尘、动物皮毛、香水及洗涤洗浴化学品。清淡饮食，避免接触易致敏药物。

2. 系统治疗

(1) 首选第二代非镇静抗组胺药，常用的第二代抗组胺药包括西替利嗪、左西替利嗪、氯雷他定、地氯雷他定、非索非那定、阿伐斯汀、依巴斯汀、依匹斯汀、咪唑斯汀、苯磺贝他斯汀、奥洛他定等。

(2) 在明确并去除病因以及口服抗组胺药不能有效控制症状时，可选择糖皮质激素：泼尼松 30~40mg/d，口服 4~5 日后停药，或相当剂量的地塞米松静脉或肌内注射，能快速控制病情，消除皮损。

(3) 肾上腺素：出现喉头水肿、呼吸困难时使用，成人采用肾上腺素，可采用 1∶1 000 肾上腺素注射液 0.2~0.4ml 皮下或肌内注射，后激素静脉滴注维持。治疗无效且危及生命时可采用气管切开术急救。

血管性水肿诊疗流程见图 11-3-4。

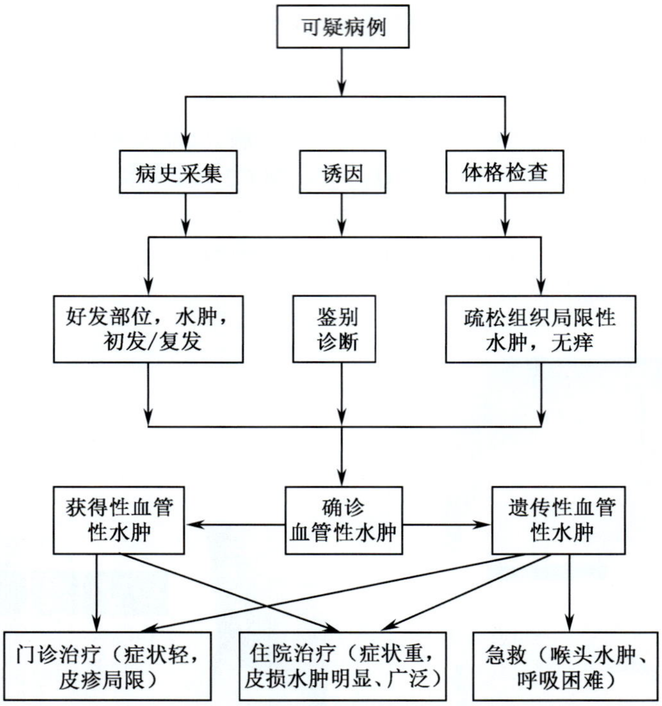

图 11-3-4　血管性水肿诊疗流程

（徐金华）

第十二章　药物不良反应与药疹

第一节　固定性药疹

门诊病历摘要

患者，男，23 岁，发热、流涕 3 日，龟头红斑、糜烂伴瘙痒刺痛 2 日。3 日前患者因受凉后出现发热、流涕，体温最高达 39.2℃，拟诊“上呼吸道感染”，给予肌内注射“复方氨基比林注射液”1 支，口服“清热解毒口服液”，2 支 / 次，3 次 /d，体温降至正常。2 日前患者龟头表面突然出现椭圆形红斑，水肿性，自觉瘙痒、刺痛，随后红斑中心形成水疱，破溃后糜烂。发病以来睡眠欠佳，饮食、大小便正常。既往史：3 年前因发热给予肌内注射“复方氨基比林注射液”后出现类似症状，痊愈后遗留青灰色斑片，现已消退。无其他药物过敏史，发病前无局部用药史及特殊接触史。体格检查：体温正常，一般情况良好。皮肤科检查：龟头局限性红斑，边界清晰，中心破溃，可见红色糜烂面（图 12-1-1）。

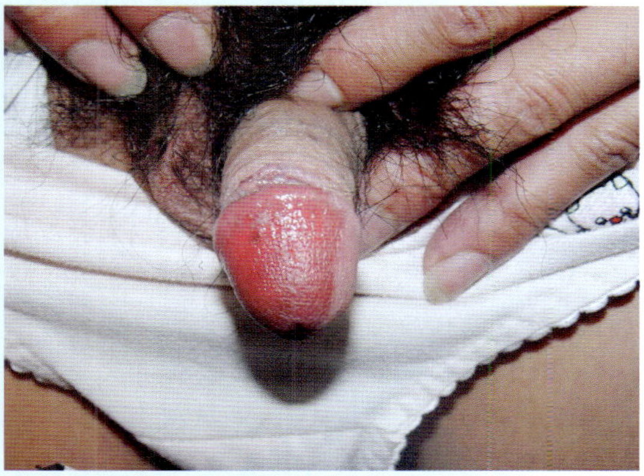

图 12-1-1　龟头暗红色糜烂面

【问题 1】通过上述问诊及皮肤科检查，患者最可能的诊断是什么？

依据患者此次发病前用药史、龟头表面边界清晰的片状红斑，中心水疱与破溃糜烂及既往药物过敏史，应首先考虑固定性药疹（fixed drug eruption）。

思路 1：用药过程中，外生殖器、肛周（图 12-1-2）及口唇部位（图 12-1-3）皮肤 - 黏膜交界处或光滑部位皮肤突然出现边界清晰的鲜红色或紫红色水肿性斑片，应首先考虑固定性药疹。

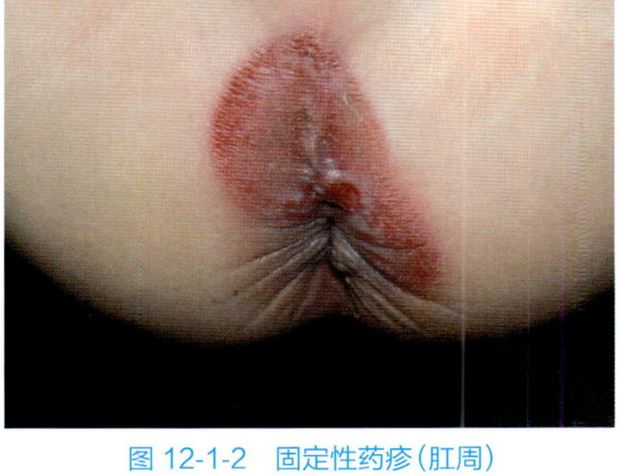

图 12-1-2　固定性药疹（肛周）

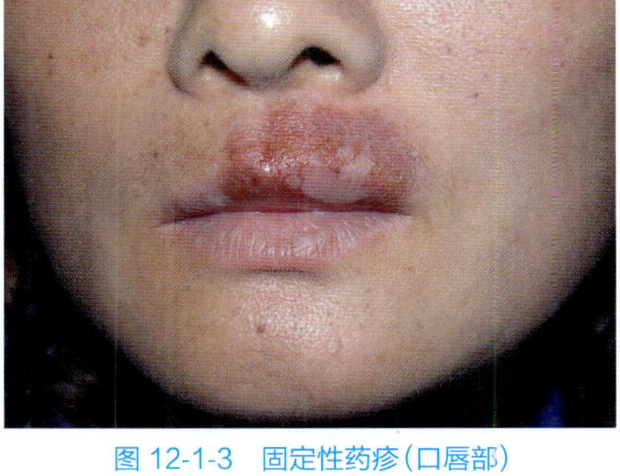

图 12-1-3　固定性药疹（口唇部）

知识点

固定性药疹的临床特点

因每次发病常在同一部位，故命名为固定性药疹。常由解热镇痛类、磺胺类、巴比妥类和四环素类等引起。

皮损可发生于任何部位，尤以外生殖器、肛周及口唇部位皮肤 - 黏膜交界处好发，约占 80%，亦可累及躯干、四肢。典型皮损为局限性圆形或类圆形边界清晰的水肿性鲜红色或紫红色斑疹、斑片，直径 0.2cm 到数厘米不等，常为 1 个，偶可数个，亦有广布全身者，重者红斑上可出现水疱或大疱，黏膜皱褶处易糜烂渗出甚至发生溃疡，自觉瘙痒或疼痛，一般无全身症状。停用致敏药物后，皮损消退时间一般为 1~10 日，消退后可遗留持久性的青灰色或灰褐色炎症后色素沉着，但会阴部发生糜烂、溃疡者常病程较长。

思路 2：发病前用药史、具体药物名称、用量用法，至发疹时的潜伏期长短，应详细问诊、确认，以确定临床表现是否符合变态反应性药疹的发生规律。

知识点

变态反应性药疹的特点与潜伏期

药疹按照发病机制分为变态反应和非变态反应两大类，大多数药疹属于变态反应性药疹。变态反应性药疹的特点：①只发生于少数过敏体质者，多数人不发生；②有一定的潜伏期，首次用药一般需 4~20 日出现临床表现，已致敏者再次用药，可在数分钟至 24 小时内发病；③病情轻重与药物的药理及毒理作用、剂量无相关性，高敏状态下，即使极小剂量药物亦可导致极严重的药疹；④临床表现复杂，皮损形态呈多形性，同种药物致敏同一患者在不同时期可发生不同类型药疹；⑤在高敏状态下可发生药物的交叉过敏或多价过敏现象；⑥病程有一定的自限性，停止使用致敏药物后病情常好转，抗过敏和糖皮质激素治疗有效。

思路 3：必要的鉴别诊断，如土槿皮酊、杀虫剂、腐蚀剂、抗病毒剂等引起的刺激性接触性皮炎（图 12-1-4），抗生素乳膏、糖皮质激素乳膏、乳胶类避孕套等引起的变应性接触性皮炎及生殖器疱疹（图 12-1-5）等。以上疾病均可引起类似皮损，病史采集中应详细问诊局部用药史、性生活史等，避免误诊。

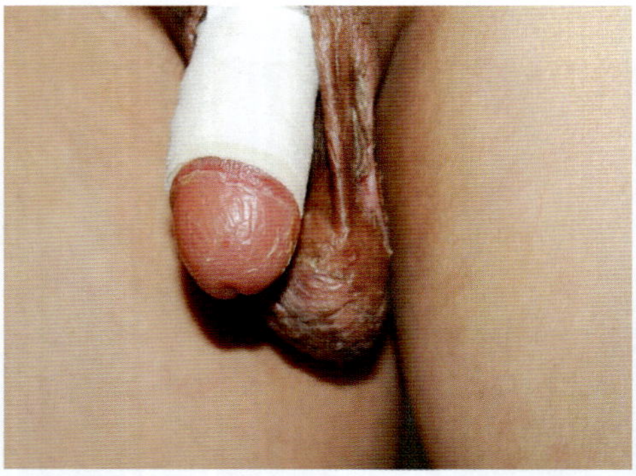

图 12-1-4 刺激性接触性皮炎

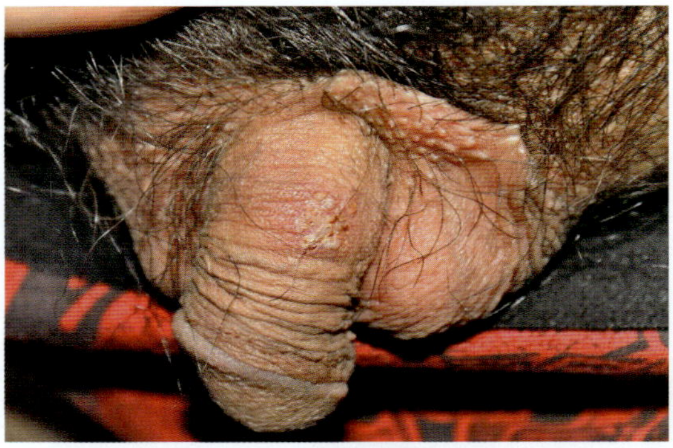

图 12-1-5 生殖器疱疹

【问题 2】综合分析后患者的最终诊断是什么？诊断依据包括哪些？

最终诊断：固定性药疹。

诊断依据：

1. 用药史 发疹前 3 日有“复方氨基比林”用药史。
2. 潜伏期 应用“复方氨基比林”后 1 日发疹。

3. 典型部位与皮损　龟头部位突然出现的边界清晰的红色水肿性斑片，伴有水疱糜烂渗出。

4. 自觉局部瘙痒、刺痛。

5. 无刺激性药物及其他特殊物品接触史。

【问题 3】引发药疹的致敏药物如何检测？

致敏药物检测包括体内试验和体外试验两类。前者特异性和准确性较高，但风险较大，可能出现过敏性休克、重症药疹等危重情况。后者安全性高，但特异性和准确性不够稳定，且程序烦琐，临床难以常规开展。

知识点

致敏药物如何检测

致敏药物检测分为体内试验和体外试验两类。

1. 体内试验

(1) 皮肤试验：常用的特异性检查包括皮内试验、划破试验、点刺试验和斑贴试验等。以皮内试验较常用，准确度较高，适用于预测皮肤速发型超敏反应，如临床上预测青霉素和普鲁卡因等过敏反应，但阴性不能绝对排除发生反应的可能，有高度药物过敏史者禁用。为预防皮肤试验诱发严重全身反应（过敏性休克），应在测试前准备好肾上腺素、氧气等抢救措施。对药物引起的接触性皮炎和湿疹型药疹，斑贴试验较有意义，且较为安全。

(2) 药物激发试验：药疹消退一段时间后，内服试验剂量（一般为治疗量的 1/8~1/4 或更小量），以探查可疑致敏药物。此试验有一定危险性，仅适用于口服药物所致的较轻型药疹，同时疾病本身又要求必须使用该药治疗时（如抗结核药、抗癫痫药等），禁止应用于速发型超敏反应性药疹和重型药疹患者。

2. 体外试验　体外试验安全性高，包括嗜碱性粒细胞脱颗粒试验、放射变应原吸附试验、组胺游离试验、淋巴细胞转化试验、巨噬细胞游走抑制试验、药物诱导淋巴细胞刺激试验、琼脂弥散试验等，但上述试验结果均不稳定，操作繁杂，临床尚难普遍开展。

【问题 4】患者门诊或住院治疗的判断依据是什么？

门诊或住院治疗的判断依据包括：皮损的数量、大小、受累面积、是否合并继发性细菌感染等。一般说来，皮损单发或数个，无明显破溃和继发性细菌感染，采取门诊治疗即可。如皮损泛发，伴糜烂、渗出和继发性细菌感染，且患者痛苦难忍，应采取住院治疗。

【问题 5】本型药疹的治疗原则是什么？

本型药疹属轻型药疹，治疗原则包括：

1. 一般治疗　停用一切可疑致敏药物，慎用结构相似的药物。清淡饮食，多饮水，促进药物排泄。

2. 系统药物治疗

(1) 抗组胺药：首选第二代抗组胺药，如咪唑斯汀、氯雷他定 10mg 或左西替利嗪 5mg，1 次 /d，口服。儿童患者请参阅药物说明书使用。

(2) 糖皮质激素：如皮损单发或数个，成人患者可应用醋酸泼尼松 20~30mg/d，口服；如皮损泛发，糜烂、渗出严重，可采用地塞米松 5~10mg 或甲泼尼龙 40~60mg，静脉滴注，1 次 /d。儿童患者可按醋酸泼尼松 0.5~1mg/(kg·d) 应用。

(3) 钙剂和维生素 C：静脉滴注，可减少渗出、缩短疗程。

(4) 抗生素：合并细菌感染时，应根据细菌培养和药敏试验结果选择。

3. 外用药物治疗

(1) 糜烂、渗出皮损：常用 3% 硼酸溶液、0.05%~0.1% 小檗碱（黄连素）溶液湿敷，20~30min/ 次，2~3 次 /d。

(2) 合并细菌感染的皮损：湿敷后采用莫匹罗星软膏等抗菌剂外用，2~3 次 /d。

【问题 6】临床诊疗中如何避免和预防药疹的发生？

药疹是药源性疾病，预防尤为重要。因此，临床用药过程中应时刻保持药疹的警觉和预防意识。用药前仔细询问患者的药物过敏史，按医学要求进行皮试，过敏体质患者尽量减少用药种类，用药期间应密切观察患者有无不良反应等。

知识点

药疹的预防

1. 用药前应仔细询问药物过敏史，查看患者药物过敏记录卡，避免使用已知过敏药物或结构相似药物。

2. 应用青霉素、血清制品、普鲁卡因等药物时应作皮试，皮试前应备好急救药品，以应急需，皮试阳性者禁用该药。

3. 避免滥用药物，尽量减少用药种类。采取安全给药途径，对过敏体质者尽量选用致敏性较低的药物，尤应注意复方制剂中含有的已知过敏药物。

4. 注意药疹的早期症状，用药期间如突然出现不明原因的瘙痒、红斑、发热等表现，应立即停用一切可疑药物并密切观察，对出现的症状予以对症处理。

5. 将已知致敏药物记入患者病历首页或建立患者药物禁忌卡片，并嘱患者牢记，每次看病时告知医师。

第二节　麻疹型或猩红热型药疹

门诊病历摘要

患者，男，23 岁，发热、咽痛 4 日，全身弥漫性点状红斑伴瘙痒 2 日。4 日前患者因受凉出现发热伴流涕、咽痛，按“上呼吸道感染”给予口服“阿莫西林胶囊”，0.5g/ 次，3 次 /d；“连花清瘟胶囊”，4 粒 / 次，3 次 /d。2 日前体温降至正常，流涕、咽痛症状明显减轻，但躯干及四肢出现多数粟粒大小红色斑疹及斑丘疹，伴明显瘙痒，逐渐加重。平素健康，既往无药物过敏史。母亲曾有荨麻疹病史，现已痊愈。体格检查：T 37.1℃，P 83 次 /min。舌颜色正常，咽部充血，扁桃体无肿大。皮肤科检查：耳后、躯干及四肢近端散在多数针尖至粟粒大小红色斑疹和斑丘疹，密集对称分布，以躯干为重，无融合，疹间可见正常皮肤，腋窝、腹股沟未见出血点（图 12-2-1）。

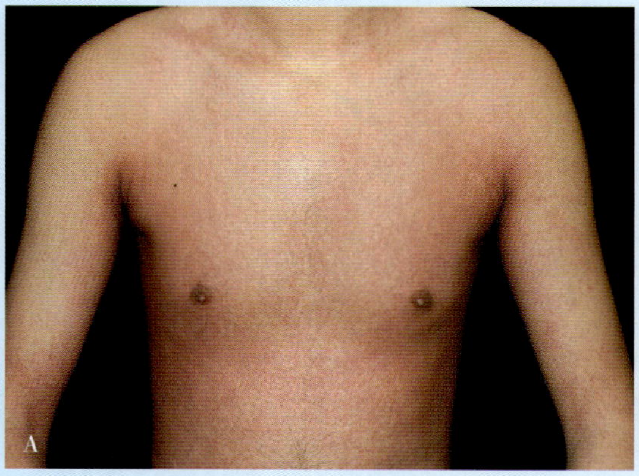

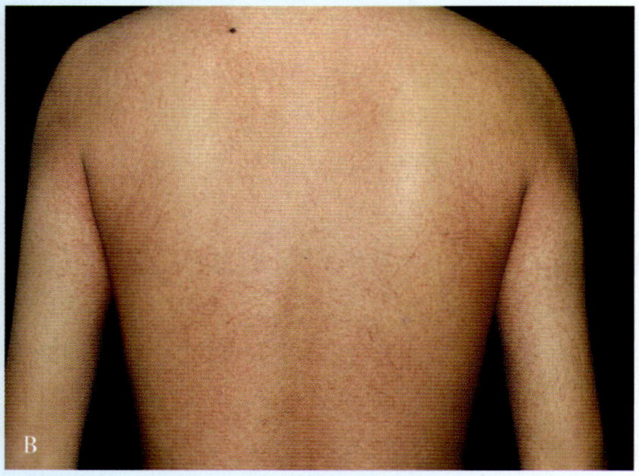

图 12-2-1　典型皮损

A. 躯干部；B. 背部。

【问题 1】依据以上病史、体格检查及皮疹特点，应首先考虑什么诊断？

依据以上用药史、潜伏期、体格检查及躯干四肢的麻疹样发疹，排除其他传染性疾病，应首先考虑麻疹型药疹（morbilliform drug eruption）。

思路 1：一般情况良好，体温正常，用药过程中突然出现的皮疹，其分布及形态特征与猩红色或麻疹等发疹性疾病类似时，应高度怀疑发疹型药疹。

知识点

麻疹型或猩红热型药疹的临床表现

麻疹型或猩红热型药疹（morbilliform or scarlatiniform drug eruption），又称“发疹型药疹”，是药疹中最常见的类型，约占所有药疹的90%。常见于应用青霉素（尤其是半合成青霉素）、磺胺类、解热镇痛类、巴比妥类等药物的患者。皮损多在首次用药后1周内出现，发病突然，可伴发热等全身症状，但较麻疹及猩红热轻微。

麻疹型药疹表现类似麻疹，皮损为针头至粟粒大小的红色斑丘疹，密集对称分布，可泛发全身，以躯干为多，严重者可伴发小出血点，多伴有明显瘙痒。

猩红热型药疹皮损呈弥漫性鲜红斑，或呈米粒至豆大红色斑疹或斑丘疹，密集对称分布，常从面颈部向躯干四肢分布，1~4日内遍布全身，尤以皱褶部位或四肢屈侧更为明显。皮损可密集、融合，形态酷似猩红热皮损，但瘙痒明显。

两种类型的皮损先后或同时发生。患者一般情况良好，大多数患者病程为1~2周，皮损消退后可伴糠状脱屑，若不及时治疗，部分患者可向重型药疹发展。

思路2：发疹型药疹中，麻疹型药疹与猩红热型药疹如何鉴别？

1. 二者相同点　均有用药史，均有发疹性皮损形成，均伴有明显瘙痒。

2. 二者不同点　麻疹型药疹表现类似麻疹，为针头至粟粒大小的红色斑丘疹，密集对称分布，泛发全身，以躯干为多，少数可伴发小出血点。尽管皮疹密集，但疹间可见正常皮肤，无大片融合性红斑。一般情况良好，多无发热等全身不适症状。猩红热型药疹皮损表现类似猩红热样，弥漫性红斑基础上出现米粒至豆大红色斑疹或斑丘疹，尤以皱褶部位或四肢屈侧更为明显。皮损密集、融合，形态似猩红热皮损（图12-2-2）。一般情况稍差，常伴有中低度发热。

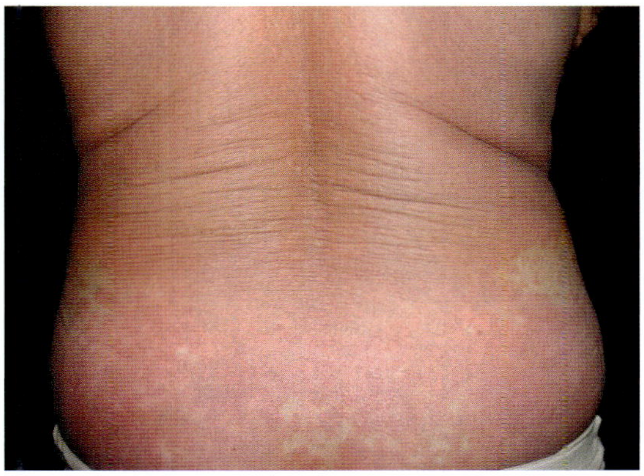

图12-2-2　猩红热皮损

【问题2】综合分析后患者的最终诊断是什么？诊断依据包括哪些？

综合分析后的最终诊断：麻疹型药疹。

诊断依据：

1. 用药史　发疹前4日有“阿莫西林”用药史。

2. 潜伏期　用药2日后出现全身皮损。

3. 皮损分布及形态特征　耳后、躯干及四肢近端针尖至粟粒大小红色斑疹和斑丘疹，密集对称分布，躯干为重。无融合性红斑，疹间可见正常皮肤，腋窝、腹股沟未见明显出血点。

4. 自觉症状　瘙痒明显。

【问题3】麻疹型药疹的治疗原则是什么？一般采用门诊治疗还是住院治疗？

1. 一般治疗　停服致敏药物，避免使用与致敏药物结构类似或有交叉过敏的药物。多饮水，促进药物排泄。

2. 系统药物治疗

（1）可给予抗组胺药物、钙剂和维生素C等，可减轻症状，缩短疗程。

（2）糖皮质激素：如皮损广泛、炎症明显，可酌情短期、小剂量应用糖皮质激素肌内注射或静脉滴注。成人可选用地塞米松5mg或甲泼尼龙30mg，静脉滴注，1次/d，或采用等量醋酸泼尼松口服。儿童患者可按醋酸泼尼松0.5mg/(kg·d)应用。

3. 外用药物治疗　麻疹型药疹为急性皮炎，参照急性皮炎的处理原则，如外用粉剂或洗剂。

本型药疹为轻型药疹，皮疹形态单一，无糜烂、渗出等创面，一般门诊治疗即可。

第三节 荨麻疹型药疹

门诊病历摘要

患儿，女，6岁，发热、咽痛2日，全身多发红色风团1日。2日前患儿因发热、咽痛于儿科门诊就诊，诊断为"化脓性扁桃体炎"，给予口服"头孢氨苄胶囊"，0.125g/次，3次/d。1日前患儿面部、躯干及四肢出现多发红色风团，伴剧烈瘙痒。自服西替利嗪糖浆，5ml/次，1次/d，未见好转。病程中无胸闷、腹痛及皮肤苍白湿冷等。既往有食用螃蟹后发生荨麻疹的病史，无药物过敏史。患儿父亲有青霉素过敏史。体格检查：T 37.8℃，P 92次/min，呼吸平稳。口唇与面色红润，颈部及下颌可触及3枚花生米大小淋巴结，轻度压痛。心肺检查正常。皮肤科检查：全身散在大小不等的鲜红色风团，圆形、椭圆形及不规则形，孤立或融合成片，部分皮损水肿明显，呈橘皮样外观（图12-3-1）。

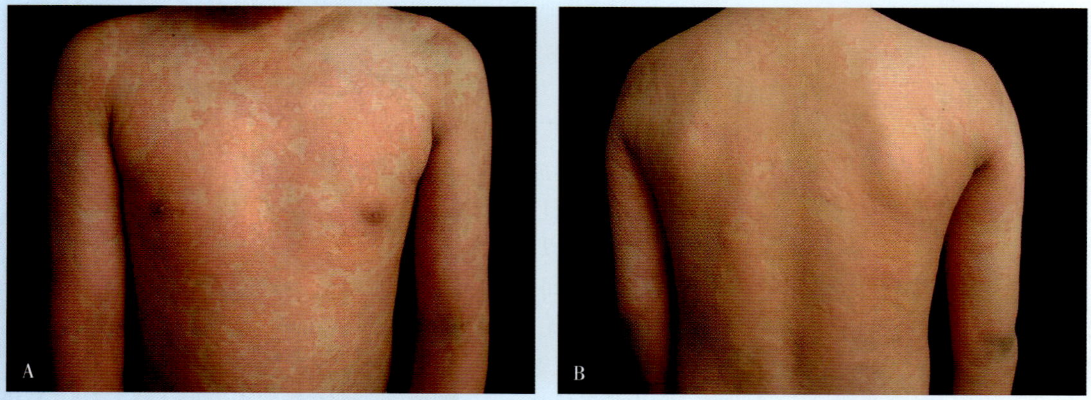

图12-3-1 典型皮损

A. 躯干部；B. 背部。

【问题1】依据以上病史、体格检查及皮肤科检查，应首先考虑什么诊断？

依据以上起病前用药史、体格检查及典型风团表现，应首先考虑荨麻疹型药疹（urticarial drug eruption）。

思路1：患者用药或皮试过程中，突然出现数量不等的瘙痒性风团，伴或不伴腹痛、胸闷、低血压表现者，应高度怀疑荨麻疹型药疹，伴或不伴过敏性休克。

知识点

荨麻疹型药疹的临床表现

荨麻疹型药疹较为常见，约占所有药疹的5%，可由变态反应及非变态反应机制引起。致病药物以血清制品、呋喃唑酮、青霉素等β-内酰胺类抗生素和阿司匹林等非甾体抗炎药最为常见。

临床表现与急性荨麻疹相似。常突然起病，风团、红斑泛发全身，数量不等，大小不一，呈圆形、椭圆形或不规则形，可孤立分布或扩大融合成片，有时出现血管性水肿，伴剧烈瘙痒和轻度刺痛感。少见表现除上述风团表现外，尚可出现血清病样症状如发热、关节疼痛、淋巴结肿大甚至蛋白尿等。严重者出现腹痛、胸闷，甚至过敏性休克，需立即抢救。

思路2：因荨麻疹型药疹的病情严重程度可明显不同，病情变化迅速，故应高度关注本型药疹的病情判断。该型药疹的一般病例，仅有皮损数量的多少和累及范围的差异，而无内脏受累症状。而严重病例，除皮损外，胃肠道黏膜受累时可出现恶心、呕吐、腹痛和腹泻等。累及喉头、支气管时可出现胸闷、呼吸困难甚至窒息。感染引起者可出现寒战、高热、脉速等全身中毒症状。心血管受累可出现心悸、烦躁甚至血压降低等过敏性休克症状，应密切观察、随时处理，以免贻误病情，导致严重后果。

【问题2】综合分析后患者的最终诊断是什么？诊断依据包括哪些？

综合分析后的最终诊断：荨麻疹型药疹。

诊断依据：

1. 用药史　发疹前1日有“头孢氨苄胶囊”用药史。

2. 潜伏期　用药1日后全身发疹。

3. 皮损特征　全身散在大小不等的鲜红色风团，圆形、椭圆形及不规则形，孤立或融合成片，部分皮损水肿明显，呈橘皮样外观。

4. 全身症状　无胸闷、腹痛及皮肤苍白湿冷表现。

5. 自觉症状　瘙痒明显。

【问题3】如何掌握患者在门诊还是住院治疗的判断依据？

判断依据包括：风团的数量、大小、体表受累面积及系统受累症状的有无和程度。一般说来，风团局限、量少，无高热及系统受累症状，可采取门诊治疗。若风团广泛、多发、融合，或伴高热、腹痛、胸闷等系统受累表现，应及时住院治疗。如病情严重，伴发过敏性休克、喉头水肿，应立即抢救。

【问题4】本型药疹的治疗原则是什么？

1. 一般治疗　停服致敏药物，避免使用与致敏药物结构类似或有交叉过敏的药物。多饮水，促进药物排泄。

2. 系统药物治疗

（1）抗组胺药：首选第二代抗组胺药，如氯雷他定、咪唑斯汀或左西替利嗪等。

（2）维生素C及钙剂：可降低血管通透性，减轻组织水肿。

（3）甲泼尼龙：成人如皮损广泛，可按40~60mg/d，静脉滴注，1次/d。对伴发腹痛、胸闷或呼吸困难者，可按80~120mg/d，静脉滴注，分2~3次，多可缓解。对控制不佳者，可追加药物总量达3~5mg/(kg·d)。病情控制后应逐渐减量，至40mg/d时可改用口服巩固治疗。对伴发过敏性休克和/或喉头水肿的病例，参照相关疾病治疗原则立即抢救。儿童患者应根据病情、体重确定给药剂量，按1~5mg/(kg·d)给药多可控制。地塞米松也可选择使用，成人可按5~15mg/d，肌内注射、静脉滴注或静脉注射应用。

（4）多索茶碱：伴胸闷、呼吸困难者使用，以缓解支气管痉挛。成人常用剂量0.2g/次，静脉滴注或口服，2次/d。

（5）抗生素：合并感染者，应依据药敏试验合理选择抗生素，尽量避免易致敏药物的使用。

3. 外用药物治疗　以炉甘石洗剂等止痒洗剂外用为主。

第四节　光感性药疹

门诊病历摘要

患者，男，34岁，颜面、颈部红斑伴灼痛3日。5日前，患者因尿痛、尿道分泌物在当地医院拟诊“非淋菌性尿道炎”，给予口服氟罗沙星胶囊，0.3/次，1次/d。3日前，患者面、颈部出现红斑，伴轻微灼痛。自服氯雷他定片，1片/次，1次/d，红斑略有减轻。患者平素健康，于发疹前2日有约4小时的日光暴晒史。既往无药物过敏史，父亲有慢性湿疹病史。体格检查：T 36.8℃，P 76次/min。浅表淋巴结无肿大，心肺检查无异常。皮肤科检查：面部、耳郭二部、颈部可见均一性暗红色斑片，边界清晰，双侧对称分布，似晒斑样外观（图12-4-1），无丘疹、水疱及糜烂，遮盖部位皮肤未见异常。

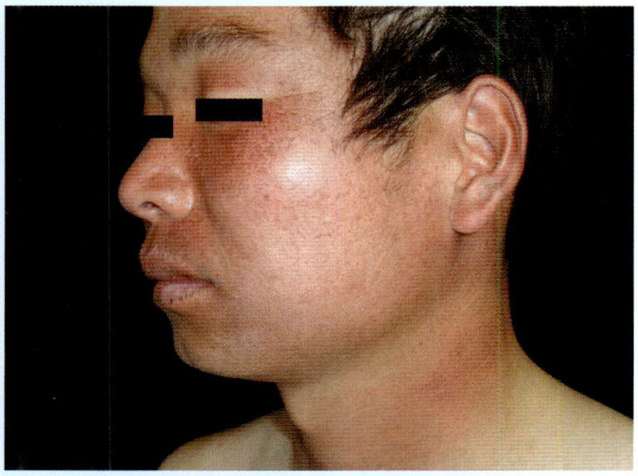

图12-4-1　面颈部境界清楚红斑

【问题 1】依据以上病史、体格检查及皮肤科检查，应首先考虑什么诊断？

依据患者起病前用药史、日晒史及与曝光部位一致的晒斑样皮疹，应首先考虑光感性药疹(photosensitive drug eruption)。

思路 1：出现皮损分布与曝光部位一致的皮炎类疾病时，应高度怀疑日光或紫外线相关性皮肤病。如光感性药疹、日晒伤(图 12-4-2)、植物日光性皮炎(图 12-4-3)、多形性日光疹(图 12-4-4)、慢性光化性皮炎(图 12-4-5)、烟酸缺乏症(图 12-4-6)及卟啉病(图 12-4-7)等。

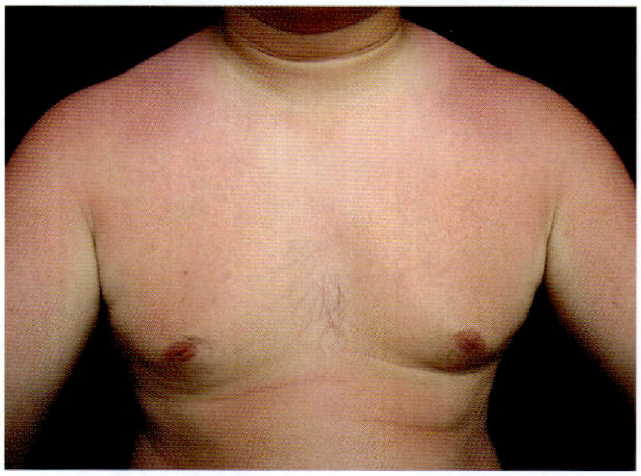
图 12-4-2 日晒伤

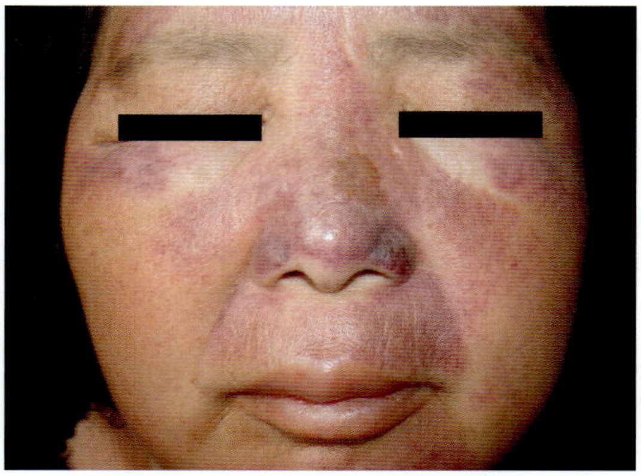
图 12-4-3 植物日光性皮炎

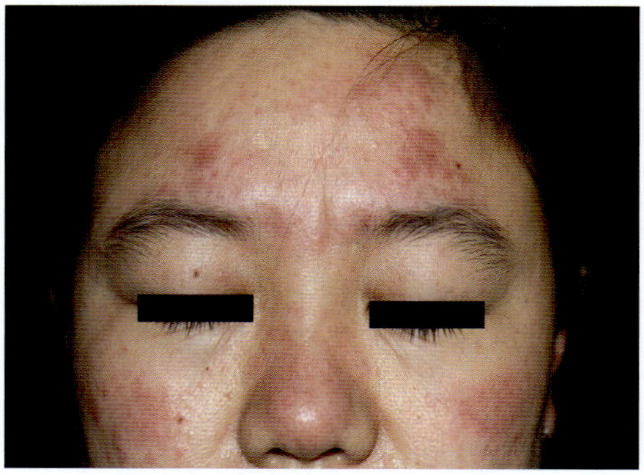
图 12-4-4 多形性日光疹

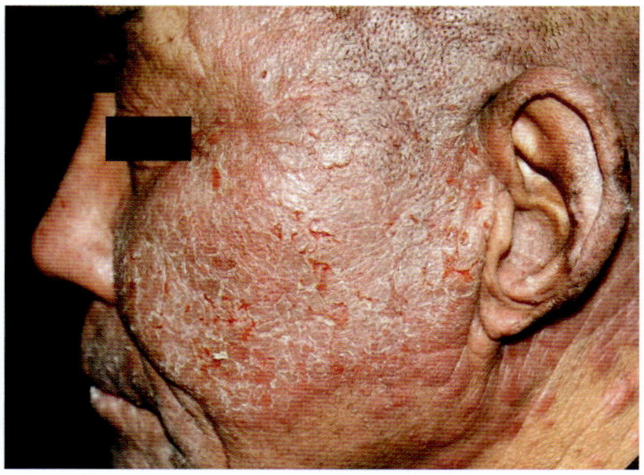
图 12-4-5 慢性光化性皮炎

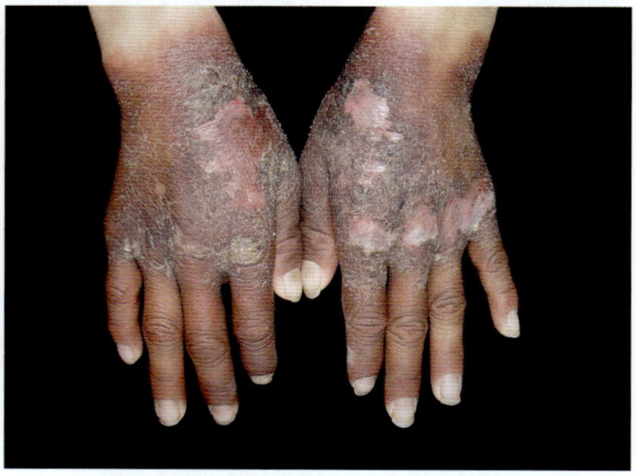
图 12-4-6 烟酸缺乏症

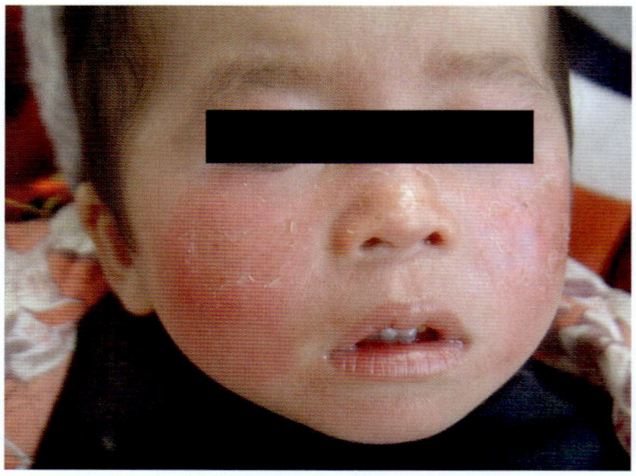
图 12-4-7 卟啉病

知识点

光感性药疹的临床表现

光感性药疹，多由应用氯丙嗪（冬眠灵）、磺胺类、四环素类、灰黄霉素、补骨脂、喹诺酮类、吩噻嗪类及避孕药等后，经日光或紫外线照射而发病。可分为两类：①光毒反应性药疹。多发生于暴晒后7~8小时，仅在曝光部位出现与晒斑相似的皮损，任何人均可发生，发病与药物剂量和照射剂量均相关，停药后消退较快。②光变态反应性药疹。仅少数人发生，有一定的潜伏期，表现为曝光部位出现湿疹样皮损，同时累及非曝光部位，病程相对较长。

思路2：光感性药疹中，如何鉴别光毒反应性药疹与光变态反应性药疹？

（1）二者相同点：均有用药史、日光或紫外线照射史，均有皮疹形成。

（2）二者不同点：光毒反应性药疹为光敏性药物的光毒性反应，任何人均可发生，皮疹特点为日光或紫外线照射7~8小时后，出现与曝光部位一致的、边界清晰的均一性红色斑片，伴有灼痛，酷似晒斑样外观（图12-4-2），病程短暂。光变态反应性药疹为光敏性药物经日光或紫外线照射后的光超敏反应性发疹，有一定的潜伏期，仅少数光敏体质人群发病，表现为曝光部位及遮盖部位的湿疹样发疹（图12-4-8），瘙痒明显，病程相对较长。

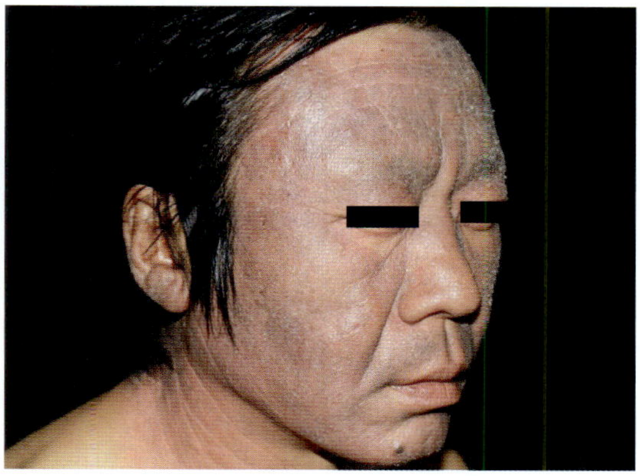

图12-4-8　光变态反应性药疹

【问题2】综合分析后患者的最终诊断是什么？诊断依据包括哪些？

综合分析后的最终诊断：光毒反应性药疹。

诊断依据：

1. 用药史　发疹前2日有“氟罗沙星”用药史。

2. 日晒史　发疹前2小时有约4小时的日晒史。

3. 皮损特征　面部、耳郭上部、颈部与曝光部位一致的、边界清晰的均一性暗红色斑片，似晒斑样外观，双侧对称分布。遮盖部位皮肤未见皮疹。

4. 自觉症状　灼痛感。

【问题3】如何掌握患者在门诊还是住院治疗的判断依据？

判断依据包括：皮损的数量、大小、体表受累面积、自觉灼痛程度及继发损害有无和轻重程度等。一般说来，皮损局限，无明显糜烂和继发细菌感染，可采取门诊治疗。如皮损广泛、多发，出现糜烂、渗出和/或继发细菌感染，灼痛难忍，可采取住院治疗。

【问题4】本型药疹的治疗原则是什么？

1. 一般治疗　停服致敏药物，避免使用与致敏药物结构类似或有交叉过敏的药物。多饮水，促进药物排泄。避免日光或紫外线照射。

2. 系统药物治疗　皮损严重、范围广泛，或伴糜烂渗出、灼痛难忍者，可酌情短期、小剂量应用糖皮质激素肌内注射或静脉滴注，如地塞米松、甲泼尼龙等，但应避免长期使用。瘙痒明显者，可选用第二代抗组胺药治疗，如氯雷他定、咪唑斯汀或左西替利嗪等。维生素C及钙剂可降低血管通透性，与抗组胺药有协同作用。

3. 外用药物治疗　光毒反应性药疹为急性皮炎，应参照急性皮炎的处理原则，如外用粉剂或洗剂。炎症较重，糜烂、渗出较多时宜用溶液湿敷。对光变态反应性药疹的急性、亚急性皮炎或慢性皮炎，参照皮炎分期选择恰当的外用药物治疗。

第五节　急性泛发性发疹性脓疱病

住院病历摘要

患者，女，55 岁，全身广泛红斑、脓疱伴发热 3 日。3 日前，患者因咳嗽、咳痰于当地医院就诊，给予“青霉素及氨苄西林”静脉滴注，4 小时后，患者躯干及双大腿内侧出现红斑，自觉瘙痒、灼痛。随后出现发热，体温 38.8℃，皮损迅速扩展，累及全身，部分红斑扩大、融合，并出现广泛、密集的黄白色小脓疱。遂调整用药，给予“头孢拉定”4.0g、“地塞米松”10mg，静脉滴注，每日 1 次。2 日后，红斑、脓疱仍继续增多，体温达 39.4℃，增加“地塞米松”至 15mg，1 次 /d。患者平素健康。既往无药物过敏史，无“银屑病、癫痫”及传染病史。体格检查：T 39.3℃，P 85 次 /min，呼吸平稳。双侧颈部及腹股沟可触及数枚淋巴结，约黄豆大小，质软、可移动，无明显压痛。心肺检查无异常。皮肤科检查：面颈部、躯干及四肢广泛水肿性红斑，呈点状或不规则片状，表面可见密集针尖至米粒大小黄白色脓疱（图 12-5-1）。

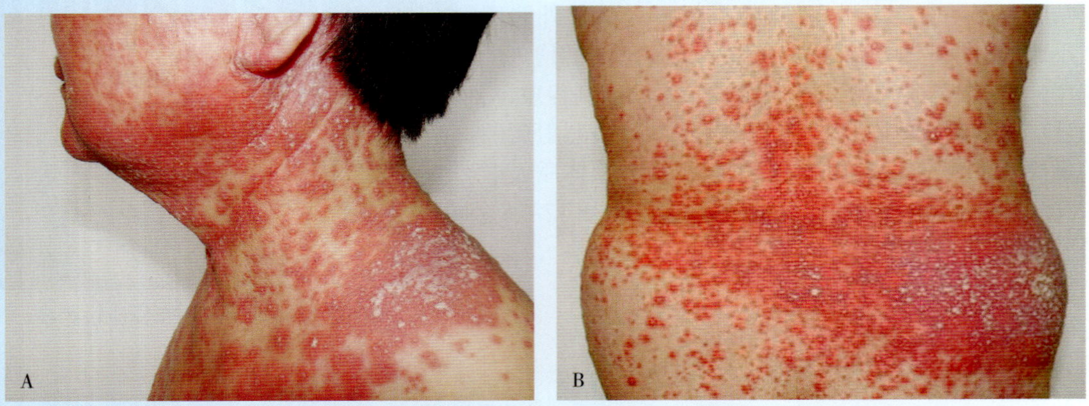

图 12-5-1　典型皮损

A. 面颈部红斑、脓疱；B. 腰臀部皮损。

【问题 1】依据以上病史、体格检查及皮肤科检查，应首先考虑什么诊断？

依据患者用药史、潜伏期、泛发水肿性红斑与密集小脓疱，既往无脓疱型银屑病、寻常型银屑病史，应首先考虑药物引起的急性泛发性发疹性脓疱病（acute generalized exanthematous pustulosis，AGEP）。

知识点

急性泛发性发疹性脓疱病的临床表现

急性起病，常于用药后 1 日内发疹。基本损害为广泛的水肿性红斑及密集无菌性小脓疱，伴瘙痒及灼热感。红斑初为散在点状，随后扩展迅速，严重时融合成大斑片状。少数可见紫癜、水疱及多形红斑样损害。常累及面部、躯干、四肢、腋窝和腹股沟。常伴发热，发热程度与脓疱严重程度平行。病程 1~2 周。

知识点

诱发急性泛发性发疹性脓疱病的常见药物

诱发急性泛发性发疹性脓疱病的药物包括：β- 内酰胺类抗生素（青霉素、头孢菌素及头霉素类、甲砜霉素类等）、大环内酯类抗生素、钙通道阻滞剂，其他诸如卡马西平、复方磺胺甲噁唑片、氧氟沙星、异烟肼、多西环素及甲硝唑也可引起。其中，以抗生素最为常见。

思路 1：用药后突然出现的躯干、四肢广泛性红斑，以及红斑和/或外观正常皮肤上密集的小脓疱，伴或不伴发热，应高度怀疑药物引起的急性泛发性发疹性脓疱病。

思路 2：急性泛发性发疹性脓疱病应与哪些泛发性脓疱性疾病鉴别？

1. 特殊类型的急性泛发性发疹性脓疱病 临床上除广泛红斑和密集小脓疱外，如伴发紫癜、多形红斑样损害，甚至水疱，也应考虑急性泛发性发疹性脓疱病（图 12-5-2）。

2. 泛发性脓疱型银屑病 患者既往多有银屑病史，或同时合并银屑病典型皮损；临床表现为广泛红斑及无菌性小脓疱（图 12-5-3），与急性泛发性发疹性脓疱病皮疹相似，但起病相对缓慢。组织病理特征为角质层内和棘细胞间中性粒细胞形成的微脓肿，可见棘层肥厚或颗粒层消失。

3. 疱疹样脓疱病 与急性泛发性发疹性脓疱病临床表现类似，通常见于妊娠和分娩阶段（图 12-5-4）。

4. 角层下脓疱病 缓慢起病，脓疱稀疏、散在、量少，且直径稍大，可见月牙状脓性坠积物（图 12-5-5）。

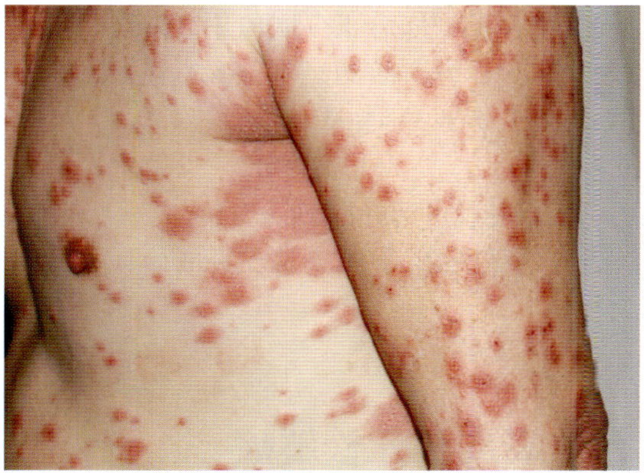

图 12-5-2 急性泛发性发疹性脓疱病

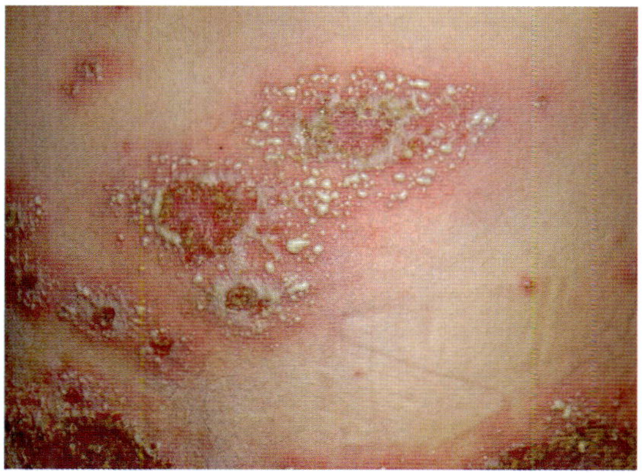

图 12-5-3 泛发性脓疱型银屑病

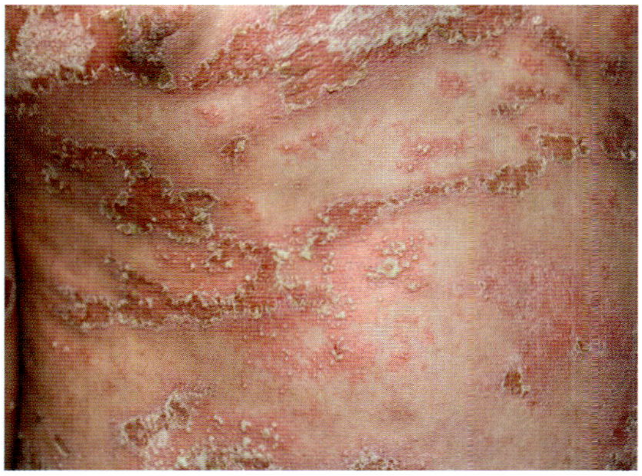

图 12-5-4 疱疹样脓疱病

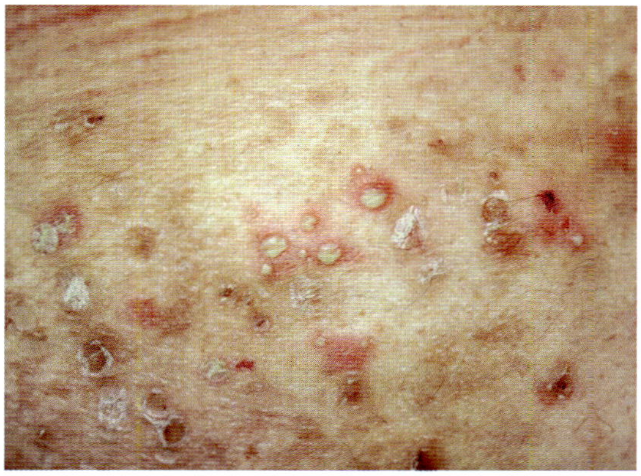

图 12-5-5 角层下脓疱病

【问题 2】为进一步明确诊断，应进行何种检查？

为进一步明确诊断，应进行脓疱皮损的组织病理检查。急性泛发性发疹性脓疱病组织学上表现为浅表角质层下脓疱，真皮浅层明显水肿，血管周围有中性粒细胞和嗜酸性粒细胞的混合浸润，另外角质形成细胞的点片状坏死，也提示急性泛发性发疹性脓疱病。

【问题 3】综合分析后患者的最终诊断是什么？诊断依据包括哪些？

最终诊断：急性泛发性发疹性脓疱病。

诊断依据：

1. 用药史 发疹前有“青霉素”及“氨苄西林”用药史。

2. 潜伏期 短暂，4 小时。

3. 皮损特征 急性起病，面颈部、躯干四肢及皱褶部位广泛水肿性红斑及密集小脓疱，扩展迅速，部分红斑融合成大片状。未见寻常型银屑病典型损害。

4. 自觉症状　瘙痒及灼痛感。

5. 全身症状　高热、乏力，体温最高达 39.4℃。

6. 组织病理　角层下脓疱，真皮浅层水肿，血管周围嗜中性粒细胞及嗜酸性粒细胞混合浸润。

【问题 4】如何掌握患者在门诊或是住院治疗的判断依据？

判断依据包括：全身症状的轻重及皮损面积的大小。通常，本病常伴高热、乏力、广泛水肿性红斑及密集小脓疱，多采取住院治疗。少数病例，皮损量少、散在，发热不明显者，可采取门诊治疗。本例患者采取住院治疗。

【问题 5】急性泛发性发疹性脓疱病的治疗原则是什么？

1. 一般治疗　停用致敏药物，避免使用与致敏药物结构类似或有交叉过敏的药物。多饮水，促进药物排泄。对原有疾病，换用其他不致敏的药物治疗。

2. 系统药物治疗

(1) 甲泼尼龙：成人如皮损广泛，伴发高热，可按 60~120mg/d，静脉滴注，分 1~3 次应用，体温恢复正常后 24~48 小时减量。儿童患者根据病情、体重确定给药剂量，按 1~2mg/(kg·d) 给药，多可控制。也可选择使用地塞米松，成人按 10~15mg/d，静脉滴注。

(2) 维生素 C 及钙剂：可降低血管通透性，减轻组织水肿。

(3) 对症治疗：控制胃酸、补钾、补钙。体温超过 39℃，且高热不退者可选择解热镇痛药。

3. 外用药物治疗　急性泛发性发疹性脓疱病为皮肤浅层的急性炎症，参照急性皮炎的处理原则，如外用粉剂或洗剂。脓疱较多或糜烂时宜用溶液湿敷。

（于建斌）

第六节　史 - 约综合征和中毒性表皮坏死松解症

住院病历摘要

患者，女，46 岁，全身红斑、水疱伴发热 5 日，口腔、眼周糜烂 4 日。患者 18 日前因右眼“硅油眼”口服醋甲唑胺片，10 日前出现咽痛，5 日前双手足、面部出现少数绿豆至蚕豆大小红斑，伴皮肤刺痒、疼痛和发热，体温最高达 39.1℃。次日皮疹累及躯干、口腔、眼周，出现广泛水疱、糜烂。患者以往未使用过醋甲唑胺。平素体健，无药物过敏史、传染病史及遗传病史。体格检查：体温 39.2℃，脉搏 82 次 /min，呼吸 20 次 /min，血压 120/70mmHg。神志清楚，痛苦面容，系统检查无明显异常。皮肤科检查：口腔、眼周、外阴可见片状糜烂及黑紫色结痂，双手足、会阴部弥漫性水肿性红斑，以掌心为著；躯干、面部可见大量大小不等、形状不规则的红色及暗红色斑片，部分融合，其上可见水疱、大疱，部分似烫伤样，尼科利斯基征阳性；水疱或糜烂面约占体表面积 20%（图 12-6-1）。

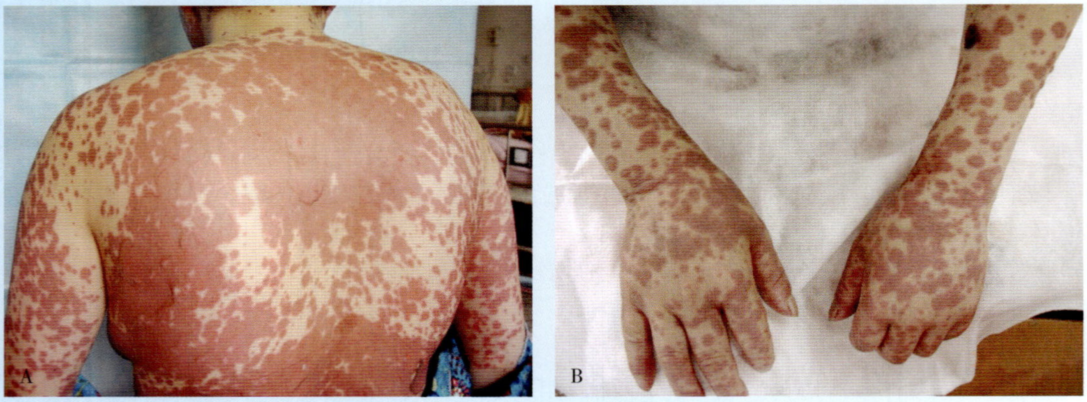

图 12-6-1　典型皮损

A. 躯干皮损；B. 四肢皮损。

【问题 1】依据以上病史、体格检查及皮肤科检查情况，应首先考虑什么疾病？

患者有明确的用药史（醋甲唑胺片）；用药后经过一定的潜伏期（18 日）；起病突然、进展迅速；皮疹呈泛发、对称性分布，伴有黏膜损害。根据以上表现，首先应考虑药疹。因其皮损表现为圆形或椭圆形水肿性红斑，部分为不典型靶型皮疹或中央有水疱，尼科利斯基征阳性，口腔、眼、生殖器黏膜都有累及，并有发热，表皮松解面积约占体表面积 20%，考虑诊断为史 - 约综合征（Stevens-Johnson syndrome，SJS）/ 中毒性表皮坏死松解症（toxic epidermal necrolysis，TEN）重叠型药疹。

知识点

SJS/TEN

SJS 和 TEN 的主要表现为皮肤黏膜疼痛、红斑及表皮松解，可视为药疹类型疾病谱的两端，两者的区别在于表皮松解的严重程度不同。SJS 是在疾病谱较轻的一端，表皮松解面积小于体表面积的 10%；而 TEN 是在疾病谱较重的一端，表皮松解面积大于体表面积的 30%；如表皮松解面积介于体表面积的 10%~30%，则为 SJS/TEN 重叠型。

两者的皮损在初期都可表现为非典型的靶型损害。SJS 更多累及躯干和面部，而 TEN 则是全身泛发。SJS 的病因复杂，仅有约 50% 由药物引起；而 TEN 有 80% 单纯由药物诱发，还有 15% 与药物相关。

【问题 2】SJS/TEN 由哪些药物引起？

引起 SJS/TEN 的常见致敏药物有抗生素（磺胺类、头孢菌素类、喹诺酮类、氨苄西林等）、抗惊厥药（如卡马西平、拉莫三嗪、苯妥英钠、苯巴比妥、丙戊酸等）、非甾体抗炎药（如保泰松）和抗痛风药（如别嘌醇）、抗反转录病毒药（如阿巴卡韦）等。

【问题 3】如何诊断 SJS/TEN？

主要根据明确的用药史；用药后经过一定的潜伏期（1~3 周）；起病突然、进展迅速和临床皮疹表现。皮疹多呈泛发、对称分布，伴有黏膜损害。SJS 可出现非典型的靶型损害，TEN 主要表现为红斑基础上发生大疱。必要时可行皮损病理学检查以协助诊断，SJS/TEN 早期皮损组织学表现为凋亡的角质形成细胞分布在基底层以上，后期皮损可见表皮下的水疱伴全表皮融合坏死。

知识点

SJS/TEN 临床表现

SJS/TEN 初始症状通常为发热、眼痛、吞咽疼痛，可发生在皮损出现前 1~3 日。本病的黏膜损害可累及口腔、气道、眼部、生殖器及胃肠道等，黏膜糜烂引起的疼痛明显。进展到 TEN 的患者可出现淋巴结肿大、肝炎及血细胞减少。

皮损早期主要表现为大小不等的红斑、暗红斑，皮疹可逐渐融合，其上可见松弛性水疱形成。由于存在表皮和真皮松解，用拇指轻压疱顶可使其向周围扩展，稍受外力即成糜烂面出现大量渗出（尼科利斯基征）。皮损中心颜色较暗，形同靶形，但无典型的虹膜样表现，自觉症状以皮肤疼痛为主，可有程度不等的瘙痒。进展期皮损可呈灰色，面积扩大，产生松弛性大疱，呈烫伤样改变。

【问题 4】SJS、SJS-TEN 重叠和 TEN 如何鉴别？

SJS、SJS-TEN 重叠和 TEN 的临床特征和鉴别要点参照表 12-6-1。

表 12-6-1 SJS、SJS-TEN 重叠、TEN 的临床特征和鉴别要点

鉴别要点	SJS	SJS-TEN 重叠	TEN
松解面积	<10% 体表面积	10%~30% 体表面积	>30% 体表面积
原发皮疹	暗红色，非典型靶形斑片	暗红色，非典型靶形斑片	表皮分离 境界不清的暗红色，非典型靶形斑片

续表

鉴别要点	SJS	SJS-TEN 重叠	TEN
黏膜	可受累	可受累	可受累
系统症状	+/−	+	+
皮损分布	孤立，面部及躯干偶有融合	孤立，面部及躯干常有融合	少有孤立，面部及躯干，大量融合

【问题 5】SJS/TEN 的发病有无遗传背景？

已经发现，我国汉族人群中的 2 个等位基因可以增加 SJS/TEN 的发病风险。其中，*HLA-B*1502* 等位基因与卡马西平引起的 SJS/TEN 相关；*HLA-B*5801* 等位基因与别嘌醇引起的 SJS/TEN 相关。故对于要用这些药物治疗的患者预先筛选遗传学标记，可以很大程度地预防本病的发生。

【问题 6】应注意与哪些皮肤病相鉴别？

SJS/TEN 应与以红斑、水疱并伴有表皮分离及黏膜受累为主要表现的皮肤病相鉴别。如多形红斑（EM）、金黄色葡萄球菌烫伤样皮肤综合征（SSSS）、急性泛发性发疹性脓疱病（AGEP）、副肿瘤性天疱疮（PNP）等。

知识点

SJS/TEN 的鉴别诊断

1. 多形红斑（EM） 感染为主要病因，药物原因少见。其主要表现为典型的靶形损害（即虹膜样皮损），可有水疱、黏膜受累及系统症状，但除水疱及大疱外，无表皮分离现象。

2. 金黄色葡萄球菌烫伤样皮肤综合征（SSSS） 由凝固酶阳性的噬菌体Ⅱ组 71 型金黄色葡萄球菌感染引起，常发生于儿童及新生儿、肾衰竭及免疫抑制的患者。皮疹常从口周及眼周发病，迅速累及全身；皮损以红斑、水疱或脓疱为主，尼科利斯基征阳性，触痛明显，似烫伤样；口周可有放射状皲裂及手套样、短袜样的剥脱。伴有发热、呕吐、腹泻等全身症状。可合并败血症、肺炎。

3. 急性泛发性发疹性脓疱病（AGEP） 一种脓疱性发疹的药物不良反应，常在服药数日内发病，主要表现面部及间擦部位的红斑、脓疱，常伴发热。停药后一般在 2 周内痊愈。

4. 副肿瘤性天疱疮（PNP） 多伴有良性及恶性肿瘤的基础病史，包括非霍奇金性淋巴瘤，慢性淋巴细胞性白血病、卡斯尔曼病（Castleman 病）。口腔炎通常最先出现、持续存在。皮损表现具有多样性，可有红斑、大疱、多形红斑及扁平苔藓样皮损。对糖皮质激素治疗常存在抵抗。常累及气管引起呼吸衰竭导致死亡。

【问题 7】患者适合门诊还是住院治疗？

SJS/TEN 属罕见的、可致命的重症药疹，可伴有显著的多器官损害，易出现严重的并发症，并可导致患者死亡（死亡率为 10%~30%）。因此，一经确诊，需住院治疗。注意：入院后即予病重通知。

【问题 8】入院后应做哪些检查？

1. 系统评价 了解皮肤外器官受累状况：应进行血、尿、大便常规，以及血沉、肝肾功能、电解质、血糖、血脂等检查；如有持续中度以上发热时应行外周血细菌、真菌、病毒等病原学检查；必要时行胸腹部影像学检查等。

2. 与诊断和鉴别诊断相关的检查 抗核抗体（ANA）、抗可提取性核抗原（ENA）抗体、双链 DNA（dsDNA）抗体、抗天疱疮抗体、抗基底膜抗体等。皮肤活检可取红斑或水疱边缘组织行皮肤组织病理、皮肤直接免疫荧光（DIF）检查。

3. 创面破溃疑有感染者，行创面细菌培养及药敏试验。

4. 有些副肿瘤性天疱疮患者最初发病时常被诊断为 SJS。因此，对 SJS 患者都应进行肿瘤筛查，包括血清各种肿瘤标志物、可疑部位的影像学和内镜等检查。

【问题 9】如何评估患者的病情和预后？

SJS/TEN 的病情和预后与患者年龄、心率、是否伴发肿瘤、首日体表受累面积及肾功能等指标有关。具体可参照 SCORTEN 评分来评估预后(表 12-6-2、表 12-6-3)。

表 12-6-2　SCORTEN 评分

预后因素	评分 / 分
年龄 >40 岁	1
心率 >120 次 /min	1
恶性肿瘤或血液肿瘤	1
首日体表受累面积超过 10% 体表面积	1
尿素氮 >10mmol/L	1
碳酸氢盐水平 <20mmol/L	1
血糖 >14mmol/L	1

表 12-6-3　SCORTEN 评分与预后

SCROTEN 评分 / 分	死亡率 /%
0~1	3.2
2	12.1
3	35.8
4	58.3
≥ 5	90.0

【问题 10】SJS/TEN 如何治疗?

首先应停用致敏药物,多饮水或静脉补液以加速致敏药物排泄,同时应据病情采取措施减轻症状、避免脏器进行性损害和防治并发症的出现。

1. 早期给予糖皮质激素,激素剂量以控制发热为标准。一般相当于泼尼松 30~100mg/d。由于患者黏膜损害严重,进食困难,故可以静脉给予。在治疗过程中如果出现病情反复或对治疗反应不佳时,不应盲目加大糖皮质激素剂量,而应分析治疗不佳是否与非药物因素有关,比如患者是否存在肿瘤或感染。

2. 维持有效循环血容量和水、电解质及酸碱平衡,纠正低蛋白血症。每日补液量除考虑生理需要外还需加上发热等不显性出汗和皮损的丢失。在不进食的情况下,一般在生理需要量 1 500ml/d 的基础上,体温每升高 1℃增加 500ml 补液量。监测电解质水平,防止出现低(高)钾血症和低钠血症。由于大量水疱、糜烂导致蛋白丢失,可每日或隔日给予血浆和 / 或白蛋白。还应注意观察有无代谢性酸中毒和休克发生,早期发现是避免患者死亡的首要因素。在早期的急性阶段,连续 3 日或更长时间每日静脉给予 125ml 或更高剂量的碳酸氢钠液,既可预防代谢性酸中毒的发生又可碱化尿液,便于致敏药物的排泄,此点在“别嘌醇”引起的药疹中特别重要,尿液碱化后有利于致敏物质别嘌醇的代谢产物“次黄嘌呤醇”的排泄。可以口服时改为口服碳酸氢钠片。

3. 恰当的皮肤和黏膜护理是治疗能否成功的关键。患者应被置于尽可能无菌、干燥的室内,除去坏死、松解的表皮,对渗出严重的覆以消毒油纱布,外用消毒纱布遮盖,根据渗出情况每日或数日更换敷料。当渗出停止时采用暴露疗法。对累及全身皮肤的患者最好睡“翻身床”,每 60~120 分钟由医护人员帮助翻身。由于结膜糜烂患者不愿睁眼,可用棉签轻轻拉开上、下眼睑,每日数次滴生理盐水或含抗生素的眼药水、每日结膜囊内涂眼药膏 2 次,防止角膜溃疡及睑球粘连发生,其中最为重要的是用油性眼膏涂于结膜。每日口腔护理 2 次,并行真菌检查。鼻与外阴、肛门等也应每日用生理盐水棉签或棉球擦洗 1~2 次,尤其是阴茎和阴囊处更需保持清洁,可在阴囊和阴茎间垫油纱布以防阴茎、阴囊的皮肤粘连和继发感染。

4. 加强皮肤与黏膜的护理是防止继发感染的关键。连续行皮肤创面的细菌培养,根据培养结果选用敏感抗生素;怀疑败血症时尽早行血培养并根据药敏结果选用敏感抗生素。常规使用抗生素预防感染的必要性不大，但为了防止院内感染特别是耐甲氧西林金黄色葡萄球菌（MRSA）感染，可在鼻腔内外用莫匹罗星软膏，2 次 /d。

5. 纠正肾功能。伴有肾功能不全是 SJS/TEN 治疗抵抗和预后差的主要原因之一。对于肾功能不全代偿期（仅有内生肌酐清除率降低）的患者，通过补液和碱化尿液即可促进次黄嘌呤醇排泄，但是对氮质血症期的患者应视情况在加大补液量的基础上联合使用少量利尿剂或直接进行血液透析；尿毒症期的患者血液透析是首选的治疗方法，加大糖皮质激素剂量可能会增加死亡率。别嘌醇引起的药疹，尤其要注意碱化尿液和纠正肾功能不全以利次黄嘌呤醇排泄。

6. 当患者黏膜损害有一定恢复后，应鼓励患者尽早进食，包括本地产的新鲜牛奶和新鲜果汁或蔬菜汁；在疾病允许的情况下，鼓励患者尽早下地活动，不能下地时尽可能在床上取半卧位，防止肺炎、深静脉栓塞等并发症。

7. 静脉注射免疫球蛋白治疗。有条件时可予以大剂量静脉注射免疫球蛋白 0.4g/（kg·d），连续 3~5 日。

8. 其他治疗，如血浆置换、免疫吸附和透析及环孢素、生物制剂（如 TNF-α 单克隆抗体）等治疗。

【问题 11】出院标准是什么？

患者的临床症状得到控制，皮疹基本痊愈，创面愈合无感染；糖皮质激素改为口服；无须住院处理的并发症。

史 - 约综合征和中毒性表皮坏死松解症诊疗流程见图 12-6-2。

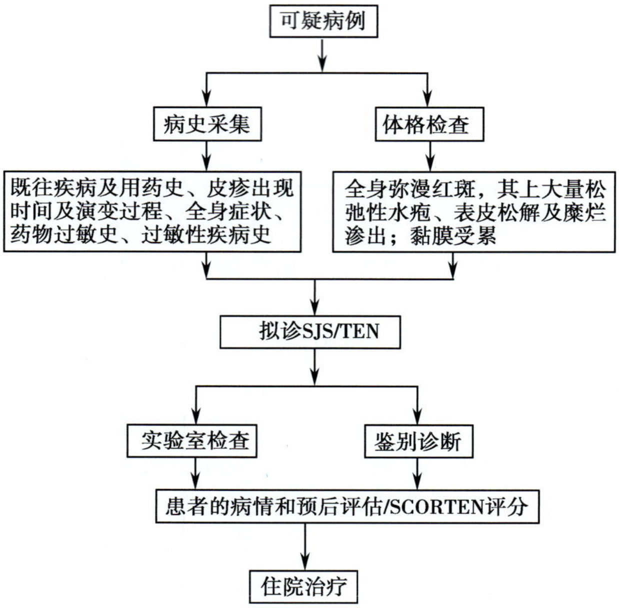

图 12-6-2　史 - 约综合征和中毒性表皮坏死松解症诊疗流程

第七节　剥脱性皮炎型药疹

住院病历摘要

患者，女，23 岁，全身红斑、脱屑伴瘙痒 1 周。3 周前患者因“乳腺增生”煎服中药，1 周前躯干、四肢出现片状红斑，逐渐增多、融合，上覆片状灰白色鳞屑，伴轻度瘙痒。无水疱、脓疱、溃疡及渗出，无发热、恶心与呕吐等不适。否认既往药物过敏史、传染病及家族遗传病史。体格检查：T 36.3℃，P 86 次 /min，R 20 次 /min，BP 121/82mmHg。神志清楚，查体合作，心、肺、腹部检查未见异常，神经系统体征均为阴性。皮肤科检查：面部、躯干、四肢弥漫性水肿性红斑，上覆灰白色或污灰色鳞屑，间有少许正常皮岛，无明显渗血、渗液，腔口部位未见糜烂、溃疡（图 12-7-1）。

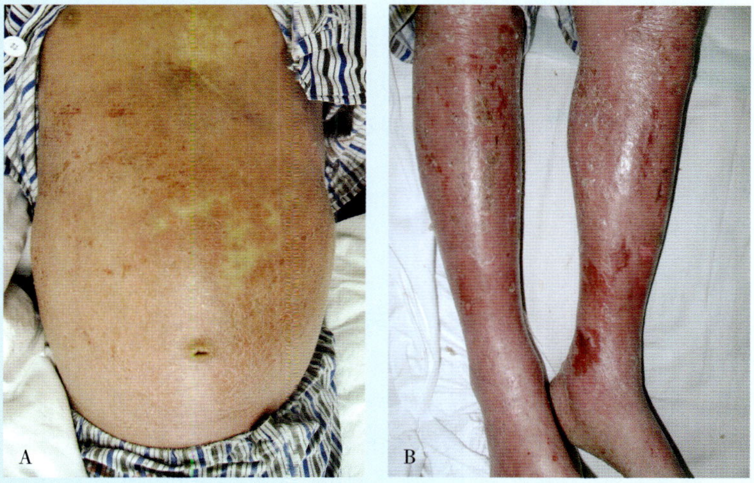

图 12-7-1 典型皮损：弥漫性浸润性潮红、肿胀，上附鳞屑
A. 躯干；B. 双下肢。

【问题 1】依据以上病史、体格检查及皮肤科检查情况，应首先考虑什么诊断？

根据患者的可疑用药史（中药），用药后经过一定的潜伏期（约 2 周）及临床症状等，应高度怀疑剥脱性皮炎型药疹（exfoliative dermatitis drug eruption）可能。

知识点

剥脱性皮炎型药疹的病因及发病机制

剥脱性皮炎型药疹，又称“红皮病型药疹（erythrodermic drug eruption）”，是药物引起的重症药疹之一，临床表现以全身 90% 以上皮肤潮红、脱屑为特征。大多数发生在患者已出现药疹而未及时停药或使用某些代谢较慢药物的情况下。引起此型药疹的药物包括抗癫痫药（如卡马西平、苯妥英钠等）、巴比妥类（苯巴比妥）、别嘌醇、阿司匹林、柳氮磺胺吡啶、磺胺类药、解热镇痛类、β- 内酰胺类抗生素及中草药等。剥脱性皮炎型药疹的确切发病机制尚不清楚，目前认为与细胞因子（例如 IL-1、IL-2、IL-8 和 TNF）、趋化因子和胞间黏附分子之间存在的复杂相互作用导致炎症细胞大量募集至皮肤、表皮更新时间缩短等多方面机制有关。反复脱屑可因大量蛋白质丢失导致低蛋白血症、酮症酸中毒，还易继发感染及消化道出血等。

【问题 2】通过皮损特点分析，可诊断为什么疾病？

该患者有明确的用药史，潜伏期为 20 日左右，皮损初为片状红斑，逐渐加重，融合成全身弥漫性潮红、肿胀、脱屑，伴瘙痒，否认既往有银屑病、湿疹、毛发红糠疹等病史，符合剥脱性皮炎型药疹的典型临床表现。

知识点

剥脱性皮炎型药疹的临床表现

该型药疹多是长期用药后发生，其潜伏期多在 20 日左右，皮疹可以一开始就全身发生，或者在麻疹样或猩红热样发疹的基础上出现并逐渐加重，融合成全身弥漫性潮红、肿胀，尤以面部及手足为重，累及超过 90% 体表面积，可伴渗液、结痂，继之大片状鳞屑剥脱，渗液有臭味。黏膜可有充血、水肿、糜烂等。该型药疹的病程可长达 1 个月以上，常伴有一定程度的全身症状，如发热、呕吐、恶心、淋巴结肿大、肝大、蛋白尿、黄疸等全身症状。在停用致敏药物后，皮疹可于 2~6 周消退。如未及时停止致敏药物及积极治疗，严重者常因全身多器官衰竭或继发感染而死亡。

【问题 3】本型药疹应注意与哪些皮肤病相鉴别？

药物诱发的剥脱性皮炎应与其他以剥脱性皮炎 / 红皮病为主要表现的皮肤病相鉴别。可导致剥脱性皮炎 / 红皮病病因比较复杂，包括：①继发于其他皮肤病，如特应性皮炎、湿疹、银屑病、毛发红糠疹等，多由治疗不当或其他刺激引起；②恶性肿瘤，特别是网状内皮系统肿瘤和内脏恶性肿瘤，可以出现持续性红皮病；③部分患者无明确病因，称为特发性红皮病。

知识点

剥脱性皮炎型药疹的鉴别诊断

1. 原发疾病治疗不当或不及时引起的剥脱性皮炎（继发性）

(1) 银屑病：部分患者可出现典型或不典型的寻常型银屑病皮损，面部常不受累，指甲可出现顶针样改变，可出现角层下脓疱；部分患者的皮损病理学检查可发现银屑病的组织学改变，包括表皮增生、融合性角化不全、表皮突规则延长、真皮乳头内血管扭曲、表皮内有中性粒细胞，颗粒层减少或消失等；同时部分患者可有个人或家族银屑病病史。

(2) 特应性皮炎：既往或目前可出现特应性皮炎的典型皮损，剧烈瘙痒，苔藓样改变（包括眼睑），可有痒疹样皮疹。出现红皮病多因治疗或处理不当引起。组织病理上可出现棘层轻度至中度海绵水肿，可见嗜酸性粒细胞浸润，角化不全；血清 IgE 及嗜酸性粒细胞升高，可有特应性皮炎家族史。

(3) 毛发红糠疹：一种少见的慢性鳞屑性炎症性皮肤病，以黄红色鳞屑性斑片和角化性毛囊性丘疹为特征。皮疹严重时可泛发全身，发展成干燥鳞屑性红皮病。临床分型包括典型成人型、非典型成人型、典型幼年型、非典型幼年型、幼年局限型及合并 HIV 感染相关性毛发红糠疹。常伴有掌跖角化过度及甲变形增厚。组织病理上可出现银屑病样表皮高度增生，交替性的角化不全或角化过度。日晒后加重。

(4) 慢性光化性皮炎：多见于中老年患者，皮疹初起分布于曝光部位，日晒诱发加重，病程慢性，反复发生，可扩展到躯干、四肢；组织病理上可出现慢性皮炎改变，部分呈光化性网状细胞增生症变化；可行 UVA、UVB 和可见光 MED 测试及光斑试验。

(5) 皮炎（非特异性）：包括接触性皮炎、非特异性湿疹、脂溢性皮炎等。这类患者先前多有限局皮损，由于治疗或处置不当导致皮疹扩散；病理上有不同程度的海绵水肿；有相关的职业和接触史，斑贴试验对诊断有一定帮助。

(6) 大疱性皮肤病：落叶性天疱疮最常表现为红皮病，可先有脓疱病样水疱和糜烂，之后可发展为领圈样脱屑和鳞屑样痂皮，可发生于红皮病之前，患者常先在面部和躯干上部出现皮损。病理及免疫病理有特征性改变。

2. 网状内皮系统肿瘤和内脏恶性肿瘤

(1) 皮肤 T 细胞淋巴瘤：可分为塞扎里综合征（Sézary syndrome）、红皮病型蕈样肉芽肿，皮损特征为深紫红色斑，皮肤疼痛性皲裂角化，可出现脱发、狮面，皮肤浸润明显，常剧烈瘙痒；组织病理上可出现单一核细胞移入表皮，部分细胞核大深染，可形成 Pautrier 微脓肿。

(2) 副肿瘤性红皮病：部分内脏恶性肿瘤可出现红皮病样皮损，表现为广泛红斑基础上的细碎鳞屑、恶病质；组织病理上无特异性改变。内脏肿瘤可以是其他类型的 T 细胞淋巴瘤或实质器官恶性肿瘤。

3. 特发性红皮病　多发生于老年人，慢性复发性，剧烈瘙痒，掌跖角化，可出现皮肤性淋巴结病；组织病理上无特异性；一般认为与药物无关，常为自身免疫性疾病，可发展为皮肤型 T 细胞淋巴瘤。

【问题 4】下一步应当如何处理？

依据上述病史，可诊断为剥脱性皮炎型药疹，属于重症药疹之一，病程慢、并发症多，故应采取住院治疗。

【问题 5】入院后应选择什么诊疗方案？

首先，停用一切可疑致敏药物及结构相似的药物，多饮水或静脉输液以促进体内致敏药物排泄。其次，入院后应积极完善相关检查，系统评价并了解皮肤外器官受累情况。无器官受累的患者可选用口服抗组胺药、维生素 C，外用炉甘石洗剂或适当外用糖皮质激素霜剂，酌情给予小剂量系统用糖皮质激素；有合并器官受累的患者可给予剂量相当于泼尼松 1~2mg/(kg·d)的系统性糖皮质激素治疗；对全身性皮质类固醇治疗无反应及有糖皮质激素使用禁忌的患者，环孢素可作为二线治疗；对于治疗抵抗和/或伴有感染的患者予以静脉注射免疫球蛋白、血浆置换；预防和治疗感染及并发症；加强护理及局部治疗、支持治疗，及时补充营养及热量，维持水、电解质平衡，注意保暖，维持正常体温。

【问题 6】恢复到什么程度可以出院？

患者皮疹基本消退，无新发皮疹，无感染，系统损害缓解，无须进一步处理的并发症，糖皮质激素改为口服。

剥脱性皮炎型药疹诊疗流程见图 12-7-2。

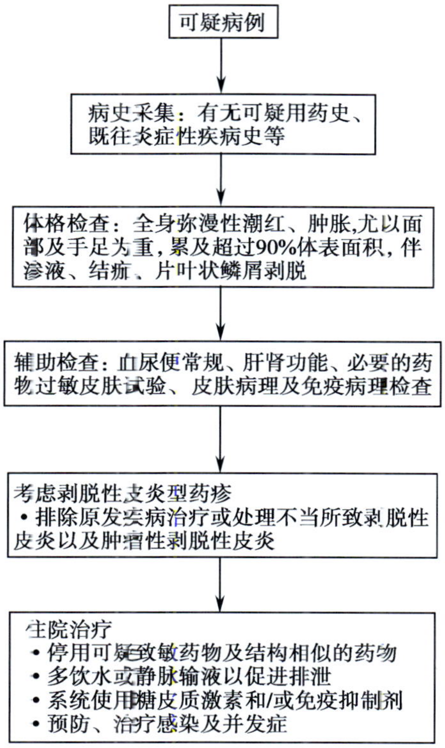

图 12-7-2　剥脱性皮炎型药疹诊疗流程

第八节　伴发嗜酸性粒细胞增多及系统症状的药疹

住院病历摘要

患者，女，54 岁，全身弥漫性红色斑丘疹伴瘙痒 12 日，发热 3 日。患者因“癫痫”于 1 个月前开始服用抗癫痫药物“镇痫片、复方苯硝那敏片、医痫丸”。1 周前头面部、躯干开始出现红斑伴瘙痒，逐渐增多，给予口服氯雷他定等抗组胺药后无明显缓解。3 日前出现发热，最高体温达 39.5℃，院外考虑“药疹”，给予甲泼尼龙 40mg/d 治疗 4 日后，体温仍在 38.5℃上下波动，皮疹进行性加重，尤其是面部肿胀逐渐明显。患者以往未使用过上述药物。无家族性及遗传性疾病史，无药物过敏史及传染病史。体格检查：T 38.5℃，R 25 次 /min，P 90 次 /min，BP 118/81mmHg。神志清楚，查体合作，双侧颈部可扪及数个黄豆至蚕豆大小淋巴结，质韧，无压痛，余淋巴结未扪及肿大。心、肺、腹部检查未见异常。颈软，神经系统体征均为阴性。皮肤科检查：面部可见弥漫性大片性肿胀性红斑，压之褪色（图 12-8-1A）；躯干及四肢可见弥漫性大片状红斑及密集的粟粒至绿豆大小红色丘疹、斑疹，多数融合成片（图 12-8-1B、图 12-8-1C），部分压之不能完全褪色。口腔、生殖器黏膜无损害。

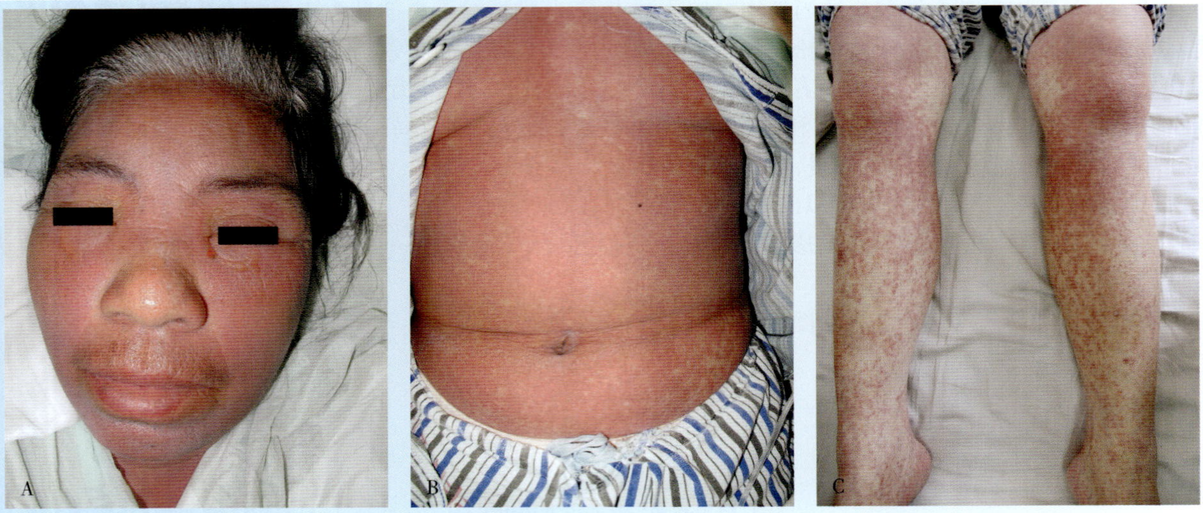

图 12-8-1　患者的典型皮损

A. 面部水肿性红斑；B. 躯干部皮损；C. 双下肢皮损。

【问题 1】依据以上病史、体格检查及皮肤科检查，应首先考虑什么疾病？

患者有明确服用抗癫痫药物史；用药后经过一定的潜伏期（约 3 周）；起病突然、进展迅速；皮疹呈泛发、对称性分布；伴有发热。根据这些表现首先应高度怀疑药疹。从皮损形态看，与发疹型药疹较相似，但患者从服药后到症状出现之间的潜伏期较长（3 周），面部除了出现弥漫性红斑还伴有较明显的肿胀，且病程中出现高热，查体发现数个淋巴结肿大，这与一般的发疹型药疹不吻合。需考虑是否有其他因素（如病毒感染）参与其中，是否伴有内脏器官的损害，以及是否属于某些重症药疹，因此门诊医师进行了血常规和肝肾功能检查。

【问题 2】通过化验结果，考虑什么疾病？

血常规结果：白细胞计数 22.76×10^9/L，嗜酸性粒细胞百分比 36.3%，嗜酸性粒细胞计数 6.26×10^9/L；肝功能：丙氨酸转氨酶 217IU/L，天冬氨酸转氨酶 109IU/L。考虑患者在用抗癫痫药物治疗 3 周后发生皮疹，伴淋巴结肿大、高热、白细胞增多、嗜酸性粒细胞增多、肝功能损害，结合其皮损特点（面部水肿、躯干四肢麻疹样皮损），诊断考虑伴发嗜酸性粒细胞增多及系统症状的药疹（drug eruption with eosinophilia and systemic symptoms，DRESS）。

【问题 3】DRESS 病因及发病机制是什么？

知识点

伴发嗜酸性粒细胞增多及系统症状的药疹的病因及发病机制

伴发嗜酸性粒细胞增多及系统症状的药疹（DRESS）又称“药物诱导的超敏反应综合征（drug induced hypersensitivity syndrome，DIHS）”，是一种罕见但可能致命的重症药疹，其特点是发热、皮疹及内脏器官损害（特别是肝炎）的三联症状。引起 DRESS 的常见药物包括：卡马西平、拉莫三嗪、苯巴比妥、别嘌醇、奥氮平、柳氮磺吡啶、氨苯砜、米诺环素、万古霉素，以及拉替拉韦、伊马替尼、甲氧苄啶、雷奈酸锶等。DRESS 的发病机制尚未完全阐明，目前认为有三种可能因素：①具有特定遗传背景的 HLA 个体在接触特定药物时发生 DRESS；②药物的毒性或免疫原性触发机体的免疫系统导致了 DRESS 的发生；③疱疹病毒（HHV-6、CMV、EBV 与 HHV-7）的再激活。

【问题 4】DRESS 诊断标准是什么？

根据以下诊断标准：

1. 在用某些特定的药物治疗后 >3 周发疹。
2. 用致病药物后，症状迁延 2 周以上。

3. 发热，体温 >38℃。
4. 肝功能损害，ALT>100IU/L。
5. 白细胞异常，至少符合以下 1 项
(1) 白细胞计数增多（$>11\times10^9$/L）。
(2) 不典型淋巴细胞增多（>5%）。
(3) 嗜酸性粒细胞增多（$>1.5\times10^9$/L）。
6. 淋巴结肿大。
7. HHV-6 再活化。

符合以上 7 项即为典型的 DRESS；如符合 1~5 项（其中第 4 项也可为其他脏器如肾脏损害）即为非典型 DRESS。

【问题 5】应注意与哪些皮肤病相鉴别？

DRESS 应与发疹型药疹、史 - 约综合征 / 中毒性表皮坏死松解症（SJS/TEN）、急性泛发性发疹性脓疱病、高嗜酸性粒细胞综合征（HES）、血管免疫母细胞性 T 细胞淋巴瘤、塞扎里综合征（Sézary syndrome）、急性皮肤型红斑狼疮等疾病相鉴别。

知识点

DRESS 的鉴别诊断

1. 发疹型药疹　是药疹中最常见的一型，皮疹表现为弥漫性鲜红色斑疹或米粒至豆大小红色斑丘疹，密集对称分布。皮疹数目多，范围广泛，形态如猩红热样或麻疹样，一般不出现内脏损害和 / 或嗜酸性粒细胞明显增高；半数以上病例在停药 2 周后可完全消退，如未及时停药，可发展为剥脱性皮炎。

2. SJS/TEN　通常在药物暴露后 4~28 日开始出现。皮疹初起于面、颈、胸部发生深红色、暗红色及略带铁灰色斑，可出现不典型的靶形损害，很快融合成片，发展至全身。斑疹的基础上可发生大小不等的松弛性水疱及表皮松解，可以用手指推动或稍用力表皮即可擦掉（如烫伤样表现）。黏膜也有大片坏死剥脱，眼睑结膜有红斑糜烂，全身中毒症状严重，伴高热和内脏病变，严重的感染、毒血症、肾衰竭、肺炎或出血可能导致患者死亡。血常规检查常有白细胞、淋巴细胞减少，肝酶不同程度升高，无明显嗜酸性粒细胞增多。

3. 急性泛发性发疹性脓疱病　通常在药物暴露后 3 日内开始出现。皮疹多从面部或身体皱褶部位开始，对称分布，数小时可迅速泛发全身。皮疹表现为大片红斑基础上出现成片浅表小脓疱，亦可有水疱、紫癜或多形红斑样疹，常伴高热，1~2 周可痊愈。外周血白细胞可增多并伴中性粒细胞增多（$>7\times10^9$/L）。

4. 高嗜酸性粒细胞综合征（HES）　可能为一种超敏和自身免疫反应，皮疹主要包括两类：①荨麻疹和血管性水肿；②红斑、丘疹和结节（包括多形红斑、麻疹样红斑、红皮病等）。皮疹分布呈全身性，无好发部位，可分布于头面、躯干和四肢，或仅限于肢体一部分。自觉瘙痒。皮疹持续或缓解后复发。伴有明显的外周嗜酸性粒细胞增多[$>1.5\times10^9$/L（1 500/μl）]，以及多个器官受累（心脏、胃肠道、肺、脑和肾），且没有其他原因可解释的器官损害。

5. 血管免疫母细胞性 T 细胞淋巴瘤　通常表现为急性发作的全身性疾病，常见症状包括广泛性淋巴结肿大、肝大、脾大、皮疹和全身症状（发热、盗汗或体重减轻）以及多克隆性高 γ 球蛋白血症。皮疹通常有瘙痒，活检可能显示为淋巴组织细胞性血管炎。淋巴结活检标本的组织病理学检查有助于本诊断。

6. 塞扎里综合征　通常表现为伴有剧烈瘙痒的泛发性红皮病，常伴有水肿和大量脱屑，但腋窝、腹股沟等褶皱处一般不受累。可出现浅表淋巴结肿大、掌跖角化过度、脱发和甲营养不良。诊断基于同时满足下列条件：①外周血中发现异常单一核细胞（Sézary 细胞绝对计数 ≥ 1 000/μl），或者外周血中淋巴细胞增多；② PCR 或 DNA 印迹法分析发现血液中克隆性 T 细胞受体基因重排。

7. 急性皮肤型红斑狼疮　可表现为泛发的麻疹样疹（通常集中于曝光部位）和全身性症状（如发热、疲劳、淋巴结肿大、肌痛、对称性小关节痛），日晒后会引发皮疹加重。自身抗体谱检测可出现高滴度的抗核抗体、抗 dsDNA 抗体或抗 Sm 抗体。皮肤活检病理显示有界面皮炎伴真皮浅层淋巴细胞浸润及黏蛋白沉积。直接免疫荧光测定显示表皮真皮交界处有连续的颗粒状荧光带。

【问题 6】患者下一步应当如何处理?

依据上述病史,可诊断为 DRESS,属于严重的药疹类型之一,治疗过程中易有反复,并发症多,死亡率高,故应采取住院治疗。入院后即予病重通知。

【问题 7】入院后应做哪些检查?

1. 系统评价,了解皮肤外器官受累状况,应该行血、尿、大便常规,嗜酸性粒细胞绝对计数,血沉,肝肾功能,电解质,血糖及血脂等检查;如有持续中度以上发热时行外周血细菌、真菌等病原学检查;必要时行胸腹部影像学检查等。

2. 与鉴别诊断相关的检查 抗核抗体(ANA)、抗可提取性核抗原(ENA)抗体、双链 DNA(dsDNA)抗体等。

3. 寻找有无病毒再活化的依据 在有条件的情况下对各种病毒抗体(包括 CMV、EBV、HHV-6 等)及病毒 DNA 进行检测。如 IgG 型的抗体出现 2 倍以上的升高或降低都是有意义的,因为潜伏病毒的活化只产生 IgG 型抗体。如有 IgM 型抗体阳性,多在治疗后出现,是糖皮质激素应用后继发的新近感染,往往与药疹的发病无关。

4. 与确定诊断相关的检查 必要时取皮损行皮肤组织病理检查协助诊断。

5. 排除淋巴造血系统疾病及肿瘤 当发现外周血有异常淋巴细胞或幼稚白细胞时,需行骨髓细胞学检查排除淋巴造血系统疾病;在病史分析的前提下,可对患者进行肿瘤筛查,包括血清各种肿瘤标志物、可疑部位的影像学和内镜等检查。

【问题 8】DRESS 应该如何治疗?

本病可危及生命,尽早诊断并给予及时治疗,以防多器官受累引起衰竭、死亡。

1. 使用中等剂量的系统性糖皮质激素可显著改善临床症状。可以 1.0mg/(kg·d)泼尼松[儿童剂量 1.5mg/(kg·d)]或同等剂量其他激素开始。如果患者口服激素症状无改善或出现加重,国外有研究认为可考虑静脉给予 0.5~1.0g/d 甲泼尼龙[儿童剂量 20mg/(kg·d)]冲击治疗 3 日。在临床和实验室指标稳定后开始逐渐减量,疗程需适当延长至数周甚至数月以减少疾病的反复。

2. 对伴有免疫低下或重症感染而不宜采用糖皮质激素冲击疗法的病例以及糖皮质激素冲击疗法无效的重症 DRESS 患者,可考虑使用静脉注射免疫球蛋白(IVIg),一般用量为 0.2~0.4g/(kg·d)。联用糖皮质激素优于单用免疫球蛋白大剂量冲击疗法。

3. 免疫抑制剂 免疫抑制剂如环磷酰胺、环孢素,单克隆抗体,如 TNF-α 拮抗剂,也可作为替代治疗的选择。

4. 尽管并非所有 DRESS 都伴有病毒的再激活,但对于重症、伴有脑脊髓膜炎的 DIHS 患者抗病毒非常重要。对证实 DRESS 并发病毒感染时,可考虑使用更昔洛韦等抗病毒药物,可预防或终止 HHV-6 活化,有利于临床症状改善。

5. 部分患者使用血浆置换和免疫疗法也显示了较好的疗效。

6. 外用药物治疗 肿胀明显时可用湿敷或油剂;对于瘙痒或皮肤炎症症状缓解,可选用激素药膏和润肤剂,每日涂敷 2~3 次。

7. 根据《药物超敏反应综合征诊治专家共识》的建议,DRESS 的临床变异较大,治疗应注意个体化原则。首先应停用致敏药物,轻中症患者可给予外用糖皮质激素、支持治疗和必要的系统治疗;情况严重时(转氨酶大于 5 倍正常值、肾脏受累、肺炎、噬血现象和心脏受累)可给予相当于 1mg/(kg·d)泼尼松;若出现危及生命的现象,如伴有骨髓衰竭的噬血细胞综合征、脑炎、重症肝炎、肾衰竭和呼吸功能衰竭等,可给予糖皮质激素和 IVIg 联用,并邀请多学科专家会诊。如果证实重症患者有相关病毒的再激活,可在糖皮质激素和 IVIg 治疗的基础上联合抗病毒药物(如更昔洛韦)。

【问题 9】出现 DRESS 并发症应如何处理?

如患者在住院治疗期间出现病情加重或出现新的并发症,应积极进行相关检查并调整治疗方案,有必要时可请相关科室进行会诊。

【问题 10】恢复到什么程度可以出院?

患者的临床症状得到控制,无新发皮疹出现、无发热及相关检查指标恢复正常,如血沉、C 反应蛋白、白细胞、嗜酸性粒细胞、肝功能等。

【问题 11】如何做好患者的随访工作?

患者出院后必须定时、定量服药,不能自行减量或停药。大多数 DRESS 患者在停药后数周至数月内会完全恢复,但部分患者在药物反应消退数月或数年后发生了自身免疫性疾病,建议患者在恢复过程中定期监测自身抗体和促甲状腺激素等相关指标;定期门诊复查,一旦有新发皮疹,需立即就诊。

伴发嗜酸性粒细胞增多及系统症状的药疹诊疗流程见图 12-8-2。

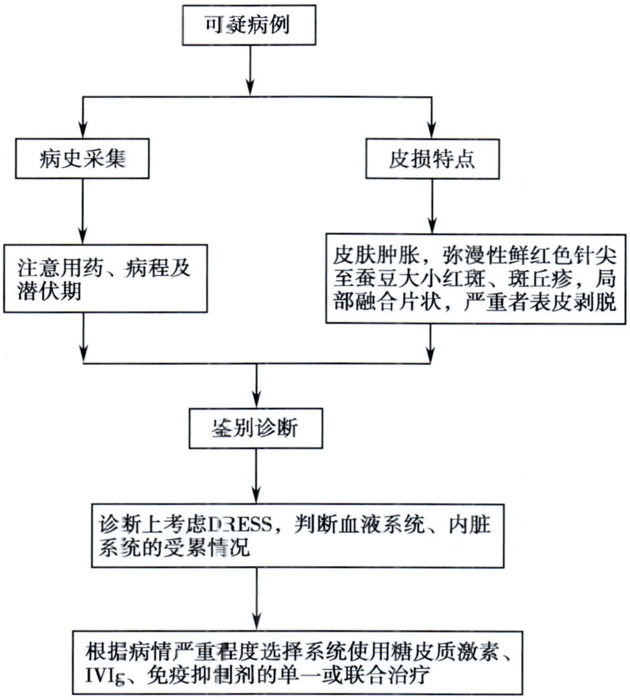

图 12-8-2　伴发嗜酸性粒细胞增多及系统症状的药疹诊疗流程

DRESS. 伴发嗜酸性粒细胞增多及多系统症状的药疹;
IVIg. 静脉注射免疫球蛋白。

(宋志强)

第十三章　物理性皮肤病

第一节　日　晒　伤

门诊病历摘要

患者，男，35 岁，教师，四肢红斑、肿胀伴烧灼痛 3 日。患者 3 日前外出旅游，日照强烈，戴了帽子，未涂抹防晒霜，5 小时后四肢暴露部位自觉有烧灼样疼痛和不适感，夜间上述部位出现大片红斑。第 2 日起床时症状更加明显。近日未进食特殊食物，亦未服用药物。既往体健，无家族性遗传性疾病史，无药物过敏史。体格检查：一般情况良好。皮肤科检查：四肢大片红色斑片，轻度肿胀，皮损与暴露部位相一致，边界清楚（图 13-1-1）。

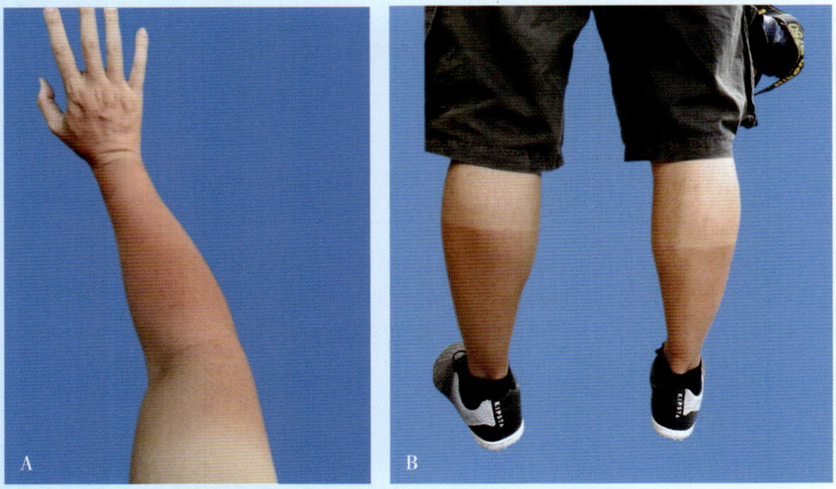

图 13-1-1　典型皮损

A. 上肢红色斑片；B. 下肢红色斑片。

【问题 1】通过上述问诊，该患者可能的诊断是什么？

根据患者的主诉、症状、既往史和个人史，应高度怀疑为日晒伤（sunburn）可能。

【问题 2】通过皮损特点分析，应考虑什么疾病？

患者皮损表现符合日晒伤的典型临床表现。

【问题 3】最终可确诊为什么疾病？

根据临床表现，可确诊日晒伤。诊断依据：有日晒史；暴露部位皮肤出现红色斑片；自觉烧灼、疼痛感。

知识点

日晒伤的临床表现

春夏季节多见，女性、儿童及浅肤色人群更易发病，日晒后数小时至十余个小时后，在暴露部位出现弥漫性红斑，境界清楚，严重者可出现水疱、糜烂，后皮损颜色逐渐变暗，遗留色素沉着或减退。常伴灼痛感。皮损泛发时可有全身症状，如发热、畏寒、全身不适等。

【问题 4】应该与哪些疾病相鉴别？

1. 接触性皮炎　发生于任何季节，与日晒无明显关系。起病前有致敏物接触史，皮疹仅局限于接触部位，自觉瘙痒。该患者是在日晒后发病，从皮疹的形态与分布特征可加以区别。

2. 烟酸缺乏症　皮疹不仅局限于曝光部位，还可累及摩擦受压部位。除皮疹外，常伴发消化系统、神经精神系统的症状。

【问题 5】如何治疗？

对于此患者的治疗如下：局部冷湿敷，外用炉甘石洗剂和糖皮质激素制剂。给予抗组胺药物常规剂量口服，皮损恢复阶段注意使用润肤剂。

知识点

日晒伤的治疗

1. 局部治疗　轻者选用冷敷、炉甘石洗剂或糖皮质激素制剂外用，重者用 2.5% 吲哚美辛溶液（纯乙烯醇、丙二醇、二甲基乙酰胺，其比例为 19∶19∶2）外搽。

2. 系统治疗　轻者可选择抗组胺药，重者可口服小剂量糖皮质激素、阿司匹林（1g，3 次 /d）或吲哚美辛（25mg，3 次 /d），伴有严重的全身症状者需住院治疗。

日晒伤的最佳疗法为冷湿敷，疼痛明显者可局部应用含利多卡因的局部麻醉药以缓解症状，但应避免使用苯佐卡因。系统使用糖皮质激素治疗虽然有一定疗效，但并不十分肯定。系统或外用非甾体抗炎药的剂量在达到有效抗炎血药浓度时，在早期可减轻 UVB 所致红斑。有学者回顾分析了 1966—2001 年报道的急性晒伤的处理，发现无论是糖皮质激素、非甾体抗炎药、抗氧化剂、抗组胺药还是润肤剂，对病程均无明显影响，都不能缩短其恢复时间。

【问题 6】如何预防日晒伤？

避免暴晒，外出时应注意防护，如撑伞、戴宽边帽、穿长袖衣衫；出门前 15~20 分钟应根据日照情况在暴露部位外涂不同效能的宽谱防光剂。经常参加室外锻炼，可增强皮肤对日晒的耐受能力。

第二节　多形性日光疹

门诊病历摘要

患者，男，55 岁，颜面、双手背反复起红色丘疹、水疱、结节伴瘙痒 5 年，加重半月余。患者于 5 年前春末颜面、手背、上肢等暴露部位出现绿豆至黄豆大小红色丘疹、丘疱疹、水疱，自觉瘙痒，曾以“脂溢性皮炎”“湿疹”（具体不详）进行治疗，治疗后症状缓解，但时重时轻，直至秋季完全缓解。次年春末再发，皮疹分布及形态类似，当地医院予抗过敏治疗（具体用药不详），症状好转，但反复发作，日晒后更明显，过敏原检查均为阴性。半月余前日晒后皮疹加重，瘙痒剧烈，口服抗组胺药物治疗症状无明显好转。既往体健，家族中无遗传性疾病史及类似疾病史，否认药物过敏史。体格检查：一般状况良好，系统检查无异常。皮肤科检查：面部及手背可见豆大红色丘疹、丘疱疹、小结节，在皮损邻近处同样暴露的皮肤区域完全正常，基本对称分布（图 13-2-1）。

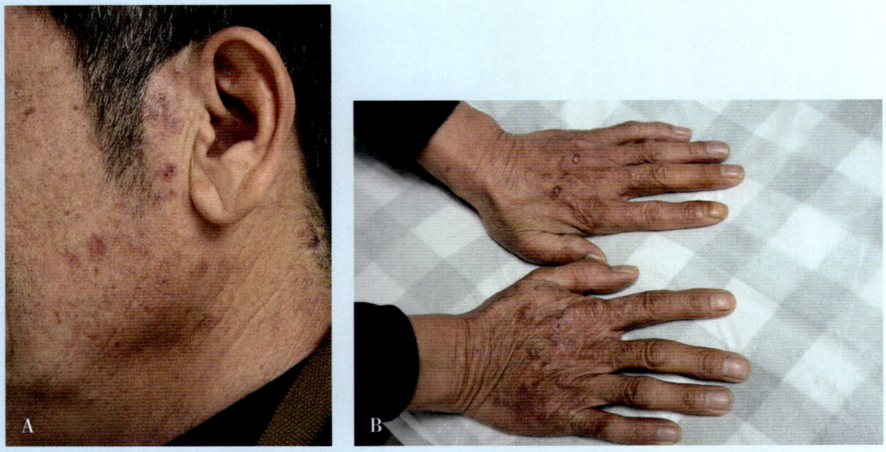

图 13-2-1 典型皮损
A. 面部丘疹、丘疱疹；B. 手背丘疹、小结节。

【问题 1】通过上述问诊和体格检查，需要考虑患有哪些疾病的可能？

根据患者反复发作瘙痒剧烈的多形性皮疹，应考虑湿疹、痒疹的可能，又由于患者皮疹多见于暴露部位，日晒后加重，好发于春夏季节，反复发作，每次发作皮疹分布及形态类似，亦应考虑日光相关性皮肤病如多形性日光疹（polymorphous light eruption）、慢性光化性皮炎等。

【问题 2】哪些实验室检查可用于诊断和鉴别诊断？

应对患者进行血常规、尿常规、抗核抗体（ANA）、抗 dsDNA 抗体、ENA 抗体谱及血尿卟啉、皮肤活检等检查，光生物学试验非常重要。

【问题 3】根据临床表现及实验室检查，最终可确诊为什么疾病？

患者的实验室检查结果：血、尿常规正常，抗核抗体（ANA）、抗 dsDNA 抗体及 ENA 抗体谱滴度阴性，血尿卟啉检查阴性。

皮损病理检查：棘层增厚，灶性海绵水肿，真皮乳头水肿，真皮血管周围淋巴组织细胞浸润，有少量血管外红细胞。直接免疫荧光阴性。

光激发试验：UVA 阳性。

根据临床表现和辅助检查结果，可确诊多形性日光疹。诊断依据如下：①春末夏初发病；②皮损见于光暴露部位，在皮损邻近处同样暴露的皮肤区域完全正常，皮损不融合；③日晒后诱发皮损；④在每次发作中，于同一部位基本保持同样损害类型；⑤光激发试验阳性；⑥皮损病理检查符合多形性日光疹改变。

知识点

多形性日光疹的临床表现

女性多见，好发于春末和夏初，多见于紫外线强度有显著季节性变化的温带地区。日晒后在光照部位发生成群丘疹、丘疱疹等多形性皮损，伴瘙痒，潜伏期为 2 小时 ~5 日。皮损邻近处同样暴露的皮肤区域常完全正常而不受累是其特征，多呈小片状而不融合。皮损愈后无明显色素沉着和瘢痕，一般无全身症状。病程长短不一，若不再暴露，则在数日内渐消退。本病初发时有明显季节性，反复发作后季节性可不明显。

皮疹表现有多种类型，同一患者常以某一型为主，最常见的是丘疹型和丘疱疹型。①丘疱疹型：为簇集分布的丘疱疹和水疱，或有糜烂、渗出、结痂、脱屑，或呈苔藓样变，又称“湿疹型”；②丘疹型：为密集分布的针头至粟粒大小的丘疹；③痒疹型：为米粒至黄豆大小的丘疹或小结节，比丘疹型大；④红斑水肿型：为境界清楚、大小不等的红或暗红色片状水肿性红斑，浸润不显著；⑤混合型：同时或先后出现两种或两种以上类型的皮疹。其他尚有水疱型、多形红斑型、风团型等。

【问题 4】多形性日光疹应与哪些疾病进行鉴别？

多形性日光疹在不同患者间皮疹形态变异很大，不同型别者要注意与不同疾病鉴别：

1. 丘疱疹型需与皮炎湿疹类疾病相鉴别。湿疹可累及非曝光部位，秋冬季节亦可发病，还应与光毒性皮炎、光变应性皮炎等鉴别，这些疾病的皮损往往在曝光区呈弥漫性而非小片状分布，病史也各有其特征。通过详细询问病史和检查皮疹分布可以鉴别。

2. 痒疹型应与光线性痒疹相鉴别。本病多见于儿童，夏季加重，可持续发病数月，冬季好转亦不明显。

3. 需与皮肤型红斑狼疮鉴别。红斑狼疮皮疹可被日光加重，但其皮疹不依赖日光的存在（即使不再日晒，损害常持续数周或数个月），并可累及非暴露部位，皮疹通常不痒，可见萎缩、毛细血管扩张等损害，组织病理示基底细胞液化变性，一般可以区分。但某些病例常需多次随访，需检测抗核抗体、抗 ENA 抗体和直接免疫荧光等。

4. 此外，尚需与皮肤淋巴细胞浸润症、皮肤淋巴细胞瘤、面部肉芽肿、结节病等相鉴别，皮肤病理检查可供鉴别。红细胞生成性原卟啉病、迟发性皮肤卟啉病的皮肤损害可类似本病，但无炎症性皮疹，愈后可留瘢痕，其致病光谱主要为 UVA 和可见光，病史、卟啉测定、组织病理检查有助鉴别。

询问病史对诊断光线性疾病有重要的价值。病史包括发病年龄、皮疹与日光照射的间隔时间和持续时间、自觉症状、职业、户外活动情况、可能的化学接触物、局部和口服用药、化妆品使用、对光照反应的既往史和家族史等。

【问题 5】如何治疗及预防复发？

首先应对患者进行健康教育，让患者了解与疾病有关的知识，积极避光，使用合适的屏障物和宽谱遮光剂；在避免强烈日晒的前提下，经常参加室外活动可逐步提高机体对光线照射的耐受能力，减少疾病复发。

知识点

多形性日光疹的治疗

应根据病情选择个性化治疗方案。轻症患者主要采用避光、遮光的方法，必要时可局部外用糖皮质激素软膏，口服抗组胺药物。

重症患者可考虑局部治疗、系统治疗和光疗相结合：

1. 局部治疗　治疗原则同皮炎湿疹，可外用糖皮质激素制剂，应注意勿长期外用。也可使用他克莫司软膏等。

2. 系统治疗

（1）糖皮质激素：病情严重的多形性日光疹患者可短期系统应用糖皮质激素控制病情，但应避免长期使用。

（2）抗疟药：一般建议在防光剂与局部糖皮质激素治疗失败、预防性 UVB 光疗法或 PUVA 治疗失败的患者考虑使用。为了在一段时期增加日光照射量，可短期使用，最好在增加日光照射量前几日开始使用。羟氯喹对大丘疹型的多形性日光疹疗效较好，而对小丘疹型疗效差，在应用时要权衡利弊。羟氯喹开始剂量一般为 400mg/d，症状缓解后可减少至 200mg/d，维持一段时间。

（3）免疫抑制剂：极严重的病例，且对 PUVA 及其他治疗无效时，可服小剂量硫唑嘌呤、环孢素等免疫抑制剂。

（4）抗氧化剂：可使用维生素 C 和维生素 E。

（5）其他：包括烟酰胺、沙利度胺、β- 胡萝卜素等。

3. 物理治疗　较严重的患者可预防性使用 PUVA 或 UVB，即"硬化治疗"（hardening therapy）。通过促进角质层增厚、皮肤晒黑以及免疫学的作用，提高机体对紫外线的耐受，是目前控制中度、重度多形性日光疹最为有效的方法。近年来，窄谱 UVB 的应用日益增多。一般从春季开始，2~3 次 / 周，平均 15 次（约 5 周）左右即可诱导"硬化"。此后，患者每周照射一次中午阳光 15~20 分钟（不用防晒剂），即可维持"硬化"状态。

【问题 6】如何做好患者的随访工作?

多形性日光疹目前倾向于 3 种转归:完全缓解、症状进行性加重、发展为其他自身免疫性疾病,因此对于反复发作的顽固患者需要排除其他免疫性疾病。

在临床工作中,常可发现确有一些原先诊断为本病的"典型"患者,在以后的随访过程发现有免疫学异常、光敏物的存在、卟啉阳性及特征性的组织病理象等,因而分别诊断为亚急性皮肤型红斑狼疮、外源性光敏性皮炎、慢性光化性皮炎和卟啉病等。根据对患者的长期随访和临床类型分析、光生物学研究等,表明本病患者中还可能包含着几组发病机制不同的光敏性皮肤病。因此,在鉴别诊断中应考虑全面,加强随访,对本病的诊断应特别强调"排除诊断法"。

第三节 慢性光化性皮炎

门诊病历摘要

患者,男,63 岁,面颈、双手背反复红斑、丘疹、斑块 4 年。4 年前日晒后于颜面、双手背出现红色皮疹,伴瘙痒,在当地医院诊断为"湿疹",给予抗过敏治疗(具体药名不详)后好转,但反复发作,日晒后加重,皮损逐渐增厚,瘙痒加剧,起初春夏季节为重,近 2 年来季节性不明显。既往体健,无家族性遗传性疾病史,无药物过敏史。体格检查:一般情况好,系统检查无异常发现。皮肤科检查:颜面、颈部皮肤见暗红斑、丘疹、斑块(图 13-3-1);双手背及前臂皮肤可见红斑。

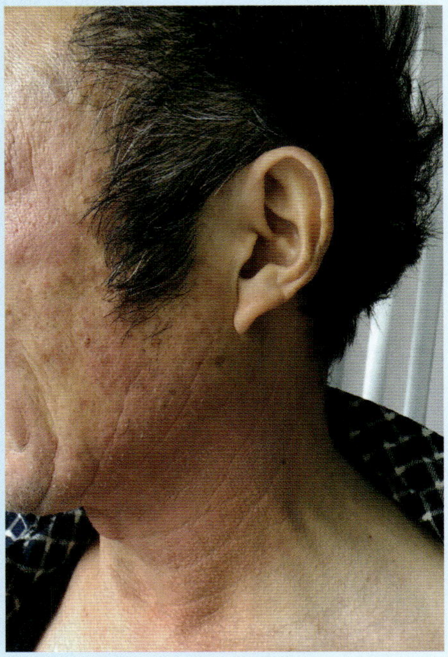

图 13-3-1 面颈部暗红斑、丘疹、斑块

【问题 1】通过上述问诊和体格检查,该患者可能的诊断是什么?

根据患者的主诉、症状、既往史和个人史以及皮损特点,应高度怀疑为慢性光化性皮炎(chronic actinic dermatitis)。

【问题 2】可进行哪些实验室检查协助诊断?

应对患者进行血、尿常规、抗核抗体(ANA)、抗 dsDNA 抗体、ENA 抗体谱及血尿卟啉、皮肤活检等检查,并做光生物学试验。

【问题 3】通过患者的临床表现及实验室检查,可确诊为什么病?

实验室检查结果:血、尿常规正常,肝、肾功能正常,ANA、抗 dsDNA 抗体及 ENA 抗体谱均阴性,血尿卟啉检查阴性。

组织病理：表皮角化过度伴角化不全、棘层肥厚，表皮突延长、灶性海绵水肿，真皮浅层血管周围见以淋巴组织细胞为主的炎症细胞浸润，有少量浆细胞和嗜酸性粒细胞。

光生物学试验：光生物剂量测定对 UVB 异常敏感，光斑贴试验对多种接触性光敏物呈阳性反应。

根据病史，特别是皮损的发生发展及其与日光暴露的关系，皮损特点及组织病理检查及光生物学试验结果，可确诊慢性光化性皮炎。诊断依据如下：①患者为老年男性；②面、颈、双手背等暴露部位反复出现红斑、丘疹、斑块；③皮疹瘙痒；④日晒诱发、加重；⑤病程慢性，反复发作；⑥皮损组织病理检查符合慢性皮炎改变；⑦光生物学试验显示对 UVB 敏感，光斑贴试验对多种接触性光敏物呈阳性反应。

知识点

慢性光化性皮炎的临床表现

本病好发于中老年男性，皮疹好发于面、颈、手背等暴露部位，重者可累及非暴露部位，皮损性质呈皮炎湿疹样，常伴瘙痒，急性期可为水肿性红斑、丘疹、丘疱疹，慢性期可为丘疹、斑块、苔藓样变，部分患者在面部出现结节性损害而呈狮面样外观，极少数病例发展为红皮病。发病初期春夏季加剧，病程较长后可无明显季节性。光生物剂量测定对 UVB 异常敏感，部分患者对 UVA 或可见光敏感，光斑贴试验对多种接触性光敏物呈阳性反应。

【问题 4】应与哪些疾病进行鉴别？

应与下列疾病相鉴别：

1. 皮炎湿疹类疾病　常反复发作、经久不愈，易与慢性光化性皮炎混淆。但这类常无明显光敏史，皮损的分布也不仅局限于光暴露部位，光生物学试验有助于鉴别。

2. 暂时性光反应　指外源性光敏性接触性皮炎和光敏性药疹（系统性药物诱发的光敏性）等，在避免和停服相关光敏物后的数周内仍有光敏反应，之后大多可逐渐好转痊愈，不存在持久性光反应。

3. 多形性日光疹　多见于中青年女性，皮疹呈多形性。大丘疹型在发作频繁时可有类似本病表现。但多形性日光疹常有较明确的光敏史，发病有较明显的季节性和波动性，病程呈急性间歇性发作而非慢性持久性表现。

4. 皮肤 T 细胞淋巴瘤　在临床和组织学上有时可与严重的慢性光化性皮炎相混，红皮病型慢性光化性皮炎患者的周围血有时可查见 Sézary 细胞，浸润的淋巴细胞中慢性光化性皮炎以 $CD8^+$T 淋巴细胞为主，皮肤 T 细胞淋巴瘤则以 $CD4^+$T 淋巴细胞为主。光生物学试验一般阴性，若有异常也属轻度，而与疾病的严重程度不相符。

5. 红皮病型慢性光化性皮炎　需与其他原因引起的红皮病相鉴别，在皮疹控制后可进行光生物学试验或其他检查进行鉴别。

【问题 5】如何治疗及预防复发？

1. 严格光防护和避免接触可能的变应原，避免日晒，尽可能减少户外活动，特别是在光照强度大的 10：00~14：00 时段。外出应使用宽檐帽、遮阳伞、长袖衣裤和手套，选用遮光谱较宽、无刺激、无敏感性的遮光剂。严重过敏者需将荧光灯管改为白炽灯照明。进行斑贴试验和光斑贴试验以尽可能明确并设法避免各种可能存在的致敏原。告诫患者避免接触和服用各种含有光敏物的食品和药物。

2. 常规治疗　外用药应尽量单纯，可用糖皮质激素制剂，也可外用钙调神经磷酸酶抑制剂。口服烟酰胺、B 族维生素等有一定效果。单用大剂量烟酰胺 1.2~1.5g/d 或羟氯喹口服（0.2g，2 次 /d），连服 6~8 周，控制后减为 0.1g，2 次 /d，维持 6~8 周对部分患者有良效。可同时配合口服抗组胺制剂。

3. 急性加剧期　口服小剂量泼尼松或雷公藤控制病情，严重病例加沙利度胺（初始剂量 150~300mg/d，口服数周待病情控制后减量维持 2~3 个月）。可酌情使用免疫抑制剂，如硫唑嘌呤 100~150mg/d 口服。羟氯喹配合糖皮质激素系统使用，或与硫唑嘌呤联合应用，可增加疗效。上述疗效较差者也可使用环孢素，但停药后病情可能复发。有学者建议应用低剂量 PUVA 治疗。

第四节 光毒性接触性皮炎

门诊病历摘要

患者，男，68 岁，退休职工。面部、双上肢起红斑、水疱伴瘙痒、灼痛 1 周余。1 周余前患者穿短袖衣服挖野菜后出现面部、双上肢皮肤红肿伴瘙痒，有烧灼感，后起水疱、大疱，在当地医院注射“地塞米松”“葡萄糖酸钙”等药物并进行局部处理，症状较前缓解。病程中无发热及关节痛。起病前未进食特别食物和药物，未接触任何药物。平素体健，既往曾因挖野菜而出现面部红肿。无家族性遗传性疾病史，否认药物过敏史。体格检查：精神欠佳，系统检查无异常发现。皮肤科检查：面部、颈部、上胸 V 形区及双上肢、手背可见大片暗红色斑片，其上可见疱皮、糜烂、结痂（图 13-4-1）。

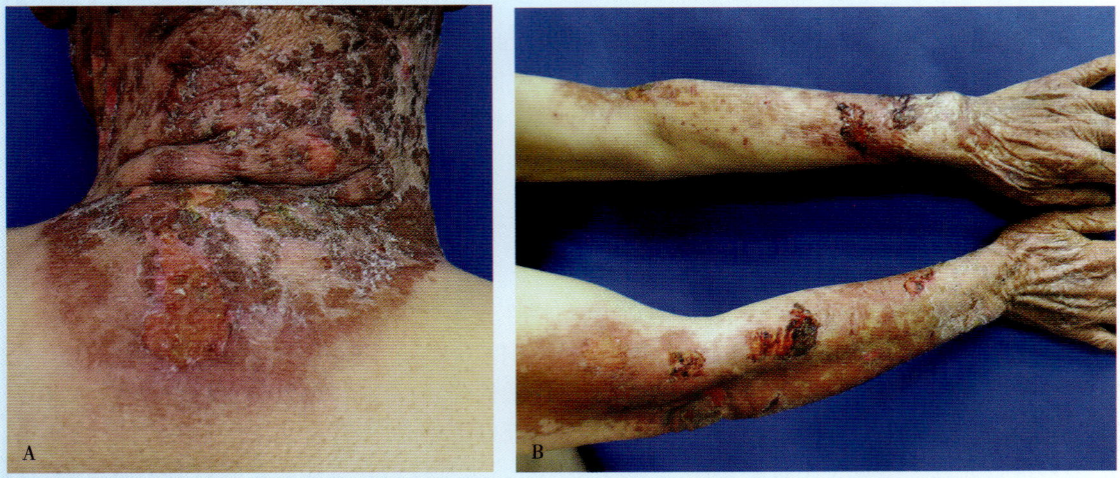

图 13-4-1 曝光部位皮损

A. 颈部皮损；B. 双上肢皮损。

【问题 1】通过上述问诊及体格检查，该患者可能的诊断是什么？

根据患者的主诉、症状、既往史和个人史，应高度怀疑为光毒性接触性皮炎（phototoxic contact dermatitis）可能，亦应注意与日晒伤相鉴别。

【问题 2】应进一步做哪些实验室检查？

实验室检查：血白细胞计数 12.8×10^9/L，尿常规正常，尿卟啉阴性。肝、肾功能及心电图无异常。光生物学试验显示对 UVA 敏感。

组织病理：角化过度，表皮内可见散在坏死角质形成细胞，棘层海绵水肿；真皮浅层血管周围淋巴细胞、中性粒细胞浸润。

【问题 3】最终可确诊为什么疾病？

根据临床表现，可确诊光毒性接触性皮炎。诊断依据如下：①老年男性，既往有光感物质接触史，此次发病前亦有光感物质局部接触史；②日晒后面、手背、前臂等部位出现红肿、水疱、瘙痒、烧灼感，皮疹局限于曝光部位。

【问题 4】应与哪些疾病鉴别？

应与日晒伤相鉴别。日晒伤常有较长时间强烈日光的暴晒史，而无光刺激性物质接触史；光毒性接触性皮炎日晒时间较短即可发病，症状较日晒伤为重。

【问题 5】如何治疗？

急性期无渗出时可予炉甘石洗剂外用，有渗出时可应用 3% 硼酸溶液或 1∶2 000 醋酸铅溶液冷敷，可外用氧化锌油或糊剂。皮损干燥后，可外用一层薄的温和润肤剂或凡士林，以预防皮肤过度干燥和大量脱屑而导致的皮肤屏障功能进一步严重破坏。

系统应用第一代抗组胺药物可以减轻瘙痒，但不能缩短病程。外用或内服糖皮质激素对减轻症状很有价值，通常系统性服用糖皮质激素可以很快减轻症状，如泼尼松，剂量为 0.5~1mg/(kg·d)。本病抗疟药无效。

【问题 6】如何预防再发？

避免接触光敏性物质有利于预防疾病的发生。短期反复多次暴露于阳光下有助于个体脱敏，这种脱敏为非免疫性的，可促进增加个体黑素的形成和角质层的增厚。晒黑的皮肤比浅色皮肤产生光敏的可能性低得多。但必须注意阳光（紫外线）的暴露剂量应从小逐渐增大，以免皮炎再次复发。

第五节　光变应性接触性皮炎

门诊病历摘要

患者，女，35 岁，面部红斑、脱屑伴瘙痒 2 日。3 日前患者外出旅游，外用某品牌防晒霜，1 日后出现面部皮肤发红、起疹，伴瘙痒，自认为“晒伤”未予重视，后因皮损加重，停用所有护肤品。病程中无发热及关节痛。近日未进食特别食物和药物。既往体健，曾偶尔用过相同品牌的防晒霜，未发现不适。家族中无遗传性疾病史，否认药物过敏史。体格检查：一般情况良好。皮肤科检查：面、颈部皮肤可见大片红斑片，上有丘疹、丘疱疹。

【问题 1】通过上述问诊及体格检查，该患者可疑的诊断是什么？

根据临床表现，应考虑“日晒伤”或“接触性皮炎”的可能。但根据患者的主诉、症状、既往史和个人史，应高度怀疑为光变应性接触性皮炎（photosensitive contact dermatitis）可能。

【问题 2】通过实验室检查分析，应考虑诊断什么疾病？

组织病理检查：棘层灶性海绵水肿，真皮浅层血管周围可见以淋巴细胞为主的炎症细胞浸润，有少量嗜酸性粒细胞。

光生物学试验：最小红斑量测定无异常，光斑贴试验甲氧基肉桂酸辛酯（+）。

根据此患者的致敏物质接触史、光照史、临床表现及光斑贴试验结果，可确诊光变应性接触性皮炎。

知识点

光变应性接触性皮炎的临床表现

起病前接触光感物质并日晒，皮损初发于面部、颈后、手背等暴露部位，边缘不清，常迅速向周围扩散，甚至可扩展至非曝光部位皮肤乃至全身。皮疹多呈湿疹样改变，即在红肿基础上出现针头大小的密集丘疹、丘疱疹、水疱，重者可伴有少量渗出，愈后色素沉着不明显，或不留色素沉着。自觉瘙痒，亦可有灼痛感，一般不伴全身症状。如继续接触致病物质则表现为病情反复，长期不愈。个别患者持续发病而演变成“持续光敏反应者”，虽然脱离接触变应原，但皮损仍迁延不愈。

光斑贴试验是诊断本病的一个重要实验室检查方法，对部分患者可用其所提供的化妆品、防晒剂或所接触的物质等制作成光斑贴试剂进行检测，可以获得有意义的检测结果。

【问题 3】应与哪些疾病鉴别？

1. 光毒性接触性皮炎　接触致敏物的浓度和照射时间对光毒性接触性皮炎的发病较为重要，而光变应性接触性皮炎的依赖性较小，通常从接触致敏物到发病会有一段较长的时间，临床表现以湿疹样表现为主，而光毒性接触性皮炎以红斑、肿胀、水疱为主。

2. 接触性皮炎　从皮损形态上两者无法鉴别，通过病史和斑贴试验常可提示诊断。接触性皮炎的发生与日晒无明显关系，不会出现日晒后加重，且皮损可累及几乎所有部位，包括上眼睑、下颏、耳后，光试验和光斑贴试验均为阴性。

【问题 4】如何治疗及预防复发？

1. 注意避免接触相应的致敏物，包括可能引起交叉过敏的物品，避免强烈日晒，外出时使用宽谱遮光剂。

2. 如不慎接触，应立即用流动水清洗接触部位。

3. 系统应用抗组胺药可以减轻瘙痒，但并不能缩短病程。严重者可内服糖皮质激素、雷公藤或其他免疫抑制剂等。外用药原则与湿疹的治疗相同。

第六节 植物 / 蔬菜日光性皮炎

门诊病历摘要

患者，女，28 岁，面颈、手背肿胀、红斑伴痒痛 4 日，加重 3 日。5 日前进食了大量灰菜，午后到山上游玩暴晒数小时，次日面、颈、双手背红肿，自觉灼热、痒痛，自认为是“晒伤”，予以冷毛巾湿敷，未见明显好转，皮肤肿胀、疼痛明显，皮损上出现水疱，到诊所“打吊针”（具体用药不详），肿胀稍缓解，起病以来无发热及关节痛。既往体健，家族中无遗传病史及类似病史，否认药物过敏史。体格检查：一般情况好，心、肺、腹检查未见异常，全身浅表淋巴结未触及。皮肤科检查：面、颈及手背等暴露部位可见弥漫性红斑片，肿胀明显，其上可见水疱、结痂、脱屑。皮损对称分布，境界清楚（图 13-6-1）。

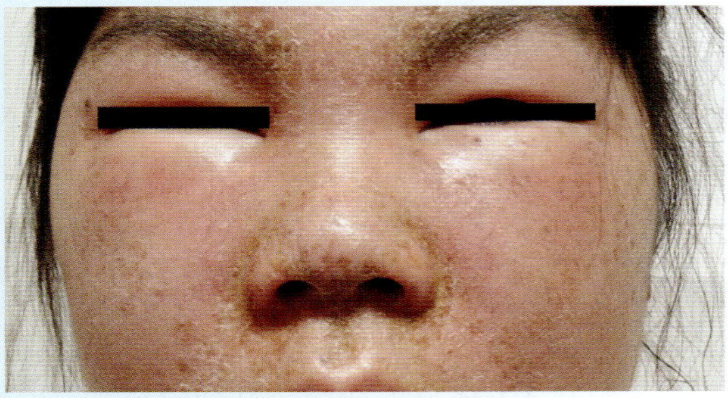

图 13-6-1 面部红斑、肿胀

【问题 1】通过上述问诊及体格检查，该患者可能的诊断是什么？

根据患者的主诉、症状、既往史、个人史及皮损特点，应高度怀疑为蔬菜日光性皮炎（vegetable solar dermatitis）可能。

【问题 2】通过皮损特点及实验室检查，应该考虑何种疾病？

实验室检查：血常规白细胞计数 $14.6 \times 10^9/L$，嗜酸性粒细胞百分比增加，尿蛋白(+)，肝、肾功能及心电图无异常。

组织病理：棘层海绵水肿，表皮内水疱形成，真皮浅、中层水肿，血管明显扩张、充血，可见红细胞外渗，血管周围有大量淋巴细胞浸润。

根据病史和临床表现，可确诊为植物 / 蔬菜日光性皮炎。诊断依据如下：①发病前有进食大量光敏性蔬菜和日光暴晒病史；②皮损仅发生于暴露部位；③皮损境界清楚，红斑、肿胀、水疱；④自觉痒、痛；⑤组织病理为皮炎的特征。

知识点

植物 / 蔬菜日光性皮炎的临床表现

患者起病前有过多服用或直接接触具有光敏性的植物以及长时间日晒的病史，多数患者在日晒后 1 日内即发病，面部、手背等暴露部位发生显著的非凹陷性水肿，皮肤呈弥漫性潮红或呈紫红色，可有丘疹、瘀斑、水疱、大疱等，自觉症状可有灼热、麻木、刺痛、胀痛或瘙痒，少数患者可有发热、头痛等全身症状。轻症患者 1 周可消退，重症患者需 2~3 周或更长时间方能痊愈。

【问题 3】有哪些常见的光感性植物？

常见的光感性植物包括伞形科（香菜、芹菜、茴香）、芸香科（柑橘、柠檬）、菊科（野菊、黄花蒿）、桑科（无花果），豆科（紫云英）、十字花科（野生油菜、芥菜）、藜科（灰菜、甜菜）、牧草等。

【问题 4】应与哪些疾病进行鉴别？

1. 接触性皮炎 有明确的致敏物接触史，皮疹常局限于接触部位，与日晒无关。

2. 日晒伤 没有大量进食光敏性蔬菜史，皮损以红斑为主，肿胀较轻，很少出现瘀斑、血疱。

3. 血管神经性水肿 好发于眼睑、口唇、外阴等组织疏松部位，为风团样坚实隆起，无瘀斑及水疱等损害，自觉症状轻微，消退较快。

4. 烟酸缺乏症　常见于以玉米为主食人群，或有酗酒史及肠道吸收不良患者，皮损好发于暴露部位。皮损以边缘清晰的红斑为主，长期可发生角化过度和色素沉着，可发生胃肠道症状和神经精神症状。

【问题 5】如何治疗和预防再发？

1. 局部处理　治疗原则同湿疹，以对症处理为主，红肿无渗液处可用炉甘石洗剂或糖皮质激素霜剂外用。糜烂皮损处应用 3% 硼酸溶液或 1∶2 000 醋酸铅溶液湿敷，待皮损干燥后可外用糖皮质激素霜剂。

2. 系统治疗　予利尿剂或泻剂以促进致敏物排泄，并可口服维生素 C、复合维生素 B 及烟酰胺等。重症患者及时、足量给予糖皮质激素。

发病后应避免再次接触过敏原。发病部位在发病后几个月内都对日光高度敏感，因此外出应常规使用宽谱遮光剂。

预防再发重在避免进食或接触光感性植物 / 蔬菜，尤其不能一次大量食用，并经常更换蔬菜品种。食用易致敏蔬菜后外出应注意避光，可戴宽檐帽，穿具有光防护作用的长袖衫和长裤，暴露部位可外用宽谱遮光剂。

第七节　种痘样水疱病

门诊病历摘要

患者，男，5 岁，颜面、双手背反复起红斑、丘疹、水疱、结痂伴瘙痒 2 年。2 年前患者日晒后颜面皮肤出现红斑、红色丘疹，未予重视。数日后，在红斑基础上出现水疱，水疱干涸结痂后遗留凹陷性瘢痕及色素沉着，皮疹分批出现，伴瘙痒及灼热感。之后病情反复发作，春夏季恶化，冬季消退，日晒可诱发、加重疾病。曾拟诊为“水痘”“脓疱疮”“湿疹”，给予相关治疗，未见好转。皮损仅局限于暴露部位，无发热等全身症状，无接触传染性，无神经及精神异常。既往体健，家族中无相同疾病史，无药物过敏史。体格检查：一般情况良好，全身浅表淋巴结未触及，各系统检查无异常。皮肤科检查：颜面、双手背及前臂皮肤可见大小不等、形态不一的红色丘疹、丘疱疹、水疱，水疱周围有红晕，中央可见脐窝，表面伴坏死、结痂，间有浅表萎缩性瘢痕（图 13-7-1）。

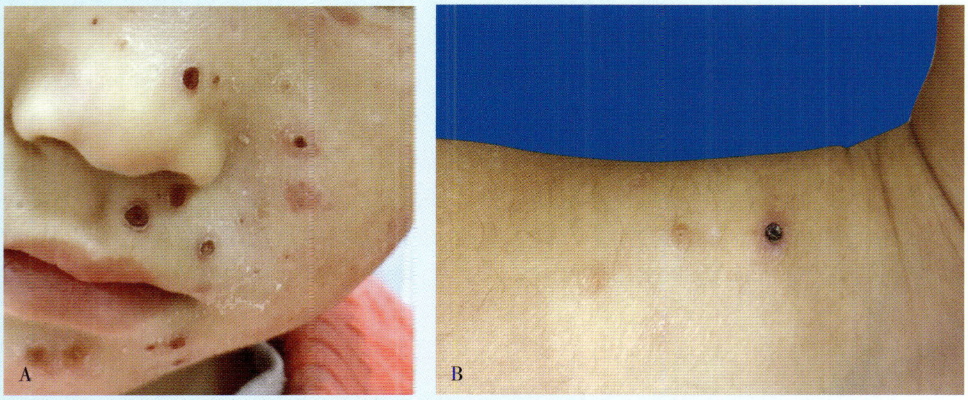

图 13-7-1　典型皮损

A. 颜面部丘疹、结痂；B. 前臂丘疱疹，中央可见脐窝，表面伴坏死、结痂。

【问题 1】通过上述问诊及体格检查，该患者可能的诊断是什么？

根据患者的主诉、症状、既往史和个人史，初步怀疑水痘、脓疱疮、种痘样水疱病、红细胞生成性原卟啉病、哈特纳普病（Hartnup 病）等，结合皮疹中央脐窝，更应怀疑为种痘样水疱病（hydroa vacciniforme）或卟啉病的可能。

【问题 2】还应该进行哪些实验室检查及辅助检查？

实验室检查：血、尿常规正常，尿中尿卟啉阴性，血荧光红细胞阴性，肝、肾功能正常。

光生物学试验：最小红斑量测定对 UVA 高度敏感。光斑贴试验阴性。

组织病理：表皮棘细胞间水肿，表皮内水疱形成，疱内可见嗜中性粒细胞、淋巴细胞，基底细胞灶性液化变性，真皮浅层水肿，毛细血管扩张，浅、中层血管周围可见淋巴细胞浸润。直接免疫荧光阴性。

【问题 3】最终可确诊为什么疾病？

根据病史、临床表现及实验室检查，可确诊种痘样水疱病。诊断依据如下：①幼年发病。②发病前有日光暴晒，且日光照射可诱发或加重疾病。③皮损部位为颜面、双手背等暴露部位。④初起皮损为红斑、丘疹，迅速发展为水疱、顶端有脐凹。水疱愈后留有浅表性点状凹陷性瘢痕。⑤自觉瘙痒。⑥病程 3 年，有明显季节性，春夏季多发。⑦最小红斑量测定对 UVA 高度敏感。⑧尿卟啉阴性，血荧光红细胞阴性。⑨病理检查符合本病特点。

知识点

种痘样水疱病的临床表现

本病常自幼年开始发病，多见于男孩。好发于面部、手背等曝光部位，有红斑、丘疹、水疱，部分水疱中央可见脐凹，水疱可出现坏死、结黑痂，痂皮脱落后遗留凹陷性瘢痕、色素沉着，甚至残毁畸形。皮疹常在春夏季加重，冬季减轻或消退，常在青春期后自愈。

【问题 4】需要与哪些疾病进行鉴别诊断？

1. 水痘 是一种由水痘 - 带状疱疹病毒引起的急性、传染性、发疹性皮肤病。皮疹为小水疱，周围有红晕。水疱分批出现，呈向心性分布，可泛发至全身。常伴有上呼吸道症状及发热等全身症状，与日晒无明显关系。一般不会反复发作。

2. 红细胞生成性原卟啉病 多发生于儿童期，日晒后皮肤发生红肿、水疱、血疱，继之糜烂、结痂，愈后留下点状凹陷性瘢痕。急性发作时皮肤疼痛常较严重。病程长者面部多毛、口唇有放射状皮肤萎缩纹。末梢血荧光红细胞阳性等特点可与本病鉴别。

3. 先天性红细胞生成性卟啉病 本病皮损与其类似，但其发病较早（多于 1 岁以内）。牙釉质呈褐色，Wood 灯下呈橘红色荧光。末梢血荧光红细胞阳性，尿卟啉检查阳性。

4. 盘状红斑狼疮 皮损为盘状红斑，中央萎缩，附有黏着性鳞屑，剥除鳞屑可见扩张的毛囊口。组织病理和免疫病理等均与本病不相同，可作鉴别。

5. Hartnup 病 为先天性色氨酸代谢缺陷的遗传病。儿童期发病。暴露部位日晒后发生红斑、水肿、渗液、结痂，严重者可有水疱，皮损为烟酸缺乏症样改变。有小脑共济失调。尿液中可查见氨基酸。

6. 多形红斑 皮疹呈多形性，其中斑疹 - 丘疹型最常见，皮疹呈远心性扩大，边缘部呈暗红色，中间为水疱或紫癜，即所谓靶形损害。既往有种痘样水疱病误诊为多形红斑的报告。

7. 种痘样水疱病样皮肤 T 细胞淋巴瘤 儿童多见，皮损主要累及面部，也可见于四肢，表现为水肿、水疱、溃疡、结痂和瘢痕，与本病相比，皮损更广泛和深在，可伴肝脾大和内脏病变，组织病理学改变可以鉴别。

几种日光性皮肤病的鉴别诊断见表 13-7-1。

【问题 5】如何治疗？

治疗原则：避免日晒，积极抗炎治疗，加强对症处理，防止继发感染，减少瘢痕形成。

1. 系统治疗 可予口服羟氯喹或氨苯砜并配合 B 族维生素、烟酰胺。如发作严重时可加用泼尼松、雷公藤、沙利度胺等，或联合用药（常用沙利度胺加氯喹、沙利度胺加泼尼松、雷公藤加氯喹）。给予口服 β- 胡萝卜素可能有一定疗效。停药后日晒时可复发。

2. 局部治疗 对症处理，并积极防治继发感染，减缓瘢痕形成。

【问题 6】如何预防再发？

在春夏发病季节前，应注意尽可能避免日光暴露，穿合适的衣物、外用 UVA 遮光剂可减轻症状和瘢痕形成。有报道口服鱼肝油也有一定的作用。鱼肝油属于不饱和脂肪酸，每粒鱼肝油含 18% 二十碳五烯酸、12% 二十二碳六烯酸，能增加患者对紫外线产生红斑的抵抗能力。

表 13-7-1 几种日光性皮肤病的鉴别诊断

疾病	好发人群	临床特点	实验室检查
日晒伤	女性、儿童及浅肤色人群多见	春夏季节多见，日晒后在暴露部位出现弥漫性红斑，严重者可出现水疱、糜烂，常伴灼痛感。皮损泛发时可有全身症状	常无特殊改变
多形性日光疹	女性多见	好发于春末和夏初，日晒后在光照部位发生成群丘疹、丘疱疹等多形性皮损，伴瘙痒，皮损邻近处同样暴露的皮肤区域常完全正常而不受累是其特征。皮疹表现有多种类型，同一患者常以某一型为主，最常见的是丘疹型和丘疱疹型。反复发作后季节性可不明显	尿卟啉检查阴性，光激发试验能确定疾病作用光谱，多数患者 UVA 阳性
慢性光化性皮炎	好发于中老年男性	皮疹好发于暴露部位，重者可累及非暴露部位，皮损呈皮炎湿疹样，常伴瘙痒，部分患者在面部出现结节性损害而呈狮面样外观，发病初期春夏季加剧，病程较长后可无明显季节性	光生物剂量测定对 UVB 异常敏感，部分患者对 UVA 或可见光敏感，光斑贴试验可对多种接触性光敏物呈阳性反应
光毒性接触性皮炎		起病前接触光感物质，日晒后暴露部位出现红肿、水疱等日晒伤样损害，伴瘙痒、烧灼感，皮疹局限于曝光部位	光生物学试验常显示对 UVA 敏感
光变应性接触性皮炎		起病前接触光感物质并日晒，初发于暴露部位，边缘不清，常迅速扩散，可扩展至非曝光部位皮肤乃至全身。皮疹多呈湿疹样改变，自觉瘙痒，亦可有灼痛感，如继续接触该物质则表现为病情反复，长期不愈	光生物学试验：最小红斑量测定无异常，光斑贴试验阳性
植物/蔬菜日光性皮炎		起病前有过多服用或直接接触了具有光敏性的植物/蔬菜以及长时间日晒的病史，暴露部位发生非凹陷性水肿，皮肤呈潮红或紫红色，可有丘疹、瘀斑、水疱、大疱等，可伴灼热、胀痛或瘙痒	白细胞计数、嗜酸性粒细胞增加，部分患者尿卟啉阳性
种痘样水疱病	常自幼年开始发病，多见于男孩	好发于曝光部位，有红斑、丘疹、水疱，部分水疱中央可见脐凹，坏死、结黑痂，遗留瘢痕，甚至残毁畸形。皮疹常在春夏季加重，冬季减轻或消退，常在青春期后自愈	尿卟啉阴性，最小红斑量测定对 UVA 高度敏感。光斑贴试验阴性

（张 静）

第八节 夏 季 皮 炎

门诊病历摘要

患者，男，45 岁，双小腿红斑、丘疹伴瘙痒 1 个月。1 个月前入夏后患者出现双小腿红斑、丘疹，伴明显瘙痒，高温天气时症状加重，气温下降后可缓解。无局部异物接触史，无药物过敏史，既往体健，无家族性疾病史。体格检查：一般情况可，生命体征平稳，查体合作，心肺检查未见异常。皮肤科检查：双胫前粟粒大小红色斑丘疹，可见明显抓痕、血痂及色素沉着，无糜烂渗出（图 13-8-1）。

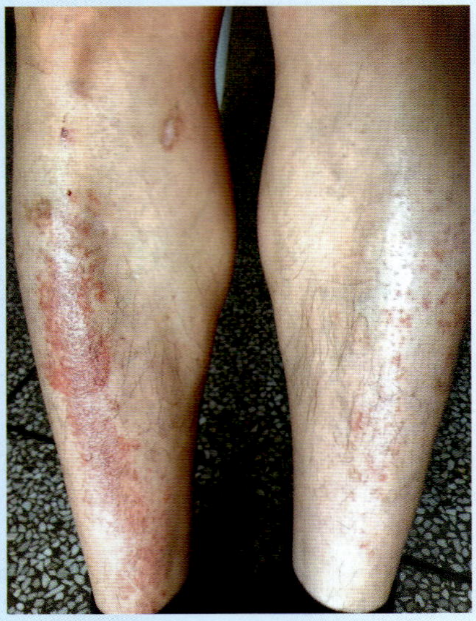

图 13-8-1 双下肢皮损

【问题 1】根据病史及皮疹表现，临床考虑什么疾病？

患者中年男性，亚急性病程；无局部异物接触史，无药物过敏史；夏季发病，高热天气时加重，气温下降后缓解；皮疹为双胫前对称分布粟粒大小红斑丘疹，可见明显抓痕、血痂及色素沉着；诊断首先考虑夏季皮炎（dermatitis aestivale）。

知识点

夏季皮炎发病机制及临床表现

1. 发病机制 主要由于气温高、湿度大，加上灰尘等刺激皮肤所致。

2. 临床表现 多见于成年人，夏季发病，自觉瘙痒，好发于四肢伸侧及躯干等，尤其是下肢多见，对称分布。皮损表现为大片红斑，在此基础上有针头至粟粒大小聚集性丘疹、丘疱疹，一般不融合。搔抓后可出现抓痕、血痂，久之皮肤增厚，甚至继发感染。天气转凉后，病情减轻，甚至自愈。本病可常在该季节反复发作。

【问题 2】应注意与哪些皮肤病鉴别？

夏季皮炎需与红痱、瘙痒症等疾病相鉴别。

知识点

夏季皮炎的鉴别诊断

1. 红痱 多见于儿童。皮损好发于头面、躯干及皱褶部位，为密集针头至粟粒大小红色丘疹、丘疱疹，有刺痒感，可自行消退，消退后有轻度脱屑。

2. 瘙痒症 无原发性皮损，仅见到抓痕、苔藓样变。

【问题 3】该患者如何治疗？

保持室内通风和散热，室内温度不宜过高，衣着宽松、透气、吸汗，保持皮肤清洁干燥，宜用温水沐浴，浴后擦干并外用粉剂。可外用炉甘石洗剂或糖皮质激素霜剂（如糠酸莫米松乳膏）；抓痕、血痂明显，提示瘙痒剧烈，可口服抗组胺药，如西替利嗪。

知识点

夏季皮炎的预防和治疗

1. 为预防本病发生，应在进入夏季时保持室内良好的通风和散热，室内温度不宜过高，不宜穿闷气、不通风的衣裤。保持皮肤干燥、清洁，宜用温水清洗后毛巾擦干。

2. 治疗以外用药为主，宜用清凉、止痒的药物。可外用 1% 薄荷炉甘石洗剂、10% 炉甘石洗剂、0.1% 糠酸莫米松乳膏等。瘙痒明显者，可口服抗组胺药。

第九节　痱　　子

门诊病历摘要

患者，男，54 岁，面部、躯干水疱 1 日。患者 2 日出现发热，1 日前面部、躯干出现多发性小水疱，无瘙痒不适。既往有脑梗死病史；无局部异物接触史，无药物过敏史。体格检查：体温正常，神志清楚，言语不流利，回答切题，查体合作，心肺查体未见异常。皮肤科检查：面部、胸部、腹部可见多发性粟粒至米粒大透明水疱，疱壁紧张，疱液清亮，周围无红晕，触之易破（图 13-9-1）。

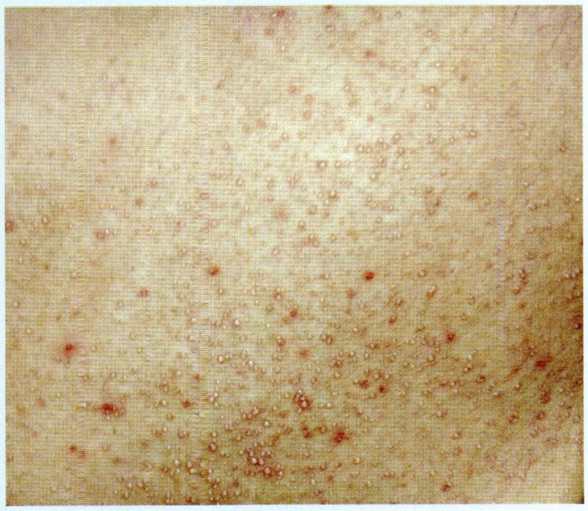

图 13-9-1　腹部多发性小水疱

【问题 1】根据病史及皮疹表现，临床考虑什么疾病？

男性患者，急性病程；出皮疹前有发热病史，无局部异物接触史，无药物过敏史；面部、躯干出现多发性粟粒至米粒大小透明性水疱，疱液清亮，周围无红晕，疱壁易破，无瘙痒不适。诊断首先考虑白痱（miliaria crystallina）。

知识点

痱子的病因、临床类型及表现

痱子是由于环境中的气温高、湿度大，出汗过多不易蒸发，使皮肤角质层水分过多、肿胀堵塞汗管，汗管内汗液潴留，因压力增高而发生破裂，汗液渗入周围组织而发病。除此之外，尚有其他因素可导致痱子发生，如药物（异维 A 酸、多柔比星）、破坏表皮的皮肤病（葡萄球菌烫伤样皮肤综合征、史 - 约综合征）、伴有汗液中盐分增加的疾病（无发热的高钠血症）、紫外线或电离辐射、细菌（葡萄球菌）等。

依据汗管损伤和汗液溢出部位的不同，痱子可分为四种类型：

1. 白痱　又称“晶形粟粒疹”，是汗液在角质层内或角质层下溢出而致，故临床表现为 1~2mm 表浅、透明的水疱，似水滴，周围无红晕，易破，水疱可融合，一般无自觉症状。水疱往往泛发，多见于新生儿的头部、颈部、躯干上部及成人的躯干。水疱可成批出现，在数小时至数日内消退，伴浅表脱屑。常见于高热伴大量出汗、长期卧床、过度衰弱者。

2. 红痱 又称“红色粟粒疹”，最常见，是汗液在表皮棘层处汗管溢出引起汗管周围组织炎症所致。表现为密集排列的针头大小丘疹、丘疱疹，周围绕以红晕，皮疹消退后有轻度脱屑。自觉轻微灼热和刺痒感。婴幼儿好发于头面部、颈部、腋窝、腹股沟等皮肤皱褶处；成人多见于躯干上部（特别是背部）、头皮、颈部和间擦部位等。

3. 脓痱 又称“脓疱性粟粒疹”，多由红痱发展而来。表现为密集丘疹顶端有针尖大小浅表脓疱，细菌培养常为阴性，但细菌可能与之有关，特别是葡萄球菌。好发于四肢屈侧、皮肤皱褶部位及幼儿头颈部。

4. 深痱 又称“深部粟粒疹”，是汗液在表皮 - 真皮交界处汗管破裂溢出，表皮汗管被反复发作的红痱破坏，是汗液阻塞在真皮内而致病。表现为密集的、与汗孔一致的非炎症性皮肤色的坚硬丘疹或丘疱疹，出汗时皮疹增大，不出汗时皮疹不明显。一般无瘙痒，皮疹泛发时，除面部、腋窝、腹股沟、手足等代偿性出汗增多外，其他部位汗腺基本丧失功能，导致全身皮肤出汗减少或无汗，可出现头痛、发热、无力、呼吸困难、心动过速等全身症状。多见于热带地区反复发生红痱者，好发于躯干、四肢等部位。

【问题 2】该患者如何治疗？

将患者置于凉爽环境中，使其减少或停止出汗，保持皮肤干燥清洁，不要挤破水疱，防止继发感染。可予炉甘石洗剂外用。

知识点

痱子的预防和治疗

1. 室内保持凉爽以停止出汗，每日至少 8 小时处于无汗状态可预防本病；衣服宜宽松，利于汗液蒸发，及时更换潮湿的衣服；避免搔抓，防止继发感染；保持皮肤干燥、清洁，经常毛巾擦汗或温水清洗后撒粉剂。

2. 治疗以外用药为主，宜用清凉、收敛、止痒的药物。可外用痱子粉、1% 薄荷炉甘石洗剂、10% 炉甘石洗剂。对红痱外用 0.05% 地奈德乳膏、0.1% 糠酸莫米松乳膏等弱、中效糖皮质激素外用制剂可减轻瘙痒、加快炎症消退。对脓痱，使用针对葡萄球菌和链球菌的抗生素，可能有益，如 1% 克林霉素凝胶、2% 夫西地酸乳膏等。瘙痒明显者，可口服抗组胺药。

第十节 火激红斑

门诊病历摘要

患者，女，25 岁，反复腹部网状红斑 3 年，再发 1 周。3 年前患者腹部出现红斑，呈网状分布，无疼痛、瘙痒不适，红斑消退后可遗留暂时淡褐色色素沉着斑，反复发作，1 周前再次出现类似情况。追问病史获知发病规律，经期出现，有痛经病史，经常使用热水袋敷腹部缓解痛经，无药物过敏史，既往体健，家族史无特殊。体格检查：一般情况可，查体合作，心肺检查未见异常，腹软，无压痛、反跳痛。皮肤科检查：腹部可见网状分布深浅不一红斑，境界欠清，散见松弛性水疱（图 13-10-1）。

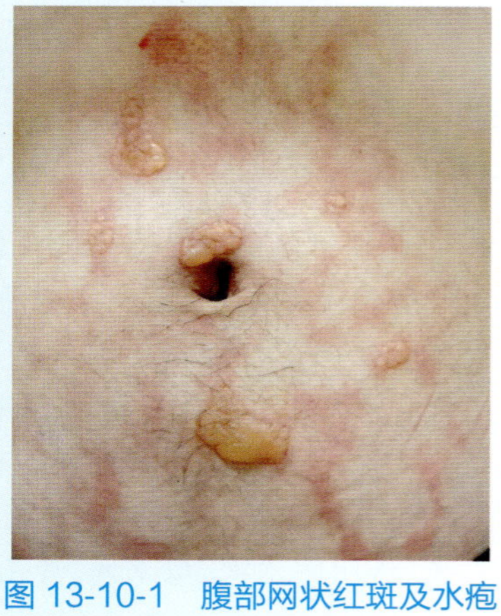
图 13-10-1 腹部网状红斑及水疱

【问题 1】根据病史及皮疹表现,临床考虑什么疾病?

患者青年女性,慢性病程,反复发作,皮疹可自行消退;无药物过敏史;每次发作前有热水袋使用史,皮疹表现为腹部深浅不一的网状红斑,散见松弛性水疱;诊断首先考虑火激红斑(erythema abigne),伴浅Ⅱ度烫伤。

知识点

火激红斑的发病机制及临床表现

1. 发病机制 火激红斑是指长期暴露于过热环境下但又不引起烧伤而导致局部皮肤产生持久的网状花纹表现,有恶变风险。长期暴露于低于烧伤阈值的热环境中是火激红斑的根本原因,但确切的发病机制不明,可能与影响弹性纤维,使其增多、增粗,形成致密的粘连有关。常见致热原有电热毯、热水袋、电暖器、红外灯、笔记本电脑、汽车散热器、炉火等。女性患者是男性的 10 倍。大多数患者是中老年人。

2. 临床表现 火激红斑皮损多见于大腿内侧、小腿伸侧、上胸部、下背部和腹部,因为习惯将这些部位暴露于致热原。开始表现为暂时性网状红斑,颜色易变浅,皮损大小与热源范围近似。随着暴露时间延长,颜色变为较暗的色素沉着,皮损范围固定,颜色不易变浅。多无自觉症状,偶有轻度灼热感。多种颜色可同时出现在一块活动性斑片中,从淡红至暗红或暗褐色不等。较晚期的皮损有时出现水疱、角化、皮肤萎缩等。病因去除后,皮损可缓慢消退,早期病变是可逆的,持久病变有时可遗留永久性色素沉着。极少数情况下,可出现上皮不典型增生,Bowen 病和鳞状细胞癌罕见。

【问题 2】本病需与哪些疾病相鉴别?

本病根据病史、临床表现诊断不难,但仍需与其他疾病鉴别。

知识点

火激红斑的鉴别诊断

1. 网状青斑 有网状红斑、毛细血管扩张,但无色素的变化。

2. 血管萎缩性皮肤异色症 临床表现具有色素沉着、色素减退、毛细血管扩张和皮肤进行性萎缩的网状损害。

3. 进行性色素性紫癜性皮肤病 多数针尖大小辣椒粉样紫癜组成环状损害为特征性改变。

【问题 3】该患者如何治疗?

避免再次暴露于热源,防止进一步损伤。局部外用温和润肤剂,水疱处可抽疱后外用凡士林纱布。色素沉着处可外用 5% 氢醌霜、0.1% 维 A 酸霜或软膏。

知识点

火激红斑的预防和治疗

避免长期暴露于热源,可预防疾病发生。

治疗首先去除病因,防止进一步损伤。部分患者在去除病因后,皮损可缓慢自行消退。局部外用温和润肤剂,色素沉着处可 5% 氢醌霜、0.1% 维 A 酸霜或软膏,角化性损害可外用氟尿嘧啶软膏或咪喹莫特软膏治疗。

第十一节 冻 疮

门诊病历摘要

患者，女，46 岁，双手指水肿性红色丘疹、结节 1 周。1 周前患者出现双手指水肿性红色丘疹、结节，伴有轻度瘙痒，受热后加剧，无明显疼痛。1 年前冬季出现类似情况，气候变暖后自动消失。无药物过敏史，既往体健，家族史无特殊。体格检查：一般情况可，查体合作，心肺检查未见异常。皮肤科检查：双手指可见多发性水肿性红色丘疹、结节，约黄豆至蚕豆大小，境界欠清，压之褪色，轻微触痛，质地柔软，未见溃疡、水疱，雷诺现象阴性（图 13-11-1）。

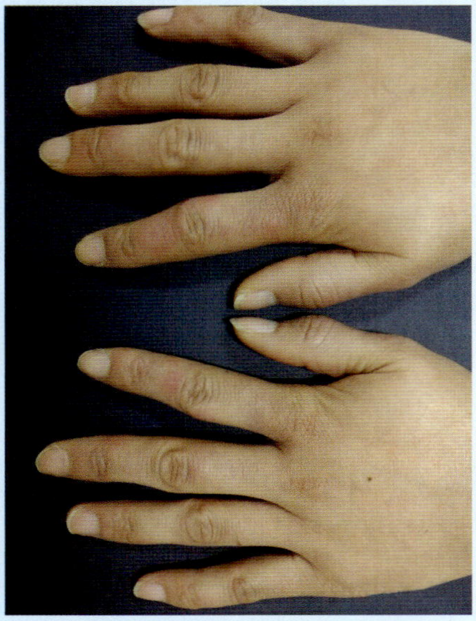

图 13-11-1 双手指水肿性红色丘疹、结节

【问题 1】根据病史及皮疹表现，临床考虑什么疾病？

患者中年女性，急性病程；冬季发病，既往有类似情况，气候变暖后消失；无药物过敏史；皮疹表现为双手指多发性水肿性红色丘疹、结节，境界欠清，质软，压之褪色，遇热加重，有瘙痒不适；诊断首先考虑冻疮（pernio）。

知识点

冻疮的病因及临床表现

1. 病因　冻疮是由寒冷低温引起的末梢部位局限性、淤血性、炎症性皮肤病。长期暴露于寒冷潮湿的环境中，皮肤血管痉挛收缩，导致组织缺氧引起细胞损伤；血管麻痹扩张可引起静脉淤血、毛细血管扩张、渗透性增加，血浆渗入组织间隙而引发本病。周围血液循环不良、手足多汗、贫血及鞋袜过紧等均可加重病情。

2. 临床表现　冻疮多见于初冬、早春季节，常于暴露寒冷后 12~24 小时发病。皮损好发于手、足、耳和面部，尤其是儿童、女性和末梢血液循环不良者，多为对称性。皮损表现为单个或数个局限性红色至蓝紫色隆起的水肿性斑疹、丘疹或结节，境界不清，边缘鲜红，表面紧张有光泽。触之柔软，压之褪色。严重者可出现水疱、破溃、糜烂或溃疡，愈合遗留色素沉着、色素脱失或萎缩性瘢痕。自觉瘙痒，受热后加重。皮损常在 1~3 周消退，但易复发。

【问题 2】本病需与哪些疾病相鉴别？

本病根据病史、临床表现诊断不难，但其他皮肤病可出现冻疮样皮损，需与之鉴别。

知识点

冻疮的鉴别诊断

1. 多形红斑　多发于春、秋两季，多见于四肢末端伸侧，如手、足、前臂伸侧、踝部，皮损为略隆起的水肿性红斑或扁平丘疹，颜色鲜红或暗紫色，中央略凹或为紫癜、水疱，形成特殊的虹膜状或靶形损害。常伴有发热、关节疼痛等症状。

2. 肢端青紫症　是由于肢端皮肤细小动脉对寒冷反应过度，发生痉挛，毛细血管和静脉的继发性扩张而出现的继发性青紫，表现为四肢末端皮肤呈持续、均匀的青紫色，常杂有斑点，伴有多汗、轻度感觉过敏，局部皮肤温度降低，而四肢脉搏正常。

3. 冷球蛋白血症　当血中含有冷球蛋白时便称为冷球蛋白血症。冷球蛋白是指温度低于 4℃时易自发形成沉淀，加温后又可溶解的免疫球蛋白。临床可表现为寒冷性肢端发绀、皮肤紫癜、坏死、溃疡等，根据临床表现和血清中冷球蛋白显著增高即可诊断本病。

4. 冻疮样红斑狼疮　是一种不常见的疾病，既有冻疮表现，又有皮肤红斑狼疮或系统性红斑狼疮的临床或实验室检查特征，是慢性红斑狼疮的一种形式。表现为在寒冷作用下，指 / 趾尖、足跟、小腿后侧、肘、膝、鼻和耳等处的鲜红色至红蓝色的触痛性丘疹、结节或斑块，肢端区域的皮损可形成溃疡，多见于女性。

【问题 3】该患者如何治疗？

加强保暖措施，局部可外用复方肝素钠乳膏等药物。

知识点

冻疮的预防和治疗

注意保暖，穿戴合适的防寒服、手套和鞋袜保持温暖，避免吸烟，加强营养，高蛋白及维生素丰富的饮食；坚持锻炼促进血液循环，提高机体对寒冷的耐受性。

治疗以外用药物为主，以消炎、消肿、促进血液循环为原则。未破溃者可用复方肝素钠、维生素 E 软膏和冻疮软膏，已破溃者可用抗生素软膏，也可用微波照射、氦氖激光等理疗。对于是否使用中 - 高效糖皮质激素外用制剂，尚有争议，有文献报道可加快皮损消退。系统药物治疗可口服盐酸硝苯地平等血管扩张剂，盐酸山莨菪碱和己酮可可碱、维生素 C 片、维生素 E 片、烟酰胺均有一定疗效。

（任韵清）

第十二节　鸡眼与胼胝

门诊病历摘要

患者，男，54 岁，左足底前中部一角化皮损伴行走疼痛 1 年。患者 1 年前左足底前中部出现一黄豆大小的淡黄色角质栓，行走时患处疼痛，挤压尤甚，自行常于热水浸泡后用小刀片削剥，疼痛无明显缓解。既往体健，否认手术及外伤史，无药物过敏史及传染病史。皮肤科检查：左足底前中部可见一大小约 1.0cm × 0.9cm 的淡黄色圆锥形角质栓，外围皮肤增厚，略高出皮面（图 13-12-1）。

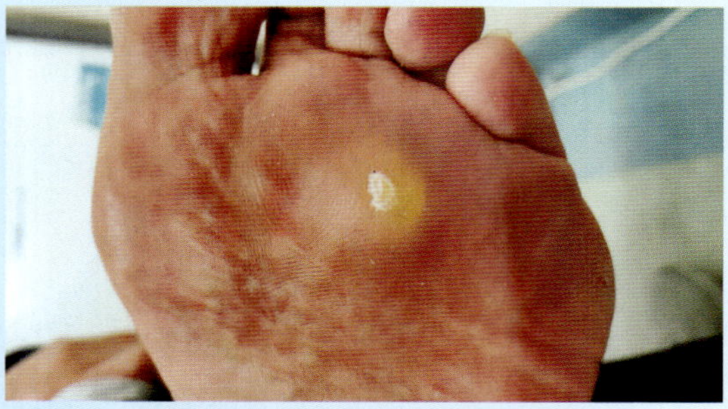

图 13-12-1 左足底淡黄色圆锥形角质栓

【问题 1】通过上述问诊，应考虑什么疾病？

通过上述病史询问，根据无外伤史、较典型皮疹伴行走时疼痛，首先考虑鸡眼(clavus)。在问诊时应注意与跖疣、胼胝相鉴别(表 13-12-1)。

表 13-12-1 鸡眼、跖疣、胼胝鉴别诊断

鉴别点	鸡眼	跖疣	胼胝
病因	挤压	人乳头瘤病毒(HPV)感染	长期摩擦、压迫
好发部位	跖、趾、足缘	足跖	足跖前部、足跟
皮损	圆锥形角质栓，外围透明黄色环	圆形灰黄色角化斑块，中央凹陷，较软，表面粗糙无皮纹，外周角化环，易见出血点	蜡黄色角质斑片，中央略增厚，皮纹清楚，边缘不清楚
数目	单发或几个	可较多	1~2 片
疼痛与压痛	压痛明显	挤捏时明显	无或轻微

【问题 2】综合分析后，患者最终诊断是什么？

根据临床表现，可确诊鸡眼。诊断依据：皮损为淡黄色圆锥形角质栓，符合鸡眼的临床表现；足底部位为好发部位；有挤压、行走时疼痛等伴随症状。

【问题 3】如何选择药物及治疗时机？

建议患者外用药物治疗，选择大小合适、质地柔软的鞋或鞋内衬以较厚的棉垫，以减少摩擦和压迫。

知识点

鸡眼的治疗

鸡眼的治疗方法很多，可根据具体情况选择。

1. 外用药物治疗 用腐蚀性或剥脱性药物外敷，如市售鸡眼膏、40% 水杨酸软膏、40% 氢氧化钾糊等，使皮损软化脱落，但需注意保护周围正常皮肤。

2. 物理治疗 可选择液氮冷冻、CO_2 激光、微波治疗。

3. 手术治疗 如疼痛明显，外用药物及物理治疗效果欠佳可选择手术切除。

门诊病历摘要

患者，女，49 岁，左足底前中部一角化增生性皮损 10 年。患者 10 年前左足底前中部出现一红枣大小的淡黄色角化性斑块，无明显症状，近年来逐渐增大。既往体健，否认手术及外伤史，无药物过敏史及传染病史。皮肤科检查：左足底前中部可见一大小约 3.5cm×2.0cm 的淡黄色角质增生性斑块(图 13-12-2)。

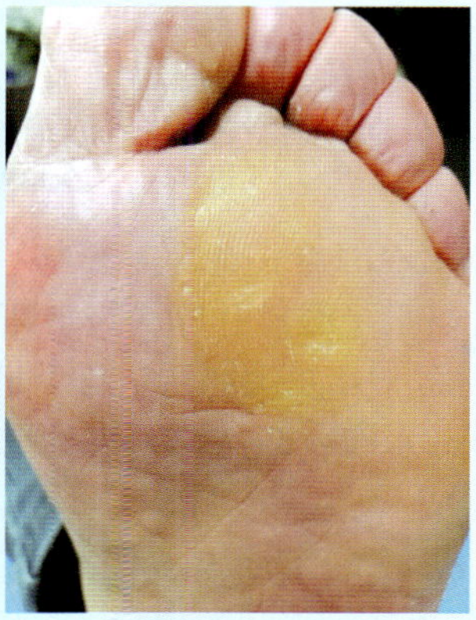

图 13-12-2　左足底淡黄色角质增生性斑块

【问题 1】通过上述问诊，应考虑什么疾病？

通过上述病史询问，根据病程、足部典型淡黄色角质增生性皮损，首先考虑胼胝（callus）。

【问题 2】综合分析后，患者最终诊断是什么？

根据临床表现，可确诊胼胝。诊断依据：皮损为淡黄色角质增生性斑块，符合胼胝的临床表现；足底部位为好发部位；无疼痛等伴随症状。

知识点

胼胝的临床表现

胼胝好发于掌跖受压迫和摩擦处，表现为黄色增厚的角质性斑块，质地坚硬，中央厚边缘薄，境界不清，表面光滑且皮纹清晰，一般无症状，严重者可有压痛。

【问题 3】如何选择药物及治疗时机？

胼胝是一种保护性反应，如能去除病因，多数能自愈。建议患者选择大小合适、质地柔软的鞋或鞋内衬以较厚的棉垫，以减少摩擦和压迫。如皮损加重或伴疼痛症状可用热水浸泡后用刀削除或外用角质剥脱剂，也可选择液氮冷冻等物理治疗。

第十三节　手足皲裂

门诊病历摘要

患者，男，55 岁，双足底皲裂伴疼痛 1 个月。患者入冬以来自觉足部皮肤干燥，未予处理，1 个月前足跟出现数条裂隙，伴疼痛，自用“护肤霜”，效果不佳。既往体健，否认手术及足部创伤史，无药物过敏史及传染病史，无酸碱等化学物质接触史。患者从事户外建筑工作多年。皮肤科检查：足跟可见数条沿皮纹方向深浅、长短不一的裂隙，周围皮肤干燥、增厚，未见出血、鳞屑（图 13-13-1）。

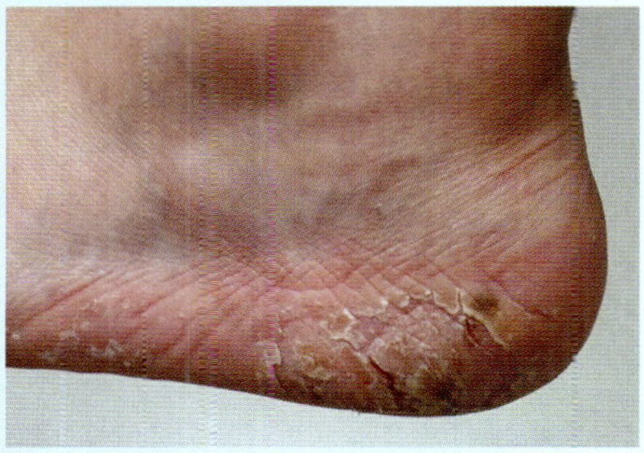

图 13-13-1　足跟部皲裂

【问题 1】通过上述问诊,应考虑什么疾病?

思路 1:通过上述病史询问,根据患者长期从事户外建筑工作,入冬以来足部出现数条裂隙,伴疼痛等特点,首先考虑足底皲裂。在询问病史时,注意有无物理、化学性物质接触史,自觉症状、年龄及发病季节等,有助于本病的诊断与鉴别诊断。

思路 2:根据本病的临床表现,诊断并不困难。有时需要与手足湿疹相鉴别,注意手足湿疹的原发皮损,皮损较局限,且多伴痒感,手足皲裂可与手足湿疹并存。与掌跖角化病鉴别,后者为先天性疾病,因角化过度易造成皲裂,不一定在秋冬季节,有时可常年发病。注意与手足癣鉴别,手足癣不仅局限于足跟,还可累及掌、跖、指/趾甚至甲,皮疹多表现为丘疹、水疱,皲裂时不一定冬重夏轻,反而有时夏季更趋严重,伴瘙痒。

【问题 2】综合分析后,患者最终诊断是什么?

综合分析后的最终诊断:手足皲裂(rhagades manus et pedes)。诊断依据:符合足部皲裂的典型临床表现;中年男性,冬季发病,长期户外工作;有疼痛等伴随的症状。

知识点

手足皲裂的临床特点

1. 季节 手足皲裂好发于冬季。

2. 受累人群 多累及成年手工劳动者、户外工作者的掌跖或经常受摩擦、牵拉的部位。

3. 临床表现 根据皲裂深浅分为三度:一度仅达表皮,无出血及疼痛;二度达真皮浅层,有轻度疼痛,但无出血;三度达真皮深层及皮下组织,伴明显疼痛和出血。

【问题 3】如何做好本病的治疗及预防?

依据上述病史,患者为中年男性,既往无其他系统疾病,无并发症,皮疹局限,建议门诊治疗。建议患者工作时,穿戴防护袜,冬天应注意保暖,外出时应外涂有滋润作用的油脂保护皮肤,尽量减少局部摩擦,同时应避免物理、化学刺激。可外用 10%~20% 尿素霜、水杨酸软膏等角质剥脱剂。预防是治疗本病的主要原则,防重于治,否则一旦皲裂形成,短期内不易治愈。应告知患者以后做好预防工作,尤其秋冬季节提前采取预防保护措施,如保持足部清洁,润肤,减少局部机械摩擦,避免物理化学物质刺激等。

第十四节 摩擦性苔藓样疹

门诊病历摘要

患儿,男,5 岁,双手背、腕部皮疹 1 周。患儿 1 周前无明显诱因双手背、腕部出现粟粒大小的皮色圆形丘疹,数目较多,无自觉症状。患儿体健,否认外伤史,无药物过敏史及传染病史。家长诉平日喜好玩耍沙土。皮肤科检查:双手背、腕部可见直径 1~3mm 大小圆形小丘疹,呈轻度苔藓样变,数目较多,不融合,对称分布,呈正常肤色或淡红色。

【问题 1】通过上述问诊,应考虑什么疾病?

思路 1:通过上述病史询问,根据患儿平日喜好玩耍沙土,结合皮疹分布,首先考虑摩擦性苔藓样疹。在询问病史时,注意患儿是否玩耍沙土、玩具、在地毯上爬行等,本病可能与这些物品接触或摩擦有关。

思路 2:根据多见的发病季节、年龄、皮疹部位及特点,自觉症状不明显等,本病较易诊断。常需与以下疾病鉴别:

接触性皮炎:发病与年龄和季节无关,有刺激性物质的接触史,接触部位出现皮肤潮红、肿胀或水疱,境界明显,常有明显的自觉症状。

虫咬皮炎:有昆虫叮咬或外出游玩史。局部皮肤如手足腕部、腰部常出现风团样丘疹、水疱或丘疱疹等,多伴瘙痒。

【问题 2】综合分析后,患者最终诊断是什么?

综合分析后的最终诊断:摩擦性苔藓样疹(frictional lichenoid eruption)。诊断依据:皮疹符合摩擦性苔藓样疹的典型临床表现；患儿 5 岁，是本病好发年龄；皮疹部位为手背、手腕处。

知识点

摩擦性苔藓样疹临床特点

1. 好发季节　夏秋季节多见。
2. 好发年龄　本病好发于学龄前儿童。
3. 好发部位　皮疹以手背、指背、手腕处多见。
4. 皮疹特点　皮疹形态呈单一性疹型，对称分布，为针头至米粒大小，正常肤色、灰白或淡红色、圆形、扁平的丘疹，数目较多，呈轻度苔藓样变。

【问题 3】如何选择药物及治疗时机？

本病具有自限性，自然病程 1~2 个月。应告知患儿家长注意看护患儿，避免不良刺激及减少摩擦机会。药物治疗以对症为主，可外用炉甘石洗剂或氢化可的松软膏。如有必要可全身应用抗组胺药，如马来酸氯苯那敏片（扑尔敏），每日 0.35mg/kg，分 3~4 次服用。

第十五节　放射性皮炎

门诊病历摘要

患者，男，45 岁，左颈部红斑、溃疡伴疼痛 1 个月。患者于 1 年前因“鼻咽癌”行放射治疗，1 个月前后颈部皮肤出现红肿、破溃，自觉剧痛。患者既往有鼻咽癌 2 年余，否认手术外伤史及传染病史，无药物过敏史。体格检查：T 36.5℃，R 19 次 /min，P 78 次 /min，BP 115/75mmHg。神志清楚，查体合作。心、肺、腹部检查未见异常，颈软，神经系统体征均为阴性。皮肤科检查：左颈部可见 5cm × 3cm 的红斑，边缘清楚，明显压痛。皮损中央可见 2cm × 1cm 的溃疡，深约 0.5cm，基底凹凸不平，表面有少许分泌物、黄色痂（图 13-15-1）。

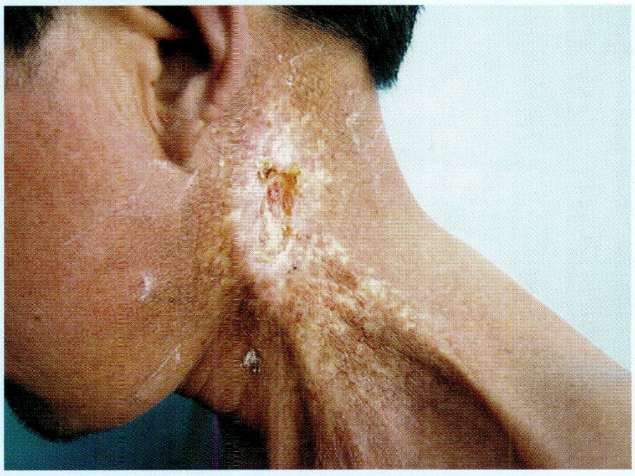

图 13-15-1　左颈部红斑、溃疡

【问题 1】通过上述问诊，应考虑什么疾病？

通过上述病史询问，“鼻咽癌”行放射治疗，结合皮疹特点，首先考虑放射性皮炎（radiodermatitis）。在问诊时，注意询问接受放射线史。

【问题 2】通过皮损特点及实验室检查，应考虑什么疾病？

患者实验室检查结果示：

血常规：血红蛋白 138g/L；红细胞计数 4.6×10^{12}/L；白细胞计数 4.4×10^{9}/L，中性粒细胞百分比 65%；血小板计数 164×10^{9}/L。结合皮损表现考虑为放射性皮炎。

知识点

放射性皮炎的临床表现

根据临床表现的不同，放射性皮炎可分为急性和慢性。

1. 急性放射性皮炎 为短期内一次或多次接受大剂量放射线引起的急性反应，潜伏期短，一般为1~3周，如果剂量过大，24小时内损害即可发生。临床表现类似热灼伤，按损害程度可分为三度：

Ⅰ度：照射部位出现局限性水肿性红斑，边界清楚，常在暴露后1周左右出现，2周左右达到高峰，3~4周后消退，留有脱屑、色素沉着、暂时性脱毛，自觉灼热与瘙痒。

Ⅱ度：局部红肿明显，有水疱形成，破溃后出现糜烂和结痂，经1~3个月痊愈，遗留色素沉着或色素脱失、毛细血管扩张、皮肤萎缩、永久性毛发脱落及瘢痕形成。自觉明显灼热及疼痛。

Ⅲ度：局部红肿严重，损害累及真皮深部以下，迅速出现坏死，形成大小不等溃疡，自觉剧痛。愈后留下萎缩性瘢痕、色素沉着或色素脱失、毛细血管扩张、毛发脱落等，部分皮损难以治愈甚至形成永久性溃疡，溃疡和瘢痕部位易发生癌变。

2. 慢性放射性皮炎 由于长期反复接受小剂量放射线辐射所致，也可由急性放射性皮炎转变而来。潜伏期数月至数十年不等。早期表现为皮肤干燥、萎缩，汗腺、皮脂腺分泌减少，毛发脱落，间以色素减退或色素沉着。晚期皮肤可形成扁平或疣状角化，皮下纤维化，甲横嵴或纵嵴增多，严重时可出现顽固性溃疡和皮肤癌变。

【问题3】最终可确诊为什么疾病？

根据典型的病史和临床表现，可确诊为急性放射性皮炎。诊断依据如下：鼻咽癌放疗史；典型皮损；伴随疼痛。

【问题4】如何选择药物及治疗时机？

应保护受损皮肤，避免局部刺激。治疗以对症处理为主，明显渗出者可用0.1%乳酸依沙吖啶（利凡诺）溶液或3%硼酸溶液冷湿敷，减轻疼痛和不适感，防止感染，分泌物细菌及真菌检查；对于长期不愈合的深溃疡，应作组织病理学检查，必要时行手术切除。同时建议专科医生依据患者的个体差异及时调整放疗剂量和治疗疗程。

（王 云）

第十四章　瘙痒性皮肤病

第一节　瘙　痒　症

门诊病历摘要

患者，男，62 岁，患者 2 年前无明显诱因出现双下肢瘙痒，未出现红斑、丘疹、水疱等皮肤损害，每日不定时瘙痒，瘙痒时间几分钟到数小时不等，瘙痒时自行搔抓、热水烫洗或自配食盐水刺激患处，症状未明显缓解，并逐渐加重扩及全身，夜间尤甚，影响睡眠，冬季瘙痒症状略明显。患者既往体健，否认外伤史、否认虫咬史，无药物过敏史及传染病史。体格检查：血压 130/80mmHg，神志清楚，查体合作。心、肺、腹部、脊柱四肢检查未见异常，全身未触及肿大淋巴结，神经系统体征均为阴性。皮肤科检查：全身皮肤干燥，可见较多散在条状抓痕，上覆血痂，有少量色素沉着，部分抓痕处可见皮肤苔藓样变，未见红斑、丘疹、水疱等原发损害。

【问题 1】通过上述问诊，应考虑什么疾病？

通过上述病史询问，根据患者症状、无原发皮损，首先考虑老年皮肤瘙痒症（pruritus）。询问病史应注意患者基础疾病，如糖尿病、尿毒症、胆汁性肝硬化、甲状腺疾病（甲状腺功能亢进或减退）、血液系统疾病（红细胞增多症、淋巴瘤、缺铁性贫血等）、HIV 感染、寄生虫感染、生活环境是否改变、精神神经因素等。

【问题 2】通过皮损特点及实验室检查，应考虑什么疾病？

患者空腹血糖：9.8mmol/L。患者皮肤损害表现符合老年皮肤瘙痒症特点。

知识点

瘙痒症临床表现

瘙痒症（pruritus）可分为全身性和局限性两种类型。瘙痒症一般无原发性皮肤损害出现，仅有瘙痒症状。全身性瘙痒可开始仅局限于一处，进而扩展至全身。情绪波动、温度变化、衣服摩擦等刺激可引起瘙痒发作或加重。搔抓可以引起继发损害，包括条状抓痕、血痂、色素沉着、色素减退，长时间反复搔抓可以出现苔藓样变，还可继发各种皮肤感染，如毛囊炎、疖、淋巴结炎等。

特殊类型的全身性瘙痒症包括：

1. 老年皮肤瘙痒症　多因皮脂腺体功能减退、皮肤干燥和退行性萎缩，以及过度热水烫洗等因素诱发，躯干和四肢多见，通常呈对称性。绝大部分患者每日发作，以晚上为甚。老年皮肤瘙痒症患者需要排除合并症及药物因素。

2. 冬季瘙痒症　常为寒冷诱发，多发生于秋末及冬季气温急剧变化的情况下，每当由寒冷的室外骤入温暖的室内，或夜间解衣卧床时，开始瘙痒。

3. 夏季瘙痒症　常以高热、潮湿为诱因而引起瘙痒，夏天汗液增多时，会使瘙痒加剧。

4. 妊娠性瘙痒症　是一种发生于妊娠女性的仅有皮肤瘙痒而无原发性皮损的皮肤病，属于瘙痒症的范畴。妊娠期因体内新陈代谢、免疫、内分泌改变，大部分患者是由于雌激素增多引起的肝内胆汁淤积导致。瘙痒为弥漫性，偶可较为严重，部分患者伴有黄疸。本病一般不引起孕妇死亡，但可导致早产、胎儿窘迫，甚至死胎。

【问题 3】最终可确诊为什么疾病?

根据典型的临床表现及辅助检查,可确诊以下疾病:

①老年皮肤瘙痒症。诊断依据:患者为老年男性,慢性病程;全身瘙痒,夜间尤甚;无原发性皮疹,可见继发性皮损,抓痕及色素沉着。②患者空腹血糖 9.8mmol/L,空腹血糖过高,不排除 2 型糖尿病。

知识点

瘙痒症的病因

全身性瘙痒症:最常见的因素是皮肤干燥,其他如神经精神因素(如各种神经功能障碍或器质性病变、情绪紧张、焦虑及恐惧等)、系统性疾病(如糖尿病、尿毒症、胆汁性肝硬化、甲状腺功能亢进或减退、淋巴瘤、白血病及其他恶性肿瘤等)、妊娠、药物或食物、气候改变(如温度、湿度)、工作和居住环境、生活习惯(如肥皂、清洁护肤化妆品)、贴身穿着的衣物等均可引起。

局限性瘙痒症:病因有时与全身性瘙痒症相同,某些原发皮肤病可引起局限性瘙痒症,如感染(真菌、滴虫、阴虱等)引起的女阴瘙痒症和阴囊瘙痒症,痔瘘、肛裂、蛲虫感染等引起的肛周瘙痒症等。

【问题 4】患者适合门诊还是住院治疗?

依据上述病史,患者为老年男性,系统体格检查未见异常,无原发皮疹,仅有局限性继发性皮疹,建议门诊治疗。同时建议患者就诊内分泌科,完善血糖系列检查,明确基础疾病诊断及治疗。

【问题 5】如何选择药物及治疗时机?

该患者首先需要明确有无糖尿病及其他系统性疾病,并给予及时的治疗,避免局部刺激,包括搔抓、洗烫及不当处置,忌食刺激性食物。

1. 外用药物治疗　可用止痒剂(如炉甘石洗剂、辣椒碱、含薄荷、樟脑的乙醇制剂或霜剂)及表面麻醉剂(如利多卡因乳膏)等,皮肤干燥可外用润肤剂,或可外用免疫抑制剂(如他克莫司、吡美莫司),也可短期外用糖皮质激素来缓解症状(因其不良反应,不能长期使用)。

2. 系统药物治疗　可选用抗组胺药、钙剂及维生素 C、镇静催眠药、抗癫痫药(如加巴喷丁)、抗抑郁药(如多塞平和米氮平)等,根据病情选择使用。

3. 物理疗法　可选用光疗(UVB 和 PUVA),对部分瘙痒症有效,淀粉浴、矿泉浴也有一定疗效。

第二节　慢性单纯性苔藓

门诊病历摘要

患者,男,40 岁,失眠 5 个月,颈项部斑块伴瘙痒 3 个月。患者 5 个月前因工作压力大,出现失眠。3 个月前颈项部阵发性瘙痒,夜间尤甚,未予治疗,常反复搔抓。2 个月前颈项部出现皮疹,瘙痒难忍。既往体健,无家族性及遗传性疾病史,无药物过敏史及传染病史。皮肤科检查:颈项部可见两处大片苔藓样变斑块,呈淡红色,可见血痂和少许鳞屑。边缘可见米粒大小的多角形扁平丘疹,呈散在分布,境界清楚(图 14-2-1)。

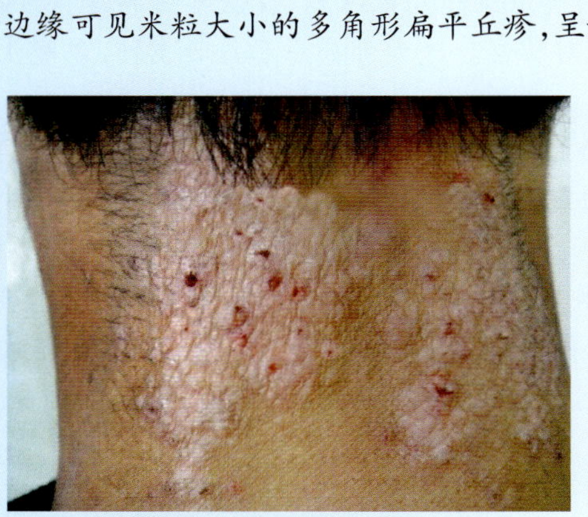

图 14-2-1　颈项部斑块

【问题1】通过上述问诊，应考虑什么疾病？

依据病史、典型皮损、瘙痒显著的特点，首先考虑慢性单纯性苔藓(lichen simplex chronicus)。本病多累及中青年，好发于颈项、上眼睑，也常发生于双肘伸侧、腰骶部、小腿、女阴、阴囊和肛周区等易搔抓部位，大多局限于一处或两侧对称分布。基本皮损为针头至米粒大小的多角形扁平丘疹，淡红、淡褐色或正常肤色，质地较为坚实而有光泽，表面可覆有少量糠秕状鳞屑，久之皮损逐渐融合扩大，形成苔藓样变，境界清楚，部分患者皮损分布广泛。自觉阵发性瘙痒，常于局部刺激、精神烦躁时加剧，夜间明显。本病病程慢性，常年不愈或反复发作，应该与慢性湿疹鉴别(表14-2-1)。

表14-2-1　慢性单纯性苔藓与慢性湿疹的鉴别

鉴别点	慢性湿疹	慢性单纯性苔藓
病史	由急性湿疹发展而来，有反复发作的亚急性病史，急性期先有皮损后有痒感	多先有痒感，搔抓后出现皮损
病因	各种内外因素	神经精神因素为主
好发部位	任何部位	颈项、肘关节伸侧、腰骶部
皮损特点	圆锥状，米粒大小灰褐色丘疹，融合成片，浸润肥厚，有色素沉着	多角形扁平丘疹，密集成片，呈苔藓样变，边缘见扁平丘疹
演变	可急性发作，有渗出倾向	慢性，干燥

【问题2】综合分析后，患者最终诊断是什么？

最终诊断：慢性单纯性苔藓。

诊断依据：

1. 皮损符合慢性单纯性苔藓临床表现。
2. 患者中年男性，平日工作压力大、失眠。
3. 伴阵发性瘙痒，夜间尤甚。

【问题3】本类疾病如何选择药物？

本病治疗原则：避免搔抓、摩擦、热水烫洗等不良刺激，辅以心理疏导，阻断“瘙痒—搔抓—瘙痒”恶性循环。

1. 心理辅导　减轻患者心理压力，必要时请心理医生协助心理疏导。神经精神诱因明显者可在精神心理医生指导下给予抗焦虑药或镇静催眠药。

2. 外用药物治疗　可外用糖皮质激素和钙调磷酸酶抑制剂、焦油类制剂(如10%黑豆馏油软膏)。面部和眼周皮损可选用保湿剂、钙调磷酸酶抑制剂，必要时短期使用弱效糖皮质激素软膏。肘部、腰骶部的肥厚皮损可采用糖皮质激素封包，必要时可皮损内注射糖皮质激素。

3. 系统药物治疗　瘙痒剧烈可选用抗组胺药口服，并辅以维生素C、维生素B，疗程视病情而定。

4. 物理治疗　皮损泛发者可选用光疗(UVB和PUVA)、药浴、矿泉浴等。

第三节　痒　　疹

门诊病历摘要

患者，男，50岁，双下肢丘疹、结节伴瘙痒3年。患者3年前无明显诱因双胫前出现黄豆大小淡红色丘疹、结节，瘙痒显著并且影响睡眠，曾以“湿疹”治疗效果不佳。此后丘疹、结节逐渐增多，泛发双下肢。患者既往体健，否认外伤史、虫咬史，无药物过敏史及传染病史。皮肤科检查：双下肢广泛分布黄豆至花生米大小半球状结节，呈暗褐色，顶部角化明显。以双胫前最多，结节表面皮肤有抓痕、结痂及色素沉着(图14-3-1)。

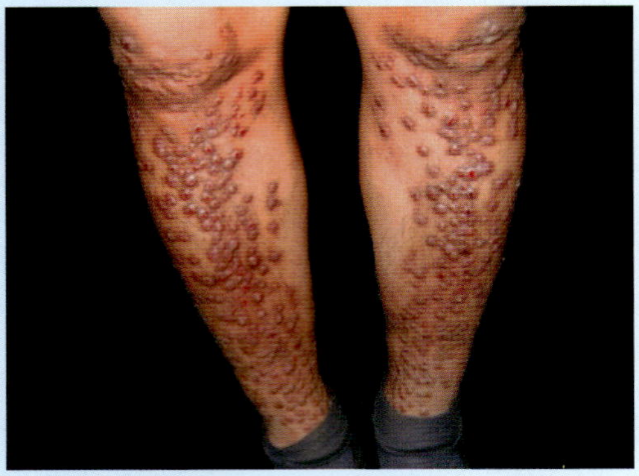

图 14-3-1 双下肢丘疹、结节

【问题 1】通过上述问诊，应考虑什么疾病？

依据病史、疣状结节性损害、发生于双肢伸侧、剧烈瘙痒等特点，首先考虑结节性痒疹(prurigo nodularis)。应与寻常疣鉴别，后者为 HPV 病毒感染，可发生于身体任何部位，典型皮损为黄豆大小的灰褐色、皮色丘疹，表面角质增生，质地坚硬。皮损数目较少，大多无自觉症状，好发于儿童及青少年。本病还应与原发性皮肤淀粉样变鉴别，后者是淀粉样蛋白沉积于皮肤。皮损呈褐色扁平小丘疹，密集成片但不融合，瘙痒剧烈。好发于双侧胫前、上臂伸侧及背部肩胛区，组织病理有助于确诊。

【问题 2】综合分析后，患者最终诊断是什么？

最终诊断：结节性痒疹。

诊断依据：

1. 皮损符合结节性痒疹的典型临床表现。
2. 患者为中老年男性，慢性病程，影响睡眠。
3. 自觉剧烈瘙痒。

知识点

痒疹的临床表现

结节性痒疹：好发于四肢，尤其是小腿伸侧多见。皮损初起时多为红色坚实丘疹，随后逐渐呈黄豆大小或更大的半球状结节，皮疹顶部角化可以出现疣状增生，表面粗糙，转成暗褐色，常散在分布，数个到上百个，偶见密集成群。自觉剧烈瘙痒，呈阵发性，常难以忍受。

成人痒疹：多见于中青年，以女性多见。好发于躯干及四肢伸侧，有时可累及头皮、面部、臀部。基本皮损为米粒至绿豆大小、淡红色或肤色的多发性坚实丘疹，散在发布，也可成簇状。瘙痒剧烈，搔抓后出现风团样斑块及丘疱疹，也可有小水疱及结痂，反复发疹及搔抓引起皮肤增厚粗糙，还可出现苔藓样变、色素沉着。

小儿痒疹：又称“Hebra 痒疹”或“早发性痒疹”，多发于 3 岁以前的儿童，特别是 1 岁左右者，好发于四肢伸侧。基本皮损为绿豆大小风团样丘疹，继而转变为肤色质硬丘疹，散在发布，也可成簇状。瘙痒剧烈，搔抓后皮肤常有抓痕、血痂，久之可出现皮肤苔藓样变、湿疹样变、化脓感染及腹股沟淋巴结肿大。皮损经常反复发作，呈慢性迁延。

知识点

痒疹的病因和发病机制

多数学者认为痒疹与超敏反应有关，也可能与神经精神因素、遗传、过敏体质、虫咬、食物或药物过敏、病灶感染、胃肠道功能紊乱、内分泌障碍及恶性肿瘤等有关。

【问题 3】如何选择药物及治疗时机？

去除各种致病因素（如虫咬、局部刺激以及相关疾病等），嘱咐患者避免搔抓、热水烫洗等刺激。

1. 外用药物治疗　以止痒、消炎为主，可以短期应用糖皮质激素、钙调磷酸酶抑制剂和角质剥脱剂，封包可增强疗效，结节性皮损可用糖皮质激素皮损内注射。

2. 内用药物治疗　可以口服抗组胺药或普鲁卡因静脉封闭，有神经精神因素的患者可适当应用抗焦虑抑郁药和镇静催眠药；有广泛的结节性皮损和瘙痒难以忍受者可短期系统使用小剂量糖皮质激素，也可以使用维 A 酸类药物、免疫抑制剂等。

3. 物理治疗　淀粉浴、矿泉浴可使瘙痒减轻；结节性痒疹可以液氮冷冻、激光治疗；UVB 光疗或 PUVA 疗法对顽固性皮损有效。

第四节　人工皮炎

门诊病历摘要

患者，女，49 岁，双侧前臂及小腿皮肤破损 9 个月。患者于 9 个月前自行用指甲搔抓双前臂、小腿，导致双侧前臂及小腿皮肤出现抓痕、破溃。对于皮损起因，患者仅提供了一些非常模糊且不符合逻辑的描述。仔细询问病史，患者述“常感到自己没有真实存在”，这种感觉让她伤害自己，当出现皮损或是出血时，患者才能确认自己是真实存在的。家属叙述患者既往曾在精神科就诊，医生初步诊断为分裂型人格障碍。患者无外伤史及传染病史，无刺激性化学物质等接触史。皮肤科检查：双侧前臂及小腿部可见散在边缘比较锐利且形状各异的表皮剥脱和真皮浅溃疡，部分皮损表面覆着红褐色结痂，部分皮损愈合后形成瘢痕。

【问题 1】通过上述问诊，应考虑什么疾病？

思路 1：通过上述病史询问，根据无外伤史、皮疹特点，结合既往病史，首先考虑人工皮炎（dermatitis factitia）。在询问病史时，常因患者隐瞒其自伤皮肤的行为，难以得到明确的病史，这就需要接诊医生仔细耐心询问，如果能从患者家属处得知患者真实情况，会对诊断有很大的帮助。

思路 2：人工皮炎是指有意识自我造成的皮肤损害。女性多见，患者一般具有癔症性格。皮肤损害可由机械性方法或化学物质造成，其人为损害的皮疹形态常常是多种多样的，局部可发生红斑、水疱、表皮剥脱、坏死和溃疡等各种损害，也可出现刺伤和割伤后所形成的创面。如因液体化学品灼伤，可以出现化学品在皮肤上流滴时造成的条状或点滴状损害，四肢远端、面、颈、胸等处常易受损伤。随皮肤损害的轻重而有不同程度的烧灼及疼痛感。

【问题 2】综合分析后，患者最终诊断是什么？

最终诊断：人工皮炎。

诊断依据：

1. 中年女性。
2. 分裂型人格障碍。
3. 皮损无明显特异性。

【问题 3】如何做好本病的治疗及预防？

首先对症治疗皮肤损伤，必要时可局部或系统使用镇痛药物和抗生素。在初诊时即请精神科医生同时进行会诊，以便对原发病给予及时治疗，防止病情发展和并发症发生。医生对患者要进行耐心的心理疏导，切勿急躁，注意缓和患者的愤怒及怀疑情绪，使患者不必恐惧自己存在的行为。避免在首次就诊时与患者关于病情发生当面对质，最好不要向患者透露对病因的怀疑，这会导致患者更多的怀疑及敌对情绪。家庭成员要给予患者足够的宽容与沟通，避免患者情绪上出现波动。应让患者远离尖锐器具和刺激性化学物品等。

第五节　寄生虫妄想症

门诊病历摘要

患者，男，25岁，全身皮肤瘙痒伴有虫爬感半年。患者半年前自行多次服用可卡因后，自觉全身皮肤瘙痒，伴有虫爬感及虫咬感，部位不固定，未引起重视，未进行相应诊治。4个月前，随着时间及服药剂量的增加，上述症状程度逐渐加重，难以忍受，患者坚持认为有虫子真实存在，常自行搔抓致皮肤破损。患者既往体健，否认存在心理压力过大或其他精神问题，否认外伤史及明确的虫咬史，否认药物及食物过敏史，否认传染病史及疫区接触史。皮肤科检查：全身皮肤未见原发皮肤损害，躯干及四肢散在线状抓痕、血痂。

【问题1】通过上述问诊，应考虑什么疾病？

通过上述病史询问，根据患者全身瘙痒伴虫爬感的症状，无原发皮损仅见抓痕及血痂等继发性皮损的特点，结合既往有反复滥用可卡因史，首先考虑寄生虫妄想症（delusions of parasitosis）。

在问诊时要注意评估患者药物滥用情况，排除由于可卡因急性中毒所致的谵妄及精神问题。对隐匿起病的患者应首先排除真正存在寄生虫或病原体感染的可能，仔细询问疫区旅游史等可能的接触史，并进行详细的体格检查及实验室检查。如经过上述评估结果均为阴性，则考虑诊断为寄生虫妄想症。继发性寄生虫妄想症应注意寻找原因。

【问题2】综合分析后，患者最终诊断是什么？

最终诊断：寄生虫妄想症。

诊断依据：

1. 患者青年男性。
2. 无原发皮肤损害，仅散在抓痕、血痂。
3. 显微镜镜检示躯干及四肢多处皮屑镜下未见疥螨、虱、蚤类等寄生虫体。

知识点

寄生虫妄想症的病因

寄生虫妄想症可以是原发性或者是继发性的。原发性寄生虫妄想症患者常有持续性妄想倾向，持续至少1个月，但患者的认知和社会功能基本保持良好。继发性寄生虫妄想症可能继发于内科系统性疾病（如恶性肿瘤、脑血管疾病、脑外伤、多发性硬化及维生素B_{12}缺乏症等）、精神障碍（如痴呆症、精神分裂症等）或药物滥用（如可卡因、苯丙胺类及多巴胺能药物等），以上情况可能导致皮肤症状，尤其是瘙痒。由于患者存在妄想症状，可能会在皮肤上使用侵蚀性化学物质或机械性损伤，导致继发性皮肤病，并进一步加重其被寄生虫感染的病理信念。患者人格特征为敏感、多疑、主观、固执、谨慎从事、精神紧张等。

【问题3】如何选择药物及治疗时机？

首先应积极治疗原发病，并停止使用诱发药物，必要时使用氟哌啶醇缓解妄想症状。皮肤病的治疗必须与心理及精神治疗同时进行，包括局部对症处理皮肤损伤和继发感染，可适当给予抗组胺药物缓解瘙痒症状，同时给予抗精神病药物。密切注意患者有无自杀意念并评估其对他人的风险。

原发性寄生虫妄想症治疗的关键是暗示、诱导患者解除寄生虫妄想。要耐心细致地听取患者的诉述，认真对待患者的病史，表示同情并提供帮助减少其痛苦，建立良好的医患关系，给予患者理解和支持，进行耐心细致的心理疏导并与家属沟通，以得到患者的信任并产生治疗的信心。医生需要仔细检查患者收集的所谓虫子及虫卵标本，并针对实验室检测结果进行详细的解释。可以通过药物的暗示治疗取得较好的效果，同时又避免大多数精神类药物可能造成的不良反应或依从性。若效果不佳，在心理科医师的协助下酌情给镇静、安慰药物等治疗。如其他疾病引起的症状性寄生虫妄想症者，则作相应的处理。

（朱　威）

第十五章　红斑及红斑鳞屑性皮肤病

组织病理(图片)

第一节　多形红斑

门诊病历摘要

患者，男，23岁，反复四肢红斑丘疹2年。2年前无明显诱因，患者于肢端出现红斑丘疹，初起为红色斑疹，逐渐扩大至1分硬币大小，中心颜色较深、呈暗红色或紫红色，伴有轻度刺痛。2年来每逢春秋季加重，发作前偶有头痛、乏力、呼吸道感染等，2~3周可自愈。无药物过敏史，家族史无特殊。体格检查：一般情况良好，浅表淋巴结未触及，心肺检查未见异常。皮肤科检查：四肢远端伸侧可见多发对称性直径1~3cm的水肿性红斑，境界清楚，部分中央为暗红色或紫红色，有水疱(图15-1-1)。口腔及眼部黏膜未见受累。

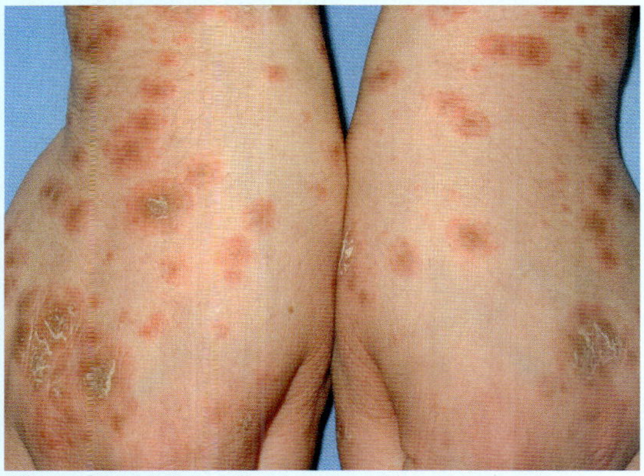

图15-1-1　双手背水肿性红斑丘疹

【问题1】根据病史及皮疹表现，临床考虑什么疾病？

患者青年男性，慢性病程，反复发作；发病前偶有头痛、乏力、上呼吸道感染等前驱症状；2年来每逢春秋季加重，2~3周可自愈；无药物过敏史；皮损表现为四肢远端伸侧多发对称性、水肿性红斑，中央为青紫色，呈特征性的靶形损害；诊断为多形红斑(erythema multiforme)。

知识点

多形红斑的临床类型和表现

多形红斑是一种以靶形或虹膜状红斑为典型皮损的急性炎症性皮肤病，常伴有黏膜损害，易复发。本病多发于儿童和青年男性，春秋季易发病，病程具有自限性。常急性起病，可有畏寒发热、头痛、乏力、关节肌肉痛等前驱症状，前驱症状多见于重症型。皮损呈多形性，可有红斑、丘疹、风团、斑丘疹、水疱、大疱和紫癜等。

根据皮损形态不同，可分为以下四型：

1. 红斑-丘疹型　轻型，最常见。与单纯疱疹病毒感染有关。皮疹好发于四肢末端伸侧，如手、足、前臂伸侧、肘、膝、踝部等，亦可见于掌跖、面颈，对称分布。口唇、口腔、眼及外生殖器黏膜较少受累。皮损主要为圆形或椭圆形水肿性红斑，初起直径 0.5~1cm，色鲜红，境界清，逐渐向周围扩大。典型皮损由 3 带组成：内带为中央部位，略凹陷，颜色深，呈暗红色或紫红色，有时为紫癜或水疱；中带为水肿性隆起；外带为境界清楚淡红色斑。称为同心圆状靶形损害（target lesion）或虹膜样损害（iris lesion）。常无全身症状，局部伴有瘙痒、疼痛或烧灼感；有自限性，皮损 2~4 周可消退，常复发，遗留暂时性色素沉着。

2. 水疱 - 大疱型　介于轻症型和重症型之间。常由红斑 - 丘疹型发展而来，常常伴有全身症状；除四肢远端外，可向心性扩散至全身，口、眼及外生殖器黏膜亦可受累；渗出较严重时，皮疹可发展为浆液性水疱、大疱或血疱，周围绕以暗红色晕。

3. 重症型　发病急骤，发病前有前驱症状；红斑数目多，主要分布于四肢，常扩散至躯干；皮损表现为多数典型靶形损害，可有水疱形成；有发热、乏力等全身症状；黏膜损害严重且迅速出现，常见口腔黏膜充血、水疱、糜烂、溃疡，伴有明显疼痛；眼结膜充血、渗出，严重者发生角膜炎、角膜溃疡；外阴肛门黏膜可出现红肿糜烂；可有白细胞、血沉、C 反应蛋白升高及肝肾功能异常。

4. 特殊类型　持久性多形红斑：常持续数月，对治疗抵抗；复发性多形红斑：反复发作，多与单纯疱疹病毒感染有关；慢性口腔多形红斑：局限于口腔或以口腔黏膜损害为主；Rowell 综合征：红斑狼疮合并多形红斑。

【问题 2】该病应与哪些皮肤病相鉴别？

该病应与其他有红斑丘疹表现的皮肤病相鉴别，如固定性药疹、冻疮和急性发热性嗜中性皮肤病等。

知识点

多形红斑的鉴别诊断

1. 固定性药疹　起病前有明确用药史。好发于皮肤黏膜交界处，也可散发全身。皮损表现为局限性圆形或类圆形境界清楚的水肿性暗紫红色斑，重者在红斑上可出现水疱或大疱。

2. 冻疮　好发寒冷季节，女性好发，多位于手背、指 / 趾背、耳等外露部外，表现为暗紫红色水肿性红斑，严重者可有水疱、破溃，自觉瘙痒，转暖自愈。

3. 急性发热性嗜中性皮肤病　起病急骤伴发热，好发于四肢和面颈部，躯干、口腔黏膜亦可受累。皮损常为痛性红色丘疹和浸润性斑块，表面可呈假水疱样外观。外周血白细胞升高，病理可见真皮上部中性粒细胞弥漫性浸润。

4. 离心性环状红斑　好发于躯干或四肢近端，手足少受累。红斑逐渐扩大，呈环状或多环形，可达数十厘米。环状边缘呈活动性而稍隆起，其内侧有少许鳞屑。可自行消退，常反复发作。常无黏膜损害。

5. 史 - 约综合征（SJS）　与该病临床鉴别非常困难。SJS 常见病因为药物。暗红斑数量更多，分布更广，严重程度更重，多无典型靶形损害，伴表皮松解、尼科利斯基征阳性，表皮松解面积 <10%。黏膜损害更广泛，至少累及两个部位及以上。全身症状明显，内脏损害严重。

6. 副肿瘤性天疱疮　有严重黏膜损害的重型多形红斑需与副肿瘤性天疱疮鉴别，后者组织学上有时表现为空泡界面性皮炎，与多形红斑相似，但直接免疫荧光检查可排除多形红斑，临床过程为慢性，口唇黏膜糜烂更严重。

【问题 3】如何预防和治疗？

多形红斑病因复杂，感染（单纯疱疹病毒、细菌、真菌、原虫、支原体）、药物、食物及物理因素均可引起本病，单纯疱疹病毒是最常见的原因。治疗应积极寻找病因，怀疑药物引起者应停用一切可疑药物。轻症患者多在数周内自愈，仅需对症处理；重症者可危及生命，需住院积极治疗。

知识点

多形红斑的治疗

1. 找出并去除可能的病因，若证明存在单纯疱疹病毒（HSV）感染，应使用抗病毒药物治疗。对于反复发作的 HSV 相关的多形红斑患者，可预防性应用抗病毒药物至少 6 个月，如阿昔洛韦 200~400mg/d 或 10mg/(kg·d)；伐昔洛韦 0.5~1g/d；泛昔洛韦 250mg，2 次 /d。这种方法可以有效预防 90% 以上与 HSV 相关的病例复发。

2. 外用药物以抗炎、收敛、止痒及预防感染为主。无糜烂处可外用糖皮质激素霜、炉甘石洗剂；有渗出糜烂时可用 3% 硼酸溶液湿敷，局部破溃者可外用 0.5% 新霉素霜或莫匹罗星乳膏防止感染，辅以高锰酸钾液洗浴；口腔糜烂可用 2% 碳酸氢钠溶液漱口，若有真菌感染，制霉菌素漱口；眼部损害外用可的松眼药水防止粘连、穿孔等；累及外阴时应及时冲洗护理。

3. 系统治疗　轻症患者口服抗组胺药、钙剂、维生素 C 等。重症患者应尽早予以足量糖皮质激素，如泼尼松起始剂量 0.5~1mg/(kg·d) 口服，病情控制后逐渐减量；同时给予支持疗法，维持水电解质平衡，保证热量、蛋白质和维生素的需要；糖皮质激素疗效不佳或有禁忌证者，可选用硫唑嘌呤、吗替麦考酚酯或氨苯砜作为二线治疗。也可静脉注射免疫球蛋白治疗。

第二节　离心性环状红斑

门诊病历摘要

患者，女，35 岁，反复下肢环形红斑 1 年。1 年前患者无明显诱因出现双大腿多发环形红斑，伴有轻度瘙痒。下肢皮损初起为红色扁平丘疹，逐渐向外扩大，中央消退，边缘稍隆起，其上附着少量糠秕状细小鳞屑；环形红斑可 2 周左右自行消退，但反复发作，夏季多见。无药物过敏史，既往体健，家族史无特殊。体格检查：一般情况可，查体合作，心肺检查未见异常。皮肤科检查：双下肢近端可见多发环形、半环形红斑，直径 2~6cm，边缘稍高于皮肤，伴少量鳞屑及色素沉着（图 15-2-1）。

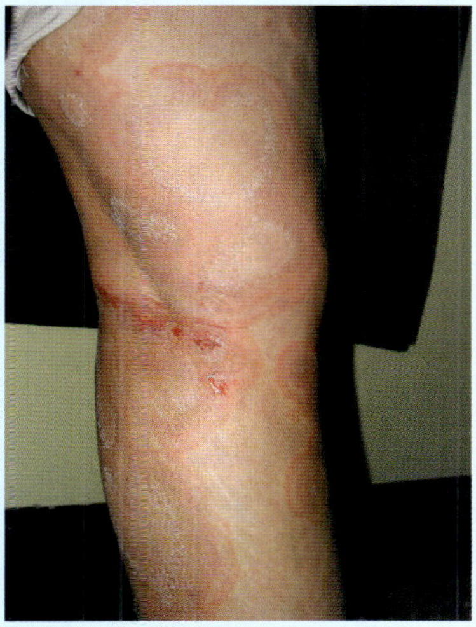

图 15-2-1　下肢环状红斑

【问题 1】根据病史及皮疹表现，临床考虑什么疾病？

患者中青年女性，慢性病程，反复发作；无药物过敏史；环形红斑可自行消退，新红斑又不断出现，夏季多发；双下肢近端可见多发环形红斑，中央略呈淡红色；诊断首先考虑离心性环状红斑（erythema annulare centrifugum）。

知识点

离心性环状红斑的病因及临床表现

离心性环状红斑病因不清，可能与感染、蚊虫叮咬、药物、内脏疾病等有关，极少数患者可能合并恶性肿瘤。好发于青壮年，该病初起多为淡红色丘疹，逐渐离心性扩大呈环形，中央消退，扩张性边缘隆起如堤状，内缘可有少量鳞屑附着。分为深在型和浅表型。浅表型常伴瘙痒，深在型不伴瘙痒。病程慢性，反复发作。深在型病理有特征性，真皮中下部血管周围可见呈袖套状分布的淋巴、组织细胞浸润。临床需与亚急性皮肤型红斑狼疮、体癣鉴别。

【问题 2】如何预防和治疗？

治疗主要为去除病因和对症治疗：局部外用炉甘石洗剂或糖皮质激素软膏；口服抗组胺药物、维生素 C、钙剂等，病情顽固者可系统使用小剂量糖皮质激素。

第三节　慢性游走性红斑

门诊病历摘要

患者，女，24 岁，左下肢红斑伴痒 2 周。3 周前患者林区春游后出现乏力、头痛、关节肌肉酸痛，随后左下肢出现一处红色斑疹，伴有轻度瘙痒，皮损逐渐扩大，为游走性，中央逐渐消退，形成环状（图 15-3-1）。无药物过敏史，既往体健，家族史无特殊。体格检查：一般情况可，查体合作，心肺检查未见异常。皮肤科检查：左下肢近端可见环状红斑，直径约 20cm，中央颜色较淡，环状红斑边缘约 1cm 宽，内缘附有少量细屑（图 15-3-1）。

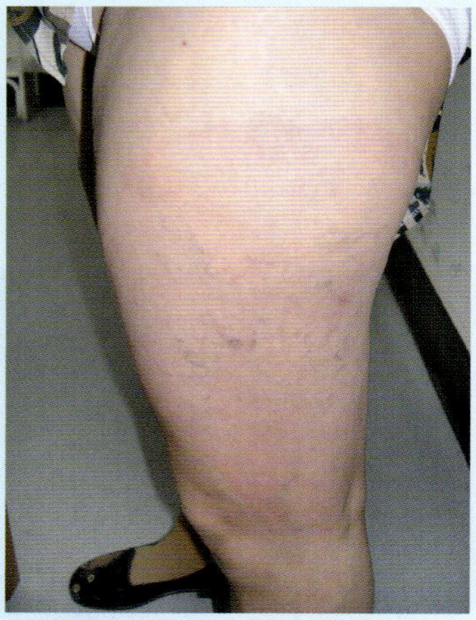

图 15-3-1　左下肢环状红斑

【问题 1】根据病史及皮疹表现，临床考虑什么疾病？

患者青年女性，林区春游后出现乏力、头痛及关节肌肉酸痛；其后 1 周左下肢出现红色斑疹，逐渐呈游走性扩展；无药物过敏史；左下肢可见环状红斑，环宽度约 1cm，直径约 12cm，中央为正常肤色，内缘附有少量鳞屑；诊断首先考虑慢性游走性红斑（erythema chronicum migrans）。

知识点

慢性游走性红斑的病因及临床表现

本病又称“游走性红斑”，可为莱姆病早期皮肤表现。莱姆病是一种虫媒传播疾病，蜱为主要传播媒介，病原体为伯氏疏螺旋体，主要在春夏季节发病。

莱姆病分为3期，一期为局限期，表现为游走性红斑；二期为播散期，表现为间歇性关节炎、脑神经和周围神经损害、心脏房室传导阻滞及严重的疲乏不适；三期为持续期，表现为持久性关节炎、慢性脑炎、脊髓炎、截瘫和纤维性肌痛等。

莱姆病患者50%~70%发生游走性红斑，最初可表现为流行性感冒样症状，包括发热、乏力、头痛、关节肌肉痛和淋巴结肿大等。皮损出现在蜱叮咬后3~30日，多为单一损害，初起为红色斑疹或风团等，螺旋体局部扩散致红斑不断扩大，经数周直径可达15cm以上，中心消退呈环状，环较宽，内缘可附鳞屑。偶呈淡紫色或“牛眼样”外观，可伴有轻度瘙痒或灼热感，以及局部淋巴结肿大。经数周或数月可自然消退。

血清莱姆抗体测定是目前诊断的主要方法，但抗体需3~8周产生，因此早期抗体测定阴性不能完全排除该诊断。

【问题2】如何预防和治疗？

进入林区应注意防护：避免肢体外露，防止蜱叮咬；一旦发现被蜱叮咬，应及时处理，可口服多西环素100mg，2次/d，连服30日；或阿莫西林0.5~1g，1次/8小时，连服30日；或静脉滴注头孢曲松钠2g，1次/d，连用14日。若瘙痒显著可口服抗组胺药物和外用止痒药物。

（史玉玲）

第四节　银　屑　病

门诊病历摘要

患者，男，36岁，全身红斑、脱屑伴瘙痒2周。患者5年前冬季劳累后出现全身散在红斑，给予中药煎服、外用药等治疗，皮损渐消退，后每年均有复发。无家族性及遗传性疾病史，无药物过敏史及传染病史。体格检查：T 37℃，R 20次/min，P 86次/min，BP 130/80mmHg。神志清楚，查体合作。心、肺、腹部检查未见异常。颈软，神经系统体征均为阴性。皮肤科检查：躯干、四肢散在分布红色斑块，上覆厚层鳞屑（图15-4-1A），可见蜡滴现象、薄膜现象及点状出血（图15-4-1B），前发际处及头皮可见散在肥厚性斑块，表面有厚积鳞屑，发呈束状（图15-4-1C），面部及黏膜部位未累及。

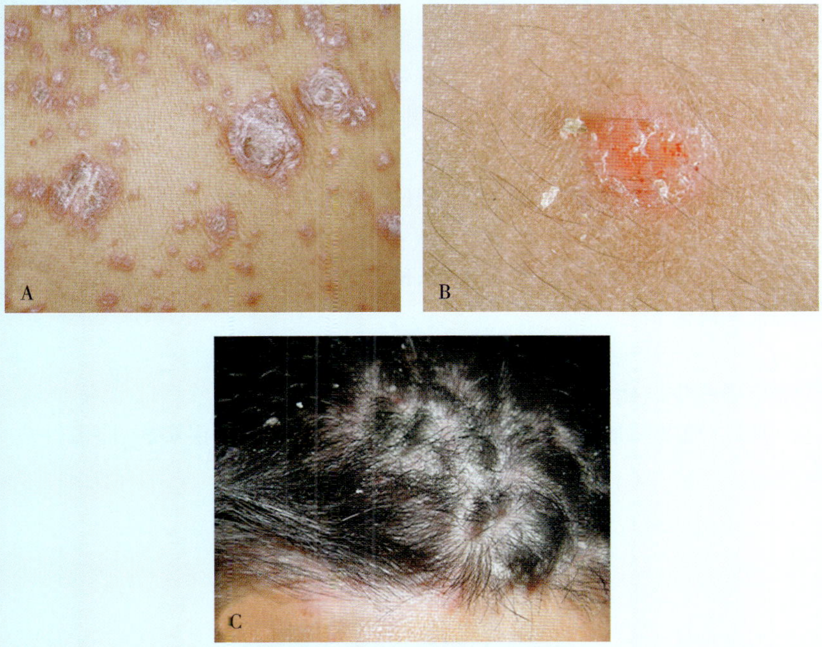

图15-4-1　躯干及四肢典型皮损

A. 鳞屑性斑块；B. 点状出血；C. 束状发。

【问题 1】通过上述问诊，应考虑什么疾病？

根据患者的主诉、症状、既往史等，应高度怀疑寻常型银屑病(psoriasis vulgaris)可能。

知识点

银屑病的病因及发病机制

银屑病(俗称"牛皮癣")是一种常见的慢性炎症性皮肤病。其确切病因尚不清楚，目前认为与遗传、环境、感染、神经精神、免疫及内分泌等因素有关，通过免疫介导的共同通路而引起角质形成细胞过度增殖。通过全基因组连锁及关联分析等方法确定的银屑病易感基因位点有 *PSORS1-15*(张学军等发现 *PSORS9* 为中国汉族人群所特有的易感位点)，易感基因有 *IL-12B*、*IL23A*、*IL23R*、*LCE3B/3C/3D*、*ZNF313*、*ERAP1*、*TNFAIP3*、*TRAF3IP2*、*NFKBIA*、*PTPN22* 等，其中由中国人发现并报道的占到 50% 以上。另外，现代生活节奏不断加快和各种环境因素等刺激，导致青壮年银屑病的发病逐年增高。感染与银屑病的相关性也备受关注，也有研究证实银屑病患者的皮肤屏障功能存在缺陷。

【问题 2】通过皮损特点分析，可诊断为什么疾病？

该患者躯干、四肢及头部散在分布的鳞屑性斑块及蜡滴现象、薄膜现象及点状出血、束状发等改变，符合寻常型银屑病的典型临床表现。

知识点

寻常型银屑病的临床表现

临床上，银屑病可分为寻常型(占 90% 以上)、脓疱型、关节病型及红皮病型 4 种类型，后 3 种类型常因寻常型的不适当治疗转化而来，也可单独发病，按病程可分为进行期、静止期和退行期。此外，尚有脂溢性、湿疹样、光敏性银屑病等，均为寻常型银屑病中的亚型。

寻常型银屑病的基本皮损为鳞屑性红斑、丘疹或斑块，上覆厚积性鳞屑，且有蜡滴现象、薄膜现象及点状出血等特征。初起皮损为红色丘疹或斑丘疹，逐渐扩展成为境界清楚的红色斑块，可呈多种形态，上覆厚层银白色鳞屑，皮损可发生于全身各处，但以四肢伸侧，特别是肘部、膝部和骶尾部最为常见，常呈对称性。皮损因所在部位不同而存在差异，如头发会因鳞屑积厚而紧缩成束状，颜面皮损也会呈现脂溢性皮炎样或类似蝶形红斑样皮损，皱襞部位皮损表面会因摩擦而呈湿疹样变化等；皮损在不同病程也有多种存在形态，如点滴状、斑块状、钱币状、地图状、蛎壳状等。少数损害可发生在唇、颊黏膜和龟头等处，颊黏膜损害为灰白色环状斑，龟头损害为境界清楚的暗红色斑块，甲受累多表现为"顶针状"凹陷。患者多自觉有不同程度瘙痒。

寻常型银屑病根据病程分为三期：①进行期，旧皮损无消退，新皮损不断出现，皮损浸润炎症明显，周围可有红晕，鳞屑较厚，针刺、搔抓、手术等损伤可导致受损部位出现典型的银屑病皮损，称为同形反应；②静止期，皮损稳定，无新皮损出现，炎症较轻，鳞屑较多；③退行期，皮损缩小或变平，炎症基本消退，遗留色素减退或色素沉着斑。

【问题 3】应注意与哪些皮肤病相鉴别？

寻常型银屑病应与以红斑及鳞屑为主要表现的皮肤病相鉴别，如副银屑病、脂溢性皮炎、玫瑰糠疹、毛发红糠疹、二期梅毒疹等。

知识点

寻常型银屑病的鉴别诊断

1. 副银屑病　为淡红色芝麻至绿豆大小的淡红斑，其鳞屑较薄，基底炎症轻微，无点状出血现象，尤以屈侧为多，一般不发生在头面、掌跖及黏膜部位，可自行消退，发病无明显的季节性。

2. 脂溢性皮炎　皮损的鳞屑细小油腻呈黄色，无点状出血，且皮损境界不清，毛发稀疏变细脱落，头发不成束状。

3. 头癣　应与头皮银屑病相鉴别，皮损上覆灰白色糠状鳞屑，有断发及脱发，易查到真菌，多见于儿童。

4. 玫瑰糠疹　好发于躯干及四肢近端，皮损长轴与皮纹走向一致。

5. 毛发红糠疹　以红色圆锥形毛囊性丘疹为主，顶部有角栓，密集或融合成斑块，覆有糯米纸样鳞屑，斑块外周可见散在毛囊性丘疹；常伴有掌跖角化及甲变形增厚。

6. 二期梅毒疹　常有不洁性交及硬下疳史，掌跖部有浸润性斑丘疹，梅毒血清反应阳性。

7. 慢性湿疹　应与发生在小腿、前臂伸侧及骶尾部的肥厚性银屑病皮损相鉴别，湿疹往往有剧烈瘙痒，皮肤呈浸润肥厚及苔藓样变。

【问题4】如果通过临床表现及鉴别诊断尚不能确诊，应考虑做哪些检查？

如遇到临床表现不典型而又高度怀疑银屑病的患者，应选取合适的皮损进行组织病理检查或皮肤三维CT检查。

知识点

银屑病的组织病理特点

早期皮损活检的组织学特征主要为真皮改变，真皮浅层毛细血管迂曲、扩张和充血，伴有真皮乳头水肿和血管周围单一核细胞浸润。血管改变可见于所有类型的银屑病，且在治疗后临床好转的皮损中仍可见到。之后淋巴细胞浸润到已有海绵水肿的表皮下层。表皮上层出现局灶空泡形成、颗粒细胞层消失，形成银屑病角化不全模式。整个过程是中性粒细胞从真皮乳头毛细血管通过表皮基底膜的缝隙，迁移到角质层。进而出现银屑病样表皮增生。

Munro微脓肿和Kogoj微脓肿是活跃期皮损的特征，具有诊断意义。Munro微脓肿表现为角化不全中多形核白细胞的聚积。海绵状脓肿可见于角质层下，在局灶性海绵水肿内可有中性粒细胞聚积，偶有淋巴细胞。

寻常型银屑病表现为角化过度伴角化不全，角化不全区可见Munro微脓肿，颗粒层明显减少或消失，棘层增厚，表皮突整齐向下延伸；真皮乳头上方棘层变薄，毛细血管扩张充血，周围可见淋巴细胞、中性粒细胞等浸润。红皮病型银屑病具有银屑病和慢性皮炎的双重特征，表皮细胞内和细胞间水肿，真皮浅层血管扩张充血更明显，周围炎症细胞浸润。脓疱型银屑病表现为棘层上部出现Kogoj微脓肿，真皮层淋巴细胞和组织细胞浸润明显，中性粒细胞较少。

共聚焦激光扫描显微镜下寻常型银屑病典型图像为皮疹区域角质层增厚，角化不全，Munro微脓肿，棘层增厚，真皮乳头血管扭曲扩张。

【问题5】该患者适合门诊还是住院治疗？

依据上述病史，该患者无基础病史，也无其他合并症，应首先考虑门诊治疗。

【问题6】如何选择治疗方案？

本病治疗只能以达到改善临床症状及延长缓解期为目的，不能防止复发。选择治疗方案应权衡利弊，禁用刺激性强的外用药，以及可导致严重不良反应的药物（如系统使用糖皮质激素等），以免使病情加重或向其他类型转化。应做到针对不同病因、类型、病期给予相应治疗，同时应重视心理治疗。避免上呼吸道感染、劳累、精神紧张等诱发或加重因素。轻型银屑病患者应以局部治疗为主或同时辅以物理治疗等。

1. 外用糖皮质激素霜剂或软膏治疗　有明显疗效，应注意其不良反应，大面积长期应用强效或超强效制剂可引起全身不良反应，停药后甚至可诱发脓疱型或红皮病型银屑病；维A酸霜剂常用浓度为0.025%~0.1%，其中0.05%~0.01%他扎罗汀凝胶治疗斑块型银屑病疗效较好；维生素D_3衍生物如钙泊三醇也有较好疗效，但不宜用于面部及皮肤皱褶部；也可选用各种角质促成剂如焦油制剂、蒽林软膏、10%~15%

喜树碱软膏等。该患者暂不考虑全身治疗。

2. 物理治疗 如光化学疗法（PUVA）、UVB 光疗（特别是窄波 UVB）、浴疗等均可适当应用。

3. 中医治疗 根据临床辨证，给予清热凉血、活血化瘀等中药。

【问题 7】恢复到什么程度可以结束治疗？

无新皮损出现，旧皮损缩小或变平，炎症基本消退，遗留色素减退或色素沉着斑，可以考虑结束治疗。

【问题 8】如何做好患者的回访工作？

若患者皮损基本消退后会留有一段时期的色素沉着或脱失，影响患者的美观，应积极对其进行心理疏导。

住院病历摘要

患者，男，17 岁，全身红色丘疹、斑块伴鳞屑 3 年，再发 7 日。患者 3 年前无明显诱因下，全身出现红色丘疹，斑块伴鳞屑，密集分布针头至粟粒大小的小脓疱，部分融合成脓湖。曾以“脓疱型银屑病”住院治疗，规范治疗 20 日左右后，病情好转出院。近 1 周无明显诱因下皮疹复发，昨日开始发热，最高达 37.9℃。无家族性及遗传性疾病史，无药物过敏史及传染病史。体格检查：T 37.9℃，R 20 次 /min，P 86 次 /min，BP 125/70mmHg。神志清楚，查体合作。心、肺、腹部检查未见异常。皮肤科检查：全身散在分布大片红斑，其上可见数个散在粟粒大小的脓疱，部分破溃（图 15-4-2）。

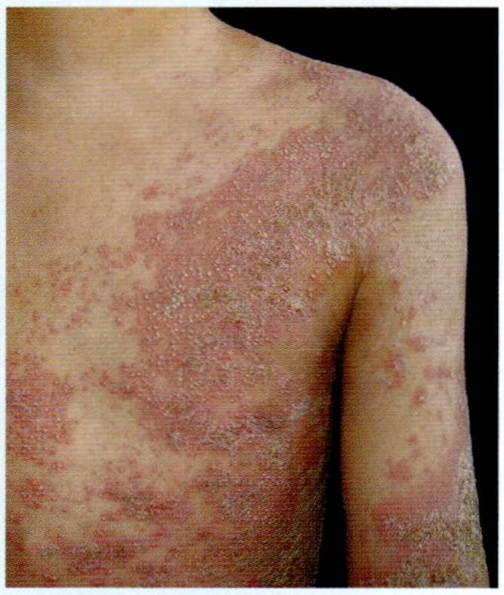

图 15-4-2 躯干部泛发粟粒大小脓疱

【问题 1】通过上述问诊，应考虑什么疾病？

根据患者的主诉、症状、既往史等，应考虑脓疱型银屑病（psoriasis pustulosa）可能。

【问题 2】通过皮损特点分析，可诊断为什么疾病？

患者周身散在分布大片红斑，其上可见数个散在粟粒大小的脓疱，部分破溃，并伴有高热，符合脓疱型银屑病的临床表现。

知识点

脓疱型银屑病的临床表现

脓疱型银屑病是一组以脓疱为特征的非寻常型银屑病，以青少年为主，可反复发作。临床上分为泛发性和局限性两型。

泛发性脓疱型银屑病：常急性发病，在寻常型银屑病皮损或无皮损的正常皮肤上迅速出现针尖至粟粒大小、淡黄色或黄白色的浅在性无菌性小脓疱，常密集分布，可融合形成片状脓湖，皮损可迅速发展至全身，伴有肿胀和疼痛感。常伴全身症状，出现寒战和高热，呈弛张热型。患者可有沟状舌，指 / 趾甲可肥厚浑浊。一般 1~2 周后脓疱干涸结痂，病情自然缓解，但可反复呈周期性发作；患者也可因继发感染，全身衰竭而死亡。

局限性脓疱型银屑病：也可分为掌跖脓疱病（掌跖脓疱型银屑病，即 Barber 型）和肢端脓疱病（连续性肢端皮炎）两种。皮损局限于手掌及足跖，对称分布，掌部好发于大小鱼际，可扩展到掌心、手背和手指，跖部好发于跖中部及内侧。皮损为成批发生在红斑基础上的小脓疱，1~2 周后脓疱破裂、结痂、脱屑，新脓疱又可在鳞屑下出现，时轻时重，经久不愈。甲常受累，可出现点状凹陷、横沟、纵嵴、甲浑浊、甲剥离及甲下积脓等。

【问题 3】应注意与哪些皮肤病相鉴别？

脓疱型银屑病的主要特点是在寻常型银屑病基础上出现多数小脓疱并且反复发作，但仍需要与其他脓疱病相鉴别。

知识点

脓疱型银屑病的鉴别诊断

1. 疱疹样脓疱病　多发于中年孕妇的妊娠中期前后。皮损好发于腹股沟、股内侧、脐周、腋窝、乳房下等皱褶部位，常对称分布，严重者可泛发全身，起病急。皮损为红斑基础上群集分布的针尖大小的脓疱，可排列成环形、多环形，亦可融合成脓湖，脓疱周期性成批发出，数日后干涸结痂，愈合后常留下淡红色色素沉着；此外，本病可引起流产、死胎，治愈者下次妊娠多再发，病程较长，反复发作，预后不良，部分病例可自行缓解而痊愈。

2. 角层下脓疱病　多见于40岁以上女性，主要累及皱褶部位及肢体屈面，常对称分布，头面部及黏膜不受累。皮损为表浅性脓疱，或开始为水疱，很快变成脓疱，数小时内成批发出，有的疱上部澄清，下部浑浊而成半月状，脓疱倾向于融合，呈环形、回形或匍匐形分布，其边缘常有新的脓疱，数日后干涸、脱屑。自觉轻度瘙痒，不伴全身症状。病程慢性，皮损反复发作，一般不影响健康。

3. 急性泛发性发疹性脓疱病　目前认为属于药疹范畴，发病机制尚不清楚，多有自限性。皮疹多从面部或身体皱褶部位开始，对称分布，数小时可迅速泛发全身，在大片红斑基础上出现成片浅表小脓疱，亦可有水疱、紫癜或多形红斑样疹，常伴高热，1~2周可痊愈。

【问题4】患者下一步应当如何处理？

依据上述病史，患者可诊断为脓疱型银屑病，属于较严重的银屑病临床类型，故应采取住院治疗。

【问题5】入院后应选择什么诊疗方案？

患者为年轻男性，病程7日，伴发热，周身可见脓疱，疾病处于急性期。入院后在对症处理的基础上应积极完善相关检查。

【问题6】如何选择药物及治疗时机？

本病以控制临床症状、延长缓解期限为目的，如有明显诱因，应及早去除或妥善处理，同时应进行积极的心理疏导。

1. 外用药物治疗　以干燥、消炎及止痒为原则。脓疱未破时，可外用炉甘石洗剂后单纯扑粉；若出现糜烂结痂时，可用莫匹罗星软膏、新霉素软膏等。

2. 全身治疗　维A酸类药物适用于各型银屑病，如阿维A酯0.75~1.0mg/(kg·d)口服；免疫抑制剂主要适用于脓疱型、红皮病型、关节病型银屑病，常用的有甲氨蝶呤，成人剂量为每周10~25mg口服，还可用环孢素、他克莫司或雷公藤多苷；有感染依据者应使用抗生素；糖皮质激素可用于泛发性脓疱型银屑病，与免疫抑制剂、维A酸类药物联用可减少剂量，应短期应用并逐渐减量以防止病情反跳。

3. 物理治疗　紫外线照射有时可以起到一定疗效，可以根据需要选择。

4. 中医治疗　可根据临床表现辨证实施。

【问题7】出现脓疱型银屑病的疫情加重或是并发症，应如何处理？

如患者在住院治疗期间出现病情加重或出现新的并发症，应积极进行相关检查并调整治疗方案，有必要时可请相关科室进行会诊。

【问题8】恢复到什么程度可以出院？

患者的临床症状得到控制，无新发脓疱出现，无发热，以及相关检查指标恢复正常，如血沉、C反应蛋白、白细胞等。

【问题9】如何做好患者的随访工作？

患者出院后必须定时、定量服药，不能自行减量或停药。多食水果、蔬菜、豆类，避免进食刺激性食物。因本病不能根治且容易复发，故应积极对患者进行心理疏导并使其保持良好的情绪；重视皮肤清洁卫生，皮肤瘙痒时不能搔抓、烫洗。定期门诊复查，一旦有新发红斑、脓疱，需立即就诊。

银屑病诊疗流程见图15-4-3。

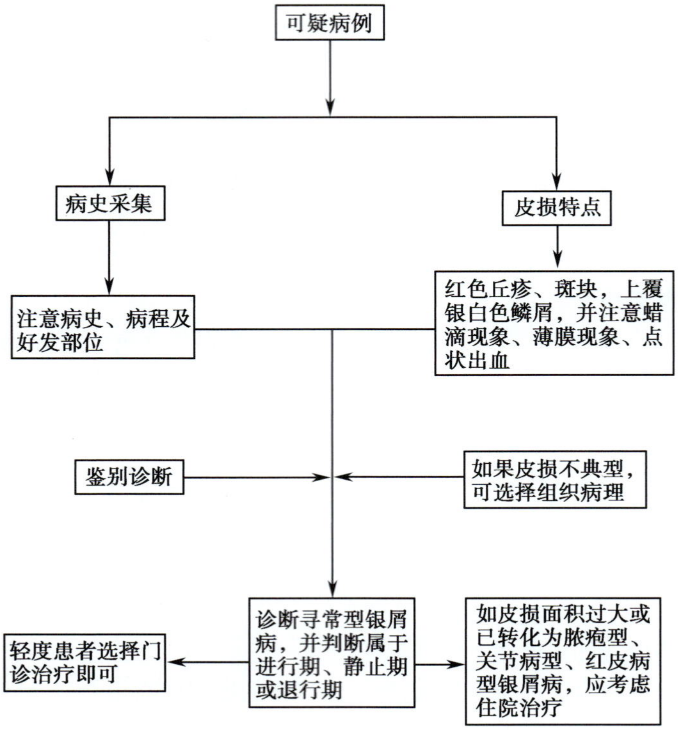

图 15-4-3 银屑病诊疗流程

（张学军）

第五节 副银屑病

门诊病历摘要

患者，男，43 岁，躯干、四肢淡红斑 2 年。2 年前患者无明显诱因于腹部出现淡红斑，自觉轻度瘙痒，未予诊治，后皮损逐渐扩展至躯干、四肢。部分皮损表面伴有少量鳞屑，不易剥除。无药物过敏史，既往体健，家族史无特殊。体格检查：一般情况可，查体合作，心肺查体未见异常。皮肤科检查：躯干两侧、四肢散在分布圆形或椭圆形淡红斑，直径 5~8cm 不等，皮损多沿皮纹排列，表面干燥，有糠状脱屑，不易剥除，用力刮除后无点状出血现象（图 15-5-1）。

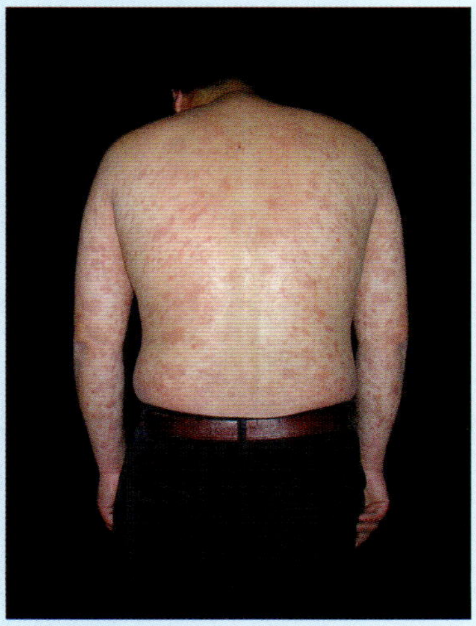

图 15-5-1 背部、双上肢淡红色斑，上覆糠状细屑

【问题 1】根据病史及皮疹表现，临床考虑什么疾病？

患者中年男性，慢性病程；无药物过敏史；躯干、四肢近端散在淡红斑，直径 5~8cm 不等，皮损沿皮纹分布，表面少量细薄鳞屑，不易剥除，奥斯皮茨征（Auspitz 征）阴性；若病理可见真皮上部淋巴细胞浸润，有亲表皮现象，但没有细胞异形及 Pautrier 微脓肿形成。诊断首先考虑斑块型副银屑病（plaque parapsoriasis）。

知识点

副银屑病的临床表现及分型

根据临床表现，一般将副银屑病分为四种类型：

1. 点滴型　又称“慢性苔藓样糠疹”，较为常见。好发于青少年。有些病例发疹前曾有上呼吸道感染或链球菌性咽炎。皮损表现为淡红或红褐色针头至米粒大小斑丘疹或红斑，浸润较显著，互不融合，上覆少量不易剥脱的细薄鳞屑，无点状出血和薄膜现象；皮疹多发于躯干两侧及四肢近端，以屈侧为多，一般不发生于头面、掌跖及黏膜；发病无季节性，一般无自觉症状；病程缓慢，经数月或 1 年左右可能自愈，愈后遗留暂时性色素减退或色素沉着斑。

2. 斑块型　此型较少见，直径 5cm 以下为小斑块型副银屑病，直径 5cm 以上为大斑块型副银屑病。好发于中年男性。主要表现为大小不等、界限清楚的斑片或斑块，轻度浸润，圆形、椭圆形或不规则形，色淡红或紫褐，上覆细薄鳞屑，无点状出血现象；通常散在，有时可融合成大片，并可呈带状排列，与肋骨走向一致；好发于躯干、四肢近端屈侧；病程缓慢，一般不会自然消退，少数大斑块型副银屑病可演变为蕈样肉芽肿。

3. 苔藓样型　此型少见。皮损主要表现为类似扁平苔藓的粟粒大小扁平丘疹，表面覆有细薄鳞屑，可有点状皮肤萎缩与血管萎缩性皮肤异色症样改变；好发于颈部两侧、躯干、四肢近端及乳房等处，颜面、掌跖及黏膜极少侵犯；病程慢性，不易自愈，如经数年或更长时间后有剧痒发生，可能是演变为蕈样肉芽肿的先兆。

4. 痘疮样型　又称“急性痘疮样苔藓状糠疹”，此型罕见。多见于青年，婴儿及老年人罕见。皮损为淡红色或红褐色针头至豌豆大小圆形丘疹、丘疱疹或脓疱，中央易坏死、出血及结痂；皮疹多发于躯干、上肢屈侧及腋部，罕见于掌跖和黏膜；一般不影响全身健康，可伴有乏力、发热、关节痛及淋巴结肿大；病程长短不一，约经 4 周至半年而自然消退；愈后留有光滑而微凹陷的瘢痕，预后良好，无恶变倾向。

【问题 2】如何诊断和治疗？

由于副银屑病形态不一，病理无特征性改变，鉴别诊断较为困难。若为中青年患者，慢性病程，皮疹表现为红斑丘疹，伴有脱屑，而无明显自觉症状，且难以诊断为其他疾病时，应考虑本病可能。

本病尚无特效治疗方法。窄谱 UVB（311nm）照射，3~4 次 / 周有较好的疗效。点滴型副银屑病及急性痘疮样苔藓状糠疹可采取紫外线光疗、外用糖皮质激素、口服四环素类药物、小剂量甲氨蝶呤及系统性糖皮质激素治疗。斑块型副银屑病可采取紫外线光疗及外用糖皮质激素，需长期随诊，定期做皮肤组织病理检查以警惕进展为皮肤淋巴瘤。

第六节　红　皮　病

住院病历摘要

患者，男，53 岁，反复躯干红斑鳞屑 20 年，全身潮红 7 日。患者 20 年前无明显诱因于腹部出现红色斑块，表面较多鳞屑，伴有轻度瘙痒，无发热、脓疱、关节酸痛等，诊断“银屑病”，予外用药物治疗后皮损减退；后患者间断外用及口服中药制剂治疗，皮损可控制，但反复出现，冬重夏轻；7 日前患者自行服用某“偏方”治疗皮损，随后即出现发热，体温最高 38.6℃，双下肢水肿伴行走困难，并迅速出现全身弥漫性潮红斑。此次发病后，食欲、睡眠欠佳。既往史无特殊，否认药物过敏史。体格检查：T 38.5℃，R 22 次 /min，P 110 次 /min，

BP 110/70mmHg，神志清楚，精神差，急性面容，痛苦貌；浅表淋巴结未触及肿大；心律齐，各瓣膜区未闻及病理性杂音；呼吸音粗，两肺底可闻及少量湿啰音；双下肢可触及轻度可凹陷性水肿；神经系统查体阴性。皮肤科检查：头部皮损表面有较厚鳞屑，可见束状发。面颈、躯干、四肢皮肤弥漫性潮红肿胀，伴有大量脱屑（图 15-6-1），几乎不见正常肤色皮肤。眼口及外阴黏膜未见明显糜烂、渗出。

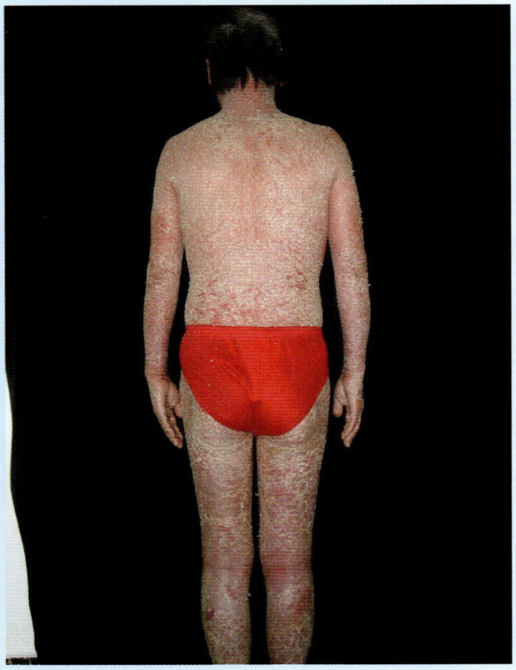

图 15-6-1 躯干、四肢皮肤弥漫性潮红肿胀，伴大量脱屑

【问题 1】根据病史及查体，临床考虑什么疾病？

患者中年男性，慢性病程，急性发作；既往银屑病病史 20 年；不规则治疗后出现皮损加重，表现为全身皮肤弥漫性潮红肿胀，伴有大量脱屑；诊断首先考虑红皮病（erythroderma）（银屑病所致）。

知识点

红皮病的分类及临床表现

红皮病又称“剥脱性皮炎”，是一种以全身 90% 以上皮肤潮红、脱屑为特征的炎症性疾病。红皮病是多种疾病的临床表现，而非一种独立的疾病。根据起病、病程可分为急性期、慢性期、恢复期。急性期皮损鲜红色，渗出及肿胀较为明显。由药物变态反应致病者多为急性，病情较重。初发皮损可为猩红热样或麻疹样，皮疹迅速扩展、融合并延及全身，形成剥脱性皮炎；慢性期皮损呈暗红色，以浸润为主，脱屑较明显。呈大片或糠状，掌跖可呈手套或袜套样脱屑；恢复期鳞屑减少。红斑颜色转暗有色素沉着，亦可见色素脱失等。

红皮病的典型表现是全身皮肤弥漫性的潮红、浸润、肿胀、脱屑，皮损受累面积达到整个皮肤的 90% 以上。但是红皮病不仅仅表现在皮肤，黏膜、皮肤附属器、淋巴结甚至内脏均有受累。

1. 黏膜症状　口腔较为明显，可有红肿、溃疡、糜烂，吞咽时症状加重。可出现眼结膜炎、眼睑缘炎、角膜炎、角膜溃疡。外阴、尿道、肛门部位的黏膜可出现糜烂，继发感染时有脓性分泌物。

2. 皮肤附属器　数周后可有毛发脱落。病情越重，毛发脱落越明显，病情恢复后，毛发可以再生。指 / 趾甲可以出现萎缩、浑浊、凹陷、纵嵴、反翘和脱落等，尤其以银屑病性红皮病所致甲改变最明显。

3. 淋巴结肿大　多数患者有不同程度淋巴结肿大，其中以腹股沟和腋下淋巴结受累多见，颈部次之。淋巴结肿大特别明显或不对称时，警惕网状内皮系统肿瘤引起红皮病的可能。

4. 肝脾大　1/3~1/2 的患者伴有肝脾大。药物过敏和单核吞噬细胞系统肿瘤所致的红皮病较多见。若有明显的肝脾大，应警惕恶性淋巴瘤。

5. 肾损害　有蛋白尿、血尿，药物可引起肾小管坏死，发生急性肾衰竭。

6. 体温升高　红皮病患者由于毒素被吸收和皮肤散热功能失常，可引起不同程度的发热，体内热量经皮肤大量丧失以致低体温、抵抗力低、易感染。如果高热，中毒症状明显，应考虑并发感染。

7. 血液动力学改变　红皮病患者可出现颈静脉压升高，肝大，下肢凹陷性水肿，心率增快等。这些症状随皮肤病变恶化而加重，随皮肤症状好转而减轻。若是老年患者，或有高血压、冠心病的患者，心脏功能较差，出现血液动力学改变，可致低血压、心室颤动、心力衰竭，甚至死亡。

8. 内分泌改变　有少数男性患者可出现乳房女性化、睾丸萎缩、精子减少。女性可致月经失调、乳房组织增生，并伴有性激素及其代谢产物异常。反复脱屑可因大量蛋白质丢失导致低蛋白血症、酮症酸中毒，还易继发感染及消化道出血等。

9. 双下肢水肿　主要有以下几方面原因：毛细血管扩张充血，通透性增加，血浆向组织渗出，尤其是低垂部位更为明显；发热、血流速度快等使基础代谢率增高，机体能量消耗快，同时消化吸收功能障碍，蛋白质合成不足；大量鳞屑脱落，丢失大量蛋白质，导致低蛋白血症。

【问题 2】患者下一步应当如何处理？

根据患者病史及临床表现，诊断考虑红皮病，因患者存在中度发热、呼吸频率及心率较快、双下肢水肿、可疑肺部感染等，病情较重，极有可能出现内脏并发症，应采取住院治疗，详细评估病情及积极治疗。

【问题 3】如何诊断和治疗？

红皮病诊治重点在于寻找病因。因本病易合并其他内脏系统疾病，有必要对所有不明原因性红皮病患者进行全面系统查体及长期随访，以利于早期发现、诊断原发性疾病。无论其原发病是什么，红皮病治疗原则为：针对原发疾病进行积极治疗，辅以营养支持、纠正水电解质失衡、纠正低体温和治疗继发感染。

本例患者考虑银屑病治疗不当导致红皮病，首选服用阿维 A，起始剂量 0.2~0.5mg/(kg·d)，2~3 个月病情控制后逐渐减量。此外，也可联合甲氨蝶呤、环孢素、生物制剂、PUVA 光疗等，而不应系统使用糖皮质激素；及时适量补充白蛋白及热量，维持水、电解质平衡，注意保暖，维持正常体温；病情危重者可予丙种免疫球蛋白静脉滴注治疗；瘙痒明显者可口服抗组胺药，外用弱效糖皮质激素乳膏等药物减轻症状。合并感染者应明确感染原，积极控制感染。

知识点

红皮病常见病因及治疗

红皮病病因比较复杂，主要有以下几个方面：

1. 继发于其他皮肤病，如皮炎、湿疹、银屑病、毛发红糠疹、大疱性疾病等，多由治疗不当或其他刺激引起。

2. 药物如卡马西平、别嘌醇、青霉素、磺胺类、抗疟药、苯妥英钠及巴比妥类等，内服或外用均可引起。起病急，常伴瘙痒、发热等全身症状；血常规嗜酸性粒细胞可升高；组织病理真皮血管周可见淋巴细胞及嗜酸性粒细胞浸润。

3. 网状内皮系统肿瘤和内脏恶性肿瘤，可以是淋巴瘤的特异损害，患者自觉瘙痒，可有发热等系统症状，外周血可见异型淋巴细胞，组织病理表皮内可见异常淋巴细胞，真皮浅层淋巴细胞为主呈亲表皮性浸润；也可以继发于转移性黑素瘤、白血病等。

4. 部分患者无明确病因的，称为特发性红皮病，占 25%~30%，常见于老年人，病程长，治疗反应差。其中部分病例可能为早期淋巴瘤或被忽略的药疹。

针对不同病因，主要从以下几个方面进行治疗：

1. 全身治疗

(1) 病因治疗：尽量寻找病因，针对不同病因进行适当治疗。

(2) 支持治疗：给予高蛋白饮食，补充多种维生素，维持水、电解质平衡。有感染时应及时明确病原学，积极控制感染。

(3) 银屑病所引起的红皮病：建议使用阿维A、甲氨蝶呤、环孢素、生物制剂和PUVA治疗，以减少激素用量且有益于原发病的治疗。

(4) 药物引起的红皮病：在停用所有可疑药物后，通常可在1~6周内改善（除了部分DRESS患者）。及早给予系统用泼尼松1~2mg/(kg·d)或静脉内免疫球蛋白（IVIg）可用于病情严重的患者。

(5) 特发性红皮病：在仔细排除了潜在疾病的可能后，特发性红皮病患者应系统使用糖皮质激素，泼尼松的初始剂量为1~2mg/(kg·d)，维持剂量为0.5mg/(kg·d)，按照以上治疗，红皮病皮损通常可以快速持久地缓解。因可能会发生反弹，所以减量时一定要慎重。对顽固的病例，用环孢素可能有帮助，初始剂量为5mg/(kg·d)，然后减少到1~3mg/(kg·d)。

(6) 若肿瘤引起，应行抗肿瘤治疗；湿疹、皮炎等引起者，根据情况可选用甲氨蝶呤、维A酸制剂；若病情危急时可系统应用糖皮质激素：成人剂量相当于泼尼松1~2mg/(kg·d)，应根据病情调节剂量，但应注意激素不良反应。

(7) 抗组胺剂：有镇静、止痒作用，瘙痒明显者可使用。

2. 局部治疗 局部治疗原则是止痒、保护皮肤防止感染。

(1) 糜烂渗出明显者，用3%硼酸湿敷，但面积不宜大；脱屑明显者可浴疗，如麦麸浴、淀粉浴等。

(2) 干燥部位可用粉剂、洗剂、乳剂及软膏，如炉甘石洗剂、氧化锌油剂及各种皮质类固醇软膏等。

(3) 眼、口腔及外阴损害应给予相应护理。

3. 预防感染 加强护理，预防继发感染。

红皮病诊疗流程见图15-6-2。

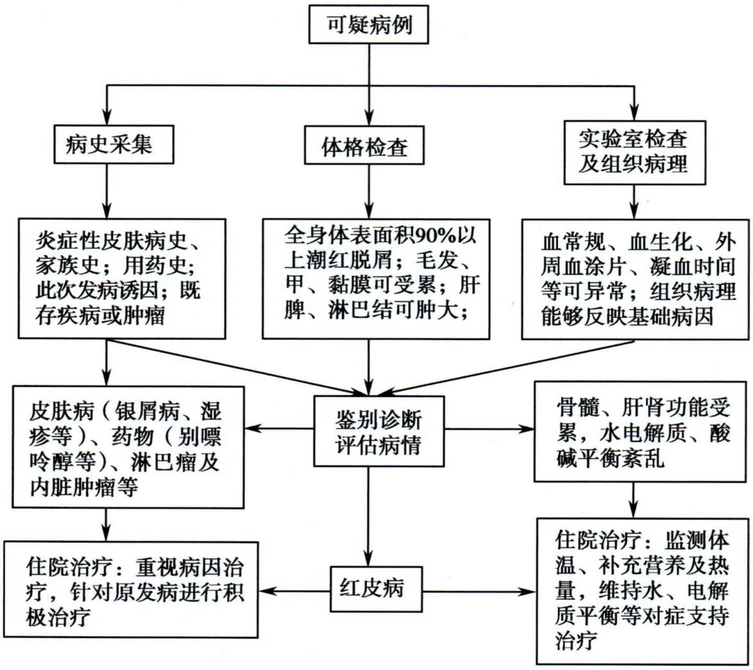

图15-6-2 红皮病诊疗流程

（史玉玲）

第七节　白 色 糠 疹

门诊病历摘要

患儿，男，10 岁，双侧面颊部白色皮疹数月，无不适感。3 个月前患儿无明显诱因面部出现白色斑疹，表面覆少许白色细小鳞屑，边界不清（图 15-7-1），日晒后加重，缓慢增大，先后外用“皮炎平霜”“硫磺霜”等药物治疗无效。

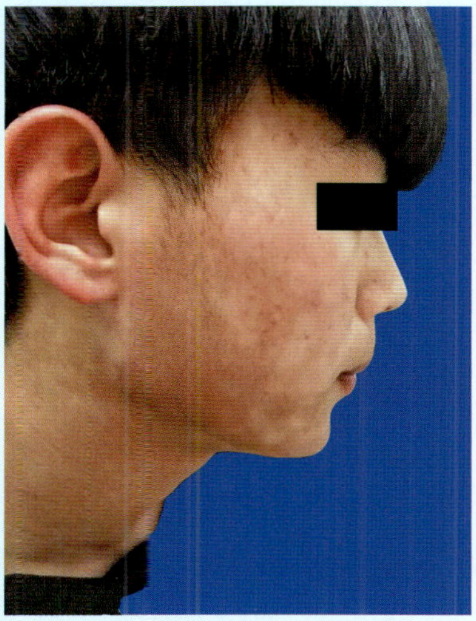

图 15-7-1　白色糠疹的临床表现

【问题 1】通过上述问诊，应考虑什么疾病？

根据上述病史、发病年龄、部位、皮损特点等应考虑白色糠疹、白癜风两种疾病。两者单通过病史无法完全区分，应结合临床表现、辅助检查（如 Wood 灯）明确诊断，必要时可治疗随访。此外，婴儿花斑糠疹常表现为面部界限清楚的色素减退斑疹，大多发生在额部，真菌镜检可明确诊断。

【问题 2】通过皮损特点分析，应考虑什么疾病？

对患者进行体格检查，未见明显异常。皮肤科检查：双侧面颊散在分布多处类圆形白色斑疹，边界较清楚，直径 0.5~1.5cm，表面覆细薄的糠状鳞屑，Wood 灯检查阴性。皮损特点符合白色糠疹。

知识点

白色糠疹的临床表现

白色糠疹，又称“单纯糠疹”，多发生于 3~16 岁儿童及青少年，男女均可发病，春季多见。皮损多发于面部，尤其是面颊、口周、下颏等处，部分患者可累及颈部、前臂、肩胛，甚至躯干、四肢。典型皮损表现为类圆形、椭圆形或略不规则的斑片，初始为红色、淡红色或肤色的斑疹，表面覆细小糠状鳞屑，红斑消退后留有边界清楚或不清楚的色素减退斑，有时色素减退过度与白癜风的色素脱失斑不易区分。皮损大小不一，一般直径 0.2~2cm。

本病具有自限性，但病程因人而异，多数患者皮损数月可消退，但也有持续数年的报道，并可成批发疹。

【问题 3】需与哪些疾病鉴别诊断？

本病首先需要与白癜风鉴别诊断，白癜风是一种原发性、局限性或泛发性的皮肤黏膜色素脱失性疾病。该病任何部位均可发生，尤其好发于曝光部位，临床表现为边界清楚的色素脱失斑，表面光滑无鳞屑，可快速进展也可稳定不变。其次，婴幼儿的花斑糠疹可通过真菌镜检明确诊断，发生于面部的贫血痣、无色素痣等有时也需要鉴别诊断。

此外，一些实验室及辅助检查也有利于白色糠疹与白癜风的鉴别诊断。例如 Wood 灯下稳定期白癜风呈境界清楚、蓝白色荧光斑。

【问题 4】最后诊断为什么疾病？

本例患者最终诊断为白色糠疹，诊断依据如下：儿童；面部多发的色素减退斑，表面有细小糠状脱屑；Wood 灯检查阴性。

【问题 5】如何选择治疗药物？

本病具有自限性，可酌情选择以下药物：

1. 内用药物　一般不需要内用药物，必要时可口服复合维生素 B。

2. 润肤剂　具有特应性体质的儿童，润肤剂为基础治疗。可选用尿素乳膏、硅油乳膏、维生素 E 乳膏及各种药妆系列的保湿产品。

【问题 6】除用药外，日常生活中有何注意事项？

本病病因不明，偏食、维生素缺乏、日晒、肥皂等过度清洗、皮肤干燥、特应性体质等可诱发本病。与寄生虫感染有关的观点至今未得到证实，因此不推荐患者盲目进行驱虫治疗。

建议患者均衡饮食，多吃瓜果蔬菜，适当补充维生素，外用保湿润肤产品等。

第八节　玫瑰糠疹

门诊病历摘要

患者，男，31 岁，躯干及四肢近端泛发性红色皮疹 3 日，轻度瘙痒。患者 2 周前无明显诱因左腹部出现一红色皮疹，逐渐扩大，无自觉症状，未治疗。近 3 日皮疹逐渐增多，呈红色斑疹及斑丘疹，轻度脱屑（图 15-8-1），伴瘙痒，洗澡后皮损加重。患者既往体健，近期无“上感”病史、用药史及传染病患者接触史，无不安全性行为。

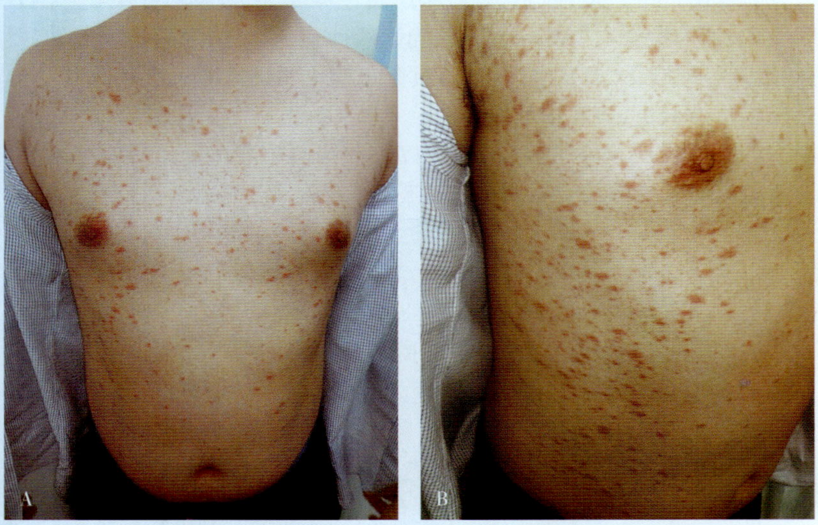

图 15-8-1　玫瑰糠疹的临床表现

A. 躯干正面；B. 躯干侧面。

【问题 1】通过上述问诊，应考虑什么疾病？

根据患者发病年龄、发病过程、皮损特点及部位等考虑玫瑰糠疹可能性较大。根据无用药史可基本排除发疹性药疹；皮疹为瘙痒性、掌跖不受累且无不安全性行为史，基本可以排除二期梅毒疹。根据无发热等症状、无传染病患者接触史，必要时根据实验室相关检查也可排除红斑发疹性传染病。此外，急性点滴型银屑病、副银屑病等也可表现为鳞屑性红色斑丘疹，应结合临床表现、组织病理学检查等明确诊断。

【问题 2】通过皮损特点分析，应考虑什么疾病？

对患者进行体格检查，未见明显异常。皮肤科检查：躯干及四肢近端散在分布直径 0.5~2cm 大小红色椭圆形斑丘疹、斑疹，表面覆较薄白色鳞屑，其长轴与皮纹平行。左腹部一直径约 3cm 的椭圆形淡红色斑疹，边界清，边缘略隆起，边缘覆细小糠秕状鳞屑，中央趋向于消退，应首先考虑玫瑰糠疹。

知识点

玫瑰糠疹的临床表现

玫瑰糠疹是一种具有特征性临床表现的自限性炎症性皮肤病。本病临床多见，好发于青少年，无明显性别差异。多发于春秋季，约 5% 的患者在发疹前有前驱症状，包括全身不适、轻度发热、头痛、咽喉痛、关节痛、胃肠道不适、腹泻、浅表淋巴结肿大等。多数患者首先在躯干和四肢近端出现一个圆形或椭圆形淡红或黄褐色斑，直径为 2~5cm，上附细小鳞屑，称为母斑，1~2 周后躯干部及四肢近端出现多数斑疹，对称分布，呈玫瑰红色，圆形或椭圆形，直径比母斑小，边缘附着细糠薄鳞屑；皮损长轴与皮纹一致，面部、四肢远端及手足部发疹者较少见；少数患者还可出现丘疱疹、水疱、风团甚至紫癜皮损；瘙痒程度不等，约 25% 的患者可出现剧烈瘙痒，一般无全身症状。本病有自限性，一般经 4~8 周可自行消退，个别患者病程可持续半年或半年以上，大多数病例不复发。

【问题 3】最终诊断什么疾病？

本例患者最终诊断为玫瑰糠疹，诊断依据如下：青年患者，有前驱斑，皮损为玫瑰色斑疹及斑丘疹，表面有细薄糠状鳞屑，长轴与皮纹平行，自觉轻度瘙痒，洗澡后加重。

知识点

玫瑰糠疹的病因

玫瑰糠疹的病因不明，目前有感染、药物、自身免疫、遗传性过敏各种学说，其中以病毒感染的可能性最大。

玫瑰糠疹的发生与季节性明显相关，春秋好发，可有前驱症状和上呼吸道感染史，典型的疾病过程倾向于终生免疫，且有群集发病的现象，均支持本病与病毒感染相关的假说。但迄今为止，应用各种检测方法从玫瑰糠疹患者的血液及皮损中均未检测到病毒的存在。

【问题 4】如何确诊玫瑰糠疹？

根据皮损为躯干及四肢近端为主的、散在性椭圆形或环形玫瑰色斑疹，边缘有细薄鳞屑，皮疹长轴与皮纹平行等特点可作出临床诊断。应注意与银屑病、二期梅毒疹、副银屑病、发疹型药疹等疾病相鉴别。可行组织病理学检查和梅毒血清试验排除上述疾病。

大部分玫瑰糠疹的临床表现典型，一般不需要进行组织病理学检查。但有时需要与银屑病、副银屑病等红斑鳞屑性疾病相鉴别，组织病理学检查具有一定的诊断价值。

【问题 5】如何选择治疗药物？

本病有自限性，以对症治疗为主，治疗原则为减轻症状、缩短病程。

1. 内用药物

(1) 抗组胺药物：瘙痒明显患者，酌情应用第二代或第一代抗组胺药物，前者除具有抗组胺作用外，还具有抗炎作用，应作为首选。还可应用维生素 C、葡萄糖酸钙、硫代硫酸钠等药物。

(2) 糖皮质激素：本病一般不需要使用糖皮质激素，对于病情严重患者，可短期应用糖皮质激素。

2. 外用药物　根据皮损情况，选择具有抗炎、收敛、止痒作用的外用药，如炉甘石洗剂、糖皮质激素制剂、中药等。

3. 物理治疗　NB-UVB 照射治疗有良好的疗效，每周照射 2~3 次，照射 2~3 周。

4. 中医中药 清热凉血、祛风止痒的中药及中成药。

【问题 6】除药物治疗外，日常生活中有何注意事项？

尽量避免饮酒。出汗及热水、肥皂水烫洗可加重皮损，应注意避免。

第九节 扁平苔藓

门诊病历摘要

患者，女，59 岁，双手背及前臂发生丘疹、斑块伴瘙痒 4 个月。患者于 1 个月前无明显诱因双手背出现米粒至绿豆粒大小的扁平丘疹，圆形或类圆形，自觉瘙痒。皮损渐增多、扩大，表面光滑发亮，累及前臂。发病后曾口服“左西替利嗪片”治疗，皮疹无改善。患者既往体健，无系统疾病史，无家族史，近 3 个月无用药史。体格检查：无明显异常。皮肤科检查：双手背、前臂散在米粒至黄豆大小的扁平丘疹，表面较粗糙，呈紫蓝色（图 15-9-1），部分皮损表面可见白色网状纹（涂石蜡后明显）。口腔双侧颊黏膜可见白色条状斑，无糜烂。实验室检查无异常。

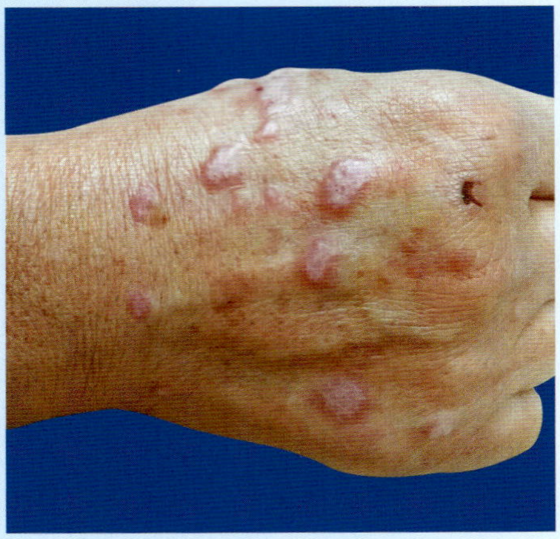

图 15-9-1 扁平苔藓的临床表现

【问题 1】通过上述病史及临床表现，应考虑哪些疾病？

本例患者为老年女性，双手背及前臂对称性出现紫蓝色扁平丘疹，口腔黏膜受累。根据以上临床特点，应考虑扁平苔藓、慢性湿疹、盘状红斑狼疮、银屑病等疾病。

知识点

扁平苔藓的临床表现与鉴别诊断

扁平苔藓是一种病因复杂、发生在皮肤及黏膜上的亚急性或慢性炎症性皮肤病。多见于中年人。好发于四肢，也可全身泛发。典型皮损为紫红色或紫蓝色多角形扁平丘疹，境界清楚，有蜡样光泽，威克姆纹（Wickham 纹）阳性；自觉瘙痒，轻重不一；约 50% 患者可伴黏膜损害，表现为白色条状斑、糜烂、萎缩；部分患者有甲损害，甲板出现萎缩；皮损可出现同形反应。病程呈慢性经过，大部分患者 1~2 年内可自行消退，遗留淡褐色斑。

本病应与下列疾病进行鉴别：

1. 银屑病 皮疹为鳞屑性丘疹、斑丘疹及斑块，Auspitz 征阳性，头皮易受累，有束状发，春冬季加重，夏季减轻；组织病理学表现具有诊断价值。

2. 慢性盘状红斑狼疮 好发于头面部及手背，皮损为暗红色斑块，表面覆黏着性鳞屑，常出现色素脱失。口腔黏膜糜烂、溃疡，口唇糜烂、结痂、脱屑、色素脱失；组织病理可确诊。

3. 线状苔藓 好发于儿童，皮疹早期为淡红色或近肤色丘疹，表面光滑无鳞屑，后期为白色斑疹，呈条状排列，无自觉症状。好发于一侧肢体，可自愈。线状扁平苔藓应与该病鉴别。

4. 慢性湿疹　好发于四肢及手足背，皮损为暗红色斑块或呈苔藓化改变，表面覆细小鳞屑，瘙痒明显；常对称分布，可出现渗出、结痂等急性或亚急性期改变。

【问题 2】本例患者还需要进一步做哪些检查明确诊断？

组织病理学检查对诊断扁平苔藓，排除红斑狼疮、银屑病等其他疾病具有重要的诊断价值。本病的典型病理改变为表皮角化过度，颗粒层楔形增厚，棘层不规则增生肥厚，表皮突呈锯齿形，广泛基底细胞液化变性，偶有表皮下裂隙形成，在表面或真皮乳头层有角化不良细胞，真皮乳头层致密的淋巴细胞呈带状浸润，真皮乳头层可见红染的胶样小体以及噬黑素细胞（图 15-9-2）。如组织病理学在扁平苔藓的模式下见到角化不全、较多角质形成细胞坏死及嗜酸性粒细胞浸润时，常提示临床需要考虑药物反应、移植物抗宿主反应等。

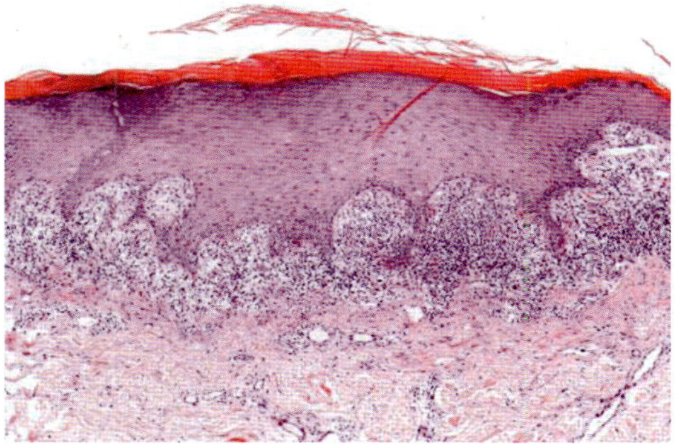

图 15-9-2　扁平苔藓的组织病理学改变（×10）

【问题 3】本例患者的最终诊断是什么？

本例患者最终诊断为扁平苔藓，诊断依据为：紫红色的扁平丘疹、斑块，表面光滑无明显鳞屑，可见 Wickham 纹，口腔黏膜也有特征性损害，典型的组织病理学改变。

【问题 4】扁平苔藓有哪些常见的临床类型？本例属于哪型？

根据扁平苔藓的发病情况、皮损形态与排列等特点，在临床上可分为多种亚型，如急性泛发性扁平苔藓、慢性局限性扁平苔藓、肥厚性扁平苔藓、线状扁平苔藓、环状扁平苔藓、萎缩性扁平苔藓、色素性扁平苔藓、毛囊性扁平苔藓、大疱性扁平苔藓、扁平苔藓 - 红斑狼疮重叠综合征、光线性扁平苔藓等。

本例患者属于慢性局限性扁平苔藓。

【问题 5】本例患者适合门诊治疗还是住院治疗？

根据上述病情，患者一般情况良好，皮损较局限，口腔黏膜无糜烂、溃疡，应首先考虑门诊治疗。

【问题 6】如何选择治疗药物？

1. 内用药物

（1）抗组胺药：如果瘙痒明显，可选用第二代抗组胺药物减轻或控制瘙痒。

（2）阿维 A：阿维 A 20~30mg/d，应用 2~3 个月。注意检测患者肝功能及血脂。

（3）其他：雷公藤、羟氯喹、甲硝唑、米诺环素等药物治疗有效。

2. 外用药物

（1）糖皮质激素：宜选用中强效糖皮质激素外用药物；较肥厚皮损可行皮损内局部注射，2~3 周一次至皮损消退。

（2）0.1% 他克莫司软膏：可联合应用糖皮质激素制剂或作为替代治疗药物。

（3）维 A 酸制剂：每晚一次，与糖皮质激素联合应用效果好。

3. 防治口腔黏膜损害　保持口腔内清洁，注意去除患者牙填充材料；应用强效糖皮质激素口腔软膏、环孢素漱口液或 0.1% 他克莫司软膏。

住院病历摘要

患者，女，65 岁，双小腿丘疹 1 年，泛发全身 2 个月。患者 1 年前无明显诱因双侧小腿出现散在分布的黄豆大小紫红色扁平丘疹，伴剧烈瘙痒。曾自行购买多种外用药治疗均无明显好转。2 个月前皮损逐渐增多，散在、泛发全身，部分区域皮损融合成大小不等的斑块，部分皮损消退后留有色素沉着，在外院诊断为“泛发性湿疹”，给予依匹斯汀、复方甘草酸苷、地塞米松霜等药物治疗，病情未得到控制。既往史：原发性高血压史 15 年，一直口服缬沙坦治疗，目前血压控制平稳，自述无其他慢性疾病，无家族史及遗传性疾病史，无药物过敏史及传染病史。

【问题 1】通过上述问诊，应考虑什么疾病？

患者老年女性，慢性病程急性加重，皮损首发于双侧小腿，为紫红色扁平丘疹，表面光滑，自觉剧烈瘙痒；皮损逐渐泛发全身，部分皮损消退后留有色素沉着。考虑的疾病包括泛发性扁平苔藓、苔藓样药疹、泛发性湿疹等疾病。

【问题 2】通过皮损特点分析，应考虑什么疾病？

进行体格检查及相关专科检查。体格检查：T 37℃，R 20 次 /min，P 89 次 /min，BP 134/87mmHg。神志清，精神差，查体合作。心肺查体未见异常，全身浅表淋巴结无肿大。皮肤科检查：全身皮肤密集分布大小不一的暗紫红色斑疹、斑丘疹，表面干燥无鳞屑，涂石蜡油后皮损表面有细小白色网状条纹；背部皮损融合成片，部分形成斑块（图 15-9-3）。部分皮损消退后留有色素沉着。考虑扁平苔藓及苔藓样药疹。

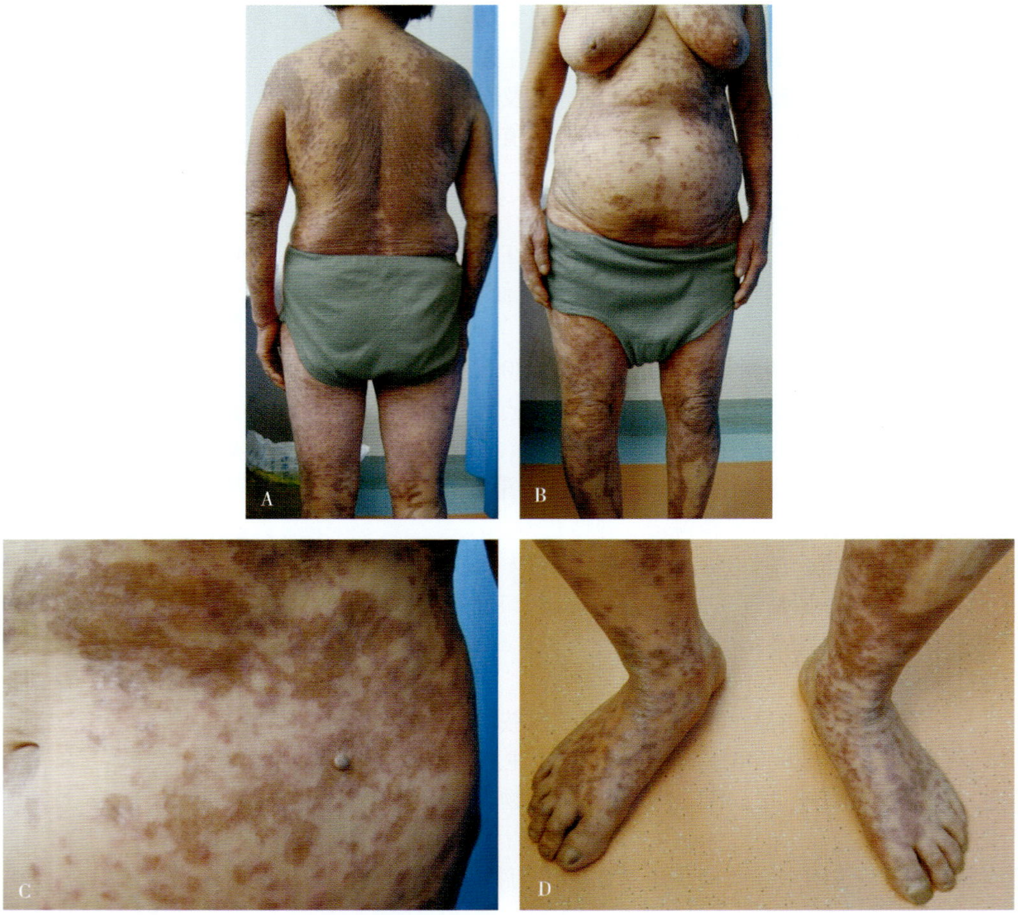

图 15-9-3　全身典型皮损

A. 躯干正面；B. 躯干背面；C. 腹部；D. 下肢及足部。

【问题 3】本病确诊还需要进行什么检查？如何与苔藓样药疹鉴别？

进行皮损组织病理学检查可明确诊断。苔藓样药疹皮损临床表现和组织学改变与扁平苔藓相似。但苔藓样药疹有明确的用药史，皮损有较多鳞屑，停药后皮疹逐渐消退。病理的鉴别要点：局灶性角化不全，无颗粒层楔形增厚，炎症细胞的浸润可以达到真皮深层，炎症细胞浸润除淋巴组织细胞外，还有浆细胞及嗜酸性粒细胞。

【问题 4】本病最终的诊断是什么？

依据患者病史、临床特点及组织病理学改变，患者确诊为急性泛发性扁平苔藓。

【问题 5】对本病例应如何治疗？

急性泛发性扁平苔藓有一定的自限性。患者为老年女性，有原发性高血压史，皮疹泛发全身，瘙痒剧烈，应住院治疗。

【问题6】患者入院后应选择什么治疗方案?

1. 患者入院后首先应详细询问病史,系统查体,完善各项实验室检查,尽可能发现病因或诱发因素,如细菌或病毒感染、药物、恶性肿瘤等。

2. 内用药物　首选糖皮质激素。患者有原发性高血压史,因此可短期应用地塞米松静脉滴注。该药水钠潴留作用轻微,对血压影响小。如果患者血脂及肝功能无异常,可同时联合阿维A 20~30mg/d 治疗。如果患者对糖皮质激素治疗反应不佳或不适宜应用阿维A治疗,可应用雷公藤、羟氯喹、沙利度胺等药物。患者瘙痒严重,可口服抗组胺药物。

3. 内用药物联合物理治疗　小剂量阿维A联合NB-UVB照射。

4. 外用药物　中强效糖皮质激素每日1~2次,可减轻炎症及瘙痒,必要时采用封包治疗,但应用时间不宜太长,注意观察糖皮质激素引起的局部不良反应。局限性肥厚皮损可用曲安奈德或复方倍他米松(得宝松)皮损处多点注射。

此外,本例患者为老年女性,既往有原发性高血压史,系统使用糖皮质激素及维A酸类药物应严格检测其不良反应的发生,密切监测血压、血糖、电解质、肝肾功能和血脂等。

第十节　硬化性苔藓

门诊病历摘要

患者,女,59岁,外阴皮肤变白、萎缩,伴瘙痒、灼痛感1年余。患者于1年前无明显诱因,外阴皮肤变白、有时出现水疱,伴明显瘙痒(图15-10-1)。皮损逐渐加重,出现大小阴唇萎缩,有时感局部灼痛(图15-10-1)。在当地医院诊断为"湿疹",给予糖皮质激素外用药治疗,效果不明显。

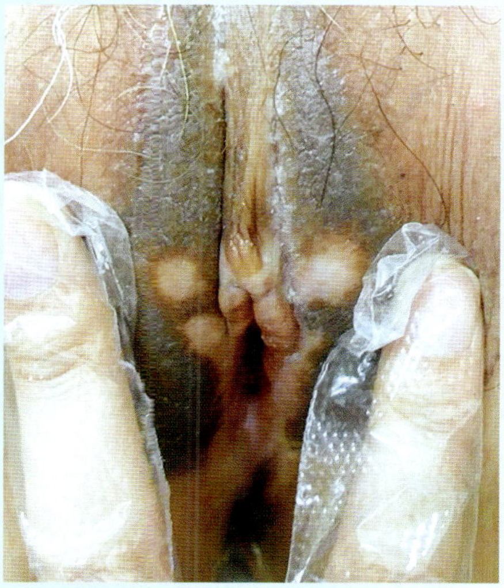

图 15-10-1　硬化性苔藓的临床表现

【问题1】通过上述问诊应考虑什么疾病?

根据患者为绝经期后女性,外阴皮肤变白,且随病情进展大小阴唇出现萎缩,伴瘙痒、烧灼感或疼痛等自觉症状,应考虑硬化性苔藓。临床主诉为"外阴白斑"的疾病还应考虑白癜风、慢性皮炎、白色角化症、炎症后色素减退、外阴上皮内瘤变、原位鳞癌等疾病。应结合病史、临床表现及组织病理学检查明确诊断。

【问题2】通过皮损特点分析,应考虑什么疾病?

对患者进行体格检查,未见明显异常。皮肤科检查:大小阴唇萎缩,弹性差,周围有淡红色水肿区,阴道口变窄。组织病理:角化过度伴角化不全,表皮突消失,基底细胞液化变性;真皮浅层见均质带,毛细血管扩张、充血,浅中层淋巴细胞浸润(图15-10-2)。首先考虑外阴硬化性苔藓。

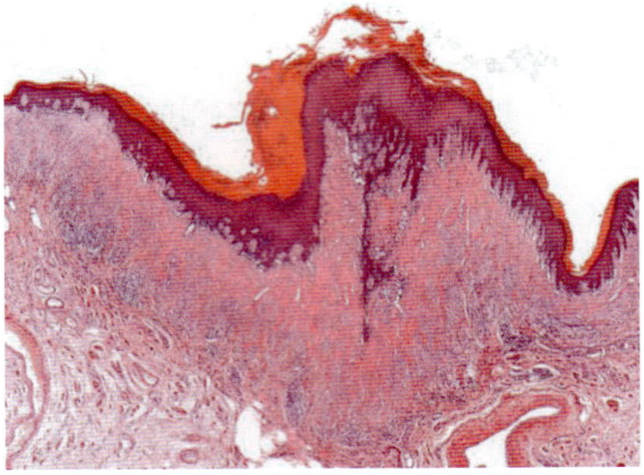

图 15-10-2 硬化性苔藓的组织学病理学改变（×20）

知识点

硬化性苔藓的临床表现

硬化性苔藓旧称“硬化萎缩性苔藓”，好发于女性，发病率约为男性的10倍。有两个发病高峰阶段，青春期前的儿童及绝经期后的女性。皮损好发于外阴，其他部位也可受累，常见为躯干上部如上胸背及乳房处，偶有皮损泛发者。典型皮损早期为群集性瓷白色或象牙白色的丘疹和斑片，有光泽，局部散在黑头粉刺样毛囊状角质栓，皮损境界清楚；晚期皮损硬化萎缩，呈羊皮纸样外观；皮损也可表现为白色硬化性斑块、大疱或血疱，部分皮损自行消失后不留痕迹。自觉症状为瘙痒、烧灼感机疼痛。该病可与硬斑病伴发。

女阴硬化性苔藓常称为“女阴干枯症”，好发部位为大小阴唇、阴蒂，可延伸于会阴、肛周及腹股沟。有些患者肛周或女阴部的白色萎缩斑可共同构成特殊的“8”字形或“哑铃”形外观，患者的大小阴唇、阴蒂及系带可完全萎缩，阴道口变窄。男性龟头和包皮的硬化性苔藓又称“闭塞性干燥性龟头炎”，主要发生于包皮内侧、龟头、尿道口、冠状沟，偶尔累及阴茎，皮损呈象牙白色扁平丘疹或轻度萎缩性水肿性白斑，病情发展可导致包茎及尿道狭窄。外阴皮损可发生癌变。

【问题3】硬化性苔藓如何与硬斑病鉴别？

硬斑病好发于成年人，躯干部多见。早期皮损为淡红色斑，边界清楚，呈不规则形或条带状；皮损进一步扩大发展，中央可出现轻度凹陷，呈象牙色或黄白色，边缘有紫红晕，质地较硬；长期慢性皮损局部出现皮肤萎缩、色素沉着或减退，但硬化减轻。硬斑病皮损处无毛囊角栓。组织病理检查可明确诊断。

知识点

硬化性苔藓的组织病理学改变

表皮角化过度伴灶状角化不全，毛囊角栓形成，棘层萎缩变薄，基底细胞液化变性；真皮浅层胶原纤维水肿、均质化，毛细血管扩张充血，真皮浅中层以单一核细胞为主的炎症细胞浸润，在水肿严重的区域可形成表皮下水疱。

【问题4】患者最后诊断为什么疾病？

根据患者为绝经后女性、病史、典型的临床表现及组织病理学改变，最终确诊为硬化性苔藓。

【问题5】本例患者应选择门诊治疗还是住院治疗？

患者一般情况好，无系统疾病，皮损局限于外阴且无糜烂、溃疡等，首先考虑门诊治疗。

【问题6】如何选择治疗药物？

1. 本病无特效疗法，以对症治疗为主。

（1）维A酸类药物：标准治疗效果不佳时可考虑应用。

（2）免疫抑制剂：难治性外阴硬化性苔藓可考虑应用环孢素；甲氨蝶呤每周10~15mg联合口服维A酸类药物对治疗抵抗的泛发性硬化性苔藓有效。

2. 外用药物

（1）糖皮质激素：局部应用超强效或强效糖皮质激素可显著改善病情。外阴硬化性苔藓推荐使用0.05%丙酸氯倍他索，每日1次1个月，隔日1次1个月，每周2次1个月。维持治疗可外用0.1%糠酸莫米松软膏，每周2次，安全性和有效性好，并可能有利于减少恶变风险。局部外用糖皮质激素疗效不佳或角化过度的区域，活检排除上皮内瘤变或癌变后可考虑曲安奈德皮损内注射（1~2mg）。

（2）钙调磷酸酶抑制剂：作为二线替代药物，0.1%他克莫司软膏用于成人，0.03%他克莫司软膏或1%吡美莫司乳膏用于儿童。可与糖皮质激素联用，以提高疗效、减少不良反应。

（3）性激素制剂：局部丙酸睾酮软膏可用于治疗外阴硬化性苔藓，但因可能在幼女中产生雄激素，目前已不建议使用；局部雌激素治疗可以减少绝经后女性外阴的低雌激素性萎缩的发生，是治疗绝经后女性外阴硬化性苔藓的一个重要方法。

（4）维A酸制剂：当外用糖皮质激素无效或维持治疗时可考虑使用，应注意刺激反应。

（5）保湿剂：外用糖皮质激素联合保湿剂有助于改善症状。

3. 物理治疗　外阴硬化性苔藓外用糖皮质激素效果不佳，可考虑UVA1照射，艾拉-光动力疗法对某些标准治疗失败的患者有效。

4. 手术治疗　阴唇与周围组织的粘连可行手术治疗，术后需注意外用强效激素直至伤口愈合。必要时可在术后扩张器上应用类固醇激素。除非明显的粘连，否则儿童不建议手术治疗。

【问题7】本病的预后如何？

病情控制较好的外阴硬化性苔藓恶变风险较低。

【问题8】如何对本病例进行随访？

起始治疗3个月后随访。治疗效果较好，病情稳定的患者可每6~12个月随访1次。本病有恶变风险，若局部出现肿块、新发糜烂或溃疡、症状改变等，需及时就诊。有癌变迹象时应及时行组织病理学检查。

第十一节　线状苔藓

门诊病历摘要

患儿，男，6岁，右足背、小腿皮疹，伴瘙痒1个月。患儿家长1个月前给患儿洗澡时发现其右足背、外踝出现淡红色小丘疹，未诊治。皮疹渐增多，累及小腿外侧，排列大致呈条状。自述瘙痒。皮肤科检查：右足背、外踝及小腿外侧线状分布2~4mm大小淡红色丘疹，密集分布，表面较干燥，轻度脱屑（图15-11-1）。

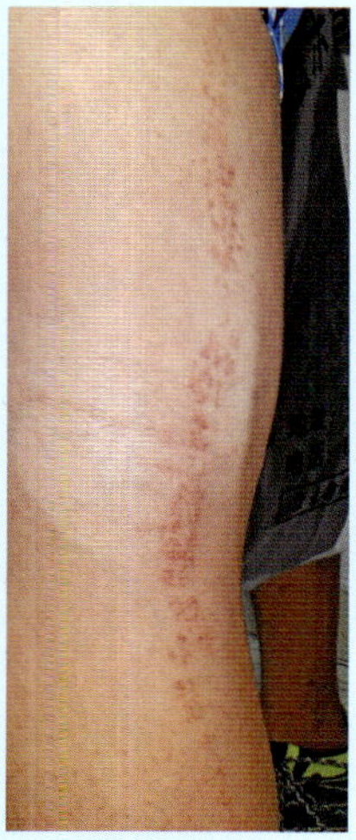

图15-11-1　线状苔藓的临床表现

【问题 1】本例患者应考虑什么疾病?

本例患者为儿童,皮损表现为密集的呈线状排列的红色小丘疹,自觉瘙痒,应考虑线状苔藓、线状表皮痣(疣状痣)及线状银屑病等疾病。

知识点

线状苔藓的临床表现

线状苔藓为一种以线状排列的苔藓样小丘疹为特征的皮肤病。主要发生在儿童。皮损多发生于四肢,面部及躯干者较少,多为单侧性。初发皮损为针头大或粟粒大小的苔藓样丘疹,呈多角形或圆形,顶部扁平,红色或灰白色,表面光滑或覆少许白色鳞屑,呈连续或间断的线状排列;少数患者伴甲受累,表现为甲板纵纹,纵嵴及甲营养不良。本病多无自觉症状,偶有瘙痒。病程缓慢,可自行消退,愈后皮肤恢复正常或遗留暂时性色素沉着或减退,个别患者可以复发。

【问题 2】通过对本病临床特点分析,应考虑什么疾病?

根据儿童期发病,皮损表现为淡红色苔藓样丘疹、发生于单侧肢体且呈线状分布、自觉轻度瘙痒等特点,本病应首先考虑线状苔藓。

【问题 3】皮损呈线状分布的常见疾病有哪些?如何鉴别?

皮损呈线状分布的疾病还包括线状扁平苔藓、线状银屑病、线状表皮痣及线状皮炎等。线状扁平苔藓好发于中青年,皮损为紫红色或紫蓝色,表面无鳞屑,瘙痒较明显;线状银屑病皮损鳞屑多,炎症较明显,瘙痒轻;线状表皮痣大多数出生后即发生,随年龄增长可出现疣状增生;线状皮炎皮损常呈苔藓化,瘙痒剧烈,儿童少见。必要时需行组织病理学检查明确诊断。

【问题 4】本病最终诊断是什么?

根据发病年龄、皮损特点、自觉症状及组织病理学改变,确诊为线状苔藓。

【问题 5】本病如何治疗?

该病具有自限性,一般不需治疗。局部外用糖皮质激素制剂可缓解瘙痒,促进皮损消退。可选择中效糖皮质激素乳膏如丁酸氢化可的松、丙酸氟替卡松、糠酸莫米松等。

第十二节　光泽苔藓

门诊病历摘要

患儿,女,9 岁,手背、腹背部丘疹,无自觉症状 2 个月。患者于 2 个月前无意中发现手背、背腹部有针帽大小簇集性肤色丘疹,无不适感。皮疹逐渐增多,范围扩大。皮肤科检查:手背、腹、背部密集分布针帽大小肤色丘疹,表面光滑,有光泽,皮疹不融合(图 15-12-1)。

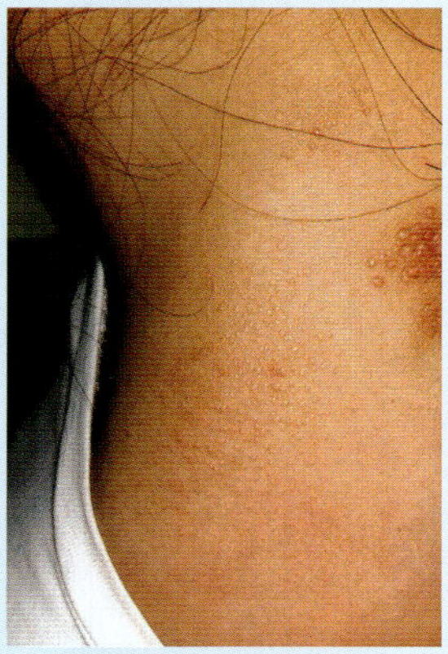

图 15-12-1　光泽苔藓的临床表现

【问题 1】本例患者应考虑什么疾病?

本例患者为儿童,手背及躯干部出现密集分布的光泽性的小丘疹,无自觉症状,考虑光泽苔藓的可能性大;但应与毛发苔藓、汗管瘤等疾病鉴别。毛发苔藓好发于四肢伸侧,皮损为毛囊性丘疹,表面粗糙,部分患儿有家族史;汗管瘤好发于中青年女性,皮疹为肤色或淡黄色坚实性丘疹,粟粒大小,常发生于眼周,额部、颈部、前胸及外阴部也可发生。

知识点

光泽苔藓的临床表现

光泽苔藓是一种以具有特殊光泽的微小丘疹为特征的皮肤病。儿童多见,好发于阴茎、龟头、下腹部、前臂、胸部、大腿内侧、肩胛部,踝腕关节、尺和手部,也可播散全身。皮损多为针帽至粟米大小圆形或半球状顶部扁平的丘疹,肤色或近白色,坚实有光泽,散在不融合,有时因出现同形反应而呈线状排列;甲可受累,表现为凹凸不平,断裂、纵嵴。一般无自觉症状,少数患者感轻度瘙痒。病程慢性,可自行消退。

【问题 2】通过对本病临床特点分析,应考虑什么疾病?

根据儿童发病,皮损为密集分布的、针帽大小、具有光泽性半球形丘疹,无自觉症状,皮疹以躯干为主等临床特点,应诊断为光泽苔藓。必要时可行组织病理学检查明确诊断。

知识点

光泽苔藓组织病理学改变

光泽苔藓在组织病理学上表现为真皮乳头部局限性球形浸润,浸润细胞主要是淋巴细胞及组织细胞组成,有时可见上皮样细胞,偶见多核巨细胞,浸润灶两侧表皮突延伸并内弯,环抱着浸润的细胞而呈抱球状,浸润灶上方表皮萎缩,基底细胞液化变性,表皮下或有空隙(图 15-12-2)。

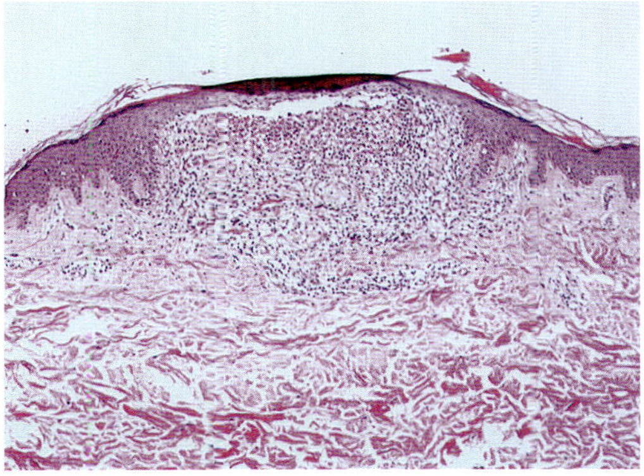

图 15-12-2　光泽苔藓组织病理改变(×10)

【问题 3】本病应如何治疗和随访?

光泽苔藓常不需治疗,外用糖皮质激素及维 A 酸有效。本病可自愈,可观察皮疹变化,告知患者家长如皮疹增多、瘙痒,可到医院就诊。

第十三节　毛发红糠疹

门诊病历摘要

患者,女,27 岁,头面、躯干、四肢红斑、脱屑瘙痒半年。患者半年前无明显诱因头皮、额部出现红斑、脱屑，瘙痒明显。皮疹逐渐累及躯干、四肢，且背部、四肢关节伸侧出现暗红色“鸡皮样”小丘疹，触之粗糙，掌跖皮肤增厚。

【问题 1】通过上述问诊，应考虑什么疾病？

本例患者为青年女性，皮损为红色斑片或斑块，脱屑较明显，背部及四肢伸侧分布坚实的红色鸡皮样小丘疹；皮疹从头面部开始，逐渐向躯干、四肢扩展，有明显瘙痒症状。根据病史、皮损特点及自觉症状，应考虑毛发红糠疹、银屑病、扁平苔藓和湿疹等疾病。

【问题 2】通过皮损特点分析，应考虑什么疾病？

对患者进行体格检查，无明显异常。皮肤科检查：额部红斑，表面覆细糠状鳞屑，头皮覆弥漫性灰白色糠秕状鳞屑。胸腹、背部、臀部、四肢分布红色斑片，少数斑块，表面覆白色细糠状鳞屑；背部及肘膝关节伸侧皮肤分布红褐色毛囊性丘疹，中央有角栓，掌跖皮肤对称分布角化性红斑，边界清楚（图 15-13-1）。首先考虑毛发红糠疹。

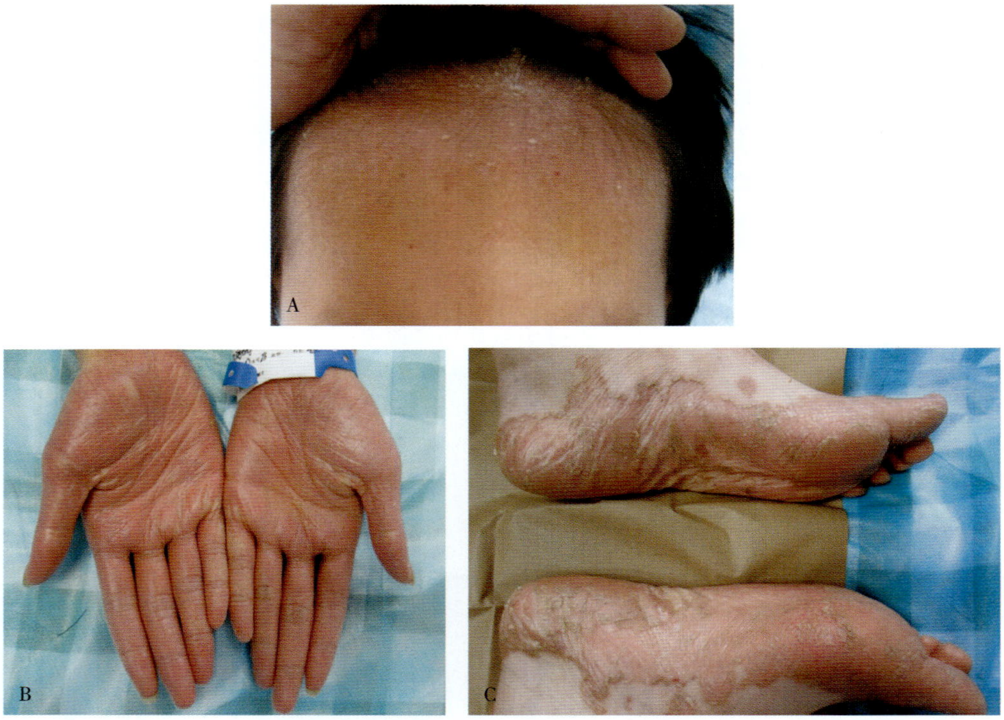

图 15-13-1 毛发红糠疹的皮损特点

A. 头皮；B. 足部；C. 手部。

知识点

毛发红糠疹的病因与临床表现

毛发红糠疹是一种慢性鳞屑性、炎症性皮肤病。病因尚不明确，本病有遗传性和获得性两种类型。遗传性常在儿童期发病，为常染色体显性遗传；获得性可在任何年龄发病，常出现于成人时期。另外，本病可在特异性自身免疫性疾病、恶性肿瘤及 HIV 感染等患者中发生。其他如内分泌功能异常、神经功能失调、肝功能障碍、手术、感染及各种化学物质刺激也可能为本病的诱因。

本病好发于肘膝伸侧、髋部和坐骨结节处，也可播散全身。皮疹初发时，头皮上常先有灰白色糠秕样鳞屑，面部潮红，有干性细薄糠秕状鳞屑，类似干性脂溢性皮炎；以后开始出现特征性毛囊性丘疹，丘疹为粟粒大小，呈棕红色或正常肤色，顶端有一个尖锐角质小栓，中央常贯穿一根萎缩的毳毛或头发，往往折断而成为很小的黑点，这种特征性丘疹好发于四肢伸侧、躯干、颈旁和臀部，特别在手指的第一和第二指节的背面最为清楚，具有诊断意义；丘疹逐渐增多并聚集成片，呈鸡皮样外观，触摸时有刺手感觉，也可相互融合成黄红色或淡红色斑块，表面覆盖糠秕状鳞屑，类似银屑病或扁平苔藓，但其边缘仍可见孤立的毛囊角化性丘疹；大部分患者有掌跖角化过度，表现为鳞屑性红斑、干裂、角质增厚，指/趾甲呈暗灰色、粗糙、增厚、脆裂及形成纵嵴。病情严重时皮损泛发全身，可发展成红皮病，此时大部分皮肤呈暗红色或橘黄色，伴糠秕样脱屑，其中有岛屿状正常皮肤，而典型的毛囊性角化丘疹则不明显。

本病自觉症状有程度不等的瘙痒、干燥及灼热感，发展至红皮病时可出现全身症状，如畏寒、发热、全身倦怠等。病程各异，儿童患者起病慢，但病情顽固，可终生不愈，而成人患者多急性发病，进展快，易发展成红皮病，但多数患者最后可痊愈。

【问题 3】本病在临床上还需要与哪些疾病鉴别？

根据特征性棕红色毛囊角化性丘疹、黄红色鳞屑性斑块、头皮脂溢性皮炎样表现和掌跖角化过度等特点进行诊断，但需要与下列疾病进行鉴别：

（1）银屑病：皮损为鳞屑性斑丘疹、斑块，刮去鳞屑后有薄膜现象及点状出血；有特征性的组织病理表现。

（2）扁平苔藓：皮损为多角形或多边形紫红色或暗红色扁平丘疹，口腔黏膜易受累，表现为颊黏膜白色条状斑或糜烂，组织病理学表现有特征性。

（3）脂溢性皮炎：早期毛发红糠疹，皮疹仅发生在头皮时类似脂溢性皮炎，但后期毛发红糠疹可出现毛囊角化性丘疹及掌跖角化过度等皮损。

（4）湿疹：皮损呈多形性，有渗出倾向，慢性皮损以苔藓化为主，表面可有鳞屑，但一般无毛囊性角化性丘疹。

【问题 4】本患者最终诊断是什么？

根据患者的病史、皮损特点、自觉症状，结合组织病理学检查，最终诊断为毛发红糠疹。

【问题 5】本例患者属于毛发红糠疹中的哪种临床类型？

目前，毛发红糠疹可分为六种临床类型，本例属于最常见的经典成人型。

知识点

毛发红糠疹的临床分型

Ⅰ型，经典成人型：最常见。

Ⅱ型，不典型成人型：少见，约占所有病例的 5%，临床表现不典型，在某些部位出现显著的毛囊角化性丘疹，而在其他部位，尤其是小腿处可见层片状鳞屑，常有湿疹样变，本型很少发展为红皮病。

Ⅲ型，经典幼年型：约占所有病例的 10%，临床表现同经典成人型，多发生于 5~10 岁儿童，多出现在急性感染之后，1~2 年后可自愈。

Ⅳ型，幼年局限型：约占所有病例的 30%，出生后几年发病。皮损局限分布于肘、膝部位，为境界清楚的斑块，由红斑性毛囊角化性丘疹融合而成，少数可自愈。

Ⅴ型，不典型幼年型：患儿常在出生后不久或生后数年内发病，表现为红斑、角化过度及毛囊性角栓，可发展成红皮病，常有家族史，很少能自愈。

Ⅵ型，HIV 感染相关型：见于 HIV 感染者或 AIDS 患者，常伴有严重的聚合性痤疮。

【问题 6】本患者采取门诊治疗还是住院治疗？

患者皮损广泛，瘙痒剧烈，影响生活质量，应采取综合治疗方案，住院治疗。

【问题 7】应采取哪些治疗措施？

1. 内用药物

维 A 酸类：为毛发红糠疹治疗的一线首选药物，可用异维 A 酸 0.5mg/(kg·d) 或阿维 A 0.5mg/(kg·d) 口服，异维 A 酸用量一般不超过 50mg/d，阿维 A 用量一般不超过 40mg/d。根据病情及患者的耐受情况调整剂量，注意监测患者血脂及肝功能。

维生素 E：100mg/d，增加维 A 酸的治疗效果，减少其不良反应。

免疫抑制剂：如对维 A 酸类药物治疗反应差，可选用甲氨蝶呤，每周 5~10mg，同时服用叶酸 5mg/d，注意监测血常规、肝功能、肾功能。

2. 外用药物 润肤剂、维 A 酸、维生素 D_3 衍生物及糖皮质激素等。

3. 物理治疗 糠浴、淀粉浴、矿泉浴、NB-UVB 照射等可单独或联合维 A 酸应用。

【问题 8】本病的预后如何？

本病某些类型可自行消退，如 80% 的 Ⅰ 型病例 1~3 年内消退，Ⅲ型病例一般 1~2 年内消退，Ⅳ型部分在青少年晚期消退，Ⅴ型罕见自发消退，Ⅵ型的病情决定于 HIV 感染的控制情况。因此临床治疗前应首先明确分型，平衡治疗的利弊关系，选择合适的治疗方案。

（孙 青）

第十六章　结缔组织病

组织病理(图片)

第一节　红斑狼疮

门诊病历摘要

患者,男,57岁,全身多发红斑5年。患者5年前无明显诱因出现面部红斑,上覆白色鳞屑,较难剥离,无明显瘙痒或其他不适。自行外涂药物无效,皮损渐加重,向躯干、双上肢发展,累及头皮,并出现局部脱发。2年前,双唇及口腔黏膜开始出现灰白色斑及糜烂,自觉微痛。曾在外院按照“盘状红斑狼疮”治疗,效果不明显,皮损仍缓慢发展。病程中无发热、乏力、关节肿痛等不适,精神、食欲良好,大小便正常,体重无明显变化。既往体健,无家族性遗传病史,无药物过敏史及传染病史。

体格检查:生命体征及系统查体基本正常。皮肤科检查:头皮、面部、双耳郭、胸前V形区、躯干、双上肢可见多发大小不等、形状不规则的红色斑块,以曝光部位皮损更严重(图16-1-1、图16-1-2)。皮损境界清楚,表面附有黏着性白色鳞屑,部分皮损中央轻度萎缩并伴有色素减退,周围可见色素沉着(图16-1-3、图16-1-4)。头发多处片状脱落,局部头皮萎缩伴色素减退。双唇、口腔黏膜可见多处灰白色斑片(图16-1-5)。患者全身未见明显坏死、溃疡和结节,关节无红肿、畸形,双下肢无水肿,各指/趾甲未见异常。

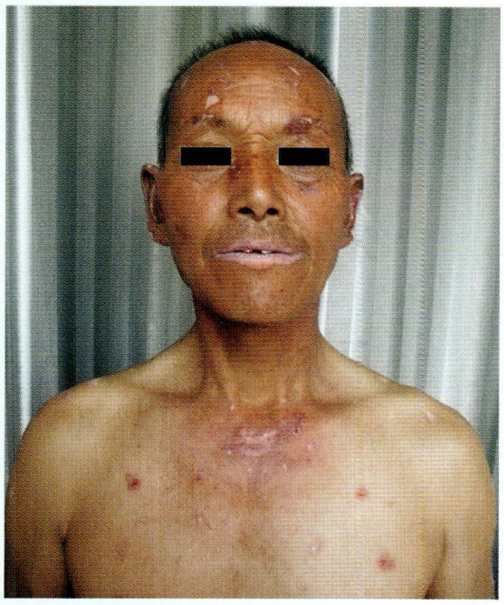

图16-1-1　面、颈、胸部多发红斑,部分伴有色素减退

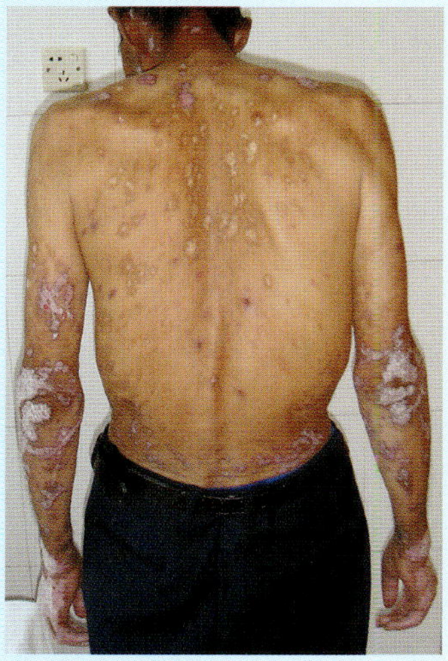

图16-1-2　背部及双上肢大量散在的不规则粉红色斑块,覆白色黏着性鳞屑

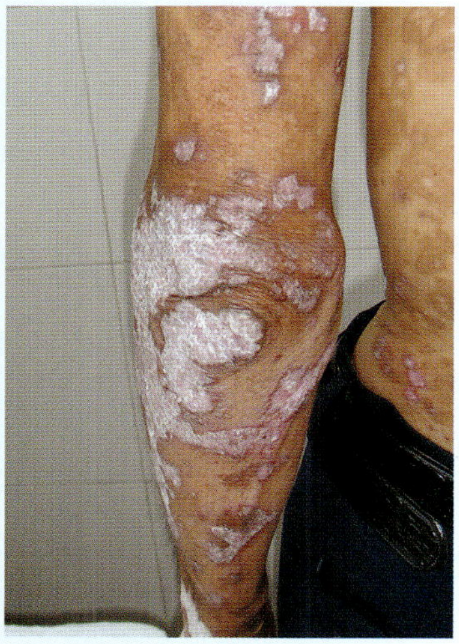

图16-1-3　肘部地图状斑块,覆有黏着性鳞屑,部分斑块中央轻度萎缩伴色素减退,斑块周围可见色素沉着环绕

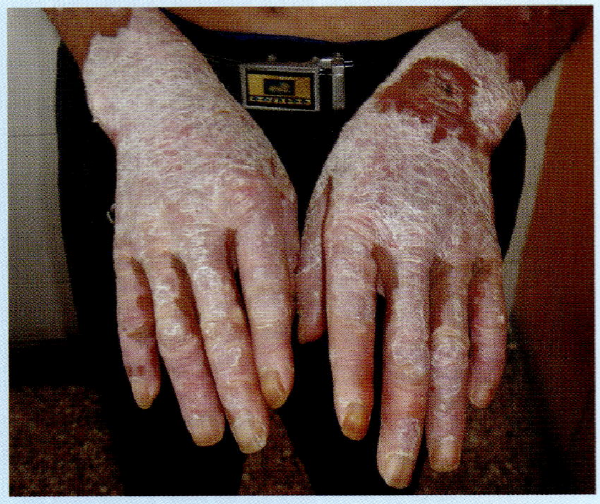

图 16-1-4　手部大面积斑块，覆有黏着性鳞屑，斑块周围可见色素沉着环绕

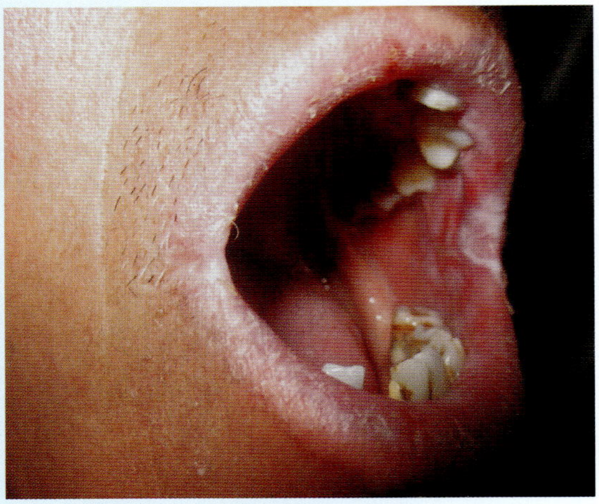

图 16-1-5　口腔黏膜灰白色斑片伴轻度糜烂

【问题 1】通过初步病史采集后，应考虑什么疾病？

该患者首发症状为面部出现多发境界清楚的红斑，伴有较难剥离的鳞屑，皮损逐渐泛发至头皮、躯干、四肢，以曝光部位最严重，陈旧性皮损中央色素减退，周边有色素沉着。口唇及口腔黏膜受累，表现为灰白色斑片伴轻度糜烂。除皮肤外，其他器官、系统无明显受累。应考虑播散性盘状红斑狼疮（DDLE）可能性大。

【问题 2】皮肤科检查中应注意皮损的哪些特征？确诊还需完善哪些辅助检查？

该患者皮损的性质为多发性红色斑块，对斑块的体格检查应注意斑块的大小、形态、颜色、质地、分布范围及数量、有无继发性损害如糜烂、结痂、鳞屑等。该患者的红色斑块有黏着性鳞屑，剥去鳞屑可见其下有角栓和扩大的毛囊口，皮损中央萎缩、色素减退，皮损周围有色素沉着，这些都是盘状红斑狼疮（DLE）皮损的特征。还需进一步完善皮肤组织病理及直接免疫荧光检查以助确诊。此外，还建议完善血常规、尿沉渣、抗核抗体谱、抗 dsDNA 抗体、补体、血沉等辅助检查。

知识点

皮肤型红斑狼疮的分类

红斑狼疮（lupus erythematosus，LE）相关的皮肤损害复杂多样。James N.Gilliam 最早在 1977 年提出 LE 相关皮肤损害的分类命名标准，该标准被广泛接受并经过了多次修订完善。根据临床及组织病理学表现，LE 的皮肤损害分为红斑狼疮特异性皮损（LE-specific cutaneous manifestations）和红斑狼疮非特异性皮损（LE-nonspecific cutaneous manifestations），其中前者包括急性皮肤型红斑狼疮（acute cutaneous lupus erythematosus，ACLE）、亚急性皮肤型红斑狼疮（subacute cutaneous lupus erythematosus，SCLE）和慢性皮肤型红斑狼疮（chronic cutaneous lupus erythematosus，CCLE）。具体见表 16-1-1。

表 16-1-1　红斑狼疮相关皮损的 Gilliam 分类

分类	皮损	
红斑狼疮特异性皮损 / 皮肤型红斑狼疮（cutaneous lupus erythematosus，CLE）	急性皮肤型红斑狼疮（ACLE）	局限型 ACLE
		泛发型 ACLE
	亚急性皮肤型红斑狼疮（SCLE）	环形红斑型 SCLE
		丘疹鳞屑型 SCLE
	慢性皮肤型红斑狼疮（CCLE）	盘状红斑狼疮（discoid LE，DLE）
		局限性 DLE
		播散性 DLE
		疣状红斑狼疮（verrucous LE，VLE）
		肿胀性红斑狼疮（LE tumid，LET）

续表

分类		皮损
		深在性红斑狼疮/狼疮性脂膜炎(LE profundus/panniculitis,LEP) Blaschko 线状红斑狼疮(Blaschko linear lupus erythematosus,BLLE) 冻疮样红斑狼疮(chilblain LE,CHLE)
红斑狼疮非特异性皮损	皮肤血管炎性皮损	血管炎;可触及性紫癜;甲周毛细血管扩张;网状青斑;血栓性静脉炎;雷诺现象;红斑肢痛症
	非瘢痕性脱发	狼疮发;休止期脱发;斑秃
	指/趾硬化	
	类风湿结节	
	皮肤钙沉着	
	大疱性损害	
	荨麻疹	
	丘疹结节性黏蛋白沉积症	
	皮肤松弛	
	黑棘皮病	
	多形性红斑	
	小腿溃疡	
	扁平苔藓	
	白色萎缩	

知识点

各型 CLE 的临床表现

1. ACLE

临床特点:多发于中青年女性,主要见于系统性红斑狼疮(SLE)患者。局限型为皮损限于面颈部,常表现为面颊和鼻背融合性水肿性红斑(蝶形),可累及额部、眼眶和胸前 V 形区(曝光部位)。泛发型多表现为全身对称分布的融合性斑疹、丘疹,夹杂有紫癜样皮损,颜色深红或鲜红,可伴有瘙痒。口腔和鼻腔黏膜可见浅溃疡。

组织病理学特点:表皮萎缩,基底细胞液化变性。真皮浅层水肿,皮肤附属器散在或灶状淋巴细胞浸润。真皮上部水肿区及真皮毛细血管壁可有纤维蛋白样沉积。

实验室检查特点:80% 以上患者抗核抗体(ANA)阳性,抗 Sm 抗体、抗 dsDNA、抗 Ro/SSA 和抗 La/SSB 抗体也可以阳性。还可有白细胞减少、贫血、血小板减少、血沉加快、蛋白尿和血尿等。

2. SCLE

临床特点:好发于上背、肩、前臂伸侧、胸前 V 形区,常伴高度光敏感。根据皮损特点可分为丘疹鳞屑型和环形红斑型,前者皮损近似于银屑病样,后者呈环形或多环形丘疹表现,皮损愈后可继发色素改变和毛细血管扩张。SCLE 患者有较高的抗 SSA 和抗 SSB 抗体阳性率,部分患者可有其他系统受累表现,约 50% 的 SCLE 可符合 SLE 分类标准。约 20% 的 SCLE 并发干燥综合征。

组织病理学特点:与 DLE 相似,但无明显的角化过度、毛囊角栓,炎性浸润较 DLE 部位浅而轻。

实验室检查特点:70%~90% 的 SCLE 患者抗 SSA、SSB 抗体阳性;90% 以上 ANA 阳性。少数可出现白细胞减少、血沉加快和蛋白尿。

3. CCLE 根据其临床及组织病理特点分为下列六类：

(1)盘状红斑狼疮

临床特点:CCLE 中 50%~85% 是 DLE，男女比例为 1:3，好发于 40~50 岁中年人，SLE 也可有 DLE 皮损，约 5% 的 DLE 患者可发展为 SLE。DLE 最常累及的部位包括头皮、颜面、耳郭及口唇。典型表现为境界清楚的盘状红斑、斑块，表面黏附性鳞屑，剥离鳞屑可见背面扩张的毛囊口形成毛囊角栓，外周色素沉着，中央色素减退、轻度萎缩，并可产生萎缩性瘢痕，发生于头皮、眉毛处的 DLE 可导致不可逆的瘢痕性脱发。患者多无自觉症状，少数可有轻度瘙痒。若皮损广泛分布于头面部、躯干、四肢，称为播散性 DLE(DDLE)。部分患者可有光敏和轻度关节痛等症状，发生于掌跖的 DLE 可以有疼痛。

组织病理学特点：表皮角化过度，毛囊口扩张，有角质栓，颗粒层增厚，棘层萎缩，表皮突变平，基底细胞液化变性，有时可见基膜带增厚，表皮下层或真皮浅层可见胶样小体，真皮血管和皮肤附属器周围较致密的灶状淋巴细胞浸润。

(2)疣状红斑狼疮

临床特点：较少见，常发生于上肢伸侧、手和面部，皮损表面覆盖有多层角质性黄白色鳞屑，肥厚呈疣状，类似肥厚性扁平苔藓。在其他部位常有典型的 DLE 皮损。

组织病理学特点：基本同 DLE，表皮有角化过度伴疣状增生，颗粒层增厚伴显著棘层肥厚。

(3)肿胀性红斑狼疮

临床特点：皮损为多环状隆起性红斑或风团样斑块，表面光滑，无鳞屑和毛囊角栓。好发于面部或肢体，光敏明显。

组织病理学特点：表皮变化轻微，可有轻度毛囊角化过度伴基底层空泡变性，主要变化是真皮可见明显的淋巴细胞浸润和黏蛋白沉积。

(4)深在性红斑狼疮

临床特点：又称“狼疮性脂膜炎”，多见于女性，好发于面部、上肢(尤其三角肌部位)和臀部。皮损为境界清楚的皮下结节或斑块，表面皮肤正常或暗紫红色，极少破溃，可单发或多发，病程长，消退后可形成凹陷性瘢痕。

组织病理学特点：表现为皮下脂肪组织、脂肪小叶间隔胶原不同程度的透明变性，小血管壁及周围可见纤维蛋白变性或坏死，可见灶状或弥漫性淋巴细胞浸润，有时可见少量浆细胞，可有脂肪溶解及钙化。

(5)Blaschko 线状红斑狼疮

临床特点：是 CLE 的一种较少见的特殊类型，多见于青少年，男女发病率类似，皮损多为沿 Blaschko 线分布的红斑、皮下结节或局限性的非瘢痕性脱发，好发于头面部，常无明显自觉症状或偶有瘙痒，较少有光敏感。

组织病理学特点：组织病理改变因皮损性质的不同可分为不同类型，分别与 DLE、狼疮性脂膜炎、SCLE 等相应类型 CLE 的组织病理学特点类似。

(6)冻疮样红斑狼疮

临床特点：皮损多发生于寒冷而潮湿的环境，表现为面颊部、鼻背、耳郭、手足和膝肘部紫红色斑块。该型多数患者有光敏和雷诺现象。大部分患者缺乏冷球蛋白或冷凝集素的证据。

组织病理学特点：有表皮萎缩，真、表皮交界处空泡形成，真皮血管和毛囊皮脂腺周围大量淋巴细胞浸润。

实验室检查特点:CCLE 患者的实验室检查大多正常，其中 4%~20% 患者 ANA 呈低滴度阳性；1%~3% 患者有抗 SSA 抗体；<5% 患者出现抗 dsDNA 抗体。血液检查少数可有贫血、白细胞下降、血小板减少、血沉增快等。尿液检查很少异常。

【问题 3】 该患者实验室检查结果如下：血尿便常规、肝肾功能、补体、抗链球菌溶血素“O”、类风湿因子、病毒性肝炎指标、HIV、梅毒全套、胸部 X 线片、心电图检查均正常。血沉 26mm/h。自身抗体检测：

ANA(+)1∶80 斑点型,抗 SSA(+++)。皮肤组织病理检查:(左上臂伸侧皮损处)表皮角化过度,毛囊口扩大,有角质栓。颗粒层增厚、棘层萎缩、基底细胞液化变性。真皮上部轻度水肿,血管扩张,血管和皮肤附属器周围可见较致密的灶状淋巴细胞浸润。直接免疫荧光示基底膜带 IgG 和 C3 呈线状颗粒样沉积。最终可确诊为什么疾病?还应该与哪些疾病相鉴别?

根据患者的病史、皮损特点、实验室检查、皮肤组织病理及直接免疫荧光检查结果可诊断为 DDLE。

知识点

CLE 的鉴别诊断

不典型的 ACLE 要注意与玫瑰痤疮、光敏性皮炎、皮肌炎、硬皮病、血管炎、脂溢性皮炎和药疹等鉴别。SCLE 要注意与二期梅毒、多形性日光疹、银屑病、多形红斑、离心性环状红斑和过敏性紫癜等鉴别。不典型的 CCLE 要注意与环状肉芽肿、扁平苔藓、寻常狼疮、三期梅毒疹、日光性角化、结节病、寻常疣和淋巴细胞浸润症等进行鉴别。对疑诊 LE 者进行皮损处或非皮损处“正常”皮肤直接免疫荧光(direct immunofluorescence,DIF)检查,即为狼疮带试验(lupus band test,LBT),对于 CLE 的诊断具有非常重要的指导意义。在 DIF 检查中,皮肤的真皮 - 表皮连接处有免疫球蛋白和 / 或补体沉积即为 LBT(+)。一般情况下,皮损处 DIF 阳性支持皮肤型红斑狼疮的诊断,但 DIF 阴性并不能排除诊断。

【问题 4】该患者应该如何治疗?

该患者确诊为 DDLE,应嘱患者避光、避免吃光敏性食物及光敏性药物等注意事项,可给予泼尼松 30mg,每日 1 次,羟氯喹 200mg,每日 3 次进行系统治疗,辅以保护胃黏膜、补钙、补钾等药物口服,同时予以外用糖皮质激素软膏。如治疗效果不佳,可考虑加用沙利度胺口服治疗。

知识点

CLE 的治疗与患者管理

CLE 的治疗一般遵循“阶梯式治疗”的原则,即根据病情严重程度,选择适当的治疗方法:

(1)羟氯喹口服治疗一般可作为各型 CLE 治疗的一线选择和基础治疗。

(2)对于皮损较局限、数量较少的患者,还可局部外用糖皮质激素或钙调磷酸酶抑制剂(如他克莫司软膏、吡美莫司乳膏)。

(3)疣状 LE 则可选择皮损内注射糖皮质激素,或加用维 A 酸类制剂局部外用,亦可口服维 A 酸类药物,如阿维 A 0.5~1mg/(kg·d)或异维 A 酸 1mg/(kg·d)。

(4)如上述治疗无效,或皮损广泛而严重(如 DDLE),可系统使用中小剂量糖皮质激素[如泼尼松 0.5mg/(kg·d)]、沙利度胺(100~200mg/d)等。

(5)对于上述常规药物疗效仍不理想的患者,可酌情考虑免疫抑制剂的使用,包括甲氨蝶呤(7.5~20mg/周)、吗替麦考酚酯[35mg/(kg·d)]。

(6)ACLE 患者如达到 SLE 的诊断标准,则遵循 SLE 治疗原则进行治疗和患者管理。

对所有 LE 患者均应重视疾病健康教育,鼓励患者正确认识疾病、积极配合医生、定期复诊等,应指导患者注意防寒、戒烟、避免外伤、避免紫外线照射,注意补充维生素 D,尽量避免高盐饮食及光敏性食物,慎用光敏性药物。拟定用药方案后还应就药物的用法用量、注意事项(例如口服沙利度胺、维 A 酸类药物应严格避孕多长时间,羟氯喹用药期间需定期眼底检查等)向患者做必要的说明。

【问题 5】长期随访治疗中需要注意什么问题?

CLE 患者需定期门诊复查。复查时应进行常规的实验室检查(如血常规、尿常规、肝肾功能),6~12 个月复查免疫指标,评估病情是否稳定、是否发展为 SLE。复查时注意药物的不良反应,服用糖皮质激素者应定期检查血压、血糖、电解质、骨密度等,服用羟氯喹或氯喹者应每 3~6 个月进行眼科检查。病情控制后,无新发皮疹出现,泼尼松可逐渐减量,但仍需定期复查血常规、肝肾功能和眼科情况。

【问题 6】CLE 的预后怎样？

CLE 的皮损经治疗多能消退，部分 CCLE 可遗留萎缩性瘢痕、色素沉着或色素脱失，个别患者 DLE 皮损可长期存在。极少数患者多年长期不愈的 DLE 皮损可继发鳞癌。新皮损的出现或皮损的加重往往提示病情活动。CCLE 与 SCLE 患者因大多无重要脏器受累预后大多良好。ACLE 患者的预后取决于重要脏器受累程度。

住院病历摘要

患者，女，36 岁，面部、双手起红斑 5 个月，脱发、关节痛 4 个月。患者 5 个月前双手背出现红斑，无痒痛。随后面部双颊出现蝶形红斑，微痒，日晒后面部红斑加重。4 个月前患者在室外长时间劳动，此后面部、双手红斑增多、颜色加深，躯干、四肢也逐渐受累，并出现脱发、多关节痛。在当地诊所用中药治疗后皮损无明显消退。病程中无发热、头痛、咳嗽、咳痰、恶心、呕吐、腹痛、腹泻、血尿、泡沫尿等。自觉体重稍有减轻。精神、食欲、睡眠、二便尚可。无家族性遗传病史；无药物过敏史及传染病史。

体格检查：T 36.8℃，R 20 次 /min，P 86 次 /min，BP 128/84mmHg，体重 69kg。心、肺、腹部查体无特殊异常，双肘、膝关节有压痛，无关节红肿、畸形。皮肤科检查：双颊、鼻背对称分布水肿性、暗红色蝶形红斑，表面稍有脱屑（图 16-1-6）。前额、下颌、耳周、胸前 V 形区散在不规则分布暗红色斑片、斑丘疹。口唇黏膜散在小片糜烂。躯干、四肢散在大小不等的红斑、瘀点、瘀斑或坏死（图 16-1-7、图 16-1-8）。指 / 趾甲周围皮肤、指 / 趾尖、指背、大小鱼际可见不规则红斑（图 16-1-7、图 16-1-8）。指 / 趾尖部尚可见小片状紫癜样红斑。头发较稀疏。

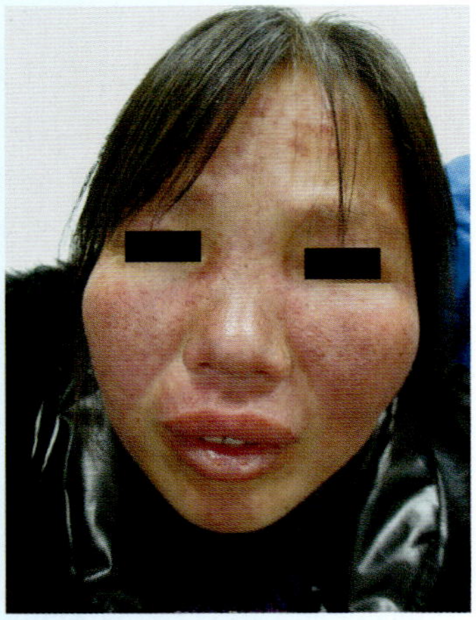
图 16-1-6 面部蝶形红斑

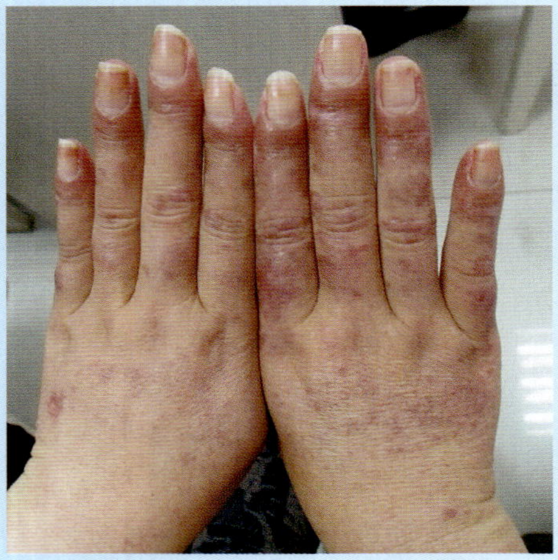
图 16-1-7 手背血管炎改变

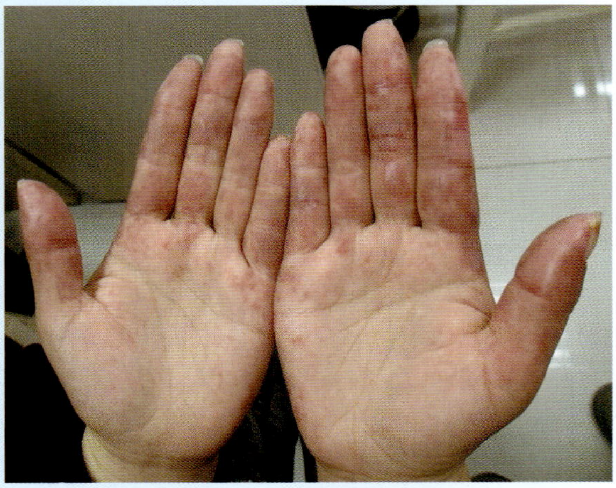
图 16-1-8 手掌血管炎改变

【问题 1】通过初步病史采集后，应考虑什么疾病？

本病例有如下特点：①中年女性，慢性起病；②面部、双手红斑，面部红斑累及双颊和鼻背，呈蝶形分布；③日晒后加重；④脱发；⑤关节痛。该患者面部蝶形红斑为急性皮肤型红斑狼疮的典型皮肤损害，伴有光敏感、脱发和其他系统受累表现（关节痛）。诊断上首先考虑系统性红斑狼疮。

【问题 2】查体应该注意哪些问题？

查体应注意患者的生命体征、精神反应及神志，有无四肢关节红肿、压痛、活动受限，有无心、肺、腹受累。皮肤科检查应注意面部皮损累及的部位、分布特点及皮损类型，其他部位特别是胸前 V 形区、手足部有无皮损及皮损类型，有无眼部、口腔黏膜损害，有无头皮损害及脱发。

知识点

SLE 的常见症状、体征

SLE 可累及多个器官系统，临床表现复杂多样。皮肤和关节受累是最常见的早期症状，其次是发热、肾脏损害及浆膜炎。

1. 皮肤、黏膜损害　皮肤、黏膜是 SLE 最常受累的系统，发生率为 59%~85%。ACLE 皮损为最常出现的皮损类型，部分患者则为 DLE 皮损，但一般伴有 DLE 皮损的 SLE 患者病情相对较轻。SLE 的黏膜损害常表现为口腔黏膜和唇部红斑、瘀点、糜烂、浅溃疡、牙龈炎和鼻咽部溃疡、眼结膜炎等。另外，脱发在 SLE 患者中很常见，可表现为局限性或弥漫性脱发。局限性脱发多表现为单发或多发性片状脱发，境界清楚，常具典型的 DLE 改变。弥漫性脱发可分为两种类型：①休止期脱发，病情缓解后头发生长可恢复；②狼疮发，主要表现为额部发线下降、头发稀疏、枯黄无光泽、干燥、易折断、长短不齐，前额发际线处尤为明显。

2. 光敏感　在 SLE 患者中出现率很高，日光暴晒后可出现皮损加重，部分可能诱发疾病活动。

3. 关节、肌肉和骨骼损害　关节病变常常是 SLE 最早出现的症状，晨僵和关节痛最常见，好侵犯四肢大小关节，但常无关节破坏现象，亦无关节挛缩及强直表现。约 70% 的 SLE 患者可出现肌痛、肌无力，但多是轻中度，少有肌萎缩。少数患者可以出现骨坏死，尤其是长期接受皮质类固醇激素治疗、伴有严重雷诺现象和明显高脂血症者易发生无菌性骨坏死。股骨头最常累及，其次是肱骨头、胫骨头等。长期大量服用皮质类固醇激素的 SLE 患者容易出现骨质疏松。

4. 肾脏损害　是 SLE 最常见和最严重的内脏损害。50%~70% 的 SLE 患者病程中会出现临床肾脏受累，肾活检显示几乎所有 SLE 均有肾脏病理学改变。狼疮性肾炎（lupus nephritis，LN）的临床表现主要为：尿检出现蛋白、红细胞、白细胞和 / 或管型，可出现水肿、高血压，病情进展后期可能出现肾功能不全甚至尿毒症。

5. 血液系统损害　贫血和 / 或白细胞减少和 / 或血小板减少常见。贫血可能为慢性病贫血或肾性贫血。短期内出现重度贫血常是自身免疫性溶血所致，多有网织红细胞升高，抗球蛋白试验（Coombs 试验）阳性。SLE 可出现白细胞减少，但治疗 SLE 的细胞毒性药物也常引起白细胞减少，需要鉴别。血小板减少与血清中存在抗血小板抗体、抗磷脂抗体以及骨髓巨核细胞成熟障碍有关。部分患者在起病初期或疾病活动期伴有淋巴结肿大和 / 或脾大。

6. 心血管损害　SLE 常出现心包炎，表现为心包积液，但心脏压塞少见。可有心肌炎、心律失常，重症 SLE 可伴有心功能不全。SLE 可有冠状动脉受累，表现为心绞痛和心电图 ST-T 改变，甚至出现急性心肌梗死。此外，部分患者尚可出现周围血管病变，如动脉炎或血栓性静脉炎等。

7. 呼吸系统损害　部分 SLE 患者可出现双侧干性胸膜炎或胸腔积液，病程长者常出现弥漫性间质性肺炎或肺间质纤维化，出现咳嗽、呼吸困难等症状并影响肺的通气功能，甚至导致呼吸衰竭。肺动脉高压和弥漫性出血性肺泡炎是 SLE 重症表现。

8. 精神、神经系统损害　神经系统表现轻者仅有偏头痛、性格改变、记忆力减退或轻度认知障碍。重者可表现为脑血管意外、昏迷、癫痫持续状态等。狼疮性精神症状即可表现为抑郁、少语甚至痴呆，亦可表现为躁狂、妄想、幻觉、精神错乱。

9. 消化系统损害　可有恶心、呕吐、腹痛、腹泻等症状，甚至出现呕血、便血、急性胰腺炎、肝脏损害等。

10. 其他　SLE 患者还可出现眼部受累，如结膜炎、葡萄膜炎、眼底改变、视神经病变等。SLE 常伴有继发性干燥综合征，有外分泌腺受累，表现为口干、眼干。

【问题 3】为了进一步明确诊断，应该进行哪些辅助检查？

需完善血常规、尿常规、肝肾功能、24 小时尿蛋白定量、尿沉渣、血沉、免疫球蛋白、补体、ANA 抗体谱、肺部高分辨率 CT、心电图、心脏超声、腹部超声、双肘及膝关节摄片等检查。

知识点

SLE 的实验室检查

实验室检查有助于确立诊断、评估病情和判断疗效。

SLE 患者可出现全血细胞减少、血沉增快、丙种球蛋白升高、Coombs 试验(+)、类风湿因子(+)、补体下降、循环免疫复合物水平升高。SLE 患者肾脏受累时尿常规检查可有蛋白尿、血尿、管型尿,24 小时尿蛋白定量是判断 LN 病情活动的重要指标。当其他内脏器官受累时可出现相应的肺功能、胸部 CT 检查、心电图、超声检查、头颅磁共振和脑脊液检查等异常。

免疫学检查对于 LE 的诊断至关重要。主要有以下几种:

1. 抗核抗体(antinuclear antibodies,ANA) 其在 SLE 中的阳性率可达到 90%,但滴度不一定与疾病活动相关。ANA 有四种常见核型:①均质型,与 SLE 活动相关;②周边型,与 SLE 活动相关,常提示肾脏受累;③斑点型,是 ENA 的各种抗原成分的表达,临床意义同 ENA;④核仁型,常见于有雷诺现象的患者和系统性硬皮病患者,在 SLE 中此型并不常见。

2. 抗双链 DNA(dsDNA)抗体 对 SLE 有高度特异性,抗体滴度与疾病活动性相关,阳性者常伴有肾脏受累。

3. 抗可提取性核抗原(extractable nuclear antigen,ENA)抗体 为一个抗体谱,主要包括以下几种自身抗体:①抗 Sm 抗体,SLE 的特异性标记抗体之一,但与疾病活动性无关,有助于 SLE 诊断。②抗 U1 核糖核蛋白(U1RNP)抗体,其在混合结缔组织病中阳性率可达到 95%~100%,并且滴度高(可达 1∶10 000 以上)。一般来说此抗体阳性的 SLE 患者常有雷诺现象,肾损轻,对激素治疗也较敏感。③抗 Ro-SSA 抗体及抗 La-SSB 抗体,这些抗体常与红斑狼疮及干燥综合征有关。25%~30% 的 SLE 患者可出现抗 Ro 抗体,这些患者多有光敏性皮损、类风湿因子阳性及同时有干燥综合征。抗 La 抗体很少单独出现,多与抗 Ro 抗体同时出现,但如出现 La 抗体,肾炎的发生率低。④抗核糖体 RNP(rRNP)抗体,在活动期 SLE 患者中阳性率可达 40%,对 SLE 诊断有价值。⑤抗 Scl-70 抗体,SLE 患者很少阳性,多在进展型系统性硬皮病患者中出现。⑥抗 Jo-1 抗体,在 SLE 患者中较少出现,部分多发性肌炎有此抗体存在。

4. 抗增殖性细胞核抗原(proliferative cell nuclear antigen,PCNA)抗体 少见,但在 SLE 中有高度特异性。

5. 抗组蛋白抗体 90% 以上药物引起的 SLE 患者可发现此抗体,而在特发性 SLE 中发生率较低。

6. 抗磷脂抗体 包括梅毒血清学试验假阳性、狼疮抗凝物(lupus anticoagulant,LAC)、抗心磷脂抗体等针对自身不同磷脂成分的抗体。如患者抗磷脂抗体两次检测均阳性,并有复发性静脉或动脉血栓形成和习惯性流产、血小板减少,可考虑有继发性抗磷脂综合征。

7. 狼疮带试验(lupus band test,LBT) 对疑诊 LE 者进行皮损或无皮损处“正常”皮肤直接免疫荧光检查称为 LBT。在皮肤的真皮 - 表皮连接处有局限性免疫球蛋白(主要是 IgG,亦有 IgM、IgA)和补体(包括 C3、C4、C1q)沉积带,即为 LBT(+)。

【问题 4】该患者实验室检查结果如下:

血常规:白细胞计数 $1.7\times10^9/L$,淋巴细胞 $0.8\times10^9/L$,红细胞计数 $4.48\times10^{12}/L$,血红蛋白 100g/L,血小板计数 $85\times10^9/L$。尿常规:尿蛋白(++),余正常。24 小时尿蛋白:750mg/24h。肝功能:丙氨酸转氨酶 58.5IU/L,天冬氨酸转氨酶 111.0IU/L,白蛋白 33.4g/L,球蛋白 36.3。血沉 39mm/h;C3 0.36g/L;C4<0.016 7g/L。自身抗体检测:ANA(+)1∶1 000,斑点型;抗 U1RNP(+++);抗 Ro/SSA(+++);抗 Ro-52(+++);余均阴性。肾功能、抗链球菌溶血素“O”、类风湿因子、病毒性肝炎指标、梅毒全套、抗 HIV 抗体、胸部 X 线片、心电图、腹部超声检查结果无明显异常。该患者最终确诊为何种疾病?其诊断依据为何?还需要与哪些疾病相鉴别?

该患者有面部蝶形红斑、光敏感、口腔溃疡、关节痛等临床表现,结合实验室检查,符合 1997 年美国风湿病学会(ACR)SLE 分类标准及 2012 年 SLICC SLE 分类标准,可确诊为 SLE。

SLE 应与皮肌炎、成人 Still 病、系统性血管炎、类风湿关节炎、急性风湿热、感染性疾病及原发性肾小球疾病等相鉴别。

【问题 5】如何判断 SLE 患者的疾病活动性和严重程度?

国际上通用的几个 SLE 活动性判断标准包括:SLE 疾病活动指数(SLEDAI)、不列颠群岛狼疮评估组(BILAG)指数、系统性狼疮活动程度检测(SLAM)等。其中以 SLEDAI 最为常用。

知识点

SLE 疾病活动指数(SLEDAI)

以患者在评价时 10 日前的临床表现为评价依据(表 16-1-2)。通常认为:0~4 分基本无活动;5~9 分轻度活动;10~14 分中度活动;≥ 15 分重度活动。

表 16-1-2　SLE 疾病活动指数(SLEDAI)

标准(均需排除非狼疮因素,记分 10 日之内)	计分 / 分
1. 抽搐(最近发作,排除代谢、感染、药物所致)	8
2. 精神症状　干扰正常活动。排除尿毒症、药物所致	8
3. 器质性脑病综合征　意识障碍、定向力差、注意力不持久 + 以下 4 种情况中的 2 种:①感官紊乱;②思维不连贯;③白天嗜睡、晚上失眠;④精神运动障碍	8
4. 视觉障碍(SLE 视网膜改变)　视网膜出血、脉络膜或视神经周围渗出、出血	8
5. 中枢神经系统病变　最近发生的感觉、运动障碍及其他中枢神经系统症状	8
6. 狼疮性头痛　严重持续的头痛,部位可以转移,对麻痹镇痛药无反应	8
7. 脑血管意外　新发生,除外动脉粥样硬化所致	8
8. 血管炎　溃疡、坏疽、有触痛的手指小结节、甲周碎片状梗死、出血,或经活检、血管造影证实	8
9. 关节炎　2 个以上关节痛和炎性体征(压痛、肿胀、渗出)	4
10. 肌炎　近端肌痛或无力伴肌酸激酶(CK)升高,或肌电图改变或活检证实	4
11. 管型尿　血红蛋白 / 颗粒 / 红细胞管型	4
12. 血尿　>5 个红细胞 /HP,除外结石、感染等	4
13. 蛋白尿　24 小时尿蛋白 >0.5g,新发或最近升高	4
14. 白细胞尿　>5 个白细胞 /HP,除外感染	4
15. 皮疹　炎性皮疹,新发生 / 复发	2
16. 脱发　异常脱发斑 / 弥漫性脱发,新发生 / 复发	2
17. 黏膜溃疡　口 / 鼻黏膜溃疡,新发生 / 复发	2
18. 胸膜炎　胸痛、摩擦音、渗出积液、胸膜增厚	2
19. 心包炎　心前区痛 + 至少以下一个症状:心包摩擦音、渗出积液、心电图或超声心动图证实	2
20. 低补体　CH50 下降、C3 下降、C4 下降	2
21. dsDNA 抗体　水平升高	2
22. 发热　体温 38℃以上,排除感染	1
23. 血小板减少　血小板计数 $<100 \times 10^9/L$	1
24. 白细胞计数减少　白细胞计数 $<3.0 \times 10^9/L$,除外药物所致	1

经评估，该患者符合 SLEDAI 的以下几项：血管炎、关节炎、蛋白尿、脱发、低补体、血小板减少、白细胞减少，总 SLEDAI 评分可达到 22 分，已经达到重度活动标准。

【问题 6】该患者应该如何治疗？

知识点

SLE 的治疗

SLE 目前还没有根治的办法，但规范的治疗可以使大多数患者达到病情缓解。

1. 一般治疗　避免日晒、过度劳累、感染，加强营养。同时，做好患者宣教，使其正确认识疾病、积极配合治疗。

2. 局部治疗　对于有皮损的 SLE 患者，可予以糖皮质激素软膏和 / 或他克莫司软膏外涂治疗。

3. 羟氯喹、沙利度胺　羟氯喹为各型 LE 的一线用药，可控制皮疹和减轻光敏感。用法为 0.2~0.4g/d，主要不良反应是眼底病变，用药超过 6 个月者，应每半年检查眼底；对羟氯喹不敏感或有禁忌证的患者可选择沙利度胺 50~100mg/d，但 1 年内有生育意向的患者忌用。

4. 轻型 SLE 的药物治疗　治疗药物除羟氯喹和沙利度胺外，还可选用小剂量糖皮质激素（泼尼松 ≤ 30mg/d）。

5. 中度活动型 SLE 的治疗　个体化糖皮质激素治疗是必要的：通常泼尼松剂量 0.5~1mg/（kg·d）。部分患者需要联用其他免疫抑制剂，其用法及特点详见重型 SLE 治疗。

6. 重型 SLE 的治疗　重型 SLE 的治疗主要分 2 个阶段，即诱导缓解和巩固治疗。诱导缓解目的在于迅速控制病情，阻止或逆转内脏损害。常用药物包括：

（1）糖皮质激素：通常剂量是泼尼松 1mg/（kg·d），1 次 /d，病情稳定后 2 周或疗程 8 周内，开始以每 2 周减 10% 的速度缓慢减量，减至泼尼松 0.5mg/（kg·d）后，减药速度适当调慢；如果病情允许，泼尼松维持治疗的剂量尽量 <10mg/d。SLE 的激素疗程较漫长，应注意保护下丘脑 - 垂体 - 肾上腺轴，避免使用对该轴影响较大的地塞米松等长效和超长效激素。注意防范激素的不良反应。

（2）环磷酰胺：是治疗重症 SLE 的有效药物之一，尤其是在 LN 和血管炎的患者中。目前普遍采用的标准：环磷酰胺冲击疗法，即 0.5~1.0g/m^2 体表面积，加入生理盐水 250ml 中静脉滴注，每 4 周 1 次。多数患者 6~12 个月后病情缓解，在巩固治疗阶段，延长用药间歇期至约每 3 个月 1 次，维持 1~2 年。环磷酰胺的主要不良反应包括骨髓抑制、感染、性腺抑制、胃肠道反应、脱发、肝功能损害等。

（3）霉酚酸酯（MMF）：又称“吗替麦考酚酯”，常用于 LN 治疗，常用剂量为 1~2g/d，分 2 次口服。其不良反应总体低于环磷酰胺，主要有胃肠道反应、骨髓抑制、肿瘤、感染等。

（4）甲氨蝶呤：主要用于关节炎、肌炎、浆膜炎和皮肤损害为主的 SLE。剂量 7.5~15mg，每周 1 次。主要不良反应有胃肠道反应、口腔黏膜糜烂、肝功能损害、骨髓抑制等。

（5）硫唑嘌呤：用法 1~2.5mg/（kg·d），常用剂量 50~100mg/d。不良反应包括骨髓抑制、胃肠道反应、肝功能损害等。少数对硫唑嘌呤极敏感者用药短期就可出现严重脱发和造血危象，轻者停药后血常规多在 2~3 周内恢复正常，重者则需按粒细胞缺乏或急性再生障碍性贫血处理，以后不宜再用。

（6）环孢素：常用剂量 3~5mg/（kg·d），分 2 次口服。其对 LN 的总体疗效不如环磷酰胺，但其无明显骨髓抑制性，对有血液系统受累的患者治疗有一定优势。环孢素的主要不良反应有胃肠道反应、牙龈增生伴出血 / 疼痛、肝肾毒性、高血压等。

7. 特殊内脏损害的治疗

（1）LN 的治疗：新的 ACR 治疗指南不推荐免疫抑制剂用于Ⅰ型及Ⅱ型 LN 的治疗，但对于Ⅱ型 LN 伴尿蛋白 >3g/d 的患者，应使用糖皮质激素或钙调神经磷酸酶抑制剂治疗。对于Ⅲ/Ⅳ型的 LN 患者，应予以糖皮质激素联合静脉注射环磷酰胺或者口服吗替麦考酚酯的积极诱导治疗。糖皮质激素应先使用甲泼尼龙静脉冲击（500~1 000mg/d）3 日后再改用泼尼松 0.5~1mg/（kg·d）治疗。若治疗 6 个月后，病情改善则改用维持治疗；若无效则换用另一种诱导治疗，6 个月后若有效则改用维持治疗，如仍无效，予以利妥昔单抗或钙调神经磷酸酶抑制剂加糖皮质激素治疗。维持缓解治疗应在使用泼尼松 ≤ 10mg/d 基础上联合使用吗替麦考酚酯。伴增殖性病变的Ⅴ型 LN 患者的治疗方案类似Ⅲ型或Ⅳ型，但新的 ACR 治疗指南不推荐采用冲击治疗。单纯Ⅴ型 LN 且表现为正常肾功能和非肾病水平蛋白尿的患者，应主要使用降蛋白尿及抗高血压药物的治疗，根据 SLE 肾外表现的程度来决定糖皮质激素和免疫抑制剂的治疗；单纯Ⅴ型 LN 并表现为肾病水平蛋白尿的患者，应联合使用糖皮质激素及免疫抑制剂。

(2) SLE 合并血小板减少性紫癜的治疗：血小板计数 $<50\times10^9/L$ 通常是判定轻重的临界线，血小板计数在 $20\times10^9/L$ 以下应积极治疗，在 $50\times10^9/L$ 以上以随访为主，临床不宜过分追求血小板完全正常化。常用激素剂量：1~2mg/(kg·d)。大剂量人静脉注射免疫球蛋白（IVIg）对重症血小板减少性紫癜有效，可按 0.4g/(kg·d)，静脉滴注，连续 3~5 日为 1 个疗程。环孢素由于无明显骨髓抑制作用，是常用的联合治疗药物。对于特别顽固的病例可用利妥昔单抗。内科保守治疗无效，可考虑脾切除。

(3) SLE 合并肺动脉高压的治疗：对 SLE 引起的肺动脉高压，除了前述的激素、环磷酰胺等基础治疗外，还可选择使用钙通道阻滞剂、前列环素类似物、内皮素受体阻滞剂、5- 磷酸二酯酶抑制剂治疗。

8. 狼疮危象的治疗　狼疮危象是指急性、危及生命的重症 SLE。治疗通常需要超大剂量甲泼尼龙冲击治疗、针对受累脏器的对症治疗和支持治疗，以帮助患者渡过危象。后续的治疗可按照重型 SLE 的原则，继续诱导缓解和维持巩固治疗。超大剂量甲泼尼龙冲击治疗：甲泼尼龙 500~1 000mg，加入 5% 葡萄糖 250ml 中，缓慢静脉滴注 1~2 小时，1 次 /d，连续 3~5 日为 1 个疗程，必要时 2 周后重复一个疗程，冲击治疗结束后给予泼尼松 0.5~1mg/(kg·d)。需严格把握该项治疗的适应证和禁忌证，治疗过程中及疗程结束 1 周内严密监测患者的生命体征、电解质、心电图以及有无各种感染的发生。

9. 其他治疗　国内有临床试验提示来氟米特对增生性 LN 有效；生物制剂的出现和发展为 SLE 的治疗带来了新的希望，Benlysta（贝利木单抗）是 50 年来首个获批用于治疗系统性红斑狼疮的新药，可用于自身抗体阳性的 SLE 成年患者的治疗。另外，血浆置换、免疫吸附、自体干细胞移植等治疗对于某些特殊病例可能收到较好的疗效，但不宜列入 SLE 诊疗常规。应视患者具体情况选择应用。

该患者按照病情严重程度属于重型 SLE，如无糖皮质激素用药禁忌，初始治疗应予以泼尼松 1mg/(kg·d) 以达到诱导缓解。该患者体重 69kg，入院后予以甲泼尼龙 40mg/d 静脉滴注联合泼尼松片 20mg/d 口服，辅以羟氯喹、白芍总苷口服，以及护胃、补钾、补钙、升白细胞及血小板等对症支持治疗。病情逐渐好转，关节疼痛明显减轻，面部及手部皮疹颜色变淡，白细胞、血小板恢复至接近正常水平，于治疗 9 日后出院。出院带药：泼尼松片 25mg，2 次 /d；羟氯喹 100mg，2 次 /d；白芍总苷 600mg，3 次 /d；护胃、补钾、补钙等药物。嘱其 2 周后复诊，需长期坚持药物治疗并遵医嘱规律复诊。

【问题 7】SLE 的致病原因主要有哪些？

知识点

SLE 的病因和发病机制

SLE 确切的病因和发病机制尚不十分清楚，但目前认为其发生发展为多因素、多机制共同作用的结果。

1. 病因　①遗传：虽然 SLE 并不是经典的遗传性疾病，但 SLE 的发病具有家族聚集性，其同胞患病率是一般人患病率的 20 倍左右，同卵双生子发病一致率为 24%~65%，而异卵双生子发病一致率仅 2%~9%，表明遗传因素在 SLE 发病中发挥重要作用。目前已明确的与 SLE 相关的易感基因多达 30 个以上。②环境因素：尽管 SLE 的发病具有家族聚集性，但大多数为散发病例。而且，存在同卵双生子当中一个发病而另一个不发病的现象。这表明环境因素在 SLE 发病中起着至关重要的作用。目前已发现，病毒或细菌感染、过敏、某些药物、日晒、毒物暴露、环境污染、精神忧郁、劳累等多种不同因素与 SLE 发病或病情加重相关。③性激素：SLE 多见于孕龄期女性，妊娠、分娩、口服避孕药可诱发或加重病情。动物实验证明雌激素可使狼疮模型小鼠病情加重，而雄激素则可缓解其病情。这些均说明性激素与 SLE 发病有密切关系。

2. 发病机制　遗传易感基因与表观遗传调控异常共同导致 LE 患者免疫紊乱，包括 T 细胞过度活化、B 细胞功能亢进产生多种自身抗体、大量的细胞因子与炎性因子分泌、单核 - 吞噬细胞系统清除免疫复合物功能减弱、补体系统缺陷、NK 细胞功能失调等，最终导致 SLE 的发生发展。

【问题 8】患者出院后应该如何继续治疗及随访？

该患者出院后每月定期到门诊复诊，并在医生的指导下激素逐渐减量。全身红斑基本消退，遗留淡褐色色素沉着；脱发控制、关节痛消失；多次复查血常规、尿常规及尿沉渣，检查结果正常。目前仍在继续随访当中。

SLE 是一种慢性疾病，目前仍尚无根治办法。患者需定期复诊，病情有变化时立即复诊，及时调整治疗方案，并坚持长期随访。应注意以下几方面的问题：

（1）治疗方案的调整：应根据患者病情及时调整治疗方案。通常糖皮质激素需要缓慢减量、长期维持，剂量越小减量越慢。而免疫抑制剂需要按照药物作用特点，完成维持治疗疗程。如果在治疗过程中发现效果不理想，需仔细询问患者是否按照医嘱规律用药，仔细体格检查和实验室检查了解有无合并感染或其他系统性病变，必要时更换其他药物治疗。如果出现疾病复发或其他病情变化，也需要根据实际情况增加糖皮质激素的用量或者加用其他治疗。如果患者突然出现局部关节疼痛，不要想当然认为一定是 LE 病情加重而盲目加大激素用量，而应及时拍摄 X 线片，以便发现是否存在无菌性骨坏死发生。

（2）药物不良反应的观察及处理：密切观察患者所有治疗药物（特别是糖皮质激素和免疫抑制剂）的各种不良反应，并及时予以相应处理。定期复查血常规、尿常规、肝肾功能、电解质和血糖，监测血压。对于长期使用羟氯喹的患者，即使无明显自觉视力改变，也应嘱咐患者定期去眼科进行眼底检查。

（3）患者心理支持及健康教育：给予患者心理支持是医务人员非常重要的一项工作。可通过健康教育等方式让患者对疾病以及各种治疗药物有理性和全面的认识，鼓励患者以乐观的态度面对疾病，积极配合治疗，定期复诊，长期随访。患者应避免暴晒、劳累、感染，孕龄期女性应避免在疾病活动期妊娠。

【问题 9】SLE 的预后如何？

早期诊断、早期治疗可使 SLE 患者生存期明显延长。既往国外报道 SLE 的 5 年、10 年、15 年、20 年生存率分别为 95%、91%、85%、78%。国内有关 SLE 的 1 年、5 年、10 年生存率大致为 93%~98%、73%~92%、60%~83%。有肝、肾功能严重受损者及狼疮脑病者预后差，主要死因包括感染、肾衰竭、脑损害和心力衰竭。

近年来，中国系统性红斑狼疮研究协作组（CSTAR）开展了一项 SLE 多中心注册队列研究。该研究数据显示，在纳入分析的 1 494 例 SLE 患者中，18.87% 的患者无脏器受累，18.32% 有重要脏器受累，长期临床缓解率 17.1%，5 年累积复发率 52.8%，1 年、3 年、5 年生存率分别为 99.0%、98.1%、97.1%，提示整体长期生存情况已显著改善。感染是排在首位的死亡原因。

第二节 皮 肌 炎

门诊病历摘要

患者，女，42 岁，四肢肌肉酸痛半年，双眼睑红肿 2 周。患者半年前无明显诱因出现四肢肌肉酸痛不适，未予以重视。2 周前双眼睑出现水肿性红斑，且四肢肌肉疼痛加重，乏力，上肢抬举困难，下蹲、站起费力。既往体健，无家族性及遗传性病史，无药物过敏史及传染病史。配偶及子女均体健。

【问题 1】通过上述问诊，应考虑什么疾病？

通过上述病史询问，有特征性眼睑淡紫红色水肿性斑疹及四肢肌肉酸痛无力，应首先考虑皮肌炎。但仅是初步考虑，要明确诊断，需行进一步相关检查：血清酶学检查，包括肌酸激酶（CK）、肌酸激酶同工酶（CK-MB）、乳酸脱氢酶（LDH）、肌红蛋白（Mb）等；肌电图的改变；必要时需行病变肌肉活检，以明确诊断。

【问题 2】通过皮损特点、实验室检查结果分析，应考虑什么疾病？

对患者进行体格检查及实验室检查等辅助检查。

体格检查：T 38℃，R 20 次 /min，P 89 次 /min，BP 125/82mmHg。神志清楚，心、肺、腹检查未见明显异常。皮肤科检查：双眼睑见紫红色水肿性斑片（图 16-2-1），颊部、前胸 V 形区亦可见淡红色斑片，掌跖关节伸侧面可见紫红色绿豆大小扁平丘疹，其上可见薄层鳞屑（图 16-2-2）。双上肢肌力 4 级，双下肢肌力 5 级，肌张力正常，腱反射正常，双上肢肩胛肌有明显压痛。符合皮肌炎的典型临床表现。实验室检查结果：AST 20.7IU/L，ALT 19.6IU/L，CK 289IU/L，肌电图示肌源性损害。故本病应考虑为皮肌炎。

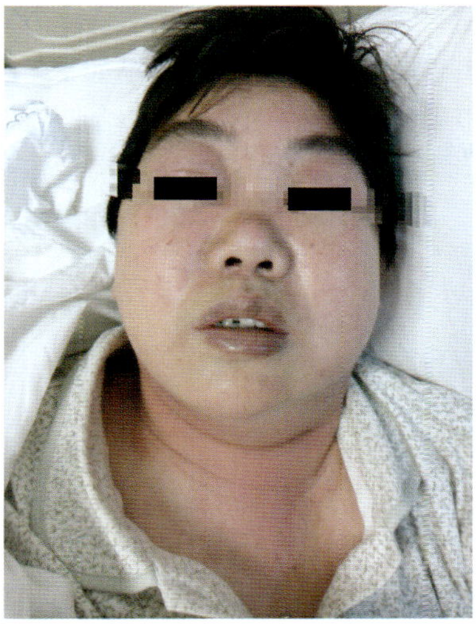

图 16-2-1　眼睑、颊部、颈部紫红色斑片

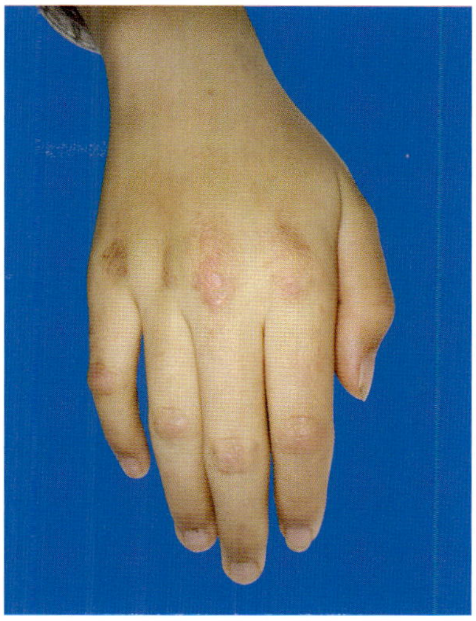

图 16-2-2　手部 Gottron 征

知识点

皮肌炎的临床表现

以皮肤和肌肉病变为主，但两者可不平行。多为逐渐发病，少数急性发病，发展迅速。

1. 皮肤损害

(1) 眶周紫红色斑：双上眼睑水肿性紫红色斑片。

(2) Gottron 征（又称“Gottron 丘疹”）：皮疹发生于掌指关节、指指关节、跖趾关节伸侧，内踝关节也可见到，皮疹为紫红色丘疹，可融合成斑块，表面有细小鳞屑，日久中央可见凹陷性萎缩和色素减退，也常有毛细血管扩张，约见于 1/3 患者，以上两种皮疹对诊断有重要意义。

(3) 曝光部位如前额、头皮、面颊、胸前 V 形区呈现紫红色斑，日晒后加重。

(4) 皮肤异色症：可局限于头、面、颈，也可广泛分布到躯干四肢，在红斑基础上出现色素沉着、色素减退、毛细血管扩张及皮肤萎缩等，呈现皮肤异色病样改变，称皮肤异色症或异色性皮肌炎（poikilodermatomyositis）。个别患者在皮肤异色病基础上皮疹呈鲜红色、火红或棕红色，称“恶性红斑”，高度提示伴有恶性肿瘤。

(5) 甲周红斑、甲皱襞毛细血管扩张，甲小皮增厚角化，并有瘀点。

(6) 其他：血管病变如雷诺现象，网状青斑，坏死性血管炎等，其他少见的口腔溃疡、脱发等。部分儿童皮肌炎患者可在皮肤、皮下组织、关节周围及病变肌肉处有钙质沉着症。

2. 肌肉损害　任何部位的横纹肌均可受累，表现为受累肌群的无力、疼痛和压痛。最常侵犯的肌群是四肢近端肌群、肩胛带肌群、颈部和咽喉部肌群。出现相应临床表现如举手、抬头、上楼、下蹲、吞咽困难及声音嘶哑等，严重时可累及呼吸肌和心肌，出现呼吸困难、心悸、心律不齐甚至心力衰竭。

肌肉症状和皮疹出现的时间不一定同步，约 2/3 的患者皮疹与肌肉症状同时发生或先出现皮疹，而后出现肌肉症状。肌肉和皮疹的症状也不是平行关系，有的患者肌肉症状很重但皮疹很轻，甚至无皮肤损害，无皮疹仅有肌肉症状的患者即为多发性肌炎（PM）。相反，约有 8% 皮肌炎患者有典型的皮肌炎皮肤表现，但缺乏肌炎症状与体征，肌肉病理及肌电图正常，肌酶无异常，内脏病变更少，称为无肌病性皮肌炎（amyopathic dermatomyositis，ADM），该亚型预后较好，少数患者数年后可出现典型的皮肌炎症状。

3. 伴发恶性肿瘤　20%~30% 成人患者合并恶性肿瘤，40 岁以上者发生率更高。肌炎可先于恶性肿瘤 2 年左右，或同时或后于肿瘤出现，所患肿瘤多为实体瘤如肺癌、胃癌、乳腺癌、鼻咽癌等，也可出现血液系统肿瘤。肿瘤切除后肌炎症状可改善。

4. 其他表现　可伴不规律发热、消瘦、贫血，少数患者出现雷诺现象，亦可出现关节肿胀疼痛及间质性肺炎等。部分儿童患者可出现广泛血管炎，累及消化道致胃肠道穿孔或出血。

【问题 3】最终可确诊为什么疾病？

根据临床表现、体格检查及相关实验室检查结果可以确诊该患者为皮肌炎。诊断依据如下：①典型的眼睑水肿性红斑，颊部、胸前 V 区红斑，Gottron 征；②典型的近端肌肉对称性疼痛无力；③血清肌酸激酶明显升高；④肌电图示肌源性损害。符合 Bohan 和 Peter 提出的皮肌炎诊断标准（Bohan/Peter 标准），可确诊为皮肌炎。

知识点

皮肌炎的诊断标准

关于多发性肌炎 / 皮肌炎（PM/DM）的诊断有几种标准，如 Bohan/Peter 标准、联合国世界卫生组织（WHO）标准和日本厚生省的诊断标准等。目前临床上大多数医师对 PM/DM 的诊断都采用 1975 年的 Bohan/Peter 建议的诊断标准（简称“B/P 标准”）：①对称性近端肌无力，伴或不伴吞咽困难和呼吸肌无力；②血清肌酶升高，特别是 CK 升高；③肌电图为肌源性损害；④肌活检肌炎病理改变；⑤特征性的皮肤损害。具备上述①②③④者可确诊 PM；具备上述①～④项中的 3 项可能为 PM；只具备 2 项为疑诊 PM。具备第 5 条，再加①～④项中的 3 项或 4 项可确诊为 DM，第 5 条加上①～④项中的 2 项可能为 DM，第 5 条加上①～④项中的 1 项为可疑 DM。在诊断 PM/DM 之前，应排除肌营养不良、肉芽肿性肌炎、感染、近期使用过某种药物（氯贝丁酯、乙醇等）、内分泌代谢疾病（如甲状腺疾病、甲状旁腺疾病、糖尿病等引起的肌病）及重症肌无力等。

【问题 4】如何选择药物及治疗时机？

治疗首选药物应是糖皮质激素，剂量取决于疾病活动程度，通常开始剂量要大，成人每日剂量 1.0~2.0mg/（kg·d），儿童剂量 1.5~2.0mg/（kg·d）。重型病例需用甲泼尼龙 0.5~1.0g/d 或免疫球蛋白大剂量冲击疗法，激素治疗效果不理想，或由于激素的副作用不能耐受或不能坚持治疗者，可加用免疫抑制剂，如甲氨蝶呤、硫唑嘌呤、环磷酰胺、苯丁酸氮芥等。治疗过程中以临床表现的改善、肌力升高、相关血清肌酶水平下降三项评定疗效，临床表现的改善比后两者更重要。激素减量过快或骤然停药，可致血清肌酶反复升高和症状再现。一般激素维持量为每日 10~15mg，可维持数年。

住院病历摘要

患者，女，61 岁，四肢乏力伴面部红疹 1 年，皮疹加重伴声嘶半月。患者诉 1 年前起无明显诱因出现双下肢疼痛，继而出现面颈部、背部红疹，无疼痛、瘙痒、感觉异常等自觉症状。近半月以来，全身肌肉无力加重，上肢不能梳头，下肢不能起立，且吞咽困难，声音嘶哑。来医院门诊就诊，查肌酸激酶（CK）500IU/L，考虑为“皮肌炎”收入院。既往体健，无家族性及遗传性病史，无药物过敏史及传染病史。适龄结婚，育有 1 子 1 女，配偶及儿女均体健。

【问题 1】通过上述问诊，应考虑什么疾病？

患者，老年女性，面颈部典型皮疹伴四肢肌肉对称性疼痛无力，应首先高度怀疑皮肌炎的可能。同时可进一步完善相关实验室检查，必要时行肌肉活检以明确诊断。

知识点

皮肌炎相关实验室检查及诊断意义

1. 血清肌酶　血清中与肌肉有关的各种酶的活性与肌肉病变的范围、轻重大致平行。具有特异性的有：肌酸激酶（CK）、天冬氨酸转氨酶（AST）、丙氨酸转氨酶（ALT）、醛缩酶（ALD）和乳酸脱氢酶（LDH）显著升高。它们都是肌肉损伤的敏感指标，特别是 CK 和 ALD 是横纹肌组织内含有的酶，特异性较高。这些酶值的增减常和本病肌肉病变的消长相平行，可反映疾病的活动性，一般在肌力改善前 3~4 周降低，临床病情复发前 5~6 周升高。

2. 自身抗体　抗核抗体（ANA）在PM/DM中的阳性率为20%~30%，对肌炎诊断不具特异性。抗Jo-1抗体是诊断PM的标记性抗体，阳性率为25%，在合并有肺间质病变患者中的阳性率可达60%，抗Jo-1抗体阳性的PM/DM患者，临床上常表现为抗合成酶抗体综合征：肌无力、发热、间质性肺炎、关节炎、雷诺现象和"技工手"。抗SRP抗体主要见于PM患者，抗SRP抗体阳性患者的病理特点常较一致，表现为明显的肌纤维坏死，因此抗SRP抗体是坏死性肌病的标志。抗TIF1-γ抗体阳性患者恶性肿瘤风险更高。抗Mi-2抗体阳性的患者对于激素治疗的效果良好，且无明显的肺部受累症状，往往提示预后良好。抗SAE抗体阳性在临床上主要伴有严重的皮肤损害。在亚洲皮肌炎患者中抗MDA5抗体检出率为20%~30%，是无肌病性皮肌炎特异性抗体，抗MDA5抗体阴性的DM患者恶性肿瘤风险更高。

3. 肌电图改变　在皮肌炎诊断上，肌电图主要用以证明肌电损害为肌源性而不是神经源性。

4. 组织病理学检查　皮肤组织病理变化无特异性，可有表皮萎缩、基底细胞液化变性、血管周围淋巴细胞浸润等。肌肉的病理显示肌纤维变性和间质血管周围炎性病变，可见肌纤维水肿，横纹消失和肌纤维断裂，透明变性、颗粒和空泡变性，间质血管周围淋巴细胞浸润，晚期有肌肉纤维化和萎缩等。

【问题2】通过皮损特点及实验室检查结果分析，应考虑什么疾病？

进行体格检查、相关专科检查及实验室检查。体格检查：T 37℃，R 25次/min，P 84次/min，BP 131/82mmHg。神志清楚，慢性病容，心、肺、腹检查正常。皮肤科检查：面颈部及背部可见紫红色斑片（图16-2-3~图16-2-5）。双上肢肌力5级，双下肢肌力4级，肌张力正常，腱反射正常，双下肢后侧肌群压痛（+）。实验室检查结果：AST 54.7IU/L，ALT 52.6IU/L，LDH 560IU/L，CK 532IU/L，血沉28mm/h，肌电图示肌源性损害。结合皮损特点、体格检查及实验室检查应诊断为皮肌炎。

【问题3】最终可确诊为什么疾病？该病应与哪些疾病进行鉴别？

该病符合Bohan/Peter标准中皮肌炎的诊断标准，最终可确诊为皮肌炎。同时该病尚需与系统性红斑狼疮、系统性硬皮病、日光性皮炎、神经源性肌病、风湿性多肌痛、内分泌异常所致肌病、旋毛虫病等进行鉴别诊断。

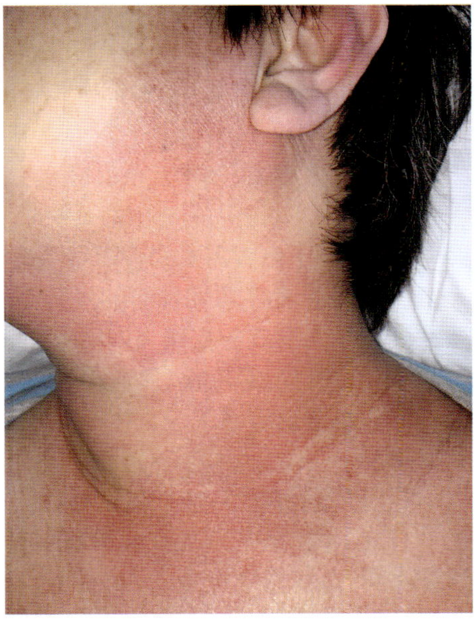

图16-2-3　颈部紫红色斑片（侧面）

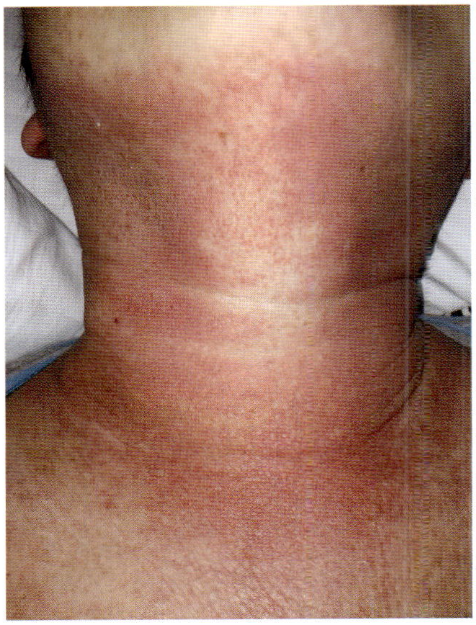

图16-2-4　颈部紫红色斑片（正面）

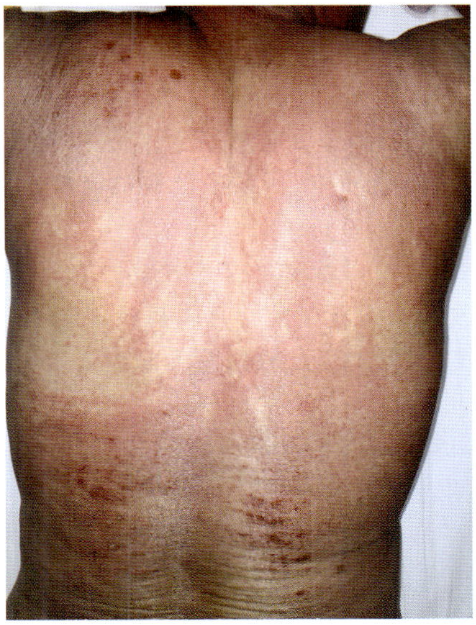

图16-2-5　背部红色斑片

知识点

皮肌炎的鉴别诊断

1. 系统性红斑狼疮 面颊部有蝶形紫红色斑，日光敏感，肌肉症状较轻或无，实验室检查 ANA、抗 dsDNA 抗体、抗 Sm 抗体阳性而血清肌酶正常。

2. 系统性硬皮病 系统性硬皮病的四肢末端、颜面、上胸、上背等部位发生非炎症性硬化水肿，常伴雷诺现象。在病变早期出现的运动受限系因皮肤及肌肉纤维化，并非肌实质变性。

3. 日光性皮炎 在暴晒部位如面、手背发生红斑瘙痒，但红斑不是紫红色，无肌肉症状，血清肌酶正常。

4. 神经源性肌病 如重症肌无力、肌营养不良症。重症肌无力多表现为全身弥漫性肌无力，活动后肌无力更加明显，可出现眼睑下垂。肌活检无多发性肌炎的特征性改变，新斯的明试验有助鉴别；进行性肌营养不良症是遗传病，有家族发病史，肌无力主要表现在下肢，常有假性肌肥大，病情进展慢。

5. 风湿性多肌痛 发病年龄偏大，常大于 50 岁，表现为近端肌群疼痛、乏力及僵硬，血沉通常在 50mm/h 以上，肌酶、肌电图及肌肉活检一般正常，中小剂量糖皮质激素治疗有显著疗效。

6. 内分泌异常所致肌病 如甲状腺功能亢进引起的周期性瘫痪，该病以双下肢乏力伴肌痛多见，活动后加重，为对称性，发作时出现低血钾，补钾后肌肉症状缓解。

7. 旋毛虫病 由旋毛虫感染所致，临床表现有发热、全身肌肉疼痛，但实验室检查肌酶不升高，而嗜伊红细胞增多，肌肉活检发现旋毛虫幼虫。

【问题 4】患者需要完善哪些系统检查？

皮肌炎患者伴恶性肿瘤的发病率较高，主要在 40 岁以上的患者，其并发恶性肿瘤的概率可高达 40%。恶性肿瘤可先发或与皮肌炎同时发生，也可发生在皮肌炎之后。各种肿瘤均可发生，常见者如乳腺癌、卵巢癌、肺癌、胃肠癌、鼻咽癌、胸腺癌、白血病等。鉴于恶性肿瘤与本病密切相关，故对 40 岁以上患者及治疗效果欠佳者需常规行系统检查以排除恶性肿瘤的可能。该患者行鼻咽镜检查时发现咽后壁肿物，病理结果示鼻咽癌。

【问题 5】入院后应如何选择诊疗方案？

首先，本患者病理检查确诊鼻咽癌后，积极联系耳鼻喉及肿瘤科进行鼻咽癌治疗。其次，根据皮肌炎的诊疗原则，选择泼尼松 1mg/(kg·d)进行原发病治疗，病情控制后激素可逐渐减量，最后以 10mg/d 维持 2 年。治疗过程中密切监测患者血压、电解质、消化道肿瘤、血糖及感染相关的指标。

知识点

皮肌炎的治疗原则及其方案

1. 一般治疗 急性期应卧床休息，适当进行肢体被动运动，以防肌肉萎缩；加强营养促进机体蛋白的合成。吞咽困难者，予以半流质或流质饮食；避免日晒和感染；成人患者应积极检查有无恶性肿瘤并存。

2 药物治疗 以糖皮质激素或糖皮质激素加免疫抑制剂联合治疗为主。

(1) 糖皮质激素是目前治疗本病的首选药。通常选用不含氟的激素如泼尼松等，泼尼松剂量取决于病情严重程度，成人泼尼松剂量开始时 1~2mg/(kg·d)；危重患者可试用甲泼尼龙 0.5~1.0g/d 大剂量冲击疗法，连用 3 日之后改为 60mg/d 口服，病情控制后根据肌力和肌酶水平逐渐减至维持量(1 年左右)，一般以 10~15mg/d 维持 2 年以上。应用激素期间应注意血压、电解质、消化道、血糖等情况，注意补钾、补钙、保护胃黏膜等。大剂量激素治疗期间应注意感染的情况，必要时加用抗生素预防感染的发生。

(2) 免疫抑制剂：对重症病例、病情反复者或激素治疗效果差者应及时加用免疫抑制剂，激素与免疫抑制剂联合应用可提高激素疗效，减少激素用量以及副作用。①甲氨蝶呤：成人常用剂量开始 10~25mg/ 周，口服，亦可静脉给药，可根据病情逐渐加量，病情稳定后逐渐减量。用药期间注意查肝功能和血常规。②硫唑嘌呤：常用剂量 2~3mg/(kg·d) 口服，初始剂量 50mg/d，逐渐增加至 150mg/d，病情控制后减量，50mg/d 维持。用药期间注意查肝功能和血常规。③环磷酰胺：常用剂量 100mg/d 口服，对重症患者，可大剂量 800~1 000mg 加入 250ml 盐水中静脉冲击疗法，每月一次，总量控制在 8~10g。用药期间注意查肝功能和血、尿常规。

(3) 免疫球蛋白：对重症病例、病情反复者或激素治疗效果差者可选择大剂量静脉注射免疫球蛋白，400mg/(kg·d)，连用 5 日。

(4) 血浆置换：有 5%~10% 的患者对激素和免疫抑制剂都无效，可推荐血浆置换。

(5) 其他：转移因子、胸腺素等可调节机体免疫功能，增强抵抗力；中药雷公藤总苷也有一定疗效；蛋白同化剂（如苯丙酸诺龙）肌内注射对肌力恢复有一定作用。

3. 伴有恶性肿瘤的皮肌炎患者，应尽快对肿瘤予以彻底治疗。

【问题 6】如果皮肌炎患者在治疗过程中，激素未减量而肌肉损伤加重，可能的原因是什么？

若治疗过程中，激素未减量而肌肉损伤加重，应考虑以下原因：

1. 皮质类固醇肌病，特别是用含氟的糖皮质激素时更容易发生，故皮肌炎患者应避免使用含氟的糖皮质激素（如地塞米松）等。

2. 疾病本身加重，治疗过程中感染等因素往往会使病情出现反复，这种情况一般同时会伴有肌酶的升高。

3. 低钾血症，大剂量糖皮质激素往往会导致低钾，一般同时伴有腹胀等症状，应定期查血钾，心电图检查也可提示诊断。

4. 大剂量糖皮质激素导致分解代谢增强而蛋白摄入不足也可能导致肌力减退。

皮肌炎诊疗流程见图 16-2-6。

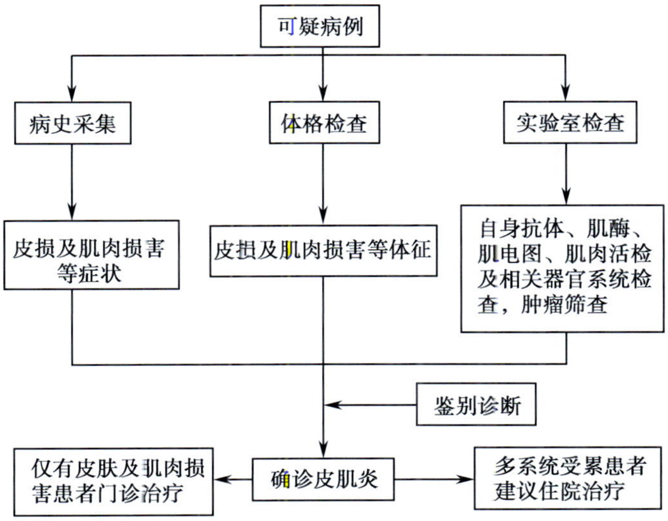

图 16-2-6　皮肌炎诊疗流程

第三节　硬　皮　病

门诊病历摘要

患者，女，56 岁，左侧腰背部皮肤肿硬 2 个月。患者 2 个月前无明显诱因左侧腰背部出现一花生米粒大小硬斑块，不伴有疼痛及瘙痒等，未予以重视及治疗。随后皮损逐渐扩散，现左侧背部可触及一鸡蛋大小皮肤肿块（图 16-3-1），伴轻微触痛。既往体健，无家族性及遗传性病史，无药物过敏史及传染病史。配偶及子女均体健。

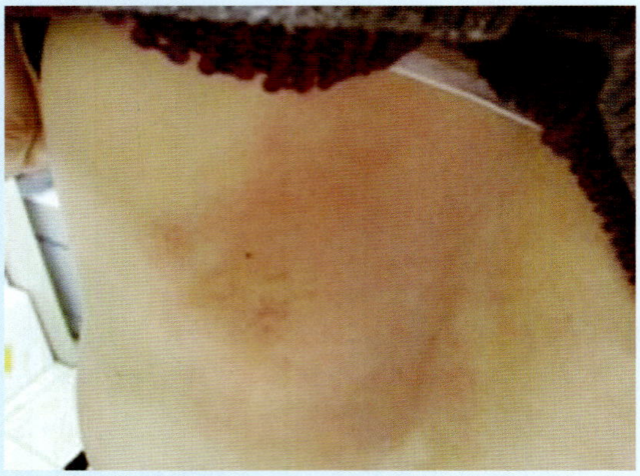

图 16-3-1 左侧腰背部肿块

【问题 1】通过上述问诊，首先应考虑什么疾病？

通过上述病史询问，患者无明显诱因背部出现硬斑块，不伴明显自觉症状，随后 2 个月内皮损逐渐扩散，伴压痛。从皮肤变硬这一特殊表现，首先应考虑硬皮病。

【问题 2】通过皮损特点分析，应考虑什么疾病？

进行体格检查及相关专科检查等。体格检查：T 37.0℃，R 22 次 /min，P 70 次 /min，BP 126/80mmHg。神志清楚，正常面容，查体合作。循环、呼吸等系统查体未见异常。皮肤科检查：左侧腰背部可见一 3cm × 4cm 大小淡红色斑块，质较硬，活动度差，无渗液及破溃，伴轻度压痛。患者局部皮肤突然变硬，并逐渐扩散，符合局限性硬皮病的典型临床表现。应注意与硬化性萎缩性苔藓、移植物抗宿主病等相鉴别。

知识点

局限性硬皮病的临床表现

硬皮病（scleroderma）是一种以皮肤及各系统胶原纤维化为特征的结缔组织病，可发生于任何年龄。根据疾病累及的范围，将其分为局限性硬皮病（localized scleroderma，LS）和系统性硬皮病（systemic sclero derma，SSc）两大类。系统性硬皮病特征为皮肤硬化和内脏受累，而局限性硬皮病通常仅限于皮肤和 / 或皮下组织。其中局限性硬皮病又称“硬斑病”，可分为以下类型：

1. 局限性硬斑病 最常见的类型，女性发病率是男性的 2 倍，皮损以直径数厘米的斑片或斑块多见，也可见带状或点滴状损害。斑块状皮损初期呈圆形或不规则淡红色或紫红色水肿性斑块，数周或数月后直径可扩散至 1~10cm 或更大的光滑质硬、稍凹陷、象牙白或黄白色皮损。表面干燥，具有蜡样光泽，周围有轻度紫红色晕，有时伴毛细血管扩张，触之如皮革。点滴状硬斑病表现为胸、颈、肩和背部平滑或凹陷的小灰白色斑，这些皮损并不坚实或坚硬。本型皮损可于 3~5 年内自然消退或萎缩。

2. 线状硬斑病 多于 10 岁以前起病，皮肤硬化多沿一侧肢体或肋间神经呈带状分布（图 16-3-2），也见于前额正中部，皮损呈刀砍形，局部显著凹陷，皮肤菲薄不发硬，不同程度地贴于骨面上。帕里 - 龙贝格综合征（Parry-Romberg 综合征）是线状硬斑病的一型，临床表现为进行性面部单侧萎缩、癫痫、突眼和脱发。损害常累及浅部及深部皮下层（如皮下脂肪、肌肉和筋膜），常引起严重的畸形。

3. 泛发性硬斑病 以广泛受累的硬性斑块为特点，可分布于全身各处，但面部很少受累，皮损常融合（图 16-3-3），伴有色素沉着或色素减退，亦可伴肌肉萎缩，但无系统受累，此型可转化为系统性硬皮病，自然缓解较局限型少见。

4. 全硬化性硬斑病 表现为真皮、脂膜、筋膜、肌肉，甚至是骨骼的硬化，关节运动受限甚至残疾。

5. 混合型硬斑病 是局限性和线状或者广泛性和线状的组合。

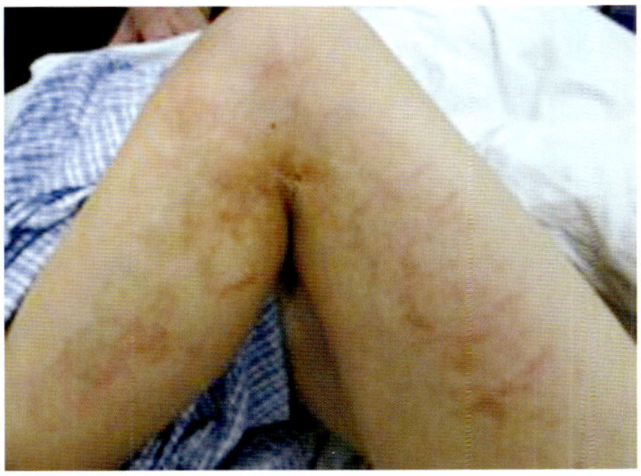

图 16-3-2　线状硬斑病

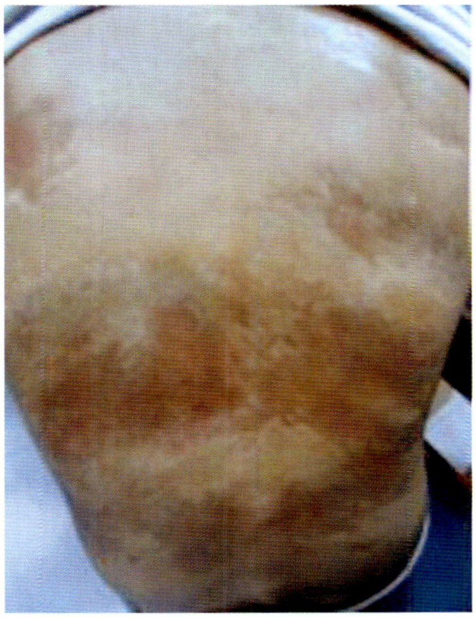

图 16-3-3　泛发性硬斑病

知识点

硬皮病的鉴别诊断

1. 局限性硬皮病　应与以下疾病鉴别：

(1) 硬化性萎缩性苔藓：由有白色光泽的多角形扁平丘疹组成，硬斑上可有黑色毛囊性角栓，常聚集分布，但不融合。

(2) 类脂质渐进性坏死：由红色丘疹扩展而成的硬皮病样斑块，其中央萎缩呈褐色，有光泽，伴毛细血管扩张。除皮损有所不同之外，皮肤组织病理学检查可鉴别。

2. 系统性硬皮病　需与成人硬肿病、慢性移植物抗宿主病（GVHD）、嗜酸性筋膜炎等鉴别。

(1) 成人硬肿病：皮损常自颈部开始，很少累及手足，表现为皮肤深层、筋膜和肌肉的木质样变，但无雷诺现象，不累及内脏，能自愈。

(2) 慢性移植物抗宿主病：多表现为躯干皮肤的硬化，以边界清楚的硬斑病样斑块开始，亦可见到类似硬化性苔藓、嗜酸性筋膜炎的皮疹。其肺和胃肠道常受累，但血管异常较少见，SSc 相关的自身抗体常阴性。

(3) 嗜酸性筋膜炎：良性疾病，某些特点类似硬皮病，常以肢体皮肤肿胀、紧绷、发硬起病，或兼有皮肤红斑及关节活动受限，对糖皮质激素反应好，一般不累及手部和面部，组织病理学可鉴别。

【问题 3】患者需要进一步做哪些检查？

根据上述典型的皮损，诊断为局限性硬皮病的可能性很大，但最终确诊应还需做皮肤组织病理学检查。

【问题 4】最终可确诊为何种疾病？

取背部皮损，皮肤组织病理示：真皮胶原纤维肿胀，真皮血管周围可见淋巴细胞和浆细胞浸润，符合硬皮病改变。

知识点

局限性硬皮病的诊断依据

根据局限性皮肤水肿硬化、病变活动期周围有淡红色晕等典型临床表现，以及皮肤组织活检见到本病所特有的胶原纤维肿胀或纤维化，即可确诊。

病理改变：局限性硬皮病与系统性硬皮病病理改变基本相同，主要表现为皮肤或系统性硬皮病患者的受累组织器官过度纤维化和小动脉病变。

病变初期真皮胶原纤维肿胀。在急性期，真皮和皮下脂肪交界处的血管周围存在淋巴细胞和浆细胞浸润。

病变后期真皮胶原纤维数量明显增多、均质化，附属器上移，同时小血管管壁增厚，管腔变小。晚期附属器（尤其是汗腺）减少消失，钙盐沉着，表皮萎缩，筋膜、肌肉亦可受累。

根据患者临床表现及皮肤组织病理学结果，可确诊为局限性硬皮病，具体分类为局限性硬斑病。诊断依据：无明显诱因皮肤出现淡红色斑块并逐渐扩散、硬化；皮肤活检见到本病所特有的真皮胶原纤维肿胀。

【问题 5】患者适合门诊治疗还是住院治疗？

根据上述病史，患者除局限性的皮肤受累外，无其他系统受累，应该选择门诊治疗。但有些类型的局限性硬皮病（如泛发性硬斑病）有转化为系统性硬皮病的可能，因此对于皮损范围广泛的局限性硬皮病患者，虽可选择门诊治疗，但应注意完善自身抗体、胸部 X 线等相关检查，有助于正确判断病情。

知识点

硬皮病患者各项检查的临床意义

1. 一般实验室检查　系统性硬皮病患者还可血沉增快、贫血、类风湿因子和冷凝集素或冷球蛋白阳性，以及 γ- 球蛋白增高，补体 C3、C4 降低等表现，而局限性硬皮病患者一般无明显异常。

2. 自身抗体　①ANA：90% 以上的系统性硬皮病患者可检出 ANA 阳性，其中核仁型是最为特异性的表现。ANA 均质型为多发性肌炎 - 硬皮病重叠征的标记；抗着丝点型和斑点型对 CREST 综合征是非常敏感而特异性的标记。②抗 Scl-70 抗体：该抗体阳性患者易发生弥漫性躯干受累、肺纤维化、指 / 趾凹陷性瘢痕等。③抗核 RNP 抗体：常见于有雷诺现象、多关节痛、关节炎和手部肿胀的患者，而且 80% 以上的患者最后可发展为硬皮病。④抗 ssDNA 抗体：常见于线状硬斑病。

3. 内脏器官的检查　要尽量完善消化道钡餐、心电图、胸部 X 线片或肺部 CT 等相关检查：除常见受累器官系统外，对于少见受累器官系统，若出现症状，则应进行相关检查以排查，如患者出现肌无力、肌痛等症状时，应完善肌电图等检查。

4. 其他　四肢 X 线检查可示双手指端骨质吸收，软组织内有钙盐沉积。甲褶毛细血管显微镜检查可有毛细血管较正常时少，且出现很多扩张的毛细血管袢。小唾液腺活检可显示伴有显著的淋巴细胞聚集的纤维化。

【问题 6】如何选择治疗药物及治疗时机？

因本病病因及发病机制尚未明确，病程慢性，皮损一般不能自愈。对于本病，主要是抑制胶原过度合成，控制病情，防止病情恶化及皮损扩散，软化原有皮损。

1. 局部处理　外用糖皮质激素、他克莫司、积雪苷软膏；皮损较大，质硬者可局部注射糖皮质激素。
2. 光疗　UVA1、UVB 等。
3. 抑制胶原合成　口服积雪苷片。
4. 活化血管　丹参等。

【问题 7】如何确定治疗疗程及随访？

本病为慢性病程，以控制病情为主，无确定的治疗疗程。临床上多根据患者皮损软化程度及有无新发皮损来调整用药剂量及时间。根据临床观察，通过上述治疗 1~2 个月后皮肤逐渐变软。通常也在初次治疗后 1~2 个月内随诊，若皮损软化明显，调整用药剂量后，随后可于 3~4 个月或半年内再次随诊。病情不同，治疗及随访时间也因人而异。

住院病历摘要

患者，女，34 岁，双手及胸部皮肤变硬 1 年，气促 3 个月。患者 1 年前无明显诱因双手背皮肤变硬，有明显紧绷感，呈青紫色，不伴疼痛及瘙痒等自觉症状，天气转凉或遇冷水后双手出现“白—紫—红”的变化。随后双上肢皮肤逐渐变硬，并泛发至颈胸部。3 个月前突然出现咳嗽咳痰，痰量少，逐渐出现胸闷、活动后气促，吞咽困难等症状。无畏寒发热、头痛头晕、恶心呕吐、关节肌肉疼痛等不适。就诊于当地医院，诊断为“硬皮病”，予以中药治疗，效果不佳。患者一直在家务农，既往体健，无家族性及遗传性病史，无药物过敏及传染病史。适龄结婚，育 1 女，配偶及女儿均体健。

【问题 1】通过上述问诊，应考虑什么疾病?

患者为中青年女性，慢性病程。无明显诱因出现雷诺现象，双手指及颈胸部皮肤逐渐变硬，随后出现吞咽困难、咳嗽咳痰、气促等消化系统和呼吸系统症状，应高度怀疑系统性硬皮病。

【问题 2】通过分析皮损，应考虑为何种疾病?

进行体格检查、相关专科检查及实验室检查。体格检查：T 36.5℃，R 20 次 /min，P 80/min，BP 98/70mmHg。神志清楚，正常面容，查体合作。两肺呼吸音粗，可闻及湿啰音。心脏听诊无异常。关节肌肉无压痛。皮肤科检查：双手、双前臂及颈胸部皮肤紧绷，皮面光滑，蜡样光泽，质硬，不易捏起。颈部可见明显的色素脱失及色素沉着(图 16-3-4)。双手握拳困难，双手指可见散在小片状皮肤萎缩、凹陷(图 16-3-5)。额头皱纹减少，嘴唇稍变薄，“假面具脸”不典型(图 16-3-6)。辅助检查结果示：血沉 30mm/h；补体 C3 0.68g/L，C4 0.14g/L；C 反应蛋白正常；ANA+ENA 七项 ANA 1∶40 均质型，抗 Scl-70 抗体(+++)；血常规、尿常规均未见异常；胸部 X 线片：考虑双肺间质病变。根据患者双手、前臂及颈胸部皮肤变硬，额部皱纹减少，嘴唇变薄等临床表现，考虑为系统性硬皮病。

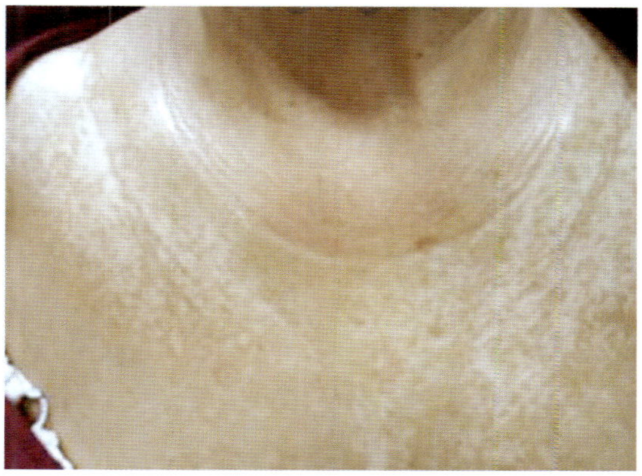

图 16-3-4　颈部皮肤变硬

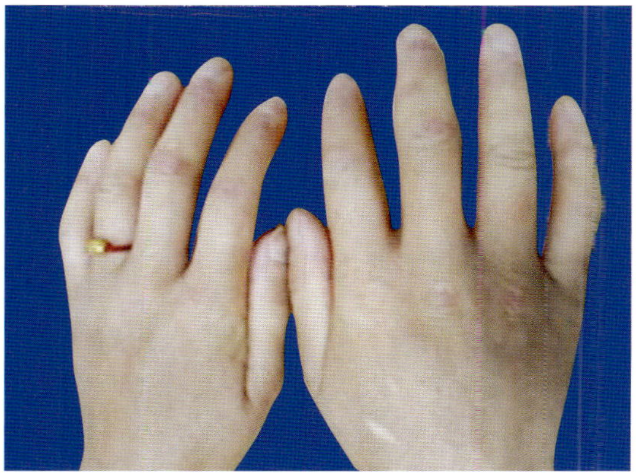

图 16-3-5　双手指硬化

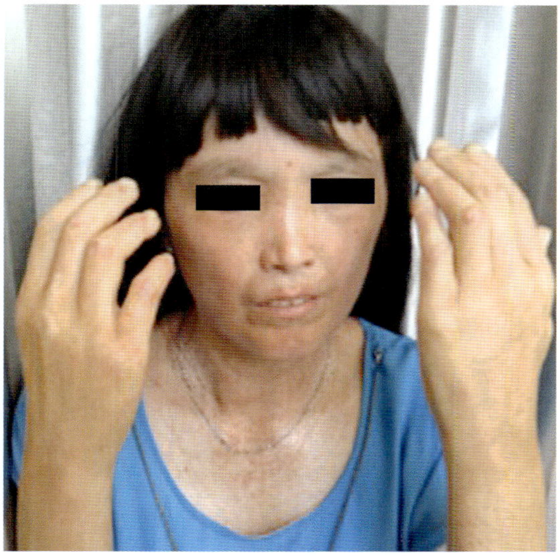

图 16-3-6　假面具脸

【问题 3】最后应诊断为何种疾病？应与哪些疾病鉴别?

根据上述病史，患者有雷诺现象、双手指及胸颈部皮肤变硬，出现消化和呼吸系统症状。根据典型的临床表现，自身抗体检测中可见硬皮病相关抗 Scl-70 抗体阳性，以及胸部 X 线片示双肺间质病变，最终可确诊为系统性硬皮病，具体分类为进行性系统性硬皮病。

知识点

系统性硬皮病的诊断及分类标准

对于系统性硬皮病的诊断，国内尚未制定诊断标准。1980 年美国风湿病协会（ARA）提出的系统性硬皮病分类标准敏感性和特异性不高，2013 年美国风湿病学会 / 欧洲抗风湿病联盟（ACR/EULAR）已制定新的分类标准（表 16-3-1）。

表 16-3-1 2013 年 ACR/EULAR 系统性硬皮病分类标准

主项目	分项目	得分 / 分
双侧手指皮肤增厚并延伸至掌指关节近端（充分标准）		9
手指皮肤增厚（只计最高分）	手指肿胀	2
	指端硬化（离掌指关节较远，但接近近端指间关节）	4
指尖损伤（只计最高分）	指尖溃疡	2
	指尖凹陷性瘢痕	3
毛细血管扩张		2
异常甲襞毛细血管		2
肺动脉高压和 / 或间质性肺疾病（最高为 2 分）	肺动脉高压	2
	间质性肺疾病	2
雷诺现象		3
SSc- 相关自身抗体（最高为 3 分）	抗着丝点抗体、抗拓扑异构酶Ⅰ（抗 Scl-70 抗体）抗 RNA 聚合酶Ⅲ	3

根据上表，将每一主项目和主项目对应分项目的最高分相加（如指尖损伤中同时出现指尖溃疡和指尖凹陷性瘢痕时，只计 3 分），当总分≥ 9 分时可确诊为 SSc。

【问题 4】下一步应当如何处理？

根据上述病史，患者确诊为系统性硬皮病，目前除皮肤受累外，还出现了消化和呼吸系统症状，心肺等内脏系统亦可能受累，应住院治疗，并进一步完善心、肺等相关检查。

知识点

系统性硬皮病相关辅助检查

1. 一般检查 血尿便常规、肝肾功能、电解质、自身抗体、血沉、C 反应蛋白、补体 C3、补体 C4 等。
2. 内脏器官系统的检查 消化道钡餐、心电图、胸部 X 线片或肺部 CT 等。
3. 病理学检查。
4. 其他 如患者出现肌无力、肌痛等症状时，应完善肌电图等检查。

【问题 5】入院后应如何选择诊疗方案？

系统性硬皮病患者的治疗仍以控制病情，防止病情恶化为主。患者应注意保暖、戒烟、避免外伤。治疗上主要是抗纤维化、调节免疫，改善微循环等。此外，应积极完善相关检查，并根据检查结果调整用药。

【问题 6】如何选择药物？

本病为慢性病程，以控制病情为主，根据患者的情况选择合适的药物。

1. 局部处理 皮肤硬化，无破溃者，一般外用糖皮质激素、他克莫司、积雪苷软膏。也可选用皮质类固醇激素悬液，如泼尼松龙 2.5mg/ml 皮损内注射。

2. 抑制胶原合成 可用积雪苷、γ- 干扰素。

3. 抗纤维化 病情较重者，若患者肝肾功能、血脂正常，可加用阿维 A 胶囊。肺间质病变者，患者出现呼吸系统症状，可加用乙酰半胱氨酸泡腾片抗炎。

4. 糖皮质激素 早期病情进展较快，皮肤肿胀严重者可使用小剂量皮质类固醇激素（30mg/d），可改善关节症状，减轻皮肤水肿和硬化，对间质性肺纤维化有一定疗效。

5. 调节免疫 薄芝糖肽注射剂等。

6. 抗凝或降低血液黏度 较常用阿司匹林及双嘧达莫等。

7. 改善微循环 常静脉滴注参芎葡萄糖注射液或口服丹参等。

8. 免疫抑制剂 如环磷酰胺、甲氨蝶呤等免疫抑制剂对于硬皮病所致的间质性肺炎、肌炎等有效。

9. 中医中药 皮肤硬化严重者，多配合服用活血化瘀、通经活络、改善微循环的中药，亦需长期服用。

10. 对症支持治疗及并发症的处理。

【问题 7】如何应对硬皮病的并发症？

硬皮病出现指 / 趾坏疽时，可使用钙离子阻断剂以增加局部血流。指 / 趾坏疽可外敷硝酸甘油贴膜，尽早给予维持功能的康复理疗以延缓肢体关节挛缩。

患者应经常监测血压，注意肾危象的发生。肾小血管受累的患者会出现肾脏血流灌注减少，通过血管紧张素Ⅱ的作用可引起血管进一步收缩，此时可采用血管紧张素酶抑制剂如卡托普利、依那普利等药物。如发生尿毒症，需进行血液透析和肾脏移植。

肺纤维化为不可逆的变化，早期应预防和治疗肺部感染。静脉注射血管扩张剂可短暂舒缓肺动脉高压，内皮素双受体拮抗剂波生坦（bosentan）、昔多芬（revatio）除治疗雷诺现象有效，还可促进肺血管平滑肌松弛，缓解肺动脉高压。严重的患者可考虑肺脏移植。

【问题 8】出院后应注意什么？如何做好患者的随访工作？

告知患者出院后应注意保暖、戒烟、避免外伤，进食高营养食物，避免过度紧张、劳累和精神刺激。手指弯曲、握拳及伸展困难者，既要注意休息又要注意关节的功能锻炼。口服糖皮质激素的患者，必须规律服药，不能随意增减或停用。使用免疫抑制剂的患者，应高度注意药物的副作用。告知患者 2 周至 1 个月内门诊随诊，注意复查血常规、血糖、肝肾功能等。

【问题 9】硬皮病的预后如何？

硬皮病为慢性过程，预后取决于皮肤或内脏硬化的程度及范围，受累较局限的患者 10 年生存率为 60%~70%，弥漫性受累者 10 年生存率约 20%。如皮肤症状进展迅速、皮肤广泛受累，伴贫血、肺和肾脏受累者，预后差。肾脏受累是死亡的主要原因，其次是心脏和肺部受累。提示 SSc 预后不良的因素包括二氧化硅暴露、男性、肺纤维化、肺动脉高压、肾损害、癌症、高年龄发病以及高滴度的抗拓扑异构酶Ⅰ型和抗 -U1 RNP，而抗着丝点抗体阳性的患者预后较好。

硬皮病诊疗流程见图 16-3-7。

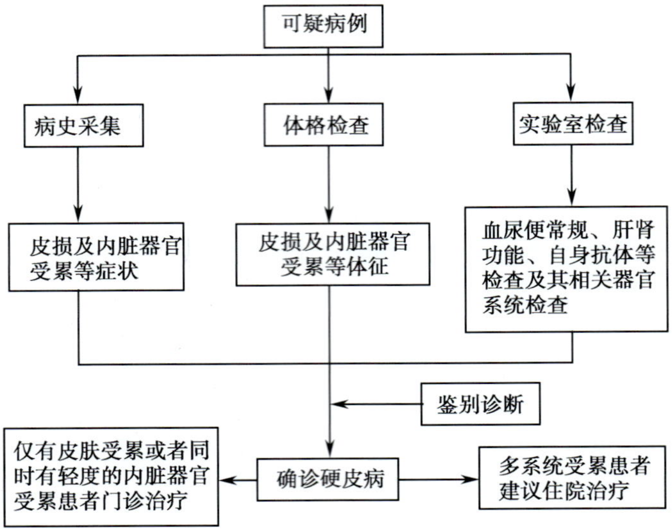

图 16-3-7　硬皮病诊疗流程

第四节　干燥综合征

门诊病历摘要

患者，女，45 岁，反复口干、眼干 4 年，加重 1 个月。患者 4 年前无明显诱因反复出现口舌干燥、唾液分泌减少，讲话时需频频喝水，进固体食物时需伴水或流质送下。且有眼部干涩、异物感、泪少等症状，伴全身乏力，表现为四肢对称性肌无力，患者未予以重视，未予以特殊处理。1 年前无明显诱因出现牙齿变黑，继而小片状脱落，偶有反复性腮腺肿痛，后于当地医院行“腮腺切除术”。无明显多饮、多食、多尿症状，患者自觉为“上火”，至当地医院予以中药治疗（具体不详）后症状稍缓解，后反复出现上述症状，间断性中药治疗 1 年（具体用药不详），不能完全缓解，症状于近 1 个月有明显加重，伴有活动后胸闷、气促，无胸痛、无咳嗽咳痰、无发热等不适，并出现牙龈出血，量不多。起病以来，精神、食欲、睡眠可，大小便正常，体重无明显减轻。月经史：近期月经经量较前明显增多、血块较多，经期时间延长，无痛经等不适。既往史、个人史、婚育史、家族史均无特殊。

【问题 1】通过上述病史，该患者最可能的诊断是什么？

思路 1：中年女性，慢性病程，患者为干燥综合征（Sjögren syndrome，SS）的好发人群，应引起重视。

思路 2：该患者反复口干、眼干 4 年，有全身乏力、腮腺炎反复发作、猖獗性龋齿（图 16-4-1）、牙龈出血，需高度怀疑干燥综合征可能，警惕是原发还是继发于其他结缔组织疾病，需完善相关检查，以资鉴别。患者有呼吸困难，需警惕是否存在肺部病变。

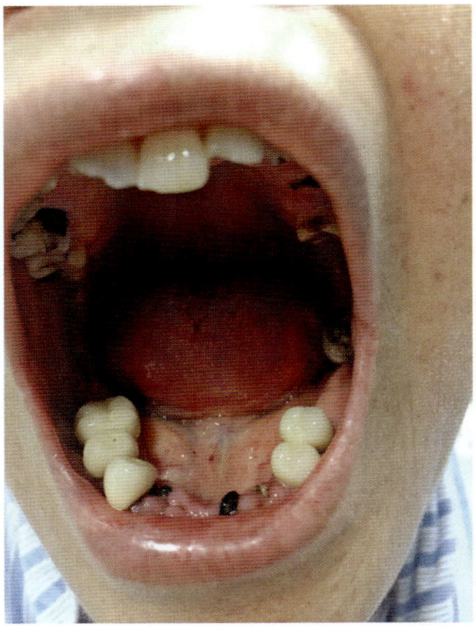

图 16-4-1　干燥综合征患者猖獗性龋齿所致的牙齿缺失

【问题 2】病史采集中需增加哪些内容？

应询问患者有无口腔溃疡、关节肿痛、皮疹、脱发、雷诺现象、光敏现象、视物模糊、头痛、血尿、尿量情况、便血、糖尿病病史、甲状腺功能亢进（简称“甲亢”）或甲状腺功能减退（简称“甲减”）病史等。

补充病史：患者诉偶有四肢皮肤冰凉、遇冷后皮肤变紫色现象，有轻度脱发，无口腔溃疡、关节肿胀疼痛、皮疹、光敏现象、肉眼血尿、便血。有视物模糊感，偶有头晕头痛感、休息后缓解。无糖尿病病史、无甲状腺功能亢进或甲状腺功能减退病史。

【问题 3】病史采集结束后，下一步查体应重点检查哪些方面？

注意全身皮肤、口腔、眼部、心脏、肺部、腹部、全身关节相关的查体。

生命体征平稳，体重 50kg，发育正常，营养中等，神志清楚，查体合作。一般状况可，皮肤、黏膜未见出血点或瘀斑，无黄染，全身淋巴结未扪及肿大。四肢末端冰凉，遇冷可见皮肤呈紫色。双眼充血明显，无泪液，口腔黏膜无溃疡、无出血点，舌干裂，牙齿稀疏，有脱落，上下门牙均为义齿。咽无充血、扁桃体无肿大。双侧颈上部及耳后可见陈旧性手术瘢痕。心脏查体无异常。双肺呼吸音低，未闻及干湿啰音。腹平软，肝脾肋下未扪及，无压痛及反跳痛，肠鸣音正常。各关节处无压痛、无活动受限，肌力 5 级。

【问题 4】结合上述体格检查，为明确诊断应进一步实施哪些检查？

应完善以下检查：

血常规：白细胞计数 4.54×10^9/L，红细胞计数 4.69×10^{12}/L，血红蛋白 100g/L，血小板计数 80×10^9/L，余正常。

尿常规：尿隐血（+++），尿蛋白阴性。

尿沉渣：尿比重 1.000，尿 pH 7.00，红细胞 28 000 个 /ml，均一型 80%，变异型 20%，尿蛋白阴性。

大便常规：大便隐血（+）。

肝功能：正常。肾功能：正常。电解质：钾 2.9mmol/L，余项正常。凝血功能：正常。血糖：正常。

ANA 三滴度：1∶100（+），1∶320（+）核颗粒型，1∶1 000（-）。

ANCA 全套：阴性。

ENA 全套：SSA（+++），SSB（+++），Ro-52（++），U1RNP（+++），余项阴性。

血管炎三项：阴性。

甲状腺功能五项：正常。

抗心磷脂全套：抗心磷脂抗体阴性，抗 β_2 糖蛋白 1 抗体阴性。

自免肝全套：阴性。

风湿全套：RF-IgA（-），RF-IgM（-），RF-IgG（-），抗 CCP（-）。

C3：0.98g/L，C4：正常免疫全套：免疫球蛋白 IgG 34.5g/L ↑，余项正常。C12：阴性。

病毒全套、肝炎全套、结核 T-spot、结核全套、PPD 试验、HIV 抗体（Ag/Ab）、梅毒全套均阴性。

ASO：82.6IU/ml。

胸部 X 线片：双肺纹理明显增多增粗。

双肺部 CT 平扫 + 增加：双肺弥漫性肺间质病变。

腹部、心脏超声：无明显异常，肺动脉压力正常。

浅表淋巴结超声：未见明显淋巴结肿大。

唇腺活检示：镜下涎腺组织未见明显萎缩，间质散在淋巴细胞浸润，可见 2 灶成团淋巴细胞（>50 个 / 灶），请结合临床。

肌酶全套示：正常。

血沉：10mm/h，C 反应蛋白：2.17mg/L。

骨髓穿刺活检示：无明显异常。

【问题 5】通过上述检查，考虑诊断是什么？

根据患者口干及眼干症状、血清学抗体检测及唇腺活检结果，确诊为干燥综合征，现血小板减少，需排除血液系统疾病、肿瘤、其他自身免疫病等疾病，根据检查结果，考虑血小板减少由于干燥综合征继发。患者血钾低，尿 pH 异常，考虑存在肾小管酸中毒。

考虑诊断为：

1. 原发性干燥综合征：继发肺间质病变、继发血小板减少、继发肾小管酸中毒、继发低钾血症
2. 双侧腮腺切除术后

知识点

干燥综合征的诊断标准

2002 年干燥综合征国际分类标准见表 16-4-1。

表 16-4-1　2002 年干燥综合征国际分类(诊断)标准

分类	诊断标准
Ⅰ口腔症状	3 项中有 1 项或 1 项以上: 每日口干持续 3 个月以上 成年后腮腺反复或持续肿大 吞咽干性食物时需用水辅助
Ⅱ眼部症状	3 项中有 1 项或 1 项以上: 每日感到不能忍受的眼干持续 3 个月以上 有反复的异物感或砂磨感 每日需用人工泪液 3 次或 3 次以上
Ⅲ眼部体征	以下检查任 1 项或 1 项以上: Schirmer 试验(+): ≤ 5mm/5min 角膜染色(+): ≥ 4 van Bijsterveld 计分法
Ⅳ组织学检查	(下唇)示淋巴细胞灶≥ 1 个灶(指 $4mm^2$ 组织内至少有 50 个淋巴细胞聚集于唇腺间质)
Ⅴ涎腺受损	以下检查任 1 项或 1 项以上 唾液流率(+)≤ 1.5ml/15min 腮腺造影(+) 涎腺同位素检查(+)
Ⅵ自身抗体	抗 SSA 或抗 SSB(+)(双扩散法)
按照上表中分类,具体诊断标准:	
1. 原发性干燥综合征	无任何潜在疾病的情况下,符合以下 1 条即可诊断 符合上表中 4 条或 4 条以上,但必须含Ⅳ或Ⅵ 条目Ⅲ、Ⅳ、Ⅴ、Ⅵ 4 条中的任 3 条
2. 继发性干燥综合征	患者有潜在疾病(如任一结缔组织病)且符合上表的Ⅰ或Ⅱ中任 1 条,同时符合条目Ⅲ、Ⅳ、Ⅴ中的任 2 条
3. 必须除外	颈部头面部放疗史、丙型肝炎病毒感染、艾滋病、淋巴瘤、结节病、移植物抗宿主病、抗乙酰胆碱药的应用(如阿托品、溴丙胺太林、莨菪碱、颠茄等)

知识点

干燥综合征的鉴别诊断

(1)系统性红斑狼疮(SLE):SLE 主要为中青年女性,多有面部蝶形红斑,肾脏受累主要为肾小球,而干燥综合征多为中老年女性,眼口干燥明显,主要肾损害为肾小管酸中毒常见,有高球蛋白血症,少见低补体血症。

(2)类风湿关节炎(RA):RA 的关节炎症状较干燥综合征严重,干燥综合征极少有关节破坏、畸形或功能受限。RA 很少出现抗 SSA 和抗 SSB 抗体。

(3)非自身免疫病的口干:如老年性外分泌腺体功能下降、糖尿病性或药物性口干则有赖于病史及各疾病的自身特点以鉴别。

(4)其他:鉴别诊断还包括淋巴瘤、结节病、淀粉样变和 HIV 感染,后者产生弥漫性淋巴细胞浸润综合征(DILS),腮腺肿大较明显,且有明显的肾、肺和胃肠道表现,自身抗体产生概率较低。

【问题 6】该例患者应如何治疗?

患者眼干、口干、肌无力症状明显,合并肺间质病变、血小板减少、肾小管酸中毒,除常规对症支持治疗外需尽早行免疫抑制治疗,具体方案如下:

甲泼尼龙 40mg,1 次 /d 静脉滴注(1mg/(kg·d))+ 环磷酰胺 0.8g,隔日 1 次(每月 1 次,连续 6 个月):抑制免疫,控制肺纤维化。此 6 个月内甲泼尼龙缓慢减量至 8mg/d,6 个月后予以甲泼尼龙 8mg/d 联合吗替麦考酚酯(1g/d)治疗 6 个月,此后吗替麦考酚酯 0.75g/d 维持治疗,疗程 1 年。

羟氯喹 100mg,2 次 /d 口服:改善肌无力,减轻疲劳;白芍总苷:调节免疫;茴三硫:促进腺体分泌;乙酰半胱氨酸:抗肺纤维化;氯化钾、枸橼酸钾:补钾;利可君、升血小板胶囊:升血小板治疗;兰索拉唑:护胃;阿法骨化醇、碳酸钙:补充维生素 D、补钙。

经以上对症支持治疗 15 日后复查血常规:白细胞计数 10.1×10^9/L,红细胞计数 5.5×10^{12}/L,血红蛋白 110g/L,血小板计数 150×10^9/L,余项基本正常。血钾 4.8mmol/L,复查尿沉渣阴性。口干、眼干、牙龈出血、全身乏力、呼吸困难等症状较前明显好转予以出院。注意:嘱患者避免受凉、劳累,定期复诊,调整药物剂量;使用环磷酰胺期间注意其毒副作用,定期监测血、尿、便常规。激素使用期间注意监测血糖、血压及大便情况。

知识点

干燥综合征的治疗

1. 对症治疗

口干症:一线治疗为味觉刺激和 / 或唾液替代物,如咀嚼无糖口香糖、吃酸柠檬或麦芽糖含片或使用人工涎液。保持口腔清洁,勤漱口,使用抗菌漱口水、含氟的漱口液漱口和日常使用含氟牙膏可能有助于预防龋齿、唾液流量减少和口腔继发感染。忌吸烟、饮酒及避免服用引起口干的药物如阿托品等。此外,使用加湿器可改善口干。

眼干燥症:人工泪液、含羧甲基纤维素的润滑眼膏可减轻眼干症状。针对严重的眼干燥症,可外用环孢素治疗。严重的干燥性角结膜炎可局部使用糖皮质激素和非甾体抗炎药(NSAID)。NSAID 滴眼可缓解干燥综合征患者眼部不适,但在治疗过程中需密切监测角膜上皮缺损情况,必要时及时停药。地夸磷索四钠(diquafosol tetrasodium)滴眼液可用于治疗眼干燥症。此外,泪小点闭塞(插头、烧灼或手术)也可治疗重症干眼症状。应尽量避免使用某些加重口、眼干燥的药物,如利尿剂、抗高血压药、雷公藤等。

肾小管酸中毒合并低钾血症:有低血钾性瘫痪者宜静脉补充氯化钾,缓解期可口服枸橼酸钾或缓释钾片,大部分患者需终生服用。

肌炎、关节痛:NSAID 如布洛芬、吲哚美辛等可能有助于缓解由于关节炎或关节痛引起的慢性肌肉骨骼疼痛。抗疟药可能有助于减轻疲劳、关节痛和肌痛等临床症状,羟氯喹(HCQ)被认为是肌肉骨骼疼痛的一线治疗。

2. 改善外分泌腺体功能　促进腺体分泌的药物主要包括 M 胆碱能受体激动剂和溶黏蛋白剂,适用于中重度口眼干燥症,且唾液腺和泪腺尚有残存功能的患者。推荐用药是匹罗卡品、西维美林、毛果芸香碱。环戊硫酮片(正瑞)、溴己新片(必嗽平)和盐酸氨溴索片(沐舒坦)等也可以增加外分泌腺的分泌功能。N 乙酰半胱氨酸为溶黏蛋白剂,可改善干燥症状。

3. 免疫抑制和免疫调节治疗　对于合并如神经系统、肾炎、间质性肺病、血液系统等腺体外系统损伤的干燥综合征患者,需要给予糖皮质激素治疗,糖皮质激素能改善患者临床症状和腺体功能,但未能阻止疾病进程。对于病情进展迅速者可合用免疫抑制剂甲氨蝶呤、环磷酰胺、硫唑嘌呤、环孢素等。对于出现神经系统受累或血小板减少的患者可静脉用大剂量免疫球蛋白冲击治疗。出现恶性淋巴瘤者宜积极、及时地进行联合化疗。对于合并原发性胆汁性肝硬化的患者应使用熊去氧胆酸治疗。

4. 生物制剂　以 B 细胞为靶点:利妥昔单抗(rituximab),抗 CD20 单克隆抗体;依帕珠单抗(epratuzumab),抗 CD22 单克隆抗体。以 BAFF 为靶点:贝利单抗(belimumab),抗 BAFF 的单克隆抗体。以 IL 为靶点:乌司奴单抗(ustekinumab),针对人 IL-12、IL-23 共有的 p40 蛋白亚基的单克隆抗体。

以 TNF-α 为靶点：目前研究提示针对 TNF-α 的生物制剂对干燥综合征无肯定疗效。IFN-α 干扰素：可减轻口眼干燥症状且无明显副作用。

5. 肺动脉高压（PAH）治疗 抗炎药物：皮质醇和 / 或免疫抑制剂。前列环素类：前列环素如依前列醇、伊洛前列素。内皮素受体拮抗剂：如波生坦、马西替坦及安立生坦等。5- 磷酸二酯酶抑制剂：西地那非等。利奥西呱（riociguat）：为可溶性鸟苷酸环化酶（sGCS），其作用于 NO 通路，增加 cGMP 的产生。钙通道阻滞剂：钙通道阻滞剂通过阻断钙离子向平滑肌细胞的内流，引起血管舒张，从而达到降低肺动脉压力的效果。赛乐西帕（selexipag）：选择性前列环素受体激动剂。NO：吸入 NO 通过抑制右心室肥大、增强下游的信号转导，对 PAH 有潜在的治疗作用。药物联合治疗：如安立生坦和他达那非联合治疗等。

6. 其他治疗 H_2 组胺受体拮抗剂、脱氢表雄酮、维生素 D、中医药等。

【问题 7】干燥综合征的预后？

本病预后较好，有内脏损害者经恰当治疗后大多可以控制病情达到缓解，但停止治疗又可复发。内脏损害中出现进行性肺纤维化、中枢神经病变、肾小球受损伴肾功能不全、恶性淋巴瘤者预后较差，其余系统损害者经恰当治疗大多病情缓解，甚至恢复日常生活和工作。

第五节 重叠综合征

住院病历摘要

患者，男，28 岁，全身乏力 1 年，颜面部起红斑伴瘙痒半年。患者 1 年前无明显诱因出现全身乏力，初时症状较轻，未予重视，后症状逐渐加重，双上肢抬举不能过肩，下蹲后难以站起，伴全身肌肉及双肘、双膝、双踝关节酸痛，有晨僵。近半年来颜面部出现水肿性淡紫红色斑，有少许皮屑，感瘙痒，日晒后加重；脱发增多，双手遇冷水后会变白继而变紫红色。半年前曾在当地医院就诊，诊断为“过敏性皮炎”，予以氯雷他定、马来酸氯苯那敏片口服，地塞米松软膏外涂治疗，症状无明显改善。既往体健，无家族性及遗传性疾病史，无药物过敏及传染病接触史。体格检查：T 36.8℃，R 20 次 /min，P 92 次 /min，BP 125/75mmHg。神志清楚，查体合作。心、肺、腹部检查未见异常。四肢肌力 3~4 级。皮肤科检查：眶周、鼻中部、双侧面颊及上唇可见片状的水肿性红斑，淡紫红色，对称分布，边界欠清，上有少许细碎的鳞屑，无糜烂及渗出，触之皮温升高。余未见明显异常皮损（图 16-5-1）。

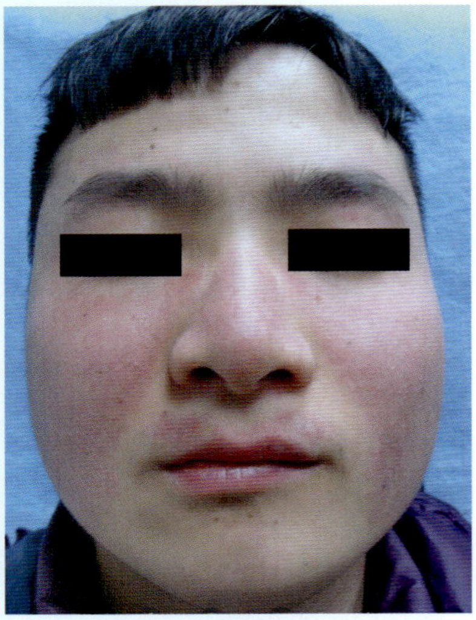

图 16-5-1 面部水肿性红斑

【问题 1】根据患者病史及临床表现，首先需要考虑的疾病有哪些？

患者全身乏力，肌肉、关节酸痛，且眶周有紫红色斑，此时最常见的疾病是皮肌炎。而患者双侧面颊也有对称性蝶形固定红斑，皮损日晒后加重，脱发增多，有雷诺现象，肌肉、关节酸痛，亦须考虑红斑狼疮的可能。

【问题 2】患者曾诊断为“过敏性皮炎”，此诊断是否恰当？

过敏性皮炎多属外因引起，有接触史，皮损一般边界较清，病程较短，可迅速消退或反复发作，使用抗组胺药及外涂糖皮质激素后应该能迅速好转。而患者面部皮损无明显诱因，边界欠清，肿胀，病程持续半年不退，使用上述药物后仍无改善。故考虑不符合“过敏性皮炎”的诊断。

【问题 3】患者还需做哪些辅助检查？

患者考虑同时患有皮肌炎和红斑狼疮，因此需要做进一步的辅助检查以确诊，包括血常规、血沉、尿沉渣、C3、C4、血清肌酶、肌电图及狼疮相关的免疫学检查等。

【问题 4】患者血常规基本正常；血沉升高（44mm/h）；尿沉渣示尿蛋白（+），余正常；C3 下降（0.30g/L）；

C4 下降(0.06g/L)；血清肌酶示肌酸激酶升高(1 533.3IU/L)，肌酸激酶同工酶升高(54.6IU/L)，乳酸脱氢酶升高(337.4IU/L)，门冬氨酸氨基转移酶升高(78.3IU/L)；肌电图示“肌源性损害早期电生理改变；双侧腓深神经运动传导反应波波幅降低”；狼疮相关的免疫学检查示 ANA(++)(滴度 1∶80)，抗 dsDNA 抗体(++)，抗 Sm 抗体(++)，抗 RNP 抗体(++)，抗 SSA 抗体(++)，抗核糖体 P 蛋白抗体(+++)，余正常。此时该如何诊断？

该患者双侧颊部对称性蝶形红斑，光敏感，关节炎，ANA(++)(滴度 1∶80)，抗 dsDNA 抗体(++)，抗 Sm 抗体(++)，因此符合 1997 年 ACR SLE 分类标准和 2012 年 SLICC SLE 分类标准。同时，该患者①对称性近端肌无力；②血清肌酶升高，特别是 CK 升高；③肌电图为肌源性损害；④特征性的眶周紫红色斑，符合 Bohan 和 Peter 提出的皮肌炎诊断标准。因此目前诊断已明确，满足系统性红斑狼疮和皮肌炎的诊断标准。而二者同时存在，可诊断为重叠综合征。

知识点

重叠综合征的定义和临床表现

重叠综合征(overlap syndrome，OS)又称“重叠结缔组织病”，是指在同一患者身上同时或先后存在两个或两个以上独立的结缔组织病。重叠综合征患者既符合某种结缔组织病的诊断依据，同时或先后又符合另一种或多种结缔组织病的诊断依据，而并非某种结缔组织病的不典型病例或诊断困难病例。常见的有系统性红斑狼疮、系统性硬皮病、多发性肌炎 / 皮肌炎、类风湿关节炎等的重叠。其临床表现亦取决于所重叠的结缔组织病的种类。

【问题 5】本病需如何处理？

1. 注意休息、保暖，避免劳累，加强营养，避免日晒。

2. 皮肌炎常容易伴发各种恶性肿瘤，40 岁以上及女性发生率更高，需进行胸部 X 线片、超声、CT 检查和肿瘤芯片筛查，并着重于耳鼻喉科、甲状腺外科等科室进行查体以排除恶性肿瘤。若为女性患者，还需去妇产科、乳腺外科等科室进行查体。

3. 患者尿蛋白阳性，应做 24 小时尿蛋白定量，必要时做肾穿刺活检，以明确狼疮肾炎的病理分型。

4. 使用抗疟药抗光敏，非甾体抗炎药缓解关节、肌肉酸痛。

5. 皮质类固醇激素，如泼尼松 60mg/d，完全控制病情后，逐渐减量，维持治疗数年。部分危重患者，需要进行大剂量冲击疗法。要注意有关不良反应，积极补钾、补钙、护胃及防治感染等处理；也可使用免疫球蛋白冲击或进行血浆置换。

6. 部分顽固患者，需要合并使用免疫抑制剂，如雷公藤总苷、硫唑嘌呤、环磷酰胺、霉酚酸酯、甲氨蝶呤、环孢素等。

7. 对于轻症患者，可仅使用雷公藤总苷、抗疟药、非甾体抗炎药，而尽量减少甚至不用糖皮质激素。

第六节　混合性结缔组织病

门诊病历摘要

患者，女，30 岁，双手指遇冷后发白变紫，伴关节、肌肉痛 2 个月。近 2 个月来双手各手指洗冷水时出现手指发冷、苍白伴针刺样麻木感，而后颜色变得青紫、发乌，数分钟后方能转成潮红，然后逐渐恢复正常肤色。患者做抬肩、梳头、下蹲等动作时感双侧肢体近端肌肉疼痛，伴有多个关节疼痛，尤以掌指关节明显，自己感觉有时伴发热乏力，但未测体温，无畏寒等其他不适。既往体健，无服药史。无化学毒物接触史。家族史无特殊。

【问题 1】根据上述临床症状，首先需要考虑的疾病有哪些？

患者为年轻女性，病程 2 个月，临床症状主要有手指雷诺现象，肌痛、关节痛，有时伴发热、乏力。综合以上症状，高度警惕风湿性疾病(特别是结缔组织病)的可能性。

【问题 2】查体发现患者双手手指肿胀，呈腊肠样外观，关节无红肿及变形，四肢近心端肌肉压痛。为了明确诊断,除了血、尿、便常规之外,还需要完善哪些实验室检查?

患者有典型的肌痛和肌肉压痛表现,首先应完善肌酶学检查,包括肌酸激酶(CK)、肌酸激酶同工酶(CK-MB)、乳酸脱氢酶(LDH)、门冬氨酸氨基转移酶(AST)、丙氨酸转氨酶(ALT)以及肌红蛋白(Mb),还应完善神经肌电图等检查,明确是否存在肌肉损害或肌炎。

除此之外,患者有关节痛、雷诺现象,要高度怀疑风湿性疾病或结缔组织病的可能,故还需完善抗核抗体(ANA)、狼疮全套[或抗核抗体谱(ENA 抗体 14 项)]、类风湿因子、关节 X 线片等检查以助诊断。同时,建议完善血沉、补体、C 反应蛋白,以辅助评估疾病或炎症的活动性。此外,如有条件可考虑行抗环瓜氨酸肽(CCP)抗体、*HLA-B27*、血管炎抗体三项(MPO、PR3、GBM)等检查以排除类风湿关节炎、强直性脊柱炎、韦格纳肉芽肿、显微镜下多血管炎等疾病。

【问题 3】检查结果回报示:CK 956.0IU/L,较正常值范围(24~195IU/L)显著升高;肌红蛋白 198μg/L(正常值范围 20~70μg/L),亦显著升高;ALT 56.5IU/L,AST 67.8IU/L,LDH 312.0IU/L,均略有升高;CK-MB 大致正常;肌电图检查提示肌源性损害。自身抗体检测提示 ANA(+)1∶1 000 斑点型,抗 U1RNP 抗体(+++),余均为阴性。血沉 68mm/h,血常规、C 反应蛋白、补体大致正常。此时诊断如何?如何进一步处理?

思路 1:诊断与鉴别诊断是什么?

肌酶学及肌电图结果均提示横纹肌损害,符合肌炎表现,可进一步完善肌肉活检,以排除类风湿多发性肌痛症等非炎症性肌病。患者主要临床表现及免疫学特征包括肌炎、关节痛、雷诺现象、手指腊肠样肿胀,斑点型 ANA(+)、抗 U1RNP 抗体(+++)、抗 Sm 抗体(–),因此,诊断应考虑可能为混合性结缔组织病。

还需考虑以下鉴别诊断:

(1)其他类型的结缔组织病:包括系统性红斑狼疮(SLE)、系统性硬皮病(SSc)、多发性肌炎 / 皮肌炎(PM/DM)、干燥综合征(SS)、类风湿关节炎(RA)以及重叠综合征。这些疾病均可出现雷诺现象及 ANA 阳性。鉴别的要点:只有在尚不能达到这些疾病的任一诊断标准的前提下,结合患者的临床表现及 ANA、抗 U1RNP 抗体阳性、抗 Sm 阴性,方能诊断混合性结缔组织病;如果同时满足两种或以上结缔组织病各自的诊断标准,则应考虑重叠综合征的诊断。

(2)感染或药物相关性的肌炎或肌病:这些疾病也可表现为肌痛,但多有明确的病毒感染史或他汀类调脂药等特殊用药史,急性起病较多,一般不合并有雷诺现象及手指肿胀等其他症状。

知识点

混合性结缔组织病的概念

混合性结缔组织病(mixed connective tissue disease,MCTD)是一种血清中有高滴度的斑点型抗核抗体(ANA)和抗 U1RNP 抗体,临床上有雷诺现象、双手肿胀、多关节痛或关节炎、肢端硬化、肌炎、食管运动功能障碍、肺动脉高压等特征的临床综合征。但目前对于 MCTD 是否为一种独立的疾病仍有争议。

该病于 1972 年由 Sharp 提出,其病因及发病机制尚不明确。女性发病较男性多(4∶1),各年龄组均可发病,但以青年人更常见。一般较少累及肾脏和中枢神经系统。该病的诊断标准在国际上有多种版本,尚不统一,中华医学会风湿病学分会于 2011 年制定了我国《混合性结缔组织病诊断及治疗指南》作为参考依据。

对 MCTD 的治疗目标为控制症状和维持功能,应针对不同受累的器官进行相应治疗。MCTD 对糖皮质激素治疗反应良好,预后一般较好。但少数患者因出现肺动脉高压和心脏并发症而导致预后不良。另外,部分患者随疾病的进展可成为某种确定的弥漫性结缔组织病,如系统性红斑狼疮(SLE)、系统性硬皮病(SSc)、多发性肌炎 / 皮肌炎(PM/DM)、类风湿关节炎(RA)。

思路 2:下一步处理是什么?

诊断 MCTD 是否意味着诊断工作已完成?显然不是。MCTD 往往可累及多器官系统,一旦诊断成立,应当积极进行全面、系统的问诊、查体,通过系统回顾逐一排除各系统脏器有无受累。如果发现有意义的阳性症状、体征,应进一步完善必要的检查以明确情况。例如,如果该患者有轻微气促症状,听诊闻及双肺野

velcro 啰音，应考虑是否疾病已累及肺部形成了肺间质病变，予以完善肺部高分辨率 CT（HRCT）以及肺功能检查，必要时应考虑完善超声心动图以明确有无肺动脉高压；如果患者存在较严重的血小板减少甚至伴白细胞和 / 或红细胞减少，还应注意鉴别是自身免疫病所致的血液系统受累还是合并有血液系统恶性疾病，可考虑行骨髓穿刺及活检，必要时应请血液内科会诊以协助诊治。

【问题 4】经过系统排查，未发现该患者有肺脏等其他器官系统受累表现，建议如何治疗？

该患者主要临床表现为手指肿胀、雷诺现象、多发性肌炎和关节痛，可考虑予中等剂量激素治疗为主，例如泼尼松 1mg/（kg·d）。可加用抗疟药如羟氯喹，以调节免疫，作为辅助治疗。针对雷诺现象激素治疗效果差，可应用扩血管药物，如二氢吡啶类钙通道阻滞剂硝苯地平，每日 30mg；或者血管紧张素转换酶抑制剂，如卡托普利，每日 6.25~25mg。非药物治疗也很重要，应注意手足部位保暖，避免手指外伤，避免操作振动性工具，并鼓励患者戒烟。

本病的治疗以 SLE、PM/DM、RA 和 SSc 的治疗原则为基础。注意保暖，避免手指外伤，戒烟等。抗疟药如羟氯喹具有免疫调节作用，对 MCTD 患者治疗有效。非甾体抗炎药：以关节炎为主要表现者，轻者可应用非甾体抗炎药。糖皮质激素：对于有关节炎、肌炎、浆膜炎、心包炎和心肌炎等炎症表现的患者，用糖皮质激素效果良好。一般泼尼松 1mg/（kg·d）可达到满意的疗效。激素使用过程中应注意其副作用。而肾病综合征、雷诺现象、毁损型关节病变、指端硬化和外周神经病变对激素治疗反应较差，可酌情使用免疫抑制剂或其他治疗方案。

【问题 5】患者预后如何？疗程和随访期限如何？

MCTD 患者预后总体良好，但部分患者随疾病的进展可能发展成为系统性红斑狼疮（SLE）、系统性硬皮病（SSc）、多发性肌炎 / 皮肌炎（PM/DM）或类风湿关节炎（RA）等其他结缔组织病，还有少数患者可出现肺动脉高压和心脏并发症而导致预后不良。因此，MCTD 一经诊断，应当长期随访。特别要注意到，肺动脉高压是 MCTD 患者致死的主要原因，应早期发现、早期积极治疗，超声心动图是常用而简便的检查手段。MCTD 患者还应定期复查自身抗体谱、类风湿因子、血沉等。

第七节 嗜酸性筋膜炎

门诊病历摘要

患者，男，56 岁，因“双上肢皮肤肿胀、变硬 3 月余”来诊。患者 3 月余前劳累后出现双上肢肿胀，自觉全身乏力，肌肉酸痛，起初未予特殊处理，后症状逐渐加重，皮肤变硬（图 16-7-1），在当地医院口服中药治疗无效。既往体质尚可，无肝炎、结核等传染病史，无家族及遗传病史，无药物、食物过敏史。

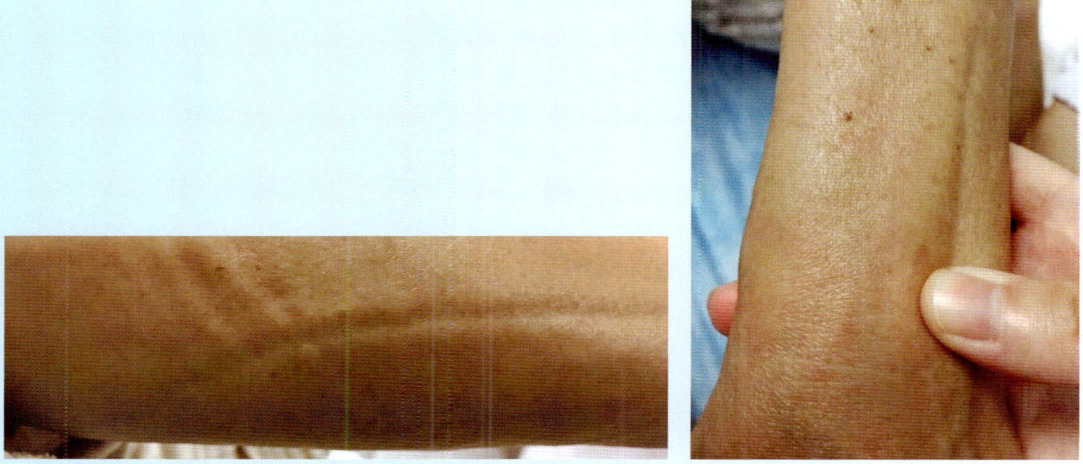

图 16-7-1 硬化处皮肤可见沿静脉走行的条沟状凹陷

【问题 1】通过上述问诊，应考虑什么疾病？

患者为中年男性，发病前有劳累史，主要临床表现为双上肢皮肤肿胀、变硬，应考虑如下可能：①嗜酸性筋膜炎；②硬皮病。应通过进一步检查以明确诊断。

【问题 2】体格检查：T 36.5℃，R 20 次 /min，P 78 次 /min，BP 110/80mmHg。神志清楚，查体合作，心、肺、腹检查未见明显异常。皮肤科检查：双上肢皮肤变硬，用手指不能捏起，皮色正常，硬化处皮肤可见沿静脉走向的条沟状凹陷。双上肢肌肉轻压痛。通过皮损特点分析，应考虑什么疾病？应做哪些检查以明确诊断？

根据患者的专科检查特点，考虑嗜酸性筋膜炎可能性大。应完善血常规、肌酶、ANA、血沉、组织病理等检查。

【问题 3】实验室检查结果：白细胞计数 10.5×10^9/L，嗜酸性粒细胞百分比 18.9%、绝对计数 1.98×10^9/L。血沉 36mm/h，肌酶、电解质均正常。ANA、抗 ENA 抗体均(-)。组织病理：表皮、真皮浅层大致正常，皮下脂肪间轻度纤维化，皮下脂肪及深筋膜可见淋巴细胞、组织细胞、浆细胞及少量嗜酸性粒细胞浸润。该患者可确诊为什么疾病？

结合患者的临床表现、外周血嗜酸性粒细胞增高及组织病理学改变可确诊为嗜酸性筋膜炎。

【问题 4】应该与哪些疾病相鉴别？

主要应与硬皮病、多发性肌炎相鉴别。虽然同样有皮肤硬化，但硬皮病患者没有外周血嗜酸性粒细胞增高；组织病理学表现上，嗜酸性筋膜炎的表皮及真皮浅层基本正常，主要病理改变在筋膜层，而硬皮病的表皮、真皮均有相应病理改变。多发性肌炎的临床表现有肌痛、肌无力等，实验室检查示肌酶增高，肌电图显示肌源性损害，病理变化主要侵犯肌肉，筋膜受累少见。

【问题 5】该患者应采取何种治疗方案？

糖皮质激素是治疗嗜酸性筋膜炎的一线药物，剂量多为 0.5~2mg/(kg·d)。在疾病的早期，多数患者对糖皮质激素单药治疗反应快速有效，激素减量后，疾病有复发可能。近年来，有报道称大剂量糖皮质激素联合一种免疫抑制剂（尤其是甲氨蝶呤）可获得更好治疗效果，有助于改善皮肤硬化。

【问题 6】该疾病预后如何？

预后良好。大多数患者采用糖皮质激素治疗可获得较好疗效，早期诊断、早期治疗更容易取得较好的效果，一般数年间疾病可痊愈。

第八节 成人 Still 病

门诊病历摘要

患者，女，30 岁，反复全身起皮疹、发热伴关节肿痛 1 个月。患者 1 个月前无明显诱因，躯干、四肢出现红色皮疹，高或不高于皮肤，以四肢居多，稍有瘙痒，患者未治疗。随后出现手腕关节肿胀、疼痛伴发热，体温波动 38.6~40℃，以下午及晚间为主，伴踝关节、膝关节肿胀疼痛，发热时疼痛加剧，热退时减轻。在当地医院住院治疗，诊断为"发热待查"，予以抗感染等对症治疗，疗效欠佳。既往体健，无家族性及遗传性病史，无药物过敏史及传染病史。体格检查：体温 38.8℃，脉搏 121 次 /min，呼吸 23 次 /min，血压 125/84mmHg，神清，全身皮肤黏膜无黄染，浅表淋巴结无肿大，心、肺、腹部查体无明显异常，双腕关节、双踝关节稍肿胀，无压痛，病理反射阴性。皮肤科检查：双上肢、躯干部可见片状分布的红斑、风团，边界不清，形状不规则，表面未见鳞屑及渗出（图 16-8-1）。

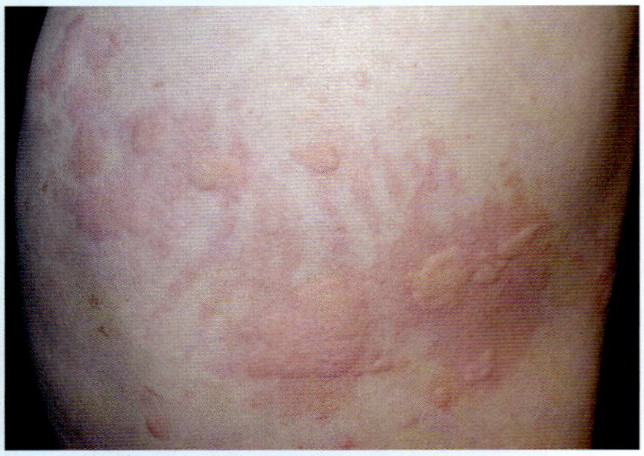

图 16-8-1 躯干风团样红斑

【问题 1】通过上述病史，该患者考虑什么疾病？

青年女性患者，发热持续 3 周以上，体温在 38.5℃以上，呈弛张热型，伴有皮疹、关节痛，在当地医院住院治疗未明确诊断，为不明原因发热。其常见病因包括感染、结缔组织病、肿瘤和其他原因。

【问题 2】查体发现双上肢、躯干部红斑、风团。双腕关节、双踝关节稍肿胀，无压痛。浅表淋巴结无肿大。患者血常规：WBC 20.1 × 10^9/L，N% 82.5%，Hb 94g/L，PLT 350 × 10^9/L；尿、便常规正常；肝功能：AST 152.1IU/L，ALT 115.6IU/L，ALB 31.2g/L，GLO 46.1g/L；肾功能正常。为了明确诊断，还需要完善哪些实验室检查？

感染性疾病中常见的有败血症、结核、传单、伤寒等，故应做血培养（多次）、结核全套、PPD 试验、胸部 X 线片、病毒全套、肥达反应、梅毒血清学检查、HIV 初筛试验等。结缔组织病中常见的有系统性红斑狼疮、类风湿关节炎等，故应做 C3、C4、铁蛋白、肌酶、血沉、ASO、C 反应蛋白、ANA、抗 dsDNA 抗体、抗 ENA 抗体、类风湿因子等。恶性肿瘤中应考虑淋巴瘤、急性白血病等，应做骨髓穿刺检查、腹部超声（检查腹膜后淋巴结）、肿瘤标志物等。

【问题 3】以上检查中除了 C 反应蛋白增高、血沉增快；骨髓细胞检查示骨髓增生活跃，粒系占 70%，红系占 12%，见噬血现象。其他检查均阴性。此时诊断如何？进一步处理是什么？

此时应考虑成人 Still 病。成人 Still 病是一种病因未明的以长期间歇性发热、多形性皮疹、关节炎或关节痛、咽痛为主要临床表现，并伴有周围血白细胞总数升高和肝功能受损等系统受累的临床综合征，皮疹形态多变，以荨麻疹样皮疹最多见。成人 Still 病是一种排除性诊断，需排除感染性疾病、恶性肿瘤、其他风湿病后，才能诊断该病。本病至今尚未有公认的统一诊断标准。目前应用较多的是美国 Cush 标准（表 16-8-1）和日本 Yamaguchi 标准（表 16-8-2）。

表 16-8-1　诊断成人 Still 病的 Cush 标准

项目	标准
必备条件	发热，体温 ≥ 39℃ 关节痛或关节炎 类风湿因子 <1∶80 抗核抗体 <1∶100
另需具备下列任何两项	血白细胞计数 ≥ 15 × 10^9/L 皮疹 胸膜炎或心包炎 肝大或脾大或淋巴结肿大

表 16-8-2　诊断成人 Still 病的日本 Yamaguchi 标准

项目	标准
主要条件	发热，体温 ≥ 39℃并持续 1 周以上 关节痛持续 2 周以上 典型皮疹 白细胞计数 ≥ 15 × 10^9/L
次要条件	咽痛 淋巴结和 / 或脾大 肝功能异常 类风湿因子和抗核抗体阴性

注：此标准需排除感染性疾病、恶性肿瘤、其他风湿病。符合 5 项或更多条件（至少含 2 项主要条件），可作出诊断。

【问题 4】除了上述的实验室检查外，诊断此病还需要做哪些检查？

血清铁蛋白升高对诊断成人 Still 病有重要意义，且其水平与病情活动呈正相关，因此对判断病情及评价疗效有一定意义。糖化铁蛋白比值下降比血清铁蛋白升高更有特异性，但糖化铁蛋白在疾病缓解很久后仍然是降低的，故不能作为评价疾病活动和疗效的指标。因此还需要定期检查血清铁蛋白。近年来新发现的一些标记物，如 IL-18、高速泳动蛋白 B1（HMGB1）、钙防卫蛋白、CD68$^+$/H$^-$ 铁蛋白等，也与成人 Still 病炎症反应及疾病活动性相关，有望成为新的诊断标志物和疾病活动性的监测指标。

【问题5】血清铁蛋白12 651.46μg/L，骨髓细胞检查见噬血现象，应警惕哪一种并发症？

应警惕合并巨噬细胞活化综合征（macrophage activation syndrome，MAS），当合并MAS时，临床过程急骤，往往在1周之内甚至更短时间内即出现多脏器衰竭状态。较年轻的女性患者更容易发生MAS。

【问题6】本病的治疗原则和方案是什么？

成人Still病的治疗原则是控制全身炎症反应，减轻受累脏器损害，预防关节畸形，防止复发。根据病情活动性程度，有无内脏受累，可单独选择非甾抗炎药或者合并使用糖皮质激素。

急性发热炎症期的治疗可单独使用非甾抗炎药，约有1/4左右的患者经合理使用非甾体抗炎药可以控制症状，使病情缓解，通常这类患者预后良好。单用非甾体抗炎药不能缓解病情时应加用糖皮质激素，常用泼尼松0.5~1mg/（kg·d），待症状控制、病情稳定至少1个月以后可逐渐减量，然后以最小有效量维持；疗效不佳时可采用大剂量甲泼尼龙冲击治疗。

糖皮质激素对病情控制不满意或激素减量后复发者，应加用免疫抑制剂。首选甲氨蝶呤（MTX），剂量7.5~15mg/周。病情仍不缓解，可在MTX基础上联合其他免疫抑制剂或者其他药物，如来氟米特（LEF）、羟氯喹（HCQ）、硫唑嘌呤（AZA）、柳氮磺吡啶（SASP）和环孢素（CsA），病情缓解后逐个减停，直至单给予MTX维持。用药过程中，应密切观察所用药物的不良反应，定期监测血常规、血沉、肝肾功能、铁蛋白，直至病情缓解。

一旦发生MAS等严重并发症时，应采用甲泼尼龙冲击治疗或免疫球蛋白治疗3~5日，或者环孢素静脉滴注。早期以糖皮质激素、环孢素、免疫球蛋白为主的治疗对于减少MAS的发生有重要意义。该患者经过积极治疗，没有发生MAS。

部分难治患者可配合生物制剂的治疗。IL-1受体拮抗剂阿那白滞素，通过抑制IL-1β或IL-1α可以阻止成人Still病的发生发展。IL-6受体拮抗剂托珠单抗，可改善成人Still病患者关节炎的病情发展和关节破坏。肿瘤坏死因子（TNF）拮抗剂英夫利昔单抗、阿达木单抗等，有助于关节功能恢复，减轻关节肿胀。CD20单抗利妥昔单抗对各种难治性成人Still病也有一定疗效。

（陆前进）

第十七章　大疱性皮肤病

组织病理(图片)

第一节　天　疱　疮

门诊病历摘要

患者，男，56 岁，口腔糜烂 2 个月，头面部、躯干红斑水疱伴疼痛 1 个月。2 个月前自诉劳累后口腔出现糜烂溃疡，未重视，1 个月来头皮出现红斑、水疱，水疱易破，时有渗出，伴疼痛。近 1 周皮疹渐蔓延至面部、前胸及后背。患者有原发性高血压史 10 年，一直口服降压药，目前血压控制平稳；血糖偏高 5 年，饮食控制，未服用相关降糖药物。述无其他基础性疾病，无正规体检；无家族性疾病及遗传性疾病史；无药物过敏史；无传染病史。体格检查：T 36.8℃，R 21 次 /min，P 80 次 /min，BP 140/80mmHg。神志清楚，痛苦面容，查体合作。心、肺、腹部查体未见明显异常。颈软，神经系统体征均为阴性。皮肤科检查：头皮、额面部、前胸后背可见片状红斑、浅表糜烂面，部分附有黄色痂皮，散在黄豆大小浅表薄壁水疱，尼科利斯基征(+)；舌面、齿龈、上颚后部可见红色糜烂面(图 17-1-1)。

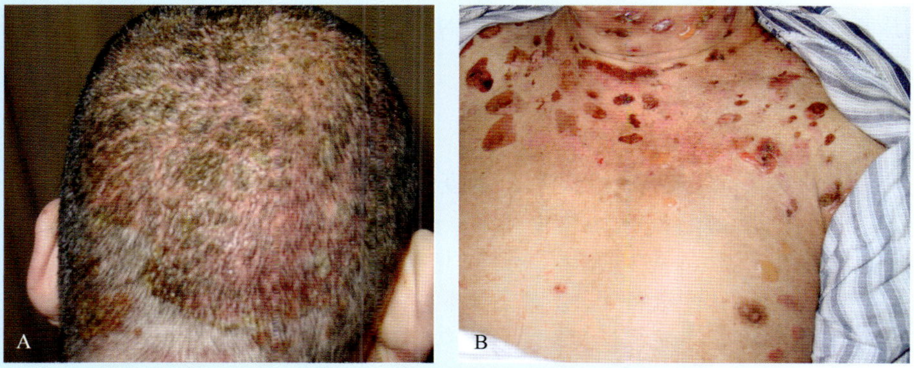

图 17-1-1　天疱疮典型皮损

A. 头皮多数红斑、糜烂和结痂；B. 颈、前胸散在红斑、糜烂，可见薄壁水疱。

【问题 1】通过上述病史及皮损特点，应考虑什么诊断？

根据患者口腔、头面部、躯干红斑糜烂，有薄壁水疱，尼科利斯基征阳性，首先考虑寻常型天疱疮(pemphigus vulgaris)。

【问题 2】应注意与哪些皮肤病相鉴别？

主要和其他水疱、大疱性或脓疱性疾病相鉴别：如大疱性类天疱疮、疱疹样皮炎、线状 IgA 大疱性皮病、获得性大疱性表皮松解症、大疱性脓疱疮、角质层下脓疱病、家族性良性慢性天疱疮、大疱性红斑狼疮、大疱性多形红斑、中毒性表皮坏死松解症、糖尿病大疱病等；口腔损害需与口腔阿弗他溃疡、扁平苔藓、多形红斑、瘢痕性类天疱疮、白塞病等进行鉴别。

【问题 3】大疱性皮肤病的分类？

根据发病机制，分为自身免疫性和非自身免疫性，前者体内存在针对皮肤某成分的特异性致病性抗体，是器官特异性自身免疫病；后者不能检测出自身抗体，发病大多数与遗传有关，因此称遗传性大疱性皮肤病。

根据组织病理学水疱所在的部位，又可分为表皮内水疱病和表皮下水疱病（表 17-1-1）。

表 17-1-1　大疱性皮肤病的分类

分类	自身免疫性	遗传性
表皮内	天疱疮	单纯性大疱性表皮松解症
		营养不良性大疱性表皮松解症
表皮下	大疱性类天疱疮	交界性大疱性表皮松解症
	瘢痕性类天疱疮	家族性良性慢性天疱疮
	疱疹样皮炎	
	线状 IgA 大疱性皮病	
	获得性大疱性表皮松解症	
	妊娠疱疹	

【问题 4】患者是否需要住院治疗？

考虑患者为寻常型天疱疮，皮损面积大，病情严重，危及生命，需住院治疗。

【问题 5】入院后患者需行哪些实验室检查？

1. 与明确诊断相关的检查　皮肤组织病理、直接免疫荧光（DIF）检查及抽血行间接免疫荧光（IIF）检查、ELISA 检测天疱疮特异性抗体等。

2. 系统评价　查血常规、尿常规、大便常规、肝肾功能、电解质、血糖、血脂、心电图、腹部超声等。天疱疮常合并肿瘤存在，故需行肿瘤相关指标筛查，包括肿瘤标志物、CT、MRI、消化道钡餐或者内镜、血液流式细胞学等检查。

3. 与鉴别诊断相关的检查　免疫球蛋白、ANA、ENA、dsDNA 等。

知识点

天疱疮组织病理、免疫荧光和 ELISA 特点

组织病理：主要表现为棘层松解、表皮内裂隙和水疱，疱腔内有棘层松解细胞。寻常型水疱或裂隙发生于棘层下方或基底层上方，呈“墓碑样”外观；增殖型可见表皮呈假上皮瘤样增生，表皮内有多数嗜酸性粒细胞小脓肿形成；落叶型和红斑型棘层松解发生在表皮浅层（角层下或颗粒层内）；IgA 天疱疮的组织病理分为两型：角质层下脓疱型和表皮内脓疱型，疱液中含有大量嗜中性、嗜酸性粒细胞和棘层松解细胞。副肿瘤性天疱疮组织病理棘松解性水疱或裂隙多位于基底层上方，表皮内可见坏死的角质形成细胞，海绵水肿常见，基底细胞液化变性，真皮浅层苔藓样淋巴细胞浸润，常伴有明显的色素失禁。

直接免疫荧光法（DIF）：患者皮损周围“正常”皮肤行 DIF 检查，可见到角质形成细胞间 IgG 和 / 或 C3 呈网状沉积；寻常型主要沉积在棘层中下方，落叶型主要沉积在棘层上方甚至颗粒层；红斑型暴露部位的皮肤除表皮细胞间有 IgG、C3 呈网状沉积外，少部分在基底膜带还可有 IgG、C3 呈颗粒状沉积；IgA 天疱疮角质层下脓疱型的 IgA 主要沉积于表皮上层细胞间，表皮内脓疱型 IgA 沉积于整个表皮内；PNP 患者 IgG 可沉积于表皮全层，补体只出现在表皮下层，补体也可呈线状或颗粒状沉积于真表皮交界处。

间接免疫荧光法（IIF）：患者血清中存在棘细胞间的抗体，但阳性率要低于直接免疫荧光。PNP 患者血清和鼠膀胱上皮结合有高度特异性，但 25% 的患者呈阴性。

酶联免疫吸附试验（ELISA）：具有取材方便，易于动态观察的优点，敏感性、特异性强。对特异性抗 Dsg1 和 Dsg3 抗体的检测能够帮助鉴别诊断寻常型和落叶型。抗体滴度与病情的严重程度有相关性。结合天疱疮抗体滴度和天疱疮特异性 IgG4 亚型抗体水平可帮助判断病情，预测预后，指导用药。

【问题 6】天疱疮(pemphigus)的诊断依据有哪些?

皮疹表现为疱壁薄、松弛易破的水疱或大疱,或黏膜出现难治性的糜烂或溃疡;尼科利斯基征阳性,组织病理为棘层松解所致的表皮内水疱,免疫荧光提示棘细胞间荧光沉积,或 ELSIA 检测出血清中存在抗 Dsg3 和 / 或抗 Dsg1 抗体即可诊断。

知识点

天疱疮诊断标准

1. 临床表现

(1) 多发的松弛性大疱,易破。

(2) 出现进行性、难治性的糜烂面和结痂。

(3) 黏膜非炎症性的糜烂或溃疡。

(4) 尼科利斯基征阳性。

2. 组织病理示棘层松解现象。

3. DIF 示角质形成细胞间免疫荧光呈网状沉积;IIF 示血清中存在棘细胞间沉积的特异性自身抗体。

4. ELISA 示血清中存在特异性的抗 Dsg3 和 / 或抗 Dsg1 抗体。

至少符合临床表现和组织病理中的 1 项,加上免疫荧光或 ELISA 中的一项即可明确诊断。

【问题 7】如何判断疾病严重程度?

目前尚无统一的疾病严重程度判断标准,有天疱疮疾病面积指数(pemphigus disease area index,PDAI)、自身免疫性大疱性皮肤病严重程度评分(autoim-mune bullous skin disorder intensity score,ABSIS)等。日本健康福利部根据受累面积、尼科利斯基征、每日新发水疱的数目、特异性抗体滴度和口腔黏膜受累情况,提出严重程度评分标准,见表 17-1-2。国内也有学者提出按皮损面积将其分为轻、中、重症,皮损面积小于体表面积 10% 为轻症,30% 左右为中症,大于 50% 为重症。

表 17-1-2 天疱疮病情严重程度评分

评分 / 分	受累面积 /%	尼科利斯基征	每日新发水疱数目	特异性抗体的滴度	口腔黏膜受损面积 /%
3	>15	强阳性	>5	>640	>30
2	5~15	阳性	1~5	40~320	5~30
1	<5	局部阳性	偶发	<40	<5
0	不受累	阴性	无	阴性	无损害

注:9 分为重症病例,<6 分为轻症病例,6~9 分为中症病例。

【问题 8】天疱疮发病机制是什么?

患者血循环中存在着针对桥粒黏蛋白(desmoglein,Dsg)3 和 / 或 Dsg1 的自身免疫性抗体——天疱疮抗体,主要是 IgG。抗体直接作用于角质形成细胞表面的自身抗原,可能通过空间效应、信号转导或凋亡等多种途径导致细胞间黏附丧失,造成棘细胞松解,形成水疱。

知识点

天疱疮分型及各型临床表现

根据临床和组织学特点,天疱疮主要可分为寻常型天疱疮(pemphigus vulgaris)、增殖型天疱疮(pemphigus vegetans)、落叶型天疱疮(pemphigus foliaceus)和红斑型天疱疮(pemphigus erythematosus)。

1. 寻常型天疱疮 口腔黏膜基本均有受累,胸、背和头颈部皮肤,鼻、眼结膜、生殖器、肛门、尿道等部位黏膜也可受累。黏膜损害常表现为疼痛性的糜烂,完整水疱少见;典型皮损为外观正常的皮肤或红斑基础上发生水疱或者大疱,疱液清亮,疱壁较薄,易破溃形成糜烂面,尼科利斯基征阳性。

2. 增殖型天疱疮 是寻常型的良性型,临床罕见。好发于头面、鼻唇沟和乳房下、脐窝、腋下、腹股沟等皱褶部位,黏膜也可受累。特点为红斑、水疱基础上的肥厚性增殖型斑块和脓疱,舌面可出现脑回样改变。轻型者皮损轻微,往往可自愈;重型者糜烂面增生显著,形成乳头瘤样斑块,易继发细菌感染,有臭味。

3. 落叶型天疱疮 皮损可局限于头面、躯干,也可遍及全身。水疱疱壁更薄,极易破,因而不易见到;常表现为黄褐色油腻疏松的鳞屑和落叶状薄痂,痂下为湿润的糜烂面,常有腥臭味;也可表现为似剥脱性皮炎样的叶片状脱屑;尼科利斯基征阳性,黏膜受累少见。

4. 红斑型天疱疮 又称"Sene ar-Usher 综合征",是落叶型的良性型,好发于头面、颈和躯干上部。皮损为红斑、鳞屑和痂皮,可有浅表水疱和糜烂,尼科利斯基征阳性;面部皮损可呈蝶形分布,类似红斑狼疮或脂溢性皮炎;可伴瘙痒,日晒后加重。一般全身症状良好,有时可发展成落叶型天疱疮。

5. 其他类型的天疱疮

(1)疱疹样天疱疮:皮疹泛发,肢体伸侧更易受累,黏膜也可受累。表现为群集的荨麻疹样红斑、斑块、水疱和大疱,伴剧烈瘙痒,类似疱疹样皮炎,尼科利斯基征表现各异,病程常呈良性。

(2)IgA 天疱疮:好发于腋下和腹股沟,躯干、四肢近端和下腹部也常受累,黏膜极少受累。表现为红斑或正常皮肤上的松弛性脓疱或水疱,多融合成圆形或环形,边缘常结痂和鳞屑,伴明显瘙痒,尼科利斯基征表现各异;一般无全身症状,呈良性经过。

(3)副肿瘤性天疱疮(paraneoplastic pemphigus,PNP):是天疱疮中的特殊类型,常伴有淋巴源性及骨髓源性的肿瘤。

(4)药物诱导性天疱疮:多在用药数月后发生,易由青霉胺、卡托普利、吡罗昔康(炎痛喜康)、利福平、呋塞米等含有巯基的药物诱发,青霉素、头孢菌素、万古霉素也有报道。多数患者病情较轻,停药后 15%~52.6% 患者可自行缓解。

【问题 9】如何选择药物及治疗?

首选糖皮质激素治疗,可根据临床严重程度定初始剂量,可同时联合其他免疫抑制剂,如硫唑嘌呤等。治疗中注意加强局部治疗和支持治疗,注意药物副作用。老年患者伴有高血压、血糖升高者,不宜长期大剂量使用激素,可给予 IVIg 辅助治疗,加速改善病情。

知识点

天疱疮的治疗

治疗原则为个体化治疗。治疗目的在于控制病情、诱导疾病缓解,保护皮肤创面。治疗关键在于糖皮质激素等免疫抑制剂的合理应用,防止治疗药物引起的并发症。

1. 糖皮质激素 是目前治疗天疱疮的主要药物。其中寻常型天疱疮的剂量最高,持续时间最长。可按照皮损范围、严重程度决定具体首剂量。以泼尼松为例:轻症 20~40mg/d;中症 40~60mg/d 为宜;重症病例则以 60~80mg/d 为宜。给药后应密切观察,若 5~7 日后仍不时有新水疱出现,糜烂渗出无改善,可增加泼尼松剂量或联合细胞毒性药物;如临床症状改善,原有水疱、糜烂、渗出面干涸,无新水疱发生,则原剂量继续维持 2~3 周后逐渐减药。可结合 ELISA 检测的天疱疮抗体滴度来指导减药。

2. 细胞毒性药物 通常与糖皮质激素联合使用,可根据不同患者选择不同的药物,如硫唑嘌呤、麦考酚酸酯(骁悉)、环磷酰胺、甲氨蝶呤、环孢素等。首先推荐硫唑嘌呤和麦考酚酸酯,应用硫唑嘌呤前需检测硫嘌呤甲基转移酶。

3. 生物制剂 抗 CD20 单抗利妥昔单抗(rituximab,美罗华),375mg/m^2,每周 1 次,连续 4 周;或 1g 静脉输注 2 次,间隔 2 周。国外推荐为一线治疗,多联合激素、细胞毒性药物,或 IVIg、免疫吸附治疗。

4. 局部护理和外用药物 根据病情进行创面管理，对皮损广泛者给予暴露疗法，用生理盐水清洗创面，保持创面清洁；渗出严重者可湿敷；感染性皮损可外用抗生素，结痂可应用油剂软化痂皮后去除。同时局部外用治疗很重要；对于轻度 PV 或皮疹局限可单独外用激素或钙调神经磷酸酶抑制剂；对于复发的患者或者局部顽固性皮损不愈合的患者，可首先考虑加用强效激素疗法。口腔黏膜损害可用加有激素和抗生素（如地塞米松，庆大霉素）的含漱液漱口；疼痛严重者，外涂 3% 达克罗宁液或 1% 普鲁卡因溶液漱口；也可外用表皮生长因子、他克莫司和匹美莫司软膏。

5. 大剂量静脉注射免疫球蛋白（IVIg） 常规剂量 0.4g/(kg·d)，静脉给药，连续 3~5 日；必要时可每隔 2~4 周重复使用 1 次。

6. 血浆置换术 / 免疫吸附疗法 对于常规疗法疗效不佳或有禁忌证者，可单独使用或与糖皮质激素、其他免疫抑制剂联合应用。

7. 支持治疗 避免烫或硬的食物，注意口腔卫生，给予高蛋白，高维生素饮食。注意维持水，电解质平衡，纠正低蛋白血症。

【问题 10】患者病程中可能出现的并发症？

天疱疮，特别是病情严重者，如不及时治疗可因大量体液和蛋白丢失发生低蛋白血症、水电解质紊乱、继发感染等严重并发症。而长期应用糖皮质激素以及免疫抑制剂容易引起各类并发症：高血压、高血脂、糖尿病、消化道出血、肝功能受损、心力衰竭、水电解质紊乱及神经精神症状；继发细菌、真菌或病毒感染；长期服用者应注意白内障、青光眼、骨质疏松，甚至腰椎压缩性骨折、股骨头无菌性坏死等发生。

【问题 11】患者出院标准是什么？

连续 3~7 日以上无新发水疱和新的糜烂面出现，原有糜烂、渗出面干涸；无须住院处理的并发症出现。

【问题 12】如何进行患者随访？

患者接受治疗后需门诊定期随访，内容主要为：

1. 观察有无治疗药物的不良反应 对于使用糖皮质激素或硫唑嘌呤等免疫抑制剂的患者，每次随访时需对药物常见的不良反应进行询问和相关实验室指标检测。

2. 观察临床疗效 观察口腔等黏膜部位的糜烂范围和程度有无改变；皮肤水疱是否新发，糜烂面或渗出、结痂的范围和程度有无改变；有无表皮的继发感染等。

3. 天疱疮抗体水平检测 通过 ELISA 检测血清中抗 Dsg3、Dsg1 抗体水平，来帮助判断病情变化、预后和指导临床用药。

4. 天疱疮有伴发肿瘤的可能，也需定期行相关肿瘤筛查，如血清各种肿瘤标志物、可疑部位的影像学检查和内镜等检查。

【问题 13】糖皮质激素如何减量？

在皮疹控制，无水疱新发，原有水疱、糜烂、渗出面干涸时，逐渐减药。减量速度不易过快。开始减药的速度相对快些，初期可每 2~3 周减总药量的 20%；以后每 3~4 周减前量的 10% 左右为宜；减量至初始剂量的 50% 时，为“平台期”，减量需放缓，需维持一定的时间再行减量；减量至每日泼尼松 20mg 时，减量速度更慢，并逐渐过渡到隔日服药的维持治疗阶段，维持剂量可为隔日晨起顿服 10~15mg，常需服用数年。停止治疗的前提是泼尼松每周 10mg、连续半年以上且病情稳定。

【问题 14】如何处理在激素减量过程中皮疹复发？

减药过程中一旦有新疹出现，则应暂停减药；偶发水疱可以接受，无须过度治疗；如皮疹少量新发，可给予糖皮质激素外用，如无效或新发疹超过体表面积 10%，则需果断增加用量，增加 50%~100%；更严重者恢复至初始治疗剂量。

【问题 15】激素联合细胞毒性药物治疗的患者应该如何减药？

联合使用细胞毒性药物的目的是减少糖皮质激素的用量并安全撤减激素。因此，如没有发生细胞毒性药物的不良反应，一般先减激素，在激素减至平台期（相当于泼尼松 20~25mg/d）时可先减细胞毒性药物，再减激素。

住院病历摘要

患者,男,30 岁,口腔黏膜糜烂伴疼痛 45 日,加重 2 周。1 个半月前出现口腔黏膜糜烂、疼痛,未重视。近 2 周加重,影响进食,躯干四肢陆续出现散在红斑、水疱。否认病程中明显发热、关节痛、咳嗽、咳痰等不适,体重下降 5kg。否认慢性疾病及肿瘤病史。体格检查:T 36.9℃,R 22 次 /min,P 76 次 /min,BP 120/80mmHg。神志清楚,痛苦面容,查体合作。心、肺、腹部查体未见明显异常。颈软,神经系统体征为阴性。皮肤科检查:口唇广泛糜烂、结痂、血性渗出,舌黏膜、颊黏膜多发糜烂面,眼结膜充血,脓性分泌物多(图 17-1-2),躯干四肢散在小片红斑、丘疹和小水疱,尼科利斯基征阴性,手、足部分甲周暗红斑片、部分水肿。

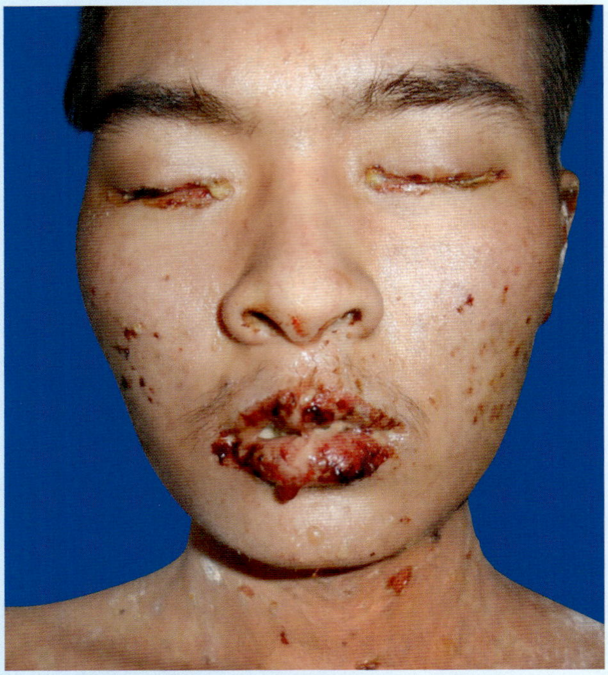

图 17-1-2 口唇广泛糜烂、结痂、血性渗出,眼结膜出血、分泌物多

【问题 1】根据患者病史及皮疹特点,首先考虑的诊断是什么?需与哪些疾病鉴别?

根据患者顽固、广泛的疼痛性的口腔黏膜、眼结膜糜烂,躯干散在多形性皮疹,甲周红斑,伴体重明显下降,首先考虑副肿瘤性天疱疮(paraneoplastic pemphigus,PNP)。主要和其他水疱性疾病和界面皮炎相鉴别,如寻常型天疱疮、良性黏膜类天疱疮、多形红斑、史 - 约综合征、扁平苔藓、移植物抗宿主病、药疹、持续性单纯疱疹病毒感染等。

知识点

副肿瘤性天疱疮的临床表现

PNP 是天疱疮中的特殊类型,常伴有淋巴源性及骨髓源性的肿瘤(以非霍奇金淋巴瘤、慢性淋巴细胞性白血病、Castleman 病和胸腺瘤最常见)。可发生于任何年龄,多数患者 45~70 岁,男性多发。最常见的症状为广泛、顽固而持续性的口腔及唇部黏膜糜烂,伴溃疡、出血,口腔分泌物多,疼痛明显;支气管、胃肠道、会阴的黏膜也可受累。另一突出表现为疼痛性、糜烂性眼结膜炎。躯干及四肢皮疹呈多形性,常见有瘙痒性的红斑、水疱、丘疹、鳞屑、糜烂、结痂和多形红斑样损害;掌趾的红斑角化性损害颇有特征性,疼痛显著;指甲常受累,也可伴有脱发表现。典型皮疹至少分 5 个类型:天疱疮样、大疱性类天疱疮样、多形红斑样、移植物抗宿主病样和扁平苔藓样。不同特点的皮损可同时存在,也可呈动态变化。患者多一般状况较差,可伴发热、乏力、精神萎靡和体重下降等。

【问题 2】患者入院后需行哪些检查？

参见前文门诊病历中“问题 5”。

由于 PNP 常伴有肿瘤，故肿瘤学检查是必需的。除各种血清肿瘤标志物外，重点是胸、腹腔影像学检查；如有异常发现但尚不能确定是否手术时，在 CT 或超声引导下穿刺细胞学检查是必要的；如有外周血细胞数或细胞形态异常，血液流式细胞学检查、骨髓病理学检查是必需的；PET-CT 也可用于筛查肿瘤。

【问题 3】如何诊断 PNP？

(1) 临床特征：广泛、严重的、顽固的黏膜糜烂，多形性皮损，伴发潜在性或已确诊的肿瘤。

(2) 组织病理：棘松解性水疱或裂隙多位于基底层上方，表皮内可见坏死的角质形成细胞，基底细胞液化变性，真皮浅层苔藓样淋巴细胞浸润。

(3) DIF：IgG 可沉积于表皮全层棘细胞间，补体可出现在表皮下层或呈线状 / 颗粒状沉积于真表皮交界处；IIF：患者血清中存在抗棘细胞间抗体。

(4) 免疫印迹及免疫沉淀

患者血清中可存在针对以下成分的循环自身抗体：桥粒黏蛋白 1、3（Dsg1、Dsg3）；大疱性类天疱疮抗原 BPAG1，分子量 230kD；斑蛋白家族（plakins）如桥粒斑蛋白 Ⅰ，Ⅱ（desmoplakin 1、2），分子量分别为 250kD 和 210kD；角质层斑蛋白（envoplakin），分子量 210kD；周斑蛋白（periplakin），分子量 190kD；网蛋白（plectin），分子量 >400kD；一分子量为 170kD 的抗原等。

知识点

副肿瘤性天疱疮组织病理及间接免疫荧光特点

PNP 组织病理：棘松解性水疱或裂隙多位于基底层上方，也可发生在棘细胞上层。表皮内可见坏死的角质形成细胞，海绵水肿常见，基底细胞液化变性，真皮浅层苔藓样淋巴细胞浸润，常伴有明显的色素失禁。

DIF：IgG 可沉积于表皮全层，补体只出现在表皮下层，补体也可呈线状或颗粒状沉积于真表皮交界处。

IIF：患者血清中存在的自身抗体可以和猴食管上皮结合，呈典型的天疱疮模式；也可以和柱状上皮、移行上皮和假复层上皮等相结合；和鼠膀胱上皮结合有高度特异性，但 25% 的患者是阴性的。可行免疫沉淀或免疫印迹检测血清中的特征性抗体谱。

【问题 4】PNP 有哪些并发症？

PNP 患者因长时间进食少，伴发潜在恶性肿瘤，使用大剂量激素或其他免疫抑制等，体质虚弱，存在恶病质，易反复感染，引起败血症等严重并发症。闭塞性细支气管炎，是 PNP 最严重的并发症，是导致 PNP 患者死亡的主要原因之一，表现为胸闷、喘憋、干咳和不可逆的进行性呼吸困难，最终呼吸衰竭。另一个严重并发症是重症肌无力，如发生肌无力危象，死亡率高。

【问题 5】如发现肿瘤病灶，应如何处理？

转入外科及时行手术切除是最好的治疗方法。肿瘤病理学类型对指导后续的药物治疗很有意义。外科手术时对血流的阻断非常重要，应尽可能地减少对瘤体的挤压或刺激，术前、术中和术后给予静脉滴注大剂量免疫球蛋白以封闭肿瘤释放的自身抗体。

【问题 6】患者预后如何？

PNP 是累及多系统、与肿瘤伴发的一种综合征，总体预后差。低度恶性的肿瘤患者多在肿瘤切除后 6~18 个月皮损明显改善或完全消退。高度恶性的肿瘤多呈进行性发展，治疗方法不一，多在诊断后 1 个月至 2 年内死于并发症。

天疱疮诊疗流程见图 17-1-3。

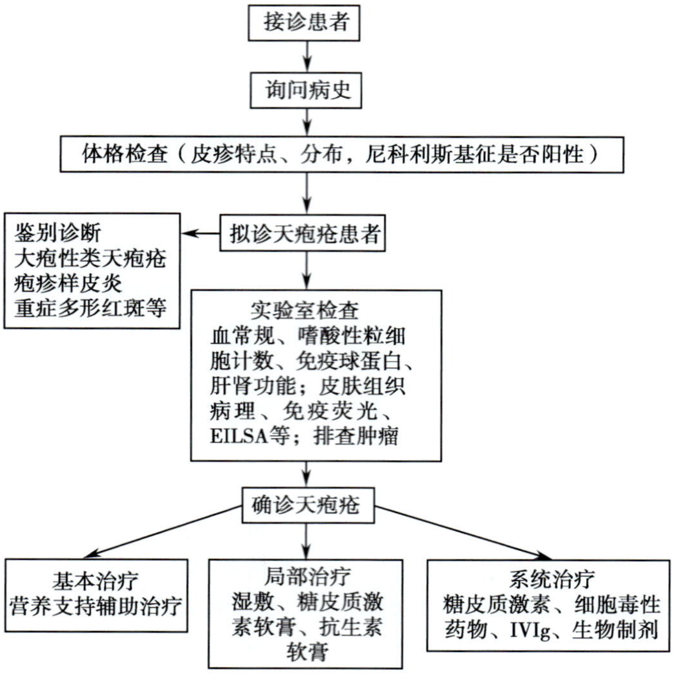

图 17-1-3　天疱疮诊疗流程

第二节　大疱性类天疱疮

门诊病历摘要

患者，男，76 岁，四肢红斑、水疱伴瘙痒 2 个月。患者 2 个月前无明显诱因四肢远端皮肤出现水肿性红斑，伴有瘙痒，随后出现紧张性水疱，初发时为米粒至蚕豆大小，后水疱渐增大、增多。患者无家族相关疾病史及遗传疾病史，无药物、食物过敏史及传染病史。体格检查：T 36.8℃，R 16 次 /min，P 80 次 /min，BP 140/80mmHg。神清，痛苦面容，查体合作。心、肺、腹查体无明显异常。神经系统查体为阴性。皮肤科检查：胸、腹、背部及四肢皮肤可见泛发性水肿性红斑，散在大小不一紧张性水疱及大疱，尼科利斯基征阴性，部分水疱破溃（图 17-2-1）。

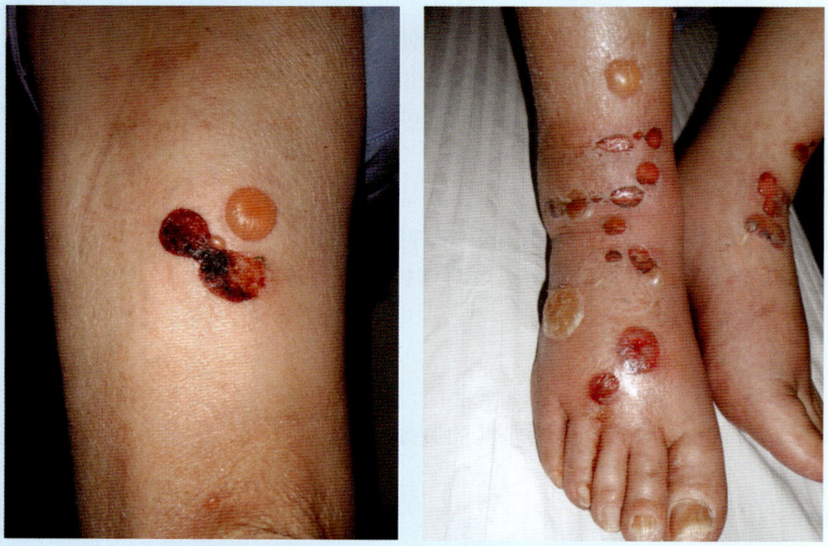

图 17-2-1　下肢和足部紧张性水疱、大疱

【问题 1】根据患者病史及皮损特点，应考虑什么诊断，需与哪些疾病鉴别？

根据患者发病年龄，典型水肿性红斑基础上散在分布的紧张性水疱、大疱，伴有瘙痒，初步考虑诊断为大疱性类天疱疮（bullous pemphigoid，BP）。需与其他大疱性疾病及相关疾病进行鉴别，如天疱疮、线状 IgA 大疱性皮病及湿疹等。天疱疮表现为皮肤和 / 或黏膜上的松弛性水疱或大疱，尼科利斯基征阳性，组织病理可见表皮内水疱形成；线状 IgA 大疱性皮病多见于儿童和中年人，临床表现和组织病理与 BP 有相似之处，但临床症状较 BP 轻，直接免疫荧光检查可见基底膜带有线状 IgA 沉积；湿疹虽然也可出现水疱，但皮疹表现呈多形性，皮疹可表现为红色丘疹、丘疱疹、伴有渗液，境界多不清，水疱常为密集性粟粒大小，通过组织病理学及免疫荧光可鉴别。

知识点

大疱性类天疱疮临床表现

本病多见于 60 岁以上老年人，其他年龄少见，偶见于儿童。患者通常先在四肢、躯干出现非特异性瘙痒性皮损，可为湿疹样或荨麻疹样，持续数日至数月不等。之后出现典型皮损即红斑或正常皮肤上的紧张性水疱，水疱大小不等，大疱居多，呈半球状，疱壁紧张，不易破溃，疱液澄清，尼科利斯基征阴性，水疱破裂后形成糜烂面。好发于胸腹、腋下、腹股沟、四肢屈侧。皮损可局限分布，严重时泛发全身。皮疹常此起彼伏出现。愈后留有色素沉着，一般不留瘢痕。极少部分患者在皮疹泛发时出现口腔、生殖器等黏膜损害。患者红斑严重可伴有中到重度瘙痒；后期由于糜烂而有触痛感；除病情严重的患者外，一般无全身症状。大疱性类天疱疮有临床变异型，如结节性类天疱疮、小疱性类天疱疮、出汗不良型类天疱疮、红皮病型类天疱疮、胫前类天疱疮、增殖型类天疱疮等。另外，大疱性类天疱疮可伴发其他自身免疫病如桥本甲状腺炎、自身免疫性血小板减少症、系统性红斑狼疮等，也可和其他皮肤病如扁平苔藓、银屑病和其他大疱性疾病等同时发生。

【问题 2】为进一步明确诊断，患者需行哪些实验室检查？

1. 与明确诊断相关的检查　取水疱边缘组织行皮肤组织病理检查，取水疱周边外观正常皮肤 DIF 检查；取患者外周血行 IIF 检查；通过 ELISA 检测抗大疱性类天疱疮抗原 1（BPAG1，又称"BP230"）和大疱性类天疱疮抗原 2（BPAG2，又称"BP180"）抗体水平；还需行外周血嗜酸性粒细胞及 IgE 检测，尤其在红斑与瘙痒症状明显的患者。

2. 系统评价皮肤外器官受累情况　行血、尿、大便常规，血沉，肝肾功能，电解质，血糖，血脂等检查；如有持续中度以上发热时行皮疹处及外周血细菌等病原学检查；必要的胸腹部影像学检查等。

知识点

大疱性类天疱疮实验室检查特点

典型的组织病理可见表皮下水疱，炎症反应明显的患者，真皮内可有大量炎症细胞浸润，主要为嗜酸性粒细胞伴少量单核细胞、中性粒细胞浸润。90% 以上患者皮肤 DIF 在基底膜带有 IgG 和 / 或 C3 线状沉积，有时可见 IgM 甚至 IgA；盐裂皮肤直接免疫荧光 IgG 沉积在表皮侧。75% 的患者血清行 IIF 检查也可在基底膜带见 IgG。ELISA 检测患者外周血清抗 BP180、BP230 抗体阳性，阳性率与血清 IIF 检查近似。发病初期常伴有嗜酸性粒细胞和血清 IgE 升高；后期或皮疹广泛者会出现血清白蛋白降低。

【问题 3】如何确诊疾病？

老年患者，红斑或正常皮肤上有紧张性大疱，不易破溃，尼科利斯基征阴性；病理学检查示表皮下水疱，真皮浅层较多嗜酸性粒细胞浸润；DIF 示基底膜带 IgG、IgM 和 / 或 C3 线状沉积。若采用 1mol/L NaCl 盐裂皮肤作底物，荧光在盐裂皮肤的表皮侧；IIF 示血清中有抗基底膜带循环抗体或 ELISA 检测患者血清抗 BP180、BP230 抗体阳性即可确诊。

知识点

大疱性类天疱疮诊断标准

1. 好发于老年人。红斑或正常皮肤上有紧张性大疱，不易破溃，尼科利斯基征阴性，糜烂面容易愈合。

2. 黏膜损害少而轻微。

3. 病理学检查 表皮下水疱，真皮浅层较多嗜酸性粒细胞浸润。

4. DIF 基底膜带线状荧光，系 IgM、IgG 和 / 或 C3 沉积所致。若采用 1M NaCl 盐裂皮肤作底物，荧光在盐裂皮肤的表皮侧。

5. IIF 血清中有抗基底膜带循环抗体。

【问题 4】大疱性类天疱疮发病机制是什么？

大疱性类天疱疮抗原（BPAG）位于皮肤基底膜带的半桥粒中，分为 BPAG1（BP230）和 BPAG2（BP180），前者的分子量为 230kD，是半桥粒的细胞内成分；后者的分子量为 180kD，是跨膜蛋白，在疾病发生中起显著作用，是导致该病发生的“致病性抗原”，其特异性的抗 BP180 抗体是“致病性抗体”。本病可能由于患者体内的循环抗体与基底膜带部位的自身抗原结合，激活补体，在补体的参与下趋化中性粒细胞、嗜酸性粒细胞和肥大细胞脱颗粒，释放趋化因子，导致基底细胞半桥粒和锚丝等断裂及消失，从而形成表皮下水疱。

【问题 5】如何选择药物及治疗？

1. 外用治疗

(1) 全身外用强效糖皮质激素软膏，1 次 /d，全身涂抹，视病情 2~4 周减量 1/4，皮损稳定后每周一次，维持治疗 1~2 年。该疗法对高龄患者和红斑瘙痒症状轻者疗效好。

(2) 糜烂面可外用莫匹罗星软膏预防继发感染。

2. 系统治疗

(1) 糖皮质激素：泼尼松 0.5mg/(kg·d)，病情严重的可酌情增加，病情控制后（一般 3~4 周）逐渐减量（每月减量 1/4，维持 1~2 年），早晨顿服。停药条件参考“天疱疮”。

(2) 细胞毒性药物：必要时可加用，但目前尚无大样本随机对照试验证明何种细胞毒性药物对 BP 更有效，目前文献报道成功治疗的药物有硫唑嘌呤、甲氨蝶呤、环磷酰胺等，环孢素、吗替麦考酚酯也有少量报道。

(3) 四环素：0.5g，4 次 /d。8 岁以下儿童禁用，8 岁以上 25~50mg/(kg·d)，4 次 /d，口服，单用或与烟酰胺 (2g/d) 联用。

(4) 静脉注射免疫球蛋白：0.4g/(kg·d)，3~5 日为一疗程，单用或与泼尼松联用，对难治性大疱性类天疱疮有一定疗效。

【问题 6】如何随访？

患者接受治疗后需要门诊定期随访，随访内容主要为：

1. 观察有无治疗药物的不良反应 对系统应用糖皮质激素和细胞毒性药物的患者，在每次随访时都要对其常见不良反应进行相关实验室检查和询问。

2. 观察临床疗效 观察皮肤水疱数量、红斑范围与程度，特别是有无新发水疱。有无表皮继发感染等。

3. 类天疱疮抗体水平检测 通过 IIF 的荧光强度判断患者血清中的抗体水平，较为准确的是通过 ELISA 检测患者血清中抗 BP180 和 BP230 抗体水平，多数患者抗体水平与临床症状呈一定的相关性。

4. 外周血嗜酸性粒细胞和总 IgE 检测 外周血嗜酸性粒细胞计数及总 IgE 水平显著升高的患者往往病情重，对外用药物治疗抵抗。

住院病历摘要

患者，女，44 岁，全身水疱伴瘙痒 1 个月。患者于 1 个月前双下肢出现小水疱，未见明显红斑，后皮疹渐增多，水疱渐增大，伴有明显瘙痒，1 周后就诊于当地医院，予甘草酸苷、咪唑斯汀及氯化钾等口服，外用莫匹罗星抗感染，皮疹无明显好转，遂于 2 周后就诊于当地三甲医院，考虑诊断“大疱性类天疱疮”，建议患者行皮肤病理及 DIF、IIF 等检查明确诊断，患者自觉皮疹症状尚可忍受，未行皮肤活检。近两日全身水疱有加重，遂于皮肤科就诊。患者有高血压史 20 余年，口服降压药物治疗，否认其他糖尿病及冠心病等慢性疾病史。否认家族遗传疾病史及相关疾病史。体格检查：T 37.2℃，R 20 次 /min，P 88 次 /min，BP 130/76mmHg。神志清楚，痛苦面容，步入病房，查体合作。体格检查均为阴性。皮肤科检查：面部可见肿胀，躯干及四肢皮肤有泛发性水肿性红斑，红斑基础上可见水疱及大疱，尼科利斯基征阴性，四肢见散在水疱破溃后糜烂面（图 17-2-2）。

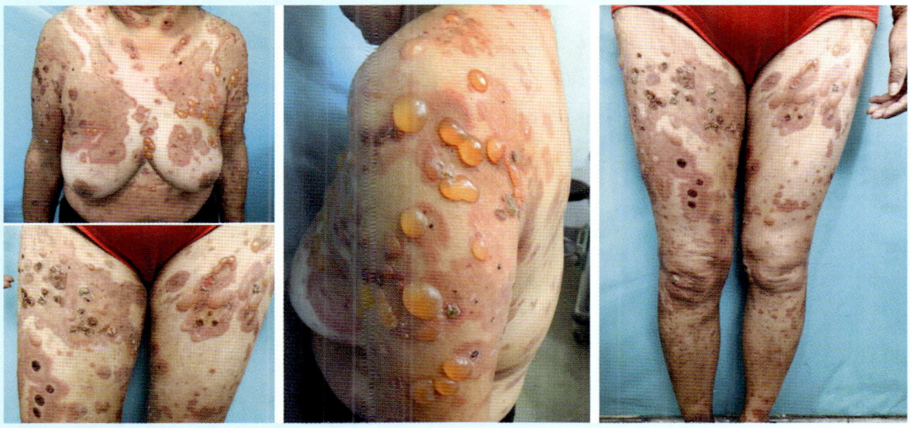

图 17-2-2　躯干及四肢红斑、水疱、糜烂、结痂

【问题 1】根据患者病史及皮损特点，应考虑什么诊断，需与哪些疾病鉴别？

根据患者皮损表现为典型红斑基础上散在的紧张性水疱和大疱，伴有瘙痒，尼科利斯基征阴性，初步考虑诊断大疱性类天疱疮。需与其他大疱性疾病及相关疾病如天疱疮、线状 IgA 大疱性皮病、获得性大疱性表皮松解症、湿疹、结节性痒疹等进行鉴别。

【问题 2】患者需门诊治疗还是住院治疗？

考虑患者皮损面积大，一般状况差，易出现并发症，且有原发性高血压史，需住院治疗。

【问题 3】患者入院后需行哪些检查？

1. 与明确诊断相关的检查　参见门诊病历摘要“问题 2”。

2. 系统评价了解皮肤外器官受累状况　参见门诊病历摘要“问题 2”。

3. 与鉴别诊断相关的检查　特异性过敏原等。

4. BP 有伴肿瘤可能，故需行相关肿瘤筛查，包括血清各种肿瘤标志物、可疑部位的影像学和内镜等检查。

【问题 4】该患者应如何治疗？

1. 外用治疗　患者应早期、规范全身外用强效糖皮质激素软膏，1 次 /d，疗程 3~4 周，而后逐渐减少用量。糜烂面外用莫匹罗星软膏。将张力高的大疱挑破，去除疱液后保留疱壁。

2. 系统治疗　若单独应用糖皮质激素，给予泼尼松 0.5~1.0mg/（kg·d）；若与强效糖皮质激素软膏合用则给予泼尼松 0.2~0.4mg/（kg·d）。

3. 缓解瘙痒　该患者瘙痒剧烈，可予第一代与第二代抗组胺药合用；必要时可尝试睡前口服沙利度胺 75~100mg。

4. 支持治疗　给予富含营养的易消化饮食；对水疱、大疱的数量较多并有低蛋白血症者适量补充血浆或白蛋白。

5. 需注意系统使用糖皮质激素的不良反应，该患者有原发性高血压史，注意监测血压变化。

【问题 5】大疱性类天疱疮有哪些并发症？

1. 参见天疱疮章节。

2. BP 可伴发神经系统疾病，如阿尔茨海默病、脑血管病、帕金森病、周围神经病变等；约有 1% 的 BP 患者可合并肿瘤。

【问题 6】患者出院标准是什么？

连续 3 日以上无新发水疱出现，原有皮疹或创面已经干涸或结痂；无须住院处理的并发症出现。

大疱性类天疱疮诊疗流程见图 17-2-3。

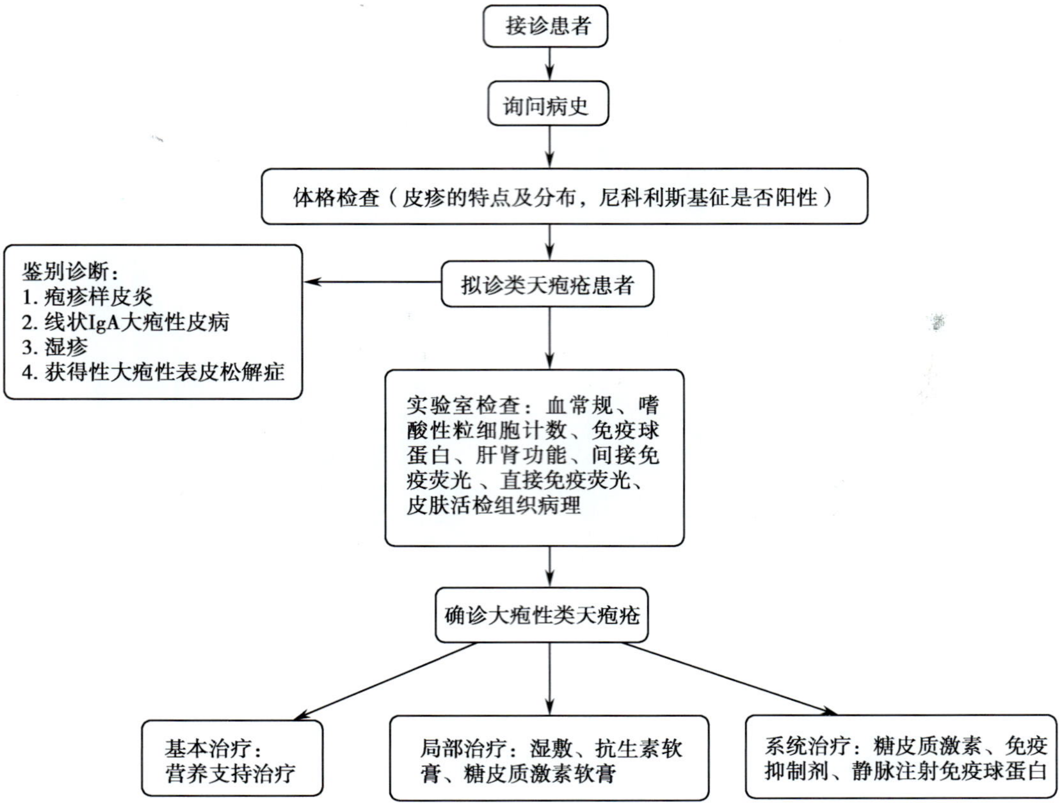

图 17-2-3 大疱性类天疱疮诊疗流程

第三节 妊娠疱疹

门诊病历摘要

患者，女，37 岁，孕 24 周。躯干、四肢红斑、水疱伴瘙痒 2 周。自诉孕 16 周时躯干部出现数个红斑，自觉瘙痒，后红斑延至四肢，随后在红斑基础上逐渐出现粟粒至黄豆大小水疱，疱壁紧张。否认特殊用药史，否认家族遗传疾病及相关疾病史，否认药物过敏史及传染病史。否认既往妊娠及流产史。体格检查：生命体征平稳，各系统检查未见异常。皮肤科检查：躯干、四肢可见片状红斑，部分呈环形，红斑上有数个水疱，约黄豆大小，疱壁紧张，疱液澄清，少部分水疱破溃，尼科利斯基征阴性（图 17-3-1）。

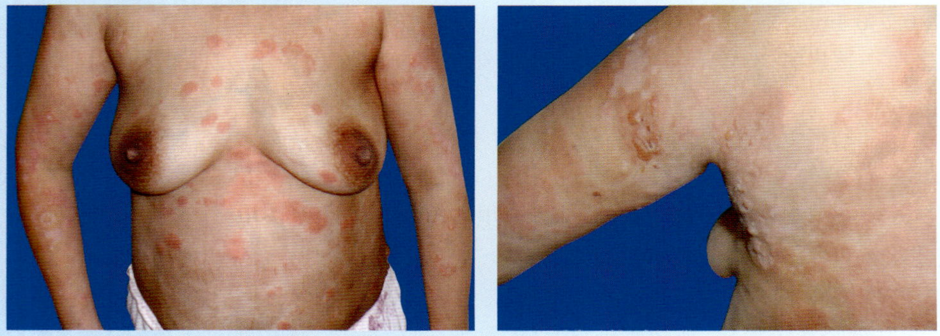

图 17-3-1 躯干及双上肢红斑、水疱

【问题1】根据患者病史及皮损特点，应考虑哪些诊断？

患者为妊娠期出现皮肤红斑、紧张性水疱伴瘙痒，首先考虑诊断妊娠疱疹(herpes gestationis)。需与疱疹样脓疱病、天疱疮等鉴别。"疱疹样脓疱病"似脓疱型银屑病，以干涸性脓疱和脱屑为主要表现，有高热、畏寒等全身症状，组织病理学有Kogoj微脓肿；"天疱疮"表现为皮肤和/或黏膜松弛易破水疱或大疱，尼科利斯基征阳性，组织病理为表皮内水疱。

【问题2】为进一步明确诊断，患者需行哪些实验室检查？

1. 与明确诊断相关的检查　取水疱边缘组织行皮肤组织病理、水疱周边外观正常皮肤DIF检查；取患者外周血行IIF检查；通过ELISA行妊娠因子，即抗BP180抗体检测。

2. 系统评价，了解皮肤外器官受累情况及胎儿情况　行血、尿、大便常规，血沉，肝肾功能，电解质，血糖，血脂等检查；产科超声。

【问题3】如何确诊疾病？

孕妇四肢及腹部发生红斑、水疱伴瘙痒，应考虑到本病。组织病理学显示表皮下水疱，疱液内、真皮内血管周围及间质嗜酸性粒细胞为主浸润，直接免疫荧光检查显示皮肤基底膜带C3伴或不伴IgG呈线状沉积则可确诊。若分娩后皮损消退，再次妊娠又复发则更为明确。

【问题4】妊娠疱疹的发病机制是什么？

本病是大疱性类天疱疮的一种亚型，发病机制与类天疱疮相似，妊娠疱疹抗原可能与大疱性类天疱疮抗原BP180为同一成分，主要位于透明板内，仅有10%患者有循环抗基底膜带抗体。妊娠疱疹因子(HG因子)是一种IgG抗基底膜带抗体，能结合补体C3。HG因子能通过胎盘，使新生儿皮肤发生水疱。

【问题5】妊娠疱疹对胎儿的影响？

多数患者娩出的婴儿是正常的，但早产、流产和死产的发生率高于正常人群。10%有HG因子产妇娩出婴儿皮肤上有水疱甚至大疱，但在数周内自行消退，不复发。

【问题6】如何选择药物及治疗？

本病有自限性，常在分娩后自然缓解，治疗原则是对症处理。但应注意使用的药物对妊娠或哺乳期患者的胎儿或婴儿的影响，尤其是细胞毒类免疫抑制剂有致畸作用。避免再次妊娠或服用含雌激素及黄体酮的避孕药以防复发。

1. 系统治疗

(1)抗组胺药及镇静剂：可缓解瘙痒，如氯雷他定等。

(2)糖皮质激素：用于病情较重者，泼尼松20~30mg/d，症状缓解后减量至10~15mg/d维持。泼尼松对胎儿无影响。

2. 局部治疗

(1)外用糖皮质激素，轻症患者单独外用即可。

(2)局部护理防止继发感染，如外用莫匹罗星等抗生素软膏。

第四节　疱疹样皮炎

门诊病历摘要

患者，男，35岁，全身反复红斑、水疱伴瘙痒10个月。自诉10个月前无诱因下躯干、四肢反复出现红斑、水疱，伴剧烈瘙痒，搔抓后水疱破溃、结痂，遗留色素沉着。追问病史，患者食用含小麦、大麦等食物后会有腹胀、腹泻等不适。既往体健，否认特殊用药史，无家族性及遗传性病史，无药物过敏史及传染病史。体格检查：T 36.8℃，R 21次/min，P 80次/min，BP 140/80mmHg。神志清，查体合作。心、肺、腹部查体未见异常。神经系统体征均为阴性。皮肤科检查：腋后、肩胛部、臀部、肘膝和四肢伸侧对称分布的红斑、丘疹、风团、水疱，水疱大小不等，疱壁紧张，排列成环形、匐行形。尼科利斯基征阴性(图17-4-1)。

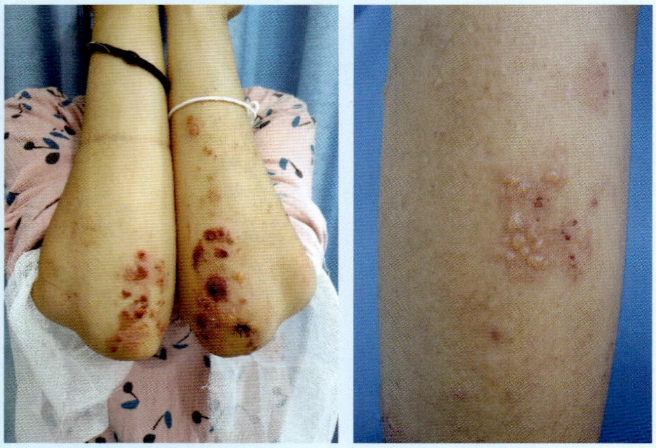

图 17-4-1 臀部及手肘部的丘疹、丘疱疹、局部小水疱伴结痂

【问题 1】根据患者病史及皮损特点，应考虑哪些诊断？

根据患者腋后、肩胛部、臀部、肘膝和四肢伸侧对称分布的多形性皮疹，水疱呈环形、匐行排列，伴有剧烈瘙痒，尼科利斯基征阴性，食用含谷胶食物后有消化道症状，应首先考虑“疱疹样皮炎”诊断，还需与疱疹样天疱疮、线状 IgA 大疱性皮病、多形红斑、大疱性类天疱疮等进行鉴别。

【问题 2】如何明确诊断？

可通过皮肤组织病理及直接免疫荧光、间接免疫荧光检查明确诊断。疱疹样皮炎（dermatitis herpetiformis）皮疹多形性，可表现为红斑、丘疹、风团、水疱，以坚实黄豆或绿豆大水疱为主，好发于肩胛、臀部和四肢伸侧，瘙痒显著，常有谷胶敏感性肠病，组织病理为表皮下水疱，疱内及真皮乳头内较多中性粒细胞浸润，可见嗜酸性粒细胞，直接免疫荧光示真皮乳头 IgA 和 C3 呈颗粒状沉积，砜类药物有较好的治疗效果，可以正确诊断；疱疹样皮炎应与疱疹样天疱疮、线状 IgA 大疱性皮病以及大疱性类天疱疮作鉴别。疱疹样天疱疮临床表现与疱疹样皮炎类似，但组织病理为表皮内水疱、海绵形成和嗜酸性粒细胞浸润，直接免疫荧光示表皮间有 IgG 和 C3 沉积、间接免疫荧光示血清中有低滴度的循环抗表皮细胞间物质自身抗体；线状 IgA 大疱性皮病皮疹泛发，常表现为正常皮肤或红斑上有呈弧形串珠排列的水疱，组织病理也为表皮下水疱，但直接免疫荧光检查示表皮基底膜带有 IgA 呈线状沉积；大疱性类天疱疮好发于老年人，红斑基础上的紧张性大疱，组织病理为表皮下水疱，直接免疫荧光示表皮基底膜带为 IgG 呈线状沉积，血清中有抗基底膜带抗体。

【问题 3】疱疹样皮炎患者实验室检查会有哪些异常？

1. 血清中嗜酸性粒细胞计数升高，嗜酸性粒细胞百分比最高可达 40%。

2. 用 25%~50% 的碘化钾软膏做斑贴试验，多数患者 24 小时内局部出现红斑、水疱。阳性结果可以帮助诊断。氟、氯、溴元素有同样作用。

【问题 4】如何选择药物及治疗？

1. 一般治疗　避免食用含有碘剂和溴剂的药物和食物，如紫菜、海带。

2. 局部治疗　局部外用糖皮质激素软膏，糜烂面可外用莫匹罗星软膏预防继发感染。

3. 系统治疗

（1）氨苯砜：治疗本病的首选有效药物，100~200mg/d，先从小剂量开始，逐渐加量。

（2）磺胺类药：磺胺吡啶 1.5g/d，不良反应包括恶心、昏睡、溶血性贫血和骨髓抑制。

（3）无谷胶饮食：除大米外许多食物中含有谷胶，应严格限制谷胶摄入，最少为 6 个月，一般为 2 年，对肠黏膜和皮肤病变均能改善。

（4）四环素：对不能耐受氨苯砜和磺胺类药的患者，可用肝素联合四环素 1~1.5g/d 或米诺环素 100mg，2 次 /d，烟酰胺 1~1.5g/d。

（5）抗组胺药：对止痒、控制症状有益。

【问题 5】疱疹样皮炎病程与预后如何？

该病病程较长，皮疹加剧与缓解交替，预后良好。

第五节　线状 IgA 大疱性皮病

门诊病历摘要

患者，女，20 岁，躯干、四肢散在红斑、丘疹、水疱半年。患者半年前无明显诱因出现躯干、四肢散在红斑、丘疹、水疱，颜色鲜红，伴有瘙痒，无明显疼痛不适。患者皮疹反复发作，偶有口腔损害，可恢复。1 周前当地医院医生考虑"天疱疮"可能，给予口服甲泼尼龙 8mg，1 次 /d，后皮疹较前好转。既往体健，否认特殊用药史，否认家族性及遗传性疾病史，否认药物过敏史及传染病史。体格检查：生命体征平稳，各系统检查未见异常。皮肤科检查：躯干、四肢可见散在水肿性红斑，红斑基础上可见米粒至绿豆大小水疱（图 17-5-1），疱壁紧张，疱液澄清，部分水疱呈环形排列，尼科利斯基征阴性。

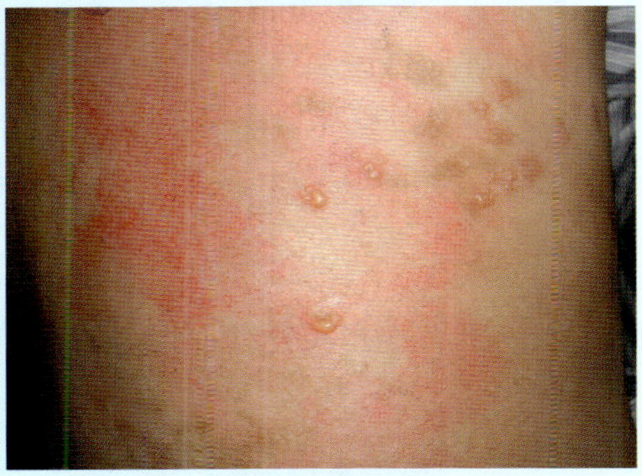

图 17-5-1　红斑基础上米粒至绿豆大小水疱

【问题 1】根据患者皮损及病史特点，应考虑哪些诊断？

根据患者躯干、四肢散在红斑、丘疹、水疱半年，伴有瘙痒，时有发作，应考虑线状 IgA 大疱性皮病（linear IgA bullous dermatitis）和疱疹样皮炎（dermatitis herpetiformis）。此外还需与大疱性类天疱疮、天疱疮等大疱性皮肤病进行鉴别。

【问题 2】如何明确诊断？

可通过皮肤组织病理及直接免疫荧光检查明确诊断。本病临床上不易与疱疹样皮炎和大疱性类天疱疮鉴别，直接免疫荧光是唯一鉴别方法。疱疹样皮炎皮疹呈多形性，可表现为红斑、丘疹、风团、水疱，以坚实性黄豆或绿豆大小水疱为主，局限于四肢伸侧，瘙痒显著，常有谷胶敏感性肠病；组织病理显示表皮下水疱，真皮乳头层较多中性粒细胞和嗜酸性粒细胞浸润；直接免疫荧光显示真皮乳头层 IgA 和 C3 呈颗粒状沉积，而线状 IgA 大疱性皮病皮疹泛发，常表现为正常皮肤或红斑上有弧形串珠样排列的水疱，组织病理也表现为表皮下水疱，但直接免疫荧光检查示表皮基底膜带有 IgA 呈线状沉积（图 17-5-2）；大疱性类天疱疮直接免疫荧光表现为表皮基底膜带为 IgG 呈线状沉积而不是 IgA，循环抗基底膜带抗体为 IgG 而不是 IgA。

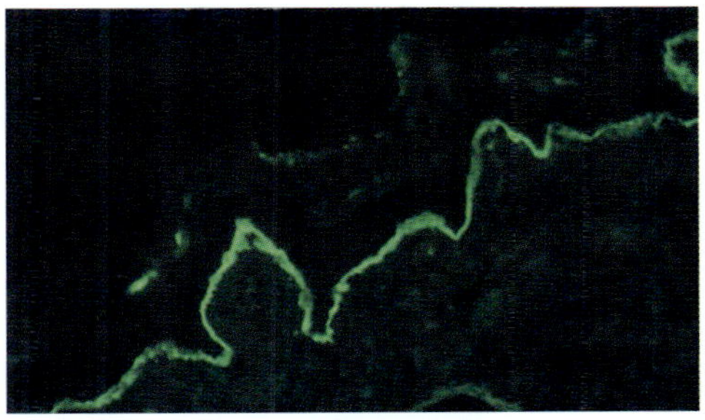

图 17-5-2　基底膜带 IgA 呈线状沉积

【问题 3】线状 IgA 大疱性皮病的临床表现有哪些？

从几个月的婴儿到老年人均可发病，前者多见于刚会走路的学龄前儿童；后者多见于 60 岁以上老年人，青少年也可发病。

1. 儿童型线状 IgA 大疱性皮病　又称"儿童良性慢性大疱性皮病"，侵犯 12 岁以内的儿童，常 10 岁前发病。皮损泛发，好发于口周、躯干下部、腹股沟、大腿内侧和外生殖器，为腊肠样环形排列的紧张性大疱，内含浆液或血液，尼科利斯基征阴性。大疱在红斑或正常皮肤上发生，中心糜烂、结痂，边缘围以小疱或丘疹，糜烂面愈合迅速，可留下色素沉着斑。瘙痒轻重不一，很少累及黏膜。病变周期性发作与缓解。

2. 成人型线状 IgA 大疱性皮病　成人发病，男女发病年龄相等。皮疹无一定好发部位，躯干、四肢多见。皮损类似疱疹样皮炎或大疱性类天疱疮，多数兼有两病皮疹的特点。外观正常或红斑上发生大小不一的水疱，常呈弧形串珠状排列，尼科利斯基征阴性。还可有红斑、丘疹、丘疱疹等多形性皮疹，分布可不对称，伴轻到中度瘙痒。可以有口腔黏膜损害。慢性病程，部分病例可自行缓解。

【问题 4】如何选择药物及治疗？

治疗方案根据疾病严重程度和受累面积而定，尤其是对儿童患者，尽可能使用不良反应小的药物。局限性小面积皮疹者外用糖皮质激素辅以对症支持治疗一般可控制病情，皮损全身泛发者应加用系统治疗。

1. 局部治疗 根据患者年龄、皮疹部位或范围，选用不同强度的糖皮质激素。

2. 系统治疗

（1）氨苯砜：是治疗本病首选药物。儿童 1.4mg/（kg·d），成人 75~200mg/d，一般是 100mg/d，先从小剂量开始用量，逐渐加量。

（2）糖皮质激素：适用于病情较重、皮疹广泛者，单用氨苯砜疗效不佳或有氨苯砜使用禁忌证时可加用糖皮质激素。剂量为儿童 0.5~1mg/（kg·d），成人一般 20~40mg/d。

（3）磺胺嘧啶：0.5~2.0g/d，儿童剂量为 70mg/（kg·d），不超过 100mg/（kg·d），分次口服。

（4）秋水仙碱：1.0~1.5mg/d，已经有治疗成功的临床研究报告。

（5）四环素与烟酰胺联合应用：四环素 2.0g/d 和烟酰胺 1.5g/d，此方案不用于 9 岁以下儿童，以免四环素造成永久性黄牙。

第六节 获得性大疱性表皮松解症

门诊病历摘要

患者，男，63 岁，全身红斑、水疱 3 年余伴瘙痒、疼痛。患者自诉 3 年前无明显诱因出现口腔黏膜多发糜烂面，皮肤易受摩擦部位如手足、肘膝关节伸侧和臀部等摩擦后易产生紧张性水疱或大疱，偶有血疱，无疼痛和瘙痒，破溃后可有疼痛感，并出现糜烂、渗出，结痂后遗留色素沉着斑和萎缩性瘢痕，持久不退。双手及耳郭等部位逐渐出现白色丘疹，无自觉症状。指 / 趾甲远端分离、断裂、萎缩。患者既往无系统性疾病史，家族成员中无类似疾病患者。否认特殊用药史，否认家族性及遗传性疾病史，否认药物过敏史及传染病史。体格检查：生命体征平稳，各系统检查未见异常。皮肤科检查：躯干、四肢（伸侧为著）可见多发红斑、水疱、大疱、糜烂面、结痂和萎缩性瘢痕（图 17-6-1A），以肢体伸侧为重，尼科利斯基征阴性。双手、耳郭可见较多粟粒大小的白色丘疹。指 / 趾甲远端分离、断裂、萎缩（图 17-6-1B）。

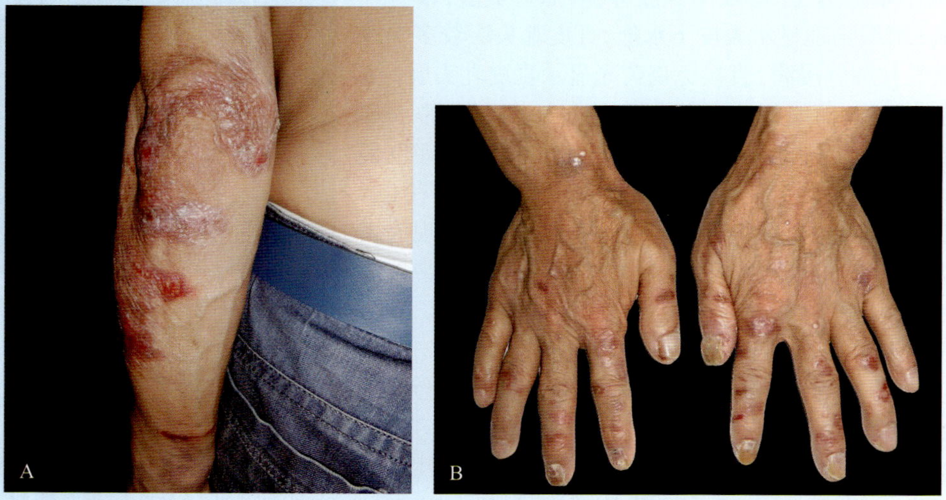

图 17-6-1 典型皮损

A. 上肢伸侧多发红斑、水疱、结痂、萎缩性瘢痕和粟丘疹形成；
B. 双手红斑、结痂、萎缩性瘢痕和粟丘疹，指甲远端分离、断裂、萎缩。

【问题 1】根据患者病史及皮损特点，应考虑哪些诊断？

患者为 63 岁男性，皮肤易受摩擦部位处发生水疱、瘢痕、粟丘疹，无大疱性表皮松解症家族史，首先考虑诊断“获得性大疱性表皮松解症（epidermolysis bullosa acquisita，EBA）”。需与遗传性大疱性表皮松解症（epidermolysis bullosa，EB）、类天疱疮、迟发性皮肤卟啉病、大疱性系统性红斑狼疮等相鉴别。

【问题 2】如何确诊？

成人发病，摩擦部位发生水疱、瘢痕、粟丘疹，无大疱性表皮松解症家族史；组织病理示表皮下水疱，真皮浅层及血管周围中性粒细胞为主的炎性浸润；直接免疫荧光可见基底膜带有 IgG 和 / 或 IgA、IgM、C3 呈线状沉积；盐裂后直接及间接免疫荧光示荧光沉积位于真皮侧；免疫电镜可见荧光沉积于致密板及其下方的锚纤维处；通过 ELISA 或免疫印迹分析检测到针对Ⅶ型胶原的自身抗体，即可确诊。

【问题 3】EBA 有何临床表现？

本病多见于成年人，儿童和老年人也可发病。EBA 的临床表现多样，根据临床表现的不同，EBA 主要分为两大类型（图 17-6-2）：

1. 经典型 EBA　临床表现与 EB 相似，表现为皮肤脆性增加，肢端等易受摩擦和受压部位易产生水疱和大疱，继而发生糜烂、结痂，愈后留有萎缩性瘢痕和粟丘疹。

2. 炎症型 EBA　临床表现与大疱性类天疱疮（BP）、黏膜类天疱疮（MMP）、线状 IgA 大疱性皮病（LABD）等其他自身免疫性大疱病相似。与经典型相比，炎症型 EBA 多为在红斑基础上出现的紧张性水疱、大疱，皮损分布广泛，不仅限于摩擦部位，可累及躯干及四肢屈侧，愈后可无瘢痕及粟丘疹形成。按照特征性的临床表现，进一步分为以下几种：

（1）大疱性类天疱疮型 EBA：此类型的 EBA 临床表现与大疱性类天疱疮相似，皮损好发于躯干和四肢，通常表现为红斑或正常皮肤基础上的紧张性水疱、大疱，糜烂、结痂，或荨麻疹样红斑，此类型患者病程中往往伴有瘙痒，但皮疹愈后鲜有瘢痕及粟丘疹形成。此类型 EBA 的发病率占 EBA 总发病率的 25%~30%。

（2）黏膜类天疱疮型 EBA：黏膜类天疱疮是类天疱疮的一种，其特征是皮损主要或仅累及黏膜。所有的鳞状上皮都可能受到影响，包括口腔、鼻腔、咽喉、食管、肛门和外生殖器黏膜以及眼结膜。虽然据统计 50%~65% 的 EBA 患者存在黏膜受累的情况，但只有 5%~10% 的患者以黏膜受累为主，这些患者可被归类为 EBA 的黏膜类天疱疮变异型。有学者指出，黏膜类天疱疮型 EBA 可能是 EBA 和黏膜类天疱疮之间的过渡型。

（3）线状 IgA 大疱性皮病型 EBA：此类型患者的皮损与线状 IgA 大疱性皮病相似，大多是呈环状或多环状排列的红斑，紧张性小水疱。其中，水疱通常位于红斑的边缘，呈“珍珠项链状”“花瓣状”或是“皇冠状”。与线状 IgA 大疱性皮病一样，此类型患者愈后极少出现瘢痕和粟丘疹形成。值得一提的是，大约 4% 的线状 IgA 大疱性皮病型 EBA 患者会伴有黏膜受累，预后较差。由于此类患者的致病抗体为针对Ⅶ型胶原的 IgA 型自身抗体，因此也被称为 IgA 型 EBA。

（4）Brunsting-Perry 类天疱疮型 EBA：此类型极为罕见，主要表现为局限在头面、颈部的水疱，糜烂，出血性结痂和萎缩性瘢痕，此型患者几乎无黏膜受累。

值得注意的是，经典型 EBA 和炎症型 EBA 并不是截然分开的两种类型，同一名患者可能有两种类型的皮疹同时出现，也有的患者可能从一种类型发展为另一种类型。

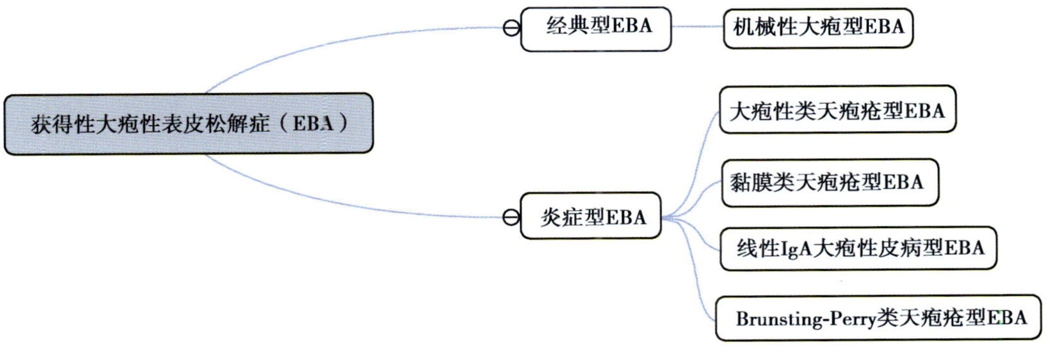

图 17-6-2　EBA 的临床分型

【问题 4】EBA 发病机制是什么？

Ⅶ型胶原是本病的靶抗原，它位于基底膜带致密板下方，是锚纤维的主要组成部分。患者血清中含有抗基底膜带Ⅶ型胶原抗体，它能与锚纤维的NC1结构域相结合形成免疫复合物并激活补体，产生趋化因子并吸引中性粒细胞至基底膜，后者可释放蛋白酶，从而导致表皮真皮分离，水疱形成。

【问题5】如何选择药物及治疗？

EBA治疗困难，通常很难令人满意。目前的一线治疗药物是糖皮质激素，也有联合或单独应用免疫抑制剂、抗炎药物等。除药物治疗外，患者应避免皮肤外伤和摩擦、防治皮肤感染、加强营养和支持治疗。

1. 系统治疗

(1) 糖皮质激素：常用泼尼松口服，0.5~1mg/(kg·d)，面积广泛者可加量。激素增量或减量的原则和治疗其他疱病一致。

(2) 氨苯砜：起始剂量50mg/d，逐渐加量，一般维持在100~200mg/d，国外报道最高剂量可达300mg/d，和糖皮质激素联合使用有效，尤其对儿童治疗反应较好。病情缓解后，泼尼松逐渐减量至停药，单用氨苯砜1mg/(kg·d)维持治疗。需要注意的是，氨苯砜在葡萄糖-6-磷酸脱氢酶(G6PD)缺乏的患者中是禁忌的，因此在开始氨苯砜之前，应对所有患者进行血浆G6PD水平检查，以避免医源性贫血的发生。

(3) 秋水仙碱：可能有效，多因胃肠道反应而达不到有效剂量。常用剂量1.6mg/d，起效后维持1mg/d，连用8个月以上。

(4) 免疫抑制剂：如甲氨蝶呤、硫唑嘌呤、环磷酰胺或环孢素，常与糖皮质激素合用。值得指出的是，对于有黏膜受累的患者，尤其是黏膜类天疱疮型EBA的患者，单用激素效果不佳，应及早联合免疫抑制剂的治疗，以最大限度地避免失明、气道阻塞、吞咽困难等不可逆损害的发生。

(5) 生物制剂：对有糖皮质激素使用禁忌证或常规疗法疗效不佳者，可单独或联合静脉注射免疫球蛋白(IVIg)，冲击疗法的推荐使用剂量为0.4g/(kg·d)，连续使用3~5日，可根据病情，必要时每月使用一次。对于难治性的EBA，可以考虑使用CD20单克隆抗体(利妥昔单抗，rituximab)治疗，用法为：① 375mg/m^{2}体表面积静脉滴注，每周1次，连续使用4周；② 1000mg利妥昔单抗一次性静脉滴注，两周后重复一次。

2. 局部治疗 EBA的病情往往较为顽固，有明显的治疗抵抗性。可采用局部外用糖皮质激素软膏，抗生素软膏配合系统治疗，以减少长期大剂量系统使用糖皮质激素等免疫抑制剂所带来的众多副作用。另外，亦有单用强效糖皮质激素软膏成功治疗EBA的报道。

获得性大疱性表皮松解症诊疗流程见图17-6-3。

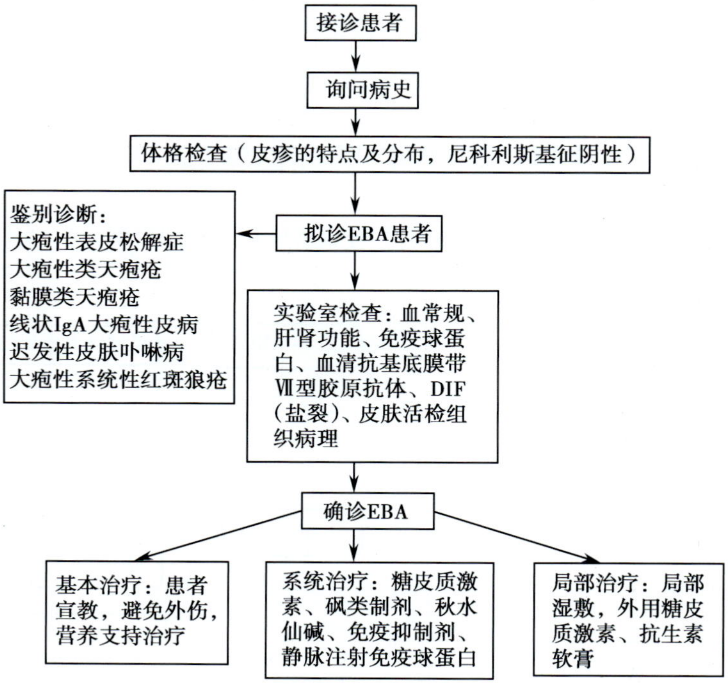

图17-6-3 获得性大疱性表皮松解症诊疗流程

EBA. 获得性大疱性表皮松解症；DIF. 直接免疫荧光法。

第七节　角层下脓疱病

门诊病历摘要

患者，女，42 岁，全身红斑、脓疱伴瘙痒、疼痛 20 余日。20 余日前无明显诱因躯干出现环状红斑及脓疱，3 日后患者红斑、脓疱逐渐增多至四肢、腋下等，瘙痒明显，无关节疼痛。既往体健，否认药物过敏史及传染病史。否认家族性及遗传性疾病病史。体格检查：生命体征平稳，各系统检查未见异常。皮肤科检查：躯干、四肢、腋下可见大小不一环形、匐行性红斑（图 17-7-1）；边缘可见松弛脓疱，局部破溃糜烂、部分结痂；红斑中央见皮损愈合后色素沉着及瘢痕。黏膜、甲未累及。

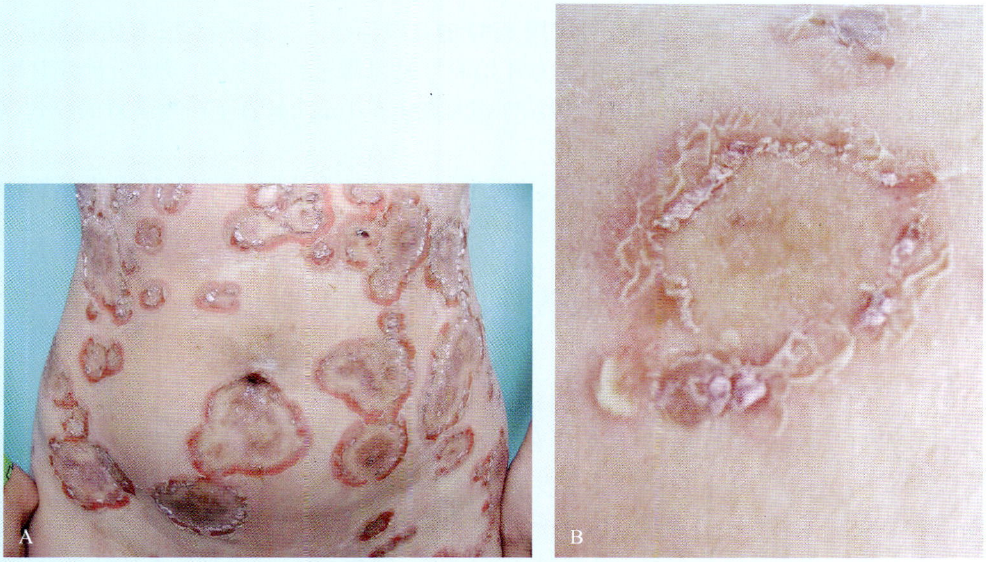

图 17-7-1　患者临床表现

A. 躯干可见大小不一环形、匐行性红斑；B. 红斑边缘有松弛性脓疱。

【问题 1】根据患者的病史及皮损特点，应考虑哪些诊断？

根据患者躯干、四肢、腋下环形及匐行性红斑基础上的浅表脓疱，应考虑角层下脓疱病（subcorneal pustular dermatosis，SPD）及 IgA 天疱疮。此外还需与脓疱型银屑病、脓疱疮、嗜酸性脓疱性毛囊炎等鉴别。

【问题 2】SPD 的临床表现有哪些？

SPD 又称“Sneddon-Wilkinson 病”，是一种罕见的嗜中性皮肤病，发病机制不明，好发于 40~60 岁的女性。SPD 皮损通常为复发、缓解、交替性出现的浅表脓疱，主要累及躯干和四肢近端，好发于屈侧和间擦部位，通常不累及黏膜。SPD 脓疱可在数小时内出现，可发生于正常皮肤或红斑的皮肤上。患者可以先发水疱，很快变为脓疱。尽管脓疱的直径通常只有几毫米，但患者也可出现较大的松弛性脓疱。脓疱消退后往往遗留色素沉着。皮损可无症状，或有瘙痒感。患者通常没有全身症状。

【问题 3】如何明确诊断？

诊断是基于特征性临床表现及组织学表现，并排除其他疾病。组织学表现是角质层下嗜中性水疱或脓疱（图 17-7-2）。无海绵形成、无棘层松解。需进行直接免疫荧光试验、抗桥粒黏蛋白抗体等检测，排除 IgA 天疱疮、落叶型天疱疮、疱疹样皮炎等。SPD 与泛发性脓疱型银屑病鉴别点：后者可有银屑病

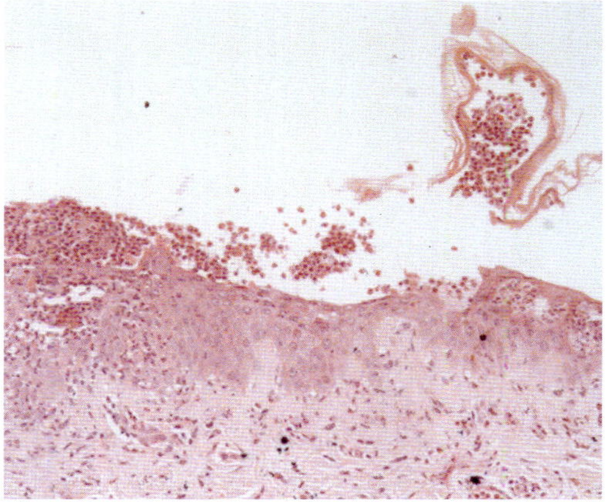

图 17-7-2　病理示角质层下嗜中性水疱或脓疱

个人史或家族史，银屑病相关的甲改变或关节表现，病理有海绵形成。急性泛发性发疹性脓疱病（AGEP）有相关药物暴露史及发热等全身症状。脓疱疮细菌培养为阳性。嗜酸性脓疱性毛囊炎组织病理学检查显示以嗜酸性粒细胞浸润为主。

【问题 4】与 SPD 可能相关的其他皮肤病和系统性疾病？

SPD 可伴随其他嗜中性皮肤病（如坏疽性脓皮病）；SPD 可能与严重的内科疾病相关，例如副蛋白血症、血液系统肿瘤、实体瘤、炎症性肠病、系统性红斑狼疮等。应评估和治疗 SPD 患者的相关疾病。

【问题 5】如何选择药物及治疗？

SPD 是一种慢性复发性疾病，有可能持续缓解。

1. SPD 的首选治疗为口服氨苯砜，50~150mg/d。皮损常在 4 周内缓解，通常需长期治疗以维持缓解。为了尽量降低氨苯砜溶血风险，可以从相对低剂量（25~50mg/d）开始应用，并逐渐增加（如每周增加 25mg）到治疗剂量。

2. 当患者对氨苯砜反应不佳或禁忌时，可应用 SPD 的二线治疗。①光照疗法，有病例报道支持 PUVA、窄波 UVB、宽波 UVB 治疗有效。光照疗法通常为开始治疗时每周进行 2~3 次，缓解后治疗频率逐渐降低。②系统用糖皮质激素治疗可控制难治性 SPD。可给予泼尼松 0.5~1mg/kg，直至产生满意的疗效，随后逐渐减量至能维持治疗反应的最低剂量。

3. 其他治疗方法包括外用激素，口服阿维 A、免疫抑制剂（如秋水仙碱、环孢素和吗替麦考酚酯）、四环素类加烟酰胺等。

第八节　家族性良性慢性天疱疮

门诊病历摘要

患者，男，40 岁，腋窝、腹股沟红斑、糜烂反复发作 20 年。20 年前发现腋窝等皮肤皱褶处易出现红斑、糜烂，2~3 周可自行缓解。此后反复发作，曾拟“湿疹”给予外用药治疗，效果欠佳。既往体健，否认外伤史，否认特殊用药史，否认药物过敏史及传染病史。家族中有 6 例类似患者，否认家族中近亲婚配史。体格检查：生命体征平稳，各系统检查未见明显异常。皮肤科检查：腋窝、脐窝、腹股沟等部位可见红斑，边界较清楚，表面糜烂结痂，水疱不明显，尼科利斯基征阳性（图 17-8-1）。

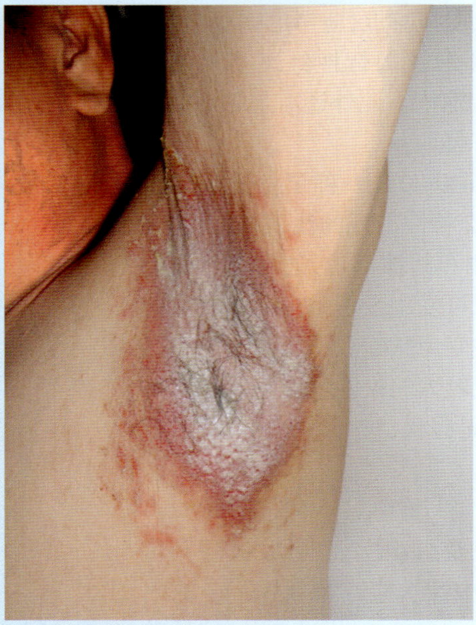

图 17-8-1　腋下红斑、糜烂结痂

【问题 1】根据病史及皮损特点，应考虑什么诊断？

根据患者有家族史，皮疹表现为皮肤皱褶部位的红斑、糜烂，首先考虑诊断家族性良性慢性天疱疮（familial benign chronic pemphigus）。需要与湿疹、间擦疹、寻常型天疱疮、增殖型天疱疮、毛囊角化病等鉴别。

【问题 2】如何确诊？

根据家族史、典型的临床表现和组织病理学特点确诊。

本病约 2/3 患者有家族史，多在青壮年发病，无性别差异。好发于颈部、腋、腹股沟、肛周或生殖器等皱褶部位的皮肤，女性乳房下也常受累，黏膜罕见受累。皮损表现为在红斑或正常皮肤上出现松弛性水疱，水疱易破露出颗粒状糜烂面或结痂，损害有向周边扩展倾向，尼科利斯基征多为阳性。病情缓慢进展，局部常潮湿，天热出汗多的季节或继发感染时皮损常有恶臭。愈后有色素沉着，不留瘢痕。周期性复发和缓解是本病的特征，一般可达到完全缓解。

组织病理学：基底层上形成裂隙、绒毛或大疱。表皮内可见大面积单个或成群的棘层松解或聚合不佳，宛如倒塌的砖墙。腔隙内有单个或成团脱落的棘层松解细胞，有些细胞提前角化类似谷粒细胞。真皮乳头上仅有一层线状排列的单层基底细胞形成“绒毛”样结构。免疫荧光检查阴性。

知识点

家族性慢性良性天疱疮的发病机制

家族性良性慢性天疱疮（familial benign chronic pemphigus，FBCP）又称“Hailey-Hailey 病”，是一种罕见的常染色体显性遗传性水疱性皮肤病。先天缺陷基因是位于染色体 3q21-q24 的 *ATP2C1*，该钙泵依赖性 ATP 酶基因缺陷导致钙离子转运障碍，表皮角质形成细胞内高尔基腔内钙离子浓度降低，导致连接蛋白的完整加工受损，进而导致桥粒结构异常、棘层细胞间黏合性缺失、表皮松解。外界刺激如高温、出汗、感染、摩擦、紫外线照射等可诱发或加重。

【问题 3】如何选择药物及治疗？

目前治疗困难，应长期坚持局部护理。穿面料轻柔、吸水性好的衣服，保持局部干燥、清洁，避免摩擦，避免和控制感染。

1. 局部治疗　以收敛、杀菌、止痒为原则。

外用糖皮质激素制剂，特别是内含抗生素或抗真菌药物的制剂，如曲安奈德氯霉素霜、地塞米松新霉素霜等。皮肤皱褶处，连续使用不应超过 2 周。皮损顽固者可将糖皮质激素作局部注射。糜烂面可用 1% 乳酸依沙吖啶（利凡诺）溶液湿敷。外用 0.1% 他克莫司软膏或吡美莫司软膏可能有效。继发感染时可局部或系统抗感染治疗。

2. 系统治疗

（1）抗生素：在皮损加重时，可服用抗生素，如多西环素、盐酸米诺环素胶囊和红霉素，复发磺胺甲噁唑等。如有继发感染，应根据药敏试验选择抗生素。

（2）氨苯砜：100~150mg/d，分次口服。控制后 50mg/d 维持治疗。

（3）糖皮质激素：本病属于良性病变，可自行缓解，一般不主张内服糖皮质激素。但在严重病例可分次口服泼尼松 20~30mg/d。

（4）维 A 酸：有报道对病例使用阿维 A 25mg/d 或异维 A 酸 40mg/d，皮损可在 3~6 个月内完全消退。

（5）沙利度胺：20~50mg，3 次 /d。

（6）其他免疫抑制剂：如环孢素、甲氨蝶呤等可试用于其他常规治疗无效者。

（7）纳曲酮：最近有报道低剂量纳曲酮（1.5~4.5mg/d）可有效地控制红斑、糜烂等临床症状。

3. 其他治疗　对常规治疗无效者，可考虑局部窄波 UVB、CO_2 激光、YAG 激光、光动力和肉毒毒素治疗等。

（潘　萌）

第十八章　血管性皮肤病

第一节　毛细血管扩张症

门诊病历摘要

患者，女，31 岁，面部反复潮红、灼热 1 年。患者 1 年前两颊出现潮红，遇热、日晒后加重，后红斑面积逐渐扩大，灼热感加重，无明显瘙痒(图 18-1-1)。追问病史，患者 1 年前曾在美容院多次面部清洁及去角质，并长期使用美白除皱护肤品。无发热、脱发、口腔溃疡、关节痛等不适。既往体健，无家族性及遗传性疾病史，无药物过敏及传染病接触史。体格检查：T 36.8℃，R 20 次 /min，P 80 次 /min，BP 120/78mmHg，心、肺、腹部查体未见明显异常。皮肤科检查：两颊红斑，边界不清，压之褪色，无浸润感，可见扩张的毛细血管，呈线状、树枝状、点状分布。毛囊虫检查(–)。

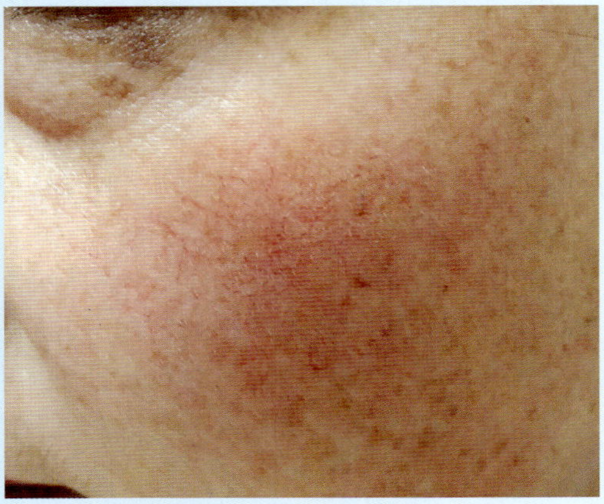

图 18-1-1　两颊边界不清红斑及扩张毛细血管

【问题 1】通过上述临床表现，应考虑什么病？

思路 1：根据临床表现及面部清洁去角质及长期使用美白除皱护肤品病史，无系统症状及毛囊虫(–)，首先考虑毛细血管扩张症(telangiectasis)。

知识点

毛细血管扩张症的概念

1. 毛细血管扩张症是因皮肤或黏膜表面的毛细血管、小静脉和微小动静脉呈持久性扩张导致，临床以形成红色或紫红色点状、斑状、细丝状或星状损害为特点的皮肤病。

2. 毛细血管扩张是由真皮血管持续扩张造成，而不是血管增生。

3. 毛细血管扩张可以在皮肤和黏膜上看到，但也可能出现在身体的其他部位，例如肠、膀胱、眼和大脑。

【问题 2】通过病史特点，应考虑哪些病因？

知识点

毛细血管扩症的病因

毛细血管扩张症可以是原发性的，主要是一些遗传性疾病的皮肤特征。毛细血管扩张症也可能是继发性的，见于物理作用或损伤，如放疗、创伤、光损伤，静脉高压亦可导致毛细血管扩张症，某些皮肤病、代谢性疾病、遗传性疾病、系统性疾病和先天畸形也可导致毛细血管扩张症（表 18-1-1）。

表 18-1-1　毛细血管扩张的病因

分类	病因
原发性毛细血管扩张	遗传性出血性毛细血管扩张症 共济失调毛细血管扩张症 Bloom 综合征 遗传性良性毛细血管扩张症 泛发性特发性毛细血管扩张 皮肤胶原血管病 TEMP1 综合征 Ⅰ型和Ⅱ型斑状毛细血管扩张症 匐行性血管瘤 单侧痣样毛细血管扩张综合征 青斑样血管炎 先天毛细血管扩张性大理石样皮肤
继发性毛细管扩张	放射性皮炎 药物诱导 日光损伤 肝病 胶原皮肤病 自身免疫性皮肤病 持久性发疹性斑状毛细血管扩张症 慢性移植物抗宿主病 皮肤异色病样蕈样肉芽肿 噬血管性淋巴瘤 创伤后

【问题 3】最终可确诊为什么疾病？

根据患者病史、发病年龄、临床表现，无系统症状，无其他疾病及药物使用史，有皮肤屏障受损病史，考虑为继发性毛细血管扩张。

【问题 4】患者适合门诊治疗还是住院治疗？

根据病史，年轻患者，皮损局限，无系统受累证据，可考虑门诊治疗。

【问题 5】针对该患者如何选择治疗方案？

传统的治疗手段包括冷冻、CO_2 激光、电凝、药物外敷以及放射性同位素等，但疗效均不明显，且这些方法治疗后易引起皮肤溃疡、瘢痕、放射性坏死等并发症。近年来，不断发展的激光技术为毛细血管扩张的治疗提供了选择。

知识点

毛细血管扩张症的治疗

1. 外用药物

(1)钙调磷酸酶抑制剂:可抑制肥大细胞释放 IL-4 和 TNF-α,从而抑制炎症反应,对毛细血管扩张的逆转有一定作用。长期外用可能导致依赖,停用后也有一定的复发率。

(2)雌激素受体阻断剂:雌激素通过血管内皮细胞内的雌激素受体维持血管的正常弹性,雌激素受体阻断剂可以阻断血管的这种弹力,有利于毛细血管的收缩和组织血管壁损伤的修复。

2. 系统用药 四环素及大环内酯类抗生素,通过其对白细胞等吞噬细胞功能及细胞因子的影响,对玫瑰痤疮、激素依赖性皮炎等起到控制缓解作用,从而改善面部毛细血管扩张症。

3. 激光治疗 目前主要用于治疗毛细血管扩张症的光源主要为激光和强脉冲光,其原理是基于选择性光热作用理论。氧合血红蛋白和还原血红蛋白(主要是氧合血红蛋白)是治疗血管疾病激光的主要靶色基。

(1)脉冲染料激光:脉冲染料激光的波长有 585nm 和 595nm 两种,是浅表血管性疾病的首选激光治疗。

(2)532nm 激光:可调脉宽的 532nm 激光为一种倍频的 Nd:YAG 激光,发出的绿色光被其互补色(红色)的血红蛋白吸收,其可变脉宽 2~10ms,能缓和加热各种不同管径的血管,使之吸收激光能量变热凝固坏死,达到封闭异常血管增生的目的。

(3)1 064nm Nd:YAG 激光:可调脉宽的 1 064nm Nd:YAG 激光与脉冲染料激光相比,具有更深的穿透性,且黑色素对其吸收更少,这些特点使其更合适治疗比较粗的、淡蓝色的毛细血管扩张(例如鼻翼上的毛细血管扩张)和肤色较深患者的毛细血管扩张。

(4)强脉冲光:强脉冲光治疗面部毛细血管症疗效可靠、安全,具有光斑大、疗效均匀、不良反应较轻等特点。

4. 其他治疗

(1)微波:微波治疗毛细血管扩张的机制是利用电磁能的辐射,使局部迅速达到高温,使组织分子结构发生变性、凝固而达到治疗目的。

(2)中医针灸治疗:中医认为面色红赤多由血热或胃热所致,与肺、脾胃的关系较为密切。取耳穴相对应的穴位来调整面部的经脉,改善面部的血液循环,调节内分泌增强体内免疫功能,解除面部过敏症状,使肺气肃降、津液散布、面部肌肤滋润而达到治疗目的。

【问题 6】如何做好患者的随访及宣教工作?

临床治疗中,应根据患者皮损类型选择合适的治疗方案,对于弥漫性大面积的面部毛细血管扩张症患者,更需综合多种方法,优化组合,在取得理想疗效的同时,日常皮肤护理至关重要。避免暴晒,定期使用纯净水湿敷面部或使用冷喷机,促进面部毛细血管收缩,对于面部毛细血管扩张症的患者不可或缺。使用合适的医学护肤品保湿及修复皮肤屏障。

第二节 网状青斑

门诊病历摘要

患者,女,35 岁,双下肢反复出现红斑半年。患者于半年前无明显诱因情况下小腿出现紫红色斑,自觉无明显瘙痒及疼痛。皮损遇冷加重,保暖后皮损可消退。患者未行特殊治疗,后皮损范围渐扩大,累及大腿、小腿及双足。皮损呈青紫色,不能自行消退,无溃疡及水疱,偶有刺痛感。患者无发热、关节痛等其他不适。既往体健,否认高血压、糖尿病、肾病、肿瘤等基础疾病史。无家族性遗传病史,无药物过敏史及传染病史。皮肤科检查:双下肢、足部可见紫红色、青紫色的网状或树枝状斑,网纹间皮肤正常或苍白(图 18-2-1)。

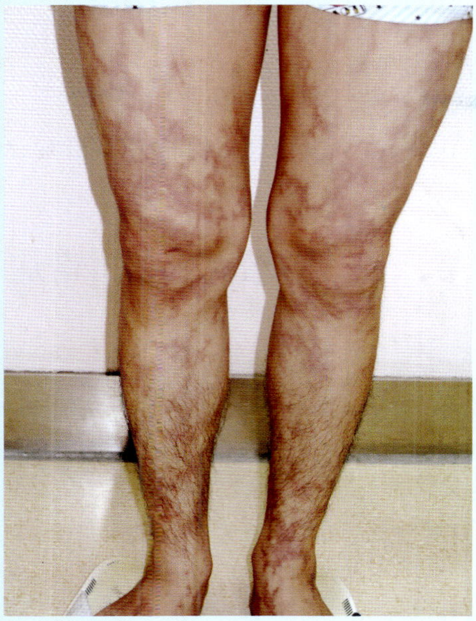

图 18-2-1　双下肢青紫色网状斑

【问题 1】通过上述问诊，应考虑什么疾病？

患者为中青年女性，皮疹在双下肢，呈网状青紫色斑，且遇冷加重，遇热可缓解。诊断考虑：①网状青斑？②火激红斑？③肢端青紫症？

知识点

网状青斑的临床表现及分类

网状青斑（livedo reticularis）是一种主要累及中青年女性的慢性皮肤疾病。网状青斑属于某一类疾病表现的皮肤症状，也可继发于其他疾病。可分为生理性、原发性 / 特发性和继发性。

生理性网状青斑，又称"大理石样皮肤"，皮损表现为弥漫的青紫色斑点，类似大理石，程度轻，无症状，常位于下肢，是对冷的短暂生理反应。可见于 50% 的正常儿童和一些成人。

原发性 / 特发性网状青斑，病因不明，主要发生在中青年女性，开始在遇冷后发病，历时短暂，随后呈持续性发展，皮肤有刺痛和麻木感。较严重病例可发生溃疡，常发生在冬季，溃疡常位于小腿踝周围及足背，溃疡形态不规则，其周围可有明显的网状青斑，可发展为网状、星状紫癜，扩展呈溃疡，愈合后呈白色萎缩性瘢痕。

继发性网状青斑可继发于血管内阻塞或血管壁疾病。血管内阻塞包括血液瘀滞（如瘫痪、心力衰竭）以及闭塞性疾病（如栓子、草酸盐沉着症、药物、血小板减少、冷球蛋白血症、红细胞增多症、血小板增多症、冷凝集素症、巨球蛋白血症等）。血管壁疾病最常见的有自身免疫性风湿病（结节性多动脉炎、类风湿关节炎、系统性红斑狼疮、皮肌炎等）、动脉粥样硬化症、感染等。

特发性网状青斑还有种少见的特殊类型，Sneddon 综合征（SNS），临床有广泛、严重的斑片状网状青斑，伴有周围动脉、脑动脉、冠状动脉和肾动脉病变，几年后病情进行性恶化，间有脑血管和其他血管闭塞。40% 的 SNS 有抗磷脂抗体阳性。

【问题 2】需要行什么检查？

原发性网状青斑根据临床表现可确诊，必要时辅助组织病理。红斑区组织学正常，白色区域见血管壁增厚，管腔被血栓阻塞。

继发性网状青斑应做血常规、ENA、免疫球蛋白、血沉等检查。

【问题 3】本病的治疗方法有哪些?

1. 避免受寒,注意保暖。

2. 生理性或原发性无并发症者无须特殊治疗。

3. 继发者应寻找病因,治疗基础疾病,停用致病药物。

4. 严重病例有溃疡者应长期应用抗凝、抗纤溶和溶栓治疗,如肝素、双嘧达莫、肠溶阿司匹林,其他有丹参片、硝苯地平、烟酸等。

第三节 雷诺现象和雷诺病

门诊病历摘要

患者,女,38 岁,双手指反复苍白、发紫伴麻木、疼痛 5 年。患者自 5 年前入冬后双手接触冷水后手指苍白,后发紫伴麻木疼痛,保暖后半小时内可以缓解,未予处理。初为左手第 4 指,后发展至双手 4 指。上述情况冬重夏轻。1 个月前入冬后上述情况再次加重。既往体健,否认手术及手足部创伤史,无药物过敏史及传染病史,否认面部红斑、关节疼痛、口腔溃疡、脱发等病史。皮肤科检查:双手足指/趾远端温度低,末梢循环差,呈苍白色。关节未见明显改变。双手示指远端变细,未见明显溃疡。

【问题 1】通过上述问诊,应考虑什么疾病?

思路 1:通过上述病史询问,根据患者冷水刺激后手指出现先苍白后发绀,伴麻木、疼痛等特点,首先考虑雷诺现象或雷诺病。在询问病史时,注意发病季节,以及其是否有系统性症状,如面部红斑、口腔溃疡、脱发、关节痛的情况,有助于本病的诊断与鉴别诊断。

知识点

雷诺现象的定义及特点

雷诺现象(Raynaud phenomenon)是指因寒冷或紧张的刺激后,肢端细动脉痉挛,使指/趾皮肤突然出现苍白,相继出现皮肤发绀、潮红,伴局部发冷、感觉异常和疼痛等临床现象。常反复发作,病因不明的称为雷诺病(Raynaud disease);继发于其他疾病的称雷诺现象。

雷诺现象的临床特点:

1. 好发季节 秋冬季节多见。

2. 好发年龄 本病好发 20~40 岁女性。

3. 好发部位 双指/趾,对称;初为 1~2 指,后可发展多指/趾。

4. 皮疹特点 寒冷或精神紧张时,指/趾远端出现发作性苍白,其后受累部位出现发绀、潮红、常在数十分钟后恢复正常的间歇性皮色变化。指/趾呈现苍白和发绀时,指/趾末端可伴有发冷、麻木及疼痛;采取保暖等措施后,皮色恢复正常,皮温正常,可有轻度肿胀及烧灼感。

5. 排除情况 疾病持续超过 2 年,且无其他系统疾病,如结缔组织病等。

【问题 2】根据上述查体信息,最可能的诊断是什么?还需要做哪些实验室检查?

依据患者发病的诱发因素、既往 5 年病史及典型临床表现,最可能的诊断是雷诺现象。但中年女性患者需要排除结缔组织病的雷诺现象。因此,建议完善血常规,ENA 全套及补体 C3、C4,血沉等项目的实验室检查。进一步完善体格检查。此外,需要与阻塞性动脉炎鉴别,必要时可以检测指动脉造影排除器质性病变。

实验室检查:血常规检查(-),ENA(-),补体及血沉均正常。

指动脉造影未见梗阻。

体格检查:检查面部及四肢伸侧均未见红斑、丘疹或鳞屑;检查头皮未见明显脱发或瘢痕。

【问题 3】最终可确诊为什么疾病?

依据 5 年病程、无系统损害、典型临床表现,最终确诊雷诺病。

【问题 4】如何预防及治疗？

1. 注意保暖防冻，避免手足指 / 趾受伤，避免精神紧张。
2. 禁止吸烟，避免应用避孕药、β 受体阻滞剂、可乐定及麦角制剂。
3. 口服钙通道阻滞剂及血管扩张性药物。

（陶　娟）

第十九章　血管炎及脂膜炎

组织病理(图片)

第一节　过敏性紫癜

门诊病历摘要

患者，女，14 岁，双下肢红色出血性斑丘疹 2 周。4 周前患者出现咽痛，咳嗽，有发热，自认为感冒，口服“速效感冒胶囊”“羚羊解毒片”等药物，1 周左右不适症状缓解。2 周来小腿出现红色皮疹，逐渐增多、变大，轻度痒痛感。体格检查：心、肺、腹部检查无异常。咽部充血，未见扁桃体肿大。皮肤科检查：双下肢对称性、多发性红色斑疹或斑丘疹，直径 2~7mm，境界较清楚，部分水肿性或稍高出皮面(图 19-1-1)。皮疹压之不褪色。无鳞屑、坏死、溃疡及明显浸润。黏膜无损害。双下肢关节无肿胀、压痛。

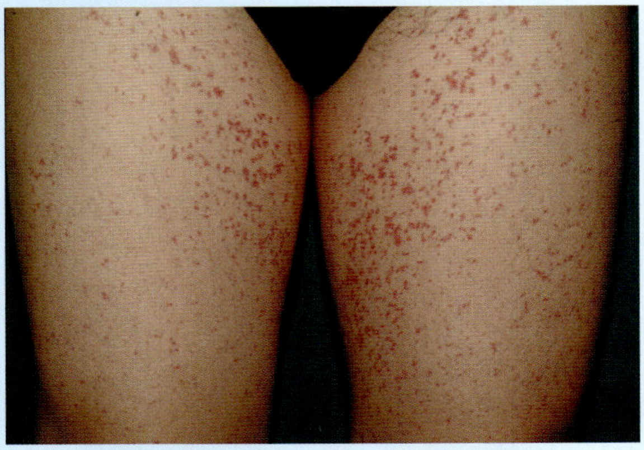

图 19-1-1　双下肢对称性出血性斑丘疹

【问题 1】根据上述病史，需要考虑哪些疾病？

下肢多发性红色点状皮疹最多见于血管炎类疾病，也可见于点滴型银屑病。对较大且浸润明显的皮损还需要考虑结节性红斑等。特别是在上呼吸道感染后出现，以上三类情况较常见。

【问题 2】根据上述查体信息，最可能的诊断是什么？

患者的基本损害是数毫米出血性斑丘疹，对称分布于双下肢，符合过敏性紫癜(anaphylactoid purpura)的特点。

知识点

过敏性紫癜的特征性皮疹

1. 双下肢为主对称、多发性，稍微隆起或轻度浸润感的皮疹。
2. 皮疹出血性，境界清楚，无脱屑、溃疡及明显浸润。

【问题 3】临床过敏性紫癜经常与变应性皮肤血管炎相混淆，如何鉴别？一定要做组织病理检查吗？

两者皮疹有所不同，过敏性紫癜的皮疹特点见上文知识点。相比而言，变应性皮肤血管炎的皮疹主要是更大、更深，临床常有浸润明显的结节、溃疡性损害是重要的鉴别点。

本病不一定都要做病理检查，如果临床特征明显，可以不做病理检查。因为即使两种疾病鉴别有困难，在治疗和预后判断上并没有原则差别。

【问题 4】本病的发病机制主要是什么？

主要是 IgA 介导的Ⅲ型变态反应。常见的是细菌或病毒抗原，或药物抗原与 IgA 结合，形成循环免疫复合物，沉积在小静脉管壁上，造成白细胞碎裂性血管炎，引起相应的临床症状和体征。如果血管炎发生在皮肤，主要表现为紫癜样皮疹，如果发生在肾小球、消化道及关节周围，可以出现血尿、腹痛、大便隐血及关节肿痛，即肾型、腹型及关节型紫癜的不同临床类型。

【问题 5】本病的诊治过程中，需要注意哪些实验室检查指标？

首先需要排除凝血异常出现的非过敏性紫癜类问题，所以血常规是最基本的检查项目。尿常规和大便常规检查中，应当特别关注红细胞计数和隐血，这对确定过敏性紫癜的内脏损害有必要。血清 IgA 升高，对诊断过敏性紫癜有帮助。对慢性反复性皮疹患者，需要做血清 HBV 和 HCV 的有关检查，部分慢性患者的发病与病毒感染有关。

在部分不典型病例，需要组织病理检查以帮助诊断和鉴别诊断。典型的组织病理表现为真皮浅层小血管的白细胞碎裂性血管炎。

知识点

白细胞碎裂性血管炎的典型组织病理表现

1. 小血管或中等血管壁纤维素样变性。
2. 血管壁及其周围中性粒细胞及核破碎（核尘），可伴有嗜酸性粒细胞。
3. 常见血管外红细胞。
4. 可见血栓形成。

【问题 6】本病的治疗方法如何？

知识点

过敏性紫癜的治疗原则

1. 去除病因，如各种细菌、病毒感染等。
2. 去除有关诱因，注意避免长时间站立及剧烈运动，适当卧床休息。
3. 针对发病机制的某些环节治疗，如口服大环内酯类或四环素类药物，可以抑制中性粒细胞等趋化因子，减轻炎症反应。
4. 对症治疗，如关节肿痛，可口服非甾体抗炎药物等。

1. 根据患者发病前有上呼吸道感染的诱因，查体时发现咽部充血，所以有呼吸道链球菌感染的可能，需要使用青霉素 80 万单位肌内注射，2 次 /d，连续 2 周；或阿奇霉素 250mg/d，连续 2 周。
2. 近期避免剧烈运动，适当休息。
3. 阿奇霉素 250mg/d，连续 2 周，既可治疗呼吸道链球菌感染，也有减轻白细胞碎裂性血管炎的作用。
4. 急性期患者可口服清热凉血中药（如凉血五根汤等），可以获得良好的效果。

【问题 7】本病是否需要系统使用糖皮质激素治疗？

如果只有皮疹无系统损害，一般不需要系统应用糖皮质激素。因为糖皮质激素并不能预防内脏损害的发生，也不能改善本病的预后。但当皮疹严重或腹痛明显、肾损害明显加重等情况，可以短期系统使用糖皮质激素，如泼尼松 20~30mg/d，数周后逐渐减量。

【问题 8】本病预后如何？

多数患者经过数月治疗可以痊愈。但部分患者皮疹反复发作，慢性迁延。其中部分患者出现紫癜性肾病。多数紫癜性肾病的患者不出现严重肾功能损害，仅有约 17% 发展成慢性肾病，故反复发作者不必过度担忧，也不需要过度治疗。

第二节 变应性皮肤血管炎

门诊病历摘要

患者，男，32 岁，双下肢红色丘疹 1 个月，右踝关节疼痛 2 周。1 个月前，患者发现双下肢有红色皮疹，开始芝麻大小，逐渐增多，并发展成绿豆至黄豆大小，有些皮疹中央破溃，发黑，部分皮疹伴疼痛症状。体格检查：心、肺、腹部检查无异常。咽部无充血，未见扁桃体肿大。皮肤科检查：双下肢对称性、多发性红色丘疹、结节，直径 4~12mm，境界清楚，部分皮疹有明显浸润。皮疹压之不褪色，部分皮疹中央溃疡，或表面有黑痂附着。黏膜无损害。外踝关节肿胀，压痛明显，活动受限（图 19-2-1）。

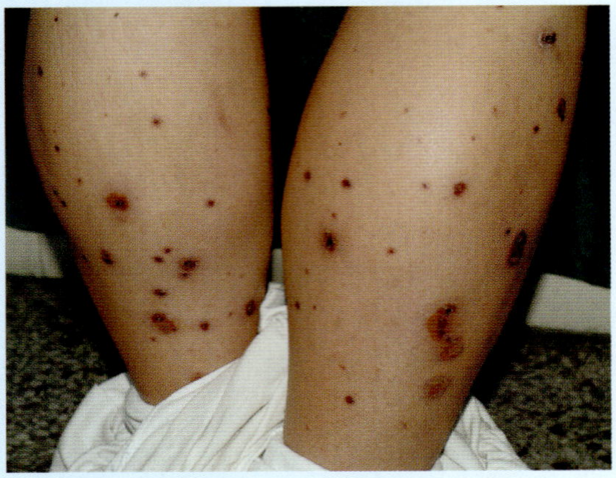

图 19-2-1 双下肢多发性红色丘疹、结节

【问题 1】根据上述病史，需要考虑哪些疾病？

下肢多发性红点状皮疹最多见于血管炎类疾病，如过敏性紫癜或变应性皮肤血管炎等。

【问题 2】根据上述查体信息，最可能的诊断是什么？

对称分布于双小腿的绿豆至小花生米大小的出血性丘疹、结节，有坏死、溃疡和结痂。符合变应性皮肤血管炎（allergic cutaneous vasculitis）的特点。

知识点

变应性皮肤血管炎的特征性皮疹

1. 双下肢为主，对称、多发性红色丘疹、结节。
2. 皮疹出血性，有明显浸润、坏死、溃疡、结痂。

【问题 3】临床上变应性皮肤血管炎与过敏性紫癜容易混淆，鉴别要点有哪些？

与过敏性紫癜的皮疹相比，变应性皮肤血管炎的皮疹相对多形，表现为更大、更深，常有浸润明显的结节性损害，并有坏死、溃疡等。

如果临床特征明显，可以不做病理检查。两者的组织病理特点相似，但变应性皮肤血管炎有血栓形成且中性粒细胞浸润及核破碎（核尘）程度更重。直接免疫荧光检查过敏性紫癜为皮损处血管壁 IgA 沉积，变应性皮肤血管炎为血管壁 IgG、IgM 和 C3 沉积。

【问题 4】本病的诊治过程中，需要注意哪些实验室检查指标？

血常规是最基本的检查项目。尿常规和大便常规检查中，应当关注红细胞计数和隐血，这对确定系统损害非常必要。对慢性反复性皮疹患者，需要做血清 HBV 和 HCV 的有关检查，因为部分慢性患者发病与这些病毒感染有关。部分患者血液中可以发现循环免疫复合物(CIC)。

【问题 5】对本病诊断而言,组织病理检查的价值如何?

组织病理检查对本病的诊断和鉴别诊断非常必要。典型的组织病理表现虽然也是白细胞碎裂性血管炎,但与过敏性紫癜不同。病理的另一个重要价值是,可以排除急性痘疮样苔藓样糠疹、淋巴瘤样丘疹病等。

知识点

变应性皮肤血管炎的典型组织病理表现

1. 真皮全层及皮下脂肪层小血管或中等血管壁纤维素样变性。
2. 血管壁及其周围中性粒细胞浸润及核破碎(核尘),可伴有嗜酸性粒细胞。
3. 可见血栓形成。

【问题 6】本病的发病机制主要是什么?

主要是 IgG 介导的Ⅲ型变态反应。常见的是细菌或病毒抗原,或药物抗原与 IgG 结合,形成循环免疫复合物,沉积在小静脉及中等静脉管壁,造成白细胞碎裂性血管炎,引起相应临床症状和体征。如果血管炎发生在皮肤上,主要表现为紫癜性丘疹、结节、坏死、溃疡等;如果累及肾小球、消化道及关节周围血管,可以出现血尿、腹痛、大便隐血及关节肿痛,即系统性变应性血管炎。

【问题 7】本病的治疗方法如何?

本病的治疗原则和方法与过敏性紫癜相同。

【问题 8】本病预后如何?

多数患者经过数月治疗可以痊愈。但部分患者皮疹反复发作,慢性迁延,其中部分患者出现肾损害。因此对反复发作者,需要定期做肾脏有关检查。

第三节　荨麻疹性血管炎

门诊病历摘要

患者,女,41 岁,腹部、大腿反复水肿性红斑伴痒痛 6 个月。患者躯干、臀部、大腿 6 个月前出现红色皮疹,黄豆至鸡蛋大小,有瘙痒感,部分皮疹有灼热和刺痛感。皮疹一般 2~5 日可以消退,部分 1~2 周才消退。但不断有新皮疹出现。当地诊断为慢性荨麻疹,给予氯雷他定、西替利嗪等口服 1 月余,无明显效果。后口服中药治疗 2 个月,仍未改善。体格检查:心、肺、腹部检查无异常。皮肤科检查:前胸腹、臀部、双侧大腿多发性水肿性红斑,直径多数 5~15mm,形状不规则,部分呈环状,境界清楚,无鳞屑、坏死、溃疡及明显浸润,间有淡青褐色斑疹和斑片。黏膜无损害。关节无肿胀、压痛(图 19-3-1)。

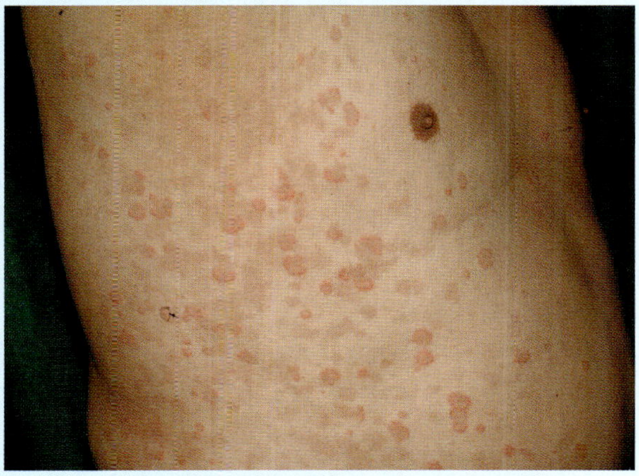

图 19-3-1　躯干部多发性水肿性红斑

【问题 1】根据上述病史，需要考虑哪些疾病？

反复出现的红色皮疹，数日内可以消退，首先考虑慢性荨麻疹。其他疾病，如荨麻疹性血管炎、类天疱疮、嗜酸性粒细胞增多症等也需要考虑。

【问题 2】根据上述查体信息，首先考虑的诊断是什么？

患者的基本损害是水肿性红斑，反复发作，慢性病程，最常见疾病为慢性荨麻疹。但一般情况下，慢性荨麻疹的皮疹在 1 日内可以消退。本病例皮疹需数日才能消退，因此不符合慢性荨麻疹的诊断。但某些特殊的慢性荨麻疹（如自身免疫相关的慢性荨麻疹）也可以出现类似的临床过程。

【问题 3】除了上述的慢性荨麻疹外，后续最可能的诊断是什么？

本病例皮疹为水肿性红斑，数日才消退，另外需要考虑的诊断是荨麻疹性血管炎。除了皮疹持续 1 日以上消退外，另一个特点是皮疹消退后常遗留淡褐色的痕迹。因此，本病例特点最符合荨麻疹性血管炎（urticarial vasculitis，UV）。

知识点

荨麻疹样血管炎的临床特点

1. 水肿性红斑，大小不一，可能呈环状。
2. 皮疹多发，也可局限于某些部位。
3. 单一皮疹多在 1 日以上消退。
4. 可有灼痛感。
5. 皮疹消退后遗留淡褐色斑。
6. 反复发作，慢性病程。

【问题 4】本病例如何确诊？

尽管本病例皮疹最符合荨麻疹性血管炎，但是某些实验室检查对确诊和鉴别仍然很有必要，如组织病理检查。该患者皮疹活检组织病理检查符合荨麻疹性血管炎，排除类天疱疮、嗜酸性粒细胞增多症等疾病。

知识点

荨麻疹性血管炎的组织病理特点

1. 真皮浅层小血管周围中性粒细胞，可伴有嗜酸性粒细胞浸润。
2. 见少许血管外红细胞。
3. 真皮浅中层水肿。

【问题 5】本病的组织病理检查，在临床诊断中非常必要吗？

尽管荨麻疹性血管炎是一种特殊类型的血管炎，但在实际临床中，组织病理很少看到白细胞碎裂性血管炎的典型表现，但可以排除其他疾病，有鉴别诊断的意义。

【问题 6】本病发病机制如何？

荨麻疹性血管炎可以是一种独立的疾病，也可以是其他疾病的皮疹表现（如红斑狼疮、类风湿疾病等）。本病属于自身免疫性疾病范畴，主要发病机制与Ⅲ型变态反应有关，即循环免疫复合物沉积在小静脉管壁，通过补体介导等造成白细胞碎裂性血管炎。

【问题 7】本病的诊治过程中，还需要关注哪些实验室检查？

根据发病机制，首先需要排除结缔组织病，ANA、ENA 等相关抗体是常规检查。另外，C3、C4 降低对诊断也很有帮助。但临床部分患者的补体水平并不降低，故补体正常并不能排除诊断。

【问题 8】本病如何治疗？

本病的治疗主要分两部分，治疗原发病及治疗皮疹。原发病的治疗，如红斑狼疮等见有关章节。皮疹的治疗与过敏性紫癜等白细胞碎裂性血管炎类似。

知识点

荨麻疹性血管炎的治疗原则

1. 治疗原发疾病，如红斑狼疮等自身免疫病。
2. 去除有关诱因。
3. 口服大环内酯类或四环素类药物。
4. 口服非甾体抗炎药（NSAID）等。
5. 中药，如雷公藤等。

【问题 9】本病是否需要系统使用糖皮质激素治疗？

如果只有皮疹，无系统损害，一般不需要口服糖皮质激素。但当皮疹严重、顽固时，可以短期系统使用糖皮质激素，如泼尼松 20~30mg/d，共数周。

【问题 10】本病预后如何？

尽管本病是慢性病程，但若无系统受累则预后良好，很少因本病危及生命，因此对反复发作者不需要过度治疗。

（陶　娟）

第四节　结节性红斑

门诊病历摘要

患者，女，40 岁，双下肢红斑伴疼痛 1 周。1 周前双下肢突然出现数枚甲盖至一元硬币大小的红斑，伴疼痛，社区诊所给予"头孢"静脉滴注 2 日，症状无改善，皮疹进行性增多，疼痛加重。出疹前 1 周有咽痛、发热症状，未经治疗自愈。无家族性及遗传性疾病史，无药物过敏史。体格检查：T 36.5℃，R 20 次 /min，P 75 次 /min，BP 110/60mmHg。神志清楚，痛苦面容，查体合作。循环、呼吸等系统查体未见异常。皮肤科检查：双下肢散在分布甲盖至一元硬币大小水肿性红色斑块、结节，局部皮温升高，触痛阳性（图 19-4-1）。

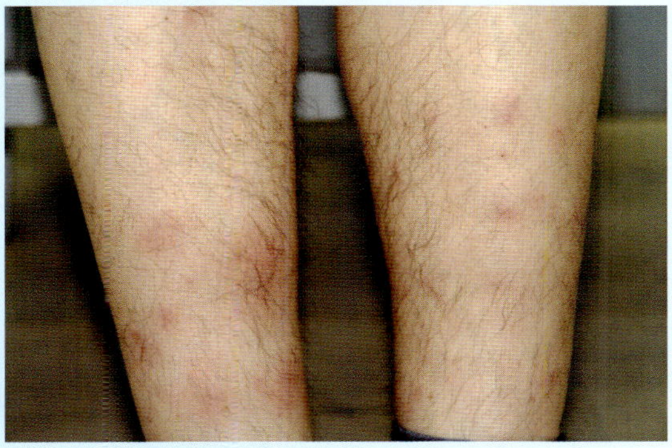

图 19-4-1　双下肢散在分布红色斑块、结节

【问题 1】通过上述问诊及皮损特征描述，应考虑什么疾病？

根据女性，秋季发病，双下肢对称性疼痛性红斑、结节，发病前有呼吸道感染病史，应考虑为结节性红斑（erythema nodosum）。

知识点

结节性红斑的病因及发病机制

1. 感染 A组乙型溶血性链球菌性上呼吸道感染，结核分枝杆菌、麻风、其他分枝杆菌、病毒感染等。
2. 药物 溴剂、碘剂、避孕药和磺胺药。
3. 雌激素 多见于年轻女性，妊娠时常发病，提示雌激素促使发病。
4. 其他疾病 自身免疫病、结节病、溃疡性结肠炎、局限性肠炎、白塞病、恶性肿瘤等。
5. 发病机制 不明确，多被视为一种对病原微生物的迟发变态反应。

知识点

结节性红斑的临床表现

1. 多累及青年或中年女性，好发于春秋季节。

2. 突然发生的双胫前对称分布疼痛性结节、斑块，直径1~10cm，有压痛，皮温高，结节可逐渐增多至每侧数个至10余个不等，少数可发生于大腿、上臂及身体其他部位。

4. 皮损一般数周可自行消退，不破溃，但可反复发生，常伴有全身不适、头痛、乏力、低热等。

5. 部分患者结节持久不退，炎症及疼痛较轻，持续1~2年亦不破溃，称为慢性结节性红斑或迁延性结节性红斑。

【问题2】诊断依据是什么？
1. 根据典型的临床表现、发病前有感染史。
2. 结合皮疹组织病理学检查可确诊。

【问题3】为何选择门诊治疗？
患者为中年女性，皮疹范围局限，无其他不适伴随症状，无其他基础疾病史，故首先选门诊治疗。

【问题4】初发患者的治疗方案是什么？
1. 急性发作期卧床休息，抬高患肢。
2. 寻找病因，治疗原发病。
3. 非甾体抗炎药物治疗。
4. 碘化钾、秋水仙碱、雷公藤制剂、羟氯喹、沙利度胺等可合理组合。
5. 重症患者可口服醋酸泼尼松20~30mg/d，症状缓解后逐渐减量至停药。

住院病历摘要

患者，女，35岁，双下肢红斑、结节伴关节痛5个月，加重1周。5个月前无诱因双下肢出现甲盖至一元硬币大小红斑、结节，自觉疼痛，皮温高，压痛明显（图19-4-2），伴有双膝及双踝关节疼痛，伴发热，体温37~38.2℃，抗炎治疗后症状缓解。皮疹不破溃，消退后无萎缩及瘢痕。此后反复发作，1周前再次复发，皮疹累及双上肢，且双小腿轻度水肿。既往体健，无家族性及遗传性疾病史，无药物过敏及传染病史。体格检查：T 38℃，R 23次/min，P 88次/min，BP 90/60mmHg。神志清楚，痛苦面容，查体合作，心、肺等检查未见异常。皮肤科检查：四肢伸侧远端对称分布、密集的甲盖至硬币大小红色或淡褐色结节、斑块，部分融合，压痛，局部皮温升高。双小腿轻度凹陷性水肿。

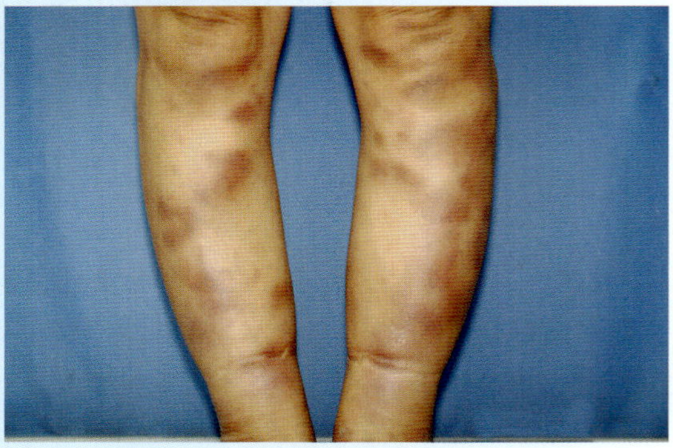

图19-4-2 双下肢伸侧多发红斑、斑块，伴凹陷性水肿

【问题1】通过上述问诊及皮损描述，应考虑什么疾病？

患者为青年女性，慢性病程，急性发作。双下肢反复发生对称分布的痛性红斑、结节，愈合后不留有痕迹。发作时常伴有全身不适、低热、下肢水肿等症状，应高度怀疑为结节性红斑。

【问题2】本病根据临床表现可分为几型？

1. 急性单纯型　最常见。

2. 慢性复发型（迁移性结节性红斑）　部分患者结节持久不退，炎症及疼痛较轻，持续1~2年亦不破溃，称为慢性结节性红斑或迁延性结节性红斑。病程可达数月到数年。

3. 儿童型　在希腊比较常见，病程短，一般不超过20日。

【问题3】需要完善哪些相关辅助检查？

思路1：胸部X线检查、PPD试验、抗链球菌溶血素"O"及梅毒血清学检查，以排除结节病、结核、链球菌感染和梅毒。

思路2：类风湿因子及*HLA-B27*检测，以排除类风湿关节炎和脊柱关节病相关性关节炎。

思路3：组织病理学检查（图19-4-3）。

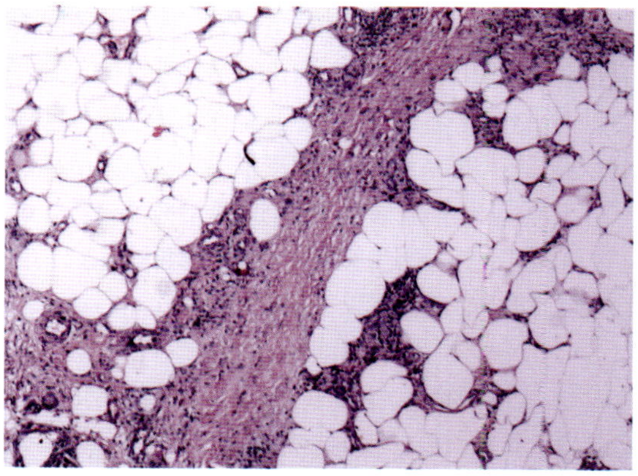

图19-4-3　组织病理：小叶间隔型脂膜炎

知识点

结节性红斑的组织病理特点

1. 脂肪小叶间隔型脂膜炎。

2. 真皮深层血管周围呈慢性炎症浸润，脂肪小叶间隔里的中小血管（动脉或静脉）内膜增生，管壁有淋巴细胞及中性粒细胞浸润。红细胞外渗到间隔组织相当常见，但无管腔完全堵塞或血栓形成。

3. Miescher结节　指组织细胞围绕细小静脉或卫星形裂隙周围呈放射状排列，是结节性红斑病理的特征性表现。

【问题4】结节性红斑需与哪些疾病鉴别？

结节性红斑需要与复发性发热性结节性脂膜炎、结节性多动脉炎、结节性血管炎、硬红斑和麻风结节性红斑等鉴别。

知识点

结节性红斑的鉴别诊断

1. 复发性发热性结节性脂膜炎　为发生于青壮年女性下肢的急性、亚急性脂肪组织炎症。表现为下肢反复出现皮下结节或斑块，疼痛显著，消退后遗留凹陷性萎缩，并有不规则发热等全身症状。病理表现为小叶型脂膜炎。

2. 结节性多动脉炎　是主要影响小动脉和中动脉的一种坏死性血管炎，20%~50%病例仅表现有皮肤症状，多数有系统性损害。系统性损害以心血管、肝、肾为主，皮肤则以结节为主。结节常沿血管排列，慢性病程。

3. 结节性血管炎　侵犯皮下中等口径血管，以静脉为主。结节常发生于小腿，沿血管排列，经过慢性，全身症状轻微。病理上呈肉芽肿样改变，血管腔内常有血栓形成。

4. 硬红斑　结节紫红色，位于小腿屈侧，破溃后形成穿掘性溃疡，经过慢性，病理为血管炎及结核性肉芽肿样变化。

5. 麻风结节性红斑　发生于四肢伸侧及颜面部，呈半球形而界限不清楚，有光泽和触痛，初起色较鲜红，随后变为暗红、棕红色，可持续数日，也有持久不退者，严重者可以破溃。

【问题 5】确定诊断时应注意什么？

思路 1：根据典型临床表现结合组织病理可确诊。

思路 2：根据发病的急慢性，发生部位的局限或泛发，以及是否复发，可予以分型。如果为慢性复发型，应进一步找出其伴发疾病。

思路 3：下肢炎性皮下结节是致病因素引起组织病变后的一种损害表现形式，可见于多种疾病，皮下结节仅仅是这些系统疾病的皮肤表现之一，故应完善系统检查，详细问诊，注意每个细节。

【问题 6】确诊后如何选择治疗方案？

依据上述病史，该患者明确诊断为结节性红斑。分析病史为慢性复发，急性发作，皮疹面积广泛，伴有发热、关节肿痛。制订以下治疗方案：

1. 寻找并去除病因是治疗与防止复发的关键。
2. 卧床休息，抬高患肢以减轻局部水肿。
3. 非甾体抗炎药抗炎镇痛，如吲哚美辛等。
4. 碘化钾治疗，300~900mg/d，症状控制后，在 2~3 周内逐渐减量停用。
5. 秋水仙碱 0.5~1.5mg/d。
6. 醋酸泼尼松 15mg/d 口服。
7. 局部治疗　依沙吖啶溶液湿敷，炉甘石洗剂外用。

【问题 7】如何把握疗程？预后如何？

反复发作者（病程 >2 周）：疗程 2~4 周。

慢性迁延者：疗程 3 个月。

预后良好，3~6 周内常自行缓解；慢性结节性红斑平均病期 4 个半月，皮损消退不留瘢痕。

结节性红斑诊疗流程见图 19-4-4。

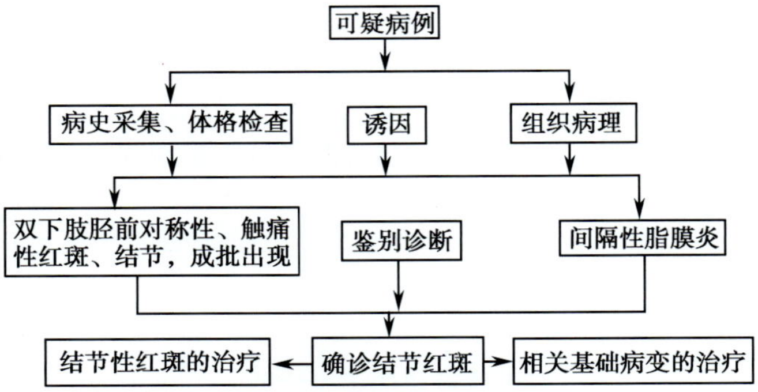

图 19-4-4　结节性红斑诊疗流程

第五节　持久隆起性红斑

门诊病历摘要

患者，男，40 岁，四肢伸侧紫红色丘疹、结节 1 年。1 年前双侧肘部、膝盖出现数个黄豆至豌豆大小紫红色丘疹、结节，后逐渐融合成蚕豆至五分钱币大小的斑块，轻微痒痛，自行外用“复方醋酸地塞米松乳膏”，疗效欠佳，部分皮疹可自行消退，消退后留有暗红色色素沉着斑，2 个月前手背、足背也出现类似皮疹。既往体健，无家族遗传性病史，无药物过敏史及传染病史。体格检查：T 36.4℃，R 18 次 /min，

P 78 次 /min，BP 120/75mmHg。神志清楚，正常面容，查体合作。心、肺、腹部检查未见异常。皮肤科检查：双侧肘部、膝盖、手背、足背对称分布蚕豆至钱币大小的紫红色形状不规则的结节、斑块，表面光滑，边界清楚（图 19-5-1）。

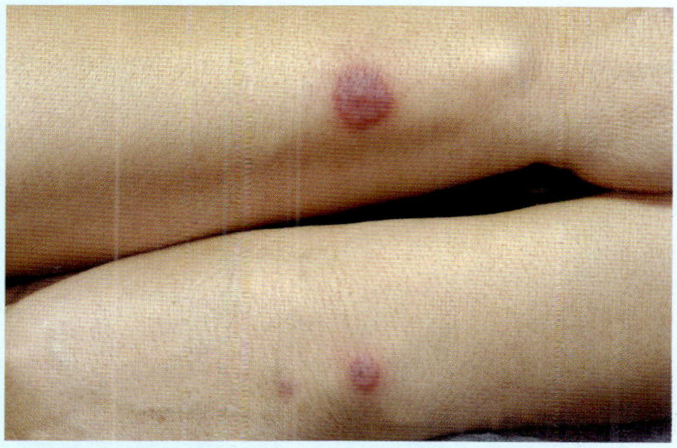

图 19-5-1　双上肢紫红色结节

【问题 1】通过上述问诊，应考虑什么疾病？

通过询问病史，中年男性，慢性病程，皮损为出现在四肢伸侧对称性结节、斑块，轻微痒痛，应考虑持久隆起性红斑（erythema elevatum diutinum，EED）。

知识点

持久隆起性红斑的临床表现

1. 多见于成人。
2. 皮损为持久性的棕红色或紫红色丘疹、结节和斑块。
3. 皮损主要分布于四肢关节伸面，尤以手足背和肘、膝伸侧多见，少数累及掌、跖、臀和耳部，多呈对称性分布，极少侵犯黏膜。
4. 本病有中度瘙痒，有些患者诉疼痛、压痛或烧灼感。
5. 病程缓慢，皮损可持续数月至数年，有时可自行消退；可有新发皮疹，迁延不愈。
6. 少数出现溃疡、水疱、大疱，发生溃疡者愈后留有瘢痕。

【问题 2】诊断依据是什么？

1. 皮损组织病理学检查非常有必要。
2. 典型临床表现，双侧肘部、膝盖、手背、足背对称分布蚕豆至钱币大小的紫红色不规则结节、斑块，结合组织病理可确诊。

【问题 3】为何选择门诊治疗？

患者为中年男性，皮疹散在，未发生溃疡、水疱、大疱，故首先选择门诊治疗。

【问题 4】患者的治疗方案是什么？

1. 局部治疗　外用或皮损局部注射糖皮质激素。
2. 系统治疗　首选氨苯砜，效果不佳时加用小剂量糖皮质激素，必要时可加用免疫抑制剂。

【问题 5】什么时候可以结束治疗？

皮疹消退，无新出皮疹，一般疗程为 2~3 个月。

住院病历摘要

患者，女，70 岁，四肢伸侧紫红色丘疹、结节伴疼痛 6 个月。6 个月前双手背、足踝出现黄豆至蚕豆大小的紫红色丘疹、结节，逐渐融合成不规则形斑块，部分斑块表面出现大小不等的水疱，水疱可破溃、结痂，伴疼痛，多次就诊无好转，皮损逐渐蔓延至双肘、双膝，自觉关节疼痛。既往体健，无家族性及遗传性病史，无药物过敏史及传染病史。体格检查:T 36.9℃,R 21 次 /min,P 84 次 /min,BP 120/80mmHg。神志清楚,正常面容,查体合作,心、肺、腹部检查等未见异常。皮肤科检查:双手背指关节伸侧可见蚕豆至钱币大小红色及紫红色结节、斑块,部分表面糜烂、结痂(图 19-5-2);双肘膝关节伸侧、双足外踝可见形状不规则棕红色斑块,表面可见陈旧性血痂。

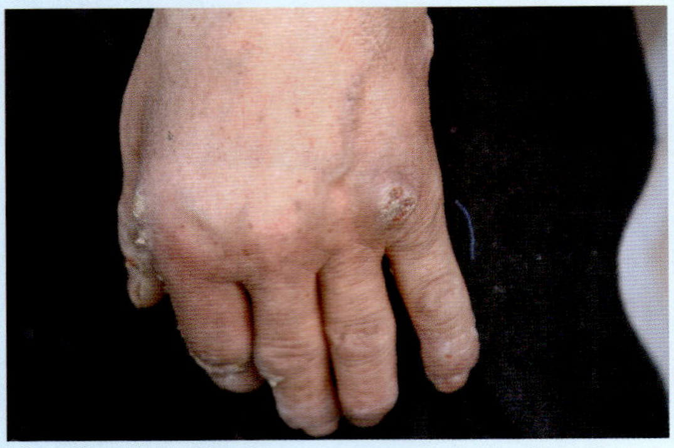

图 19-5-2 手背紫红色结节及斑块

【问题 1】通过上述问诊,应考虑什么疾病?

思路 1:老年女性,慢性病程。

思路 2:四肢伸侧以丘疹、结节、斑块为主,伴有疼痛,在此基础上伴有水疱发生。

思路 3:从有水疱的角度考虑是否为疱性疾病,患者原发疹有丘疹、结节、斑块,水疱在此基础上出现,不符合疱性疾病特点。

思路 4:疼痛性红色斑块、结节,伴有水疱损害,且出现在四肢伸侧,伴有关节痛,是否有血管炎可能,高度考虑持久隆起性红斑的少见类型。

【问题 2】通过皮损特点分析,应考虑什么疾病?

思路 1:无发热、下肢水肿等全身症状。

思路 2:典型皮损为双肘膝关节伸侧棕红色斑块,水疱出现在斑块部位,伴有糜烂、结痂,初步诊断为持久隆起性红斑。

知识点

持久隆起性红斑的鉴别诊断

1. 环状肉芽肿 皮疹常见于四肢远端伸侧,皮损为特征性的环状丘疹和结节性损害,皮损中心消退,周围紧密,形成环状、匐行状或弓形。病理改变为真皮中、上部胶原纤维变性,周围有组织细胞、淋巴细胞浸润。

2. 急性发热性嗜中性皮肤病 好发于面部、前臂,皮损为散在分布的红色斑块或结节,质较硬,呈离心性扩大,边缘隆起,斑块表面可呈乳头状或粗颗粒状,似假性水疱。常伴有发热和皮疹疼痛,皮损不对称,常伴有白细胞总数和中性粒细胞增多,血沉快。

3. 扁平苔藓 皮疹为紫红色多角形扁平丘疹,也可以融合成肥厚斑块,皮损可发生于任何部位,但四肢多于躯干,四肢屈侧多于伸侧,常伴有黏膜损害,自觉瘙痒。

【问题 3】需要完善哪些相关辅助检查?

需要完善组织病理学检查(图 19-5-3)。

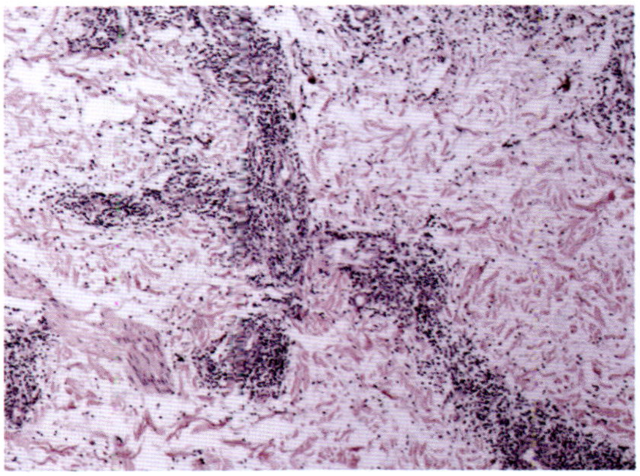

图 19-5-3　组织病理：白细胞碎裂性血管炎（急性损害期）

知识点

持久隆起性红斑的病理改变

1. 早期皮损表现为白细胞碎裂性血管炎，主要是中性粒细胞浸润及较多核尘。
2. 进展期皮损，炎性浸润被肉芽组织纤维化，脂质沉积所取代。
3. 晚期血管真皮纤维化，反映了临床上见到的皮损“初软后硬”的慢性持续性进展过程。

【问题 4】病理检查时应注意什么？

血管炎中有多种疾病组织病理表现为白细胞碎裂性血管炎，当病理出现此类血管炎时，需要结合临床特点，且注意找到持久隆起性红斑的晚期纤维化特点，与其他白细胞碎裂性血管炎在病理上相鉴别。

知识点

伴有白细胞碎裂性血管炎病理改变的常见疾病

1. 过敏性紫癜　基本损害有瘀点、瘀斑。病理改变为真皮毛细血管及小血管内皮细胞肿胀、闭塞。管壁有纤维蛋白渗出、变性及坏死。血管壁及血管周围有中性粒细胞浸润和核碎裂。

2. 变应性皮肤血管炎　好发于下肢及踝部，皮疹多形性，包括红斑、丘疹、风团、紫癜、血疱、结节、溃疡。病理同过敏性紫癜。

3. 荨麻疹性血管炎　皮疹为持续时间较长的风团，病理改变主要表现真皮血管内皮细胞肿胀，血管周围除单核细胞外有较多的中性粒细胞，可见核尘及红细胞外溢，血管壁有纤维蛋白样变性。

4. 急性发热性嗜中性皮肤病　病理改变表皮无明显变化。表皮下水肿，真皮血管扩张，内皮细胞肿胀；血管、汗腺淋巴管周围主要为中性粒细胞浸润，可有核碎裂。晚期皮损淋巴细胞浸润。

【问题 5】入院后如何选择诊疗方案？

此患者入院后首先要明确诊断，患者皮疹伴有糜烂，局部治疗仅能对症治疗，主要以全身系统治疗为主。制订以下治疗方案：

1. 氨苯砜，开始口服 25mg，3 次 /d，如果患者耐受好，每日 100mg 为最佳剂量。
2. 氨苯砜疗效不佳时，可加用醋酸泼尼松 20~40mg/d，控制病情后，逐渐减少至 5~10mg/d，维持治疗数月。
3. 有明显纤维化增生的损害可加用维胺酯 25mg，3 次 /d，或异维 A 酸 10mg，2 次 /d。
4. 部分顽固患者需要使用雷公藤制剂、秋水仙碱、沙利度胺等。

在治疗过程中应注意药物的不良反应，且在病情稳定情况下减量，不宜过快，否则容易复发。

【问题 6】如何把握疗程？预后如何？

治疗疗程为3~6个月，预后良好，但本病易复发。

持久隆起性红斑诊疗流程见图19-5-4。

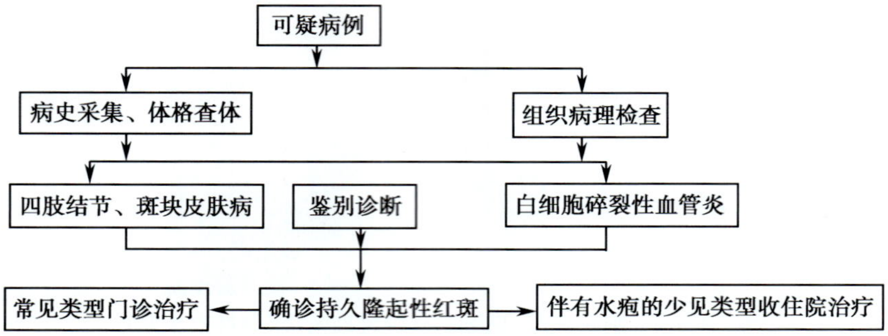

图19-5-4　持久隆起性红斑诊疗流程

第六节　硬　红　斑

门诊病历摘要

患者，女，19岁，学生。下肢红斑、结节1个月。1个月前无明显诱因左小腿屈侧出现一甲盖大小红色浸润性斑块，压痛阳性，未在意，结节逐渐扩大至核桃大小，疼痛加重，就诊于附近诊所，考虑"炎症"，给予"布洛芬缓释胶囊"口服，症状缓解不明显；1周前左小腿结节表面出现破溃，右侧小腿内侧及内踝处出现两侧甲盖大小暗红色结节，故来就诊。病程中无低热、乏力、食欲缺乏、多汗、夜间咳嗽、咳痰等不适，无恶心、呕吐，近期体重未见明显减轻。既往体健。否认食物及药物过敏史，否认家族性遗传病史。体格检查：T 37.0℃，R 22次/min，P 86次/min，BP 120/70mmHg。神志清楚，精神可，查体合作。心、肺、腹检查未见异常。皮肤科检查：左侧小腿屈侧可见一约3cm×5cm大小暗紫红色结节，境界不清，结节中央可见破溃及少许血性渗出；右小腿内侧及内踝可见两个甲盖大小暗紫红色结节，结节触之有明显的浸润感，压痛阳性（图19-6-1）。

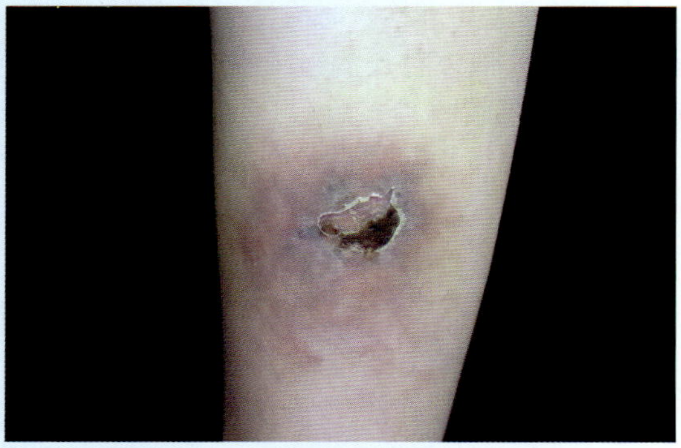

图19-6-1　下肢暗红色浸润性斑块伴溃疡

【问题1】通过上述问诊，应考虑什么类型疾病？

通过上述病史询问，根据患者青年女性，下肢结节伴疼痛，应初步考虑血管炎或脂膜炎类的疾病。

【问题2】结合患者的辅助检查结果应进一步考虑什么病？

患者完善检查提示血沉43mm/H，T-spot呈强阳性，胸部X线片示心、肺、膈未见明显异常。虽然没有提示结核病灶，患者也无明显的结核中毒症状，也应该高度怀疑硬红斑（erythema induratum）。并积极寻找其他少见部位的结核，完善组织病理学检查明确诊断（图19-6-2）。

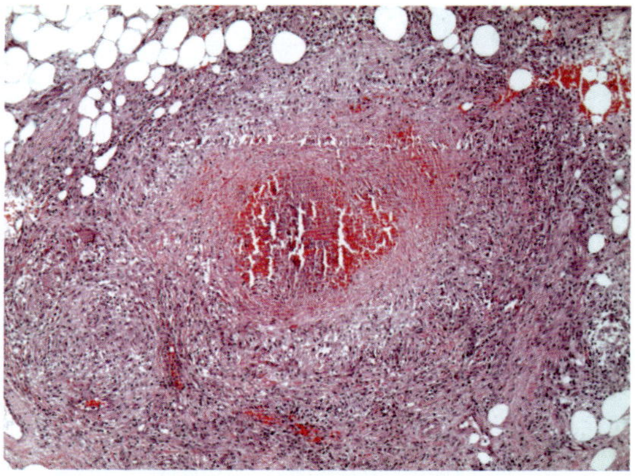

图19-6-2　组织病理：血管炎及结核性肉芽肿改变

知识点

硬红斑病因及发病机制

病因尚有争议，大多认为是一种结核疹，患者常伴发结核，如肺结核、淋巴结核或其他内脏结核；PPD 试验强阳性，但罕见在病灶中找到结核分枝杆菌。近年来多数学者认为硬红斑是一种累及皮下小动脉和静脉的血管炎。

知识点

硬红斑的组织病理学特征

1. 表皮萎缩，真皮深层和皮下组织有明显的血管炎改变。

2. 血管内皮细胞肿胀、变性或增生，血栓形成，管腔闭塞。血管周围最初有淋巴细胞浸润，浸润灶内有明显的干酪样坏死，形成结核结构，脂肪细胞变性坏死，周围绕以增生的巨噬细胞、成纤维细胞、异物巨细胞。

根据患者临床表现、皮损特点、实验室检查、病理检查，可明确诊断为硬红斑。

知识点

硬红斑的临床特点

1. 多见于青年女性，冬春季发病或加剧。

2. 好发于小腿下部屈侧，多对称。

3. 基本损害为 1~2cm 的硬结，数个至数十个不等，结节略高起皮肤，呈暗红色或紫蓝色斑块，境界不清，固定而硬，压痛明显，可自行消退；部分结节可破溃，形成边缘峭壁状潜行性溃疡，基底为柔软的暗红色肉芽组织，分泌淡黄色稀薄脓液，愈后留萎缩性瘢痕。

4. 寒冷可诱发，病程慢性，反复发作，皮损新旧交替，硬结、溃疡、瘢痕可同时并存。

5. 常与内脏结核并发。

6. 临床分两型，包括 Bazin 型（属血源性皮肤结核病）、Whitfield 型（被认为是一种血管炎）。

【问题 4】患者应诊断硬红斑哪一类型？

积极完善相关检查未发现结核病灶，可诊断为：Whitfield 型。但仍应密切随访结核相关指标。

【问题 5】下一步如何治疗及疗程如何？

硬红斑属皮肤结核，应抗结核治疗。若找到明确的结核病灶，既往未正规抗结核治疗，抗结核疗程至少在半年以上。积极寻找和治疗体内其他部位的结核病灶。若只有皮肤表现，至少选用一种杀菌药和一种抑菌药“二联”抗结核治疗，疗程在 2~6 个月。

知识点

硬红斑的治疗方法

1. 支持疗法　注意休息，抬高患肢，加强营养。

2. 全身治疗　强调早期、足量、规律联合用药原则。常用药物有异烟肼、利福平、乙胺丁醇、吡嗪酰胺、对氨基水杨酸钠及链霉素等。以上药物进行配伍联合。

异烟肼：3~6mg/(kg·d) 或 300mg，1 次 /d 顿服。

乙胺丁醇：15mg/(kg·d)或 750mg，1 次 /d 顿服。

注意肝肾损害者慎用或忌用。

3. 局部治疗

(1)局部外用抗结核药物：5% 异烟肼软膏，10% 庆大霉素软膏，15%~20% 对氨基水杨酸软膏，每日 2~4 次。

(2)链霉素 0.5~1.0g，加 2% 利多卡因 5~10ml 于皮损底部及周围注射，每周 1 次，共 5~6 次。

(3)物理疗法：紫外线照射能促进皮损血液循环，增强患者抵抗力，氦氖激光、冷冻等可适当选用。

(4)手术治疗皮损较小，早期孤立性损害可切除。

4. 若单用抗结核药物效果不明显，可同时口服或外用糖皮质激素，口服氨苯砜，活血化瘀等治疗，形成溃疡者可给予抗感染治疗。

【问题 6】硬红斑属皮肤结核，皮肤结核有哪些临床类型？

1. 寻常狼疮。
2. 疣状皮肤结核。
3. 瘰疬性皮肤结核。
4. 丘疹坏死性皮肤结核。
5. 硬红斑。
6. 颜面粟粒型狼疮。
7. 播散性粟粒型皮肤结核。

【问题 7】硬红斑需要和哪些疾病鉴别？

主要和结节性红斑、结节性多动脉炎、小腿红绀病等鉴别。

知识点

硬红斑的鉴别诊断

1. 结节性红斑　好发于小腿伸侧，色鲜红，局部疼痛，压痛明显，结节不破溃，常伴发热和关节痛等全身症状。组织病理为间隔性脂膜炎。

2. 结节性多动脉炎(皮肤型)　多发于足、小腿及前臂的网状青斑处，不对称，结节沿血管发生，淡红或鲜红色，常有压痛、自发痛，可侵犯血管形成瘀斑、坏死或溃疡。组织病理：真皮皮下交界处中小动脉发生变性坏死纤维化。

3. 小腿红绀病　好发中青年女性，为小腿下部弥漫性对称性青紫斑，无结节及溃疡发生，患处皮温低于正常皮肤。往往寒冷季节发病或加重。

4. 瘰疬性皮肤结核　往往发生在颈部及胸部上侧。常单侧发生，很少见于小腿的屈侧面。有瘘管形成，和下方淋巴结核、骨结核及关节结核密切相关。

5. 梅毒性树胶肿　损害常不对称，结节坚硬，发展较快，溃疡边缘锐利，基底有坏死组织及树胶样分泌物。有性接触史，梅毒血清反应阳性，组织病理为梅毒性肉芽肿伴闭塞性血管内膜炎。

第七节　色素性紫癜性皮肤病

门诊病历摘要

患者，男，51 岁，双下肢红色瘀点 1 年。1 年前无明显诱因双胫前出现针尖大小红色皮疹，不痛不痒，随后红疹逐渐增多连成片，部分皮疹变为褐色，皮疹时有新发，偶有轻度瘙痒。既往有原发性高血压史 3 年，口服“苯磺酸氨氯地平、阿司匹林”治疗 2 年。体格检查：T 36.5℃，R 22 次 /min，P 86 次 /min，

BP 135/70mmHg。神志清楚，正常面容，查体合作。循环、呼吸等系统查体未见异常。皮肤科检查：双胫前区见对称分布的、群集的、针尖大小红色瘀点，部分瘀点融合成片，呈棕褐色（图 19-7-1）。

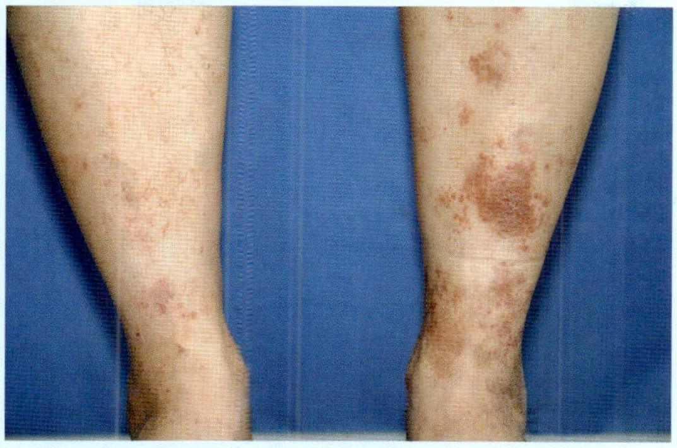

图 19-7-1 下肢棕褐色瘀点、瘀斑

【问题 1】通过上述问诊，应考虑什么疾病？

通过上述病史询问，中老年男性患者，慢性病程，双胫前区瘀点，伴轻度瘙痒，部分皮疹呈褐棕色，首先考虑色素性紫癜性皮肤病（pigmented purpuric dermatoses）。此外，患者有口服阿司匹林 2 年用药史，也支持该诊断。

知识点

色素性紫癜性皮肤病的发病机制

1. 色素性紫癜性皮肤病是一组由淋巴细胞介导的红细胞外渗所致的疾病，分为进行性色素性紫癜性皮肤病、毛细血管扩张性环状紫癜及色素性紫癜性苔藓样皮炎 3 种。

2. 3 种色素性紫癜性皮肤病组织病理表现及发病机制类似，可能与毛细血管壁病变有关，重力和静脉压力升高是重要的局部诱发因素。

3. 某些药物（如硫胺类、非那西丁、阿司匹林等）也可引起发病，该病可由Ⅳ型变态反应介导。

【问题 2】通过皮损特点分析，应考虑什么疾病？

根据皮损特点，即群集的针尖大小红色瘀点，部分瘀点融合成片，呈棕褐色，新发瘀点与陈旧皮损交替出现呈“辣椒粉”样变，符合进行性色素性紫癜性皮肤病特点。

知识点

色素性紫癜性皮肤病的临床表现

1. 进行性色素性紫癜性皮肤病　常对称发生于男性的胫前区，皮损初起为群集针尖大小红色瘀点，融合成片并逐渐向外扩展，新瘀点可不断发生，散在陈旧皮损内或其边缘，呈辣椒粉样，皮损数目不等，常无自觉症状，病程慢性，持续数年后可自行缓解。

2. 毛细血管扩张性环状紫癜　常对称发生于女性胫前区，皮损为针尖大红色瘀点组成的紫色环状斑疹，直径 1~3cm，边缘毛细血管扩张明显，周边扩大呈环状，半环状或同心圆样外观，皮损可自然消退，但其边缘可再发红疹，反复迁延数年。

3. 色素性紫癜性苔藓样皮炎　常对称发生于 40~60 岁男性的胫前区，亦可累及大腿、躯干及上肢，皮损为细小铁锈色苔藓样丘疹，伴紫癜性损害，可融合成界限不清的斑片，有不同程度瘙痒，常持续数月至数年。

【问题3】最后诊断为什么疾病？需要和哪些疾病相鉴别？

患者中老年男性，慢性病程，有阿司匹林用药史，双下肢胫前对称发生皮疹，以绛红色和棕黄色瘀点为主，呈辣椒粉样改变。结合皮肤组织病理检查明确诊断为进行性色素性紫癜性皮肤病（图19-7-2）。

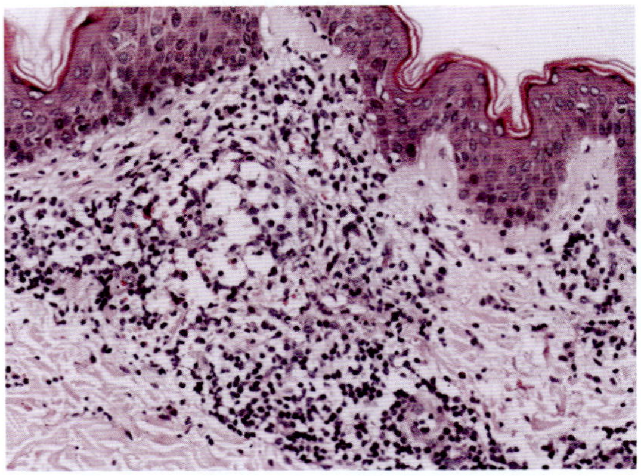

图19-7-2　组织病理：真皮浅层血管周围炎症细胞浸润及明显管外红细胞

知识点

色素性紫癜性皮肤病的组织病理特点

3种色素性紫癜性皮肤病的组织病理变化相似，表现为真皮毛细血管内皮细胞肿胀，周围有大量淋巴细胞、组织细胞，偶有少量中性粒细胞浸润，管周红细胞外渗，含铁血黄素沉着。

知识点

进行性色素性紫癜性皮肤病的鉴别诊断

1. 过敏性紫癜　发病突然。部分患者发疹前有发热、咽痛、乏力等全身症状。皮损以瘀点、瘀斑为主，伴有多形性损害，常陆续成批发生双下肢，无痒感。可伴有关节酸痛、腹痛及肾脏损害。一般2~3周可自行消退，但易复发。

2. 淤积性皮炎　多见于中老年男性。皮损为暗红斑、丘疹，可伴有水疱、糜烂或溃疡，可有渗出或干燥、结痂，有色素沉着斑片。患肢小腿内侧上半部分有不同程度的静脉曲张，下半部分有水肿。皮损处瘙痒明显。

3. 匐行性血管瘤　发病极缓慢，皮损为匍匐状，环状或网状鲜红色、紫色斑片，压之褪色，表面有细小鳞屑，可有毛细血管扩张，无主观症状，皮损以下肢多见，单侧分布。

【问题4】常规药物治疗方案是什么？

本病程慢性，持续数年后也可自行缓解，治疗效果常不满意。

1. 注意休息，抬高患肢，勿站立过久。

2. 治疗可静脉滴注或口服维生素C，口服抗组胺药和芦丁等。系统应用糖皮质激素可在短期内见效，但减量时或停药后易复发。静脉滴注活血化瘀类中药可能有效。

3. 局部可外用糖皮质激素霜剂或软膏等。

【问题5】恢复到什么程度可以结束治疗？

本病治疗需4~8周可见效，皮损逐渐消退时药物可逐渐减量直至停药。

第八节　青斑性血管病

门诊病历摘要

患者，女，36 岁，右小腿红斑 6 个月，破溃伴疼痛 3 个月。患者半年前右足内踝处出现紫癜样红斑伴疼痛，此后皮疹逐渐增多，波及右小腿内侧。3 个月前部分皮疹破溃，破溃面逐渐扩大至甲盖大小，常规抗炎治疗无效，部分愈后留有白色萎缩性瘢痕。患者既往体健，家族中无类似疾病患者。体格检查：T 36.5℃，R 22 次 /min，P 66 次 /min，BP 125/70mmHg。神志清楚，正常面容，查体合作。循环、呼吸等系统查体未见异常。皮肤科检查：右足内踝至小腿部位可见绿豆至甲盖大小的瘀点、瘀斑，呈网状分布，部分中央坏死形成溃疡，部分愈合后遗留象牙白色萎缩性瘢痕（图 19-8-1）。

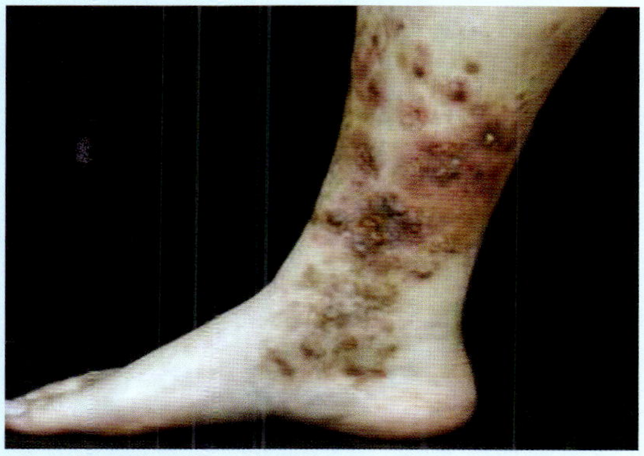

图 19-8-1　足内踝至小腿部位可见绿豆至甲盖大小的瘀点、瘀斑，呈网状分布，部分中央坏死形成溃疡，伴白色萎缩性瘢痕

【问题 1】通过上述问诊，应考虑什么疾病？

通过上述病史询问，中青年女性，慢性病程，红斑基础上有溃疡，疼痛，首先要考虑血管炎类疾病，其中青斑性血管病（livedoid vasculopathy，LV）可能性大。

知识点

青斑性血管病的发病机制

青斑性血管病可能的致病因素有机体高凝状态，纤维蛋白溶解障碍和 / 或与免疫系统疾病相关。LV 核心病理生理学变化是真皮微静脉内血栓形成，继而引起供血区域缺血坏死，最终造成溃疡、白色萎缩性瘢痕。LV 确切的发病机制不明，目前研究显示它与体内多项生物化学反应缺陷相关，包括狼疮抗凝物阳性、高同型半胱氨酸血症、抗心磷脂抗体水平增高、蛋白 C 和 / 或蛋白 S 活性降低、冷球蛋白血症、血小板 P 选择素表达增高、Leiden *V* 基因因子突变、凝血酶原基因 *G20210A* 突变、纤溶酶原激活物抑制剂 1 启动因子突变、抗凝血酶Ⅲ缺乏等。近来有学者报道 LV 与高脂蛋白 a 血症有关。脂蛋白 a 具有促凝血、抗纤溶的特征，也是诱发心血管疾病的一项独立高危因素。总之，LV 是血管阻塞性疾病，多重机制参与了该血栓事件。

【问题 2】通过皮损特点分析，应考虑什么病？

中青年女性，慢性病程，红斑基础上有溃疡，疼痛。临床结合病理可诊断为青斑性血管病。

知识点

青斑性血管病的临床表现

病变最常累及小腿，也可累及脚踝和 / 或足背。病变常呈双侧，但也可单侧发病。典型临床表现为青斑性改变和白色萎缩。另一常见表现为溃疡。

1. 青斑性改变　青斑性改变为深部、几乎无法触及的轻度红斑性结节，呈线状或角状外观。该表现类似于网状青斑。

2. 白色萎缩　白色萎缩为光滑、白色、萎缩性斑块，周围存在色素沉着和毛细血管扩张。经常夹杂少量点状色素沉着。白色萎缩可在既往有 / 无溃疡的部位发生。

3. 溃疡　常见浅表溃疡，直径常为 1~5mm。也可发生较大和较深的溃疡。在移除溃疡表面焦痂后，可见穿凿样、角形或星形溃疡。

多数青斑性血管病患者的受累区域存在重度疼痛、烧灼感或瘙痒。

【问题 3】青斑性血管病的组织病理特点是什么？

特征性病变见于真皮浅层、中层和 / 或下层的血管。受累血管呈管壁增厚和局灶性血栓形成，伴内皮增生和血管内膜下层透明变性（图 19-8-2）。

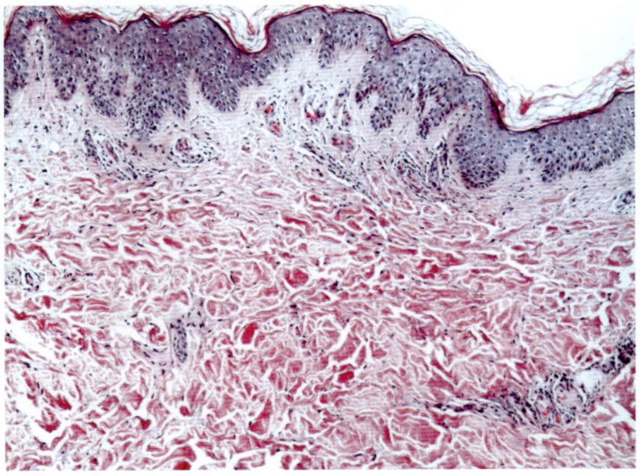

图 19-8-2　组织病理：血管内皮增生、血管内膜下层透明变性、可见血栓

【问题 4】需要和哪些疾病相鉴别？

青斑性血管病变的鉴别诊断包括一系列疾病，这些疾病可能导致皮肤变色、溃疡或下肢结节。鉴别诊断中最常见的疾病为下肢慢性静脉疾病、周围血管病、血管炎。

1. 下肢慢性静脉疾病　多表现为下肢皮肤色素沉着过度、水肿及静脉曲张。患者存在溃疡，常位于内踝附近，通常较浅，边界不规则，存在黄色纤维蛋白性渗出物。还可能发生白色萎缩。

2. 下肢外周血管疾病　可导致缺血性溃疡，常位于足趾、足跟、踝部或胫部，溃疡边界清晰，呈“穿凿样”外观。外周脉搏减弱。

3. 血管炎　累及中等大小皮肤血管的血管炎，例如皮肤型结节性多动脉炎、抗中性粒细胞胞质抗体（ANCA）相关性血管炎、混合型冷球蛋白血症、血栓闭塞性脉管炎、淋巴细胞性易栓性动脉炎，可能表现为皮下结节、溃疡、网状青斑或葡萄状青斑。

【问题 5】该病的治疗措施是什么？如何选择药物？

治疗青斑性血管病通常采取联合干预。没有单一疗法对所有患者有效。

1. 一般措施　疼痛治疗和伤口护理是治疗的重要方面。戒烟和压迫治疗也可能有益。

疼痛治疗：通常是对乙酰氨基酚或非甾体抗炎药（例如吲哚美辛）。对于顽固性溃疡患者，可口服三环类药物、加巴喷丁、普瑞巴林或卡马西平。

伤口护理：伤口护理需保持创面湿润并控制继发感染。

戒烟：吸烟不利于创伤愈合，鼓励患者戒烟。

压迫治疗：对存在相关静脉功能不全的患者有益。

2. 药物治疗　治疗包括使用抗血小板药、抗凝血药、纤溶药。

抗血小板药：如阿司匹林、双嘧达莫、己酮可可碱。阿司匹林单用或联用双嘧达莫有益，在治疗后数月内，青斑性血管病的体征和症状可改善。己酮可可碱单用或与阿司匹林联用，可改善血液的高黏滞性，并可抑制血小板和红细胞聚集，在治疗数月内可见临床改善。

抗凝血药：华法林、肝素、直接口服抗凝血药。口服华法林或皮下给予低分子量肝素治疗期间，临床症状改善迅速。直接口服抗凝血药无须频繁监测。

【问题 6】如何监测用药？

抗凝血药治疗需要监测凝血酶原时间 / 国际标准化比值（PT/INR）。监测频率取决于 PT/INR 值随时间推进的稳定程度和临床状态的改变。开始 1 周至少 2 次，抗凝血药剂量稳定后通常每 4 周 1 次。

（康晓静）

第二十章　嗜中性皮肤病

组织病理(图片)

第一节　白　塞　病

门诊病历摘要

患者,男,40 岁,反复口腔溃疡 3 年,生殖器溃疡 2 周。患者 3 年来口腔溃疡反复发作,随时间推移口腔溃疡发作频繁。2 周前发现冠状沟附近溃疡。已完善 HIV 抗体、TPHA、RPR、真菌检查、自身免疫抗体检测,均未见异常。病程中诉乏力。否认冶游史,既往体健,无家族性及遗传性病史,无药物过敏史及传染病史。体格检查:T 36.4℃,R 22 次 /min,P 86 次 /min,BP 135/70mmHg。神志清,查体合作。心、肺、腹检查未见明显异常。皮肤科检查:舌缘、软腭、上唇散在分布米粒至黄豆大小椭圆形溃疡,边缘清楚,深浅不一,溃疡底部有黄色覆盖物,周围可见清晰红晕(图 20-1-1);冠状沟附近见一蚕豆大小的深在溃疡,边界清,表面湿润。

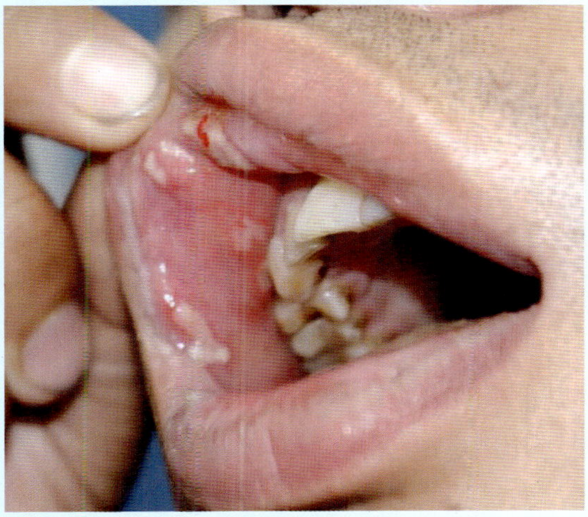

图 20-1-1　口腔多发溃疡

【问题 1】通过上述问诊,应考虑什么疾病?

根据患者病史,相关检查未见明显异常,且否认冶游史,首先考虑白塞病(Behcet disease)可能。

知识点

白塞病的定义及临床表现

白塞病(Behcet disease,BD)又称“口 - 眼 - 生殖器综合征”,是以反复发作的口、眼、生殖器和皮肤损害为特征的细小血管炎,病情严重时可累及中、大血管,出现多系统、多脏器损害。本病多见于地中海、中东、日本和中国等国家和地区,易感基因为 *HLA-B51*。好发于中青年,女性略多于男性,但重症者(如失明、危及生命)多为男性。

主要临床表现：

1. 口腔溃疡　发生率98%，多为首发症状。溃疡单发或多发，圆形或不规则形，境界清楚，自觉疼痛。为自限性，1~2周愈合，愈后不留瘢痕，每年至少发作3次以上。

2. 生殖器溃疡　发生率约80%。多见于外生殖器、肛周、会阴等处。较口腔溃疡深而大，数目少，反复发作次数也显著少于口腔溃疡，疼痛剧烈，愈合较慢。

3. 皮肤损害　发生率60%~80%，皮损类型多样，常见有：

结节性红斑样：较结节性红斑持续时间长，皮损此起彼伏，同一患者可见不同期的损害；毛囊炎样：好发于胸背、下肢，皮损为无菌性脓疱、丘疹，周围红晕；针刺反应阳性：用生理盐水皮内注射、无菌针头皮内刺入及静脉穿刺等均可在受刺部位于24~48小时后出现直径2mm以上的红色丘疹或脓疱，有诊断意义。

4. 眼损害　发生率约50%，男性易受累，且症状重、预后差。24岁以前发病者累及眼部危险性高，35岁以后发病者眼部严重累及明显减少。葡萄膜炎最常见，可出现视力下降甚至失明。

5. 其他系统表现　约40%伴有关节肿痛；亦可累及消化道、周围神经与中枢神经系统、骨髓，以及心、肾、肺、附睾和大血管等。

【问题2】通过病史及皮损特点，还应与什么疾病鉴别？

本病应与口腔单纯疱疹、天疱疮、炎症性肠病等进行鉴别。

知识点

容易被误诊的白塞病

1. 以反复发作口腔溃疡为主要表现的白塞病　易被误诊为单纯复发性口腔溃疡、口腔单纯疱疹、天疱疮、口腔癌等疾病。

2. 以生殖器溃疡为主要表现的白塞病　女性患者易被误诊为急性女阴溃疡，男性易被误诊为梅毒、赖特综合征（Reiter综合征）等。

3. 以关节损害为主要表现的白塞病　易被误诊为强直性脊柱炎、风湿性关节炎。

4. 以消化道症状为主要表现的白塞病　易被误诊为克罗恩病、溃疡性结肠炎等。

5. 以皮肤损害为主要表现的白塞病　易被误诊为结节性红斑、皮肤感染、急性发热性嗜中性皮肤病、大动脉炎、结节性动脉炎、变应性肉芽肿性血管炎等。

【问题3】最后可诊断什么疾病？

根据临床表现、皮损特点，结合组织病理（图20-1-2），可诊断白塞病。

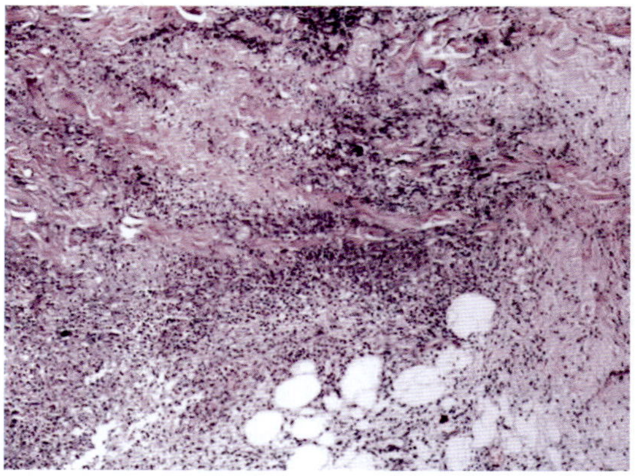

图20-1-2　组织病理：白细胞碎裂性血管炎

知识点

白塞病的国际诊断标准(1990)

1. 复发性口腔溃疡　1年内反复发作至少3次。
2. 生殖器反复溃疡
3. 眼部病变　前和/或后葡萄膜炎,裂隙灯显微镜检查玻璃体内有细胞浸润,可有视网膜血管炎。
4. 皮肤病变　结节性红斑、假性毛囊炎、脓性丘疹,或未服用糖皮质激素而出现痤疮样皮疹。
5. 针刺试验阳性　无菌20号针头斜行刺入皮内,24~48小时后出现米粒大小、直径2~5mm的红色丘疹或脓疱。

具有复发性口腔溃疡及其余4项中任何2项可确诊,其诊断敏感性及特异性分别为91%和96%。对符合诊断标准中2条,尤其有眼部特异表现合并另一条标准者,在除外其他疾病后可诊断不完全白塞病,但应密切随访(表20-1-1)。

表 20-1-1　2013年国际白塞病分类标准和评分系统

临床表现	评分/分
眼部损害	2
口腔溃疡	2
外阴溃疡	2
皮肤损害	1
神经系统病变	1
血管表现	1
针刺反应阳性	1

2013年国际白塞病研究小组对来自27个国家的2556例白塞病患者进行深入研究,并在此基础上提出了新的分类标准和评分系统,见表20-1-1。新标准敏感性(93.9%)显著提高,同时仍保持高特异性(92.1%)。新标准对眼炎、口腔溃疡、生殖器溃疡、皮肤损害、中枢神经系统及血管受累情况进行评分,总得分4分及以上可诊断为白塞病。其中针刺试验为非必要条件,若检查结果阳性,则加1分。口腔及外阴溃疡、眼、皮肤、神经系统、血管损害的定义同1990年分类标准。

知识点

白塞病的组织病理学特点

1. 基本病变为血管炎,大小血管均可受到不同程度侵犯。
2. 口腔、皮肤损害常为小血管的白细胞碎裂性和淋巴细胞性血管炎。
3. 血管内细胞增生,内膜增厚,管腔狭窄、闭塞,血管壁及管周有炎症细胞浸润。

【问题4】什么原因导致该病的发生?

白塞病与遗传(家族遗传、*HLA-B51* 6号染色体)、感染(链球菌、大肠埃希菌、金黄色葡萄球菌、单纯疱疹病毒)、自身免疫等因素有关。

【问题5】该患者现阶段如何治疗?

患者为青年男性,无其他病史,现仅有反复发作的口腔溃疡及冠状沟附近一深在溃疡,可首先考虑门诊治疗。

1. 一般治疗　应卧床休息。控制口咽部感染,避免进食刺激性食物。

2. 局部治疗 局部及病灶内使用糖皮质激素，疼痛明显可使用麻醉剂。

3. 全身治疗 秋水仙碱 0.5~1.5mg/d；沙利度胺 100mg/d。上述药物可联用。

【问题 6】如何做好患者的随访工作？

建议 2 周 ~1 个月随访 1 次，关注患者疗效评价、药物不良反应，药物的减量和停用需根据患者的病情改善情况决定。须特别注意的是，如评估患者病情继续加重或出现其他系统损害时，建议住院治疗。

住院病历摘要

患者，女，35 岁，反复口腔溃疡 5 年，双下肢红疹、外阴溃疡 2 周。患者反复口腔溃疡 5 年，发作时疼痛明显，未经治疗，溃疡可自愈。偶有双膝、手指关节痛。2 周前双下肢开始出现黄豆至核桃大小红斑，局部肿痛，伴发热，体温最高 38.9℃。双膝、双侧腕关节疼痛。吞咽时咽部疼痛难忍，不能进食。同时出现外阴溃疡，位于大阴唇内，疼痛不适。既往无其他基础性疾病；无家族及遗传病史，无药物过敏及传染病史。6 个月前因"发热、右下腹痛 3 日"在当地医院行"阑尾切除术"，术中未见阑尾有脓液渗出。术后仍然发热、腹痛、大便隐血阳性，用多种抗生素、中药治疗，1 个月后病情缓解。体格检查：T 38.7℃，R 22 次 /min，P 88 次 /min，BP 100/70mmHg。消瘦，痛苦面容，双侧扁桃体肿大，心、肺、腹检查未见异常，左膝关节轻压痛，未见明显肿胀。皮肤科检查：咽充血，双侧扁桃体及其周围可见绿豆大小溃疡，周围红晕，上附黄白色絮状物；肘窝静脉采血处可见米粒大小红色丘疹，中央黄白色脓点；双下肢散在分布黄豆至核桃大小红色结节、斑块，边界不清，局部皮温略高，压痛(+)；大阴唇内侧两处黄豆大溃疡面，表面可见黄白色分泌物附着(图 20-1-3)。

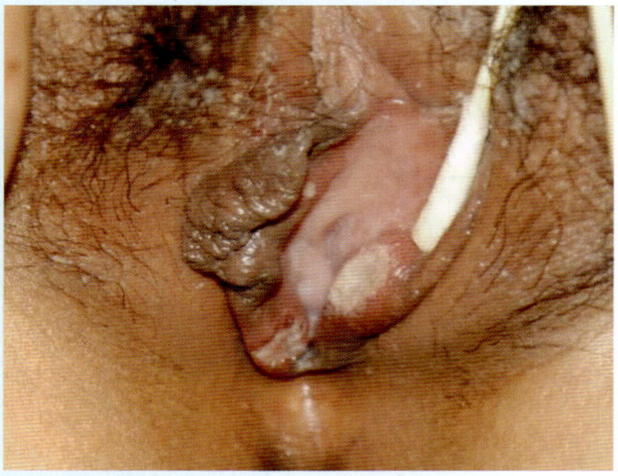

图 20-1-3 大阴唇溃疡

【问题 1】通过上述问诊，应考虑什么疾病？

患者中年女性，慢性病程，急性发作，有反复发作的口腔溃疡、外阴溃疡，伴有发热、红斑、关节痛、腹痛等多种临床表现，应高度怀疑有无白塞病，此外应排除结缔组织病的可能。

【问题 2】通过体格检查与实验室检查，应考虑什么疾病？

血常规：白细胞计数 15×10^9/L，中性粒细胞百分比 79%，淋巴细胞百分比 15%，单核细胞百分比 4%；血沉 70mm/h；C 反应蛋白 60mg/L；抗链球菌溶血素"O"(ASO) 1∶800；类风湿因子、抗核抗体均阴性，血培养 2 次均无菌生长，外阴溃疡分泌物培养无菌生长；胸部 X 线片示心肺膈正常。

思路 1：患者反复发作的口腔黏膜多发溃疡 5 年。

思路 2：有生殖器多发溃疡、针刺试验阳性；伴有关节受累、皮肤结节性红斑；类风湿因子、抗核抗体、血培养、分泌物培养均阴性；根据白塞病的诊断标准，可明确诊断白塞病，该患者还存在急性上呼吸道感染和化脓性扁桃体炎。

【问题 3】患者下一步应当如何处理？

依据上述病史，确诊为白塞病，因患者为中年女性，病程中有发热、关节痛、腹痛等症状，考虑合并有系统受累，故应立即住院治疗。

【问题 4】该患者需要完善哪些相关辅助检查？需要与哪些疾病鉴别诊断？

思路 1：进行 PPD 试验、抗链球菌溶血素"O"、梅毒血清学检查、自身免疫抗体，以排除结核、链球菌感染、梅毒和结缔组织病等。

思路 2：类风湿因子及 *HLA-B27* 检测，以排除类风湿关节炎和脊柱关节病相关性关节炎。

思路 3：胃肠钡餐造影或胃肠镜检查、血管造影或超声、胸部 CT、头颅 MRI 以及眼科检查，以排除克罗恩病等炎性肠病，判定白塞病的病变部位及范围。

【问题 5】入院后病情评估应注意哪些问题？

白塞病患者在病程中可能发生失明、腔静脉阻塞、瘫痪，重症者可导致死亡，故应详细询问病史，细致查体，早期发现、早期诊断、早期治疗，减少并发症的发生。

知识点

白塞病的特殊类型

1. 肠白塞病　白塞病引起消化系统病变，好发于回盲部，较为常见，可表现为胃肠道浅表性溃疡，少数溃疡较深可并发穿孔、出血等病变。

2. 血管白塞病　白塞病引起大、中血管病变，可表现为大中动脉或大中静脉的血栓形成或动脉瘤，其中下肢静脉、腔静脉血栓形成较为常见。肺动脉受累包括肺动脉瘤和肺动脉血栓形成，发生率 <5%，但病死率高达 25%。心脏受累包括瓣膜病变、心肌炎和心包炎，罕见冠状动脉受累及心脏内血栓形成。

3. 神经白塞病　白塞病引起神经系统病变时，可累及中枢及周围神经，根据受累部位可分为：①脑干型；②脑膜炎型；③脊髓型；④周围神经型；⑤小脑型。一般较为少见，但预后差，死亡率高，应积极治疗。

【问题 6】入院后如何选择诊疗方案？

依据上述病史，该患者明确诊断为白塞病。分析病史为慢性复发，急性发作，伴有发热、关节痛、腹痛，考虑白塞病累及消化道可能，可制订以下治疗方案：

1. 应卧床休息，如控制口、咽部感染，避免进食刺激性食物。
2. 局部及病灶内使用糖皮质激素，局部使用麻醉剂。
3. 非甾体抗炎药物，如吲哚美辛等。
4. 醋酸泼尼松 1mg/(kg·d)。
5. 免疫抑制剂　硫唑嘌呤 2~2.5mg/(kg·d)；甲氨蝶呤 7.5~15mg/ 周；环磷酰胺可与醋酸泼尼松联合使用，剂量为 2~3mg/(kg·d) 口服，疗程 10~14 日，或 500mg/m^2 体表面积每周 1 次静脉注射，2~4 周为 1 个疗程；环孢素 3~5mg/(kg·d)。
6. 生物制剂　抗 TNF-α(英夫利昔单抗、依那西普、阿达木单抗)、抗 CD20 单抗(利妥昔单抗)、干扰素(IFN)α-2α、白细胞介素 -6 抑制剂。
7. 其他　雷公藤制剂；抗血小板聚集药物(阿司匹林、双嘧达莫)等。

知识点

白塞病的治疗原则

1. 本病目前尚无公认的有效根治办法，多种药物均有效，但停药后易复发。治疗目的在于控制症状，防治重要脏器损害，减缓疾病进展。

2. 根据白塞病有无重要脏器受累及病变程度应选择不同的治疗原则。一般单纯表现为复发性口腔溃疡、阴部溃疡及轻度眼部病变者，以局部对症治疗为主，当合并严重眼部、神经系统、血管、重要脏器及皮肤关节病变时，应全身应用糖皮质激素、免疫抑制剂及生物制剂等治疗。

【问题 7】本患者预后如何？应怎样进行控制和预防复发？

白塞病一般呈慢性病程，缓解与复发可持续数周或数年，甚至长达数十年。目前尚无特效治疗方法，应对患者进行系统治疗和长期随访，以控制病情、减少复发和预防并发症的发生。

第二节　急性发热性嗜中性皮肤病

门诊病历摘要

患者，女，49 岁，颈部、双前臂痛性斑块伴发热 3 日。3 日前无明显诱因出现高热，体温最高达 39℃，大汗淋漓，双前臂突然出现 2 个蚕豆大小的红斑，伴触痛，静脉滴注“头孢类”抗生素 2 日，症状无改善，面颈部亦出现红斑。无家族性及遗传性病史，无药物过敏史。体格检查：T 38.5℃，R 20 次 /min，P 80 次 /min，

BP 110/70mmHg。神志清楚，痛苦面容，查体合作。循环、呼吸等系统查体未见异常。皮肤科检查：面、颈部及四肢水肿性痛性斑块（图 20-2-1），边缘呈“假性水疱”，触痛阳性。

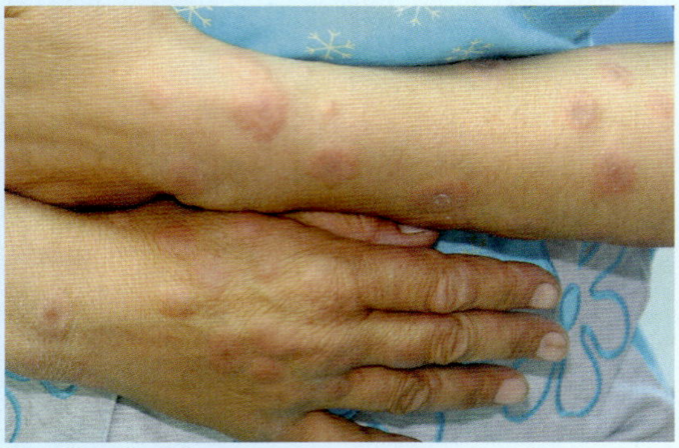

图 20-2-1 上肢水肿性斑块

【问题 1】通过上述问诊，应考虑什么疾病？

女性患者，急性发病。面、颈部及四肢水肿性痛性斑块，边缘呈“假性水疱”，触痛阳性。伴高热。考虑急性发热性嗜中性皮肤病（acute febrile neutrophilic dermatosis），又称“Sweet 病”。

【问题 2】通过皮损特征及实验室检查，应考虑什么疾病？

门诊查血常规：白细胞计数 9.4×10^9/L，中性粒细胞计数 8.0×10^9/L，中性粒细胞百分比 85%，血沉 38mm/h。根据皮损特点考虑为急性发热性嗜中性皮肤病。

知识点

急性发热性嗜中性皮肤病的临床表现

1. 本病多见于中年以上女性（30~60 岁），但男性和 3 个月婴儿也有发病报告。好发于夏、秋季节。
2. 急性起病，常伴发热、肌痛、关节痛等不适。
3. 皮损主要分布于面、颈、四肢；呈双侧分布但不对称。
4. 皮损特点表现为暗红色或棕红色隆起性扁平斑块，直径 0.5~12.0cm，境界清楚，边缘陡峭，周边由小丘疹群聚而成，有白色光泽，给人以多腔水疱的感觉，触之坚硬，即所谓“假水疱”形成。斑块中央部分渐消退而有鳞屑和色素沉着，周围可远心性扩大而呈环状损害，个别可出现大疱，有结痂，但不发生糜烂和溃疡。
5. 自觉症状有触痛和自觉疼痛，局部温度稍高。
6. 皮损经 1~9 个月可自行消退，局部不留瘢痕，仅有暂时性褐色色素沉着。但常易复发。
7. 本病约 3/4 以上的患者有系统症状，85%~90% 伴有发热；25%~50% 患者有关节痛，32%~75% 患者有眼结膜充血、浅表性巩膜炎。部分患者可有肾脏受累，表现为蛋白尿、血尿、颗粒管型及肌酐清除率异常，少数还可有神经、肺、肠道和肝脏的累及。

【问题 3】诊断依据是什么？

1. 典型皮疹为浸润性红斑或结节表面有“假性水疱”。
2. 根据特征性的皮疹伴有高热，结合组织病理可确诊。

【问题 4】初发患者的治疗方案是什么？

1. 急性发作期卧床休息，全身支持对症治疗。
2. 寻找病因，治疗原发病。
3. 本病抗生素治疗无效，治疗宜首选口服泼尼松 20~30mg/d，症状缓解后逐渐减量至停药。
4. 非甾体抗炎药物治疗。

5. 碘化钾、秋水仙碱、雷公藤、羟氯喹、沙利度胺等可合理组合。

【问题 5】患者适合门诊还是住院治疗？

患者为中年女性，无其他内科疾病，目前诊断明确，如对糖皮质激素治疗敏感，可门诊治疗。若病情反复或高热不退伴全身症状较重，可住院进一步排查肿瘤等。

【问题 6】何时可结束治疗？

体温恢复正常，皮疹消退，疼痛缓解，无新发皮疹，疗程 2~4 周可停药。

住院病历摘要

患者，女，47 岁，全身红色隆起性斑块伴发热 12 日。患者于 12 日前无明显诱因额部、面颊、四肢皮肤出现痛性隆起性斑块，边缘隐见水疱，伴发热、头痛、肌肉、关节酸痛、全身乏力等不适，体温波动在 38~39.8℃之间。发病前有咽痛，无用药史。否认药物过敏史及传染病史，家族中无类似疾病史。体格检查：T 38.5℃，R 21 次 /min，P 84 次 /min，BP 110/70mmHg。神志清楚，表情痛苦。皮肤科检查：面部、颈部及四肢可见多个黄豆至五分钱币大红色微隆起性斑块，边界清，边缘皮损隆起似“假水疱”样，触之坚硬，皮损触痛（图 20-2-2）。

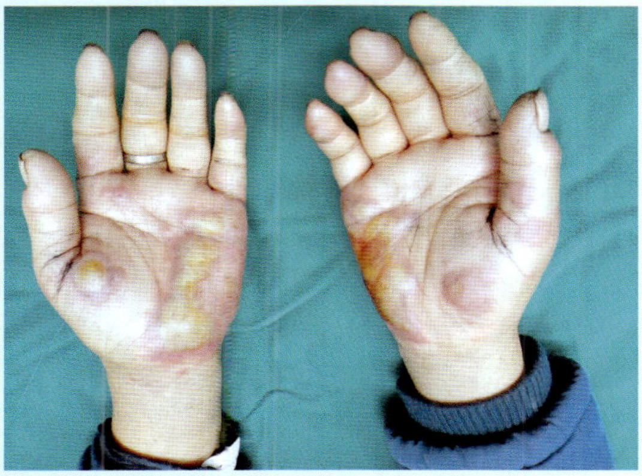

图 20-2-2　双手掌隆起性红斑伴“假水疱”

【问题 1】通过上述问诊，应考虑什么疾病？

思路 1：常见发热伴皮疹的疾病需从 5 方面考虑。①感染性皮肤病；②变态反应性皮肤病；③某些特殊皮肤病；④自身免疫性疾病；⑤恶性肿瘤。该患者需完善检查一一鉴别。

思路 2：从患者的皮损特点，头额、面颊、四肢痛性斑块，临床则主要考虑多形红斑、结节性红斑、持久隆起性红斑及急性发热性嗜中性皮肤病，前三者可能为药物导致或与前驱感染相关。

思路 3：起病急，发病前有咽痛，无用药史，无药物过敏史。据此基本排除药物导致。

思路 4：查体，痛性红斑边缘可见“假性水疱”，临床首先考虑急性发热性嗜中性皮肤病。

【问题 2】通过皮损特征及相关检查，应考虑什么疾病？

实验室检查：血常规示白细胞计数 $10.5 \times 10^9/L$，中性粒细胞计数 $8.8 \times 10^9/L$，中性粒细胞百分比 84%；血沉 46mm/h。

组织病理检查：表皮可有轻度海绵水肿形成，少数伴中性粒细胞外移，主要变化为真皮乳头高度水肿，可见大量中性粒细胞、中等数量的淋巴细胞及数量不等的组织细胞浸润，可见核固缩、核尘和红细胞外溢。真皮中层小血管管壁轻微肿胀，未见纤维蛋白样变性（图 20-2-3）。

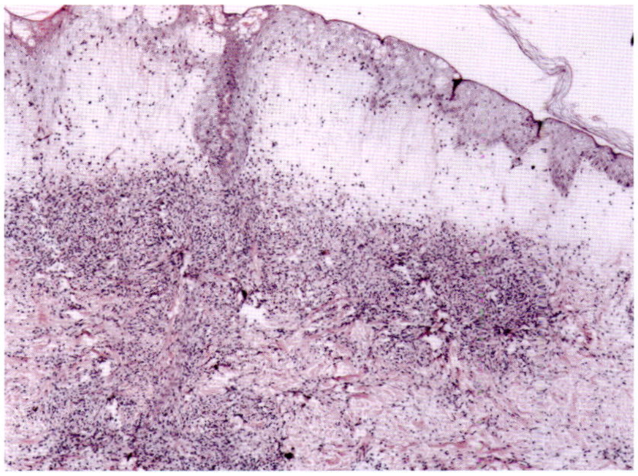

图 20-2-3　组织病理：真皮乳头高度水肿，真皮内大量中性粒细胞浸润，伴核尘、红细胞外溢

总结患者特点：急性发病，先有发热、肌痛、关节痛等全身症状，皮损为颜面、颈部及四肢的红色水肿性斑块，不对称，部分表面尤其是边缘假性水疱，触之坚硬，压痛阳性。实

验室检查中性粒细胞增高，血沉增快。临床诊断符合急性发热性嗜中性皮肤病。

【问题3】急性发热性嗜中性皮肤病病因及发病机制是什么？

病因不明，其发病诱因包括：

1. 感染 如链球菌引起的上呼吸道感染和胃肠道感染。

2. 药物 可引起本病的药物包括呋塞米、肼苯哒嗪、米诺环素、甲氧苄啶-磺胺甲唑片和全反式维A酸。

3. 肿瘤 部分病例皮损发生在肿瘤后，或存在潜在的恶性肿瘤。血液系统恶性肿瘤，尤其是急性髓细胞性白血病；实体肿瘤，如泌尿生殖道肿瘤、乳腺癌或结肠癌。

4. 相对少见合并疾病 包括病毒感染、白塞病、自身免疫性甲状腺疾病、结节病、自身免疫性结缔组织病。

5. 其他因素 如外伤、日晒、寒冷气温、妊娠等。

【问题4】急性发热性嗜中性皮肤病包括哪几种临床类型？

根据诱发因素，急性发热性嗜中性皮肤病可分为5类：

1. 经典型或特发型，多与上呼吸道或胃肠道感染、炎症性肠病有关。

2. 恶性肿瘤或副肿瘤相关型，此病的急性发作或复发与肿瘤的存在相关。

3. 炎症性疾病相关型。

4. 药物相关型。

5. 妊娠相关型。

【问题5】临床进一步确诊还需完善什么相关辅助检查？

思路1：完善尿常规明确有无肾脏受累；完善C反应蛋白、降钙素原、抗链球菌溶血素“O”检查，呼吸道病毒及TORCH病毒系列、胸部X线检查、PPD试验以排除上呼吸道细菌感染、病毒感染、结核等疾病。

思路2：可行药物变应原皮内试验检测，以排除药物导致的过敏反应。

思路3：完善肿瘤标志物检测，必要时进行骨髓穿刺、骨髓涂片等造血系统检查排除淋巴瘤等血液系统疾病及其他恶性肿瘤。

思路4：完善抗核抗体、狼疮细胞、类风湿因子、甲状腺功能，排除自身免疫性疾病导致的皮疹。

【问题6】本病诊断依据及诊断标准是什么？

本例患者诊断依据：

1. 患者女性，47岁，急性发病。

2. 额部、面颊、四肢痛性隆起性红斑，边缘隐见水疱，伴发热、头痛、肌肉、关节酸痛、全身乏力等不适。

3. 实验室检查 血常规：白细胞计数 $10.5 \times 10^9/L$，中性粒细胞计数 $8.8 \times 10^9/L$，中性粒细胞百分比84%；血沉46mm/h。

4. 组织病理检查 表皮可有轻度海绵水肿形成，少数伴中性粒细胞外移，主要变化为真皮乳头高度水肿，可见大量中性粒细胞、中等数量的淋巴细胞及数量不等的组织细胞浸润，可见核固缩、核尘和红细胞外溢。真皮中层小血管管壁轻微肿胀，未见纤维蛋白样变性（图20-2-3）。

本病诊断标准：

1. 主要标准

(1)典型皮损的急性发作：突发的触痛性或痛性红斑、结节，偶有水疱、脓疱或大疱。

(2)组织病理特征：真皮中大量中性粒细胞浸润，无白细胞碎裂性血管炎的表现。

2. 次要标准

(1)有先于本病的非特异性呼吸道、胃肠道感染，预防接种或相关的疾病。

1)炎症性疾病如慢性自身免疫性疾病、感染性疾病。

2)血液系统增生性疾病或实体恶性肿瘤。

3)妊娠。

(2)伴有一段时间的发热，体温 >38℃或有全身不适。

(3)发作时异常的实验室检查结果，需要4条中的3条：血沉 >20mm/h；白细胞计数 $>8 \times 10^9/L$；外周血中性粒细胞（分叶核及杆状核）百分比 >70%；C反应蛋白升高。

(4)糖皮质激素或碘化钾治疗效果好。

具备以上 2 条主要标准和 2 条次要标准时可确诊。

【问题 7】根据临床表现，应与哪些疾病鉴别?

1. 结节性红斑 患者多为青年或中年女性，好发于春秋季节。表现为双小腿伸侧深在性疼痛性结节性皮损，结节不破溃，表面不发生假性水疱，愈后不留瘢痕和萎缩。发病前和发病期间可有发热、肌痛和关节酸痛。组织病理表现为间隔性脂膜炎改变。

2. 多形红斑 有典型的靶样损害，红斑中央可有水疱或糜烂、结痂，皮损对称分布，无疼痛，常无发热。病理为表皮海绵形成及细胞内水肿，真皮血管扩张，周围主要是淋巴细胞浸润，而非中性粒细胞浸润。

3. 持久隆起性红斑 持久隆起性红斑好发于四肢伸侧，特别是手足、肘膝关节伸侧，无发热且皮疹疼痛不定，病程可长达 5~10 年；组织病理示白细胞碎裂性血管炎，晚期有纤维化。

4. 虫咬皮炎 有虫咬史，皮疹为小瘀点、丘疹、风团，在皮疹中心常有虫咬痕迹，有不同程度痒感；组织学上嗜酸性粒细胞出现较早，以淋巴细胞浸润为主。

【问题 8】患者适合门诊还是住院治疗?

患者有发热，关节及肌肉酸痛不适，皮疹疼痛明显，可住院进一步完善相关检查及系统治疗。

【问题 9】应如何选择治疗方案?

本病有自限性，虽然早期的临床表现常提示败血症可能，但抗生素治疗通常无效。治疗以糖皮质激素为主，经典型患者疗效较好，肿瘤型(并发急性白血病或淋巴瘤)患者也有效，但较易复发。

本病治疗应寻找和去除病因，避免各种诱发因素。

急性发热性嗜中性皮肤病治疗的循证医学建议：

(1)一线治疗：口服糖皮质激素，外用及皮损内注射糖皮质激素。

(2)糖皮质激素剂量：常规应用醋酸泼尼松治疗，0.5~1mg/kg，起始剂量为 30~60mg/d，连续应用 4~6 周后可逐步减量至 10mg/d，直至停用。

(3)二线治疗：碘化钾、秋水仙碱、吲哚乙酸、萘普生、氨苯酚、多西环素、甲硝唑、氯法齐明。

(4)三线治疗：环孢素、干扰素、环磷酰胺、苯丁酸氮芥、阿维 A 酯、依那西普、沙利度胺。

【问题 10】急性发热性嗜中性皮肤病的预后情况如何?

1. 严格配合治疗，科学使用糖皮质激素者，皮疹完全消失，无发热及其他不适，预后较好，不易复发。

2. 未按要求治疗或治疗不当者，皮疹无消退或仍有新发皮疹，仍有发热、关节痛、口腔损害。

3. 如果出现严重的肾病综合征或肾小球肾炎，预后不佳。

【问题 11】如何做好患者的随访工作?

1. 本病病程可持续存在，需要长期随访。

2. 糖皮质激素在病情一直稳定的情况下每隔 1 周减少 5mg(相当于泼尼松剂量)，总病程 2~3 个月。应适当休息，预防感染，定期体检。

急性发热性嗜中性皮肤病诊疗流程见图 20-2-4。

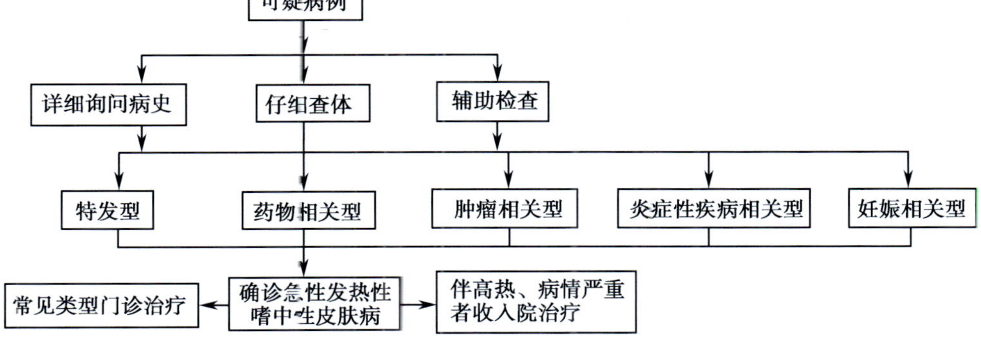

图 20-2-4 急性发热性嗜中性皮肤病诊疗流程

(康晓静)

第三节 坏疽性脓皮病

住院病历摘要

患者,女,35岁,农民,全身反复起水疱、溃疡伴疼痛13年,加重10余日。13年前,患者无明确诱因双下肢出现散在黄豆大小红斑结节和水疱,自觉疼痛,水疱逐渐增大并破溃,曾在当地给予对症治疗,皮损好转,缓慢愈合后留有萎缩性瘢痕,不断有新发皮损,并逐步扩展至躯干、上肢、头顶及颜面部。10日前,皮损加重伴疼痛加剧来医院就诊。发病以来,反复出现四肢关节疼痛、腹部不适、食欲缺乏,体重减轻。家族成员中无类似病史。入院检查:T 38℃,P 90次/min,R 20次/min,BP 130/80mmHg。神志清楚,消瘦,贫血貌,痛苦面容,抬入病房。全身浅表淋巴结肿大,质地中等,活动可,轻度压痛,其他系统查体未见显著异常。皮肤科检查:两侧内眦各有一绿豆大小的溃疡,头顶部、左侧耳郭内、躯干、四肢、外阴处皮肤可见多发深溃疡,大小如花生至婴儿掌大,溃疡边缘隆起呈紫红色,压之溢脓,溃疡面上覆灰白色坏死组织或褐色痂皮,其间可见乳头状增生。右手拇指和无名指及掌内可见花生大小的暗红色水疱,疱壁紧张。小腿皮肤溃疡愈合处可见萎缩性瘢痕,口腔黏膜未见糜烂、溃疡(图20-3-1、图20-3-2)。实验室检查:血常规示白细胞计数13.35×10^9/L,中性粒细胞百分比72.1%,淋巴细胞百分比16.1%,红细胞计数2.20×10^{12}/L,血红蛋白57g/L,血小板计数252×10^9/L。尿常规正常,大便隐血阳性。生化检测:总蛋白49.4g/L,白蛋白22.6g/L,球蛋白27.0g/L,白球比0.84,肾功能正常,肝炎系列(–)。其余常规检查未见显著异常。

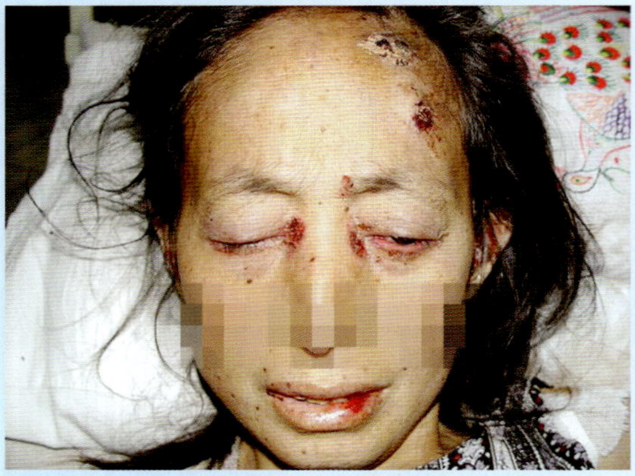

图20-3-1 面部多发大小不一溃疡

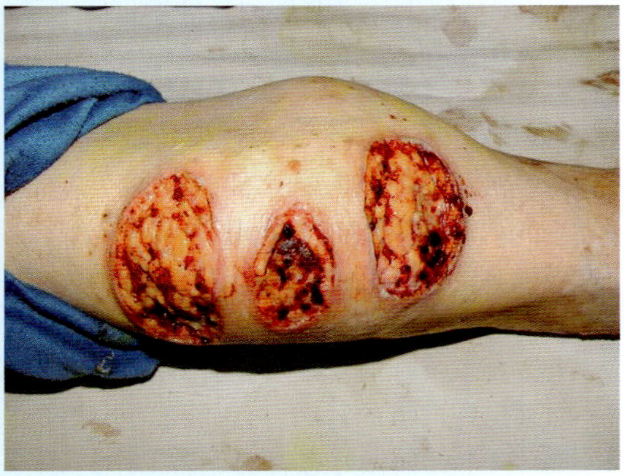

图20-3-2 下肢多发溃疡,可见膝关节轻度肿胀

【问题1】通过上述病史资料,能否形成初步的诊断方向?

思路1:患者慢性病程,表现为多发溃疡、关节痛、食欲缺乏、消瘦、贫血,应进行一定的鉴别诊断。

思路2:围绕鉴别诊断需要进一步完善病史,包括个人史、家族史,排除疫区居住史及可能的传染病史。

思路3:本病例皮损表现为早期红斑、结节、水疱,迅速发展为多发性大小不一溃疡,自觉疼痛显著,溃疡表面覆灰白色坏死组织,溃疡边缘紫红色潜行性发展,部分愈合可见萎缩性瘢痕。皮损具有一定特征,坏疽性脓皮病(pyoderma gangrenosum,PG)需要考虑。

【问题2】需要进行哪些疾病鉴别?如何鉴别?

思路1:皮损表现需要进行的鉴别诊断。患者多发红斑、水疱、溃疡,需要考虑以下疾病:①自身免疫性大疱病,如增殖型天疱疮,需要组织病理及免疫荧光检测。②慢性皮肤感染性疾病,如真菌感染、艾滋病、结核、麻风病等,需进一步病原学检测,其中结核、麻风病在组织病理检测中可提供诊断线索。③血管性疾病,如结节性多动脉炎、肉芽肿性血管炎(韦氏肉芽肿病和变应性肉芽肿性血管炎)、坏疽性脓皮病,此类疾病往往伴有相关其他系统症状,如肺、肾脏等改变;此外,组织活检及结缔组织病相关检查(如ANA、ANCA)可资鉴别。④皮肤淋巴瘤类疾病,组织病理检查、免疫标记及淋巴细胞亚型检测对诊断非常重要。

注意:临床信息不足时,对皮损的辨识非常重要,对鉴别诊断排序进行梳理,避免过度检查。

思路2:其他系统异常需进行的疾病鉴别。①患者自述关节疼痛,应进一步查体明确患者是否有关节肿胀、畸形，触诊明确有无胸骨、四肢及脊柱压痛，以除外类风湿等骨关节炎体征；②腹部不适，食欲缺乏，体重减轻，血常规显示贫血，大便常规显示大便隐血，应进一步排除消化道系统、血液系统疾病。

知识点

坏疽性脓皮病临床表现

1. 坏疽性脓皮病(PG)是一种罕见的中性粒细胞炎症反应，临床表现较为多样。

2. PG 可发生于任何年龄，20~50 岁高发，发病无性别差异。

3. PG 的疾病发展可分为慢性或惰性，也可呈侵袭性或暴发性。

4. 临床分型为经典型、大疱型、脓疱型、增殖型、药疹型、手术外伤型、口缘型和婴幼儿型。

1) 经典型 PG：有两个典型阶段，即溃疡期和愈合期。溃疡期表现为迅速发展的伤口，边缘凸起，呈紫红色，向周围侵袭扩散，周围有红晕(图 20-3-3)。中央为非特异性坏疽，有脓性或肉芽肿性基底，边界不断扩大(图 20-3-4)。皮损发展过程中常伴剧烈疼痛，尤其是快速进展时。愈合期伤口边缘凸起的表皮向溃疡延伸，称为 Gulliver 征，愈合后呈特征性“烟纸样”或筛状瘢(图 20-3-5)。

2) 大疱型 PG：常始于非典型部位，如面部、手背部或手臂伸侧(图 20-3-6)，大疱型 PG 与潜在的血液系统恶性肿瘤相关。

3) 脓疱型 PG：表现为无菌性脓疱，周围有红晕，常见于躯干或四肢伸侧(图 20-3-7)。脓疱型 PG 在各型中最常与炎症性肠病(IBD)伴发。

4) 增殖型 PG：常表现为孤立的红斑疣状侵袭溃烂性斑块(图 20-3-8)，缺乏经典型 PG 皮损的红斑边界，是最少见的类型，也最少伴发其他系统性疾病。

5) 口缘型 PG(PPG)：是一种过敏性的类型，常发生于口腔，常发生于 IBD 患者和尿道造口患者。

6) 手术外伤型 PG(PSPG)：特征为在手术创口的基础上发展的 PG，可于手术后立即发生，或 7~11 日内发生，多继发于乳部、胸部、心脏手术。只有六分之一的患者有 PG 病史。在乳部 PG 中，乳头常不累及。

7) 药疹型 PG：较罕见，但近来有越来越多的案例报道，尤其是与新靶向治疗有关，包括吉非替尼、伊马替尼、舒尼替尼、粒细胞集落刺激因子(G-CSF)和生物制剂。虽然药疹型 PG 的发病机制尚未明确，但多数 PG 的皮损能在停药后好转。

8) 婴幼儿型 PG：约占 PG 的 4%，早期临床表现与皮肤软组织感染类似，可伴有发热等全身中毒症状，进展迅速，易误诊。

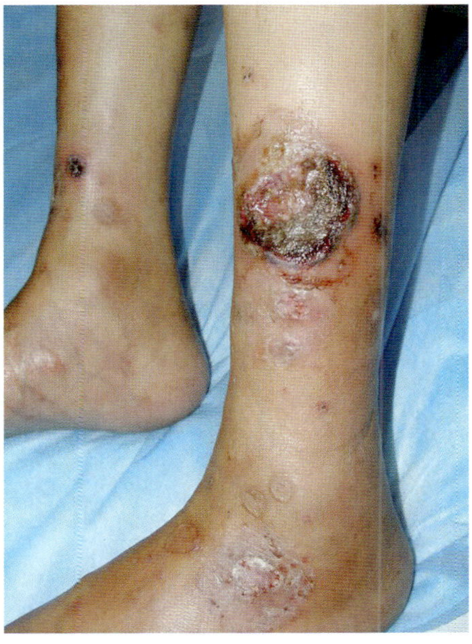

图 20-3-3　潜行性发展溃疡性皮损

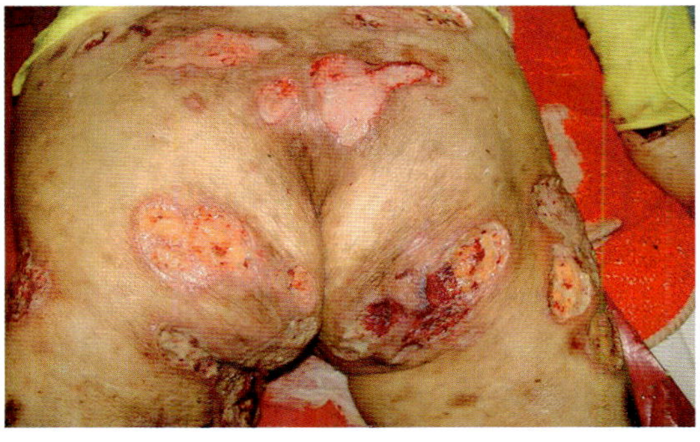

图 20-3-4　形成肉芽增生的慢性溃疡

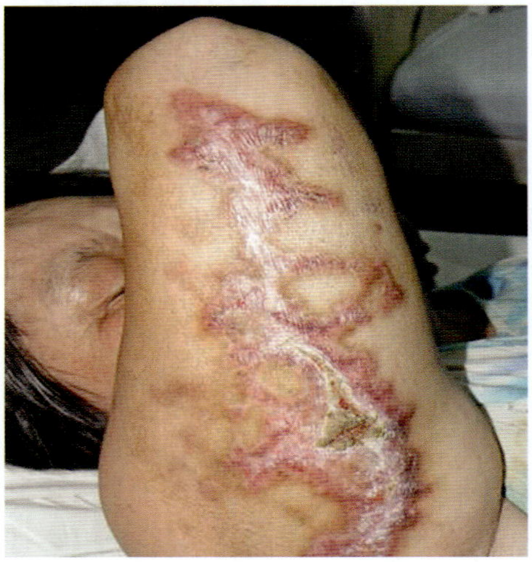

图 20-3-5　溃疡瘢痕性愈合

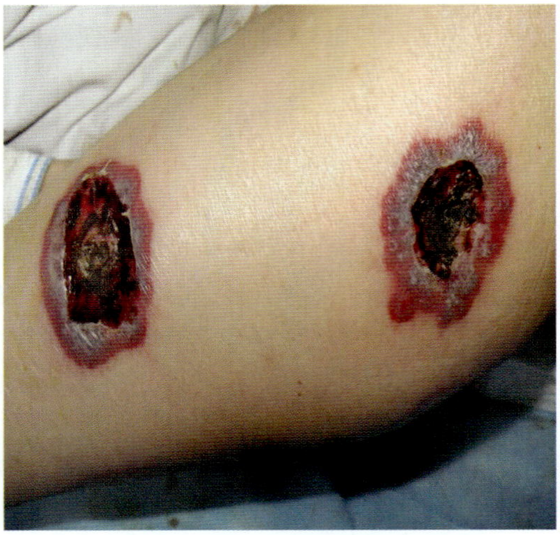

图 20-3-6　大疱型坏疽性脓皮病

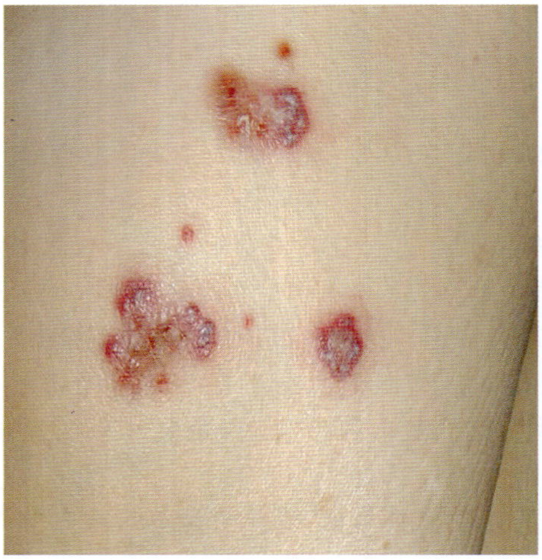

图 20-3-7　脓疱型坏疽性脓皮病

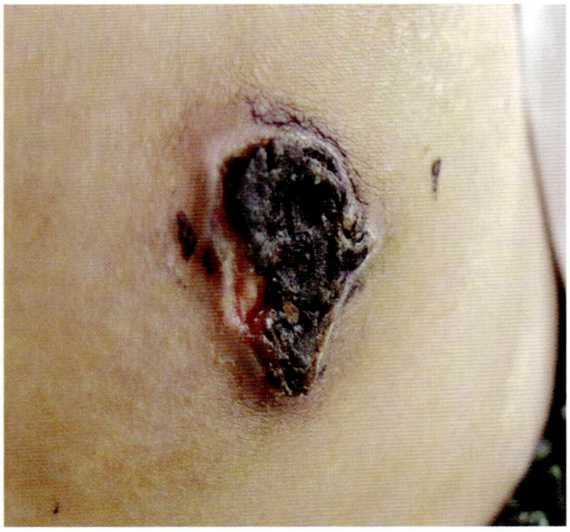

图 20-3-8　增殖型坏疽性脓皮病

知识点

坏疽性脓皮病的组织病理改变

皮损组织病理无特异性改变，活检的目的是排除其他溃疡性疾病，如感染、脉管炎、恶性肿瘤。

皮损早期显示表皮缺损，真皮水肿、大量中性粒细胞性炎症和小血管扩张(图 20-3-9)；坏死区可见到血管充血及血栓形成(图 20-3-10)，大量的多形核细胞浸润，部分血管周围有单一核为主的浸润(图 20-3-11)；晚期皮损显示纤维组织增生。

本病血管损伤有限，灶状血管炎通常为充分进展病变中的继发性炎症过程，血管的损伤程度则是从无到纤维素性坏死，而非病因。

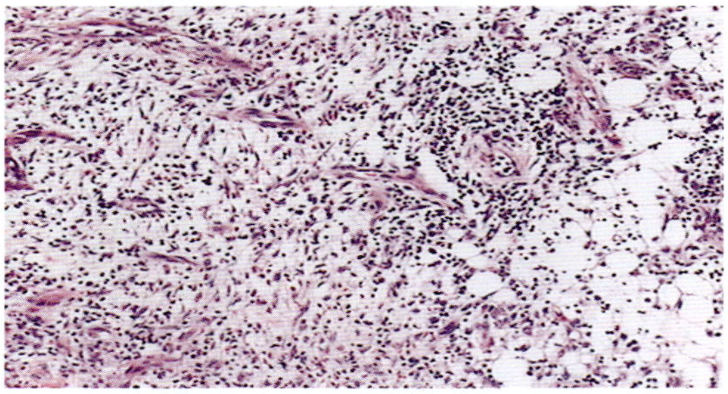

图 20-3-9　组织病理显示大量中性粒细胞性炎症和小血管扩张

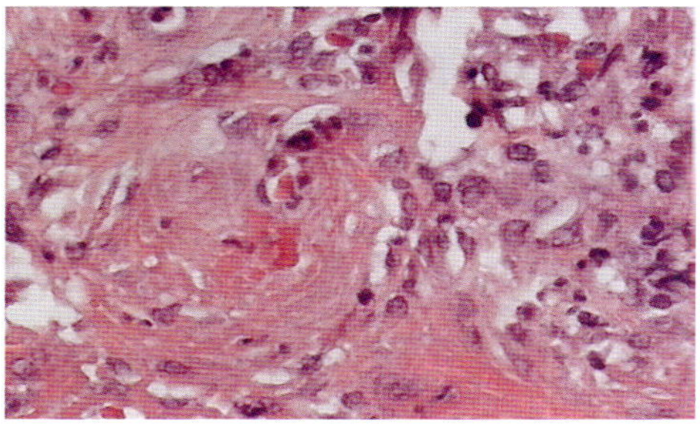

图 20-3-10　组织病理显示坏死区血管闭塞、栓塞

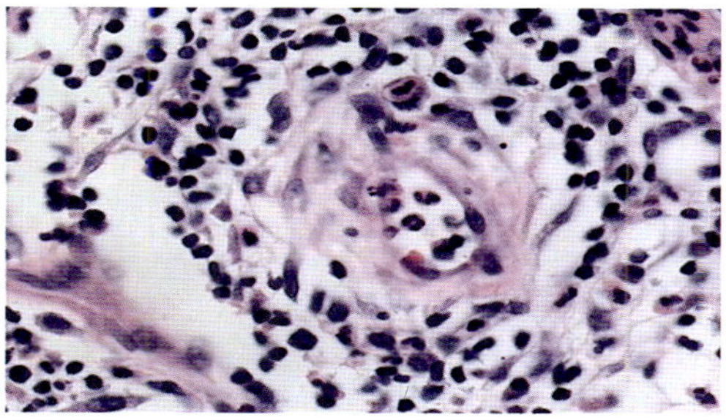

图 20-3-11　组织病理显示血管周围单一核细胞浸润

【问题 3】围绕鉴别诊断，还需进一步完善哪些辅助检查？

思路 1：患者消瘦、食欲缺乏、贫血，应进一步进行 HIV、结核感染相关病原学检查。

思路 2：皮损以多发性溃疡为主，局部分泌物应进行少见病原学检查，以排除合并感染。

思路 3：患者关节肿痛，应进行影像学、类风湿因子等检查排除相关疾病。

思路 4：皮损组织病理检查对上述疾病排除诊断具有重要价值。增殖型天疱疮为表皮内水疱；梅毒、结核感染可见到相对特征性炎症细胞浸润模式；血管改变及周围炎症浸润类型对血管病或血管炎类疾病可进行判断；组织病理改变对排除肿瘤性疾病（如皮肤淋巴瘤）的诊断价值较大。

注意：PG 可合并其他系统改变，应进一步注意皮肤外系统累及和合并的潜在疾病排查，如血液系统、消化系统、关节系统等。

知识点

坏疽性脓皮病可合并其他系统性损害

1. PG 皮肤外系统累及　PG 会累及眼（巩膜炎、角膜溃疡）、肺（无菌性肺结节、间质性肺疾病和胸腔积液）、脾和骨骼肌系统（无菌性多关节炎、嗜中性肌炎）。

2. PG 伴发的潜在疾病　最常见的为炎症性肠病（溃疡性结肠炎、克罗恩病）、关节炎和血液系统疾病。

经进一步询问临床病史，排除输血史、过敏史、外伤史及疫区居住史；专科查体未发现浅表神经粗大及感觉异常，四肢、脊柱骨骼压痛及畸形，膝关节轻度肿胀，活动可。

辅助检查回报：眼科检查未显示眼部病变，膝部 X 线检查未显示关节破坏，腹部超声及钡餐造影未显示肿瘤性增生。皮损分泌物培养显示大肠埃希菌。血 HIV、结核相关检查、类风湿因子检测均为阴性。皮损组织病理改变：部分表皮缺如，真皮乳头层水肿明显，真皮全层及皮下组织可见弥漫致密的多形性炎症细胞浸润，以中性粒细胞和淋巴细胞为主，毛细血管壁肿胀或管腔内栓塞，红细胞外渗，溃疡基底可见部分血管纤维素性坏死，嗜酸性粒细胞及浆细胞浸润不显著，未见肉芽肿形成及肿瘤细胞。

注意：因为 PG 可伴发炎症性肠病、关节炎和血液系统疾病，因此，本例患者表现的关节肿痛、贫血及消化系统症状与 PG 相关。

【问题 4】本病诊断及依据是什么？

综合临床病史、体格检查、实验室检查，排除其他疾病，本病诊断为：

1. 坏疽性脓皮病（经典型）。
2. 重度贫血（小细胞低色素性贫血）。
3. 低蛋白血症。
4. 溃疡性结肠炎待排（患者拒绝进一步检查）。

诊断依据：

1. 潜行性发展的带有紫色边缘的疼痛性、坏死性皮肤溃疡。
2. 排除其他原因的皮肤溃疡。

3. 萎缩性瘢痕愈合。
4. 伴随有坏疽性脓皮病的系统性疾病。
5. 组织病理改变。

知识点

坏疽性脓皮病诊断标准

PG 诊断的关键点为排除其他诊断:①疼痛显著的典型皮肤溃疡;②排除各种与坏疽性脓皮病皮损相似的皮肤疾病;③查明是否合并原发性系统性疾病;④病理改变。

诊断依据:2 个主要标准及 2 个次要标准。

主要标准:

1. 快速发展的不规则带有紫色边缘的疼痛性、坏死性皮肤溃疡。
2. 排除其他原因的皮肤溃疡。

次要标准:

1. 既往具有过敏史或筛孔样瘢痕临床表现。
2. 伴随有坏疽性脓皮病的系统性疾病。
3. 符合的组织病理改变。
4. 对治疗有效。

【问题 5】PG 是否是独立疾病?

思路:① PG 可累及皮肤外系统,所以应注意本疾病全面评估;② PG 可合并多系统疾病,如血液病、炎症性肠病等,应进行潜在疾病排查;③ PG 可作为多种综合征表现之一。

知识点

以坏疽性脓皮病为表现的综合征

PG 是一种遗传背景下以中性粒细胞功能失调导致的自身炎症性疾病。局部炎症反应引起血管闭塞及周围组织坏死,可引起皮肤及其他内脏器官受累。

当坏疽性脓皮病合并重症痤疮、掌跖脓疱病、化脓性汗腺炎、关节炎、滑膜炎、炎症性肠病等时需要考虑一些综合征。此类综合征可为单基因或多基因疾病,以各症状首字母命名:

PAPA 综合征:坏疽性脓皮病(PG),痤疮(acne),化脓性关节炎(pyogenic arthritis)。

PASH 综合征:坏疽性脓皮病(PG),痤疮(acne),化脓性汗腺炎(SH)。

PAPASH 综合征:坏疽性脓皮病(PG),痤疮(acne),化脓性关节炎(pyogenic arthritis),化脓性汗腺炎(SH)。

PSAPASH 综合征:银屑病性关节炎(psoriatic arthritis,PSA),坏疽性脓皮病(PG),痤疮(acne),化脓性汗腺炎(SH)。

PASS 综合征:坏疽性脓皮病(PG),痤疮(acne),脊柱关节炎(spondyloarthritis)。

【问题 6】本病如何治疗?

因此根据患者病情及经济情况,本病例治疗要点如下:

1. 加强营养、支持,输新鲜全血、蛋白纠正重度贫血、低蛋白血症。
2. 3% 过氧化氢清洁溃疡表面坏死组织,维氏油(主要成分是碘和松馏油)、腐植酸钠保护创面能促进肉芽组织增生,加速愈合。
3. 三联疗法 泼尼松 20mg,2 次 /d;雷公藤 20mg,3 次 /d;四环素 0.5mg,4 次 /d。

治疗 3 日后,皮疹好转,分泌物减少,疼痛减轻。1 周后溃疡逐渐变浅,边缘变平,有缩小倾向,无疼痛,部分表面结痂。2 周后门诊复诊，患者一般情况良好，大部分溃疡面愈合形成轻度萎缩性瘢痕，未有新发皮损（图 20-3-12、图 20-3-13）。

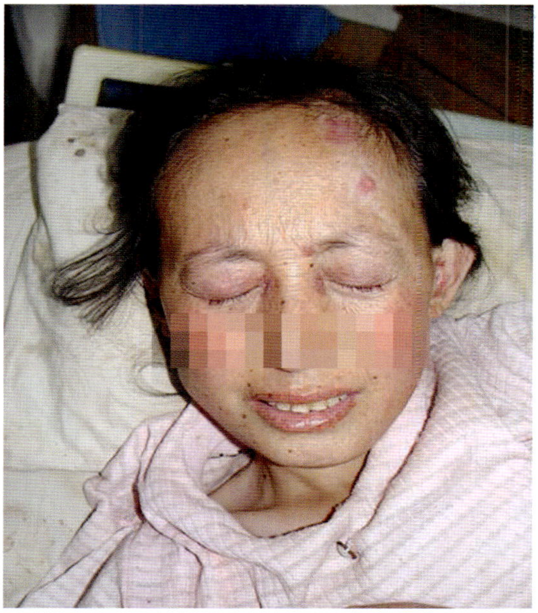

图 20-3-12　溃疡愈合，遗留瘢痕

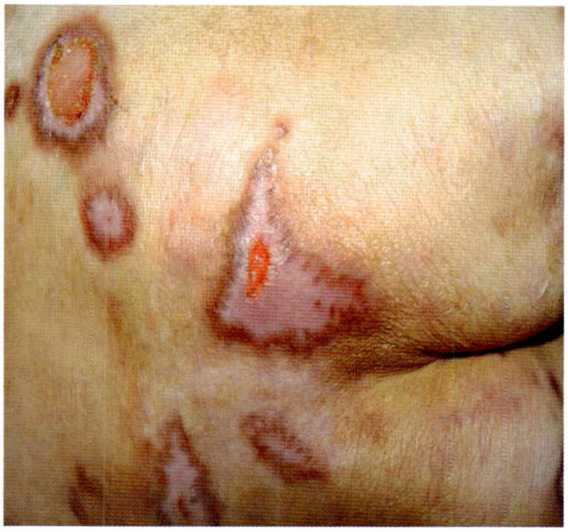

图 20-3-13　溃疡缩小、愈合

知识点

坏疽性脓皮病治疗原则

治疗方案：

1. 控制潜在疾病、避免激发因素、合理的创面处置、控制感染及疼痛、加强支持，治疗伴随系统疾病。

2. 外用药、系统应用糖皮质激素、免疫抑制剂及靶向免疫治疗。

3. 一线治疗可选择糖皮质激素［泼尼松：0.5~1.0mg/(kg·d)］，2~3 日起效；环孢素［2.5~5mg/(kg·d)］适用短疗程。

4. 其他药物　包括：他克莫司［0.1~0.2mg/(kg·d)］，沙利度胺（50~150mg/d），秋水仙碱（0.6~1.2mg/d），柳氮磺胺吡啶（0.5~1.0g，3 次 /d），硫唑嘌呤（50~100mg，2 次 /d），甲氨蝶呤（每周 2.5~25mg），霉酚酸酯（1.0~1.5g，2 次 /d），环磷酰胺［0.5~1.0mg/(kg·d)，2 次 /d］，四环素（100mg/d）及静脉注射免疫球蛋白（IVIg）等。

5. 近年来，生物制剂靶向治疗也应用于 PG 治疗，但尚缺乏大样本研究。如抗肿瘤坏死因子：英利昔单抗（infliximab）、阿达木单抗（adalimumab）、依那西普（etanercept）；抗 IL-1：阿那白滞素（重组 IL-1 阻滞剂）（anakinra）、卡那单抗（canakinumab）（human anti-IL-1b 单抗）、吉伏珠单抗（gevokizumab）；抗 IL-12/23：优特克单抗（ustekinumab）等。

（耿松梅）

第二十一章　皮肤附属器疾病

第一节　痤　　疮

门诊病历摘要

患者，男，20岁，反复面部粉刺、丘疹、脓疱、结节、囊肿、瘢痕2年，加重1个月。患者2年前无诱因颜面部出现粉刺、丘疹、脓疱、结节、囊肿、反复发作，于面颊、下颌部遗留萎缩性及增生性瘢痕。曾拟"痤疮"使用"罗红霉素胶囊、阿达帕林凝胶"等治疗1个月无明显好转。近1个月来熬夜后上述皮损明显增多，于颜面部出现密集分布的粉刺、丘疹、脓疱、结节、囊肿。既往体健，无家族史及遗传病史，无药物过敏史及传染病史。系统检查未见异常。皮肤科检查：额部、面颊、下颌、颈部可见密集分布的针头至米粒大小粉刺、丘疹、脓疱及结痂，并见多个黄豆至花生大小结节、囊肿，面颊见散在粟米至米粒大小冰碴样凹陷性瘢痕（图21-1-1）。

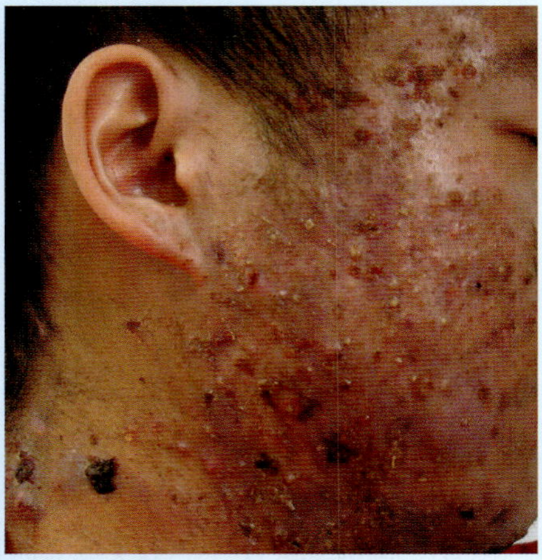

图21-1-1　面部粉刺、丘疹、脓疱、结节、囊肿

【问题1】通过上述问诊，应考虑什么疾病？

患者为青春期男性患者，颜面部反复出现粉刺、丘疹、脓疱、结节、囊肿及瘢痕，应考虑痤疮（acne）。

知识点

痤疮的定义及发病机制

痤疮（acne）是发生于毛囊皮脂腺的一种慢性炎症性疾病。好发于颜面、前胸、后背等皮脂溢出部位，其损害特征为粉刺、丘疹、脓疱、囊肿和结节，严重的可形成瘢痕。痤疮发病率高达40%~70%，男性发病高峰在16~19岁，女性发病高峰在14~16岁，可持续至30~40岁，严重影响患者的身心健康。

痤疮的发病原因比较复杂，雄激素诱导的皮脂大量分泌、毛囊皮脂腺导管角化、痤疮丙酸杆菌繁殖、免疫炎症反应等因素都与之相关，这些变化可能导致皮肤屏障功能受损；近年来研究发现两个易感基因（*SELL*和*DDB2*）与中国人重型痤疮相关。部分患者还受遗传、内分泌、情绪及饮食等因素影响。

【问题 2】根据皮损特点，如何分度、分级？

患者皮损符合痤疮的典型临床表现，面部除粉刺、丘疹外，还出现脓疱、结节、囊肿及瘢痕，为重度（Ⅳ级）痤疮。

知识点

痤疮的临床表现及分级

1. 年龄　好发于青春期的男女。

2. 部位　皮损首先好发于脂溢部位，如面颊、额部，其次是胸部、背部及肩部，多对称分布。

3. 皮损特点　初发损害为粉刺，包括白头粉刺（闭合性粉刺）及黑头粉刺（开放性粉刺），皮损加重后可形成炎症性丘疹，顶端可有小脓疱；继续发展可形成大小不等的暗红色结节或囊肿，挤压时有波动感，经久不愈可形成脓肿，破溃后形成窦道和瘢痕。

4. 症状　本病一般无自觉症状，炎症明显时可有疼痛。

5. 病程　慢性过程，时轻时重，部分患者至中年期病情逐渐缓解，可遗留色素沉着、萎缩性或增生性瘢痕。

6. 临床类型　除寻常痤疮外，尚有许多特殊类型。聚合性痤疮（acne conglobata）：多累及男性青年，表现为严重的结节、囊肿、窦道及瘢痕；暴发性痤疮（acne fulminant）：常为患轻度痤疮数月或数年后，病情突然加重并出现发热、关节痛、贫血等全身症状；药物性痤疮（medication acne）：常由雄激素、糖皮质激素、含卤族元素（如碘、溴）等药物所致的痤疮样损害；职业性痤疮（occupational acne）：接触石油、焦油、氯化烃等所致痤疮样损害；婴儿痤疮（infantile acne）：是由婴儿期母体雄激素在胎儿阶段进入体内造成。

Pillsbury 严重程度分类法将痤疮分为Ⅰ～Ⅳ级（表 21-1-1）：

表 21-1-1　痤疮 Pillsbury 严重程度分类法

分级	临床表现
Ⅰ级	黑头粉刺，散发至多发，炎性皮疹散发
Ⅱ级	Ⅰ级＋浅在性脓疱，炎症皮疹数目多，限于面部
Ⅲ级	Ⅱ级＋深在性炎症性皮疹，发生在面、颈及胸背部
Ⅳ级	Ⅲ级＋囊肿、结节，易形成瘢痕，发生于上半身

为便于治疗，临床上将痤疮分为轻度、重度（表 21-1-2）：

表 21-1-2　痤疮临床分度

分度	临床表现
轻度（寻常性）	以粉刺、丘疹、脓疱为主
重度（聚合性）	伴囊肿、结节、炎性红斑、瘢痕等形成

【问题 3】应注意与哪些皮肤病相鉴别？

痤疮好发于青年男女，颜面、胸背部多见，皮损为粉刺、丘疹、脓疱、结节、囊肿及瘢痕形成等特点，容易诊断。但需与玫瑰痤疮、面部播散性粟粒型狼疮等鉴别。

知识点

痤疮的鉴别诊断

1. 玫瑰痤疮 好发于中年人，无原发粉刺，以鼻部为中心分布于额部、两颊、颏部等处出现充血性潮红斑，相继出现丘疹、脓疱及毛细血管扩张，晚期形成鼻赘。

2. 面部播散性粟粒型狼疮 好发于成年人，面部皮损为圆形或椭圆形黄红色针头至绿豆稍大的高出皮面的丘疹或小结节，质柔软，无融合倾向，中心坏死。玻片压诊可见较明显的棕黄色半透明斑点，愈后常留有色素性萎缩性瘢痕。

【问题 4】患者适合门诊治疗还是住院治疗？

依据上述病史，患者为青年男性，皮损反复发作，慢性病程，皮损局部无破溃等，可门诊治疗，但需要定期随访。

【问题 5】本病如何治疗？

痤疮治疗原则为恢复皮肤屏障功能、去脂、溶解角质、杀菌、消炎及调节激素水平。按《中国痤疮治疗指南 2019 修订版》进行规范治疗的同时，需注意将健康教育、科学护肤及定期随访贯穿痤疮治疗始终，以达到治疗、美容、预防一体化的防治目的。

1. 健康教育

(1) 饮食与生活方式：限制高糖和油腻饮食及奶制品(尤其是脱脂牛奶)的摄入，多食新鲜蔬菜、水果及富含维生素类食物。适当控制体重、规律作息、避免熬夜及过度日晒等有助于改善和预防痤疮。

(2) 心理辅导：尤其是重度痤疮患者，易出现焦虑、抑郁，需配合心理疏导，树立患者信心。

2. 科学护肤 痤疮患者皮肤通常较油腻，应选用控油保湿清洁剂洁面，去除皮肤表面多余油脂、皮屑和微生物的混合物，但不能过度清洗，忌挤压和搔抓。清洁后，要根据患者皮肤类型选择含活性成分的护肤品配合使用。油性皮肤宜选择控油保湿类护肤品；混合性皮肤 T 区选择控油保湿类，两颊选择舒敏保湿类护肤品；使用维 A 酸类、过氧化苯甲酰等药物或物理、化学剥脱治疗，皮肤屏障受损者宜选择舒敏保湿类护肤品。

3. 药物治疗

(1) 系统药物治疗

1) 糖皮质激素：重度炎性痤疮早期可短期小剂量口服糖皮质激素抗炎治疗，控制病情。

2) 抗生素：首选四环素类药物，如盐酸米诺环素或多西环素，100mg/d，疗程 6~8 周。四环素类药物过敏或有禁忌证(如孕妇或儿童患者)时，可考虑用大环内酯类如红霉素、罗红霉素、阿奇霉素等。

3) 维 A 酸类药物：具有显著抑制皮脂分泌、调节毛囊皮脂腺导管异常角化、改善毛囊厌氧环境从而减少痤疮丙酸杆菌繁殖，以及抗炎和预防瘢痕形成等作用，可作为结节囊肿型重度痤疮一线治疗药物或抗生素控制炎症后巩固治疗。常用药物如异维 A 酸，剂量 0.25~0.5mg/(kg·d)，疗程 2~3 个月或更长时间。但不能与四环素类药物同时使用，育龄期男女服药期间应避孕。

4) 抗雄激素药物：痤疮合并多囊卵巢的女性患者可服用避孕药，如炔雌醇环丙孕酮片。螺内酯、丹参酮等也有抗雄激素作用。

(2) 外用药物治疗：外用药物是轻度及轻中度痤疮治疗的一线选择，也是中重度及重度痤疮的重要辅助治疗方法。常用 0.05%~0.1% 维 A 酸制剂(如阿达帕林凝胶)、2.5%~10% 过氧化苯甲酰制剂、1% 林可霉素制剂、2% 氯霉素水杨酸酊等。维 A 酸类及过氧化苯甲酰需注意会出现局部刺激反应，如红斑、脱屑，紧绷和烧灼感，应低浓度或小范围避光使用。

4. 医美治疗

(1) 光疗：蓝光照射有杀灭痤疮丙酸杆菌及抗炎作用，红光照射具有组织修复作用，可作为痤疮的辅助治疗。光动力治疗可通过光化学反应直接杀灭痤疮丙酸杆菌、抗炎及抑制皮脂腺活性，适用于重度痤疮。

(2) 粉刺挤压 + 倒膜：可用特制粉刺挤压器将开放性粉刺内容物挤出，清洁痤疮皮损后用药物按摩或喷雾，结合石膏及中药倒膜。

(3) 化学换肤术：可纠正毛囊上皮角化异常，使皮脂顺利排出，抑制痤疮丙酸杆菌的生长从而有效治疗痤疮,同时可减轻炎症后色素沉着、提亮肤色。常用的有果酸、水杨酸、复合酸等。

（4）激光疗法：强脉冲光、1450nm激光、脉冲染料激光有助于炎症性痤疮后期红色印痕消退。凹陷性瘢痕可行点阵激光。

【问题6】轻型痤疮是否需要口服药物？

轻型痤疮一般不需要口服药物，主要以外用药物、化学换肤等医美治疗及科学护肤为主。

痤疮诊疗流程见图21-1-2。

```
            可疑病例
              │
      ┌───────┴───────┐
      ▼               ▼
   病史采集          皮损特点
      │               │
  ┌───┴────┐      ┌───┴────┐
  ▼        ▼      ▼        │
注意病史、病程  鉴别诊断   粉刺、炎性丘
和好发部位             疹、结节、囊
                      肿、瘢痕
      │        │      │
      └────────┼──────┘
               ▼
           确诊痤
           疮并分级
               │
      ┌────────┴────────┐
      ▼                 ▼
   门诊治疗           住院治疗
Ⅰ、Ⅱ、Ⅲ级和部分Ⅳ级痤疮  部分Ⅳ级痤疮和暴发性痤疮
```

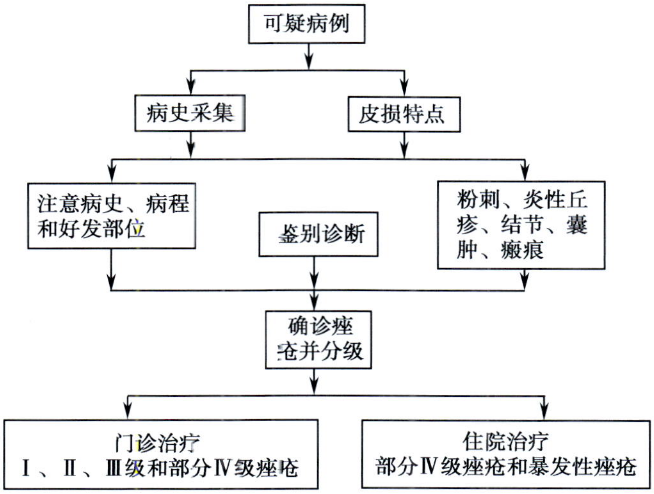

图21-1-2　痤疮诊疗流程

（何　黎）

第二节　逆向性痤疮

门诊病历摘要

患者,女,26岁,反复外阴臀部皮疹、流脓1年余,伴疼痛。患者1年前无明显诱因发现右侧大阴唇近后联合处出现蚕豆大小的皮色结节,质软,有波动感,最初不痛,此后结节逐渐增大,变红肿,出现疼痛,并开始表面破溃,流脓,无发热。就诊当地中医院考虑巴氏腺囊肿,予其口服中药及外洗,持续3个月,治疗有效,结节逐渐小至黄豆大小的硬结,遂停药。其间查妇科超声、雌激素和雄激素,未见异常。间隔1个月,右侧大阴唇再次起类似结节,逐渐增大,红肿疼痛,多个结节融合呈斑块,表面多个点灶状破溃,流脓,半年前左侧大阴唇近后联合处亦出现类似改变,且周边皮肤出现硬结,近2~3个月来左臀部硬结变软,红肿,疼痛逐渐加重、触之有波动感。曾间断口服头孢类抗生素,每次服用2~3日,未规律治疗。发病以来,患者无发热、乏力、肌肉关节痛,无口腔溃疡、脱发,双腋下和头皮未出现过皮疹。因局部疼痛睡眠较差。既往痤疮病史10年,偶口服中药治疗。否认其他疾病及传染病史。否认食物、药物过敏史。吸烟5~6年,每日吸4~5支。体格检查:T 37.0℃,P 96次/min,R 18次/min,BP 110/70mmHg。心肺腹查体未见明显异常。全身浅表淋巴结未触及明显肿大,双下肢不肿。皮肤科检查:双侧大阴唇近后联合处见明显红肿性斑块,由多个结节融合而成,斑块表面多个结节凸起,可见点状破溃,有黄白色脓液渗出,略稀薄。左侧结节斑块基底及周边的臀部皮肤片状红色肿胀性斑块,境界较清楚,触痛明显,有波动感,压之可见脓液从同侧大阴唇斑块表面溢出（图21-2-1）。

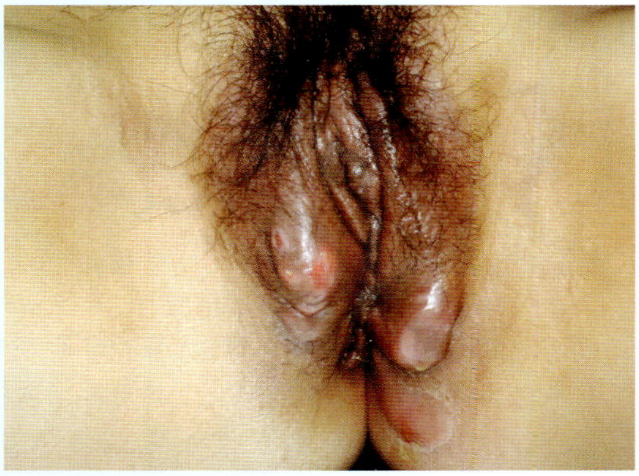

图21-2-1　外阴脓肿、窦道

【问题 1】通过上述问诊，应考虑什么病？

思路：通过病史、皮疹，患者外生殖器、肛周等顶泌汗腺存在部位慢性化脓性炎症，表现为皮下结节、斑块、融合化脓，表面破溃，继发感染，考虑逆向性痤疮（inversa acne）。

知识点

逆向性痤疮的病因及发病机制

逆向性痤疮，又称“化脓性汗腺炎”，是一种以反复皮肤脓肿、窦道及瘢痕形成为特征的慢性疾病，主要累及包含终毛和顶泌汗腺的皮肤皱褶部位，如腋窝、外阴和肛周等。

本病为顶泌汗腺堵塞后继发细菌感染所导致的化脓性炎症，常见病原菌为金黄色葡萄球菌、链球菌，偶尔可见大肠埃希菌、变形杆菌、假单孢菌属等，也有学者认为本病的发病与雄激素、内分泌相关。

【问题 2】通过皮损特点，应考虑什么疾病？

思路：患者外阴及肛周皮损符合逆向性痤疮的临床表现，并需鉴别前庭大腺脓肿、皮肤瘰疬性结核、软下疳、白塞病等。

【问题 3】最终可确诊为什么疾病？

思路：根据临床表现，可考虑诊断逆向性痤疮。诊断依据：年轻女性，青春期后发病；既往面部痤疮；顶泌汗腺部位出现初期硬的皮下结节，结节增多，融合成大的斑块，数周或数月后深部化脓，表面破溃，继发感染。但患者皮损范围相对局限，无其他部位受累，因此需要进一步完善检查以明确诊断。

知识点

逆向性痤疮的临床表现

本病以青春期或中年人多见，发病在顶泌汗腺分布区，如腋下、腹股沟、外生殖器、肛周等。耻部、臀部、脐部也可受累。女性以腋窝多见，男性以外阴、肛门多发。皮损初期为触痛性红色丘疹或肤色皮下结节，逐渐破溃、流脓，形成瘘管或较大的慢性深在脓肿伴窦道、粉刺、条索状纤维性结节或穿凿性溃疡。病程慢性，反复发作，瘢痕形成。

【问题 4】患者适合门诊治疗还是住院治疗？有无特殊检查？

思路：根据病史，皮损明显继发感染，可考虑住院治疗，进行局部换药。应检查血常规，检测血白蛋白、总蛋白，脓液需进行细菌培养及药敏试验。

【问题 5】针对该患者如何选择药物或治疗？

思路：本病尚无统一治疗标准，注意早诊断、早治疗，预防疾病进一步发展，防止瘢痕形成、组织挛缩。

知识点

逆向性痤疮的治疗

1. 全身治疗

（1）抗生素：逆向性痤疮对抗生素的治疗反应欠佳，但抗生素可减少脓液排出、减轻臭味及缓解疼痛。可选用四环素类抗生素，如多西环素或米诺环素 0.1g，1~2 次 /d。疗效不佳可采用克林霉素与利福平联合治疗。氨苯砜亦有效，尤其对早期皮损。

（2）维 A 酸类药物：阿维 A 酸、异维 A 酸治疗本病具有良好疗效。

(3) 糖皮质激素：早期皮损炎症明显时，在使用抗生素的基础上，酌情口服泼尼松 20~30mg/d，1~2 周后停药，有助于炎症消退，减少组织破坏。

(4) 抗雄激素治疗：可选用醋酸环丙孕酮、口服避孕药或螺内酯。

(5) 生物制剂：数种生物制剂（英夫利昔单抗、依那西普、阿那白滞素等）在小部分严重病例中显示有效，但长期疗效及安全性有待进一步研究。

2. 局部治疗　以清洁卫生、防止继发感染为主。可选用敏感的抗生素外用制剂；皮损内糖皮质激素注射可能有效；有光动力用于本病报道，但缺乏远期观察数据。

3. 手术治疗　疗效不佳或严重者可考虑切开引流、伤口换药、局限性切除或根治性切除。

4. 物理治疗　早期可选微波、超短波理疗。也可选择 CO_2 激光去除患处。

【问题 6】该患者治疗后恢复到什么程度可以结束治疗？

思路：皮疹无红肿热痛等感染症状，无流脓、窦道无渗出等，可以结束治疗。

【问题 7】如何做好患者的随访工作？

思路：教育患者局部清洁的重要性，定期复诊，不适随诊。

逆向性痤疮诊疗流程见图 21-2-2。

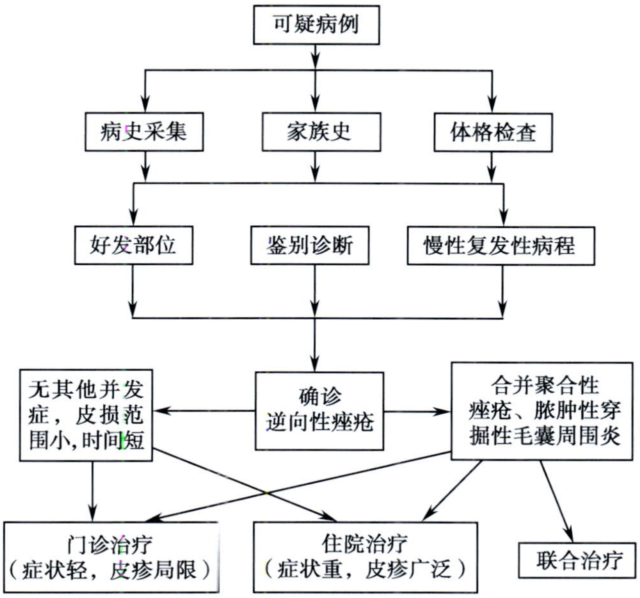

图 21-2-2　逆向性痤疮诊疗流程

（张春雷）

第三节　脂溢性皮炎

门诊病历摘要

患者，女，35 岁，颜面、头皮红斑、脱屑伴瘙痒 3 年。患者 3 年来无诱因反复颜面部、头皮油腻，伴片状红斑，上覆油腻性鳞屑及痂，皮损反复发作，瘙痒明显。拟“脂溢性皮炎”外用“复方酮康唑软膏、复方醋酸地塞米松乳膏”等药物外涂后病情时好时坏。既往体健，无家族性及遗传性疾病史，无药物过敏史及传染病史。系统检查未见异常。皮肤科检查：颜面部见片状红斑，少许散在丘疹，被覆油腻鳞屑及痂，皮损主要分布在鼻翼旁、口周、下颌等处；头发油腻，头屑较多（图 21-3-1）。

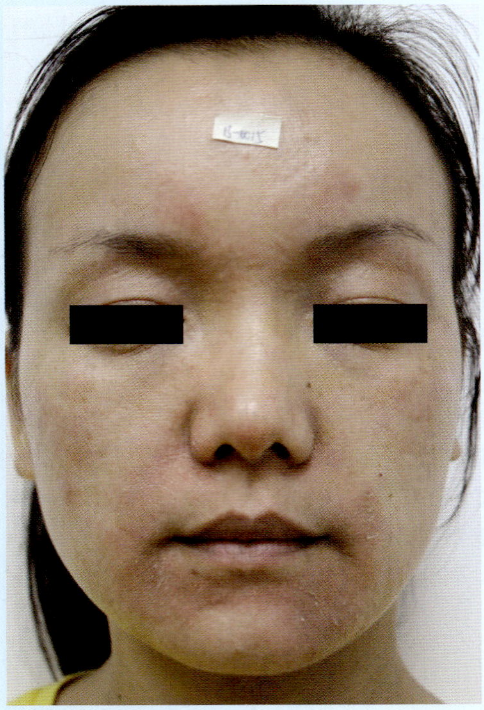

图 21-3-1　颜面部暗红斑、丘疹、鳞屑及痂

【问题 1】通过上述问诊，应考虑什么疾病？

通过上述病史询问，结合皮损表现应首先考虑脂溢性皮炎（seborrheic dermatitis）。

知识点

脂溢性皮炎的定义及发病机制

脂溢性皮炎是一种常见于头面、胸背等皮脂溢出部位的慢性、复发性、炎症性皮肤病。

其病因尚不完全清楚。目前认为与脂质增多、马拉色菌定植、皮肤屏障功能受损、免疫反应及个体易感性相关。在皮脂溢出基础上，马拉色菌等微生物的寄生与繁殖可水解皮脂中的甘油三酯，产生的游离脂肪酸进一步刺激皮肤产生炎症反应。马拉色菌代谢产物可引起机体的异常免疫反应。此外，精神、B 族维生素缺乏、饮食、嗜酒等因素均可不同程度影响本病的发生和发展。

【问题 2】该病临床上有什么特点？

患者为青壮年女性，慢性病程，反复发作，皮损主要分布在面部、头皮等皮脂丰富部位，皮疹为毛囊周围的红色丘疹，暗红斑，被覆油腻鳞屑或痂，自觉瘙痒明显。根据好发于皮脂丰富部位、典型皮损、慢性病程等不难诊断，需与银屑病、玫瑰糠疹、湿疹和体癣鉴别。

知识点

脂溢性皮炎的临床表现

1. 部位　发生于皮脂溢出部位，以头、面（尤其鼻翼周边）、胸、背、脐窝、腋窝及腹股沟等部位多见。

2. 皮损特点及临床类型　皮损特征为红斑基础上覆黄色油腻性鳞屑。发生在面部常与痤疮伴发。发生在头部者分两型：干性糠疹表现为糠样脱屑，是脂溢性皮炎的一种轻型；油性糠疹可有明显红斑和厚痂，偶可呈银屑病样、渗出性或结痂性斑块；发生在躯干、腋窝、腹股沟皱襞处常可糜烂而似湿疹。皮损可扩展至全身，由头部向下蔓延，甚至发展成红皮病。

3. 婴儿脂溢性皮炎 常多发生在生后数月内；特征性部位是头皮，多出现在额及顶部；皮损表现为油性、厚且有裂隙的痂屑，称为“乳痂”。受累部位通常无毛发脱落，无全身症状。

4. 症状 患者有程度不等的瘙痒。

5. 病程 病程多迁延数周至数月，预后通常较好，一般1个月内痊愈。若持续不愈，常与湿疹并发，亦可合并细菌、念珠菌感染。

【问题3】患者适合门诊还是住院治疗？

依据上述病史，患者为青壮年女性，皮损反复发作，慢性病程，皮损局部无破溃等，应首先考虑门诊治疗。

【问题4】本病如何治疗？

1. 一般治疗 生活规律、睡眠充足、低脂饮食和补充B族维生素有助于治疗。配合使用具有修复皮肤屏障活性成分的护肤品，油性糠疹宜选择控油保湿类护肤品，干性糠疹宜选择柔润保湿类护肤品。

2. 外用药 局部涂含2%酮康唑、5%硫黄制剂均有效，可辅以低效糖皮质激素。头部皮损用含酮康唑的洗发水洗头，每周2次。

3. 内服药 抗炎治疗：多西环素100mg/d，疗程4周；瘙痒剧烈时可予止痒镇静剂；真菌感染或泛发性损害可选抗真菌药伊曲康唑0.1g/d，连服2~3周。病情严重时可予泼尼松30mg/d短期口服迅速控制病情。

【问题5】恢复到什么程度可以结束治疗？

患者皮损消退、无自觉症状后维持治疗2周左右可停止治疗。

【问题6】如何做好患者的随访工作？

在患者首次就诊时即与之进行沟通，本病容易复发，需告知患者平时应忌食香、辣、甜食；配合使用具有修复皮肤屏障活性成分的护肤品，油性糠疹选择控油保湿类护肤品，干性糠疹选择柔润保湿类护肤品。

脂溢性皮炎诊疗流程见图21-3-2。

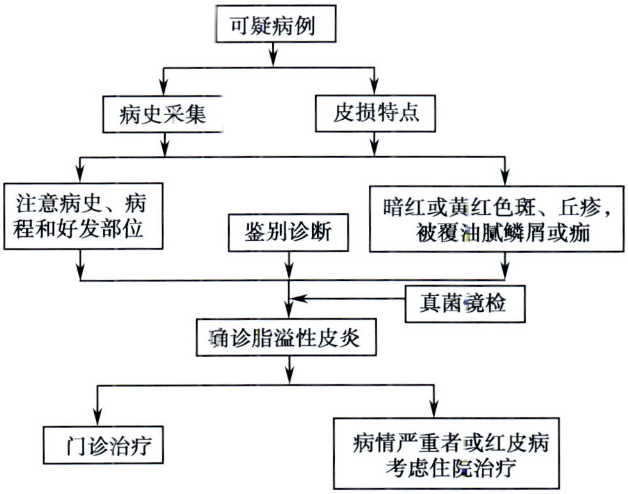

图21-3-2 脂溢性皮炎诊疗流程

第四节 玫瑰痤疮

门诊病历摘要

患者，女，40岁，面中部红斑、丘疹、脓疱、毛细血管扩张3年。患者3年前面部出现片状红斑，时有灼热感；进食辛辣刺激性食物或外界温度升高、情绪激动时出现面中部潮红。皮损逐渐加重，后逐渐出现浅表毛细血管扩张和多数丘疹、脓疱，以面中部尤甚。曾以“过敏性皮炎”口服“氯雷他定片”及外用“曲安奈德/益康唑乳膏”等药物治疗，症状可稍减轻，但皮疹逐渐加重。既往体健，无家族性及遗传性疾病史，无药物过敏史及传染病史。系统检查未见异常。皮肤科检查：面中部见片状红斑、丘疹、毛细血管扩张(图 21-4-1)。

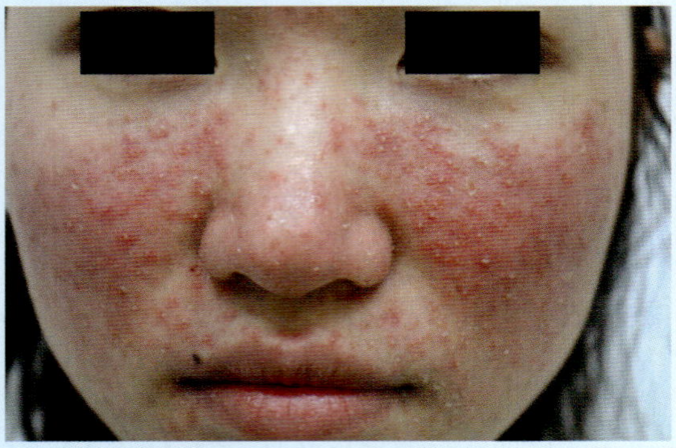

图 21-4-1　面中部片状红斑、丘疹、毛细血管扩张

【问题 1】通过上述病史和皮损特点分析，应考虑什么疾病？

患者为中年女性，皮损特点为面中部分布为主的片状红斑、丘疹、脓疱、毛细血管扩张，应首先考虑玫瑰痤疮(rosacea)。

知识点

玫瑰痤疮的定义及发病机制

玫瑰痤疮(rosacea)，旧称酒渣鼻，是一种好发于面中部，以持久性红斑、毛细血管扩张、丘疹和脓疱、鼻部增生和眼部受累为主要表现的慢性炎症性皮肤病。

其确切病因尚不完全清楚。目前认为，遗传因素、天然免疫功能异常、神经免疫相互作用、神经脉管调节功能异常、微生物(如蠕形螨)感染、皮肤屏障功能障碍与玫瑰痤疮发病有关。

天然免疫反应异常激活在本病炎症形成中发挥重要作用。各种外界刺激(包括紫外线、蠕虫感染)等主要通过 Toll 样受体 -2(TLR-2)途径及可能的维生素 D 依赖与非依赖通路、内质网应激途径等直接或间接导致丝氨酸蛋白酶激肽释放酶 5(KLK5)活性增强，KLK5 加工抗菌肽使其成为活化形式 LL-37 片段，从而诱导血管的新生和促进炎症反应的发生发展。辣椒素受体(TRPV1)激活，可释放 P 物质和降钙素基因相关肽等重要神经炎性和疼痛介质，引起神经血管调节异常，导致玫瑰痤疮的发生与发展。

【问题 2】下一步该如何处理？最终可确诊为什么疾病？

根据临床表现，可确诊为玫瑰痤疮。诊断依据如下：患者为中年女性，慢性病程，以面中部片状红斑、丘疹、脓疱、毛细血管扩张为主要表现。皮损时轻时重，在进食辛辣刺激性食物或外界温度升高、情绪激动时面部潮红。此外，玫瑰痤疮常合并蠕形螨感染，需完善蠕形螨镜检，以便采取针对性治疗。

知识点

玫瑰痤疮的临床表现

1. 年龄　好发于中年人，女性较多，但病情严重者多为男性，尤其是鼻赘型和眼型。

2. 部位　好发于面颊部，也可见于口周、鼻部，部分可累及眼和眼周。

3. 临床类型　根据不同部位、不同时期、不同皮损特点，临床可分为 4 型，各型之间可以重叠和转换。

(1)红斑毛细血管扩张型：面中部尤其是鼻部、面颊、前额、下颌等部位对称性红斑。多首发于面颊部，少数首发于鼻部或口周。红斑初为暂时性，在进食辛辣食物、热饮、外界环境温度变化、情绪激动、运动或沐浴时面部潮红加重，后逐渐转为持久性红斑或浅表毛细血管扩张。部分患者可出现红斑区肿胀。面颊部常常伴有不同程度的皮肤敏感症状如干燥、灼热或刺痛，少数可伴有瘙痒，部分患者还可伴有焦躁、忧郁、失眠等神经精神症状。

(2)丘疹脓疱型：在第一型基础上成批发生针头至绿豆大小的红色丘疹、脓疱、结节，鼻部、面颊部的毛囊口扩大明显。皮疹时轻时重、此伏彼起，可数年或更久。中年女性患者皮疹常在经前加重。

(3)鼻赘型：又称“肥大增生型”。此型多见于鼻部或口周，极少数见于面颊部、前额、耳部。在红斑或毛细血管扩张的基础上，鼻部皮脂腺增生肥大及结缔组织增生，形成紫红色结节状凸起，皮肤凹凸不平，毛细血管显著扩张，致使鼻尖、鼻翼肥大，形成鼻赘。鼻部的肥大改变皮损又称“鼻瘤”。

(4)眼型：很少有单独的眼型，常与以上三型合并存在。此型多累及眼睑的睫毛毛囊及眼睑的相关腺体，包括睑板腺、皮脂腺和汗腺，常导致睑缘炎、睑板腺功能障碍、睑板腺相关干眼和睑板腺相关角膜结膜病变，表现为眼异物感、光敏、视物模糊、灼热、刺痛、干燥或瘙痒等自觉症状。

此外，还有一些特殊亚型，如肉芽肿型、暴发型、糖皮质激素诱导型、口周皮炎型等。

4. 常并发痤疮及脂溢性皮炎。

【问题3】应注意与哪些皮肤病相鉴别？

玫瑰痤疮的主要特点是面中部持久性红斑、阵发性潮红，毛细血管扩张，可有丘疹、脓疱或鼻赘。需与寻常痤疮、脂溢性皮炎、敏感性皮肤等鉴别。

知识点

玫瑰痤疮的鉴别诊断

1. 痤疮　二者都可出现丘疹、脓疱，但前者常有粉刺，在皮损区可见散在或簇集分布的白头粉刺或黑头粉刺，皮损不仅分布于面部，还常发生于前胸及后背。而玫瑰痤疮无粉刺，但有阵发性潮红及毛细血管扩张。

2. 面部脂溢性皮炎　二者都可出现红斑和光加重现象，但皮损分布部位不一样，脂溢性皮炎一般发生于前额部、眉弓、鼻唇沟或下颌部等皮脂腺丰富的部位，而玫瑰痤疮一般发生于面颊部、鼻翼或口周；前者表现为黄红色斑片，糠秕马拉色菌检查可为阳性；而玫瑰痤疮有持久性红斑、阵发性潮红和毛细血管扩张。

3. 敏感性皮肤　主要与皮肤屏障功能受损、血管神经高反应性有关。好发于青年女性，皮损以双颊为主，表现为阵发性红斑，灼热、刺痛感明显，乳酸刺激试验阳性。

【问题4】如何选择治疗方案及治疗时机？

1. 日常护理　禁酒及禁食刺激性食物，纠正胃肠功能障碍和内分泌失调，保持大便通畅。避免局部过热、过冷刺激，避免剧烈的情绪波动等可能引起面部潮红的因素。作息规律，劳逸结合。避免长时间的日光照射，用温水洗涤患处，可适当冷敷，配合使用具有修复皮肤屏障活性成分的护肤品。

2. 局部治疗

(1)红斑毛细血管扩张型：可考虑外用壬二酸、菊酯乳膏或1%伊维菌素乳膏。应注意这些药物对皮肤的刺激反应。对于面部潮红或红斑明显的皮损，可使用0.03%酒石酸溴莫尼定凝胶；对伴有瘙痒的患者，可短期使用吡美莫司乳膏或他克莫司软膏；皮损潮红肿胀、有明显灼热不适者可局部冷敷、冷喷。

(2)丘疹脓疱型和伴有丘疹、脓疱者的肥大增生型：可选用甲硝唑、壬二酸、菊酯乳膏、1%伊维菌素乳膏、1%克林霉素或2%红霉素。对口周以及鼻部丘疹、脓疱患者，可考虑选用过氧苯甲酰凝胶，但面颊部慎用。

(3)眼型：如果并发明显干眼症状，给予优质人工泪液；睑板腺相关角膜结膜病变时，外用含激素的抗生素眼膏、人工泪液等。

3. 系统药物治疗

(1)抗生素：抗生素是丘疹脓疱型玫瑰痤疮的一线治疗。低剂量抗生素具有抗炎作用而无抗菌作用，可最大程度避免使用抗生素导致的菌群失调和细菌耐药发生。常用多西环素0.1g/d或米诺环素50mg/d，疗程8周左右。对于16岁以下及四环素类抗生素不耐受或者禁用的患者，可选用大环内酯类抗生素，如克拉霉素 0.5g/d，或阿奇霉素 0.25g/d。

(2) 异维 A 酸：有抗基质金属蛋白酶及炎症细胞因子作用，可以作为肥大增生型患者首选系统治疗，以及丘疹脓疱型患者其他治疗仍效果不佳者的二线选择。常用 10~20mg/d，疗程 12~16 周。应注意异维 A 酸可加重红斑、毛细血管扩张型患者阵发性潮红；还要注意致畸以及肝功能和血脂影响等。同时，需警惕异维 A 酸与四环素类药物合用的相关不良反应。

(3) 甲硝唑：具有抗毛囊蠕形螨作用。常用甲硝唑 200mg，2~3 次 /d，或替硝唑 0.5g，2 次 /d，疗程 4 周左右。可有胃肠道反应，偶见头痛、失眠、皮疹、白细胞减少等。

(4) 卡维地洛：主要用于难治性阵发性潮红和持久性红斑明显的患者。常用剂量 3.125~6.250mg，2~3 次 /d。尽管患者耐受性良好，但需警惕低血压和心动过缓。对于皮损潮红明显、灼热感强烈的患者，可服用卡维地洛。

(5) 抗焦虑类药物：适用于长期精神紧张、焦虑过度的患者，可短期使用。氟哌噻吨美利曲辛片每次 1 片，每日早晨 1 次；或阿普唑仑 0.4mg/d；或地西泮片 5mg/d。一般疗程为 2 周。

4. 毛细血管扩张明显者，皮损稳定期可用电离子、强脉冲光、染料激光、Nd：YAG 激光、CO_2 激光或 Er 激光等治疗；鼻赘期损害可用 CO_2 激光、Er 激光治疗或外科切削术及切除术治疗。

5. 对于眼型，如果并发明显干眼症状，给予优质人工泪液；睑板腺相关角膜结膜病变时，外用含糖皮质激素的抗生素眼膏、人工泪液等。

【问题 5】恢复到什么程度可以结束治疗？

患者皮肤红斑消退、无毛细血管扩张时可结束治疗，总疗程 3 个月左右。但因本病容易复发，应进行随访。

【问题 6】如何做好患者的随访工作？

一般经过 3 个月左右的治疗可以得到基本控制或明显好转；多数患者在数年或数十年内有反复发作性，需反复间断治疗；特别是阵发性潮红症状容易反复发作。治疗期间应按时复诊，切忌自主停药；平时应保持心情平和，调整作息时间；忌食香、辣、甜食，避免饮酒。根据患者皮肤性质选择具有修复皮肤屏障活性成分的护肤品配合治疗。

玫瑰痤疮诊疗流程见图 21-4-2。

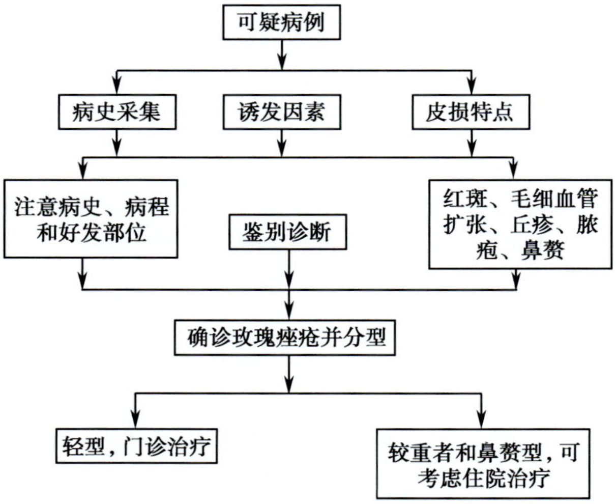

图 21-4-2 玫瑰痤疮诊疗流程

第五节 斑 秃

门诊病历摘要

患者，女，25 岁，头部反复片状脱发 6 个月。患者 6 个月前（流产后 1 周），突然发现头部片状脱发，脱发区皮肤光滑，无萎缩，头部片状脱发无自觉症状。自行外用5%米诺地尔酊治疗，头发可长出，但始为白色绒毛，脱落后长出黑色毛发，易脱落。既往体健，无家族性及遗传性疾病史，否认药物过敏史、刺激物接触史和传染病史。系统检查未见异常，皮肤科检查：头顶部左侧皮损表现为境界清楚的圆形或卵圆形脱发斑，局部皮肤正常。皮肤镜检查：局部可见断发、黑点、感叹号状发，可见空白毛囊开口，散在新生细软毳毛，皮面结构未见明显异常（图21-5-1）。

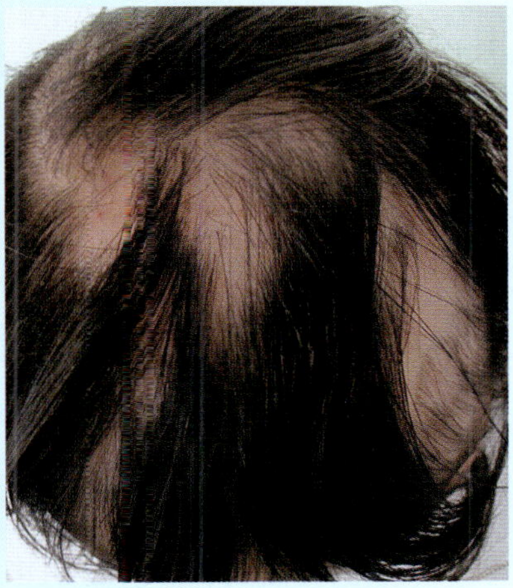

图21-5-1　头部片状脱发

【问题1】通过上述问诊，应考虑什么疾病？

通过上述病史询问，根据皮损表现应首先考虑斑秃。

知识点

斑秃的定义及发病机制

斑秃（alopecia areata）是具有遗传倾向的个体在T细胞介导的自身免疫机制作用下，由环境、精神因素促发的一种慢性炎症性、非瘢痕性的毛发脱落疾病。年轻人多见，儿童常受累，终生患病风险约2%。

本病病因尚不完全清楚，通常认为与以下因素有关：

1. 遗传因素　8.4%的中国斑秃患者有家族史，可能为常染色体显性遗传伴可变外显率。斑秃先证者的发病年龄与家族史密切相关，一项对照研究结果显示，30岁前发病患者其家族史阳性率高达37%，而30岁以后发病患者其阳性家族史只有7.1%。病例对照研究显示斑秃发病与免疫及炎症反应有关的基因具有相关性，*HLA-DQB1*0301*和*HLA-DRB1*1104*为可疑的易感基因。

2. 自身免疫　早在20世纪50年代就已经提出斑秃是一种自身免疫性疾病。斑秃患者外周血可检测出循环自身抗体，如抗甲状腺、抗胃壁细胞、抗平滑肌、抗肾上腺抗体和抗核抗体等。将斑秃患者的头皮移植到裸鼠皮肤上可观察到毛发生长等实验研究也进一步证实了这一理论；同时，研究发现，将斑秃患者血清被动转移至裸鼠不能抑制这些毛发的生长，显示斑秃的发生涉及细胞免疫。然而，自身免疫机制如何参与斑秃的发病仍然尚未明确。

3. 环境、精神因素　感染因素是20世纪提出的另一个重要的斑秃发病机制之一。夫妻双方同时发病，以及斑秃患者皮损中分离出巨细胞病毒mRNA都是感染因素参与了疾病发生的重要理论基础。此外，精神压力也是促使斑秃发生的重要因素。

【问题2】通过皮损分析，临床上有什么特点？

在脱发区边缘可见“感叹号”状发，边缘外观正常的毛发易于拔除而无痛感。

知识点

斑秃的临床表现

1. 年龄　任何年龄均可发病，20~40 岁为发病高峰年龄。

2. 部位　累及所有毛发，如头发、眉毛、胡须、汗毛等，其中头发最常受累。

3. 症状　无明显自觉症状，少数患者可出现瘙痒、触痛等感觉异常。

4. 皮损特点　典型的皮损表现为突然出现的境界清楚的圆形或卵圆形脱发斑，局部皮肤正常。如病情进展，在脱发区边缘可见“感叹号”状发，边缘外观正常的毛发易于拔除而无痛感，称为拉发试验阳性。

5. 其他系统疾病　本病尚可累及甲，多见于病情活动而脱发面积广者。常表现为顶针样甲，也可出现甲面粗糙、纵嵴等。本病可合并遗传过敏性疾病、自身免疫性疾病（如甲亢、白癜风、溃疡性结肠炎等）等疾病。

知识点

斑秃的临床分型与分期

1. 临床分型　当头发全部脱落时称为全秃（alopecia totalis）；累及全身毛发时称为普秃（alopecia universalis）；沿发际分布扩展的称为匐行性斑秃（alopecia ophiasis）；有时表现为头发的急性弥漫性脱落，则称为急性弥漫性斑秃（acute diffuse and total alopecia）。

2. 临床分期　分为活动期、稳定期和恢复期三个阶段。活动期皮损不断扩大，可见“感叹号”状发，拉发试验阳性。稳定期时脱发斑大小无变化，无“感叹号”状发，拉发试验阴性。恢复期可见新生的细绒毛，颜色淡或呈白色，逐渐变成正常粗细和颜色。有时可出现活动期皮损和恢复期皮损共存的现象。

【问题 3】本病还应进行哪些检查？

1. 皮肤镜检查。

2. 全血细胞计数、甲状腺功能检查和自身抗体检测。

【问题 4】本病应与哪些疾病鉴别？

本病应与瘢痕性脱发和非瘢痕性脱发鉴别，如拔毛癖、头癣、二期梅毒、雄激素性脱发及假性斑秃等。鉴别诊断见表 21-5-1。

表 21-5-1　斑秃的鉴别诊断

疾病	临床特点	皮肤镜	组织病理	血清学检查	其他
斑秃	斑状或弥漫性脱发，“感叹号”状发，拉发试验阳性，休止期毛发多见	断发、黑点、“感叹号”状发、黄点征、空白毛囊开口、新生毳毛（其中“感叹号”状发具有诊断意义）	毛囊变小，毛球周围和毛囊内炎症	可有自身抗体	早期发病和严重病变者常有严重遗传性过敏
拔毛癖	斑状脱发，上可见长度不等的断发和毛囊炎，拉发试验阴性	断发、黑点、出血点	退化和休止期毛囊增多，可见毛囊炎症	无	病史有助于鉴别
头癣	斑状脱发，可见白色鳞屑黏着	“逗号”样发具有特征，皮面结构可见红斑鳞屑	化脓性和肉芽肿性毛囊炎，毛干内及毛周围可见菌丝和孢子	无	真菌镜检和培养阳性

续表

疾病	临床特点	皮肤镜	组织病理	血清学检查	其他
梅毒	斑状或弥漫性脱发	虫蚀样分布，一个皮肤镜视野可囊括多个小脱发斑	真皮浅层浆细胞和组织细胞浸润	TPPA 和 RPR 阳性	有冶游史或输血史
雄激素性脱发	男子型或女子型，拉发试验阳性，休止期脱发	毛囊单位内毛干数目减低，多 1~2 根；毛干细软，毳毛比例增多；可见黄点征	休止期毳毛囊增多，生长期的终毛囊减少，晚期患者毛囊密度减少	无	多有阳性家族史

注：TPPA，梅毒螺旋体颗粒凝集试验；RPR，快速血浆反应素环状卡片试验。

【问题 5】治疗方法如何选择与评价？

1. 临床观察随访　本病具有自愈倾向，34%~50% 病程小于 1 年的局限性斑秃患者可自行缓解。14%~25% 的患者持续进展，直至发展为全秃或普秃（全秃、普秃缓解比例 <10%）。即使严重而不愈者其身体健康也不受影响，故进行合理的心理疏导，仅予美容修饰即可，如佩戴假发假睫毛、文眉等。

2. 皮损内糖皮质激素封闭治疗。

3. 局部免疫治疗　如二苯基环丙烯酮（DPCP）等。

4. 外用药物治疗　糖皮质激素、米诺地尔、维 A 酸、蒽林等。

5. 物理治疗　紫外线光疗、冷冻治疗、准分子激光、脉冲激光等。

6. 系统药物治疗　糖皮质激素、环孢素等。

7. 对于一些病情进展或不能接受脱发、心理压力大的患者除了使用上述治疗方法外，还可口服抗焦虑药物。

知识点

斑秃的治疗

1. 外用药物

（1）糖皮质激素：可外用糖皮质激素封包或皮损内注射激素局部封闭治疗。临床上常用醋酸氢化可的松和曲安奈德进行皮损内注射，每个注射点 0.05~0.1ml，总量 1~3ml。常见的不良反应主要是皮肤萎缩，因此尽量避免一个部位反复多次注射。

（2）接触免疫治疗：该方法主要是通过外用具有致敏性的抗原诱导局部皮损发生接触性皮炎而达到治疗目的的一种方法。常用的接触致敏原包括二硝基氯苯、斯夸酸二丁酯、二苯基环丙烯酮，其常见的不良反应主要是严重的接触性皮炎，可通过严格滴定致敏原浓度而避免其发生。其他不良反应包括荨麻疹及白癜风等。

（3）米诺地尔：一项早期双盲对照研究报道，与安慰剂组比较，1% 米诺地尔可明显促进局限性斑秃患者的毛发再生，而对于弥漫性斑秃患者则无效。

（4）地蒽酚：长期、高浓度的地蒽酚可通过诱导轻微的刺激反应而达到促进毛发生长的作用。

2. 内用药物

（1）糖皮质激素：多选择口服泼尼松，初始剂量为 30~40mg/d，毛发再生后逐渐减量，但在减量过程中或停药后易出现病情反复，而长期使用激素的不良反应使其系统使用受到限制。

（2）环孢素：可诱导毛发再生，但停药后易复发。

3. 物理疗法

（1）PUVA（光化学治疗）是一种光免疫作用，可能通过耗竭朗格汉斯细胞而抑制其对毛囊的局部免疫攻击，也可能是局部炎症反应刺激了毛发的生长。

（2）液氮冷冻：喷雾或棉签直接按压，以局部发红、无水疱形成为宜，数分钟后重复，连续 2~3 次，每周 1 次，4 周为一疗程。

（3）近红外线疗法：670nm 左右的红光连续或脉冲照射患病区域，可以取得非常好的效果，每周 2 次，3 个月为一疗程。

斑秃的预后

1. 本病可自愈,尤其是局限性斑秃患者,多数可以在2年内自行恢复。少数持续进展为全秃或普秃。

2. 具有以下表现者预后不良:发病年龄早、脱发面积广、匐行性斑秃、具有甲损害或合并遗传过敏性疾病等。

斑秃诊疗流程见图21-5-2。

```
                        ┌─────────┐
                        │ 可疑病例 │
                        └─────────┘
           ┌────────────────┼────────────────┐
           ▼                ▼                ▼
      ┌─────────┐     ┌─────────┐      ┌─────────┐
      │ 病史采集 │     │ 诱发因素 │      │ 皮损特点 │
      └─────────┘     └─────────┘      └─────────┘
           ▼                ▼                ▼
   ┌──────────────┐  ┌─────────┐   ┌──────────────┐
   │注意病史、病   │  │ 鉴别诊断 │   │圆形或卵圆形脱发斑│
   │程和好发部位   │  └─────────┘   └──────────────┘
   └──────────────┘       │                │
           │              │          ┌──────────────┐
           │              │          │ 实验室检查     │
           │              │          │ 皮肤镜        │
           │              ▼          │ 组织病理       │
           └────────►┌──────────────┐└──────────────┘
                     │确诊斑秃并分型 │
                     └──────────────┘
              ┌───────────┴────────────┐
              ▼                        ▼
      ┌─────────────┐      ┌──────────────────┐
      │轻型,门诊治疗 │      │严重者、全秃和普秃可 │
      └─────────────┘      │考虑住院治疗        │
                           └──────────────────┘
```

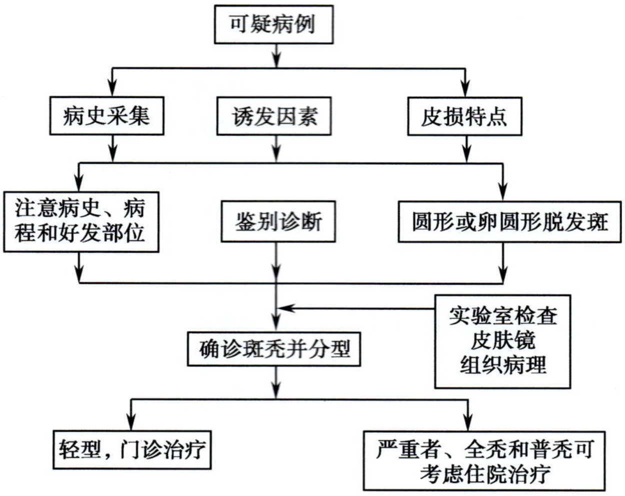

图21-5-2 斑秃诊疗流程

(何 黎)

第六节 假 性 斑 秃

门诊病历摘要

患者,男,36岁,头顶部类圆形脱发1年。既往身体健康,有反复发作的头部毛囊炎病史,否认有家族遗传病史,无药物过敏史和传染病史。皮肤科检查:头顶部多处黄豆至蚕豆大小的类圆形脱发,头皮轻度萎缩,光滑发亮(图21-6-1)。

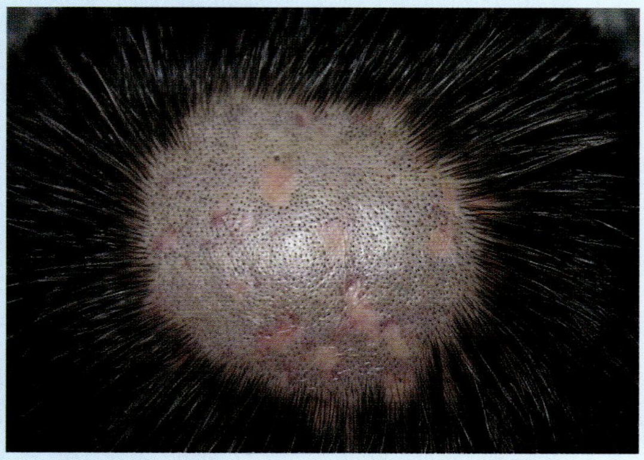

图21-6-1 头顶部类圆形脱发

【问题1】根据本患者临床表现,主要考虑什么疾病?

临床上出现圆形或类圆形脱发时,需要考虑是否为斑秃、头癣或假性斑秃。本患者头顶部多处黄豆至蚕

豆大小的类圆形脱发，头皮轻度萎缩，毛囊开口不清楚，应考虑诊断假性斑秃（pseudopelade）。

知识点

假性斑秃的病因及发病机制

假性斑秃的病因不明，临床上许多类型瘢痕性脱发的终末阶段与假性斑秃相似，因此，有学者认为它是一种独立的疾病，也有学者认为发生在头皮的扁平苔藓、红斑狼疮、局限性硬皮病、毛囊炎等导致的萎缩性瘢痕、毛发脱落都是假性斑秃。

【问题 2】通过皮损特点，可诊断为什么疾病？

该患者头顶部散发黄豆至蚕豆大的类圆形脱发，头皮轻度萎缩，光滑发亮，符合假性斑秃的临床表现。

知识点

假性斑秃的临床表现

假性斑秃是相对斑秃而言的一种无明显致病原因的慢性进行性瘢痕性脱发。一般无自觉症状。脱发斑呈圆形、椭圆形或不规则形，多发性散在分布。脱发部位皮肤萎缩变薄形成瘢痕，毛囊口消失，毛发无法再生。脱发区无明显炎症，无脓疱和痂皮，其境界清楚，边缘拉发试验阴性。

【问题 3】如何鉴别斑秃和假性斑秃？

斑秃俗称“鬼剃头”，是一种骤然发生的局限性斑片状的秃发性毛发疾病。其病变处头皮正常，无炎症、瘢痕。拉发试验阳性，皮肤镜下可见“感叹号”状发、黑点征、黄点征，病程经过缓慢，可自行缓解和复发。假性斑秃是相对斑秃而言的一种无明显致病原因的慢性进行性瘢痕性脱发。脱发区头皮萎缩，光滑发亮如薄纸，毛囊口消失，脱发区边缘拉发试验阴性。已脱发部位不能再长出头发。

【问题 4】假性斑秃如何预防和治疗？

本病缺乏有效治疗。平时注意饮食和生活调节，保持身心愉快、注意锻炼，忌烟酒，宜选用对头皮和头发无刺激的无酸性天然洗发水，多按摩头皮；多进食鱼、肉、蛋类蛋白质丰富食品。

第七节　雄激素性脱发

门诊病历摘要

患者，男，51 岁，发际线后移、头发细软 20 余年。既往体健，无药物过敏史和传染病史。舅舅有相同病史。皮肤科检查：发际线后移，呈“M”形发际线，前额可见纤细毳毛，无终毛生长，拉发试验阴性，皮肤镜下见顶部头发直径异质性，细毛比例 >20%，可见黄点征（图 21-7-1）。

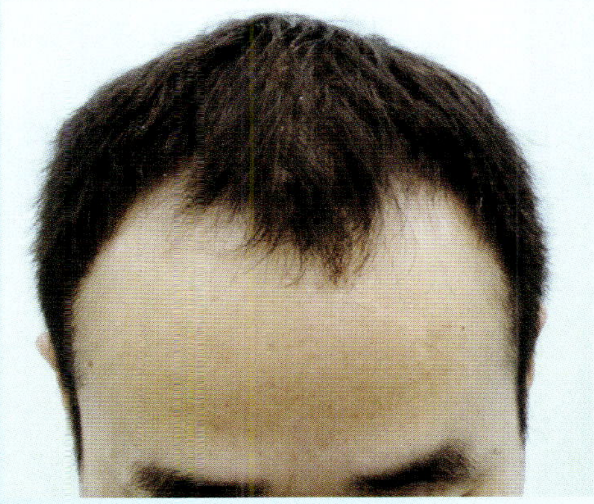

图 21-7-1　额顶部脱发

【问题 1】脱发疾病如何分类，临床上常见的脱发疾病有哪些？

脱发分为毛囊开口可见的非瘢痕性脱发和毛囊开口消失的瘢痕性脱发。毛囊开口可见的非瘢痕性脱发包括：斑秃、休止期脱发、代谢因素脱发（缺铁、甲状腺疾病、多囊卵巢综合征）、外伤性脱发（拔毛癖、牵拉性脱发、压力性脱发）、毛干异常；毛囊开口消失的瘢痕性脱发包括：炎症性疾病（离心性瘢痕性脱发、秃发性毛囊炎、颈项部痤疮瘢痕疙瘩、毛发扁平苔藓、前额纤维性秃发、盘状红斑狼疮）、创伤原因（受伤、放射、手术瘢痕、肿瘤）、假性斑秃、先天性皮肤发育不良等。

【问题 2】根据患者的临床表现，主要考虑什么疾病？

该患者病程长，临床表现为发际线后移并伴有顶区头发稀疏，有类似疾病的家族史。皮肤镜下见毛发直径异质性，细毛比例 >20%，应主要考虑为雄激素性脱发（androgenetic alopecia）。

知识点

雄激素性脱发的临床表现

男性患者的雄激素性脱发常起病于 20~50 岁，表现为前额两侧头发纤细、密度下降，逐渐向头顶延伸，额部发际线后退，呈“M、C 或者 U”形脱发。可伴或不伴有头顶部头发稀疏和脱落。额部与头顶部脱发可相互融合。通常枕部及两颞部不受累。

女性患者的雄激素性脱发多发病于更年期，表现为头顶部弥漫性脱发，形如“圣诞树样”。一般不累及额颞部。脱发进程缓慢，程度因人而异。

【问题 3】雄激素性脱发主要发病机制是什么？

本病可有家族史，现已发现与 X 染色体上的雄激素相关基因、常染色体 17q21 和 20p1111 有关。

在雄激素性脱发患者的头皮脱发区，5α- 还原酶的活性比非脱发区明显增高。睾酮是男性血液循环中的主要雄激素，血液中的游离睾酮扩散至皮肤细胞，经 5α- 还原酶的作用转变为二氢睾酮，后者的活性明显高于睾酮，胞质内的雄激素受体与二氢睾酮形成二氢睾酮 - 雄激素受体复合物，该复合物被转运至细胞核，并进一步影响 DNA 的转录，翻译特异性的蛋白质。这些蛋白质作用于毛囊，使毛囊失活，毛发生长期缩短，生长期毛发 / 休止期毛发比值降低，表现为毛发密度明显减少，终毛数量减少，毳毛数量增加。

【问题 4】如何治疗雄激素性脱发？

1. 系统治疗

（1）非那雄胺：是一种选择性 5α- 还原酶抑制剂，口服该药可抑制睾酮转变为二氢睾酮，降低血清和头皮中二氢睾酮的水平而发挥治疗作用。口服剂量 1mg/d，推荐至少治疗 1 年或更长时间。如治疗 1 年后仍无明显疗效则建议停药。个别患者可有性欲减退、勃起功能障碍及射精减少等不良反应，停药后可恢复正常。

（2）环丙孕酮：用于女性患者，特别是并发痤疮和多毛的患者，有抗雄激素作用。主要不良反应为性欲降低、体重增加。

2. 局部治疗　米诺地尔是有效的外用促毛发生长药物，能刺激真皮毛乳头细胞表达血管内皮生长因子，扩张头皮血管，改善微循环，促进毛发生长。临床上有 2% 和 5% 两种浓度。常见不良反应为接触性皮炎和多毛。

3. 毛发移植　将后枕部优势供区的毛囊分离出来，然后移植到秃发部位。现主要有两种技术：毛囊切取移植技术（FUT）和毛囊抽取移植技术（FUE）。该方法适用于毛囊已消失的秃发患者。

第八节 多汗症

门诊病历摘要

患者，男，25 岁，手足多汗 20 年，加重 5 年。患者于 5 岁时出现手足多汗，在情绪紧张时尤为明显，近 5 年逐渐加重，严重时手足可自然滴下汗液，治疗效果不佳。既往体健，患者父亲有多汗症病史，患者无遗传性疾病史，无药物过敏史、传染病史及手术史。系统检查无明显异常。皮肤科检查：掌跖部位皮肤潮湿，可见发亮的外泌汗液。

【问题 1】通过上述问诊，首先考虑什么疾病？

患者自幼发生局限性手足多汗，无既往疾病史，应首先考虑诊断原发性多汗症（hyperhidrosis）。

知识点

多汗症的临床特点

多汗症分为原发性和继发性。原发性多汗症是最常见的类型，其主要的受累部位是掌跖、腋窝，多在儿童期或青春期发病，80% 的患者有多汗症家族史。多汗是由于大脑皮质刺激增加所致，组织学上汗腺的形态和功能正常。继发性多汗症与系统性疾病，如恶性肿瘤或者感染等有关。

知识点

原发性多汗症的诊断

原发性多汗症的诊断标准：

1. 局灶性的、肉眼可见的多汗，持续 6 个月或以上。

2. 无明显的继发因素。

3. 同时满足以下 2 条或以上的特征：①双侧和对称；②发病年龄 <25 岁；③有家族史；④睡眠时停止；⑤每周至少发作一次；⑥影响日常活动。

诊断原发性多汗症时必须全面系统地回顾病史，并进行相应的评估、检查，排除继发性原因。

【问题 2】哪些情况可引起继发性多汗症？

继发性多汗症是由其他系统疾病所导致或者与之有关，或由药物引起，可局限在掌跖、腋窝或其他部位，也可泛发。根据神经冲动来源将其分为皮质性、下丘脑性、脊髓性、髓质性或局部性，常与其他系统疾病或者药物相关。①感染：急性病毒性或细菌性感染；慢性感染如结核、疟疾、布鲁氏菌病。②内分泌疾病：糖尿病、甲亢、闭经、类癌综合征、垂体功能亢进、嗜铬细胞瘤。③神经系统疾病：帕金森病、卒中、脊髓损伤。④药物：胆碱能药物、胆碱酯酶抑制剂、肾上腺素能受体激动药、降糖药、抗抑郁药、抗精神病药、退热药、阿片类药物等。⑤其他：角化异常性疾病、遗传性皮肤病、淋巴瘤和其他髓性增生性疾病、自身免疫性结缔组织病、焦虑、肥胖等。

【问题 3】如何治疗多汗症？

1. 局部药物　氯化铝或水合氯化铝是最常用的治疗药物。常见的不良反应有烧灼和刺激性接触性皮炎。

2. 口服药　口服抗胆碱能药物能减少出汗，但是需要使用较大剂量的抗胆碱能药物才能控制，患者往往出现难以耐受的不良反应，因此抗胆碱能药物疗法已趋向淘汰。

3. 离子电渗疗法　对局部外用治疗失败的患者，可选用水离子电渗疗法。确切机制不清，可能与角质层汗管阻塞有关，不良反应较轻。

4. A 型肉毒毒素　A 型肉毒毒素通过阻止支配汗腺的交感神经末梢释放乙酰胆碱，达到局域性、可逆性、持久的化学去神经作用。目前仅用于原发性局限性多汗症的患者。可根据碘 - 淀粉试验确定治疗区域。以腋下区域为例，常用的单点注射剂量为 2~5IU，平均每侧 10~25 个注射点，每个注射区域使用 50IU 肉毒毒素。不良反应包括疼痛、红斑、肿胀、淤血等注射反应，头痛、感冒样症状、恶心、皮疹、瘙痒等，一般短期内可自行痊愈；长期使用时个别患者会出现局灶性肌力减弱等不良反应。

5. 外科治疗　主要适用于经非手术治疗方法失败或不适合非手术治疗方法的患者，切除汗腺对腋窝多汗症有效，选择性切除第二至四对胸交感神经节，对手掌、腋窝、胸部及面部多汗症均有效。手术切除胸部交感神经节的不良反应包括永久性无汗及其他部位的代偿性多汗，应慎重应用。

第九节 无 汗 症

门诊病历摘要

患者，男，20 岁，全身出汗减少 5 年。5 年前，患者运动后发现全身出汗减少，初起两侧大腿少汗，继之躯干、双上肢、臀部及头部均出现少汗，但腋窝仍有汗，未经治疗。既往体健，无家族性及遗传性疾病史。系统检查无异常。皮肤科检查：全身未见明显原发疹。行加温发汗试验及硝酸毛果芸香碱排汗试验，全身皮肤未见汗液分泌。

【问题 1】根据临床表现及病史应诊断何种疾病？

根据病史及查体，考虑诊断后天特发性广泛无汗症（anhidrosis）。

知识点

无汗症的病因及临床表现

无汗症是指皮肤局限性、节段性或者全身性无汗。其原因可能是中枢或者外周神经性的神经冲动传导障碍、汗腺异常或者药物的作用，汗液正常分泌生理过程中的任一环节出现障碍均可发病。引起少汗或无汗症的疾病有多种，包括：①汗腺缺乏，如少汗或无汗性外胚层发育不良，因汗腺发育不全导致泛发性无汗症，常合并其他发育不全，典型的三联症包括毛发稀少、无牙和少汗或无汗。②汗腺功能障碍，如系统性红斑狼疮、干燥综合征、系统性硬化症。③汗腺阻塞性疾病，如汗孔角化症、疱病、特应性皮炎、银屑病、鱼鳞病等。④自主神经或中枢神经功能障碍，如先天性无痛无汗症，该病表现为全身性无痛觉，温度觉也减低或消失，婴幼儿有自残行为，全身无汗，反复高热，伴智力迟缓、发育异常。其他如帕金森病、脊髓空洞症等亦可引起无汗症；周围神经系统病变可引起局限性少汗或无汗症，如糖尿病、麻风等。若成人缺少上述潜在性疾病，缺乏神经系统症状，但身体多处出现广泛性少汗或无汗，可诊断为后天特发性广泛无汗症。

局限性无汗表现为皮损部位局部无汗或少汗，可出现干燥、粗糙、皲裂或鱼鳞病样外观。全身性无汗症患者在炎热的季节体温常升高，伴有烦躁和不适。

【问题 2】除了以上疾病可引起无汗症外，药物能否引起无汗症？

大剂量抗胆碱能药物的应用，如米帕林（阿的平）、阿托品和东莨菪碱等可引起无汗；巴比妥酸盐和地西泮（安定）可引起汗腺坏死而致无汗症。锆盐、铝盐、甲醛、戊二醛可使局部汗孔闭塞而致无汗。

【问题 3】如何治疗无汗症？

药物导致的无汗应立即停用该药物。系统疾病导致的全身性无汗应积极治疗原发性疾病。先天性或遗传性因素所致的无汗，尚无有效治疗方法，可指导患者采取自我保护措施，如避免剧烈运动，保持患者处于凉爽的环境以避免体温过高。对于汗管阻塞性疾病，温和的表皮剥脱剂可能有效。局限性无汗症通常不需要治疗，对于无汗导致的皮肤干燥、皲裂可局部外用保湿剂和润肤剂。

第十节 臭 汗 症

门诊病历摘要

患者，女，22 岁，腋窝汗臭 8 年。8 年前运动后发现双侧腋窝有臭味，在出汗或精神紧张时臭味更明显，沐浴后或涂止汗剂后减轻。未经特殊治疗。既往体健，其父也有类似病史。系统检查无异常。皮肤科检查：双侧腋窝未见明显原发皮疹，可闻及刺鼻臭味。

【问题 1】根据病史及查体考虑为何种疾病？

根据病史及临床表现，首先考虑为臭汗症（bromidrosis），该患者表现为局部性臭汗，而非全身性臭汗，且仅限于腋窝，故诊断为腋臭。

知识点

臭汗症的临床表现

汗腺分泌的汗液有特殊的臭味或汗液被分解产生臭味称臭汗症。分为全身性臭汗症与局部性臭汗症两种。全身性臭汗症往往是一种和种族有关的生理现象，也可见于卫生习惯不良者，服食某些食物（如葱、蒜、芥末）或某些药物（如麝香）等，在个别人中可产生臭汗。局部性臭汗症主要发生在汗液不易蒸发和顶泌汗腺所在的部位，如腋窝、足部、腹股沟、肛周、外阴、脐窝及女性乳房下方等，表现为多汗且有臭味，以腋臭和足臭为最常见。足部臭汗症常与足部多汗伴有刺鼻的臭味，夏季明显。腋窝臭汗症俗称“狐臭”，是一种特殊的刺鼻臭味，少数患者的外阴、肛周和乳晕也可散发出此种臭味，多数患者外耳道内有柔软耵聍。患者往往伴有色汗，以黄色居多。本病常见于青壮年，以女性多见，通常青春发育期臭味最浓，随年龄增长而减轻。

【问题 2】臭汗症的病因是什么？

外泌汗腺引起的臭汗症常见于足跖和趾间部位，往往与多汗症伴发，汗液使角蛋白软化，进而被皮肤表面的细菌分解，释放脂肪酸，导致特殊臭味的生成。代谢性疾病可因氨基酸及其类似物或降解产物的异常分泌产生臭汗，如苯丙酮尿症有“鼠尿”或“霉”味。某些物质如大蒜、溴剂可以通过外泌汗腺排泄散发臭味。顶泌汗腺导致的臭汗症与遗传因素有关，患者大多有家族史。顶泌汗腺分泌的汗液初始是无味的，是细菌与顶泌汗腺分泌物发生作用产生的不饱和脂肪酸导致特殊臭味的生成。顶泌汗腺在青春期才开始分泌活跃，故顶泌汗腺引起的臭汗症多在青春期出现，到老年可减轻或消失。

【问题 3】如何治疗臭汗症？

1. 一般护理　轻者不必治疗，勤沐浴，经常勤换内衣、袜子，剃腋毛，保持局部清洁干燥。

2. 药物治疗　可局部使用止汗、除臭、抗菌的药物。止汗可局部使用 20%~25% 氯化铝溶液，局部注射 A 型肉毒毒素可以通过抑制支配汗腺的交感神经末梢释放乙酰胆碱，也可减少汗腺排泌。除臭可用重碳酸盐和臭味物质吸附分子等。1% 聚维酮碘溶液、1∶8 000 高锰酸钾溶液或 0.5% 新霉素溶液局部湿敷或浸泡具有一定的杀菌效应。

3. 物理治疗　微波、射频微针和激光可以通过破坏汗腺治疗腋臭；也可选择激光脱毛减少细菌繁殖从而减轻臭味。

4. 手术治疗　严重者可以行外科手术去除顶泌汗腺。

第十一节　Fox-Fordyce 病

门诊病历摘要

患者，女，24 岁，双侧腋窝丘疹伴瘙痒 4 个月。患者 4 个月前无明显诱因双侧腋窝皮肤出现粟粒大小肤色丘疹，逐渐增多，互不融合，伴瘙痒，运动后和受热时瘙痒加剧。使用糖皮质激素类软膏治疗无效。既往体健，无家族性及遗传性疾病史，无急、慢性传染病史及药物、食物过敏史。系统检查无异常。皮肤科检查：双侧腋窝可见粟粒大小圆形毛囊性丘疹，呈肤色，质韧，表面光滑，散在分布不融合，腋毛稀疏（图 21-11-1）。

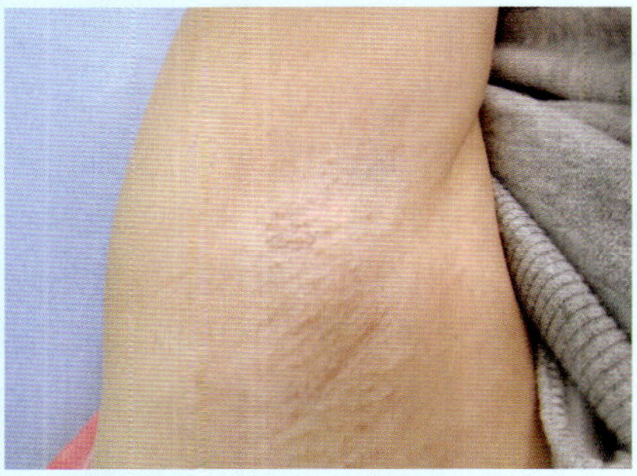

图 21-11-1　患者皮肤表现

【问题 1】根据病史及查体考虑为何种疾病?

根据病史及查体,患者无明显诱因双侧腋窝出现粟粒大小圆形肤色毛囊性丘疹,呈肤色,质韧,表面光滑,散在分布不融合,腋毛稀疏,考虑为 Fox-Fordyce 病(Fox-Fordyce disease)。

知识点

Fox-Fordyce 病的临床表现

Fox-Fordyce 病又称“顶泌汗腺粟丘疹”,90% 的患者发病年龄在 13~35 岁。特征为顶泌汗腺分布部位出现持续性、瘙痒性、毛囊性丘疹。腋窝是主要受累部位,但也可累及乳晕、脐凹、阴阜、大阴唇及会阴。基本损害为针尖至绿豆大小的毛囊性丘疹,肤色或灰褐色,质地坚实,散在分布不融合。病变区顶泌汗腺不分泌汗液且毛发稀疏或缺如。皮损剧烈瘙痒,慢性病程。妊娠或口服避孕药可减轻瘙痒。

【问题 2】如何治疗 Fox-Fordyce 病?

本病治疗十分困难。系统治疗通常采用口服避孕药,也有报道口服异维 A 酸有效。局部治疗包括外用 10%~20% 苯佐卡因乳膏或软膏、1% 达克罗宁乳膏或软膏等局部麻醉药止痒。亦可外用维 A 酸、糖皮质激素、克林霉素溶液等。皮损不多者,还可行糖皮质激素皮损内注射治疗。局部应用异维 A 酸和紫外线(UV)光疗对少数患者有效。腋窝部位行手术切除或辅以脂肪抽吸刮除术有效。

第十二节 甲 病

门诊病历摘要

患者,男,31 岁,双手指甲小凹陷 1 年。逐渐加重,无不适(图 21-12-1)。

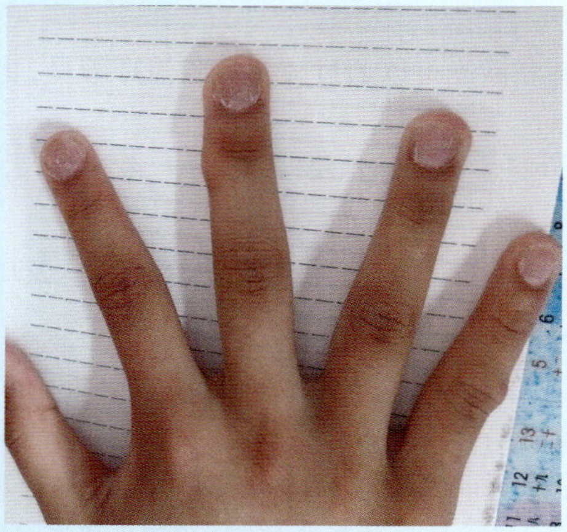

图 21-12-1 甲板表面多数小凹陷

【问题 1】该患者甲的表现常见于哪些疾病?

甲凹陷(nail pitting),即甲板表面出现小凹陷。常见于银屑病、斑秃患者,亦可发生于手部湿疹、手癣和扁平苔藓患者。部分病例可能与遗传有关。甲凹陷偶尔也可出现于正常甲。深的顶针状凹陷多见于银屑病,是银屑病典型的甲改变。斑秃的甲凹陷往往较浅,规则地排列成横行或竖行。不规则的较大的甲凹陷常见于湿疹样皮炎、光泽苔藓。职业性外伤、二期梅毒和玫瑰糠疹也可出现甲凹陷。

甲凹陷是由于近端甲母质的局灶性角化异常导致背侧甲板出现角化不全细胞群,这些细胞容易脱落留下凹陷。甲凹陷的深度和宽度取决于甲母质受损的程度,而其累及甲板的长度取决于甲母质受损时间的长短。有甲凹陷的甲比外观正常的甲长得快。

【问题 2】临床上甲病还有哪些常见损害?

甲病(onychosis)可能是先天性或是获得性的,后者主要由某些皮肤病、系统性疾病、药物或外源性因素所致。从发病机制上,甲病所引起的甲体征主要分为三类:①甲母质功能异常导致的体征;②甲床疾病导致的体征;③甲板色素沉着导致的体征。

知识点

甲病的常见损害

1. Beau线(Beau lines)　甲板出现横向凹陷的沟线称为Beau线(图21-12-2),又称"博氏线"或"甲横沟"。本病是由于近端甲母质有丝分裂活动暂时受阻,甲板蛋白形成受影响所致。Beau线始于甲母质,随甲的生长向远端发展,通常出现于双侧,也可见于单侧。常发生于全身或局部因素影响甲母质活动的数日后。各种系统性疾病(如急性发热性疾病、麻疹、红皮病、史-约综合征等药物反应或接受免疫抑制剂治疗时)、局部机械损伤(如剔甲癖、修指甲)或者累及近端甲皱襞的皮肤疾病(湿疹、甲沟炎)等均可导致Beau线。锌缺乏、甲亢以及妊娠时也可出现。

2. 凹甲(koilonychia)　又称"匙状甲(spoon nails)",早期甲板变薄、变平、无凹陷,晚期甲板周边向上翘起而中央凹下,呈匙状(图21-12-3)。凹甲可由生理性、特发性、先天性和获得性因素所致。在新生儿和婴儿期,凹甲通常为暂时性生理现象,或与铁缺乏有关,但血红蛋白正常。先天性凹甲可由外胚层发育不良、豹皮综合征、毛发硫营养不良等引起。先天性和遗传性凹甲常合并其他甲体征,如白甲。获得性凹甲主要由内分泌代谢异常、铁缺乏、卟啉病、肾移植、甲状腺疾病、银屑病、扁平苔藓、雷诺病、硬皮病、肢端肥大症、梅毒及职业因素引起。若凹甲伴有甲下角化过度,应考虑是否有银屑病或与职业因素(如接触水泥、汽车修理)有关。凹甲亦可由甲板变薄所致,如老年人。

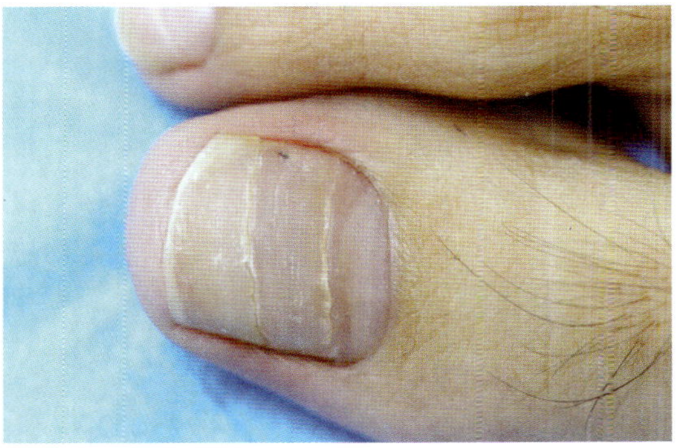

图21-12-2　Beau线

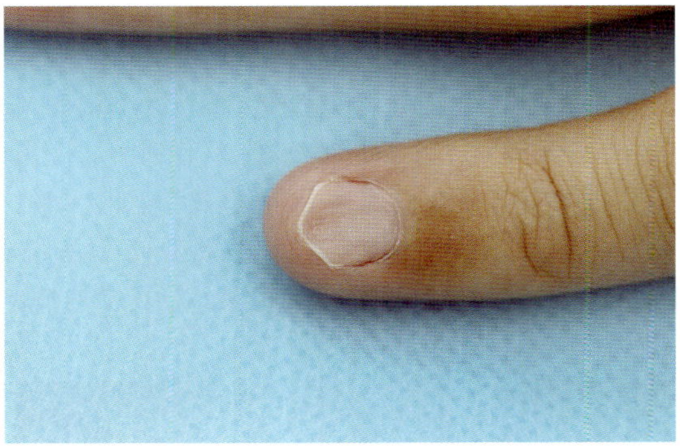

图21-12-3　凹甲

3. 二十甲营养不良(twenty-nail dystrophy)　所有指/趾甲均受累,临床表现为甲板浑浊,无光泽,呈乳白色或变黄,甲板变脆易碎,出现纵嵴,表面粗糙(图21-12-4)。虽然常见于儿童,但亦可见于成人。本病可为先天性或获得性。先天性二十甲营养不良为常染色体显性遗传,获得性二十甲营养不良可能由扁平苔藓、银屑病、斑秃、寻常性鱼鳞病、掌跖角化病等皮肤病引起。本病可伴发自身免疫性疾病,如选择性IgA缺乏、白癜风和移植物抗宿主病。

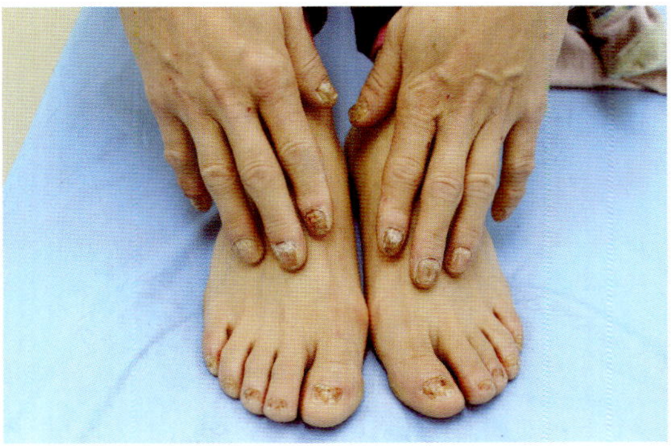

图21-12-4　二十甲营养不良

4. 甲分离(onycholysis)　甲分离是甲板从甲床分离(图21-12-5),常开始于游离缘,再向近端延伸,极少累及两侧边缘。少数情况下,甲分离可由近端向游离缘蔓延。甲板从甲床分离,由于甲下空间的空气而呈白色,甲下空隙由于微生物的定植或血液外渗可出现色素沉着。

甲分离多见于成年人，女性较男性多见。常见诱因包括外伤，药物及物理、化学刺激，甲下肿瘤，某些皮肤病等。慢性职业性损伤、急性意外损伤、甲下血肿、修甲、剔甲癖可引起甲分离。四环素、非甾体抗炎药、氟喹诺酮可导致甲分离。紫外线暴露可导致光线性甲分离。局部接触溶剂、杀虫剂、含有酚或福尔马林的甲化妆品等化学物质，亦可导致甲分离。甲真菌病、银屑病、细菌和病毒感染、扁平苔藓、可引起甲下角化过度的皮肤病、卟啉病、天疱疮、化脓性肉芽肿、大疱性表皮松解症均可导致甲分离。

5. 甲肥厚（onychauxis） 这类甲较正常甲厚，但外形不变（图 21-12-6）。甲母质功能异常或甲床病理改变均可引起甲肥厚。甲肥厚分先天性和后天性两种。先天性者罕见，为常染色体显性遗传，多在 1 岁以内发病，以甲肥厚、掌跖角化、多汗、毛囊角化为特征，全部指 / 趾甲变黄增厚，随年龄增长颜色逐渐变为褐色，甲远端翘起，甲下有硬性角质样物充填，有明显的甲横沟，严重时可引起甲脱落。后天性甲肥厚常见于银屑病、毛发红糠疹、毛囊角化病、甲真菌病、湿疹、肢端肥大症及外伤后。

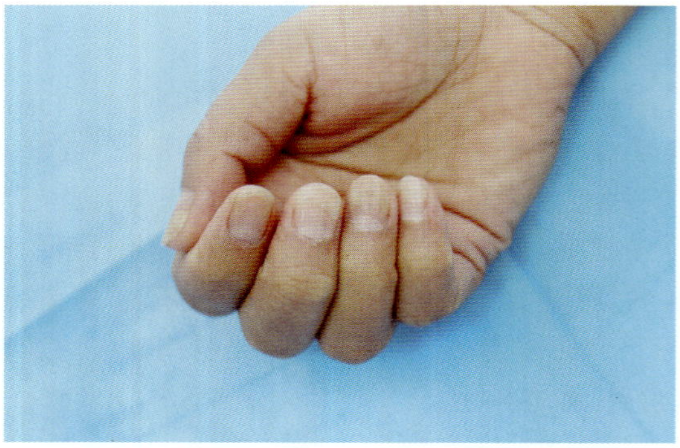

图 21-12-5 甲分离

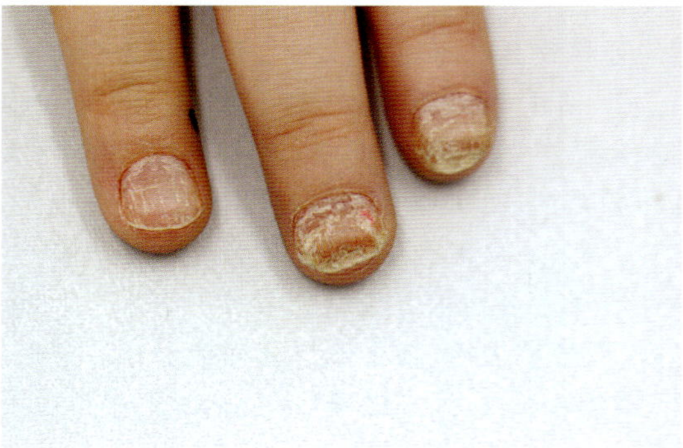

图 21-12-6 甲肥厚

6. 纵向黑甲（longitudinal melanonychia） 临床上纵向黑甲表现为一个或多个纵向色素带从近端甲皱襞延伸至远端，黑甲色素带的颜色可不同，由浅棕至黑色，其宽度从数毫米（图 21-12-7）至整个甲宽度（图 21-12-8）。纵向黑甲可由感染、理化因素、某些皮肤病和系统性疾病等引起甲母质黑素细胞激活所致，也可由雀斑样痣、色素痣或黑素瘤等黑素细胞过度增生所致。此外，不容忽视的是非黑素细胞肿瘤亦可导致纵向黑甲，如甲原位鳞癌，基底细胞癌等。

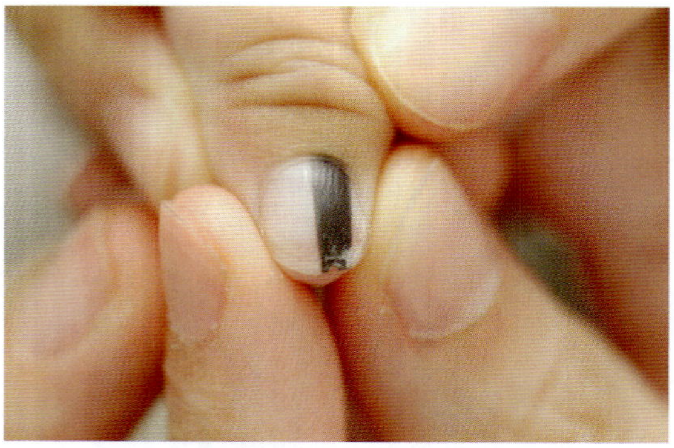

图 21-12-7 纵向黑甲（较窄）

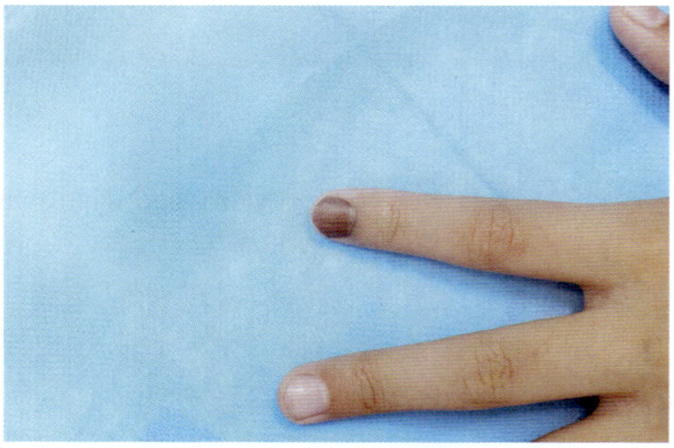

图 21-12-8 纵向黑甲（全甲）

7. 白甲（leukonychia） 白甲是常见的甲色素改变，主要分四型：点状白甲（图 21-12-9）、线状白甲、部分白甲（图 21-12-10）和全白甲。点状白甲表现为甲板上 1~3mm 的白点，孤立或群集，通常只见于指甲，可发生于正常人，也可由甲母质的微小损伤所致。线状白甲可为遗传性，也可因不适当或过度修甲导致近端甲周外伤波及甲母质而形成。所有甲出现规则的白色横线是砷或铊中毒的特点，类似的横线也见于烟酸缺乏症。甲板或甲床的纵白线为毛囊角化病的典型表现。部分白甲发生于结核病、肾炎、霍奇金病、转移性癌、麻风，或为特发性。全白甲罕见，可能是角化异常伴角质透明蛋白颗粒沉积于甲板所致。全白甲可能是常染色体显性遗传，也可发生于伤寒、麻风、肝硬化、溃疡性结肠炎、咬甲癖、旋毛虫病或应用依米丁碱及细胞抑制性药物之后。接触硝酸、亚硝酸盐和浓氯化钠溶液可造成甲白色变。真菌性白甲多侵犯趾甲。甲分离伴甲下角化过度时，甲亦可呈白色。

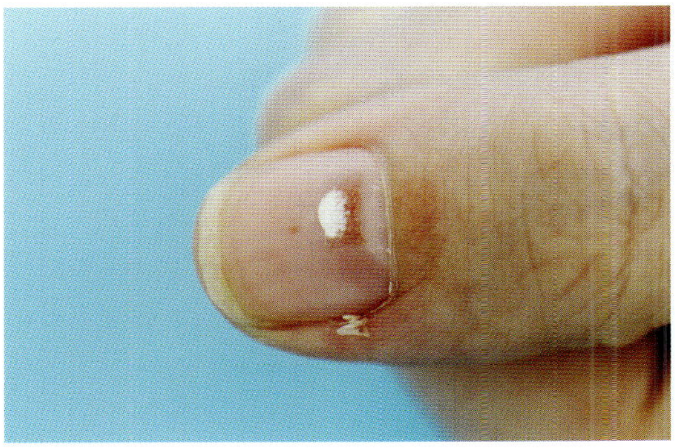

图 21-12-9　点状白甲

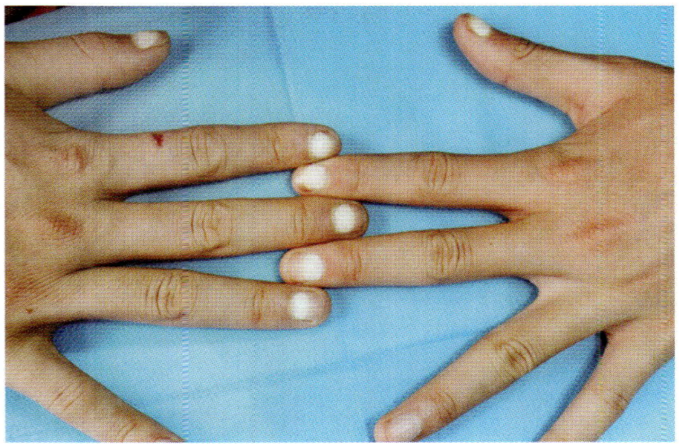

图 21-12-10　部分白甲

8. 黄甲（xanthonychia）　可见于黄甲综合征，表现为甲显著增厚，变成黄色。一般拇指和示指首先受累，病甲生长缓慢，出现甲肥大、横向过度弯曲，常伴甲分离。黄甲综合征通常与全身疾病有关，最常见的是淋巴水肿和呼吸功能受损（如胸膜渗出、慢性肺部感染及慢性鼻窦炎等）。黄甲也可见于银屑病、甲真菌病、先天性甲肥厚以及部分老年人。碘伤及氢醌等化学物质可引起外源性黄甲。

9. 甲沟炎（paronychia）　为近端甲皱襞炎症，表现为甲沟潮红、肿胀、有脓性分泌物和缺少甲护皮。一个或数个指甲受累，特别是优势手的大拇指及第二、三手指。多由于修甲或职业性损伤，细菌、念珠菌属及铜绿假单胞菌感染所致。周围循环障碍和糖尿病可促进甲沟炎的发生。银屑病、肠源性肢端皮炎可伴有甲沟炎。肿瘤特别是恶性肿瘤，可表现为慢性甲沟炎，应予以足够的重视。甲化妆品的甲周损害多表现为甲沟炎。

10. 嵌甲（acronyx）　甲板侧缘过度生长嵌入甲皱襞称为嵌甲，是一种常见的甲病。不当修甲是嵌甲最常见的病因。嵌甲多发生于足拇趾甲，尤其以外侧多见，也可出现双侧嵌甲。容易继发感染，引起炎症及持续性疼痛，甲侧缘作为异物刺激还可导致肉芽组织增生（图 21-12-11）。

11. 甲下肿瘤（subungual tumors）　甲母质和甲床可发生各种良性或恶性肿瘤。良性肿瘤包括化脓性肉芽肿、血管球瘤、甲黑素痣、甲下外生骨疣，甲下骨软骨瘤和浅表肢端纤维黏液瘤。恶性肿瘤包括鳞状细胞癌、甲下黑素瘤等（图 21-12-12）。值得注意的是，甲床也可发生转移性肿瘤，导致变色和压痛。甲下肿瘤通常难诊断，甲沟炎、嵌甲、甲分离、甲板营养不良、纵向红甲、甲出血和甲变色均可为肿瘤的先兆，可伴有疼痛、瘙痒和搏动痛等症状。怀疑甲下肿瘤者需尽早做活检，以明确诊断。

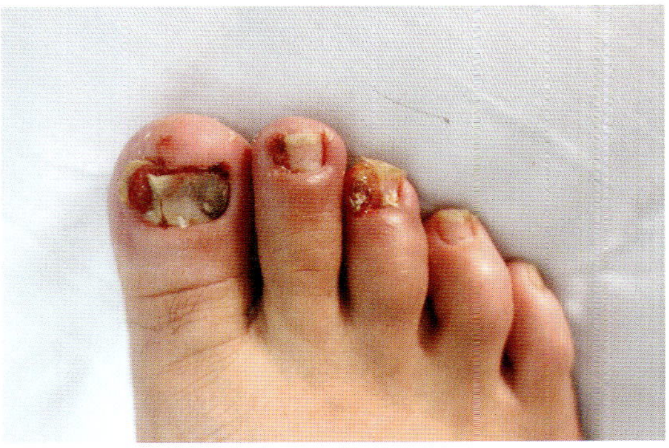

图 21-12-11　甲沟炎

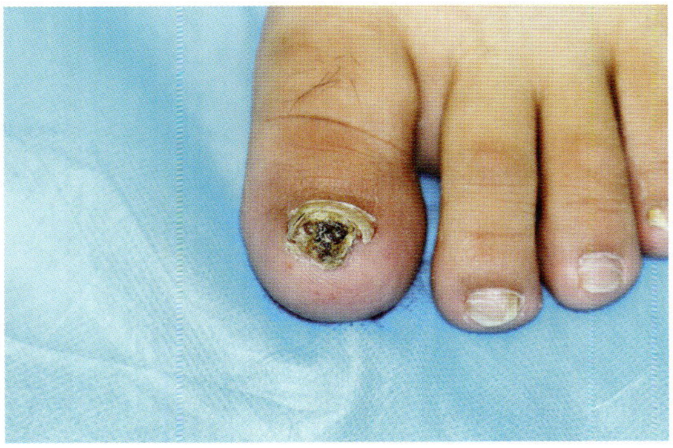

图 21-12-12　甲下肿瘤

12. 甲周肿瘤（periungual tumors）　纤维瘤是常见的甲周肿瘤（图 21-12-13）。甲周纤维瘤是结节性硬化症的特征性损害之一，临床表现为从甲皱襞长出光滑、坚韧的鲜红色赘生物，常为多发；而外伤引起的指纤维瘤常是单发的。多发性黏膜神经瘤综合征时，几个手指近端甲周明显增厚，其组织成分中含有神经瘤细胞。Bowen 病也可累及甲周，但较少见。

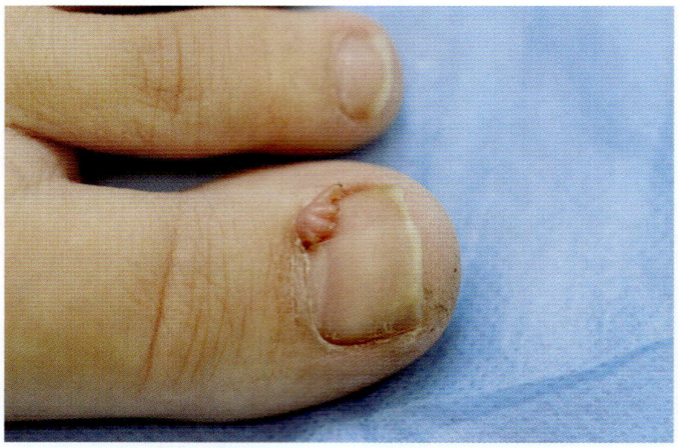

图 21-12-13　甲周纤维瘤

【问题 3】甲病如何治疗？

在甲病治疗前，应尽可能明确诊断，分清甲病的性质。甲真菌病应给予抗真菌治疗。炎症性甲病一般以治疗原发疾病为主，如银屑病、湿疹、扁平苔藓等。嵌甲、甲下及甲周肿瘤往往需要外科手术治疗。

（蒋　献）

第二十二章　色素性皮肤病

第一节　白　癜　风

门诊病历摘要(病例 1)

患者,男,57 岁,额部及双手背白斑 5 个月。5 个月前无明显诱因额头皮肤及双手背皮肤出现不规则白斑,逐渐增大,1 个月内有新发白斑,未经治疗。既往体健,无同类疾病家族史。皮肤科检查:额头沿发际处以及双侧手背、手指背侧、指间关节等处均可见散在形状不规则的色素脱失斑,部分白斑边界不清(图 22-1-1)。

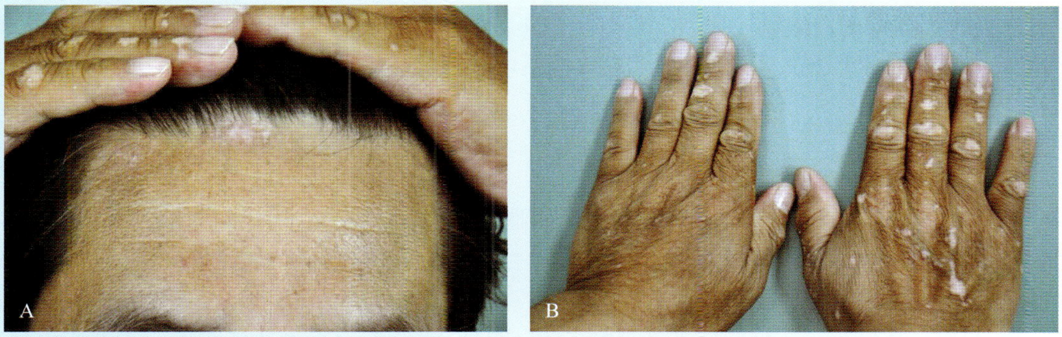

图 22-1-1　患者皮肤表现

A. 额头沿发际处散在形状不规则的色素脱失斑;B. 双侧手背、手指背侧、指间关节等处散在形状不规则的色素脱失斑。

【问题 1】根据该患者的皮损表现,首先需要考虑的疾病有哪些?

该患者皮损表现为散在多发的白斑,部分皮损边界不清,病程 5 个月,临床上首先考虑白癜风(vitiligo);其次需排除炎症后色素减退、老年性白斑等其他色素异常性疾病。

知识点

白癜风的临床特征

白癜风男女均可患病,无性别差异,通常始发于儿童期及青年期,15~30 岁为发病高峰。全身任何部位均可发生,多见于面、颈、肢端等暴露部位或易摩擦部位,口唇、阴唇、龟头等黏膜部位亦常受累。皮损表现为色素完全缺失的色素脱失斑或色素部分缺失的色素减退斑,形状近圆形或不规则形,数目不等,边界多清楚,有的边缘有色素沉着,白斑上毛发可失去色素以至完全变白。一般无自觉症状。除皮肤外,体内有黑素细胞的部位如眼、耳亦可发生病变。

知识点

白癜风的鉴别诊断

白癜风主要应与无色素痣、贫血痣、斑驳病、炎症后色素减退和老年性白斑等疾病进行鉴别。

无色素痣和贫血痣均在出生时或生后不久发生，通常单侧分布，很少再继续扩大。Wood 灯下，白癜风呈亮白色荧光，而无色素痣呈灰白色。若用力摩擦皮损，贫血痣局部不发红而周围正常皮肤发红；用玻片压迫贫血痣，皮损边缘更模糊不清，以此可与白癜风进行鉴别。

斑驳病为常染色体显性遗传病，有明确家族史，皮损出生时即有，最常见于额部，白斑常呈三角形或菱形，局部毛发常变白，躯干、四肢近端亦可受累，白斑不随年龄增长而明显变化，可合并其他发育异常。

炎症后色素减退局限在原发疾病皮损部位，有炎症性皮肤病病史，一般为暂时性，可自行恢复。

老年性白斑常见于 45 岁以上中老年人，并随年龄增长而增加。白斑常发生在躯干、四肢，特别是胸、背、大腿等非暴露部位皮肤上，而颜面部不常受累。白斑直径 2~5mm 大小，呈圆形或椭圆形，境界清楚，数个至数百个不等，表面平或稍凹陷，边缘无色素增多现象。

【问题 2】该患者可进一步进行哪些检查？该患者处于哪个临床分期？

可进一步行 Wood 灯检查及共聚焦激光扫描显微镜（皮肤 CT）检查。白癜风的白斑在 Wood 灯下呈亮白色荧光；皮肤 CT 检查通过与正常皮肤比较，可见白斑处皮肤色素帽或色素环脱失。该患者病程在半年内，白斑逐渐增大，通过临床即可判断患者病情处于进展期，1 个月内有新发皮损，白癜风疾病活动度（VIDA）评分 +4 分。处于进展期的白癜风皮损，Wood 灯下白斑范围可大于自然光下肉眼可见白斑范围；皮肤 CT 下白斑边界处色素帽或色素环脱失不完全，并在真皮浅层可见到散在的炎症细胞浸润。

知识点

白癜风的临床分期

白癜风分为进展期和稳定期。进展期判定参考白癜风疾病活动度（VIDA）评分、同形反应及 Wood 灯检查。

VIDA 评分：近 6 周出现新皮损或原皮损扩大，+4 分；近 3 个月出现新皮损或原皮损扩大，+3 分；近 6 个月出现新皮损或原皮损扩大，+2 分；近 1 年出现新皮损或原皮损扩大，+1 分；稳定 1 年及以上为 0 分；至少稳定 1 年且有自发色素再生，−1 分。总分 >1 分即为进展期，>4 分为快速进展期。

【问题 3】在询问白癜风患者病史时应注意哪些问题？

在接诊白癜风患者时，要特别注意询问有无家族史、既往本人及家族成员是否有自身免疫性疾病史等。还要询问发病诱因、既往治疗史，特别是对药物和光疗的反应情况。

知识点

白癜风的病因学假说

白癜风是一种获得性色素脱失性疾病，由于黑素细胞破坏或缺失引起皮肤黏膜脱色性白斑，其病因及发病机制十分复杂，尚不完全清楚，目前主要有如下病因假说：①遗传易感学说；②自身免疫学说；③氧化应激学说；④黑素细胞自毁学说；⑤神经体液学说。其中氧化应激和自身免疫在白癜风发病中的作用越来越受到重视。

【问题 4】为白癜风患者制订治疗方案时应注意什么？该患者应如何治疗？

在为白癜风患者制订治疗方案时，首先要明确患者的临床分型、分期、皮损面积、部位、病程、患者既往治疗史和家族史等，依据上述情况，遵循国际和国内诊疗指南制定个体化治疗方案。该患者处于进展期，为散发型，VIDA 评分 +4 分。首先应控制病情发展，可给予系统激素治疗，局部外用糖皮质激素或钙调磷酸酶抑制剂，可同时给予光疗如 NB-UVB。该患者给予复方倍他米松注射液，每月一次肌内注射，三次后明显复色（图 22-1-2）。

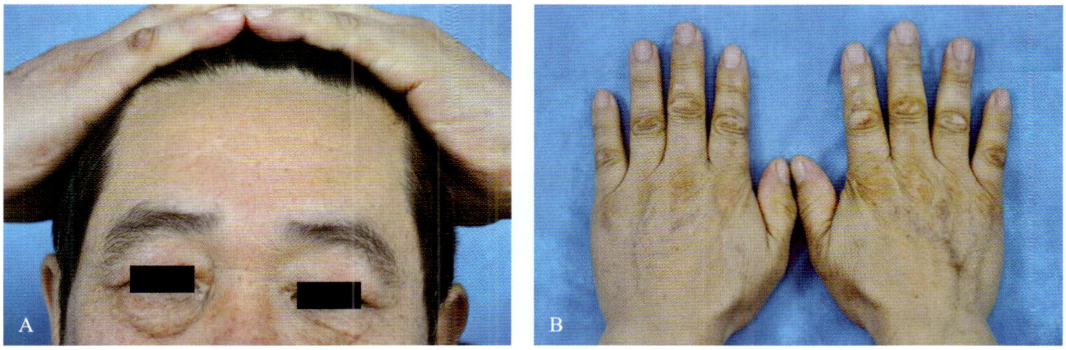

图 22-1-2　经复方倍他米松注射液治疗三次后额部及手部均明显复色

A. 额部　B. 手部。

知识点

白癜风临床分型

白癜风分为节段型、非节段型、混合型及未定类型。

1. 节段型（segmental vitiligo）　指沿某一皮神经节段分布（完全或部分匹配皮肤节段）的单侧不对称白癜风，少数可双侧多节段分布。

2. 非节段型　包括局限型、散发型、泛发型、肢端型和黏膜型。

3. 混合型　1~2 年内出现节段型与非节段型并存。

4. 未定类型　指病程小于 1 年的单片皮损，面积为 1 级，就诊时尚不能确定为节段型或非节段型。

白癜风严重程度分为四级：1 级为轻度，白斑面积 <1%；2 级为中度，白斑面积 1%~5%；3 级为中重度，白斑面积 6%~50%；4 级为重度，白斑面积 >50%（1 个手掌面积约为体表面积的 1%）。

知识点

白癜风的治疗

原则：进展期控制病情发展，稳定期促进色素再生。

系统应用激素：主要适用于 VIDA 评分 >3 分的白癜风患者。口服或肌内注射激素可以使进展期白癜风尽快趋于稳定。成人进展期白癜风，可小剂量口服泼尼松 0.3mg/(kg·d)，连服 1~3 个月，无效中止；见效后每 2~4 周递减 5mg，至隔日 5mg，维持 3~6 个月。或复方倍他米松注射液 1ml 肌内注射，每 20～30 日 1 次，可用 1~4 次或根据病情酌情使用。

外用药物：①局部外用激素，适用于白斑累及面积 <3% 体表面积的进展期皮损。②钙调磷酸酶抑制剂，包括他克莫司软膏及吡美莫司乳膏。治疗应持续 3~6 个月。面部和颈部复色效果最好。特殊部位如眶周可首选，黏膜部位和生殖器部位也可使用。此类药物无激素（特别是强效激素）引起的不良反应，但要注意可能会增加局部感染如毛囊炎、痤疮的发生率。钙调磷酸酶抑制剂可作为维持治疗用药，在白癜风皮损复色后每周 2 次外用 3~6 个月，可有效预防复发或脱色现象。③维生素 D_3 衍生物，可外用卡泊三醇软膏或他卡西醇软膏每日 2 次。局部外用维生素 D_3 衍生物可增强 NB-UVB 治疗的疗效。

光疗：① NB-UVB，每周治疗 2~3 次，根据不同部位选取不同的初始治疗剂量，或者在治疗前测定最小红斑量(MED),起始剂量为70%MED,根据红斑反应情况确定下一次照射剂量。可用于局部及全身的治疗,目前也有家用设备可供患者在家中自行治疗。② 308nm准分子激光,单频准分子激光的疗效较NB-UVB更快速,但由于目前该激光可照射范围较小,故更适用于局部小面积皮损的治疗。

外科治疗:病情稳定6个月以上,保守治疗效果不佳者可采用外科治疗。方法包括:自体表皮片移植、微小皮片移植、刃厚皮片移植、自体非培养表皮细胞悬液移植、自体培养黑素细胞移植、单株毛囊移植等。移植与光疗联合治疗可提高疗效。

门诊病历摘要(病例2)

患者,女,22岁,下颌及颈部色素脱失7个月。7个月前无明显诱因下颌及颈部出现白斑,白斑范围扩大较快,4个月前白斑稳定,未再继续扩大。未曾治疗。既往体健。无同类疾病家族史。皮肤科检查:下颌及颈部偏右侧可见条索状色素脱失斑,形状不规则,面积约$25cm^2$,边界清晰,Wood灯下白斑呈亮白色,边界清晰(图22-1-3)。

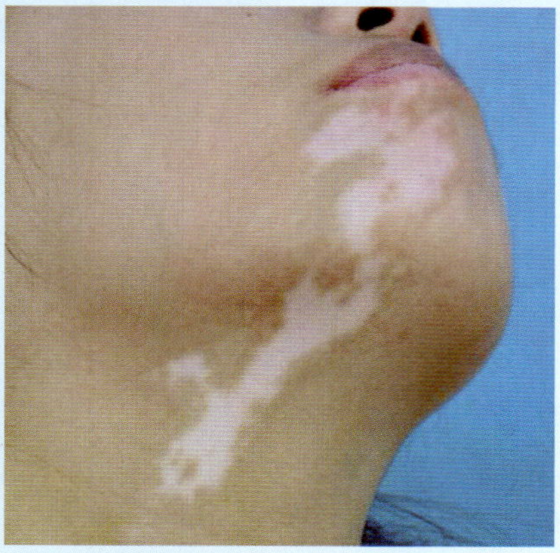

图22-1-3 下颌及颈部偏右侧可见条索状色素脱失斑,边界清晰

【问题1】根据患者的皮损表现,应做何种诊断?

该患者病程7个月,白斑分布于单侧下颌及颈部,白斑边界清晰,Wood灯下白斑呈亮白色,首先考虑节段型白癜风。

知识点

节段型白癜风与非节段型白癜风的鉴别

节段型白癜风与非节段型白癜风白斑分布的特点不同。节段型白癜风的白斑均沿某一皮肤神经节段分布,一般为单侧不对称,少数可双侧多节段分布;非节段型白癜风的白斑可散在或泛发,不以皮肤神经节段分布。除此之外,二者的临床特点亦有不同之处,可作为鉴别的参考依据(表22-1-1)。

表22-1-1 节段型白癜风与非节段型白癜风的鉴别

鉴别要点	节段型	非节段型
发病人群	多儿童期发病	青少年和成人更常见
病情进展特点	起病迅速,很快稳定	呈进行性、间歇性进展
累及毛发	早期累及毛发	晚期累及毛发
伴发疾病	常不伴有自身免疫病	与炎症、自身免疫和遗传背景密切相关
发病部位	多见于面部	常见于受压、摩擦、外伤部位
移植治疗效果	移植效果好,复色稳定	移植后常复发

【问题 2】该患者可制订何种治疗方案？

可外用糖皮质激素或钙调磷酸酶抑制剂、联合光疗。待白斑稳定 6 个月以上可采用外科疗法（移植治疗）。该患者白斑稳定 6 个月时应用自体黑素细胞培养移植，半年后复色 95% 以上（图 22-1-4）。

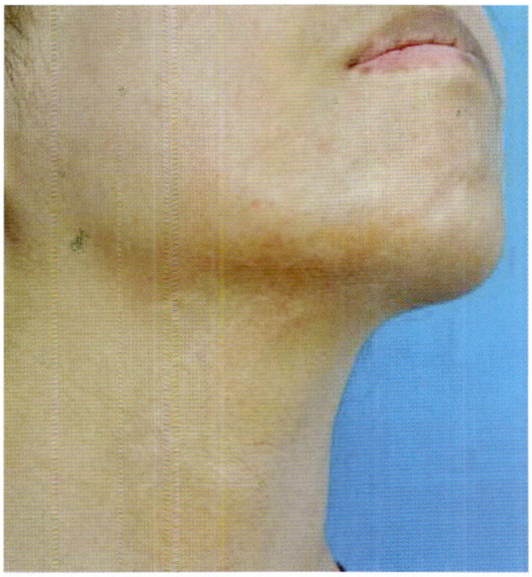

图 22-1-4　患者行自体黑素细胞培养移植，半年后复色 95% 以上

知识点

白癜风外科治疗指征

外科治疗适用于稳定期白癜风患者（稳定 6 个月以上）、其他治疗方法效果不佳者，尤其适用于节段型白癜风患者，其他型别白癜风暴露部位皮损也可采用。进展期白癜风及瘢痕体质患者为禁忌证。

门诊病历摘要（病例 3）

患儿，14 岁，额部左侧白斑 2 个月。2 个月前无明显诱因额左侧出现白斑，白斑缓慢增大，未曾治疗。既往体健。无同类疾病家族史。皮肤科检查：左侧额部可见约 2cm × 2cm 大小色素减退斑，边界不甚清晰，Wood 灯下白斑呈亮白色（图 22-1-5）。

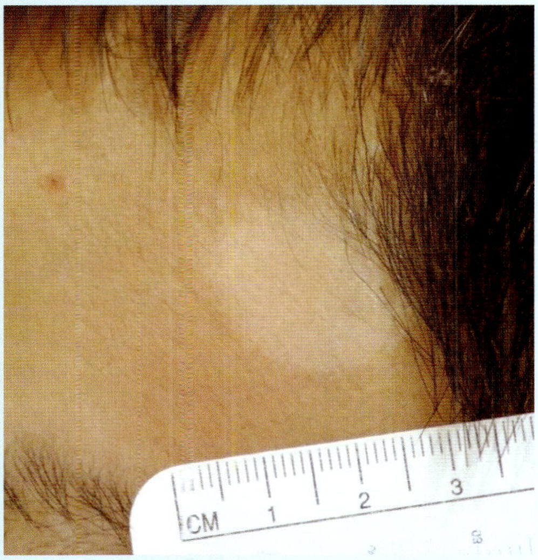

图 22-1-5　左侧额部色素减退斑，边界不甚清晰

【问题 1】该患儿属于哪种类型的白癜风？应如何治疗？

患儿病程 2 个月，仅一处 2cm × 2cm 大小白斑，应属于未定类型白癜风。可给予局部外用药物如钙调磷酸酶抑制剂，并联合局部光疗，推荐 308nm 准分子激光照射。该患者给予 308nm 准分子激光照射 9 次后完全复色（图 22-1-6）。

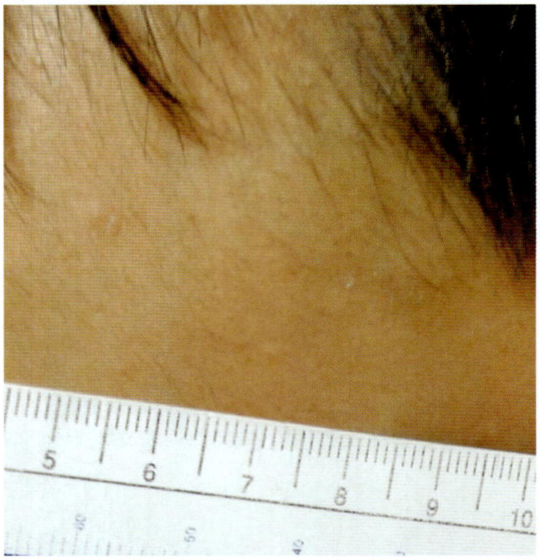

图 22-1-6 患者行 308nm 准分子激光照射 9 次后完全复色

知识点

儿童白癜风的治疗

2 岁以内儿童，可外用中效激素治疗，采用间歇外用疗法较为安全。大于 2 岁儿童，可外用中强效或强效激素。他克莫司软膏及吡美莫司乳膏可用于儿童白癜风治疗。外用维生素 D_3 衍生物也可治疗儿童白癜风。快速进展期儿童白癜风可口服小剂量激素治疗，推荐口服泼尼松 5~10mg/d，连用 2~3 周。如有必要，可在 4~6 周后再重复治疗 1 次。儿童白癜风可根据治疗需要接受光疗。

【问题 2】应如何预防白癜风复发？

详细告知患者以下事项：要注意保护皮肤，避免暴晒，避免皮肤外伤；患湿疹、皮炎等皮肤病时，应及时治疗；避免精神创伤及过度紧张，保持心情舒畅，适当锻炼身体，提高机体免疫力；寻找可能的诱因并加以避免。

白癜风诊疗流程见图 22-1-7。

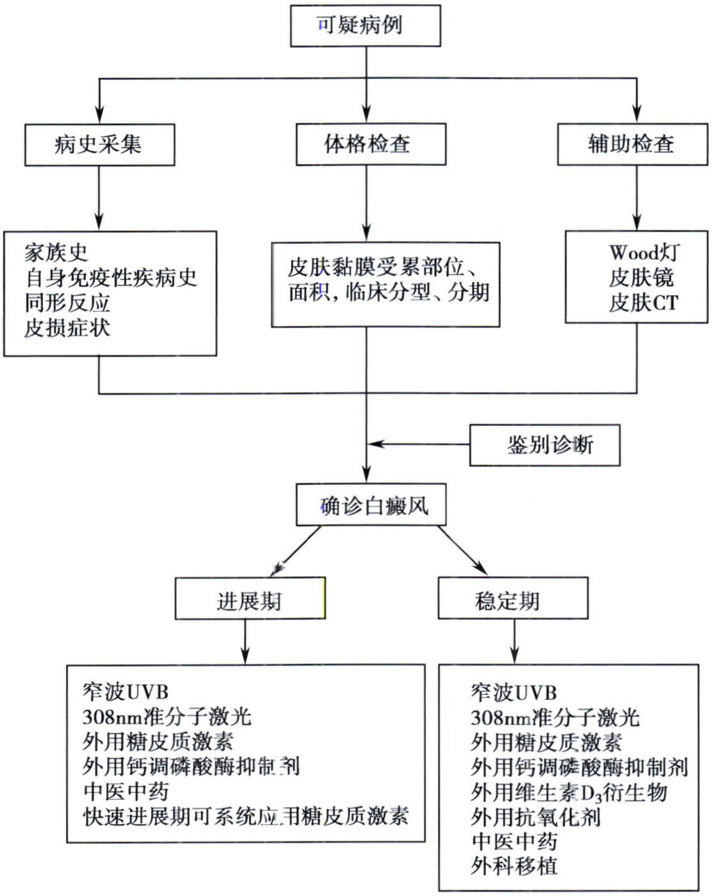

图 22-1-7　白癜风诊疗流程

第二节　贫　血　痣

门诊病历摘要

患者，男，32 岁，颈部白斑 32 年。患者出生时左侧颈部即有一不规则片状白斑，随年龄增长逐渐扩大，近年无明显变化，无自觉症状，未经治疗。既往体健，无同类疾病家族史。系统检查无异常。皮肤科检查：左侧颈部可见聚合花瓣状大小不一苍白斑片，周边有散在卫星灶，边界清楚（图 22-2-1），摩擦白斑处，周围正常皮肤出现红斑反应，而白斑处则无。

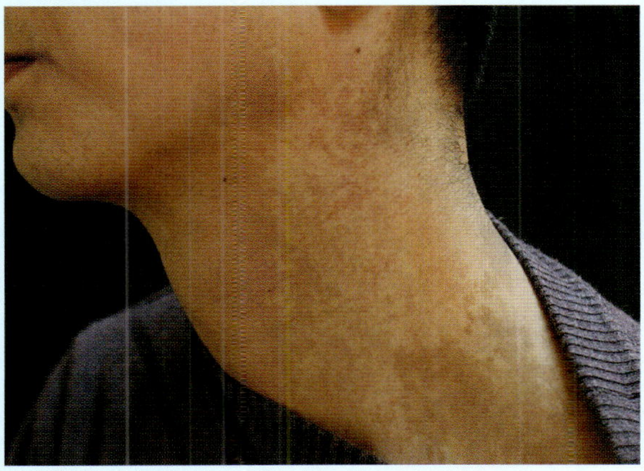

图 22-2-1　左侧颈部苍白色斑片

【问题1】根据病史及临床表现首先考虑什么疾病？

通过询问病史及查体，首先应考虑诊断贫血痣(nevus anemicus)。它是一种少见的先天性疾病，以苍白色斑或斑片为特征，多在出生时或儿童早期发病。

【问题2】贫血痣可能的病因是什么？

由于先天性皮肤血管功能异常，血管对儿茶酚胺的敏感性增强，导致局部血管收缩所致。

知识点

贫血痣的病因

贫血痣是一种血管组织发育缺陷，而不是结构的改变。由于先天性功能异常，患处对儿茶酚胺的敏感性增强，血管处于持续的收缩状态而导致的皮肤色素不足性斑片，其特征是对摩擦、热或冷等刺激不会产生红斑反应。贫血痣通常表现为孤立性病变，无其他系统表现。目前尚不清楚孤立的贫血痣是否与遗传有关，但多发的贫血痣可能与一些遗传综合征有关，包括1型神经纤维瘤病(NF1型)、结节性硬化症和色素血管性斑痣性错构瘤病(PPV)Ⅱ至Ⅳ型。

知识点

贫血痣的临床特点

贫血痣可发生于身体任何部位，最常见于胸背部。其临床特征表现为先天出现的单发或多发的大小及形状不一的苍白色斑片，边界清楚，周边可有小的卫星灶，排列呈线状，或以多数不规则聚合的花瓣状外观为最常见。可持续终生不退，因其无自觉症状而易于漏诊。

【问题3】贫血痣需与哪些疾病鉴别？

贫血痣需要与白癜风、无色素痣、花斑癣、硬化性苔藓、麻风等疾病鉴别。病史和体格检查对其诊断及鉴别至关重要。贫血痣及无色素痣一般为先天性疾病，贫血痣的特点是对热、冷或创伤等刺激不产生反应性红斑，可以通过摩擦病变部位和周围皮肤来检查；也可通过玻片压诊法，用玻片压迫贫血痣皮损和周围正常皮肤，病变边缘与周围正常皮肤相融合。皮肤镜特点主要是黄白色背景，边界模糊，摩擦后周边网格状血管分布。而无色素痣则没有贫血痣的这些特点。白癜风通常为后天性疾病，色素脱失斑片可逐渐增大，利用Wood灯检查可鉴别贫血痣及白癜风，由于贫血痣并无色素异常，Wood灯下无亮白色荧光。花斑癣同样也可表现为境界清楚的色素减退斑，皮屑真菌镜检可见菌丝及孢子，可以此加以鉴别。

【问题4】如何治疗贫血痣？

贫血痣通常不需要治疗，可用化妆品遮盖。

第三节 无色素痣

门诊病历摘要

患儿，男，6岁，额部色素减退斑6年。患者出生时左侧额部可见一钱币大小淡色斑，无自觉症状，随年龄增长皮损无明显增大，1年前左眉上方又出现一甲盖大小色素减退斑，未经治疗。既往体健，无家族性及遗传性疾病史，无药物过敏史及传染病史。系统检查无异常。皮肤科检查：左侧前额可见一钱币大小色素减退斑，边界不规则，左眉上方可见一甲盖大小色素减退斑(图22-3-1)，Wood灯下未见亮白色荧光。

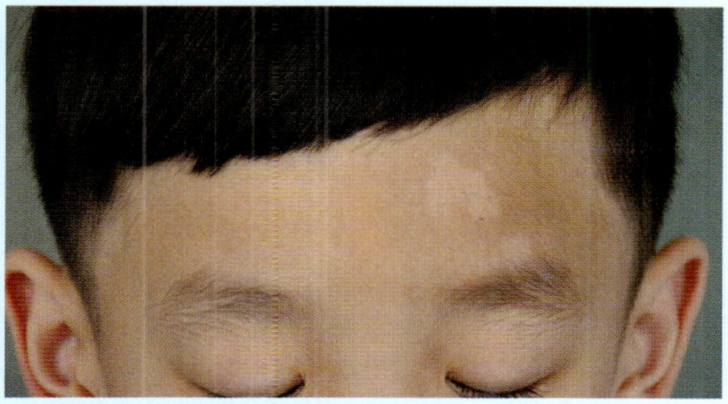

图 22-3-1　额部色素减退斑

【问题 1】根据病史及临床表现，应考虑诊断哪种疾病？

通过询问病史，结合临床表现，首先应考虑诊断无色素痣(amelanotic nevus)。

知识点

无色素痣的临床特点及分型

在出生时或出生不久发病，可发生于身体任何部位，表现为大小不一，苍白色斑或斑片，境界模糊而规则，边缘呈锯齿状，周围无色素沉着，白斑不扩大，持续终生不变。好发于躯干、下腹、四肢近端，面颈部亦可受累。无感觉变化，无其他发育缺陷。一般将无色素痣分为三型：①孤立型，为单发的圆形或椭圆形白斑，可发于身体任何部位，特别是躯干；②节段型，累及一个或多个皮节，或沿 Blaschko 线分布；③系统型，又称“旋涡型”，白斑表现为多发的涡旋型或条索状。

【问题 2】如何诊断无色素痣？

诊断标准仍沿用 1976 年 Coupe 提出的标准：①白斑出生时即有或出生后不久发生；②白斑的分布持续终生不变；③白斑处皮肤的质地和感觉无异常；④白斑边缘无色素沉着。目前亦可使用皮肤镜观察皮损的锯齿状边缘等特征辅助诊断。

【问题 3】无色素痣需与哪些疾病进行鉴别？

无色素痣需与局限性白癜风、斑驳病、贫血痣进行鉴别。局限性白癜风通常白斑脱色完全、边界清楚，在白斑边缘及中央常可见到色素再生，一般为后天发病。斑驳病的白斑一般也是出生时即有，且终生持续，但斑驳病往往有家族史，双侧分布，亦可通过病理鉴别。无色素痣及贫血痣的鉴别要点见表 22-3-1。

表 22-3-1　无色素痣及贫血痣的鉴别要点

鉴别点	无色素痣	贫血痣
病因	黑素细胞功能缺陷	持续的乳头血管收缩
发病机制	黑素合成或转运至角质形成细胞障碍	浅表真皮血管持续收缩
发病率	占皮肤病 0.4%	很少见
易伴发疾病	色素痣，无色素性色素失禁症	神经纤维瘤病，鲜红斑痣
发病年龄	出生时或出生后不久	出生时或儿童期，亦可晚发
临床特点	边界不规则的白色斑片，或沿中线分布的线状白斑	线状分布白斑，边缘可见 1~2mm 孤立的或部分融合的白点
好发部位	躯干和四肢	躯干
摩擦患处	皮损和周围正常皮肤发红无区别	患处皮肤不发红，使白斑变得更明显
玻片压诊	正常皮肤和皮损处无变化	正常皮肤和贫血痣颜色一致
皮肤镜特征	花斑样背景，边界模糊，斑片状色素残留，锯齿状边缘	黄白色背景，边界模糊，摩擦后周边网格状血管分布

【问题 4】如何治疗无色素痣?
目前尚无有效的药物治疗方法。对暴露部位小面积损害可用遮盖剂,也可采用自体表皮移植治疗。

第四节　老年性白斑

门诊病历摘要

患者,男,60 岁,躯干、四肢白斑 5 年。5 年前无明显诱因躯干、四肢陆续出现米粒至黄豆大小白斑,数量逐渐增多,无自觉症状,未经治疗。既往体健,无家族性及遗传性疾病史,无药物过敏史及传染病史。系统检查无异常。皮肤科检查:躯干四肢散在少数米粒至黄豆大小白斑,呈类圆形,边界清楚(图 22-4-1)。

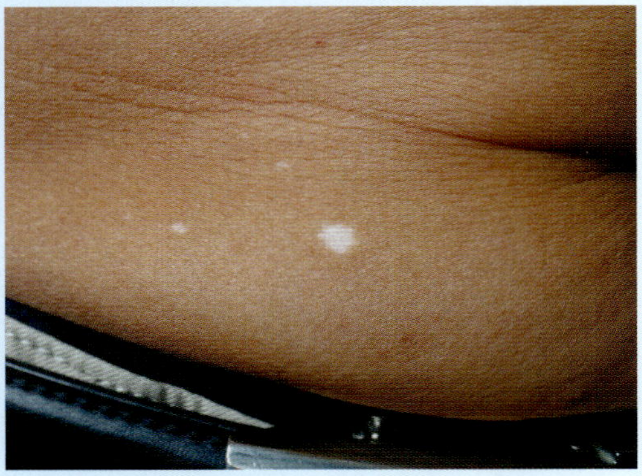

图 22-4-1　躯干部米粒至黄豆大类圆形白斑

【问题 1】根据病史及临床表现,应考虑哪种疾病?
根据患者的年龄、皮损特点及发生部位,应诊断老年性白斑(senile leukoderma)。

知识点

老年性白斑的病因及临床特点

该病是皮肤老化的表现之一,属于老年性皮肤变性,由于皮肤中多巴胺阳性黑素细胞数目减少所致。患者常伴有其他老年性变化(如脂溢性角化病、老年性血管瘤及灰白发)等。本病男女发病大致相等,常见于 45 岁以上中老年人,并随年龄增长而增加。白斑常发生在躯干、四肢,特别是胸、背、大腿等非暴露部位皮肤上,而颜面部不常受累。白斑直径 2~5mm 大小,呈圆形或椭圆形,境界清楚,数个至数百个不等,表面可稍凹陷,边缘无色素增多现象。皮肤镜检查可见乳白色背景,边界清晰,偶见毛囊周围色素残留。

【问题 2】如何治疗老年性白斑?
本病通常不需要治疗。

(李珊山)

第五节　黄　褐　斑

门诊病历摘要

患者,女,35 岁,双侧面颊褐色斑片 4 年,加重 1 个月。患者 4 年前分娩后双面颊出现片状黄褐色斑片,深浅不一,形似蝴蝶,逐渐扩大,未诊治。1 个月前外出旅游日晒后颜色加深。患者母亲及姐姐有类似皮损。既往体健,无药物过敏史及传染病史。系统检查未见异常。皮肤科检查:面颊部对称黄褐色及深褐色不规则斑片,玻片压之部分褪色(图 22-5-1)。

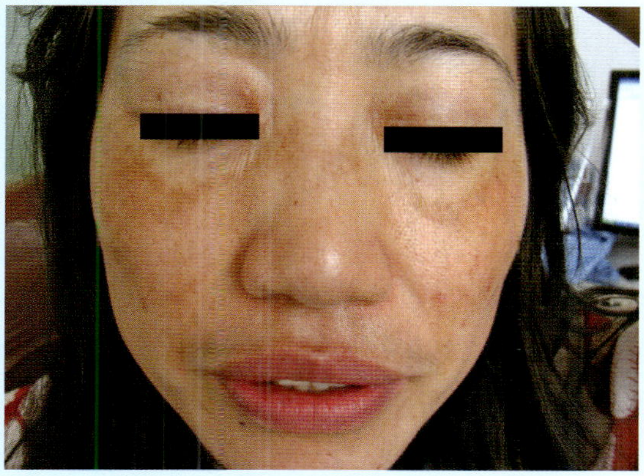

图 22-5-1　双侧面颊黄褐色斑片，呈蝶状

【问题 1】通过上述问诊，应考虑什么疾病？

通过上述病史询问，患者皮损为黄褐色斑片，形似蝴蝶，日晒后颜色加深，首先考虑黄褐斑（melasma）。

知识点

黄褐斑的定义及临床表现

黄褐斑是一种面部获得性色素增加性皮肤病，是临床最常见的损容性皮肤病之一。其临床表现如下：

1. 年龄　好发于中青年女性，男性也可患病。
2. 部位　皮损常对称分布于颜面颧部及颊部，呈蝴蝶形，亦可发生于前额、眼周、鼻背及下颌等部位。
3. 皮损特点　表现为黄褐色或深咖啡色斑片，颜色深浅不一，边缘清楚。
4. 病程　慢性过程，发展缓慢，可持续多年，常在春夏加重，秋冬减轻。

【问题 2】此患者发病有哪些原因？

此患者分娩后双面颊出现片状黄褐色斑片，发病与妊娠相关；其母亲及姐姐有类似病史，发病与遗传相关；1 个月前患者日晒后病情加重，发病与紫外线相关。

知识点

黄褐斑的病因和发病机制

本病病因及发病机制尚不完全清楚，目前认为与紫外线、化妆品、妊娠、内分泌紊乱、某些慢性疾病、药物、睡眠、微量元素、皮肤微生态失衡及遗传等有关。发病机制主要有以下 4 个方面：

1. 黑素因素　研究发现，与正常皮肤比较，黄褐斑黑素细胞体积增大，胞质内细胞器数量增加，染色强度增加，树突增多，功能活跃。紫外线、妊娠及口服避孕药、微量元素和化妆品使用不当等，均可使酪氨酸酶活性升高，黑素合成增加。紧张焦虑、工作劳累、睡眠不足等应激反应时，人体副交感神经兴奋，刺激垂体分泌大量促黑素细胞激素，增强酪氨酸酶活性，增加黑素合成。此外，氯丙嗪、苯妥英钠等药物也可引起本病，遗传因素也可能有一定的影响。

2. 炎症反应　黄褐斑皮损区真皮浅层及毛细血管周围可见炎症细胞浸润。Toll 样受体 -2（TLR-2）、Toll 样受体 -4（TLR-4）表达上调，多种炎症因子如前列腺素 E_2（PGE_2）、环氧合酶 -2（COX-2）、IL-1、IL-17 等表达上调支持黄褐斑发生有炎症反应参与，不仅会影响黑素细胞生长的微环境诱导色素沉着，还能使炎性细胞聚集进一步加重炎症反应，形成恶性循环。

3. 血管因素　研究发现黄褐斑患者存在血流淤积、血管脆性增加，内皮细胞因子释放，血管通透性增加，红细胞漏出，褐色含铁血黄素沉积；黄褐斑患者皮损真皮层血管数量及管径较正常皮肤增加，且血管内皮生长因子（VEGF）表达增加；皮肤镜下可见黄褐斑皮损血管数量增加及血管扩张，均提示血管因素参与黄褐斑的发病。

4. 皮肤屏障受损　紫外线是黄褐斑发病的重要因素，紫外线照射后除了直接作用于黑素细胞使黑素合成增加，还可导致皮肤屏障受损，使皮肤角质层变薄、含水量减少，皮脂腺分泌量少，而受损的皮肤屏障又对紫外线以及其他物理、化学因素的刺激耐受性降低，容易引发皮肤局部炎症及免疫反应，增加黑素合成相关酶的活性，从而导致黑素合成增加。

【问题 3】此患者还可以做哪些检查进一步确定分期与分型？

1. 皮肤 CT　可检测炎症细胞、色素沉着部位和程度、树突状黑素细胞活跃程度。

2. 皮肤镜　可观察皮损血管数量和形态，放大观察黄褐斑皮损色素变化。

3. 无创性生理功能测试　皮肤经表皮失水率（transepidermal water loss，TEWL）、黑素指数、红斑指数。

4. VISIA 图像分析系统　采用标准、紫外、正交偏振等不同的光源把不同层次的皮肤状态给予量化。黄褐斑患者一般主要通过表面色斑、紫外线色斑、棕色色斑来判断色素的多少、分布范围、面积大小、色素深浅及毛细血管情况，治疗前后对比，评价色素及血管改善情况。

5. Wood 灯检查　辅助黄褐斑临床分型。

6. 甲状腺功能检查、肝功能、妇科超声　可及早发现黄褐斑患者甲状腺、妇科、肝脏等系统性疾病。

补充相关辅助检查：此患者玻片压诊皮损颜色褪色明显；皮肤 CT 下见大量炎性细胞、树突状黑素细胞增殖活跃呈星爆状；皮肤镜下血管数量增多、形态呈网状；无创性生理功能测试红斑指数数值较大；结合病史及辅助检查考虑此患者为黄褐斑活动期（M>V 型）。

知识点

黄褐斑的分期与分型

（一）黄褐斑的分期

根据黄褐斑患者近期皮损面积扩大、颜色加深、皮损泛红、搔抓后皮损变红、玻片压诊有褪色定为活动期，反之为稳定期。辅助检查指标：

1. 活动期　黄褐斑患者皮肤 CT 下炎性细胞增多、基底层树突状黑素细胞增殖活跃呈星爆状或网状；皮肤镜下血管数量变多、形态评分较高；红斑指数数值高于正常。

2. 稳定期　患者皮肤 CT 下未见明显树突状黑素细胞，真皮浅层未见炎症细胞浸润；皮肤镜下仅可见黄褐色皮损，未见血管扩张；红斑指数数值低于正常。

（二）黄褐斑的分型

按皮损表现将黄褐斑分为四种临床类型：色素型（M 型）、血管型（V 型）、色素优势型（M>V 型）和血管优势型（V>M 型）。M 型：玻片压诊不褪色，Wood 灯下皮损颜色增加；M>V 型：玻片压诊小部分褪色，Wood 灯下大部分皮损颜色增加；V>M 型：玻片压诊大部分褪色，Wood 灯下少量皮损颜色增加；V 型：玻片压诊完全褪色，Wood 灯下皮损颜色无改变。

【问题 4】黄褐斑应与什么疾病进行鉴别？

应与雀斑、里尔黑变病、颧部褐青色痣鉴别。

1. 雀斑　常在儿童时期发病，皮损为褐色小斑点，散在不融合，常有家族史，皮肤 CT 下可见表皮基底层色素颗粒增加，见高折光的树突状细胞，真皮层无异常。

2. 里尔黑变病　好发于额、颈部，灰紫色或紫褐色网状斑点，附粉状小鳞屑，后可融合成片。皮肤 CT 下可见基底层液化变性及真皮浅层色素失禁形成网络状结构。

3. 颧部褐青色痣　好发于颧部，皮损为褐青色斑点，圆形或不规则形，中央有正常皮肤。皮肤 CT 下表皮、真表皮交界处无色素异常，真皮层色素颗粒沉积。

【问题 5】如何进行治疗？

黄褐斑目前尚无统一治疗方案，依据黄褐斑发病机制，结合分期、分型进行治疗。主张去除诱因，活动期修复皮肤屏障、抗炎治疗，稳定之后再结合临床分型进行祛色素的优化治疗。

1. 健康教育　黄褐斑病因复杂，影响治疗效果因素众多，治疗需要患者耐心配合，因此健康教育尤为重要。教育患者正确护肤及防晒。防晒是黄褐斑的基础治疗，外出前20~30分钟开始涂抹防晒霜，首选防晒系数（SPF）>30、防护长波紫外线的指数（PA）（+++）的物理防晒剂，间隔3~4小时涂抹一次；停止口服避孕药；积极治疗诱发黄褐斑的相关系统性疾病，如肝脏疾病及某些妇科疾病；保持乐观情绪，避免精神过度紧张和疲劳，保证充足睡眠，适当运动，促进血液循环，坚持定期复诊。

2. 活动期治疗　①恢复皮肤屏障：基于黄褐斑患者皮肤屏障受损伴炎症反应，可配合使用具有抗炎、修复皮肤屏障活性成分的护肤品，增强皮肤耐受性。②抗炎：复方甘草酸苷具有非特异性抗炎功效，近期研究发现甘草酸苷可有效缓解黄褐斑病情。

3. 稳定期治疗　在健康教育、恢复皮肤屏障、抗炎的基础上，结合临床分型进行祛色素治疗。

（1）M型

1）系统用药：静脉滴注还原型谷胱甘肽1.2g/次，每周2次，1~3个月为一个疗程；口服氨甲环酸0.25g/次，2次/d，用药1~2个月起效，6个月左右为一个疗程；维生素C 0.2g/次，3次/d、维生素E 0.1g/次，1次/d，疗程1~3个月，两者联合效果更佳。

2）局部外用药：如可外用氢醌霜、壬二酸、维A酸、烟酰胺、熊果苷等单用或联合用药，也可应用经皮超声将左旋维C、谷胱甘肽等药物直接导入。

3）化学剥脱：最常用于治疗黄褐斑的剥脱剂是果酸，具有激活角质形成细胞新陈代谢、促进黑素颗粒排出、减轻色素沉着的作用，病程初期可半月一次，治疗3次后可延长至3个月一次，浓度控制在35%以下，4~6次为一个疗程。

4）调Q激光（波长1 064nm，4~6mm光斑，能量控制在2J/cm^2）。

（2）V型：此型治疗重在减轻血淤，改善微循环。

1）系统用药：如灯盏细辛、三七丹参片、活血化瘀中药（如桃红四物汤加减）等。

2）局部外用药：如氨甲环酸、肝素钠外用制剂单独或联合用药。

3）物理治疗：可选用倍频Nd：YAG/KTP激光（波长532nm）、脉冲染料激光（波长510nm）、强脉冲光疗法（IPL）治疗等，每月治疗1次，3~5次为一疗程。

（3）M>V型及V>M型：同时有色素及血管因素参与，治疗方案应兼顾抑制黑素生成及改善血液循环，可多种方法联合应用。

【问题6】如何做好患者的随访工作？

应注意门诊随访，尽量避免诱发因素。全年注意防晒，外出前20~30分钟开始涂抹防晒霜，间隔3~4小时涂抹一次。

黄褐斑诊疗流程见图22-5-2。

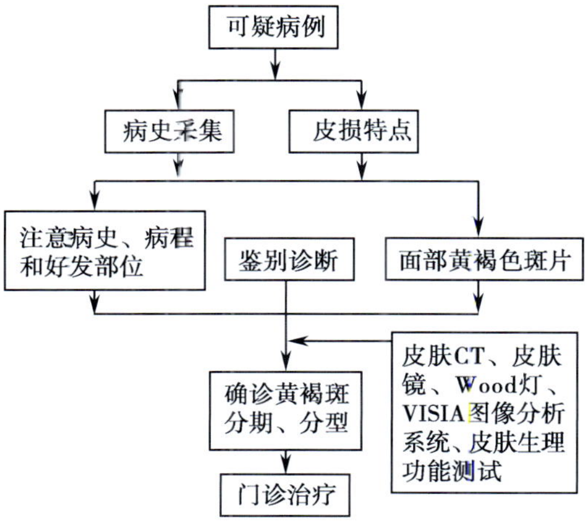

图22-5-2　黄褐斑诊疗流程

（何　黎）

第六节 雀 斑

门诊病历摘要

患者，女，20 岁，面部淡褐色点状斑疹 9 年。患者于 9 年前无明显诱因下面部出现淡褐色小斑疹。每于夏季皮疹颜色加深。既往体健，无外伤史及局部异物接触史，家族中其母亲有类似病史。体格检查：患者一般情况好，心、肺、腹等系统检查未见异常。皮肤科检查：面颊部可见散在分布的针头至粟米大小、淡褐色的点状斑疹，圆形、卵圆形或不规则形（图 22-6-1）。

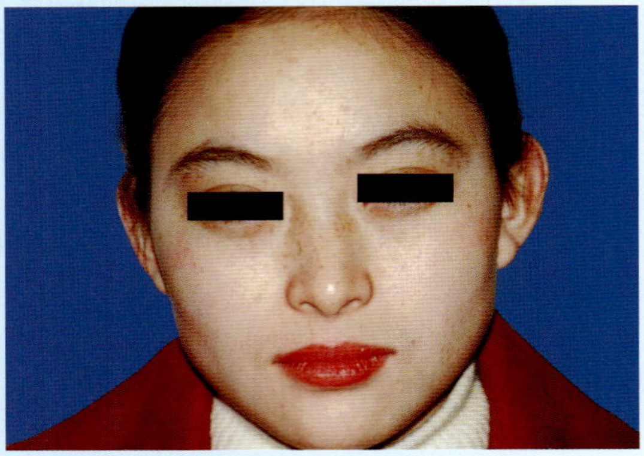

图 22-6-1 雀斑

【问题 1】通过上述问诊及检查，应考虑什么疾病？

通过上述病史、体格检查和皮肤科检查，根据患者无局部外伤史及异物接触史，皮疹自 4 岁左右发病，日晒后加重，其母亲有类似病史，符合雀斑（freckle）的临床表现。

知识点

雀斑的诊断和鉴别诊断

1. 诊断要点 3~5 岁时出现，多发于女性，好发于光暴露部位，尤其是面正中部。日晒后加重，不发生于黏膜处。皮损为散在的针头至米粒大小的淡褐色至深褐色的斑疹，形状大小不一，无临床不适症状。

2. 鉴别诊断 本病应与黑子相鉴别。黑子自婴幼儿至成年均可发生，任何部位均可发生，可发生于皮肤黏膜交界处或黏膜上，为颜色一致的散发或单发的褐色或黑褐色斑点，直径 3~5mm，皮疹持续存在，日晒后不加重，不能自行消退。

【问题 2】如何治疗？

使用氢醌霜、3% 过氧化氢溶液或 0.05% 维 A 酸乳膏等可获暂时疗效，使用强脉冲光、Q 开关 755nm 翠绿宝石激光、Q 开关 Nd：YAG 激光均安全有效；可复发，术后注意防晒。

【问题 3】如何预防和避免复发？

长期防晒非常重要。应避免日晒，外出时涂防晒霜。

第七节 咖 啡 斑

门诊病历摘要

患儿，女，6 岁，腹部淡褐色斑片 6 年。患儿出生后腹部出现咖啡色斑疹，数月后在腹部出现同样皮疹，并逐渐增大。患儿顺产，母乳喂养，既往体健，家族中父亲有类似病史。体格检查：发育及一般情况良好，心、肺、腹等系统检查未见异常。皮肤科检查：面部及腹部可见两个片状的咖啡色斑疹，不规则形及椭圆形，边界清楚，直径分别约 2cm 和 3cm。

【问题 1】通过上述问诊及检查，应考虑什么疾病？

通过上述病史、体格检查和皮肤科检查，患者父亲有类似病史，皮疹自出生后不久即发生，为淡褐色边界清楚的斑疹，符合咖啡斑（café-au-lait-spot）的临床表现。

知识点

咖啡斑的诊断和相关疾病

1. 诊断要点　咖啡斑出生时或不久即可发生，好发于面部和躯干部，皮损为散在分布、界限清楚、数目大小形状不一的淡褐色斑疹。根据患者临床表现不难诊断。

2. 与咖啡斑相关的疾病　容易与神经纤维瘤病相伴发。神经纤维瘤病是一种不完全外显的常染色体显性遗传性疾病，25%~50% 患者有家族史，男性多见。主要表现为咖啡斑，腋部或腹股沟区出现雀斑样色素沉着、神经纤维瘤、视神经胶质瘤和 Lisch 小结、眼部病变和骨损害。

患者在青春期前有直径大于 5mm，或在成人期直径大于 15mm 的 6 个及以上的咖啡斑时，提示神经纤维瘤病可能。

【问题 2】本病如何治疗？

本病无须治疗。为美容目的，使用强脉冲光、Q 开关 694nm 红宝石激光、Q 开关 755nm 翠绿宝石激光、Q 开关 Nd：YAG 激光治疗可以改善。

第八节　黑　变　病

门诊病历摘要

患者，男，49 岁，暴露部位暗褐色色素沉着斑 5 年。患者于 5 年前在暴露部位出现红斑，之后皮肤颜色加深，呈现青灰色。患者职业为汽车修理工人 6 年余，长期接触机油，平素体健，无其他疾病，家族中无类似病史。体格检查：一般情况好，生命体征平稳，心、肺、腹检查未见异常。皮肤科检查：面部、四肢等暴露部位可见弥漫性暗褐色色素沉着斑，其上可见粉状鳞屑，伴有毛细血管扩张，毛囊口扩大，毛囊性角化性丘疹及毛囊周围色素沉着（图 22-8-1）。

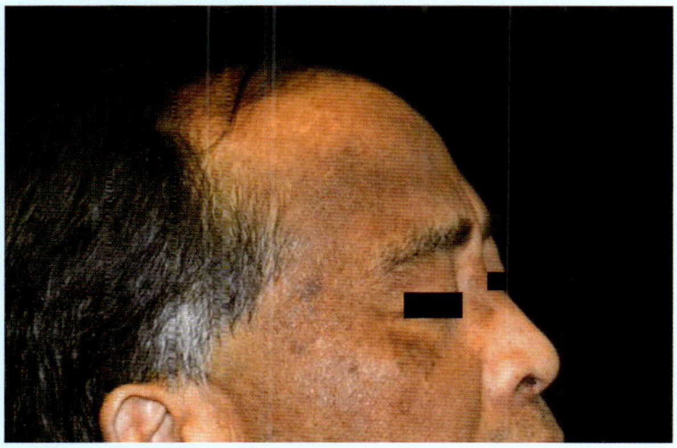

图 22-8-1　焦油黑变病

【问题 1】通过上述病史，应考虑什么疾病？

通过上述病史、患者为汽修工人、长期接触汽油产品、无家族史，在光暴露部位出现红斑及色素沉着，考虑焦油黑变病。

知识点

黑变病的临床类型及诊断

1. 里尔黑变病（Riehl melanosis） 主要见于饥饿、营养不良、B族维生素缺乏，以及长期使用劣质化妆品等，此外与性腺、垂体、肾上腺皮质、甲状腺等内分泌功能有关。多见于中年女性。皮损分布于额部、颧部、耳后、颈侧、臂部及其他部位。初起面部红斑伴瘙痒，继之色素沉着，皮损可为淡棕色，后期出现皮肤轻度凹陷萎缩。

2. 焦油黑变病（tar melanosis） 又称“中毒性苔藓样黑皮病（melanodermatitis toxica lichenoides）”，是一种职业病。由于长期接触焦油及其衍生物后引起的局部皮肤炎症和色素沉着。根据接触史，早期表现为接触性皮炎样改变，久之表现为网状色素沉着，皮肤发亮变薄，毛细血管扩张，伴有瘙痒，可诊断。

3. 炎症后黑变病（post-inflammatory melanosis） 在某些炎症性皮肤病后局部出现色素沉着。常出现于深肤色和易晒黑的人群中，也与皮肤病炎症的程度和持续时间有关。皮损局限在皮肤炎症区，早期表现为红斑伴瘙痒，后色素沉着为淡褐、紫褐至深黑色不等，有时伴有轻度苔藓化，持续时间可至数周至数月，也有持续数年不退者。

【问题2】该患者最终可确诊什么疾病？

根据病史及临床表现，该患者诊断为焦油黑变病。

知识点

黑变病的鉴别诊断

1. 黄褐斑 多发生于女性，与妊娠、长期口服避孕药、月经紊乱有关；也与慢性消耗性疾病有关；日光可诱发或加重本病。皮疹常见于面部，也有少量泛发者。皮损为纯褐色，界限明显，无炎症过程和表现。

2. 西瓦特皮肤异色病（Civatte 皮肤异色病） 常发生于绝经期或绝经期后女性，与使用化妆品后的光敏发生有关。发生于面颈部，为网状的红褐色至青铜色、散在分布的萎缩性淡白色点，伴毛细血管扩张，对称分布。

3. 皮肤垢着病 本病一直被认为是一种精神性皮肤病，但近年来报告显示与微生物马拉色菌感染有一定关系。皮损的特点是双颊部黑褐色污垢样角化，部分可呈绒毛状。皮损也可发生于额部等其他部位。

【问题3】如何治疗和预防？

查明原因，停止接触可疑致敏物，减少和避免日晒。既往针对该病的治疗以抑制黑素细胞活性的药物为主，如大量维生素C、硫代硫酸钠注射。外用维A酸乳膏或与还原型谷胱甘肽联合，或口服维胺酯联合外用丁酸氢化可的松，可提高黑变病的疗效。此外，近年来强脉冲光以及Q开关1 064nm Nd：YAG激光治疗黑变病可能有效。

第九节 口周黑子-肠息肉综合征

门诊病历摘要

患者，男，43岁，口腔黏膜及四肢末端黑色斑疹38年。患者出生时口腔黏膜及周围、四肢末端有散在的小黑色点，后逐渐增多。时伴腹痛、黑便。其父亲和祖父有类似病史。体格检查：神志清楚，体型消瘦，查体合作。心肺检查未见异常，腹部平软，下腹部轻压痛，无反跳痛。皮肤科检查：口腔内牙龈、上颚部、唇部、口周及四肢末端可见 3~5mm 大小的多发性黑色斑疹，大小较均一。

【问题 1】通过上述问诊和检查，应考虑什么疾病？

通过上述病史、家族史，在口腔黏膜及周围和四肢末端可见黑子，有胃肠道表现，考虑口周黑子 - 肠息肉综合征（perioral pigmentation-intestinal polyposis syndrome）。

知识点

口周黑子 - 肠息肉综合征的诊断及鉴别诊断

口周黑子 - 肠息肉综合征又称"Peutz-Jeghers 综合征（Peutz-Jeghers syndrome）"，其诊断要点如下：

1. 家族史　本病为常染色体遗传病，由 *STK11* 基因突变引起，患者常有家族史，出生时发病或幼儿期发病，偶有成年期发病。

2. 皮肤黏膜表现　主要分布在口腔黏膜及周围，指 / 趾末端、掌跖部位、足背部。黏膜皮疹更具特征性，针尖至绿豆大小，可更大些。圆形、椭圆形或不规则形，黑褐色或黑色斑疹，又称"黑子"。

3. 肠息肉　常于 10~30 岁出现，可累及整个胃肠道。以小肠为主，有嗳气、腹痛、轻度腹泻，严重者可发生肠套叠、肠梗阻。胃肠道 X 线检查有助于诊断。必要时行胃镜、肠镜检查和息肉的活组织检查。大便隐血试验阳性提示胃肠道出血可能。

鉴别诊断：

1. Laugier-Hunziker 综合征　又称"获得性良性口唇 - 颊黏膜色素沉着斑""后天性唇 - 口腔黏膜 - 指甲综合征"。本病由 Laugier 和 Hunziker 于 1970 年首先报道而得名。男女均可罹患，男女发病比例为 1∶2。病因不明。临床特点为：发病隐晦，于口唇和颊黏膜出现 3~5mm 直径的色素沉着斑，指 / 趾甲受累者占 60%，指 / 趾甲的色素条纹可为一条或两条不等，有时半侧指 / 趾甲色素沉着（图 22-9-1）。病程缓慢，可长达数十年。根据发病特点，结合病理所见即可诊断。无特殊疗法。

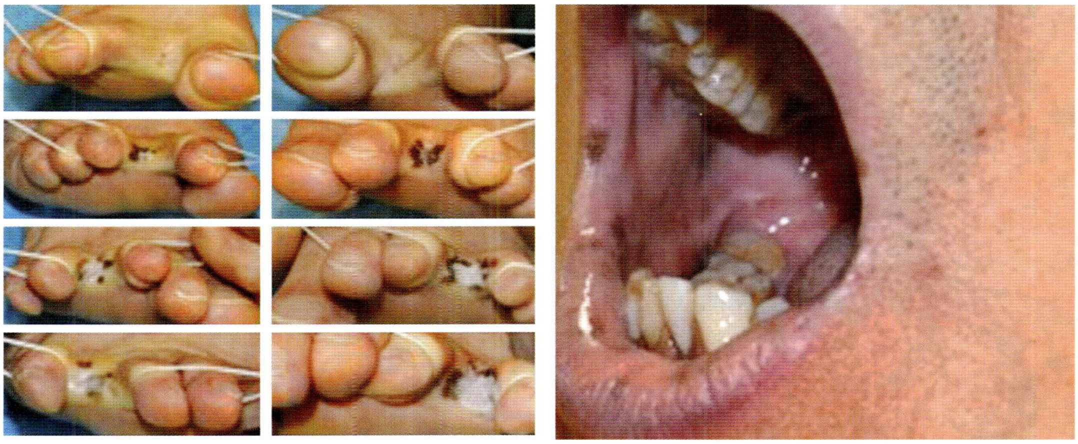

图 22-9-1　Laugier-Hunziker 综合征

2. 雀斑　见本章第六节。

【问题 2】本病如何治疗？

本病一般无须治疗，当黑子较少时，可以激光治疗。肠道息肉轻者对症处理，重者可以手术治疗。

第十节 雀斑样痣

门诊病历摘要

患者，女，27 岁，面部深褐色斑疹 20 余年。患者 20 年前面颊部出现深褐色斑疹，后逐渐增多，无不适症状。既往体健，家族中无类似病史。体格检查：一般情况良好，心、肺、腹等系统检查未见异常。皮肤科检查：面颊部可见散在的针头大小较均一的深褐色斑疹，不融合，表面光滑（图 22-10-1）。

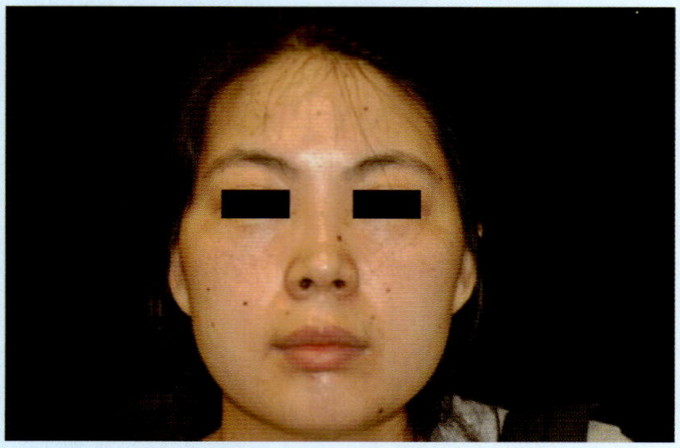

图 22-10-1 雀斑样痣

【问题 1】通过上述问诊和检查，应考虑什么疾病？

根据患者幼年发病，面颊部散在深褐色丘疹，考虑单纯性雀斑样痣（simple lentigines）。

知识点

雀斑样痣的诊断及鉴别诊断

雀斑样痣（lentigines），分为五种类型。

1. 单纯性雀斑样痣 多发生于幼年，为少数散在分布的针尖至粟粒大小褐色至黑褐色的斑疹和丘疹，可发生于身体各处，日晒后颜色不加深。组织病理检查可见表皮基底层黑素细胞增多，表皮突延长，真皮上部有嗜黑素细胞。

本病需与雀斑相鉴别。雀斑在 3~5 岁时出现，多发于女性，好发于光暴露部位，日晒后加重，不发生于黏膜处。病理显示表皮突不延长，基底层内黑素细胞体积增大但数量不增加。

2. 日光性雀斑样痣（solar lentigines） 多见于老年人曝光部位，皮疹为 1~5mm 大小一致的灰色、褐色或黑色的斑疹或斑片，表面光滑。病理显示角化过度不明显或无，表面色素分布均匀。

本病需与脂溢性角化病鉴别，后者为褐色境界清楚而略高于皮面的扁平丘疹，表面光滑或略呈乳头瘤状。病理上有明显的角化过度。

3. 泛发性雀斑样痣（generalized lentigines） 从婴儿开始，间隙出现逐渐增多的多发性雀斑样痣。临床上分为发疹性雀斑样痣、豹皮综合征。

4. 面中部雀斑样痣（centrofacial lentigines） 常染色体显性遗传的罕见综合征。表现为成群分布的褐色或黑色小斑点，排列呈蝴蝶样，分布于颜面中部，婴儿期即出现，常伴有不同程度的多发性骨骼异常、神经系统疾病以及多种先天性缺陷。

5. 恶性雀斑样痣（lentigo maligna） 又称“原位黑素瘤”“Hutchinson 黑素雀斑”，进一步发展可成为恶性雀斑样痣黑素瘤。多见于老年人的曝光部位，常表现为面积较大的、颜色不均一的黑褐色斑片，病程进展相对缓慢。

【问题 2】本病如何治疗？

恶性雀斑样痣应及时手术切除并行组织病理学检查。

第十一节　蒙　古　斑

门诊病历摘要

患儿，男，10月龄，臀部灰青色斑片10个月。患儿在出生时即在骶尾部出现灰青色斑片，以后颜色逐渐加深，面积轻度扩大，无其他不适症状。患儿顺产，母乳喂养，家族中其父亲幼时有类似病史，以后消退。体格检查：患儿一般情况好，发育正常，心、肺、腹检查未见异常，四肢未见异常。皮肤科检查：臀部及骶尾部可见大片状不规则灰青色斑片，边缘不清楚（图22-11-1）。

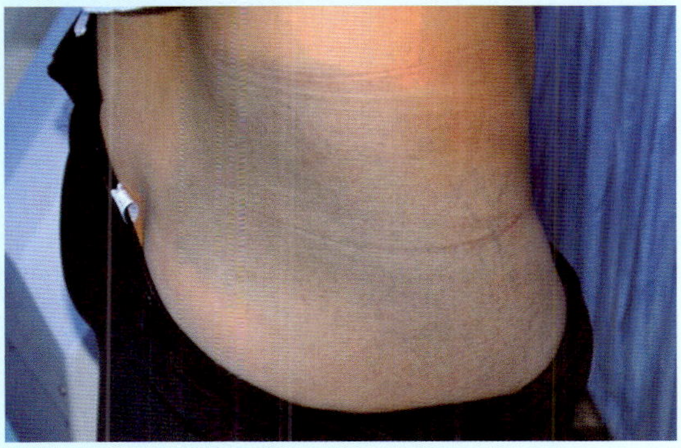

图22-11-1　蒙古斑

【问题1】通过上述问诊和检查，应考虑什么疾病？

通过上述病史，患者骶尾部片状灰青色斑片，无不适症状，诊断为蒙古斑（Mongolian spot）。

知识点

蒙古斑的诊断和鉴别诊断

1. 诊断要点　常见于亚洲人，出生时在腰骶部、臀部出现的灰青色、蓝色或蓝黑色斑片，儿童期常消退。

2. 鉴别诊断

(1) 蓝痣：一般呈蓝色或蓝黑色的坚实丘疹、结节或斑块，均高出皮面。

(2) 伊藤痣：常见肩颈、锁骨上区及上臂等处的皮肤发生局限性淡青灰色、淡褐色、深褐或蓝褐色色素斑，与蒙古斑的发病部位不同。

(3) 太田痣：常见于眶周、颞部、鼻部、前额和颧部，为灰蓝色、青灰色、灰褐色、黑色或紫色斑片，与蒙古斑的发病部位不同。

【问题2】本病如何治疗？

本病无须治疗，一般在5~7岁时可消退。

第十二节　太　田　痣

门诊病历摘要

患者，女，11岁，右面部灰褐色斑10年余。患者出生4个月后无明显诱因右颊部出现散在青灰色斑，无明显自觉症状。后皮损逐渐扩展至右侧眼睑、额部及鼻翼右侧，右侧巩膜逐渐蓝染。既往体健，家族中无类似疾病患者。体格检查：系统检查无异常。皮肤科检查：右眼部巩膜、以右眼为中心的上下眼睑、额头、颞部、颧部、鼻部大片状的青褐色斑片，边缘不清楚（图22-12-1）。颧部皮损组织病理检查：真皮浅中层胶原纤维之间散在分布黑素细胞。

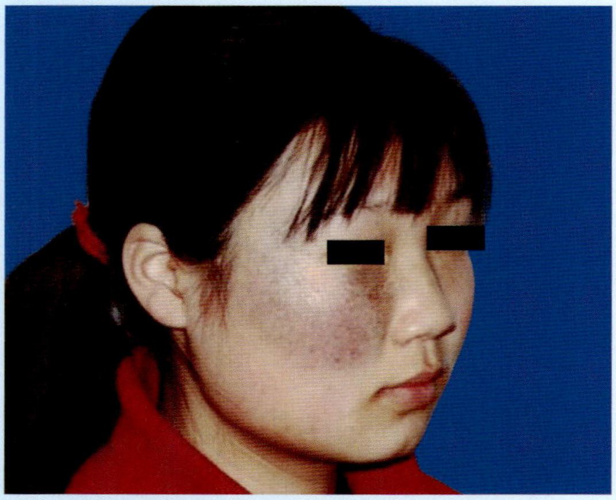

图 22-12-1 太田痣

【问题 1】通过上述问诊和检查，应考虑什么疾病？

通过上述病史，患者右眼巩膜及右眼周围皮肤呈片状的青褐色斑片，结合皮损组织病理检查，诊断为太田痣（nevus of Ota）。

知识点

太田痣的诊断和鉴别诊断

太田痣又称“眼上颚褐青色斑痣（nevus fusco-caeruleus ophthalmomarillaris）”，特点如下：

1. 流行病学 该病多发生于亚洲人和黑色人种，有两个高峰发病年龄段，1 岁以内和 11~20 岁。

2. 皮肤损害 一般位于颜面部三叉神经的Ⅰ、Ⅱ支支配区，颜色深浅不一，褐色、青灰、青黑色的斑疹、斑片。

3. 黏膜损害 皮损同侧巩膜常受累，是本病特征性表现，部分患者伴发青光眼。

鉴别诊断见本章第十一节。

【问题 2】本病如何治疗？

本病用 Q 开关 694nm 红宝石激光、Q 开关 755nm 翠绿宝石激光和 Q 开关 1 064nm Nd：YAG 激光、皮秒激光治疗均有较好的效果。

第十三节 伊 藤 痣

门诊病历摘要

患者，男，19 岁，左侧肩部青褐色斑片 5 年。患者 5 年前在左肩部出现青褐色斑片，后逐渐扩大，余无不适。家族中无类似病史。体格检查：患者一般情况好，发育正常，心、肺、腹未见异常，四肢未见异常。皮肤科检查：左侧肩部可见大片的青褐色斑片，直径约 18cm，边缘不清楚。

【问题 1】通过上述问诊和检查，应考虑什么疾病？

通过上述病史，左侧肩部可见大片的青褐色斑片，诊断为伊藤痣（nevus of Ito）。

知识点

伊藤痣的诊断和鉴别诊断

伊藤痣的诊断：该病临床表现和病理与太田痣相同，只是发病部位不同，在肩颈、锁骨上区及上臂等处的皮肤发生局限性淡青灰色、淡褐色、深褐或蓝褐色色素斑。

与色素性毛表皮痣相鉴别。色素性毛表皮痣常发生于 10~30 岁，男性多于女性；边界清楚但不规则的褐色斑片，伴有粗而黑的多毛，中央轻度增厚及皱起；多为单侧，常累及胸肩背部，也有发生在面颈部、臀部和下肢及肢端。

【问题 2】本病如何治疗？

本病可用 Q 开关 694nm 红宝石激光、Q 开关 755nm 翠绿宝石激光和 Q 开关 1 064nm Nd：YAG 激光治疗，均有较好的效果。

第十四节　色素性毛表皮痣

门诊病历摘要

患者，男，27 岁，左大腿暗褐色斑块伴多毛 10 年。患者 10 年前左大腿外侧出现浅褐色斑，后颜色加深，其上出现多毛，无其他不适。家族中无类似病史。体格检查：患者一般情况好，发育正常，心、肺、腹未见异常，四肢未见异常。皮肤科检查：左大腿外侧可见大片的暗褐色斑片，直径约 13cm，边缘清楚不规则，其上毛发明显增多、增粗、变黑（图 22-14-1）。

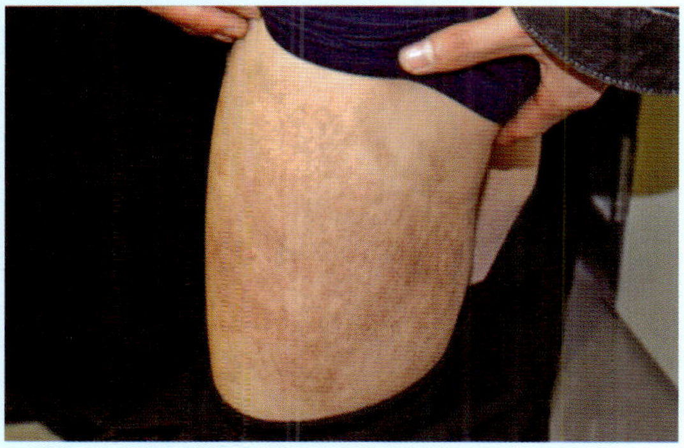

图 22-14-1　色素性毛表皮痣

【问题 1】通过上述问诊和检查，应考虑什么疾病？

通过上述病史，左侧胸肩部可见大片的暗褐色斑片，诊断为色素性毛表皮痣（pigmented hairy epidermal nevus）。

知识点

色素性毛表皮痣的诊断和鉴别诊断

色素性毛表皮痣又称"Becker 痣（Becker nevus）"，其诊断要点如下：

1. 常发生于 10~30 岁，男性多于女性。
2. 发病部位　多为单侧，常累及胸肩背部，也有发生在面颈部、臀部和下肢及肢端。
3. 皮损特征　边界清楚但不规则的褐色斑片，伴有粗而黑的多毛，中央轻度增厚及皱起。
4. 病理表现　无痣细胞，表皮轻度角化过度，棘层增厚，乳头瘤样增生，表皮突延长，基底层和棘细胞层色素沉着增加，但黑素细胞数目正常，毛囊皮脂腺增生。
5. Becker 痣综合征　由 Happle 和 Koopman1997 年提出，指 Becker 痣相关区域并发的同侧乳房发育不全、其他皮肤异常、骨骼和肌肉发育不良或异常和颌面部畸形。

需与下列疾病鉴别：

1. 咖啡斑　皮损为散在分布，界限清楚，数目、大小、形状不一的淡褐色斑疹，上无毛发。

2. 先天性黑素细胞痣 出生时即有，微隆起的黄褐色至黑色皮损，伴或不伴多毛，随年龄增长，颜色变黑呈疣状增生，有一定的恶变率。

【问题 2】本病如何治疗？

注意检查软组织及骨骼的发育异常，传统治疗主要以手术切除后植皮治疗为主，近年来激光脱毛和去色素技术治疗本病疗效可。

（鲁 严）

第二十三章　遗传性皮肤病

2301

组织病理（图片）

第一节　色素失禁症

门诊病历摘要

患儿，女，1岁1个月，足月剖宫产。生后即见水疱，主要分布于躯干及四肢。2个月后水疱渐消失，随后出现褐色疣状斑块，10个月时疣状斑块渐消退并遗留黑褐色色素沉着。曾诊断为新生儿脓疱疮，但对皮损进行细菌培养结果呈阴性。曾使用多种抗生素治疗均无效。家属此后放弃治疗，用偏方金银花煮水后擦洗皮损处，病情迁延（图23-1-1）。其母亲孕产史无特殊，自述其幼年时曾有色素沉着，后逐渐消退。

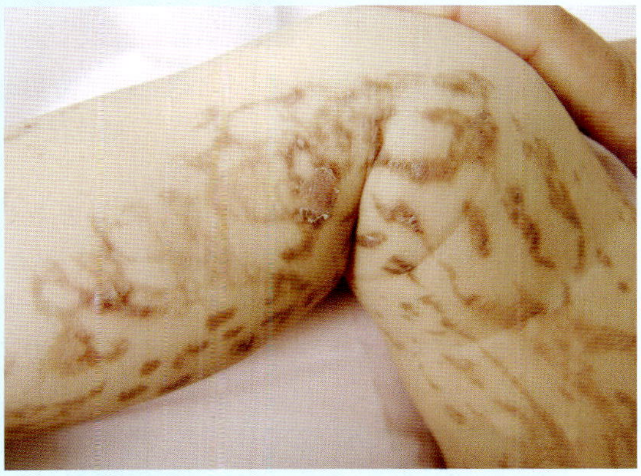

图23-1-1　下肢可见线状分布的黑褐色色素沉着，少许疣状增生、抓痕，结痂

【问题1】通过上述问诊，应考虑什么疾病？

根据现病史及家族史，患儿生后即见水疱，之后水疱消失，出现褐色疣状斑块，随年龄增大，斑块渐消退，遗留黑褐色色素沉着；其母亲年幼时曾有色素沉着，后逐渐消退。首先考虑色素失禁症（incontinentia pigmenti）。

知识点

色素失禁症的病因及发病机制

色素失禁症是一种X连锁显性遗传性疾病，主要见于女性，又称"Bloch-Sulzberger病"（OMIM 308300）。目前，证实为定位于X染色体长臂的Xq11（*IP1*）和Xq28（*IP2*）突变引起。

【问题2】通过皮损特点分析，可诊断什么疾病？

该患者自生后开始躯干、四肢出现水疱，随后经历疣状斑块期、色素沉着期等改变，符合色素失禁症的典型临床表现。

知识点

色素失禁症的临床表现

本病女性发病倾向显著，男性病变表现严重，多半于胎儿期即死亡。

临床上本病分为三期：

第一期（图 23-1-2）：有红斑及大疱，排列成行，出生时即有，或出生 2 周内显著，常波及四肢和躯干，不侵犯面部。

第二期（图 23-1-3）：由角化过度的疣状丘疹和斑块组成的损害，见于 2/3 的患者，是继水疱后在相同部位出现的损害。疣状损害可类似疣状痣。这些损害通常可在 1 岁时消失，也可持续多年，可泛发表现为不规则散布或如涡轮状的色素沉着。

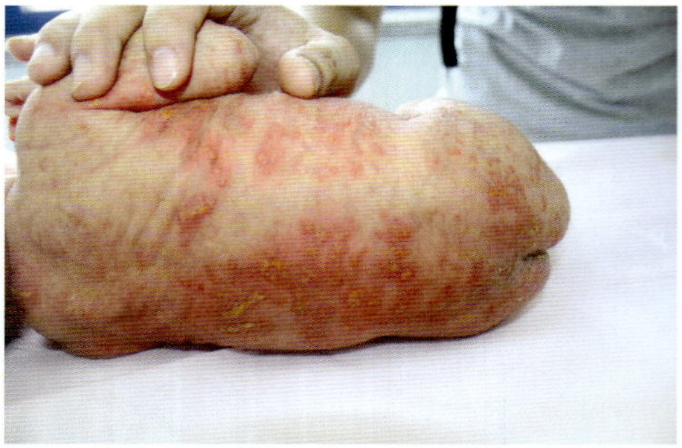

图 23-1-2 背部可见大片分布、针尖至米粒大小红色斑疹，表面可见脓疱

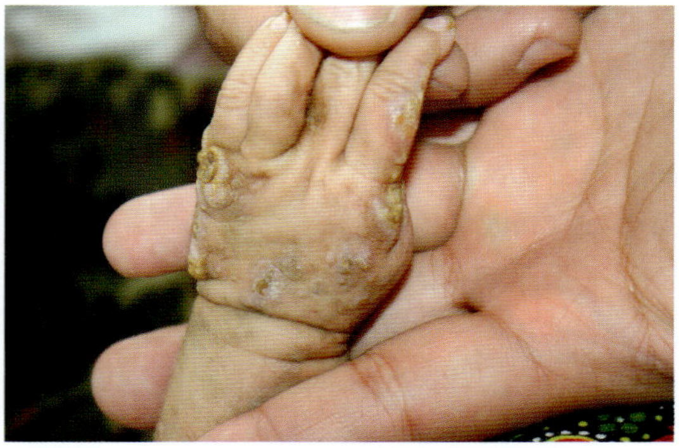

图 23-1-3 左手背部可见线状分布、疣状增生性黄褐色斑块，表面可见结痂

第三期（图 23-1-4）：损害表现为奇特的网状色素沉着，以躯干部损害最显著。典型者乳头处色素沉着过度，腹股沟和腋部受累最有特征性。其后几年，损害可逐渐减轻乃至完全消退，至成年期通常不易察觉。

其他皮肤改变包括假性秃发、慢性萎缩性肢端皮炎样的皮肤萎缩、甲萎缩、甲营养不良、甲下肿瘤伴其下的溶骨性损害及掌跖多汗。约 80% 的患者有皮肤外表现，多累及牙齿、中枢神经系统、眼和骨骼等。

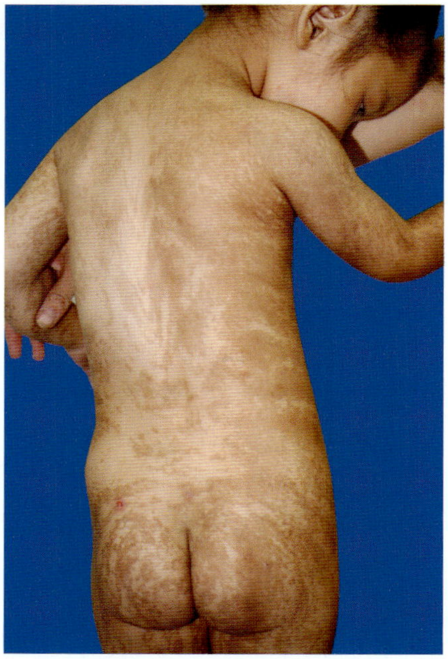

图 23-1-4 背部及上肢可见旋涡状分布色素沉着斑

【问题 3】应注意与哪些皮肤病相鉴别？

色素失禁症的不同时期，需要鉴别的疾病不同。

第一期应与以红斑、水疱为主要表现的皮肤病相鉴别，如新生儿脓疱疮、遗传性大疱性表皮松解症、类天疱疮等。

第二期应与以皮肤疣状增生为主要表现的皮肤病相鉴别，如疣状痣等。

第三期应与以色素异常为主要表现的皮肤病相鉴别，如线状旋涡样痣样过度色素沉着等。

知识点

色素失禁症的鉴别诊断

1. 新生儿脓疱疮　好发于新生儿，起病急。基本损害为广泛分布的多发性大脓疱，尼科利斯基征阳性，脓疱周围有红晕。疱壁薄，易破溃，破溃后成红色糜烂面。可伴有高热 / 畏寒等全身中毒症状，严重者可危及生命。脓液细菌培养可见金黄色葡萄球菌或溶血性链球菌生长。色素失禁症患儿一般无全身症状。

2. 遗传性大疱性表皮松解症　幼年发病者大多有家族史，皮损多见于四肢关节伸侧及其他易摩擦部位，水疱消退后有糜烂和萎缩，病情较重者可累及黏膜。组织病理表现为表皮下疱，浸润细胞少。色素失禁症极少累及黏膜。

3. 幼年大疱性类天疱疮　可以在出生后数周内出现，男童多见。对称分布于颈部、胸腹部和四肢屈侧，亦可累及掌跖，黏膜损害比成人多见。组织病理和类天疱疮自身抗体免疫学检查可与色素失禁症鉴别。

4. 疣状痣　通常在出生或幼儿期发病，表现为淡黄色或棕黑色疣状损害，开始为小的角化性丘疹，逐渐扩大，呈现密集的角化过度性丘疹，灰白色或深黑色，触之粗糙坚硬。病变可位于身体任何部位，在部分病例中皮损分布可为双侧性、多发或泛发性，甚至分布于全身，呈涡纹状或弧线形条纹。仔细观察皮损可排除本病诊断。

5. 线状旋涡样痣样过度色素沉着　常于出生后数周发病，至 1~2 岁皮损趋于稳定。皮损是沿 Blaschko 线分布的线状和旋涡状的过度色素沉着，但黏膜、眼和掌跖不受累。本病色素沉着表现容易与色素失禁症混淆，但是本病无红斑水疱期、疣状增生期，仔细询问病史，易与色素失禁症相鉴别。

【问题 4】如果通过临床表现及鉴别诊断尚不能确诊，应考虑做哪些检查？

如遇到临床表现不典型而又高度怀疑色素失禁症的患者，应选取合适的皮损进行组织病理检查。

知识点

色素失禁症的组织病理特点

色素失禁症不同时期的组织病理表现不同。

第一期：水疱位于表皮内，有海绵水肿，属于皮炎型水疱，疱内或疱周表皮中具有较多嗜酸性粒细胞，水疱间的表皮内侧常有呈涡轮状排列的表皮细胞和散在的、大的嗜酸性染色的角化不良细胞。真皮内有炎症细胞浸润，有多数嗜酸性粒细胞和单一核细胞浸润。

第二期：表皮棘层肥厚，呈不规则乳头瘤样增生，角化过度，常有表皮内角珠，并有呈涡轮状排列的角质形成细胞和散在的角化不良细胞。真皮内轻度慢性炎症细胞浸润，常含有少数噬黑素细胞。

第三期：色素沉着区内真皮上部的噬黑素细胞内有广泛的黑素沉积，同时伴基底层色素减退，细胞空泡化和变性，但有些病例基底层细胞内可有大量黑素。

【问题 5】该患者适合门诊还是住院治疗？

依据上述病史，该患者目前处于第三期。门诊定期查体，评估患儿生长发育情况，进行眼底检查、头颅 MRI 检查除外严重合并症，目前皮肤损害无特殊治疗。

色素失禁症诊疗流程见图 23-1-5。

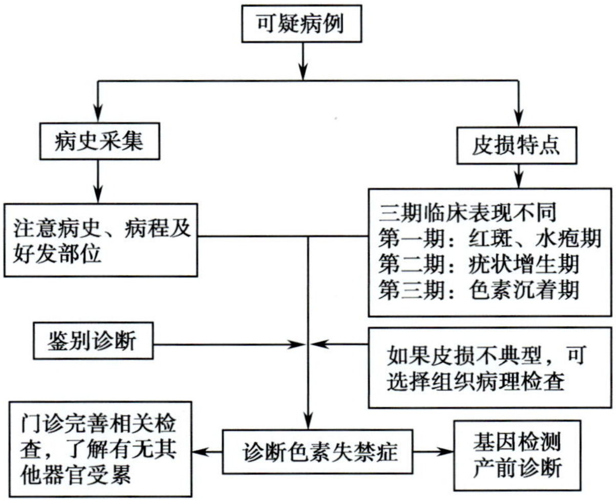
可疑病例
病史采集
皮损特点
注意病史、病程及好发部位
三期临床表现不同
第一期：红斑、水疱期
第二期：疣状增生期
第三期：色素沉着期
鉴别诊断
如果皮损不典型，可选择组织病理检查
门诊完善相关检查，了解有无其他器官受累
诊断色素失禁症
基因检测
产前诊断

图 23-1-5　色素失禁症诊疗流程

（马　琳）

第二节　神经纤维瘤病

门诊病历摘要

患者，男，17 个月。全身多发咖啡色斑片 17 个月。患儿出生时躯干四肢散在咖啡斑，大小不一，多于 6 个，左侧胸背部大块咖啡斑，边界清楚、颜色深浅不一；皮疹面积随年龄增长有所增大，数量也有增多。头皮可见散在棕黄色斑丘疹，直径 0.5~1cm。躯干四肢未见丘疹结节；生长发育、智力未见明显影响。有家族史，患儿父亲有少量散在咖啡斑，最大皮疹直径约 1.5cm，无皮下结节，无癫痫发作病史。患儿祖父面颈部及躯干部泛发的神经纤维瘤，颈部及躯干部散在咖啡斑。否认癫痫发作病史，无兄弟姐妹。体格检查：身高 85cm，智力正常。无听力障碍，无视力受损，裂隙灯下未见 Lisch 小结，口腔黏膜无异常，骨骼发育正常。未见系统受累症状。皮肤科检查：躯干、四肢多发咖啡色卵圆形不规则斑片（图 23-2-1），大小不等，颜色深浅不一，部分斑片边缘可见白晕，最大皮损于左背后，直径约 12cm。直径大于 1.5cm 共 4 个，腰背部可见雀斑样色素沉着。

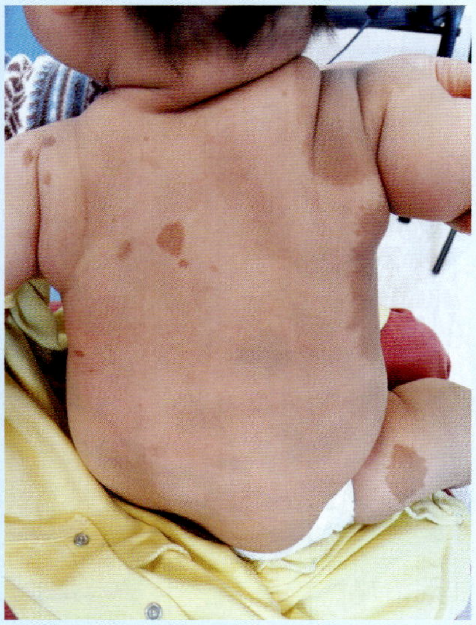

图 23-2-1　躯干及四肢散在分布的咖啡色斑片

【问题 1】通过上述问诊，应考虑什么疾病？

通过上述病史“出生后即有多发性咖啡斑并不断增多，有明显家族史”，首先考虑神经纤维瘤病（neurofibromatosis，NF）。该病临床表型复杂多样，相当一部分患者可因出现皮肤以外的临床症状而至其他科室首诊。

知识点

神经纤维瘤病的临床表现

神经纤维瘤病的临床表现包括皮肤损害与皮肤外损害。

皮肤损害：①皮肤色素斑，常出生时即有，偶或出生后数月至 1 年内发生，多呈卵圆形或不规则、咖啡色，常多发，掌跖部不受累。腋窝或腹股沟处雀斑样色素沉着称为 Crowe 征，为本病的特征。②神经纤维瘤，分为皮肤型、皮下型和丛状型。皮肤型为粉红色、橡胶样有蒂或无蒂肿瘤，直径在数毫米至数厘米或更大，数个至 1000 个以上，全身各部位均可受累；皮下神经纤维瘤触之如橡皮样硬度。两者均可在儿童期发生，青春期或妊娠期数量增多，在成人期可持续缓慢变大和增多。

皮肤外损害：①口腔损害，可有口腔肿瘤，或为巨舌症。②神经病变，可为局限性或弥漫性，中枢性或外周神经性。脑神经中最常受累的是听神经，双侧听神经瘤可引起感觉神经性耳聋。③眼病变，Lisch 小结为虹膜的黑素细胞错构瘤，呈半透明褐色斑点，在儿童期开始出现，常双侧性，不影响视力。另可出现眼睑神经纤维瘤、脉络膜错构瘤、双侧视神经萎缩、青光眼等。④骨骼损害，蝶骨发育不良、长骨皮质变薄，脊柱后侧凸、胫骨弓形，巨头，矮身材。⑤内分泌异常，可伴发肢端肥大症、黏液性水肿、性早熟或延迟、艾迪生病（Addison 病）、甲状腺髓样癌、甲状旁腺功能亢进、嗜铬细胞瘤。⑥内脏病变，分 3 型，即周围型、中枢型、顿挫型。⑦恶变，可发生神经纤维肉瘤（恶性神经鞘瘤），不常见。

【问题 2】根据皮损特点，考虑何种疾病及类型？

结合患者有两个以上神经纤维瘤及腋窝、腹股沟雀斑样色素沉着，首先考虑患者为神经纤维瘤病 1 型。

知识点

神经纤维瘤病的分型及诊断标准

典型神经纤维瘤病表现为神经系统、骨骼与皮肤的发育异常，可分为以下几种类型：

NF1 型：即传统的神经纤维瘤病，占 85% 以上，许多神经纤维瘤和咖啡斑，多不伴发中枢神经系统损害，可见 Lisch 小结。诊断需符合以下标准中的 2 条或 2 条以上：①在青春期前患者有 6 个或 6 个以上的直径大于 5mm 的咖啡斑，而在成人则最大直径应 >15mm；② 2 个或 2 个以上的任何类型的神经纤维瘤或一个丛状神经纤维瘤；③腋部或腹股沟区出现雀斑样色素沉着；④视神经胶质瘤；⑤ 2 个或 2 个以上 Lisch 小结；⑥明显骨损害；⑦直系亲属罹患此病。

NF2 型：中枢或听力型，双侧听神经瘤，无 Lisch 小结，咖啡斑和皮肤神经纤维瘤很少。神经纤维瘤病 2 型的诊断至少需以下 1 条：① CT 和 MRI 检查证明双侧第Ⅷ对脑神经肿瘤；②直系亲属患有神经纤维瘤病 2 型和任何一侧的第Ⅷ对脑神经发生肿瘤，或有 2 种以上肿瘤。

NF3 型：混合型，具有 1 型和 2 型特征。

NF4 型：变异型，弥漫型咖啡斑和神经纤维瘤，Lisch 小结，中枢神经系统肿瘤存在或缺乏。

NF5 型：节段型或局限型，咖啡斑和神经纤维瘤局限于身体的特定部位。

NF6 型：仅有咖啡斑。

NF7 型：迟发型，在 30 岁以后发病。

【问题 3】为了最终明确诊断及分类，应做何种检查？与何种疾病做鉴别诊断？

目前认为，神经纤维瘤病为遗传性疾病。不同类型的神经纤维瘤病存在不同的致病基因病变类型，为明确诊断，可进行基因诊断。其中 NF1~NF4 型均为常染色体显性遗传，但外显率不一；NF5 型被认为是由形成合子后的体细胞突变引起。该病的遗传学致病机制尚未完全明确。需要与一些色素异常性常染色体显性遗传病做鉴别。

知识点

神经纤维瘤病的鉴别诊断

1. 豹皮综合征 常染色体显性遗传，致病基因为 *PTPN11*(85%)/*RAF1*/*BRAF*。主要临床特征为咖啡斑(70%~80%)，全身可多发黑子，尤其躯干上部、颈部、脸部。常伴发心脏疾病（瓣膜病、心肌病），面部异形。

2. Legius 综合征 又称"NF1 样综合征"，常染色体显性遗传，致病基因为 *SPRED1*。主要临床特征为多发咖啡斑(100%)和皱褶部雀斑样色素沉着，可有巨颅，无其他 NF1 特征表现，如皮肤神经纤维瘤、Lisch 小结、视神经胶质瘤。

3. 斑驳病 常染色体显性遗传，致病基因为 *KIT*。主要临床特征为大片色素减退斑，其间可见典型的色素过度沉着的岛状咖啡色斑片，额部皮肤头发色素脱失。

【问题 4】该病如何治疗？预后如何？需要进行长期随访吗？

和大多数遗传病一样，神经纤维瘤病的治疗主要是对症治疗。该例患者暴露部位的咖啡斑可考虑激光治疗，若日后出现神经纤维瘤兼有压迫症状，可以考虑切除。

神经纤维瘤病是一种慢性进展性疾病，需要长期随访，建议半年至 1 年定期随访，或在患者出现听力受损等异常症状时及时就诊。除观察皮肤损害以外，更重要的是注意随访患者是否出现皮肤外损害，尤其是神经病变、眼病变、内脏病变，这些往往是致死、致残性的；也要注意随访口腔、骨骼、内分泌系统异常。一旦发现异常，与相关专科共同治疗。家族内成员婚育前需进行遗传咨询。

（李 明）

第三节 遗传性大疱性表皮松解症

门诊病历摘要

患儿，男，7 月龄，生后全身反复水疱持续至今。出生时即开始发病，在新生儿期和婴儿期全身皮肤反复出现水疱大疱样皮疹，可累及口腔黏膜，躯干和四肢近端为主。水疱破溃后形成渗出性糜烂面。夏季严重，冬季有所缓解。患儿曾在多家医院就诊，主要按照感染性皮肤病（如脓疱疮等）予以抗感染治疗，但皮疹仍然反复出现。患儿普通奶粉喂养，皮肤未见异常瘙痒的表现，自 5 月龄后添加鱼肉和鸡蛋等辅食，亦未见皮疹有明显变化。皮疹表现见图 23-3-1。

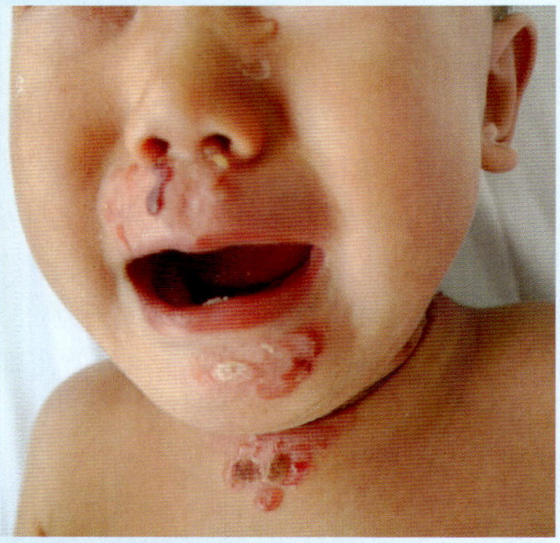

图 23-3-1 患儿皮疹表现

头面部和颈部水疱，部分破溃后形成血疱或鲜红色糜烂面，可见下颌处水疱愈合后形成炎症后色素脱失。

【问题 1】根据皮疹表现，临床首先需要考虑的疾病有哪些？

根据患儿生后即可见全身皮肤反复出现水疱大疱样皮疹，轻微外伤后容易在皮肤上形成水疱；夏季严重，冬季有所缓解。遗传性大疱性表皮松解症（epidermolysis bullosa，EB）的可能性大。同时需要与其他几种后天性大疱病相鉴别，如婴幼儿期发疾的线状 IgA 大疱性皮病、大疱性类天疱疮、色素失禁症和大疱性肥大细胞增生症等。

【问题 2】患者下一步需要进行哪些实验室检查以明确诊断？

首先，应完善家族史，确认其家系中是否有类似患者。其次，应该做普通组织病理检查，明确皮肤内水疱特征；做免疫荧光检查来进行表皮结构蛋白定位，以除外后天疱病中水疱特征性的炎性改变和免疫复合物沉积的病理改变；最后，应做眼科检查、皮疹部位电镜检查和基因诊断以最终确诊。

大疱性表皮松解症是基因突变导致的皮肤病，但新发突变的患者并无家族史。因此对无家族史的病例，要根据常规皮肤组织病理检查、免疫荧光显微镜抗原定位和电子显微镜检查以及基因诊断的结果，结合临床表现作出诊断。

【问题 3】患者皮肤病理和电镜检查结果如何解释？如何最终确诊？

患儿组织病理检查结果显示：表皮下疱，疱内无炎症性细胞成分。免疫荧光显示层黏连蛋白 5、Ⅳ型胶原及角蛋白均位于水疱底部。电子显微镜检查显示裂隙位于基底层角质形成细胞下部，位置高于半桥粒。患者无家族史，即家族内未见类似及相关疾病患者。眼科检查未见异常。

思路 1：本病例普通病理显示非炎症性水疱样改变，真皮层无明显炎症细胞浸润。虽然光镜有时可以发现单纯型大疱性表皮松解症的表皮基底层细胞松解形成的表皮内水疱，但此水疱靠非常微小的残留细胞结构保持与皮肤基底膜带的连接。光镜下很难区分单纯型表皮内水疱和非单纯型大疱性表皮松解症的表皮下水疱，而都显示为表皮下疱形成。

免疫荧光结果显示基底层上裂隙和水疱形成，电子显微镜检查显示裂隙位于基底层角质形成细胞下部。先天性遗传性大疱性表皮松解症的诊断成立。

思路 2：患儿皮疹表现为全身各处皮肤反复出现水疱、大疱，尤其以四肢的肘部、膝部、手足关节和其他易反复损伤的部位为重，水疱愈合后无萎缩和瘢痕，亦未见粟丘疹。无毛发、指甲、牙齿和消化道、角膜和视网膜等其他部位异常。结合病理及电镜表现，诊断为 Koebner 型单纯型大疱性表皮松解症。

【问题 4】遗传性大疱性表皮松解症如何分类？

遗传性大疱性表皮松解症通常根据病理检查中裂隙或水疱出现在皮肤内的深浅位置不同分类。但随着科学的进步，已有研究表明病变部位的真皮 - 表皮交界区内编码蛋白的不同基因发生突变是发病的遗传学基础，检测到相应的突变基因是对遗传性大疱性表皮松解症分类和鉴别各基因型的最重要手段。

知识点

遗传性大疱性表皮松解症的分类

根据最新的分类方法，遗传性大疱性表皮松解症分为单纯型、交界型、营养不良型和 Kindler 综合征四个临床类型，各型又包括不同的亚型。单纯型的皮肤裂隙位于表皮基底层的角质形成细胞位置；交界型的皮肤裂隙位于基底膜透明板；营养不良型的皮肤裂隙位于基底膜致密板下带；Kindler 综合征的皮肤分离可以发生在表皮、交界部位或致密板下层，因此单独将其分为一类。

【问题 5】需要与该患者进行鉴别的疾病有哪些？

本患儿生后即发病，水疱大疱样皮疹只累及皮肤，黏膜未受累。如果是先天性遗传性大疱性表皮松解症，应该主要考虑泛发型单纯型大疱性表皮松解症。因为交界型和营养不良型患者的皮疹常累及黏膜造成糜烂和溃疡样皮损，且常累及消化道等其他内脏器官，导致严重的并发症。患儿皮疹瘙痒不显著，与大疱性类天疱疮和大疱性肥大细胞增生症等后天性大疱病剧烈瘙痒的临床症状不符。

知识点

遗传性大疱性表皮松解症的鉴别诊断

1. 对出生后即发生水疱大疱样皮疹的患儿，首先应该区分是先天性遗传性疱病，还是后天免疫异常性疱病。通常可以通过相关家族史、病史、临床表现、合并症及皮肤组织病理和电镜检查等区分。遗传性大疱性表皮松解症的皮肤表现最明显，也最有特征性，但本病类型多，还常有眼和消化道等其他系统的合并症，所以应对本病有全面的认识才能作出最后诊断。

2. 本病还需要与感染性大疱性疾病相鉴别，如脓疱疮等，必要时做新鲜水疱穿刺疱液或创面的细菌培养可以帮助鉴别；还需要与后天性大疱病相鉴别，如线状 IgA 大疱性皮病、大疱性类天疱疮和大疱性肥大细胞增生症等疾病。类天疱疮临床表现为紧张性大疱，尼科利斯基征阴性，中老年好发，免疫荧光检查可见表皮基底膜带线状 IgG 及 C3 沉积。天疱疮表现为正常皮肤黏膜或红斑基础上出现大疱，疱壁松，易破溃结痂，尼科利斯基征阳性，皮损愈后不留瘢痕。部分患者血清可见循环免疫复合物。

3. 随着科学的进步，致病基因检测越来越多地被应用于诊断遗传性大疱性表皮松解症，有条件时，建议通过基因检测最终确诊。

【问题 6】遗传性大疱性表皮松解症的治疗策略？

迄今为止，遗传性大疱性表皮松解症的主要治疗为对症和支持治疗，专业护理和避免皮肤机械损伤是临床上的主要治疗措施。本病目前尚无有效的治疗方法，但正确的护理和日常生活指导对减少合并症、减轻患者痛苦和提高其生活质量有十分重要的意义。国内已经有机构开展了造血干细胞移植治疗本病的探索，但尚未常规使用。

护理的关键在于精心护理皮肤创面，保护患儿避免外伤、摩擦、受热，保护创面，防治继发感染；局部用高分子敷料可以促进表皮细胞生长，加快创面愈合。当患儿皮肤出现水疱时，应避免挤压和摩擦完整的水疱使其进一步扩大。指导家长掌握如何在无菌状态下使用注射器吸出疱液，进行水疱、大疱破溃后糜烂面的护理。可以用浸有雷伏诺尔溶液的小块纱布覆盖于缺损皮肤表面，以保护皮肤避免继发感染。具体方法：将无菌纱布剪成普通邮票大小的方块，用雷伏诺尔溶液浸透纱布，以溶液不会滴落的湿度为宜。水疱溃破后，表皮脱落露出真皮层，局部用浸泡了生理盐水或康复新的无菌纱布温水湿敷，每日 4~5 次；不可热敷，因为热敷会加重水疱。应用无黏着力的纱布比普通纱布更简便有效。应用高分子不粘连皮肤的胶布，预防撕去胶布时可能引起的大面积表皮脱落。局部应用抗生素（莫匹罗星软膏）可促进伤口愈合等。

第四节　外胚层发育不良

门诊病历摘要

患儿，男，3 岁，无汗伴毛发稀少及乳牙缺如 3 年。自出生以后毛发即生长不良，头发和眉毛只长出细小绒毛，长出数月后即脱落，如此反复。患儿面容特殊，耳小，鼻梁塌陷。皮肤干燥，经常患湿疹和皮炎等皮肤病。皮疹表现见图 23-4-1。

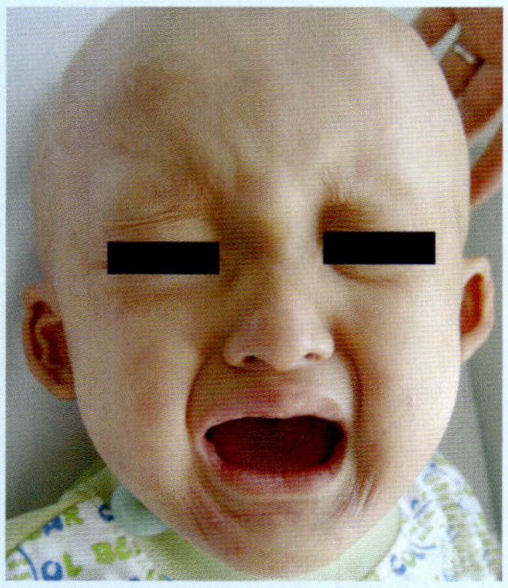

图 23-4-1　头面部皮损：皮肤干燥，头发、眉毛和牙齿缺失，耳郭小

【问题1】根据皮疹表现，首先考虑何种疾病？

临床表现显示患儿头发和眉毛稀疏，乳牙缺失，结合生后无汗的病史，考虑为外胚层发育异常性疾病，最常见的疾病为外胚层发育不良（ectodermal dysplasia，ED）。

【问题2】患者下一步诊断和治疗措施是什么？

根据患者生后毛发异常和乳牙缺如病史，再结合特殊面容、无汗和皮肤干燥等病史，可以确诊外胚层发育不良。本病患者通常以无汗或不明原因发热来就诊，其毛发稀少是全身性的，很少全秃。本病尚可伴发共济失调、交感神经麻痹、癫痫和视力异常等皮肤外系统异常。因此要做脑部检查除外中枢神经系统异常、眼科检查除外眼受累、听力筛查除外听力异常，并行皮肤病理检查最终确诊。对临床考虑皮肤外合并症的患者应选择加做头颅磁共振、头颅CT或脑电图等，除外大脑性共济失调和癫痫；可检查电测听、听觉诱发电位和前庭功能检查等除外前庭性共济失调。

【问题3】组织病理检查结果显示：表皮轻度萎缩，汗腺与毛囊几无残存，皮脂腺亦极少且发育不全。头颅磁共振、听力和眼科检查均未见异常。患者的皮肤病理显示了什么？如果患儿神经系统、听力或眼科检查异常，需要如何治疗？

患者的皮肤病理检查显示皮肤及附属器萎缩样病理改变，符合外胚层发育不良的诊断。本病系先天性外胚层发育异常所致，目前尚无有效的治疗方法，只能以对症治疗为主。如患者合并中枢神经系统异常导致癫痫或共济失调综合征，应到神经科就诊治疗；部分患者合并造血系统异常，则应到血液科就诊进行对症治疗。对眼和听力异常也以采取对症治疗方法为主。

【问题4】外胚层发育不良有哪两种临床类型？有几种遗传方式？

外胚层发育不良根据临床表现分类，主要包括有汗性和无汗性两类。另外，部分病例合并有汗腺、毛发及牙齿等外胚层组织以外的其他系统发育异常，则归为单独的类型。如Rapp-Hodgkin外胚层发育不良即常合并唇腭裂及泌尿系统异常等。

知识点

外胚层发育不良有几种遗传方式

外胚层发育不良有三种遗传方式：常染色体显性遗传、常染色体隐性遗传和X连锁隐性遗传。其中X连锁隐性遗传是最常见的遗传方式，所以外胚层发育不良的患者以男性居多。

【问题6】外胚层发育不良患者的诊疗策略？

与其他学科不同，皮肤性病科常常根据皮损的外观表现即可作出诊断。尤其患儿初期就诊时，当相关化验和病史采集不够全面时，常按照普通病或常见病进行诊治。当治疗无效后，要拓宽思路，特别是对此类生后即发病的病例，应该详细追问病史，包括家族史、其他相关病史和合并症等，结合病理诊断除外遗传性皮肤病的可能。遗传性皮肤病携带基因异常，常会导致多系统异常的临床表现，更需要综合病史和检查等诊断依据最终确诊。例如在诊断本例外胚层发育不良的患者时，就应该根据其不明原因发热、稀疏的毛发和牙齿缺失及特殊的面容等综合分析进而确诊。当部分外胚层发育不良患者具有其他一些少见症状时，如唇腭裂、尿道下裂或身材矮小等，应考虑其患有外胚层发育不良相关综合征的可能，如外胚层发育不良、缺指畸形、唇裂及腭裂综合征。

（马　琳）

第五节　鱼　鳞　病

门诊病历摘要

患者，男，45岁，双下肢、前臂、颞下及耳后褐色斑片40余年。患者自诉出生后数年出现双下肢、前臂等部位褐色斑片，干燥、脱屑，冬重夏轻，时有瘙痒。面积随年龄增长有所增加，未见明显系统受累。外用润肤剂可有缓解。有家族史，其外甥有相似临床表现，其女儿表型正常，其兄弟姐妹均正常。皮肤科检查：面颈部、四肢皮肤干燥，前臂伸侧、小腿胫前为主可见褐色菱形或多角形鳞屑，中央紧贴皮肤，边缘游离（图 23-5-1）。颏下、耳后可见轻度类似皮损。双手、足掌部纹理无异常。

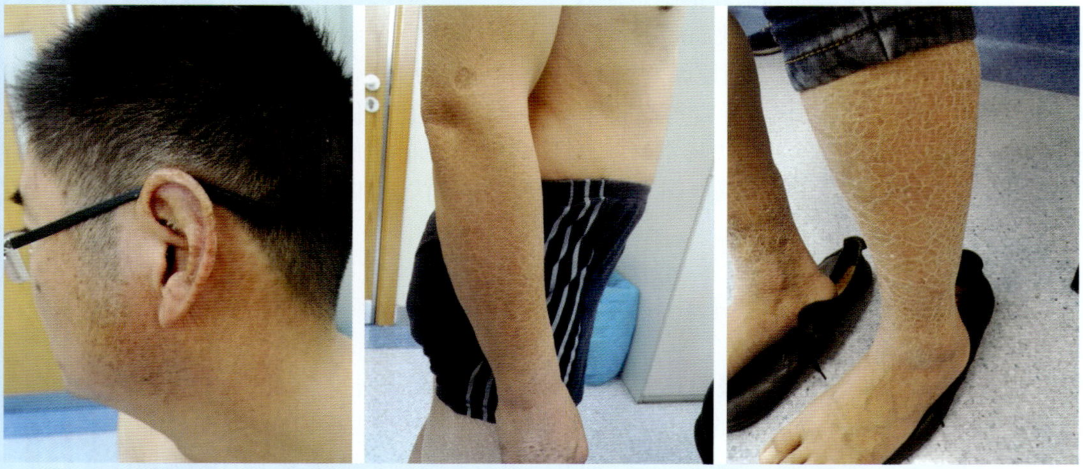

图 23-5-1 耳后、前臂及胫前褐色鳞屑

【问题 1】通过上述问诊，应考虑什么疾病？

通过病史询问，根据其 40 余年双下肢、前臂、颏下及耳后褐色斑片，皮肤干燥，冬季加重，结合患者外甥有类似的病史，首先考虑 X 连锁隐性遗传鱼鳞病（X-linked recessive ichthyosis，XLRI）。

知识点

X 连锁隐性遗传鱼鳞病的临床表现

X 连锁隐性遗传鱼鳞病是一种高度外显的遗传性疾病，该疾病发病较早，多在出生时或出生后不久发病。除手掌和足底外，全身皮肤都可被累及。主要累及肢体伸侧，也可累及肘窝、腋窝及腘窝，颈部及耳前区受累为该病的特征。皮肤损害虽然与寻常性鱼鳞病相似，但较后者更严重。在寒冷干燥季节，堆积很厚的污褐色角质鳞屑块。随年龄增长，颈、面、头皮等处损害可能减轻，但腹及下肢变得更严重。炎热潮湿季节可稍缓解，疾病会伴随终生。上臂、大腿等处不出现毛囊性角质化丘疹，掌跖纹与常人无异，也不发生掌跖角化过度。患者体格发育较差，身体常较同龄人瘦小。很多患者母亲（即突变基因携带者）在胫前等处可有轻度的病变。

【问题 2】最终可确诊为什么疾病？需要做哪些鉴别诊断？

根据临床表现、体格检查与家族史，可诊断为 X 连锁隐性遗传鱼鳞病。诊断依据：患者自幼发病，出现褐色鳞屑，冬重夏轻，有家族史且家族中仅母系男性亲属发病。确诊需进行基因检测。需要与其他类型鱼鳞病、获得性鱼鳞病进行鉴别诊断（表 23-5-1）。

表 23-5-1 鱼鳞病（鱼鳞病样皮肤病）的分类及鉴别

分类	疾病
以皮肤表现为主要特征的先天性疾病	常染色体半显性遗传：寻常性鱼鳞病 常染色体隐性遗传：丑胎、板层状鱼鳞病、先天性非大疱性鱼鳞病样红皮病和迂回线状鱼鳞病 常染色体显性遗传：大疱性鱼鳞病样红皮病、Siemens 大疱性鱼鳞病、毛囊性鱼鳞病 X 连锁隐性遗传：类固醇硫酸酯酶缺乏症

续表

分类	疾病
皮肤损害仅是系统性疾病的一个表现（伴有鱼鳞病表现的综合征）	多发性类固醇硫酸酯酶缺乏症、阿拉日耶综合征、心-面-皮肤综合征、CHIME综合征、多尔夫曼-钱纳林综合征、KID综合征、KSFD综合征、先天性偏侧发育不良伴鱼鳞病样红皮症及肢体缺陷、劳本撒尔综合征、鲁德综合征、舍费尔综合征、史沃克曼综合征、舍格伦-拉松综合征、沃本索尔综合征等
获得性鱼鳞病（往往是一些恶性疾病的重要副肿瘤表现）	见于淋巴瘤、内脏肿瘤和Kaposi肉瘤、甲状腺功能减退、结节病、麻风、严重营养不良、艾滋病、红斑狼疮、皮肌炎患者或是某些药物（烟酸、三苯乙醇和丁酰苯）的反应

【问题3】患者的病因是什么？

本病是由于X染色体短臂末端Xp22.3处类固醇硫酸酯酶（steroid sulfatase，STS）基因点突变或大片段缺失所致病，导致细胞中类固醇硫酸酯酶活性减小或缺失，从而使患者角质层细胞中胆固醇硫酸盐含量升高，游离胆固醇减少所致。同时发现X连锁鱼鳞病携带者女性白细胞中类固醇硫酸酯酶活性也低于正常女性。因此可以认为，X连锁鱼鳞病是一个类固醇硫酸酯酶缺乏的生化缺陷性疾病。家系中往往只有男性患病，患者集中在与母亲有血缘关系的一方，如表兄弟、舅、外祖父等。

【问题4】如何治疗？

本病为遗传因素所致，无法根治。可外用油脂霜剂改善症状，如10%尿素软膏等。对重症患者可考虑口服大剂量维生素A或维A酸。

（李　明）

第六节　结节性硬化症

门诊病历摘要

患者，女，8岁，面部及鼻两侧对称性黄红色丘疹3年。患儿自5岁起发现面部多个质地偏硬的黄红色丘疹，主要分布在鼻两侧面颊，面部毛细血管扩张性丘疹至下颌部，逐渐增多。先后诊断“湿疹”“扁平疣”，外用“他克莫司”治疗半年余，皮疹未见消退，仍有增多。否认家族中有类似疾病史。皮肤科检查：鼻两侧面颊至颐部散在分布红色毛细血管扩张性丘疹，质地较硬，直径1~2mm，一处较大约8mm。腰背部可见鲨革样斑，下肢可见散在色素减退斑（图23-6-1）。

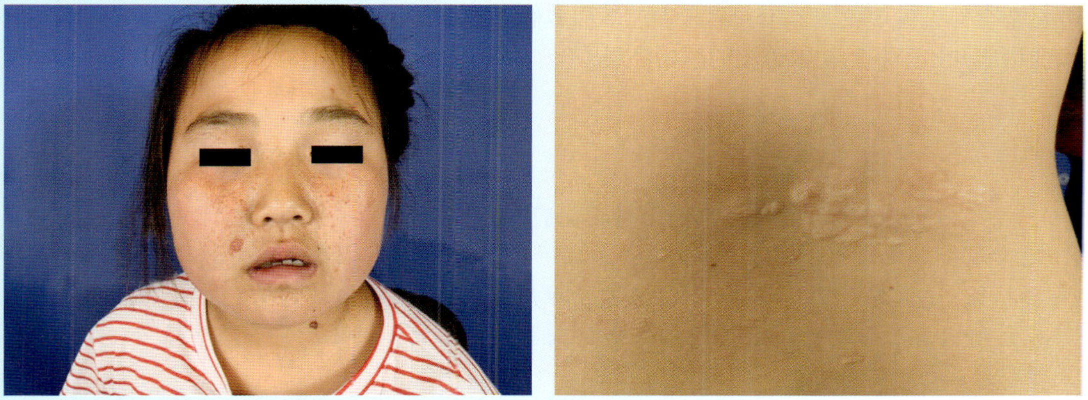

图23-6-1　面部血管纤维瘤和背部鲨鱼皮样斑

【问题1】根据问诊及患者的皮损特点，需要考虑何种疾病？

患儿面部皮损为散在的红色毛细血管扩张性丘疹，质地较硬，直径在1~2mm，主要分布在鼻两侧面颊至颐部。外用他克莫司治疗无效且逐渐增多。需要考虑结节性硬化症（tuberous sclerosis，TS）。结节性硬化症在年幼儿童需与湿疹、血管瘤鉴别，在青春期至青年患者需要与痤疮、扁平疣相鉴别。

【问题2】若考虑结节性硬化症，患者还可能出现何种临床症状？

患儿可能出现神经系统病变，如癫痫、智力迟钝、认知和行为能力受损等。最常见的神经系统损害为癫痫，发生率为 80%~90%，75% 的癫痫症状发生于 1 岁以内。对此病患者，头颅磁共振有重要的辅助诊断意义。肾脏损害是结节性硬化症的又一临床表现，国外报道，在随访的儿童中，有 53% 的患儿有肾脏损害。肾脏损害包括肾血管肌脂肪瘤、肾囊肿、肾细胞癌、嗜酸性粒细胞瘤等。其中肾血管肌脂肪瘤是最常见的肾脏损害。除此之外，还可能发生心脏血管损害、肺部损害、眼部损害、骨骼损害等。

知识点

结节性硬化症的临床表现

结节性硬化症以皮损、智力迟钝及癫痫为特征，在家族之间甚或家族内严重程度变异很大。常在 5 岁前即发病，也可迟至青春期或成年后仍为隐性状态。

临床表现可归纳为皮肤损害及皮肤外损害：

绝大部分患者有皮肤损害。① Pringle 皮脂腺瘤：组织病理为一种血管纤维瘤，常为坚韧、散在的带黄色的毛细血管扩张性丘疹，直径 1~10mm，从鼻唇沟延伸至颊下颈部；②甲周纤维瘤：常在青春期或其后出现，为甲周鲜红色赘生物，光滑、坚韧，常多发，嘴唇、上腭、齿龈内可见类似损害；③鲨鱼皮样斑：常在青春期后出现，为不规则增厚的高于皮面的软斑块，皮色或淡黄色，有橘皮样外观，常位于腰、骶部；④卵圆形或条叶状白色斑：1~3cm 长，在滤过紫外线下最易发现，为最常见与发生最早的皮肤损害，为四种特征性损害。此外，额部或头皮可早期出现皮色或黄褐色橡皮样硬度的纤维性斑块，另可见咖啡斑、皮赘、软纤维瘤和毛发变白。

皮肤外损害包括 8 方面。①神经系统表现：癫痫与智力障碍在本病中常见，常起于婴儿或儿童早期，是许多患者就诊的主要原因。少数有颅内恶性肿瘤。②眼部病变：视网膜星形细胞错构瘤是特征性的眼部病变。③肾脏病变：肾囊肿和血管平滑肌脂肪瘤是常见的肾损害。④肺部病变：发病率低，主要为囊性变和淋巴管血管平滑肌瘤。⑤心血管病变：患儿可出现心脏横纹肌瘤，可导致宫内心力衰竭。⑥消化系统病变：肝脏错构瘤、胃肠道息肉等，其中直肠错构瘤性息肉较多见，有辅助诊断意义。⑦骨骼病变：表现为骨骼囊性变与硬化症，全身骨骼均可受累，常无自觉症状。常见颅骨硬化症与指 / 趾骨纤维囊性改变。⑧脾、肾上腺、甲状腺、甲状旁腺、性腺受累。

【问题 3】本病的病因及发病机制如何？

本病为常染色体显性遗传，表现度不一，大部分病例为自发突变所致，遗传异质性强。绝大部分病例发病与 *TSC1* 和 *TSC2* 两种肿瘤抑制基因畸变（突变、大片段缺失等）有关，两组临床表现无明显差异。患者肿瘤组织存在杂合性丢失现象。鉴于其临床表现多种多样，伴发病的范围可涉及三胚层来源的器官，推测此病的根本病变可能开始于胚胎初未分化的原始胚层。

知识点

结节性硬化症的诊断标准

1992 年国际结节性硬化症协会委员会提出以下诊断标准：

首要特征：①面部血管纤维瘤＊；②多发性甲周纤维瘤＊；③皮质结节（组织学证实）；④室管膜下结节或巨细胞星形细胞瘤（组织学证实）；⑤突向脑室的多发性钙化的室管膜下结节（放射学证据）；⑥多发性视网膜晶状体瘤。

第二特征：①一级亲属受累；②心脏横纹肌瘤（组织学或放射学证实）；③其他视网膜错构瘤或色素缺失斑＊；④脑部结节（放射学证实）；⑤非钙化性室管膜下结节（放射学证实）；⑥鲨鱼皮样斑＊；⑦前额斑块＊；⑧肺部淋巴血管平滑肌瘤（组织学证实）；⑨肾血管平滑肌脂肪瘤（放射学或组织学证实）；⑩肾囊肿（组织学证实）。

第三特征：①色素减退斑＊；②“Confetti”皮肤损害＊（碎纸屑样白斑）；③肾囊肿（放射学证据）；④乳牙或恒牙随机分布的牙釉质凹陷；⑤错构瘤性直肠息肉（组织学证据）；⑥骨囊肿（放射学证据）；

⑦肺部淋巴血管平滑肌瘤病(放射学证据);⑧脑部白质“移行束”或异位(放射学证据);⑨牙龈纤维瘤*;⑩其他器官错构瘤(组织学证据);⑪婴儿痉挛。

注:*表示如果临床上损害典型则不需要组织学证实。

明确诊断为TS:1个首要症状加2个第二特征,或3个第二特征加2个第三特征。

可能为TS:1个第二特征加1个第三特征,或3个第三特征。

怀疑为TS:1个第二特征或2个第三特征。

【问题4】如何对本病进行临床评估?

本病有许多皮肤外表现,需及时发现,对症处理,以免危及生命。

1. 入学或必要时行神经发育测试。
2. 眼科检查。
3. 儿童和成年期每1~3年行头颅CT或MRI。
4. 每1~3年行肾脏超声。
5. 有症状时行胸部CT。
6. 有症状时行心脏超声。
7. 如癫痫发作监测脑电图。

【问题5】本病的临床治疗有哪些?

本病无特效治疗方法,一般采取对症治疗,多专科治疗。

1. 面部血管纤维瘤、甲周纤维瘤可用磨削术、激光、液氮冷冻、电灼等疗法治疗。
2. 癫痫者,应用抗癫痫药物。
3. 对于颅内病变引起颅内高压者需采用手术缓解。
4. 对有症状的肾脏病变可采用选择性肾动脉造影栓塞、部分肾脏切除等方法。
5. 对有症状的肺部病变或肺功能进行性恶化,可试用醋酸甲羟孕酮或卵巢切除术。

注意长期定期随访,基因诊断如能明确致病突变,可考虑产前基因诊断。家族内成员婚育需进行遗传咨询。

第七节　着色性干皮病

门诊病历摘要

患者,男,5岁,面部多发褐色斑点、斑片4年余。患儿出生后6个月,家属发现其右侧面颊部出现数个咖啡色斑点,未予重视,后皮疹逐渐增多,部分为雀斑样损害,不能消退,可见灰黄色疣状角化,仅见于面部(图23-7-1),两臂可见密集色素减退斑。父母无类似疾病,无家族史。皮肤科检查:面颈部曝光部位可见密集的咖啡色斑点,部分为雀斑样,直径1~3mm,两前臂可见色素减退斑点。

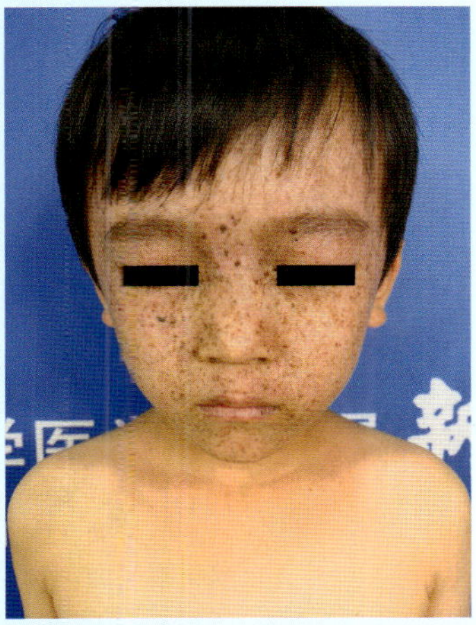

图23-7-1　先证者面部色素沉着性斑片

【问题 1】根据上述病史及临床表现,需要考虑哪些疾病?

结合上述病史,出生后 6 个月患儿即出现上述部位的色素沉着斑片伴有色素减退斑,首先从发病年龄上可以排除雀斑,应当考虑有先天性色素沉着的一类疾病,包括着色性干皮病(xeroderma pigmentosa,XP)、Bloom 综合征、Rothmund-Thomson 综合征、Peutz-Jeghers 综合征、Cockayne 综合征等。患儿无明确的家族史,要明确诊断需要进一步基因检测。

【问题 2】该病的发病原因是什么?

着色性干皮病是一类与 DNA 损伤修复缺陷相关的疾病。患者细胞存在 UV 照射后 DNA 损伤修复功能缺陷,患者皮肤部位缺乏核酸内切酶,不能修复被紫外线损伤的皮肤 DNA,继而出现皮肤色素沉着斑、皮炎,直至发生癌症。该病根据多种不同的致病基因,现分为 8 种亚型,7 个互补组与 1 个变异型,各型 DNA 修复能力存在差异。

知识点

着色性干皮病的皮肤病变

出生时皮肤正常,一般在出生后 6 个月至 3 岁发病。但大多数患者在 20 岁前即进入肿瘤期,部分发展缓慢,部分几年内可发生许多肿瘤。

初期皮损易发生于光敏感部位。日晒部位发生水疱、大量雀斑,伴有色素减退和萎缩、皮肤干燥、毛细血管扩张、瘢痕形成和日光性角化病。

雀斑淡至暗棕色,针头至 1cm 以上大小,可互相融合而形成不规则的色素沉着斑片,最初入冬可见其色较淡,其后即持久不退,其间逐渐夹杂有毛细血管扩张及小血管瘤。

常见疣状角化,可自行消退或恶化。严重的慢性光化性损伤使皮肤出现异色病样外观。往往最早易出现多发基底细胞癌,有时为着色性的,也有鳞癌、黑素瘤,好发面、颈、头部,可因广泛转移而早年死亡。毛发及指甲常正常,牙齿可有缺陷。

【问题 3】该病如何分类?

着色性干皮病的分类见表 23-7-1。

表 23-7-1 着色性干皮病的分类

组别	基因	比例 /%	皮肤肿瘤	临床表型
A	*XPA*	25	+	XP 伴轻到重度神经精神障碍(智力减退等)
B	*ERCC3*	罕见	+	XP/CS(Cockayne 综合征:智力障碍、发育迟缓、眼部病变、感应性耳聋、寿命短)
			+	XP 伴轻到重度神经精神障碍
			–	TTD(毛发硫营养障碍:毛发硫含量低下,裂发伴鱼鳞病、光过敏、智力迟缓、生长迟缓、白内障等)
C	*XPC*	25	+	XP 不伴神经精神障碍
D	*ERCC2*	15	+	XP 不伴或有严重神经精神障碍
			+	XP/CS
			+	XP/TTD
			–	TTD
			–	脑 - 眼 - 面 - 骨骼综合征
E	*DDB2*	罕见	+	XP 不伴神经精神障碍

续表

组别	基因	比例 /%	皮肤肿瘤	临床表型
F	*ERCC4*	6	+	XP 不伴或有迟发严重神经精神障碍
G	*ERCC5*	6	+	XP 不伴或有严重神经精神障碍
			+	XP/CS
V	*POLH*	21	+	XP 不伴神经精神障碍

注：XP，着色性干皮病；CS，Cockayne 综合征；TTD，缺硫性毛发营养不良病。

【问题 4】本病如何治疗？预后如何？

本病无特效治疗方法，患者常在 10 岁前死亡，2/3 患者在 20 岁内死亡，鳞癌和黑素瘤广泛转移是死亡原因之一。许多患者也因易发生感染而死亡。仅轻症或适当治疗的患者可能生存至中年。故患儿一旦确诊，应尽早避免日晒、使用遮光剂，同时早期发现、尽早切除肿瘤。咪喹莫特软膏对皮肤疣状增生有一定效果。家族内成员婚育前需进行遗传咨询。

第八节　汗孔角化症

门诊病历摘要

患者，男，63 岁，面颈部、躯干、四肢多发棕褐色斑片 10 余年。初起为双上肢出现红斑丘疹，伴明显瘙痒，后皮疹边缘逐渐隆起，皮疹增多且蔓延至全身。父亲及哥哥均有类似皮疹。体格检查：系统检查无特殊。皮肤科检查：面颈部、躯干、四肢弥漫黄豆大小红斑丘疹，周边棕褐色的堤状隆起（图 23-8-1），覆盖少量黏着性鳞屑，部分丘疹中央可见脐凹，散在环形色素沉着斑。头皮、甲、腋下无皮疹。

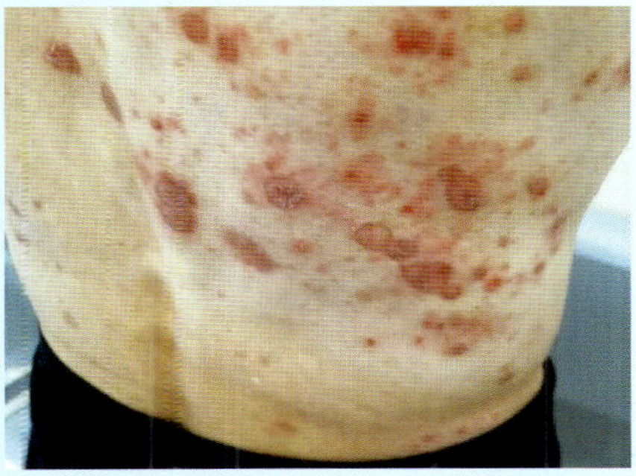

图 23-8-1　躯干棕褐色斑片、周边堤状隆起

【问题 1】根据病史及临床图片，首先考虑何种疾病？主要与哪些疾病进行鉴别诊断？

根据患者 10 余年的病史，符合常染色体显性遗传模式，以及中央萎缩周边堤状隆起的棕褐色斑片的皮损特点，首先考虑汗孔角化症（porokeratosis of mibelli）。汗孔角化症多为常染色体显性遗传，男性多见，部分患者发病与日光照射、外伤或感染有关。目前已知的致病基因有 *MVD*、*PMVK*、*FDPS*、*MVK*、*SLC17A9*。主要与扁平苔藓、疣、日光性角化病、疣状表皮痣、Bowen 病、环状穿通性肉芽肿、环状晚期梅毒疹、环状弹性纤维溶解性肉芽肿、匐行性穿通性弹性纤维病相鉴别。本例患者考虑浅表播散性汗孔角化症。

知识点

汗孔角化症的临床表现与分型

本病男性多见，常自幼时开始发病，以 5~10 岁多见，也可出生即存在或迟至青春期后才开始出现，一般无主观症状。

皮损初起为角化性小丘疹，火山口或漏斗状，缓慢扩展形成环形、地图形、匐行性或不规则形的边界清楚的斑片，边缘角化隆起似堤状或嵴状，顶端有中央沟槽形成。中央轻度萎缩，毳毛消失，但亦可正常，其间汗孔处可有针尖大细小的角质栓。皮损为淡褐色至棕褐色，境界清楚。

皮疹数目因人而异，少则 1~2 个，多则可上百，本病病程缓慢，损害可持续数年静止不变，亦可不规则缓慢进展，消退后遗留萎缩性瘢痕或不留瘢痕。

好发于四肢、面部、颈部、肩部及外阴，也可累及头皮与口腔，不同部位临床表现各异。皮损往往持续存在，缓慢和不规则进展。

临床经典的为斑块型，还有一些异型，如浅表播散性、单侧线状型、播散性浅表性光线性汗孔角化症、显著角化过度型、炎性角化型、掌跖泛发型、点状汗孔角化症、丘疹型、疣状斑块型和混合型。

【问题 2】可做什么检查进一步确诊？

可行组织病理检查。各种类型的汗孔角化症组织学基本特点相同，只在程度上存在差异，存在鸡眼样板（角化不全的细胞柱充满在反折的表皮中）、鸡眼样板下方无颗粒层，棘层内细胞排列不甚规则，有细胞质嗜酸性核深染的角化不良细胞，真皮浅深层血管周围可见不同程度淋巴组织细胞浸润。

【问题 3】该病如何治疗？是否需要随访？

目前尚无特效治疗，对较小的皮损可采用手术切除，亦可用电灼、激光或冷冻等方法去除。损害广泛者外用氟尿嘧啶软膏，0.1% 维 A 酸霜或 10% 过氧化苯甲酰凝胶以剥脱角质或抑制异常角化。重者可考虑口服维生素 A 衍生物治疗。对疑与日晒有关者可适量口服氯喹治疗。但各种治疗方法疗效均有限，不能阻止复发。

汗孔角化症部分有可能恶变为鳞癌、Bowen 病、基底细胞癌，常发生于经典斑块型与线状汗孔角化症大的、孤立的长期皮损，故应密切随访，对可疑病变的皮损尽早手术切除。

家族内成员婚育前需进行遗传咨询。

第九节 毛囊角化病

门诊病历摘要

患者，女，28 岁，面、躯干、四肢毛囊性丘疹伴油痂 13 年。15 岁起额部出现坚实的细小丘疹，后发展至面颈部、躯干、腋窝、四肢，丘疹表面出现油腻性黑痂，2 年后皮疹逐渐融合成片，形成不规则斑块。皮疹夏季明显加重，以腋下、臀沟和会阴部等摩擦部位为重，可有严重瘙痒与恶臭。其兄及母亲有类似皮疹。体格检查：系统检查无特殊。皮肤科检查：面部、耳后、颈部、腋下及躯干四肢多处毛囊性疣状丘疹（图 23-9-1），对称分布，表面可见油腻性褐色痂，腋下、腹股沟丘疹融合成斑块，上覆污痂。

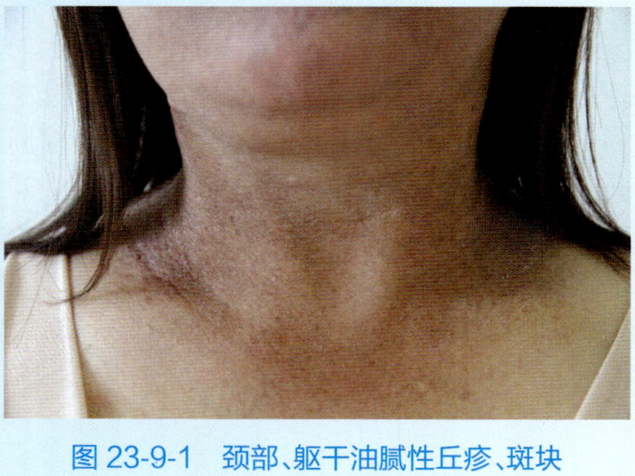

图 23-9-1 颈部、躯干油腻性丘疹、斑块

【问题 1】结合病史及临床表现首先考虑什么诊断，临床上应与哪些疾病进行鉴别？

患者为青年女性，自 15 岁左右发病，皮疹分布于面颈、胸背部、腋下、腹股沟及四肢，为对称性，表现为细小、坚实小丘疹并可融合成斑块，表面覆有油痂，夏季加重，且有家族显性遗传模式的发病史，首先考虑毛囊角化病（darier disease）。需要与黑棘皮病、融合性网状乳头瘤病、疣状痣、脂溢性角化、暂时性棘层松解性皮病等进行鉴别。主要依据发病的年龄、部位、皮损类型、皮损质地等作出判断。

知识点

毛囊角化病的临床表现

本病系常染色体显性遗传，常开始于10~20岁，男女发病率相等，夏季加重。

典型部位为皮脂溢出部位，如面部、前额头皮和胸背等出现细小、坚实、正常肤色的小丘疹，逐渐有油腻性、灰棕色、黑色的痂覆盖在丘疹顶端凹面，丘疹逐渐增大成疣状，融合形成不规则斑块。屈侧腋下、臀沟及阴股部等多汗、摩擦处的损害增殖尤为显著，形成有恶臭的乳头瘤样和增殖性损害，其上有皲裂、浸渍及脓性渗出物覆盖。

皮疹往往对称而广布，部分可出现大疱性皮损。皮损也发生在无皮脂腺部位（掌跖）和无角化上皮部位（黏膜、角膜、下颌下腺），出现掌跖角化、甲下角化过度，还可累及口咽、食管、喉和肛门直肠黏膜。

局限型毛囊角化病，皮疹沿Blaschko线局限性或带状分布，躯干为其好发部位，大多呈线状，若发生于躯干以外部位，可活检明确诊断。

【问题2】可作何检查进一步确诊？

思路1：可行皮肤病理，毛囊角化病的特征性病理改变有4项。①特殊形态的角化不良，形成圆体和孤立；②基底层上棘层松解，形成基底层上裂隙与隐窝；③被覆有单层基底细胞的乳头，即“绒毛”向上不规则增生，进入隐窝和裂隙内；④可有乳头瘤样增生、棘层肥厚和角化过度，真皮呈慢性炎症性浸润。

思路2：可行基因检测，目前认为该病的致病基因为位于染色体12q23-q24.1上的*ATP2A2*基因，该基因编码SERCA2酶。可对先证者的*ATP2A2*基因进行Sanger测序，必要时取先证者父母及其兄弟的外周血DNA进行验证。

【问题3】如何治疗？

治疗原则：①避免烈日暴晒与热刺激，保持局部清洁，减少局部摩擦；②轻症患者局部外用润肤剂，注意卫生，局部外用维A酸改善症状；③重症或病情加重可口服治疗剂量维A酸改善皮疹，后减为维持剂量；④对继发炎症感染，可考虑外用激素软膏或0.1%维A酸霜封包，效果不佳可考虑口服环孢素治疗；⑤肥厚性皮损可考虑冷冻、激光、切除后植皮等治疗。家族内成员婚育前需进行遗传咨询。

第十节　掌跖角化病

门诊病历摘要

患儿，女，3岁，掌跖部弥漫性红斑伴脱屑3年。出生时即发现双侧手掌，足底出现红斑，对称分布。后并逐渐加重，表现为角化性红斑伴有脱屑，出汗时候伴有异味。体格检查：系统检查无特殊。皮肤科检查：双手掌，足底弥漫性红斑伴角化及脱屑（图23-10-1）。

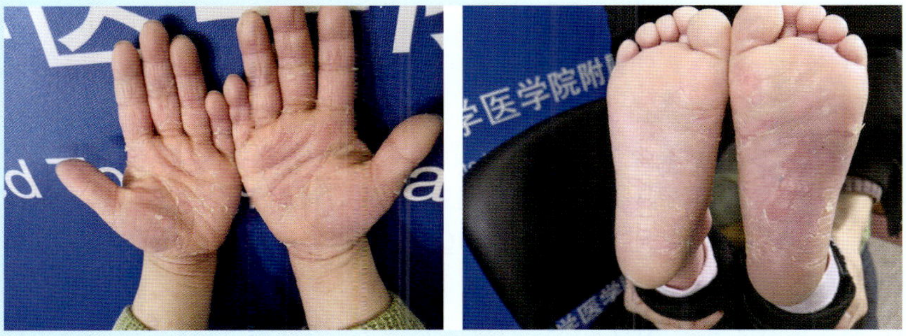

图23-10-1　双手足部弥漫性角化过度性斑块伴脱屑

【问题 1】结合病史与体格检查，首先考虑哪类疾病？

根据病史与体格检查，首先考虑掌跖角化病（palmoplantar keratoderma）。该类疾病临床表型多样，分型复杂。通过基因检测，本例的致病基因为 *SERPINB7*，为长岛型掌跖角化病（Nagashima-type palmoplantar keratoderma）。

知识点

先天性掌跖角化病的临床分型及临床表现

1. 弥漫性掌跖角化病

（1）表皮松解性掌跖角化病：又称"Vorner 型掌跖角化病"，系常染色体显性遗传。临床特征为掌跖表皮弥漫性过度角化，病变部位周边有明显的红斑边缘。

（2）长岛型掌跖角化病：系常染色体隐性遗传，患者通常出生至 3 岁内发病，皮损为弥漫性的角化及红斑，好发于掌跖部位，也可累及腕内侧及踝部，皮损遇水后手指发白肿胀，且患者掌跖部位常出现多汗，易真菌感染。

（3）Bothnia 型掌跖角化病：系常染色体显性遗传，患者出生时即发病，掌跖部位出现弥漫性角化红斑，也可累及腕部及踝部，掌跖部位会大量出汗，易感染，皮损部位遇水后出现明显肿胀发白。

（4）梅勒达病：系常染色体隐性遗传，出生或婴儿时期发病，掌跖角化向手足背蔓延，呈手套、袜套样，并可累及肘膝部，皮损随着年龄的增长逐渐加重，可伴发其他发育的先天性异常。

2. 局限性掌跖角化病

（1）条纹状掌跖角皮症：又称"肢端角化病"，系常染色体显性遗传。一般婴幼儿开始发病，典型皮损为掌跖角化性丘疹，呈条纹状分布，形成放射状外观。肘膝部也可受累，皮肤脆弱，外伤时易被撕裂，一般不起水疱。

（2）钱币状掌跖角化病：系常染色体显性遗传，手掌及足底部皮肤可出现角化过度的钱币形状的斑片，足底部位皮损可伴有鸡眼，摩擦时患者有自觉症状，如疼痛，烧灼等。

（3）点状掌跖角化病：又称"点状掌跖角化病 Buschke-Fischer-Brauer 型"，系常染色体显性遗传，发病年龄可以为十几岁到五十几岁，可发生于不同的种族。皮损为双手掌和足跖部位硬性、圆形或卵圆形的黄色角质丘疹，若去除角质丘疹后，局部留有火山口样凹坑。该病的发病比较隐匿，患者一般无自觉症状。发病严重者，可以出现压痛。该病可单发也可伴发其他疾病，如多汗、甲营养不良、甲缺失或恶性肿瘤等。

3. 其他类型的掌跖角化病

（1）掌跖角化病伴食管癌：典型皮损可为点状、线状或者条纹状，好发于掌跖部位，随着年龄的增长，患者可出现胸骨不适、进行性吞咽困难等症状，晚期还可出现营养不良、消瘦等。

（2）掌跖角化病伴牙周病：又称"Papillon-Lefevre 综合征"，系常染色体隐性遗传。皮损为掌跖部出现红斑角化损害，界限清楚，可累及手足两侧、外踝及指/趾背侧，在皮损发生的同时或以后，出现明显的牙周炎症，幼年即可有牙齿松动。

（3）残毁性掌跖角化病伴口周角化：又称"Vohwinke 综合征"，系常染色体显性遗传。皮损为弥漫性掌跖角化，手足背有星状角化过度，肘膝部可见线状角化，可呈阿洪病样，又称"假阿洪病"。指趾可出现残缺不全，还可伴有口唇部角化过度等。

【问题 2】本病组织病理是否有确诊价值？

本病例组织相为非特异性，包括表皮明显角化过度、颗粒层及棘层增厚、真皮浅层有少量淋巴细胞浸润。详细询问病史与体格检查对作出正确临床诊断非常重要，必要时可行基因诊断确诊。目前已发现的各型掌跖角化病的致病基因有 *KRT1*、*KRT7*、*KRT9*、*SLURP1*、*AQP5*、*SERPINB7*、*AAGAB*、*CTSC* 等。

【问题 3】如何治疗？

本病目前尚无有效的治疗方法。治疗原则：保持皮肤清洁，预防感染，减少角质层增厚，润滑皮肤，预防皲裂，减少压力和摩擦，以局部治疗为主。局部治疗可使用角质松解剂如水杨酸，外用 0.1% 维 A 酸霜或糖皮质激素软膏封包；全身治疗不建议维A酸类药物，不良反应大，适当口服β-胡萝卜素、辅酶生物素、维生素A与维生素E可改善症状。家族内成员婚育前需行遗传咨询。

第十一节　进行性对称性红斑角化症

门诊病历摘要

患者，男，20岁，双手足对称性红斑角化20年，患者出生时即发现手掌、足底弥漫性红斑，轻微角化过度，后皮损逐渐加重，扩展至手背、手腕、足背、足踝以上，呈界限清晰的弥漫性红斑，手掌、足底角化明显，伴有潮湿多汗，尤其足部伴有明显异味。先证者母亲有类似的临床表现。体格检查：系统检查无特殊。皮肤科检查：双侧手足部对称性分布、边界清楚的角化性红斑，边缘覆以少许脱屑，压之不褪色（图23-11-1）。

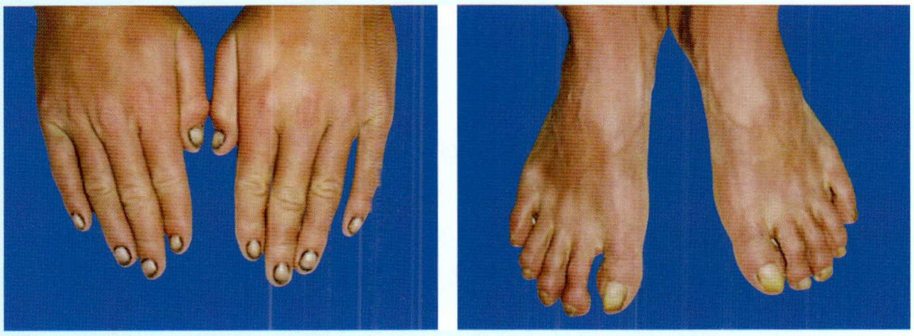

图23-11-1　手足背部位的红斑角化伴鳞屑

【问题1】结合病史，首先考虑哪类疾病？应与什么疾病进行鉴别诊断？

根据其家族史及临床表现，即掌跖部初发对称的、固定且边界清楚的角化性红色斑块，后扩展至其他部位，可考虑进行性对称性红斑角化症。需与可变性红斑角皮症、毛发红糠疹以及先天性掌跖角化病进行鉴别诊断。

知识点

进行性对称性红斑角化症的临床表现

进行性对称性红斑角化症（progressive symmetric erythrokeratodermia），又称“对称性进行性先天性红皮症”或“Gottron综合征”，系常染色体显性遗传。婴幼儿期即发病，也有患者成年后发病。皮损为对称性且固定的边界清楚的角化性红斑块，皮损融合成片状，可伴有鳞屑，初发于掌跖部位，后扩展至手足背，膝肘伸侧等部位，患者无明显自觉症状。该病的致病基因定位在21q11.2-21q21.2区域。

【问题2】可做何检查进一步确诊？

结合临床表现可进一步行病理检查，表皮明显角化过度，伴轻度角化不全，颗粒层及棘层肥厚，表皮增生至同一水平线，真皮小血管轻度扩张充血，管周少量淋巴细胞浸润。

【问题3】如何治疗？

本病尚无特效疗法，内服维A酸类及维生素类药物有一定效果，可配合外用角质剥脱剂、糖皮质激素乳膏等。家族内成员婚育前需行遗传咨询。

（李　明）

第二十四章　营养与代谢障碍性皮肤病

2401

组织病理(图片)

第一节　维生素缺乏症

一、维生素 D 缺乏症

门诊病历摘要

患儿，男，7 月龄，奶粉喂养。头枕部脱发 2 个月。患儿家长代述，2 个月前患儿逐渐出现头枕部脱发，面积逐渐扩大。患儿平素爱哭闹、睡眠不宁，前囟区域膨隆，在门诊化验微量元素基本正常，钙磷乘积降低，碱性磷酸酶增高、检测血清 25- 羟维生素 D_3 降低。既往无家族性遗传病史，无药物过敏史及传染病史。

【问题 1】通过上述问诊及检测，应考虑什么疾病？

根据详细问诊，了解病史，枕秃、爱哭闹、睡眠不宁、前囟区域膨隆，化验钙磷乘积降低，碱性磷酸酶增高，血清 25- 羟维生素 D_3 测定降低，诊断应考虑维生素 D 缺乏症。

【问题 2】通过上述皮损特点分析，应考虑什么疾病？

枕部带状秃发区，前囟增大，边缘变软，以手指按压顶骨中央，可感颅骨内陷，放松后即弹回，犹如按压乒乓球感觉（称乒乓头）。符合维生素 D 缺乏症的典型临床表现。

知识点

维生素 D 缺乏症的临床表现

维生素 D 缺乏症是一种小儿常见病，本病系因体内维生素 D 不足引起全身性钙、磷代谢失调以致钙盐不能正常沉着在骨骼的生长部分，最终发生骨骼畸形，如佝偻病。一旦发生明显症状，机体的抵抗力低下，易并发肺炎、腹泻、贫血等其他疾病。其主要临床表现为：患儿烦躁、多汗、夜惊、食欲缺乏、肝脾大，出现枕秃、前囟闭合延迟、方颅、肋骨串珠、鸡胸或漏斗胸、腕和踝部膨出呈“手镯”“脚镯”样，严重者两下肢呈“X”或“O”型腿、脊柱弯曲等。成人也可发生维生素 D 缺乏，而且容易被忽视，成人严重维生素 D 缺乏可引起软骨病，并出现局部骨骼疼痛，肌肉无力、疼痛，行走困难，假性骨折等。

【问题 3】最终可确诊为什么疾病？

根据临床表现及病史、化验等可确诊维生素 D 缺乏症、轻度佝偻病。诊断依据如下：患者为幼儿，慢性病程；有枕秃、爱哭闹、睡眠不宁、多汗及前囟增大、颅骨软化症状；化验钙磷乘积降低，碱性磷酸酶增高，血清 25- 羟维生素 D_3 降低。

知识点

维生素 D 缺乏症的病因及发病机制

引起维生素 D 缺乏的病因有：日照不足、维生素 D 摄入不足、生长过速或者其他疾病（如慢性胃肠道疾病、肝病、肾病等)。维生素D缺乏时,肠道钙、磷吸收减少,血中钙、磷下降。血钙降低刺激甲状旁腺激素(PTH)分泌增加,加速旧骨吸收,骨盐溶解,释放出钙、磷,使血钙得到补偿,维持在正常或接近正常水平;同时大量的磷经肾排出,使血磷降低;钙磷乘积下降至40以下时,骨盐不能有效地沉积,致使骨样组织增生,骨质脱钙,碱性磷酸酶分泌增多,临床上产生一系列骨骼症状和血生化改变。

【问题4】患者适合门诊治疗还是住院治疗?

依据上述病史,患者为幼儿,无其他病史,应首先考虑门诊治疗。

【问题5】如何选择药物及治疗时机?

去除病因,改善饮食,小儿及时添加富含维生素D的辅食。增加户外活动,增加日晒。不宜久坐、久站,也不宜过早行走,积极防治并发症。口服浓缩型维生素D制剂或浓缩鱼肝油,对于重症、有并发症或拒绝口服药物的患儿,必要时可采用肌内注射维生素D_2或D_3作突击疗法。维生素D治疗时应给予适量的钙剂。

二、烟酸缺乏症

门诊病历摘要

患者,男,50岁,上胸部、四肢红斑、脱屑伴痒3年,加重1周。3年前患者日晒后上胸部及四肢暴露部位出现红斑,伴肿胀偶有渗出,伴瘙痒、灼热,同时口角及唇部出现干燥、脱屑。自行外用含糖皮质激素类软膏(具体用药不详),效不佳。皮损面积逐渐扩大,并粗糙、肥厚,呈暗红色。近1周出现精神萎靡,表情淡漠,食欲差。既往体健,否认高血压、糖尿病、肾病、肿瘤等基础疾病史。无家族性遗传病史,无药物过敏史及传染病史。患者平素嗜酒,每日饮酒300~400ml,饮食差。

【问题1】通过上述问诊,应考虑什么疾病?

通过上述病史询问,根据光暴露部位皮肤红斑、糜烂等日晒伤样皮损特点,精神萎靡、表情淡漠的精神症状及食欲缺乏的消化系统症状,结合平素饮食差、嗜酒、长期日晒的病史,诊断首先考虑烟酸缺乏症。

【问题2】通过上述皮损特点分析,应考虑什么疾病?

进行体格检查、相关专科检查等。体格检查:T 36.5℃,R 22次/min,P 78次/min,BP 125/75mmHg。神志清楚,表情淡漠,体型消瘦,查体欠合作。皮肤科检查:口角及唇部干燥、鳞屑及皲裂;颈前、上胸部暗红斑,表面粗糙、鳞屑及结痂;四肢伸侧可见边界清楚的水肿性暗紫红斑,前臂、手背皮肤增厚,表面鳞屑。符合烟酸缺乏症的典型临床表现。

知识点

烟酸缺乏症的临床表现

烟酸缺乏症是指由烟酸和色氨酸缺乏引起的营养缺乏症,又称“糙皮病(pellagra)”“癞皮病”等。患者在早期表现不明显,可有食欲减退、倦怠乏力、体重下降、腹痛不适、消化不良、注意力不集中、失眠等非特异性病症。病情进展,出现较典型症状,表现为夏秋季日光照射部位出现红斑、水疱、糜烂等,有时因辐射及皮肤物理性损伤出现皮损。典型的三联征是皮炎、腹泻和痴呆。三者同时存在较少,常见皮肤和胃肠道症状,也有仅见精神障碍,无皮损者称无疹性糙皮病。本病常与维生素B_1缺乏症、维生素B_2缺乏症及其他营养缺乏症同时存在。

1. 皮肤　皮炎为本病最典型症状,常在肢体暴露部位对称出现,首先以手背、足背、腕、前臂、手指、踝部等最多;其次则为肢体受摩擦处。急性者皮损初起时颜色绯红、发痒,甚似晒斑,但与周围皮肤界限清晰,边缘略高起,中心部病损较著;其后肤色迅速转变为红褐色,有明显水肿,可伴有疱疹及表皮糜烂,形成渗出创面,易继发感染。病情好转时水肿及红色可渐退,大片脱屑,出现新生的粉红色皮肤增厚;也可萎缩,边缘色素沉着。

慢性病例水肿较轻或不显著,但色素沉着明显,易磨损处如肘、指节、膝等部位的皮肤往往增厚,呈角化过度，肤色棕黑，与其周围不同，并有干燥、脱屑现象。另外，小腿胫前及外侧有鱼鳞样皮肤变化，病变部位常有色素沉着。

2. 消化系统以舌炎及腹泻最为显著。①舌炎：早期舌尖及边缘充血发红，并有蕈状乳头增大。其后全舌、口腔黏膜、咽部及食管均可呈红肿，上皮脱落，并有表浅溃疡，引起舌痛及进食下咽困难，唾液分泌增多。患病较久时舌乳头萎缩、全舌光滑干燥，常伴维生素 B_2 缺乏的口角炎。②腹泻：早期多患便秘，其后因消化腺体、肠壁及黏膜、绒毛的萎缩和肠炎的发生，常有腹泻，大便呈水样或糊状，量多而有恶臭，也可带血，可有里急后重。腹泻较难纠正，可合并吸收障碍。

3. 精神神经系统症状早期较轻，开始有头痛、头晕、烦躁、睡眠不安等，病情进展可出现精神忧郁、幻视、幻听、精神错乱、谵妄及昏迷等，查体有感觉异常、肢体麻木、全身疼痛，腱反射早期亢进、晚期消失。有严重精神神经症状者预后差，若不及时治疗，死亡率高达 15%~50%，常死于严重腹泻、全身衰竭。

4. 其他症状 女性可有阴道炎及月经失调、闭经；男性排尿时有烧灼感，有时性欲减退。

【问题 3】最终可确诊为什么疾病？

根据临床表现及病史，可确诊烟酸缺乏症。诊断依据如下：患者为中年男性，慢性病程；长期饮食单一导致烟酸缺乏，日晒诱发皮损。临床症状典型：光暴露部位对称性界清红斑、水疱、脱屑等典型皮损表现，精神萎靡、表情淡漠的精神症状及食欲缺乏的消化系统症状。

知识点

烟酸缺乏症的病因及发病机制

烟酸缺乏常见于以玉米为主食者。烟酸的主要食物来源是肝、肾、瘦肉、家禽、鱼、花生和豆类等。当这些食物摄入不足，缺乏维生素 B_1 和维生素 B_2，均可引起烟酸缺乏症。酗酒时膳食摄入不足，进食不规律，当存在其他营养素摄入不足时易影响烟酸的吸收和代谢。一些药物亦可干扰烟酸的代谢，如异烟肼，有干扰色氨酸和烟酰胺代谢途径中重要辅酶吡哆醇的作用；某些抗癌药物，特别是巯嘌呤，长期服用也可导致烟酸缺乏。胃肠道疾病，包括各种原因引起的长期腹泻、幽门梗阻、慢性肠梗阻、肠结核等，可引起烟酸的吸收不良。其他疾病，如先天性哈特纳普病（Hartnup 病）对色氨酸和其他几种氨基酸有转运缺陷，类癌综合征色氨酸不能转化为烟酸而导致烟酸缺乏。

【问题 4】患者下一步应当如何处理？

依据上述病史，已确诊为烟酸缺乏症。患者为中年男性，无其他病史，应首先考虑门诊治疗。

【问题 5】如何选择治疗方案？

去除和治疗各种诱发病因，如需长期服用异烟肼，应补充富含烟酸和色氨酸的食物，避免日晒。视病情轻重而补充剂量不等的烟酸和烟酰胺，因前者有血管扩张作用，大剂量时患者不易耐受，每日可口服烟酰胺 100~1 000mg，分次服；严重腹泻或口服困难者，可肌内注射或静脉滴注，同时补充白蛋白、B 族维生素（维生素 B_1、维生素 B_2 和维生素 B_{12}）、铁剂等。皮炎按皮损类型，选择不同剂型的外用药，如温和保护剂、角质溶解剂，亦可加用遮光剂。对舌炎、口炎、腹泻和合并感染等，应作相应对症处理。

【问题 6】如何做好烟酸缺乏症的预防保健工作？

1. 合理膳食、避免酗酒。以玉米为主食的地区可在玉米粉中加入 0.6% 的碳酸氢钠，烹煮后结合型的烟酸可转化为游离型，易为人体利用。在玉米中加入 10% 黄豆可使其氨基酸比例改善，也可达到预防烟酸缺乏的目的。进食烟酸和色氨酸丰富的膳食，富含烟酸的食物有肝、肾、牛肉、羊肉、猪肉、鱼、花生、黄豆、麦麸、米糠、小米等，含量中等的有豆类、硬果类、大米、小麦等，而玉米、蔬菜、水果、蛋、奶中烟酸含量较低。由于大多数蛋白质均含有 1% 的色氨酸，因此能保持丰富优质蛋白质的膳食就有可能维持良好的烟酸摄入量。

2. 积极治疗原发疾病，排除药物影响。

第二节　肠病性肢端皮炎

门诊病历摘要

患儿，男，10个月，足月顺产，母乳喂养。腹泻近5个月、四肢末端及腔口周围红斑糜烂4个月。患儿5个月前出现腹泻，每日6~8次，为腥臭水样便，4个月前肛周发生红斑、糜烂、渗出。家长未予重视，此后眼、口腔、鼻腔、外生殖器处皮肤发生红斑、小水疱、糜烂、结痂及脱屑，曾诊断婴儿湿疹治疗2个月，予丁酸氢化可的松乳膏外用治疗无效。近1周皮损增多。家族中无类似疾病患者，父母非近亲结婚。门诊实验室检查：尿常规正常，血常规中白细胞计数 4.12×10^9/L，血红蛋白89g/L（正常值110~160g/L）。全血铅、锰、钙、铜、铁、镁正常，血锌2.4mg/L（正常值3.7~7.3mg/L）（图24-2-1、图24-2-2）。

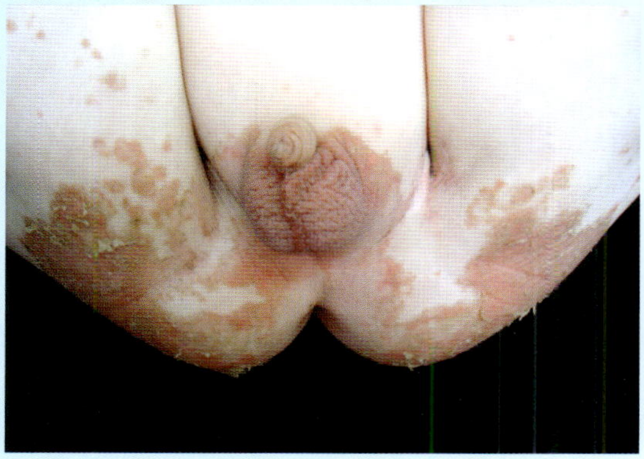

图 24-2-1　臀部及外阴鳞屑性红斑、斑疹、丘疹

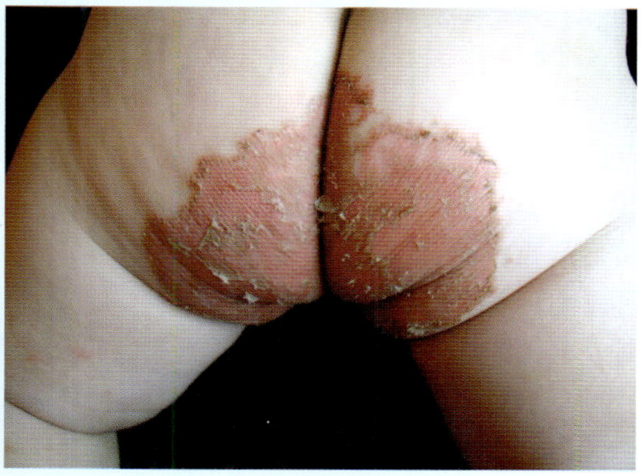

图 24-2-2　臀部界限清楚的脱屑性红斑

【问题1】通过上述问诊，应考虑什么疾病？

通过上述病史询问，患儿有肢端及腔口部位典型皮损，并伴有腹泻为特征的临床表现，血锌偏低，应考虑为肠病性肢端皮炎。该病是一种少见的遗传性锌缺乏症，临床以三联征（肢端皮炎、秃发和腹泻）为特征，但三者常不同时出现，初诊常易误诊为皮炎湿疹，延误治疗。

知识点

肠病性肢端皮炎的病因及发病机制

1. 肠病性肢端皮炎是一种常染色体隐性遗传性疾病，发病可能与肠道对锌吸收障碍有关。婴儿期发病，以肢端及腔口周围皮炎、脱发、腹泻和情感淡漠为临床特征。临床上述表现常不会同时出现，且发病无种族、地区和性别差异，临床医生初诊常易误诊为皮炎湿疹。

2. 病因及发病机制　1973年Moynahan等提出本病是一种锌缺乏病，经锌补充治疗后获临床痊愈。动物实验发现锌缺乏时，也产生类似本病的症状，因而肠病性肢端皮炎的发病与锌缺乏密切相关。但引起低血锌的机制尚未明确，可能是肠黏膜细胞合成的硫-锌（zinc-thioneine）过多而影响锌的吸收；或是胰腺分泌的一种低分子锌结合配体（zinc-binding ligand）异常，它与锌结合后有利于锌的吸收。锌缺乏时，血浆中碱性磷酸酶，肝、视网膜及睾丸的乙醇脱氢酶，结缔组织及胎儿的胸腺嘧啶核苷激酶、胰羧肽酶A，以及肝细胞核DNA-从属-RNA多聚酶等的活性降低，导致胶原蛋白、DNA、RNA和蛋白合成停滞等一系列障碍而致病。该病临床上与暂时性症状性锌缺乏极为相似，容易混淆，近年来*SLC39A4*被确定为肠病性肢端皮炎的致病基因，为二者的鉴别提供了可靠手段。

【问题 2】如何诊断该病?

体格检查:发育中等,营养差,精神萎靡,面色苍白,啼哭不息,指/趾甲苍白;体温正常。皮肤科检查:眼、口腔、鼻腔、外生殖器、肛周、手足末端及骨突处见大片红斑、水疱、糜烂、结痂和脱屑,尼科利斯基征阴性。头发稀疏,头皮少量脱屑。

知识点

肠病性肢端皮炎诊断要点

好发于婴幼儿,特别是断奶后。皮损多对称,累及口、眼、鼻、肛门、外阴等腔口周围、四肢末端以及骨凸起部位(如肘、膝、踝、指关节及枕骨等处);早期皮损为红斑基础上的群集水疱或大疱,尼科利斯基征阴性,可继发感染为脓疱,形成糜烂、结痂、鳞屑,可融合成境界清楚的鳞屑性暗红斑,酷似银屑病皮损,周围有红晕;多数患儿有腹泻,水样便,次数多;患儿眉毛和睫毛脱落,头发为弥漫性或片状脱发,严重者可呈全秃,头发稀疏,细、软,无光泽,可有甲沟炎,甲板增厚;常伴口腔白念珠菌感染;严重时有反应迟钝、抑郁及淡漠等精神症状;血清锌水平低于正常。

【问题 3】患儿适合门诊治疗还是住院治疗?

根据上述病史,患儿有腹泻,皮损严重,应住院治疗,纠正腹泻引起的水、电解质紊乱,并给予局部皮肤护理。对贫血严重的患儿,必要时需输血治疗。

【问题 4】选择什么治疗方案?

一般支持疗法包括:母乳喂养,母乳中含低分子锌结合配体,能增加锌的吸收;补充维生素;纠正腹泻引起的水、电解质紊乱;输血。

补充锌剂可用硫酸锌、葡萄糖酸锌、柠檬酸锌。硫酸锌 2mg/(kg·d),口服,一般用药 24 小时后显效,腹泻减轻,2~3 周皮损逐渐消退;根据病情及缓解程度逐渐减量,并及时停药,防止过量长期应用出现毒副作用。

双碘喹啉结构与吡啶羧酸相似,可增加锌的吸收和生物利用率,成人剂量 200~300mg/d,分 3 次服用;小儿剂量每次 10~15mg/kg,3 次/d,待症状改善后逐渐减量,避免药物副作用。

此外,应注意皮肤清洁卫生,防止和控制局部及全身继发性细菌或真菌感染。

肠病性肢端皮炎诊疗流程见图 24-2-3。

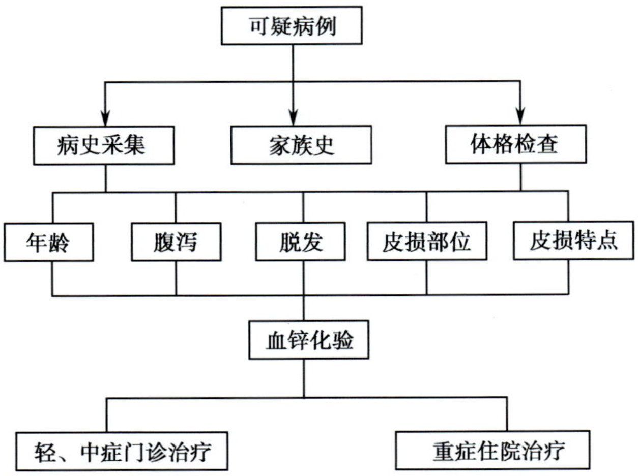

图 24-2-3 肠病性肢端皮炎诊疗流程

第三节　皮肤卟啉病

门诊病历摘要

患者，女，50 岁，头面部、双上肢皮疹伴痒反复 8 年。

患者自述 8 年前于头面部及双手背出现红斑、水疱，伴痒，曾就诊于私人诊所，诊断不详。口服药物（具体用药及剂量不详）后症状未缓解。皮疹以夏季加重，冬季缓解。水疱反复发生，愈合遗留瘢痕皮疹处皮肤易破（图 24-3-1、图 24-3-2）。

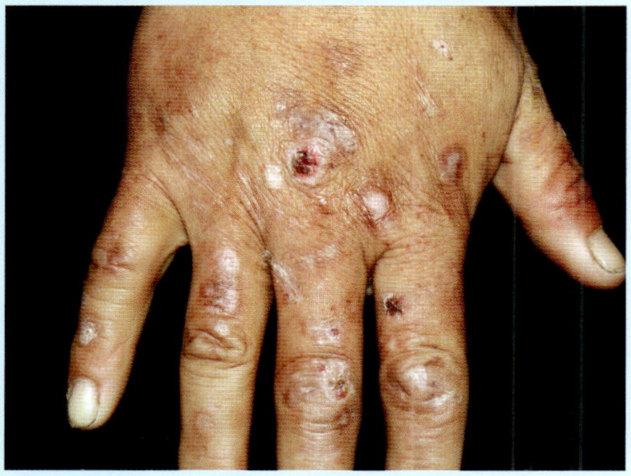

图 24-3-1　皮肤卟啉病手背陈旧性斑片、结痂、瘢痕

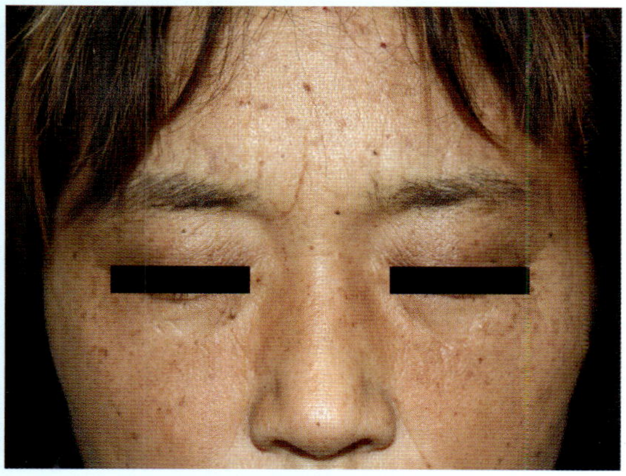

图 24-3-2　颜面部色素沉着、结痂、皮肤粗糙

【问题 1】根据病史，诊断考虑什么？

患者为中年女性，病史较长，集中于光暴露部位，且夏季加重，冬季缓解，皮损形态主要为水疱。皮肤易破。根据上述情况，诊断考虑：①皮肤卟啉病。②大疱性类天疱疮？③光线性疾病？

体格检查：T 36.3℃，R 19 次 /min，P 78 次 /min，BP 110/80mmHg。神清语利，查体合作。循环、呼吸等系统检查未见异常。皮肤科检查：面部、颈部个别绿豆大小水疱，疱液清亮，尼科利斯基征（–），额部及耳前可见色素减退及色素沉着斑，双手背皮肤粗糙，散在瘢痕，色素减退及色素沉着斑。颈后可触及硬斑块。手指伸侧可见球状白色丘疹，周围皮肤可见糜烂面。

【问题 2】根据体格检查，进一步诊断什么病？需要行什么检查？

患者皮损集中于光暴露部位，水疱、色素沉着及减退同时并存，皮损处可见糜烂面。诊断：①皮肤卟啉病；②光线性疾病？需要血常规、尿常规及尿卟啉检查，病理检查。

实验室检查：尿卟啉 >300μg，尿液 Wood 灯呈粉红色；尿中尿卟啉与粪卟啉的比为 4∶1；血清铁 >35.60μmol/L。

知识点

皮肤卟啉病的发病机制

卟啉病原名血紫质病，有皮肤型和非皮肤型。皮肤卟啉病属少见病，多因遗传缺陷造成血红素合成途径中有关的酶缺乏导致卟啉代谢紊乱而发生的疾病。临床表现为光感性皮肤损害、腹痛及神经精神症状和血压增高。

根据卟啉代谢紊乱的部位，分为红细胞生成性血卟啉病、肝性血卟啉病。目前，我国常将卟啉病分为红细胞生成性原卟啉病（EPP）、迟发性皮肤卟啉病（PCT）、先天性红细胞生成性卟啉病（CEP）、变异性卟啉病四种。

【问题 3】根据实验室检查，能否确诊？

根据实验室检查,可确诊为皮肤卟啉病。

知识点

皮肤卟啉病的主要临床表现

各型皮肤卟啉病临床表现相似,其中变异性卟啉病没有皮肤表现。

1. 红细胞生成性原卟啉病 常见于3~5岁小儿,男性多。暴露处皮肤日晒5~30分钟后出现红斑、水肿、水疱或血疱、瘙痒、刺痛。日晒久皮损重。

2. 迟发性皮肤卟啉病 分两型,Ⅰ型和Ⅱ型。Ⅰ型多见,20岁以后发病,无家族史。Ⅱ型少见,家族史阳性,光敏感性皮损,重者出现糜烂、结痂、瘢痕,甚至硬皮病样损害,还有脱发、甲受累、肝脏损害等。化验:尿卟啉明显增高、血铁增高、肝功能异常等。

3. 先天性红细胞生成性卟啉病 较为罕见。患儿出生即出现严重的光敏反应,可致残毁性损害。

【问题4】本病的治疗方法有哪些?

1. 去除一切可能的诱因。
2. 放血疗法。
3. 氯喹、羟氯喹口服。
4. 铁螯合剂。

第四节 原发性皮肤淀粉样变

门诊病历摘要

患者,男,53岁,双小腿皮疹伴瘙痒10年。患者10年前无明显诱因于双小腿出现散在皮肤颜色皮疹,小米粒大小,伴痒,就诊于多家私人诊所,诊断"湿疹",外用多种软膏,效果欠佳。皮疹逐渐增多,面积扩大,颜色加深,瘙痒剧烈,反复搔抓,并以热水烫洗及摩擦。为进一步诊断及治疗,就诊于医院门诊。患者既往体健,无家族性及遗传性病史,无药物过敏史及传染病史。

体格检查:T 36.5℃,R 20次/min,P 80次/min,BP 110/85mmHg。神清语利,查体合作。循环、呼吸等系统检查未见异常。皮肤科检查:双胫前密集米粒大小褐色、淡褐色、半球形丘疹,触之质硬,皮疹孤立,不融合。可见多数抓痕(图24-4-1)。

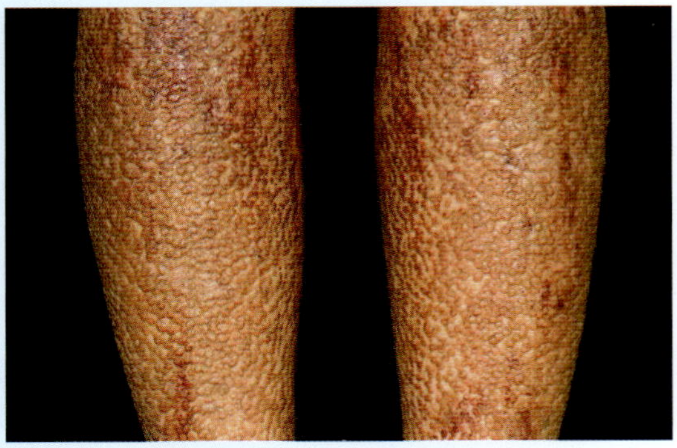

图24-4-1 胫前群集色素性角化型小结节、抓痕

【问题1】通过上述问诊及皮损表现,应考虑什么疾病?

根据患者病史:10年病史,皮疹局限于双小腿,皮疹逐渐增多加重,伴有明显瘙痒。专科情况:双胫前密集1~3mm大小褐色、淡褐色、半球形丘疹,触之质硬,皮疹孤立,不融合,可见多数抓痕。诊断考虑:原发性皮肤淀粉样变。

知识点

原发性皮肤淀粉样变的临床表现及分型

原发性皮肤淀粉样变可能与长期摩擦、刺激、遗传、病毒感染和环境因素有关。原发性皮肤淀粉样变根据临床表现不同,分为以下几种类型:

1. 淀粉样苔藓变　又称“苔藓样淀粉样变病”。是原发性皮肤淀粉样变的丘疹型。皮疹常对称分布于小腿胫前，还可以在臂外侧、腰、背等部位。初期为针尖大小褐色斑疹，后发展至半球形、圆锥形或多角形丘疹，质硬，颜色褐色、褐黑色，或近似正常肤色，表面光滑似蜡样，或伴有鳞屑、角化过度、粗糙。顶端多有黑色角栓，剥离后呈脐样凹陷。早期皮疹散在，以后可密集成片，但不融合；小腿和上背部皮疹沿皮纹呈念珠状排列，具有特征性。自觉瘙痒或剧痒。局部瘙痒是本型的主要症状。

2. 其他类型　斑状淀粉样变病，结节或肿胀（肿瘤）型皮肤淀粉样变病，皮肤异色病样淀粉样变病，肛门、骶尾部皮肤淀粉样变病，摩擦性皮肤淀粉样变病，大疱性皮肤淀粉样变病及少见淀粉样变病。

【问题 2】还需要做哪些检查以明确诊断？

需要行皮肤病理检查及特殊染色以进一步明确诊断。

知识点

原发性皮肤淀粉样变的病理表现

苔藓样和斑状皮肤淀粉样变病的淀粉样蛋白沉积物局限于真皮乳头层，尤其是乳头内，大小不一的团块状，内多有裂纹，HE 染色呈嗜伊红性无结构的玻璃样物质，与周围胶原纤维不易区别。此型不累及血管和附属器。苔藓样淀粉样变病蛋白沉积物较斑状淀粉样变病的多，可充满整个乳头（图 24-4-2）。

结晶紫染色：真皮乳头明显的红色淀粉样物质（图 24-4-3）。

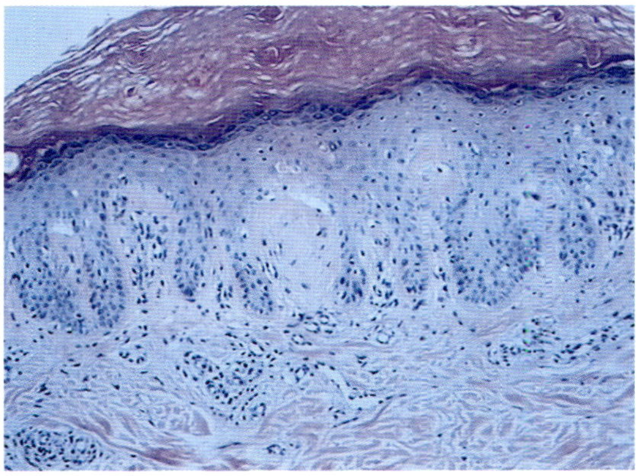

图 24-4-2　HE 染色：真皮乳头淡红色无结构的玻璃样物质

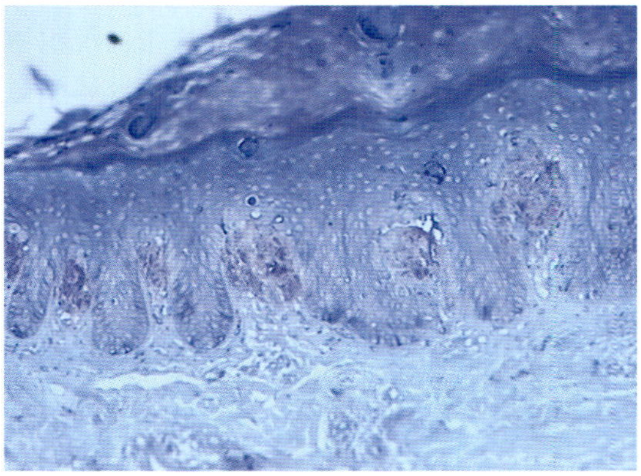

图 24-4-3　结晶紫染色：真皮乳头红色淀粉样物质沉积

【问题 3】治疗方法有哪些？

1. 可给予口服抗组胺药物，以缓解症状。
2. 局部外用含有糖皮质激素的制剂，也可局部皮内注射糖皮质激素。
3. 可配合光疗。

住院病历摘要

患者，男，46 岁，背部及双小腿皮疹伴瘙痒 8 年，加重 1 年。患者 8 年前无明显诱因于背部及双小腿出现皮肤颜色皮疹，背部为主，皮疹针尖至米粒大小，伴痒，就诊于多家私人诊所，诊断“湿疹”，曾外用皮炎平、皮炎宁酊等多种软膏，效果欠佳。皮疹逐渐增多，变大，变硬，颜色加深，瘙痒加重。近 1 年，背部皮疹较前明显变硬，融合成片状，小腿皮疹增多，剧痒，严重影响夜间睡眠。为进一步诊断及治疗，就诊于医院门诊。患者既往体健，无家族性及遗传性病史，无药物过敏史及传染病史。体格检查：T 36.5℃，R 20 次 /min，P 80 次 /min，BP 110/85mmHg。神清语利，查体合作。循环、呼吸等系统检查未见异常。皮肤科检查：背部米粒大小丘褐色斑疹，斑丘疹，部分融合呈网状；双胫前密集米粒至绿豆大小褐色、淡褐色丘疹，触之质硬（图 24-4-4、图 24-4-5）。

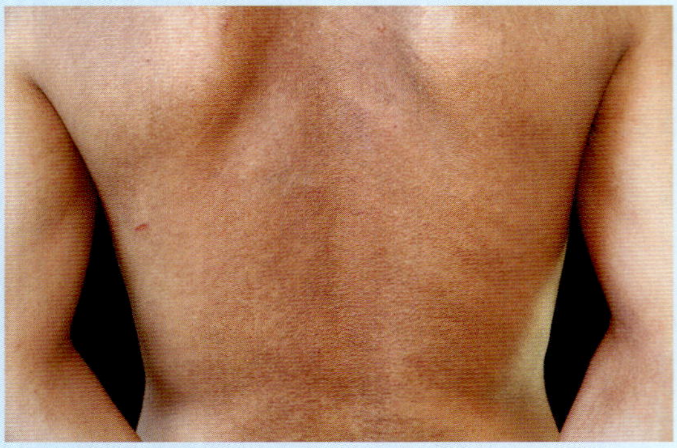

图 24-4-4　泛发性色素性丘疹、斑疹网状分布

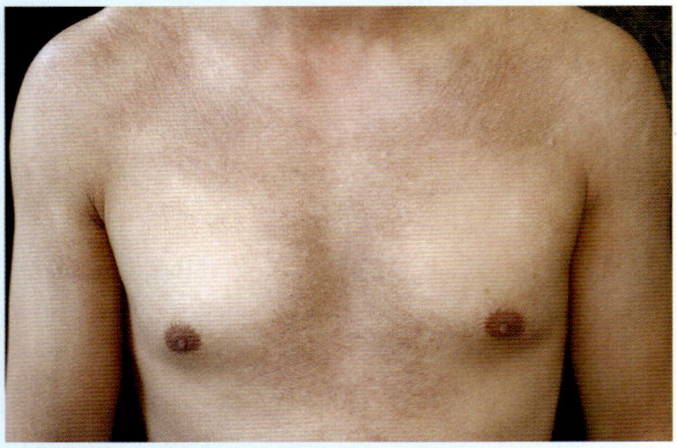

图 24-4-5　泛发性色素性斑疹、丘疹融合，网状

【问题 1】通过上述问诊及体格检查，应考虑什么病？

患者为男性，病史时间较长，伴有明显瘙痒，皮损部位集中于背部及双小腿。专科情况：背部米粒大小丘褐色斑疹，斑丘疹，部分融合呈网状；双胫前密集米粒大小褐色、淡褐色、半球形、圆锥形丘疹，触之质硬。根据上述内容，诊断考虑原发性皮肤淀粉样变病。具体分型，需行病理检查以进一步明确诊断。

【问题 2】该患者的病理表现可能有哪些？

苔藓样和斑状淀粉样变病的淀粉样蛋白沉积物局限于真皮乳头层，尤其是乳头内，大小不一的团块状，内多有裂纹，HE 染色呈嗜伊红性无结构的玻璃样物质，与周围胶原纤维不易区别。此型不累及血管和附属器。苔藓样淀粉样变病蛋白沉积物较斑状型的多，可充满整个乳头。

知识点

原发性皮肤淀粉样变的发病机制

本病是由于大量淀粉样蛋白沉积在皮肤中引起临床表现。近年研究表明，这些淀粉样物质中的蛋白主要是角蛋白。

【问题 3】本病应与哪些疾病进行鉴别？

需要鉴别的疾病有慢性单纯性苔藓、肥厚性扁平苔藓、胶样粟丘疹、类脂质蛋白沉积、结节性痒疹和炎症后色素沉着等。

【问题 4】该患者入院后应采取哪些治疗方法？

1. 可给予口服抗组胺药物，以缓解症状。

2. 局部外用含有糖皮质激素的制剂，根据皮损面积，可采用封包疗法，也可局部皮内注射糖皮质激素。

3. 可配合光疗、中药浴。

4. 嘱患者避免搔抓及热水烫洗等不良刺激。

原发性皮肤淀粉样变诊疗流程见图 24-4-6。

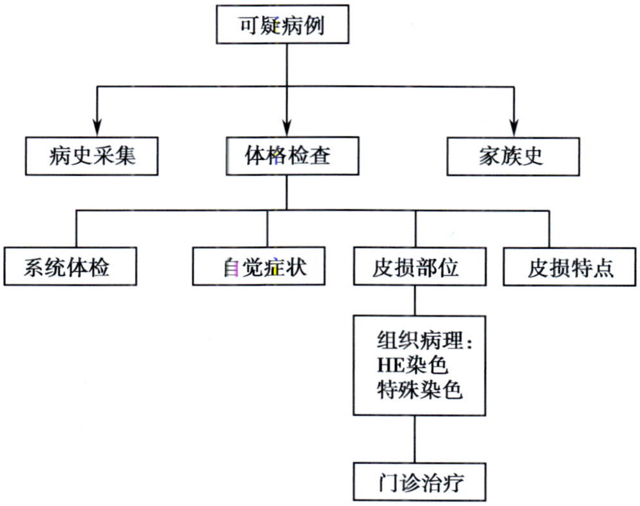

图 24-4-6　原发性皮肤淀粉样变诊疗流程

第五节　黏液水肿

门诊病历摘要

患者，女，56 岁，双胫前肿胀，无痒痛 1 年。

【问题 1】根据临床皮疹表现，临床首先需要考虑的疾病有哪些？

两胫前坚实、非凹陷性肿胀性斑块，皮色至暗红色边缘清楚，表面凹凸不平，毛囊口扩大呈橘皮状改变，左小腿伴有轻度静脉曲张，应考虑为淤积性皮炎，还是淋巴性水肿或黏液水肿？

【问题 2】患者进一步病史显示，发病以来，曾就诊多家医院，按照淤积性皮炎治疗，用过多种抗过敏药和中成药治疗，效果均不明显，皮疹持续存在。发病 5 个月后，因突眼、体重减轻、食欲增加，就诊于当地医院，化验示 T_3、T_4、TSH 增高，诊断：甲亢。经“丙硫氧嘧啶”治疗 5 个月后甲亢控制，同时两小腿皮损颜色变暗，质地变硬，并出现皮损处瘙痒。患者经甲亢治疗后，小腿的皮损也有所改善，下一步应如何诊断和治疗？

思路 1：患者近 5 个月来，一直按照淤积性皮炎治疗，效果不明显，有两种可能。其一是诊断有误，其二是治疗不力。尽管患者胫前肿胀性暗红色斑块，表面凹凸不平，左小腿伴有轻度静脉曲张，慢性病程，与淤积性皮炎的特点非常一致，但患者经甲亢治疗后，皮损有所改善，说明“淤积性皮炎”的诊断有误。

表面上看，本病例临床表现与淤积性皮炎十分相似，但是仔细比较，两者有明显不同。

1. 淤积性皮炎和本病例的皮损不同，表现为下肢迅速肿胀、潮红、发热，浅静脉曲张，并出现湿疹样皮损，而本病例皮损呈暗红色，且皮损无发热、无湿疹样改变。

2. 淤积性皮炎是静脉曲张综合征中常见的临床表现之一，常发生于单侧，而本病例是双小腿对称发生。

思路 2：因此本病例除了考虑淤积性皮炎外，还需考虑其他疾病，并补充一些辅助检查。皮损的组织病理学检查是有必要的，另外，有必要进行血常规、肝肾功能各项检查。

【问题 3】组织病理检查结果示：表皮角化过度，毛囊角栓，表皮增厚，真皮中下层大量黏蛋白沉积，纤维间隙增宽，并见较多形态各异的成纤维细胞。阿新蓝染色阳性。此时应如何诊断？

思路：考虑胫前黏液水肿，主要依据：①两小腿胫前暗红色坚实性斑块，表面凹凸不平，毛囊口扩大呈橘皮状改变；②曾有甲亢史，且血清 T_3、T_4、TSH 水平增高；③特异性组织病理改变。

【问题 4】本病治疗的关键是控制甲亢，如何控制与改善皮损？

思路：

1. 均匀涂抹糖皮质激素后，用保鲜膜封包治疗。

2. 曲安奈德混悬液加利多卡因皮损内注射疗效更好。

第六节 黄 瘤 病

门诊病历摘要

患者,女,41 岁,躯干、四肢关节处黄色皮疹、结节,渐大,无痒痛 2 年余(图 24-6-1)。

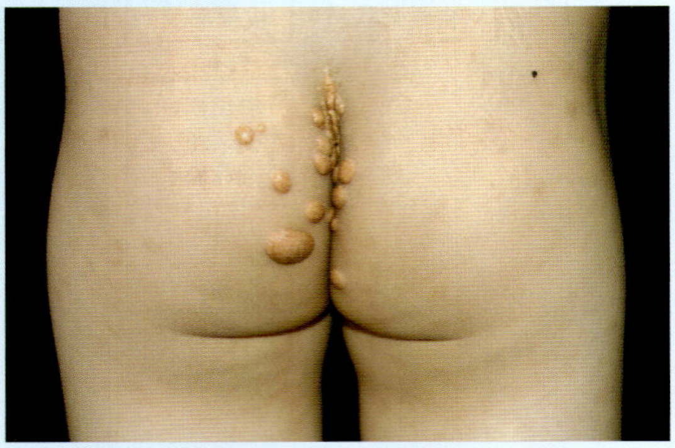

图 24-6-1 臀及臀沟黄色结节,大小不一

【问题 1】发病初期,皮损较小,根据临床皮疹表现,临床首先需要考虑的疾病有哪些?

思路:病初,躯干、四肢散在或群集的黄红色豆大丘疹,误诊为传染性软疣。

【问题 2】患病 1 年后皮损逐渐增大,无自觉症状,部分呈结节。

思路 1:患者发病以来,皮损无痛痒,无破溃,明显黄色,要考虑黄瘤病。

知识点

黄瘤病临床分型

①发疹性黄瘤;②结节性黄瘤;③腱黄瘤;④扁平黄瘤;⑤疣状黄瘤。

表面上看,发疹性黄瘤病与传染性软疣很相似,但仔细比较后,两者有明显不同,发疹性黄瘤病见图 24-6-2。

传染性软疣和本病例的皮疹不同,传染性软疣是半球形丘疹,呈灰色或珍珠色,表面有蜡样光泽,中央有脐凹。而本病例皮疹为黄红色,且无脐凹。

因此本病需要考虑其他疾病,并补充一些辅助检查。

思路 2:该患者大多皮损群集,为黄色丘疹和结节。所以,不能除外黄瘤病。需要进行组织病理学检查、血脂等检查。

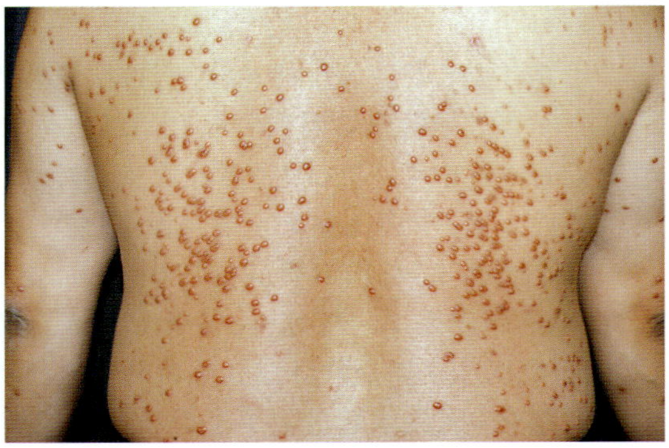

图 24-6-2 泛发性黄红色小结节

【问题 3】组织病理检查结果示:表皮大致正常,真皮浅中层见组织细胞及泡沫细胞团块样浸润,猩红染色呈橙红色,偏振光显微镜下无双折光性。

思路:根据组织病理结果,应考虑黄瘤病的诊断,同时结合血脂的结果可以更加肯定该诊断。

根据本患者皮损特点诊断为结节性黄瘤病。

【问题 4】血脂结果:甘油三酯(TG)21.46mmol/L(0.23~1.22mmol/L),总胆固醇(TC)10.60mmol/L(3.36~5.78mmol/L),高密度脂蛋白(HDL)5.95mmol/L(0.9~2.19mmol/L),低密度脂蛋白(LDH)4.13mmol/L(3.12mmol/L),载脂蛋白 A(APO-A)1.77mmol/L,载脂蛋白 B(APO-B)1.56mmol/L(1.35~1.95mmol/L)。

思路:黄瘤病多见于高甘油三酯血症或混合性高甘油三酯血症的患者,该患者血脂明显升高,结合组织病理作出诊断。

【问题 5】本病如何控制病情?

1. 饮食治疗　低脂(低胆固醇和低饱和脂肪酸)高蛋白饮食,可获效。

2. 药物治疗　本例患者经非诺贝特加小剂量维生素 E 口服治疗 2 个月后,皮损部分消退。消退缓慢的结节可以切除或者冷冻等治疗。

第七节　痛　　风

门诊病历摘要

患者,男,40 岁,左足外侧缘结节 1 年,破溃 2 周。患者于 1 年前无明显诱因左足外侧缘出现一蚕豆大小结节,无自觉症状,挤压痛。追问病史,患者双膝关节、右足第一跖趾关节发作性疼痛伴红肿 3 年余,疼痛多于夜间发作,可自行缓解。患者在外院多次被诊断为"类风湿关节炎",口服多种非甾体抗炎药物,效果欠佳。多次检查抗溶血性链球菌素"O"抗体,均为阴性。患者既往体健,无家族遗传性疾病病史,否认药物过敏史。

体格检查:T 36.4℃,R 18 次 /min,P 82 次 /min,BP 110/80mmHg。神清语利,查体合作。系统检查未见异常。皮肤科检查:左足外侧缘可见一直径约 3cm 大小结节,表面破溃,可见白垩样分泌物,压痛阳性。身体其他部位未见类似皮疹。双膝关节、右足第一跖趾关节未见明显红肿,无压痛。

【问题 1】通过上述病史及临床表现,应考虑什么疾病?

通过病史询问、临床症状,需要考虑的疾病有痛风、类风湿关节炎、风湿性关节炎。上述三种疾病临床表现相似,需要进一步完善相关检查才能明确。

知识点

痛风的临床表现及分期

痛风是由于嘌呤代谢紊乱和 / 或尿酸排泄减少产生的一种晶体性关节炎。其临床特征为高尿酸血症、反复发作的急性关节炎、慢性关节炎、关节畸形、痛风石、肾结石和肾间质病变等。人群发病率为 0.2%~1%。主要见于中老年男性,但近年来有年轻化趋势,女性多在绝经期后发病,男女发病比例约 20∶1。根据病程和临床表现分 4 期。

1. 无症状高尿酸血症　血清尿酸增高,男性 >416μmol/L,女性 >357μmol/L,但无关节炎、痛风石、肾病等任何临床症状,此期可持续终生,仅 5%~10% 的患者发展成痛风。

2. 急性痛风关节炎　春秋好发,诱因为关节局部损伤、饱餐、酗酒、湿冷、药物、手术和感染等。起病急,夜间发作,下肢关节多见,约半数患者首发于单侧踇跖趾关节,其次为足背、足跟、踝、膝、腕、肘和指关节。表现为关节周围软组织红、肿、热、痛,活动受限,痛如刀割,清晨缓解,入夜再发,病程不一,数日至数周后自然缓解。少数患者有畏寒、发热、头痛、乏力、食欲减退等症状。

3. 间歇期　关节炎首次发作后,90% 以上的患者缓解数月至数年后可再次发作,且多在原受累关节。随着复发次数的增多,发作时间延长,缓解期缩短,并趋向累及多个关节。

4. 痛风石及慢性关节炎　痛风石是尿酸盐沉积在软骨、滑膜、肌腱、软组织和皮下脂肪中而形成的结石,也是病程进入慢性的标志。表现为针头至绿豆大或更大的孤立的皮下硬结节,形状不规则,呈橙红色、黄色或乳白色,较大的痛风石表面皮肤变薄、发亮,溃破后排出白垩样物质。无自觉症状或有剧痛。好发于耳轮、对耳轮、指 / 趾、踝关节周围软组织、肘膝关节的滑囊等处。关节受累,表现为关节畸形和僵硬,活动受限。个别患者痛风石发生在二尖瓣、胸部、鼻部、胸椎棘突、喉部和眼。

痛风累及肾脏,表现为尿酸性肾病和 / 或尿酸性肾石病。尿酸性肾病也可发生在遗传性痛风患者中,表现为急性肾衰竭,较常见的肾结石是原发性痛风的一个特征,而慢性尿酸性肾病表现为轻度蛋白尿和高血压。

【问题 2】还需要做哪些检查以明确诊断?

需要做类风湿因子、抗溶血性链球菌素"O"抗体、C 反应蛋白、血沉、双膝关节及右足正侧位 X 线片、皮下结节组织病理活检、血尿酸测定等检查进行鉴别。

本例患者类风湿因子、抗溶血性链球菌素"O"抗体、C 反应蛋白、血沉、双膝关节及右足正侧位 X 线片均正常。皮下结节切除行组织病理检查,真皮下部可见一灶性无定形物质沉积,并可见蓝色结晶物质。无定形物质周围可见纤维组织增生,并有炎症细胞浸润。组织病理诊断:痛风。检查患者血尿酸为 475.3μmol/L。

知识点

痛风病理检查及注意事项

痛风石主要的组织学表现为真皮及皮下组织内无定形物质的沉积,这些沉积物内有针样裂隙也就是溶解的尿酸盐结晶,周围有组织细胞多核巨细胞和淋巴细胞浸润,异物反应的严重程度与病程相关。可发生钙化或骨化。组织最好用无水酒精固定,因为甲醛溶液(福尔马林)会破坏尿酸盐结晶的特征,使其成为无定形的物质。常规的甲醛溶液固定会使尿酸盐结晶溶解,采用乙醇固定,可观察到明显的针状尿酸盐结晶,也可用偏振光观察,尿酸盐结晶具有明显的双折光性。

【问题 3】本病的治疗方法有哪些?

1. 无症状高尿酸血症　血尿酸浓度女性 >360μmol/L,男性 >420μmol/L,一般可不用药物治疗,但应注意饮食的摄入,避免劳累、紧张、损伤等诱因,若血尿酸再度升高,则需药物治疗。

2. 急性发作期　应卧床休息,抬高患肢,尽快治疗。可首选秋水仙碱,以抑制白细胞的趋化和炎症反应,有镇痛消炎作用;用法为每小时 0.5mg 或每 2 小时 1.0mg,出现恶心、腹部不适时停药,一般 24 小时小于 4mg,达 6mg/24h 时应停用,肝肾功能不全者慎用。也可用非甾体抗炎药,如双氯芬酸、布洛芬、奥尔芬、萘丁美酮、吲哚美辛等。对上述治疗无效或不能耐受者可选用糖皮质激素,泼尼松 30mg/d,停药后为防止反跳,可加服秋水仙碱 0.5mg,每日 2~3 次。

3. 间歇期和慢性期　主要是治疗高尿酸血症,以防止急性发作、痛风石的形成以及尿酸对肾脏的损伤。可选用促进尿酸排泄的药物。丙磺舒,一开始为 0.25g,每日 2~4 次,1~2 周后改为 0.5~1g,每日 2~3 次,每日最大剂量不超过 2g。磺吡酮,50mg,每日 2 次,可逐渐增至 100mg,每日 3 次,最大剂量不超过 600mg/d;苯溴马龙,开始为 25mg/d,一次服,逐渐增至 100mg/d,该药疗效较前两药好,副作用小。抑制尿酸生成的药物如别嘌醇,该药可抑制黄嘌呤氧化酶,使次黄嘌呤不能转化为黄嘌呤核尿酸,从而减少尿酸的合成,降低血尿酸的浓度,并可促进痛风石的溶解,用法为 0.05g,每日 2~3 次,逐渐增至 0.1mg,每日 2~3 次,每日最大剂量≤ 0.6mg。

4. 痛风石　除口服抗痛风药物外,应手术切除。

5. 继发性痛风　治疗原发病,首选别嘌醇。

【问题 4】如何指导患者进行预防?

痛风又称"高尿酸血症",是获得性嘌呤代谢障碍或尿酸排泄减少引起的一组疾病。人体内嘌呤物质的新陈代谢发生紊乱,尿酸的合成增加或排出减少,造成高尿酸血症。应当嘱咐患者做到以下几点:

1. 少食含嘌呤高的食物,如动物内脏、海鲜、鱼虾、肉类和豆类。
2. 忌酒,酒精使机体产生乳酸,减少尿酸的排泄。
3. 多饮水,使尿量每日多于 2 000ml。
4. 同时口服碱性药物(使尿液的 pH 为 6.5~6.8),以促进尿酸的溶解和排出。
5. 少吃果糖以减少嘌呤核苷酸的分解;不宜使用减少尿酸排泄的药物,如小剂量阿司匹林、利尿剂、泻药、烟酸、乙胺丁醇、吡嗪酰胺等。
6. 肥胖者应限制饮食,蛋白质摄入量每日不超过 1g/kg。

住院病历摘要

患者,男,52 岁,关节肿胀、疼痛 20 余年,皮肤多发结节 2 年。患者于 20 多年前,患者无明显诱因突然出现手足小关节肿胀疼痛,行走困难,不伴头痛、低热和乏力,自行口服解热镇痛药物后症状可缓解,但关节疼痛反复出现，以夜间为重。后又诊断为"类风湿关节炎"给予中药治疗，疗效不佳，关节肿胀疼痛症状逐渐加重，并出现双手指关节变形。2年前，手指关节出现多个针头大的白色丘疹，未予重视，皮疹逐渐增多、增大成黄白色结节，散在或聚集，主要分布于双指/趾关节、腕关节、膝关节伸侧。部分结节自行溃破后排出白垩样物质，患者自觉疼痛剧烈。患者既往体健，无家族遗传性疾病史，否认药物过敏史。

【问题1】通过上述病史及临床表现，应考虑什么疾病？

患者伴有关节疼痛、皮下结节，结节破溃排出白垩样物质，初步判断为痛风。

【问题2】还需要进行哪些检查？本病应与哪些疾病进行鉴别？

本患者需要与类风湿关节炎进行鉴别。

急性痛风性关节炎需与假性痛风、骨关节炎、银屑病性关节炎、Reiter综合征和化脓性关节炎做鉴别诊断。皮肤痛风石应与黄瘤病、耳轮慢性结节性软骨皮炎、类风湿结节、多中心网状组织细胞增生症和皮肤钙沉着症行鉴别诊断，组织病理各有其特征。

知识点

痛风的实验室检查

实验室检查：血尿酸水平增高，因受多种因素影响可有波动，需反复测定血尿酸。24小时尿尿酸测定（尿酸酶法），低嘌呤饮食5日后进行，正常尿尿酸<3.6mmol（600mg），尿酸>3.6mmol为尿酸生成过多型。穿刺抽取关节液，取痛风石或破溃的分泌物镜检，见针状尿酸盐结晶（游离状或在白细胞内），此为痛风诊断的金标准。发作时可有外周血白细胞计数升高，血沉加快。

受累关节X线检查：急性期可见关节肿胀，反复发作后，关节软骨破坏，关节间隙狭窄，关节面不规则，骨质呈虫蚀状，近关节端骨质内有透亮区，有时可显结晶影（因钙盐较多）。

体格检查：T 36.7℃，R 20次/min，P 88次/min，BP 120/85mmHg。神清语利，查体合作。痛苦病容，心肺及其余系统检查未见异常。皮肤科检查：双手指关节明显肿胀、畸形，关节周围软组织内可见多个黄白色或橙红色的结节，米粒至花生米大，质地较硬，表面光滑，压痛明显，部分破溃排出白垩样物质。双足趾、膝关节及腕关节等处也可见类似皮疹，主要见于关节伸侧。

实验室及辅助检查：血、尿常规正常，肝功能无异常，尿素氮8.3mmol/L；血尿酸640μmol/L；腹部超声未见异常；双手足X线检查未见明显骨质破坏。

皮损组织病理检查：表皮正常，真皮可见聚集成团块状淡嗜伊红均质状物质，周围有异物巨细胞和巨噬细胞包绕。

【问题3】根据上述临床表现及实验室检查，诊断考虑何种疾病？

诊断考虑痛风。

知识点

痛风的并发症

1. 较大的痛风石表面皮肤变薄、发亮，溃破后排出白垩样物质，经久不愈，可形成瘘管，因尿酸盐有抑菌作用，故少有继发感染。

2. 痛风石侵蚀关节、软骨和滑囊，导致骨质被破坏或增生，滑膜增厚，表现为关节畸形和僵硬，活动受限。

3. 慢性痛风患者约1/5有尿酸盐肾结石，肾组织因尿酸盐的沉积而被破坏，可发生急性或慢性尿酸盐肾病、萎缩性肾炎和继发肾盂肾炎等；晚期可出现肾功能不全，尿酸排泄进行性下降而加剧病情。

4. 患者常有肥胖、糖尿病、动脉粥样硬化、高血压和脑血管病变，偶见心肌结石。死因有冠心病、脑出血和尿毒症等。

【问题 4】该患入院后有哪些治疗方法？

1. 减少嘌呤饮食，多饮水、碱化尿液，增加尿酸排出。
2. 秋水仙碱 0.5mg，3 次 /d，口服。
3. 非甾体抗炎药，如双氯芬酸、布洛芬、奥尔芬、萘丁美酮、吲哚美辛等。
4. 必要时加用小剂量糖皮质激素，如泼尼松 30mg/d。

第八节 黑棘皮病

门诊病历摘要

患者，男，16 岁，颈部、双腋下皮肤变黑、粗糙 2 年。患者于 2 年前发现双腋下皮肤颜色变黑，伴皮肤粗糙，无明显自觉症状，未予重视。皮损面积逐渐扩大，颈部发生类似皮损，为进一步诊断及治疗，就诊于医院门诊。患者既往体健，无家族性及遗传性病史，无药物过敏史及传染病史（图 24-8-1）。

体格检查：T 36.2℃，R 21 次 /min，P 84 次 /min，BP 125/85mmHg。神清语利，查体合作。循环、呼吸等系统检查未见异常。患者体型肥胖，身高 176cm，体重 105kg。皮肤科检查：颈部、双腋下皱褶处可见弥漫性色素沉着斑，皮肤粗糙，呈天鹅绒样外观。

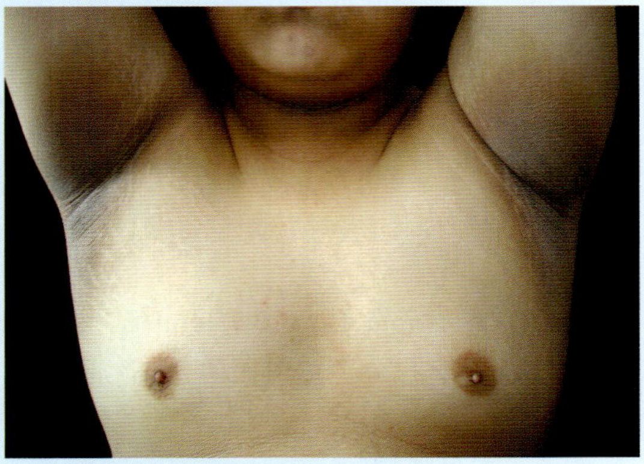

图 24-8-1 角化粗糙的色素性斑片

【问题 1】通过上述问诊及皮损表现，应考虑什么疾病？

根据患者体型肥胖，颈部、腋下皮肤皱褶处皮肤粗糙、天鹅绒样增生，诊断考虑黑棘皮病可能，家族性良性慢性天疱疮也可发生于皮肤皱褶部位，增生、糜烂，需要鉴别。还需要和融合性网状乳头瘤鉴别：好发于两乳房间，前胸、两肩胛间区，损害初为略粗糙的黄棕色扁平丘疹，以后逐渐融合成网状斑片，部分皮损表面呈乳头状。

【问题 2】下一步需要进行哪些检查？

首先查血糖，垂体功能、肾上腺皮质功能等激素水平检查，根据患者伴发的其他症状可以逐项进行头颅 MRI、胸部 CT、腹部超声、腹部 CT、消化道造影、内镜等检查排除恶性疾病。组织病理检查与家族性良性慢性天疱疮、融合性网状乳头瘤、艾迪生病（Addison 病）和里尔黑变病等疾病进行鉴别。

实验室检查：血常规、尿常规、便常规未见异常，血糖、生长激素、皮质醇测定均未见异常。腋下色素沉着处皮肤病理：表皮角化过度，棘层明显增厚，基底层色素增加，符合黑棘皮病病理改变。

知识点

黑棘皮病的组织病理特点

表皮角化过度及乳头瘤样增生；真皮乳头向上延伸而呈手指状，在乳头凹陷处有轻度或中度棘层肥厚，并充满角质，基底细胞层黑色素增多，真皮可见噬色素细胞，血管周围有少量淋巴细胞浸润。

【问题3】本病的分型及表现有哪些？

1. 恶性黑棘皮病　好发于成人，男女发病相等。常有内脏肿瘤，大多为腺癌，其中以胃癌最多，其次是肺癌、乳腺癌、胰腺癌、肝胆管癌、直肠癌、结肠癌、子宫癌、卵巢癌、前列腺癌和食管癌等，皮损可出现于肿瘤之前、与肿瘤同时发生或出现于肿瘤之后，肿瘤得到控制后皮损可减轻或消退。本病皮损发展迅速而严重，色素沉着更明显，有掌跖角化过度、指甲脆裂易碎或起嵴，毛发可以脱落。

2. 真性良性黑棘皮病　为一种罕见的常染色体显性遗传性皮肤病。发生于新生儿或幼儿期，病情发展至一定程度就停止发展且能自然消退。临床表现与豪猪状鱼鳞病相似，但组织病理学表现具有不同特点。

3. 假性黑棘皮病　本型与肥胖、内分泌疾病及胰岛素抵抗状况相关，是最常见的类型。发生于有或无内分泌疾病的肥胖者、糖尿病、肢端肥大症、巨人症、艾迪生病、甲状腺瘤或甲状腺肿、脑垂体肿瘤、库欣综合征、矮妖精貌综合征、A型综合征、B型综合征和Stein-Leventhal综合征等患者。皮损发生于颈部两侧、腋及腹股沟，主要表现灰色绒毛状皮肤增厚。

4. 综合征性黑棘皮病　本型为某些综合征的一种皮损表现，如Bloom综合征、鲁德综合征（Rud综合征）、Costello综合征、Capozucca综合征、克鲁宗综合征（Crouzon综合征）、全身脂肪营养不良（Lawrence-Seip综合征）、普拉德-威利综合征（Prader-Willi综合征）及威尔逊病（Wilson病）等。

黑棘皮病也出现于过量用烟酸、己烯雌酚及糖皮质激素的患者。

【问题4】本患者应诊断为哪一型黑棘皮病？

本患者18岁，体胖，身体健康，未发现高血糖、内脏肿瘤等，考虑为假性黑棘皮病。

【问题5】本病的治疗方法有哪些？

寻找可能致病因素，采取相应的治疗措施。良性黑棘皮病一般不需治疗，若皮损影响美容，可进行美容手术；对恶性黑棘皮病应积极探查内脏肿瘤，早期手术治疗；肥胖者应减轻体重，药物性者停用致病药物；对伴有胰岛素抵抗的A型综合征患者，应治疗高胰岛素血症和雄激素过多症；对B型综合征患者应治疗相关的自身免疫性疾病。胰岛素样生长因子Ⅰ治疗某些严重的胰岛素抵抗者有效。

1. 皮损局部对症治疗包括外用0.05%维A酸乳膏、水杨酸软膏、尿素软膏。
2. 本例患者肥胖，应当控制体重，定期复查血糖。

第九节　硬　肿　病

门诊病历摘要

患者，男，42岁，肩背部肿胀感、轻度活动受限1年，初为淡红色红斑，渐扩大肿胀。多处求治，未予确诊，现就诊于笔者所在医院门诊。患者既往体健，无糖尿病史，无家族性及遗传性病史，无药物过敏史及传染病史。病前有似感冒病史。

体格检查：T 36℃，R 22次/min，P 70次/min，BP 125/80mmHg。神清语利，查体合作。循环、呼吸等系统检查未见异常。皮肤科检查：颈肩背大片肿胀斑块，界清、非凹陷性、淡红色，触硬，约10cm×6cm大小。表面无萎缩及色素性斑点（图24-9-1）。

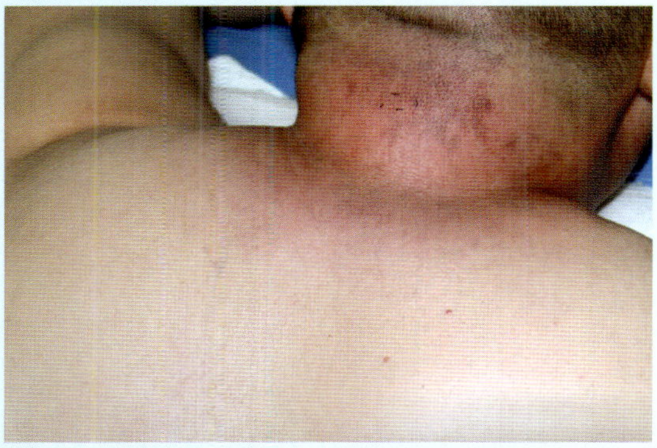

图24-9-1　肿胀硬化性红斑

【问题 1】通过上述问诊及皮损表现，应考虑什么疾病？

根据病史及发病部位，患者初始无临床不适，无活动受限，逐渐感觉颈背部轻度僵硬、活动受限、肿胀感。要考虑肿胀期硬斑病或硬肿病。

【问题 2】下一步需要进行哪些检查？

主要应进行组织病理检查，血、尿常规，血糖及免疫学指标检测。组织病理的特征性改变有助于诊断及鉴别诊断。

知识点

硬肿病的组织病理特点

硬肿病组织病理有特征性改变，出现真皮明显增厚，胶样铁染色等特染，真皮内黏蛋白沉积，称之为“胶原窗”现象。硬斑病与之不同。

【问题 3】本病的诊断依据是什么？

1. 发病部位为颈肩背部。
2. 无明显自觉症状的非凹陷性肿胀、界清、潮红。
3. 典型的组织病理特征。

【问题 4】本病的治疗方法有哪些？

治疗感染灶；适量激素；局部注射治疗；局部物理治疗等，定期观察。

（乌日娜）

第二十五章　皮肤黏膜移行部位疾病

第一节　接触性唇炎

门诊病历摘要

患者，女，26 岁，唇红区红肿 2 日，伴瘙痒、疼痛。起病前 1 日曾食用芒果。进食芒果数小时后口唇及周围皮肤感瘙痒不适，并于唇红区及周围皮肤逐步出现肿胀、小水疱、糜烂及渗液，局部有明显的瘙痒及疼痛感，影响进食。既往进食芒果后有类似病史，但较轻。皮肤科检查：唇红区轻度肿胀，其上见散在分布的水疱，部分区域见糜烂、渗液及浆痂；口唇周围见水疱、糜烂、皲裂，上覆浆痂（图 25-1-1）。

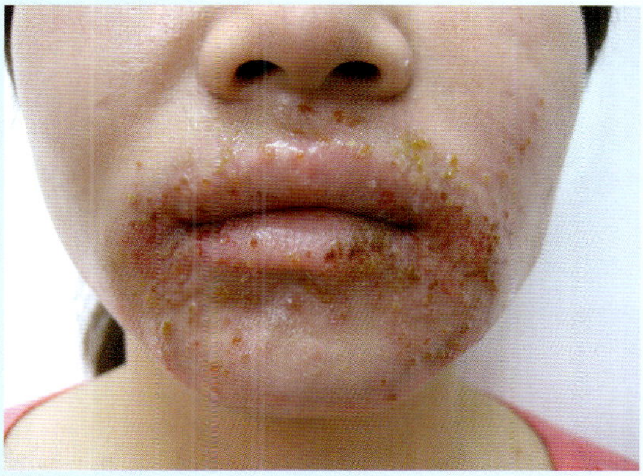

图 25-1-1　口唇周围见水疱、糜烂、皲裂，上覆浆痂

【问题 1】此例患者的唇部皮损应诊断为什么疾病？

根据患者急性起病，有明确的芒果进食史，上唇及下唇的唇红区肿胀、小水疱、糜烂及渗液的皮损表现，应诊断为急性接触性唇炎（contact cheilitis）。

知识点

接触性唇炎的诊断要点

1. 病史特点　起病前有明确的接触史，尤其唇膏、牙膏、外用药、水果等；急性接触性唇炎起病急，慢性接触性唇炎病程迁延。

2. 临床表现　急性接触性唇炎表现为唇红区有肿胀、水疱、糜烂及结痂，呈急性湿疹样改变；慢性接触性唇炎则表现为唇红区不同程度的浸润、肥厚，表面干燥、脱屑，甚至皲裂（图 25-1-2）。

3. 鉴别诊断　慢性接触性唇炎应与光线性唇炎鉴别，注意询问唇部病变的发生是否与日光照射有关，注意了解职业史中是否存在经常接受日光暴晒的情况。

4. 辅助检查　斑贴试验有助于明确变态反应性接触性唇炎的致敏物，尤其是迁延不愈、反复发作的病例。

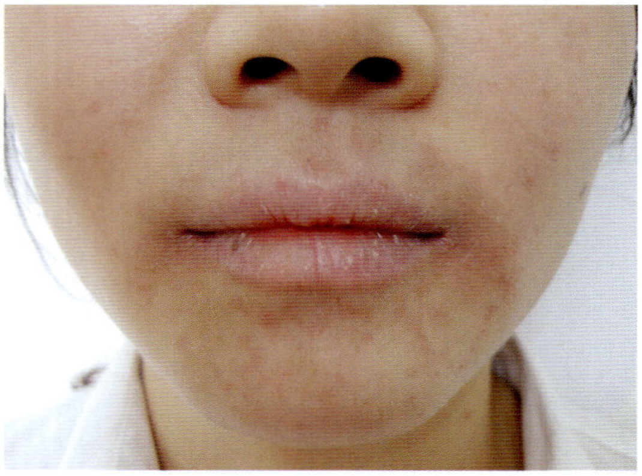

图 25-1-2 唇红区浸润、肥厚，表面干燥、脱屑、皲裂

【问题 2】对于此例患者的唇部皮损如何进行治疗？

避免再次进食芒果。按照外用药使用原则，糜烂渗液区予 3% 硼酸溶液湿敷；局部无渗液后可外用糖皮质激素乳膏。

第二节 光线性唇炎

门诊病历摘要 1

患者，女，20 岁，口唇红肿 3 日，伴灼痛。起病前 1 日患者有军训史，在强烈日光暴晒下训练数小时后，出现唇红区充血、肿胀、糜烂、渗液，局部疼痛明显，张口困难。皮肤科检查：唇红区明显红肿，部分表面有糜烂、渗血和血痂（图 25-2-1）。

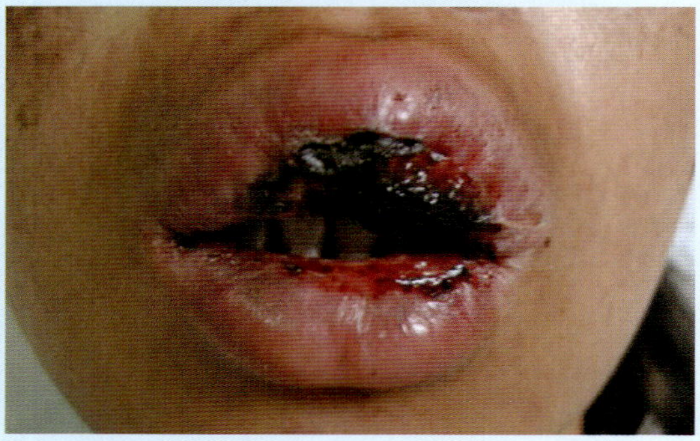

图 25-2-1 唇红区明显红肿，伴有糜烂、渗血和血痂

【问题 1】此例患者的唇部皮损应诊断为什么疾病？

根据患者起病急，有明确的日光暴晒史，皮损表现为唇红区红肿、糜烂、渗血及血痂，疼痛明显，应诊断为急性光线性唇炎（actinic cheilitis）。

门诊病历摘要 2

患者，女，28 岁，口唇皲裂、脱屑 2 年，伴疼痛。患者喜欢户外运动，常年户外徒步，唇红区反复出现干燥、脱屑，日晒后加重，下唇渐肥厚、粗糙、皲裂。皮肤科检查：唇红区肥厚、粗糙、脱屑，伴皲裂、脱屑，以下唇明显（图 25-2-2）。辅助检查：最小红斑量测定提示对 UVA 和 UVB 过敏（图 25-2-3）。

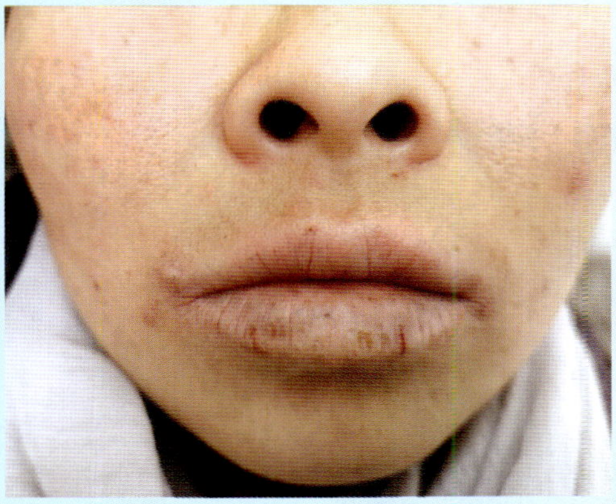

图 25-2-2　唇红区肥厚、粗糙、脱屑，伴皲裂、脱屑

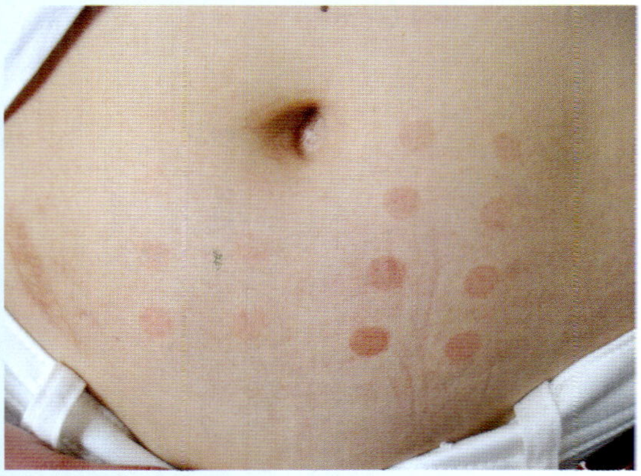

图 25-2-3　最小红斑量测定提示对 UVA 和 UVB 过敏（左侧 UVA，右侧 UVB）

【问题 2】此例患者的唇部皮损应诊断为什么疾病？

根据患者病程迁延，有常年户外徒步史，皮损表现为唇红区肥厚、粗糙、脱屑，伴皲裂、脱屑，以下唇明显，应诊断为慢性光线性唇炎（chronic actinic cheilitis）。

知识点

光线性唇炎的诊断要点

1. 病史特点　光线性唇炎发病与日光照射密切相关，患者常有日光暴晒史，多见于户外工作者和运动员。病史询问中应注意日光照射史的采集。急性光线性唇炎起病急，慢性光线性唇炎病程迁延。

2. 临床表现　光线性唇炎常发生于下唇。急性光线性唇炎表现为唇红区肿胀、糜烂、渗液及结痂，呈急性湿疹样改变，以下唇明显。慢性光线性唇炎表现为唇红区肥厚、粗糙、脱屑，伴皲裂、脱屑。

3. 鉴别诊断　需与扁平苔藓、盘状红斑狼疮等疾病鉴别。应强化对扁平苔藓、盘状红斑狼疮皮损特点的认识，注意唇红区以外有无扁平苔藓、盘状红斑狼疮的典型皮损，必要时行病理检查以排除上述相关疾病。

4. 辅助检查　最小红斑量测定有助于明确患者是光毒性反应还是光变态反应，利于后续治疗方案的确定。

【问题 3】如何防治光线性唇炎？

避免日晒，使用防晒唇膏。对于急性光线性唇炎的糜烂渗液区行 3% 硼酸溶液湿敷，局部无渗液后可外用糖皮质激素乳膏。对于慢性光线性唇炎，在保湿基础上可予中效或弱效糖皮质激素乳膏或非激素抗炎外用制剂（如他克莫司软膏），糖皮质激素乳膏不宜长期使用。病情严重者可内服羟氯喹、复合维生素 B。

第三节　剥脱性唇炎

门诊病历摘要

患者，女，28 岁，唇红区反复干燥、皲裂、脱屑 1 年，伴瘙痒、疼痛。初发病时唇部出现干燥、脱屑，张口过大时有时出现皲裂，伴疼痛。病情反复发作，进食辛辣食物后加重。患者从事教师工作，喜舔唇，无长期户外活动史，否认唇部病变与局部接触特殊物品相关。皮肤科检查：唇红区干燥、脱屑，部分区域有皲裂、结痂（图

25-3-1)。斑贴试验阴性。

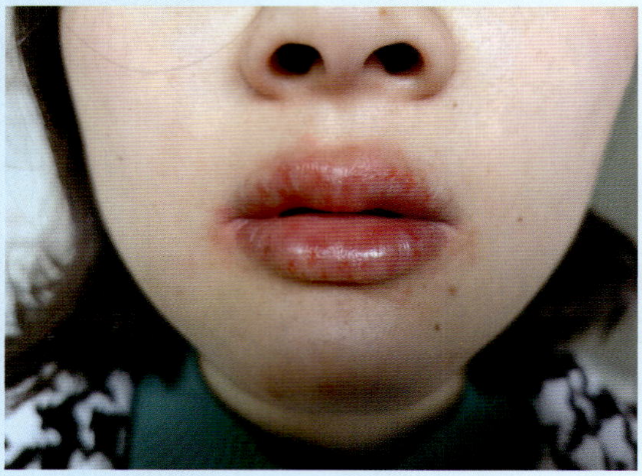

图 25-3-1 唇红区干燥、脱屑,部分区域有皲裂、结痂

【问题 1】此例患者的唇部皮损应诊断为什么疾病?

根据患者慢性病程,既往有舔唇习惯,皮损表现为唇红区干燥、脱屑、皲裂及结痂,斑贴试验阴性,可诊断为剥脱性唇炎(exfoliative cheilitis)。

知识点

剥脱性唇炎的诊断要点

1. 病史特点 本病呈慢性病程,病因不明,女性常见,常继发于舔唇等刺激后。

2. 临床表现 本病常始于下唇,渐累及上唇,但更易发生于下唇,唇红区表面干燥、脱屑、皲裂、结痂,伴有疼痛。

3. 鉴别诊断 需要与慢性日光性唇炎和慢性接触性唇炎鉴别,同时注意与扁平苔藓、盘状红斑狼疮等可发生于唇部的疾病鉴别。

4. 辅助检查 斑贴试验、自身免疫抗体(ANA、ENA 系列)测定、最小红斑量测定、组织病理学检查等有助于与相关疾病鉴别。

【问题 2】如何治疗剥脱性唇炎?

尽可能发现并去除可能的致病或加重因素。在配合氧化锌软膏或硼酸软膏滋润干燥的唇红区基础上,局部可配合外用中效或弱效糖皮质激素乳膏,也可选用非激素抗炎外用制剂如他克莫司软膏,糖皮质激素乳膏不宜长期使用。

第四节 包皮龟头炎

门诊病历摘要

患者,男,50 岁,包皮、龟头糜烂 3 日,伴疼痛。既往有类似病史。起病前患者无明确的药物服用史及特殊物品接触史。皮肤科检查:包皮过长,龟头、包皮见散在的糜烂面,大小不一,糜烂面基底红润,少量渗出,无明显分泌物,无水疱、大疱及新生物(图 25-4-1)。皮损区分泌物直接镜检:未查见真菌孢子和菌丝。分泌物涂片革兰氏染色:未查见细菌、菌丝、孢子及滴虫。

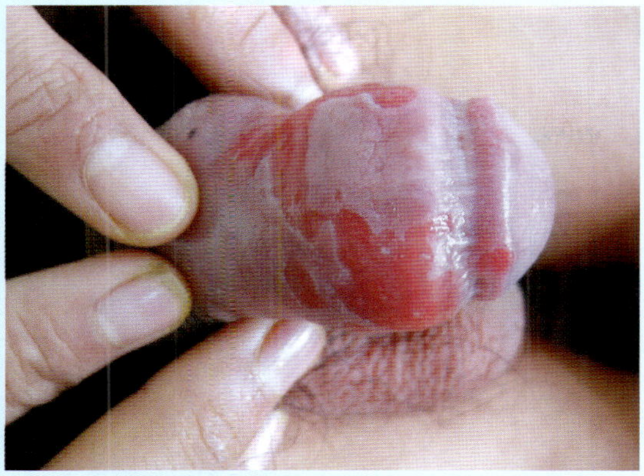

图 25-4-1　龟头、包皮散在的糜烂面，少量渗出

【问题 1】此例患者可诊断为什么疾病？

根据患者起病急、发病部位及皮损表现，可诊断为急性浅表性包皮龟头炎（balanoposthitis）。

知识点

包皮龟头炎的诊断要点

包皮龟头炎是指发生于包皮黏膜及龟头的炎症。其病因较多，如包皮过长、包皮垢刺激、局部物理因素刺激、感染因素（包括念珠菌、滴虫、阿米巴原虫）等。

1. 病史特点　急性发病，或慢性迁延反复；起病前无明确的药物服用史；亦无特殊物品接触史。

2. 体格检查　根据病因的不同，其临床表现及严重程度各异。可有包皮过长表现，龟头、包皮红斑、水肿，可伴水疱、脓疱、糜烂，上覆分泌物及痂；无大疱、新生物、溃疡。

3. 鉴别诊断　主要与固定性药疹（图 25-4-2）、浆细胞性龟头炎、干燥性闭塞性龟头炎鉴别，同时需与寻常型银屑病（图 25-4-3）、扁平苔藓（图 25-4-4）等系统疾病累及龟头、包皮鉴别。

4. 辅助检查　局部分泌物直接镜检、革兰氏染色及培养有助于找到病原体；组织病理检查对与浆细胞性龟头炎、干燥性闭塞性龟头炎等鉴别具有重要价值。

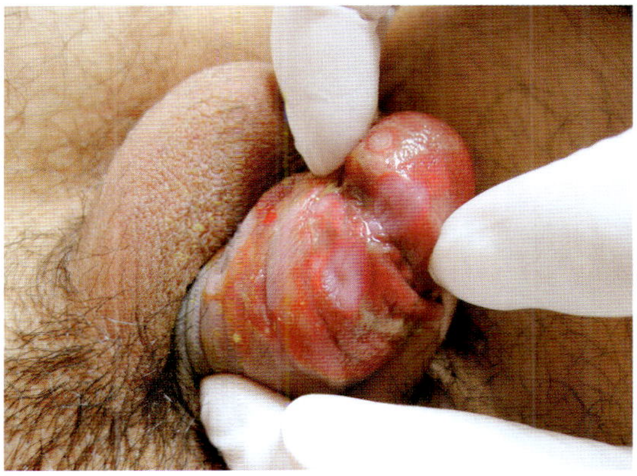

图 25-4-2　龟头、冠状沟散在的糜烂面，伴渗出和少量分泌物

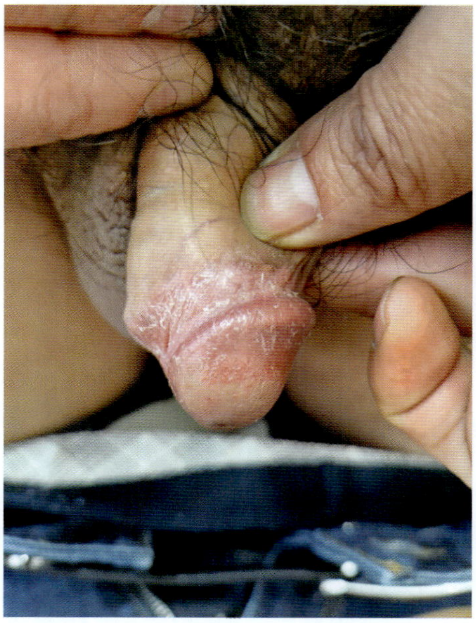

图 25-4-3 龟头、冠状沟及包皮暗红色斑片、丘疹，上覆鳞屑

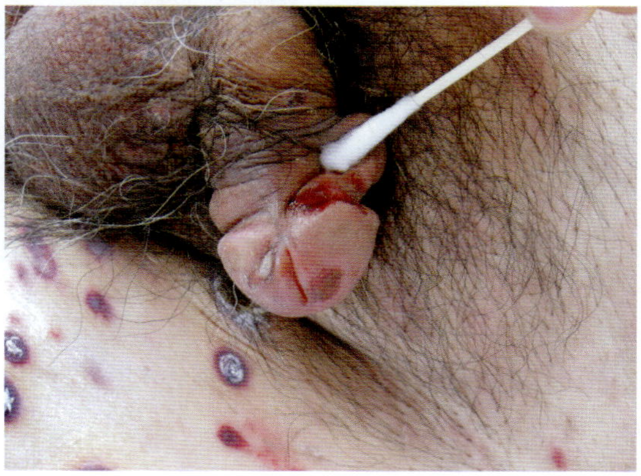

图 25-4-4 龟头、冠状沟及大腿根部紫红色斑疹、丘疹，部分表面见糜烂、渗出及痂

【问题 2】包皮龟头炎的局部治疗原则是什么？

避免刺激，控制炎症，防治感染。

知识点

包皮龟头炎治疗要点

1. 去除诱发因素，避免不良刺激 应提醒患者避免局部物理刺激，如局部使用碘酒、乙醇、洗涤剂等刺激物。

2. 外用药剂型选择 按照皮肤性病科外用药物的使用原则，结合包皮龟头部位的解剖学特点选择合适的剂型。如皮损糜烂渗出明显时，可进行湿敷。如皮损仅为轻微红斑，可仅用乳剂。酊剂和醑剂因具有刺激性，不适于包皮龟头炎的治疗。

3. 外用药类型选择 针对局部感染因素选择有效的药物控制感染。如为念珠菌性包皮龟头炎可使用制霉菌素等抗真菌药物乳膏；如有继发细菌感染，可用呋喃西林或高锰酸钾溶液湿敷，然后外用抗生素软膏。

4. 外用激素制剂的选择 排除感染因素后，如包皮龟头炎表现为红斑时，可仅给予外用激素乳膏治疗，应选用弱效的激素乳膏，并注意控制治疗疗程及时间，连续使用不宜超过 1 周。

第五节 皮脂腺异位症

门诊病历摘要 1

患者，女，23 岁，发现阴阜淡黄色小丘疹 1 年，无瘙痒、疼痛等不适。否认冶游史。皮肤科检查：阴阜有密集分布的帽针头至粟粒大小不等的淡黄色扁平小丘疹，表面光滑、无破溃，亦不融合（图 25-5-1）。醋酸白试验阴性。

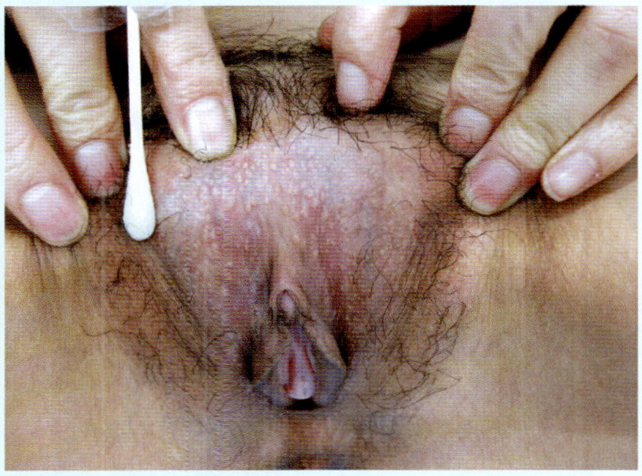

图 25-5-1　阴阜密集分布的帽针头至粟粒大小不等的淡黄色扁平小丘疹

【问题 1】此例患者的阴阜皮损应诊断为什么疾病？

此例患者具有典型的临床表现。根据发病部位及皮损表现，应诊断为皮脂腺异位症（fordyce disease）。

知识点

皮脂腺异位症的诊断要点

1. 病史特点　患者常无意中发现。常在青春期后发生，至成年期不再发展，男女均可发生。

2. 临床表现　一般无自觉症状，主要见于上唇唇红区，也可见于口腔内颊黏膜、女性的大阴唇及小阴唇、男性的包皮及冠状沟。皮损表现为帽针头大小的淡黄色或淡黄白色小丘疹十余个或数十个。在上唇的唇红区沿上唇走向大致呈线状排列，在女阴阴唇处或男性包皮处通常呈簇集性排列，皮损无触痛。

3. 鉴别诊断　有时需要与粟丘疹、阴茎珍珠样丘疹、尖锐湿疣等鉴别。

4. 辅助检查　醋酸白试验、组织病理学检查有助于鉴别。

【问题 2】临床上如何处理皮脂腺异位症？

皮脂腺异位症为良性皮损，除唇红区的皮损对患者本人外观有轻微影响外，无其他不适，对患者进行必要的解释即可，不需进行特殊治疗。如患者本人希望治疗，可在局部麻醉后，选用 CO_2 激光或电离子治疗。

第六节　珍珠状阴茎丘疹

门诊病历摘要

患者，男，20 岁，发现阴茎冠状沟成串小丘疹 1 周，无瘙痒、疼痛等不适。患者 1 周前无意中发现阴茎冠状沟区有成串排列的小丘疹，无自觉症状。否认冶游史。皮肤科检查：龟头冠状沟区可见帽针头大小的数十个淡红色小丘疹，表面光滑，簇集、线状排列，互不融合（图 25-6-1）。醋酸白试验阴性。

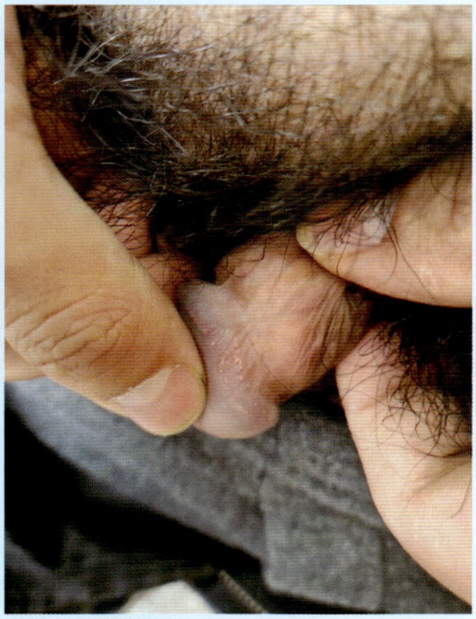

图 25-6-1 龟头冠状沟区帽针头大小的淡红色小丘疹

【问题 1】此例患者龟头冠状沟区的皮损应诊断为什么疾病?

此例患者具有典型的临床表现,根据病史、发病部位及皮损表现,应诊断为珍珠状阴茎丘疹(pearly penile papules)。

知识点

珍珠状阴茎丘疹的诊断要点

1. 病史特点 患者常无意中发现。多见于 20~40 岁的男性。

2. 临床表现 一般无自觉症状,主要位于阴茎龟头外缘邻近冠状沟区,有时少数皮损发生于包皮系带两侧。皮损表现为直径 0.5~1mm 的淡白色或淡红色、半透明丘疹,十余个或数十个,沿龟头外缘邻近冠状沟区排列成一行或数行,有时包皮系带两侧也有少数类似皮疹。丘疹互不融合,表面无破溃,质地中等偏硬且无触痛。

3. 鉴别诊断 有时需要与皮脂腺异位症、尖锐湿疣等鉴别。

4. 辅助检查 醋酸白试验、组织病理学检查有助于鉴别。

【问题 2】珍珠状阴茎丘疹应与哪些疾病进行鉴别诊断?

珍珠状阴茎丘疹需与皮脂腺异位症、尖锐湿疣等疾病进行鉴别诊断。参见皮脂腺异位症和尖锐湿疣的相关章节。

【问题 3】临床上如何处理珍珠状阴茎丘疹?

本病呈良性经过,不需进行特殊治疗。如患者本人希望治疗,可选用 CO_2 激光或电离子治疗。

第七节 女阴假性湿疣

门诊病历摘要

患者,女,26 岁,未婚。外阴密集小丘疹 3 日。患者 3 日前无意中发现小阴唇内侧有密集排列的小丘疹及绒毛状凸起,无自觉症状。患者有与其他男性发生性行为(未使用安全套)史,因担心为"性病"遂来就诊。

皮肤科检查：女阴小阴唇内面有多发性密集的鱼卵样淡红色小丘疹，间杂一些细绒毛状凸起（图 25-7-1）。皮损区无触痛，醋酸白试验阴性。

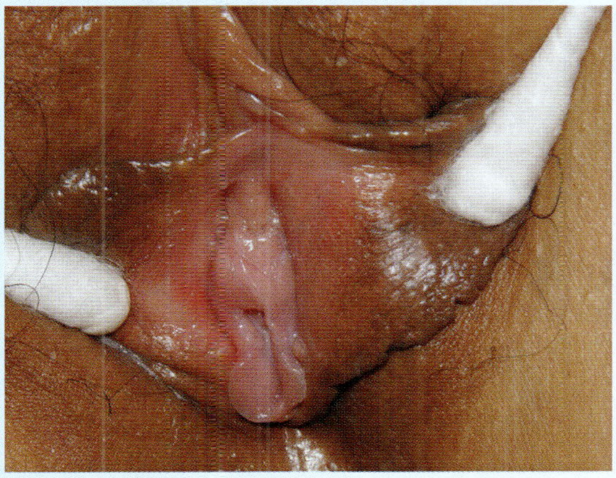

图 25-7-1　小阴唇内面细绒毛状凸起

【问题 1】此例患者的外阴处皮损应诊断为什么疾病？

根据病史、发病部位及皮损表现，应诊断为女阴假性湿疣（pseudocondyloma of vulvae）。

知识点

女阴假性湿疣的诊断要点

1. 病史特点　患者常无意中发现。多见于青中年女性。

2. 临床表现　一般无自觉症状，皮损主要位于女阴小阴唇内侧，有时也可见于尿道口周围。皮损表现群集性鱼卵样的淡白色或淡红色小丘疹，或呈群集性绒毛状凸起。小丘疹或绒毛状凸起常无融合。皮损表面无破溃，局部无触痛。

3. 鉴别诊断　有时需要与皮脂腺异位症、尖锐湿疣等鉴别

4. 辅助检查　醋酸白试验、组织病理学检查有助于鉴别。

【问题 2】女阴假性湿疣应与哪些疾病进行鉴别诊断？

女阴假性湿疣需与皮脂腺异位症、尖锐湿疣等疾病进行鉴别诊断。参见皮脂腺异位症和尖锐湿疣的相关章节。

【问题 3】临床上如何处理女阴假性湿疣？

本病呈良性经过，不需进行特殊治疗。如患者本人希望治疗，可选用 CO_2 激光或电离子治疗。

第八节　阴茎硬化性淋巴管炎

门诊病历摘要

患者，男，28 岁，发现阴茎冠状沟区条索状物 1 日，无瘙痒、疼痛等不适。起病前 2 日曾与女朋友有性接触史，否认不洁性生活史。皮肤科检查：阴茎体部近冠状沟区有一约 3cm 长、蚯蚓状的条索状物，表面呈半透明状，触诊呈软骨样硬度，可滑动，无触痛（图 25-8-1）。局部超声提示皮下低回声。

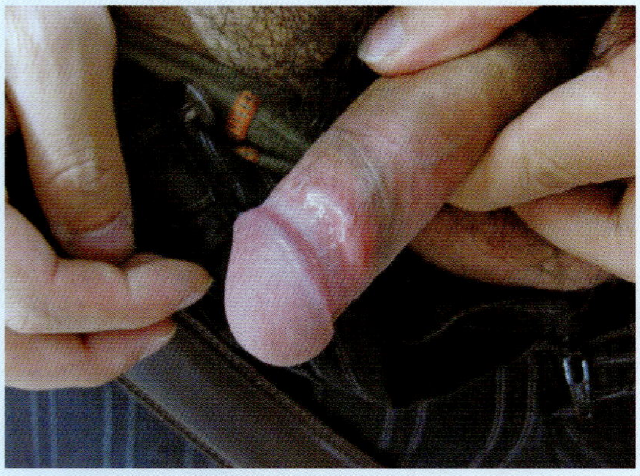

图 25-8-1　阴茎体部一约 3cm 长、蚯蚓状的条索状物，表面呈半透明状

【问题 1】此例患者龟头冠状区的皮损应诊断为什么疾病？

此例患者具有典型的临床表现。根据病史、发病部位及皮损表现，应诊断为阴茎硬化性淋巴管炎（sclerosing lymphangiitis of the penis）。

知识点

阴茎硬化性淋巴管炎的诊断要点

1. 病史特点　患者常无意中发现。多见于 30~40 岁的男性。

2. 临床表现　一般无自觉症状，偶感轻微疼痛。皮损主要位于阴茎龟头冠状沟区及相邻的包皮内面。皮损表现为弯曲似蚯蚓的条索状物，表面半透明，无红斑、糜烂；触诊呈软骨样硬度，可滑动，无触痛

3. 鉴别诊断　有时需要与阴茎中线囊肿、表皮囊肿等鉴别。

4. 辅助检查　组织病理学检查有助于鉴别。

【问题 2】临床上如何处理阴茎硬化性淋巴管炎？

阴茎硬化性淋巴管炎呈良性经过，大多有自限性，不需进行特殊处理。

（汪　宇）

第二十六章　良性皮肤肿瘤

2601

组织病理(图片)

第一节　疣　状　痣

门诊病历摘要

病例一：患者，男，14 岁，左耳前赘生物 14 年。患者左耳前出生时即有线状疣状赘生物，逐渐增多，无不适。皮肤科检查：左耳前浅褐色绿豆大小疣状赘生物，呈线状排列（图 26-1-1）。

病例二：患者，男，17 岁，右枕部及耳后赘生物 17 年。患者 17 年前出生时右枕部及耳后疣状赘生物，缓慢增多、增大，表面无糜烂、破溃，无自觉症状。皮肤科检查：右枕部及耳后皮色至浅褐色片状疣状赘生物，其上见数个蚕豆大小皮色丘疹，表面粗糙，触之质硬，呈单侧分布（图 26-1-2）。

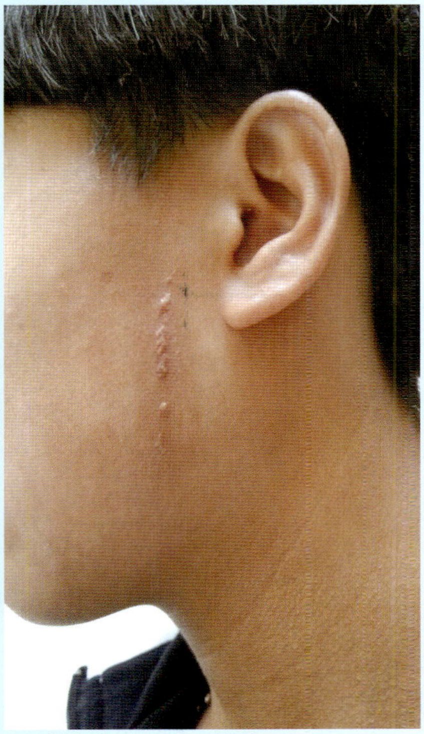

图 26-1-1　患者左耳前浅褐色线状分布疣状赘生物

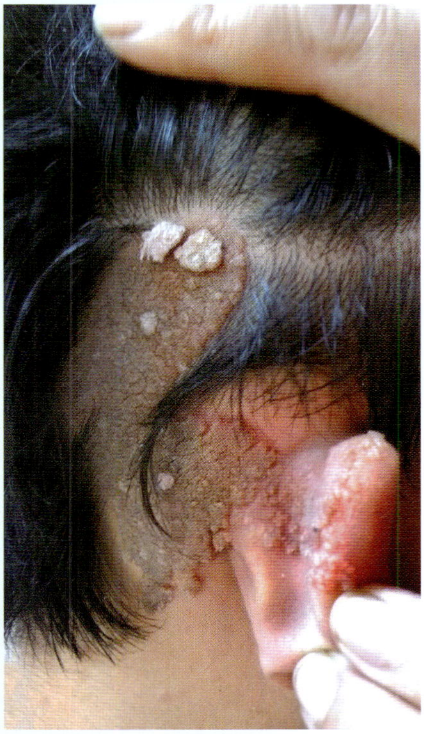

图 26-1-2　患者右枕部及耳后片状疣状赘生物

【问题 1】通过上述问诊和体格检查，应考虑什么疾病？

根据病史和皮疹特点，两例患者均诊断为疣状痣（verrucous nevus），又称“线状表皮痣”“疣状线状痣”。皮损常于婴幼儿期出现，偶尔青春期出现，男女均可发生。本病可分为三型：局限型、泛发型和炎症型。皮损为灰褐色至棕黑色丘疹，呈乳头状或疣状，一般质硬，发生于皱褶处因浸渍而质软。局限型常呈线状、条带状或斑片状，常单侧分布，也可双侧。若皮疹呈多发或泛发，甚至累及全身，呈旋涡状或弧形条纹，严重者如豪猪状，属于泛发型。炎症型疣状痣基底可见明显的炎症反应，皮疹发红，常伴瘙痒，表面覆有少量灰白色鳞屑。该两例患者均为局限型。

【问题 2】本病需要与哪些疾病进行鉴别诊断?

本病主要需与皮损为线状分布的疾病相鉴别，要点如下：

1. 线状苔藓 多在 5~15 岁发病，女性多于男性，肤色或粉红色圆形或多角形丘疹，迅速增多，群集后相互融合，呈连续或断续的线状排列。起病突然，进展迅速，常在几日或几周内达高峰。多无自觉症状，偶有瘙痒。常在 1 年内消退。

2. 线状汗孔角化症 婴儿期出现，或外伤后所致，皮损类似疣状痣，常单侧分布，可自愈。

3. 线状扁平苔藓 常见于儿童，下肢后侧多见，典型皮损为紫红色扁平丘疹连续或断续的线状排列，可见 Wickham 纹，瘙痒剧烈。有特征性组织病理学表现：基底细胞液化变性，真皮浅层淋巴、组织细胞带状浸润，无表皮角化不全。

4. 线状银屑病 有银白色鳞屑的红色丘疹、斑块，Auspitz 征阳性。有特征性组织病理学表现：表皮角化过度、角化不全，见 Munro 微脓肿，颗粒层减少或消失，棘层增厚，表皮突延长，真皮乳头毛细血管迂曲扩张。

【问题 3】什么检查能够帮助诊断疣状痣?

可以做皮肤活检，其组织病理学表现为表皮角化过度，棘层肥厚，表皮突延长，基底层色素增多，表皮呈乳头瘤样增生。部分病例可见灶性表皮松解性角化过度、柱状角化不全、棘松解性角化不良。在炎症型病例中，可见灶状角化不全及棘层海绵水肿，真皮浅层及血管周围少量炎症细胞浸润。

【问题 4】如何选择治疗方案?

1. 激光治疗 氩激光凝固疗法：皮损局限者可一次性凝固，皮损广泛可采用“回纹状”走形多次凝固法；CO_2 激光：主要用于质硬性皮疹；脉冲染料激光：主要用于炎症型疣状痣的治疗。

2. 手术治疗 皮损范围较小者可直接切除后缝合；皮损范围较大者，可行手术切除后植皮术；对于头皮的大面积损害，则可采用皮肤扩张器手术切除治疗。

3. 药物治疗 局部治疗：可选用 0.05%~0.1% 维 A 酸乳膏，连用 2~4 个月。对于炎症型皮疹外用卡泊三醇软膏，连用 8 周有效。全身治疗：口服阿维 A 酸初始剂量为 20mg/d，1 周后加量至 30mg/d，连用 2 个月，可能对泛发型病例有一定疗效。

病例一为左耳前线状皮损，可选择氩激光凝固疗法、CO_2 激光、手术切除或局部外用维 A 酸乳膏。

病例二为头皮片状损害，皮肤扩张器手术切除治疗效果更好。

疣状痣诊疗流程见图 26-1-3。

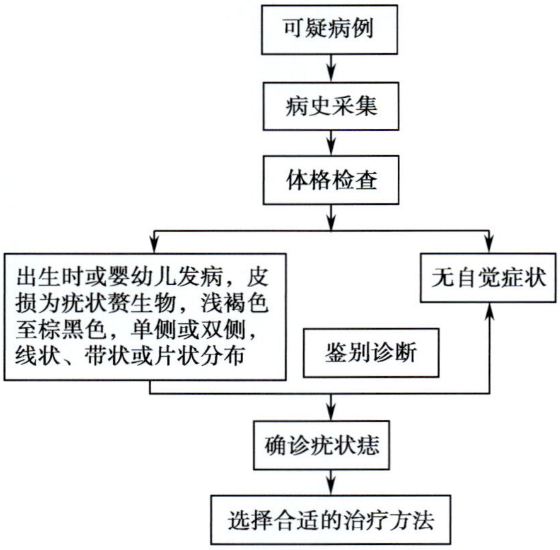

图 26-1-3 疣状痣诊疗流程

第二节 脂溢性角化病

门诊病历摘要

患者，女，38 岁，右胸部黑褐色丘疹 10 年。患者 10 年前右胸部出现两个黑褐色斑疹，逐渐增厚，近期明显瘙痒。既往体健。皮肤科检查：右胸部可见两个黑褐色丘疹，长径分别为 6mm 及 5mm，界限清楚（图 26-2-1）。

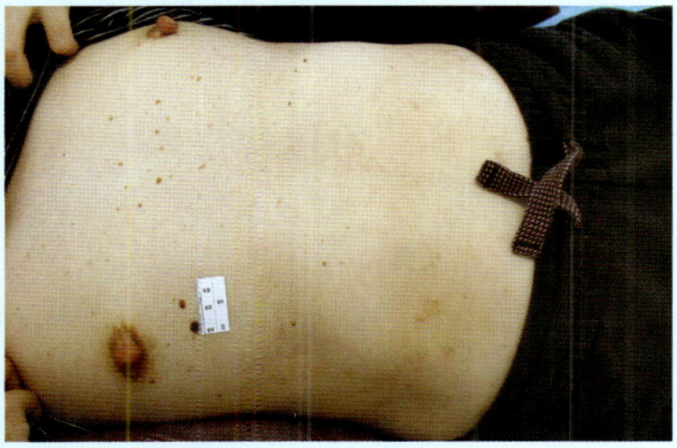

图 26-2-1　右胸部黑褐色丘疹

【问题 1】通过上述问诊和体格检查，应考虑什么疾病？

根据病史和皮疹特点，本例患者诊断脂溢性角化病（seborrheic keratosis，SK），又称“老年疣”“脂溢性疣”“基底细胞乳头状瘤”，为老年人最常见的良性表皮肿瘤，可能与日晒、慢性炎症刺激等有关。可发生于除口腔黏膜、手掌和足底之外的任何部位，好发于头面、手背及胸背等部位。初起皮损为一个或多个浅褐色斑疹或扁平丘疹，界限清楚，皮损可缓慢增大，颜色变深，数目增多，表面常覆有油腻性鳞屑。一般无自觉症状，呈良性经过，极少发生恶变。

知识点

脂溢性角化病的组织病理学特点

有棘层肥厚型、角化过度型、网状型（腺样型）、刺激型（激化型）、菌落型（巢状型）和色素型（黑素棘皮瘤）等类型。所有类型均有角化过度、棘层肥厚和乳头瘤样增生，其特点是瘤边界变平坦，且与两侧正常表皮位于同一平面上。增生的表皮中可见两型细胞：一种为棘细胞或鳞状细胞，与正常表皮中所见鳞状细胞相同；另一种为基底样细胞，类似表皮基底细胞，但较正常基底细胞为小，胞核相对较大，此种基底样细胞也是本病特点。

知识点

脂溢性角化病的重要反射式共聚焦显微镜特征

①表皮脑回样结构；②角蛋白充填的囊性包裹体；③角质层明亮的鹅卵石结构（色素性脂溢性角化病）；④表皮各层增厚，真皮浅层血管扩张充血。

【问题 2】脂溢性角化病需要与哪些疾病相鉴别？

1. 扁平疣　由人乳头瘤病毒感染皮肤导致，青少年突然发病，多为 2~5mm 大小的扁平丘疹，肤色或淡褐色，表面光滑，可因搔抓造成自身接种形成沿抓痕分布的皮疹，好发于面部与手背，多数患者在 2~3 年内自行消退。

2. 获得性痣细胞痣　多发生于儿童或青春期，可见于身体任何部位，皮损为斑疹、丘疹，呈乳头瘤状、疣状或有蒂，黄褐色、黑色、蓝色、紫色或肤色。

3. 日光性角化病　老年人曝光部位红斑或角化性丘疹，上有黏着性鳞屑。

4. 色素型基底细胞癌　老年人曝光部位黑色结节，缓慢扩大，中央溃疡，周围绕以珍珠样卷曲边缘。

5. 汗管瘤　女性下眼睑肤色或淡黄色丘疹，表面光滑，质软，直径 1~2mm，亦可见于面颊、腋窝及外阴部。

【问题 3】脂溢性角化病如何治疗？

一般不需治疗，可用冷冻、CO_2 激光治疗。因电灼易形成瘢痕，应避免。诊断可疑时应取皮损做组织病理检查。

第三节　角化棘皮瘤

门诊病历摘要

患者，女，80 岁，鼻梁右侧丘疹 4 个月，破溃 3 个月。患者 4 个月前鼻梁右侧出现结节，逐渐增大，3 个月前出现破溃，无红肿，流脓等不适。既往体健。皮肤科检查：鼻梁右侧一半球形丘疹，直径约 8mm，中央角化，质地坚实（图 26-3-1）

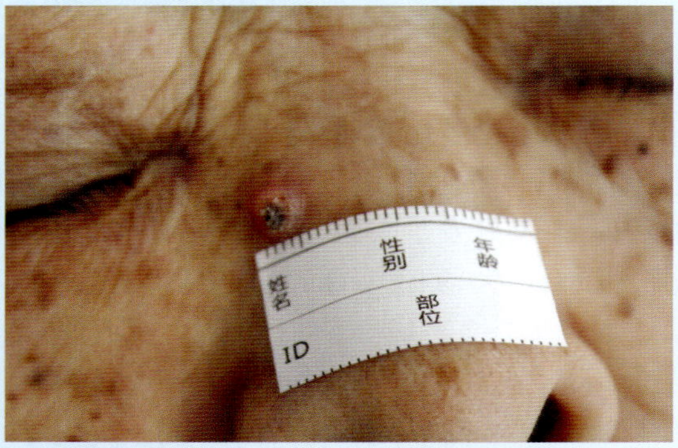

图 26-3-1　鼻梁右侧半球形丘疹，中央角化

【问题 1】通过上述问诊和体格检查，应考虑什么疾病？

根据病史和皮疹特点，本例患者应考虑诊断角化棘皮瘤（keratoacanthoma）（单发型）。

思路：中老年人、日光暴露部位皮损为角化棘皮瘤的发病特点之一。皮肤科检查时注意皮损是否呈角化棘皮瘤的典型特征。

知识点

角化棘皮瘤的临床表现及分型

临床可分为 3 型：

（1）单发型：最常见，多见于中老年人，主要发生于暴露部位；开始为肤色或红色小丘疹，渐增大为坚实半球形结节，中央充满角质，除去角栓后呈火山口状，界限清楚。通常在数周内直径达 1~2cm 或更大，半年内自行消退，留有轻度凹陷的萎缩性瘢痕。

（2）多发型：不常见，通常在 20~30 岁发病，男性较多，有时有家族史，呈常染色体显性遗传，可发生于全身各部位；损害在临床和组织学上与单发型相似。

（3）发疹型：罕见，皮疹泛发，开始为红色坚实小丘疹，顶端有细小鳞屑，在 2~8 周内丘疹迅速增大为中央有角栓的半球形结节，直径很少超过 2cm。当皮损达到最大限度时，一般维持 2~8 周，以后则慢慢消退是本病特征。

【问题 2】什么检查能够帮助诊断？

皮肤镜有助于角化棘皮瘤诊断。其特征性表现为中心呈“火山口”样的溃疡面，周围有象牙白色无结构区域和大量迂曲盘绕的血管，最外周为白色晕圈。

确诊需进行组织病理学检查。组织学表现为分化良好的角质形成细胞局限性增殖，损害的表皮出现多叶外生或内生囊肿样内陷，其内充满角质，两侧表皮则像口唇状伸展于凹陷两侧。肿瘤细胞体积增大，可见非典型的角质形成细胞。

知识点

角化棘皮瘤的鉴别诊断

本病需要与皮肤鳞状细胞癌、无色素黑素瘤、传染性软疣、梅克尔（Merkel）细胞癌、基底细胞癌、肥厚性扁平苔藓、异物反应、寻常疣、脂溢性角化病、皮角、结节性痒疹、表皮囊肿等相鉴别。

【问题3】选择什么治疗方案？

虽然角化棘皮瘤属良性，可自然消退，但因为临床与病理上与鳞状细胞癌鉴别无绝对可靠的指征，少数病例还有复发和恶化的危险，所以，如诊断可疑不能排除鳞状细胞癌时，仍应进行治疗。

单发型可采用外科切除；局部放疗及化疗也可选用。多发型因所造成破坏程度不同需个体化治疗。肿瘤较大而多时，若全身情况允许，可考虑系统化疗。系统使用阿维A或其他维A酸类药物是多发型角化棘皮瘤的一线治疗措施。

第四节　表皮囊肿

门诊病历摘要

患者，男，31岁，鼻梁右侧结节2年余。患者2年余前鼻梁右侧出现一皮肤颜色结节，无瘙痒等不适。既往体健，无类似疾病家族史。皮肤科检查：鼻梁右侧可见一黄豆大小皮肤颜色结节，质硬，无法推动（图26-4-1）。

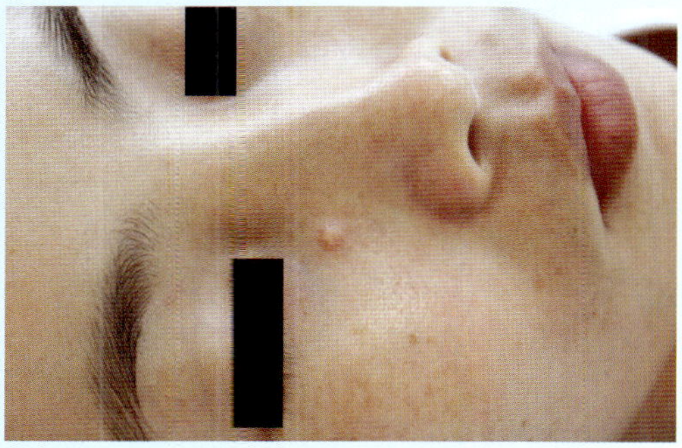

图26-4-1　鼻梁右侧黄豆大小肤色结节

【问题1】通过上述问诊和体格检查，应考虑什么疾病？如何治疗？

根据病史和皮疹特点，应考虑表皮囊肿（epidermal cyst）。此病是一种真皮内含有角质的囊肿，囊壁由表皮构成，好发于儿童和青年，生长缓慢，呈圆形隆起性结节，皮色，有弹性，直径在0.5~5cm，可移动，无自觉症状，可发生于任何部位，常单个或数个。如因外伤而将表皮或附属器上皮植入真皮所引起的表皮囊肿，可称为外伤性表皮囊肿，多发于掌跖。如需治疗，手术切除可治愈囊肿。

【问题2】表皮囊肿的鉴别诊断及主要确诊方法是什么？

表皮囊肿可发生于皮肤任何部位，但以面部、颈及躯干上部更为常见，主要与多发性脂囊瘤、脂肪瘤及神经纤维瘤病鉴别；主要行皮肤组织病理活检确诊，组织病理学通常为单房性球状囊肿，位于真皮内，囊壁为表皮样上皮，伴有颗粒层细胞，腔内充满板层状角化物，有时可见角化不全细胞。

知识点

皮肤囊肿的分类

皮肤囊肿主要分三种类型：

复层鳞状上皮：表皮囊肿、粟丘疹、毛根鞘囊肿、增生性表皮囊肿、脂囊瘤等；非复层鳞状上皮：汗囊瘤、皮肤纤毛囊瘤等；上皮缺如：黏液囊肿、腱鞘囊肿、皮肤化生性滑液囊肿等。

知识点

加德纳(Gardner)综合征

Gardner 综合征是一种具有多发性结肠息肉、骨瘤及软组织瘤三联征的常染色体显性遗传病。多个表皮囊肿的存在常提示 Gardner 综合征的可能，该病除皮肤囊肿外，患者还有结肠息肉病、颌骨骨瘤和小肠纤维瘤病等。

第五节　痣细胞痣

门诊病历摘要

患者，女，26 岁，右手腕伸侧米粒大小黑色丘疹 10 余年，颜色加深 2 余年。患者发现右手腕伸侧米粒大小黑色丘疹 10 余年，自觉颜色加深 2 余年，无明显增大，无瘙痒等不适。既往体健，无类似疾病家族史。皮肤科检查：右手腕伸侧米粒大小黑色丘疹，界限清楚(图 26-5-1)。

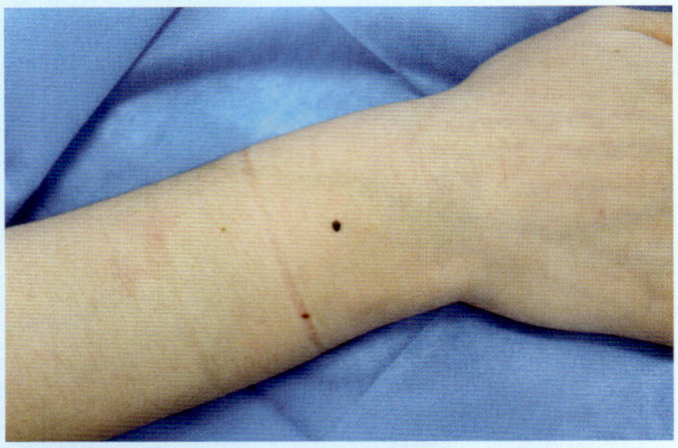

图 26-5-1　右手腕伸侧米粒大小黑色丘疹

【问题 1】通过上述问诊和体格检查，应考虑什么疾病？

根据病史和皮疹特点，应考虑后天性痣细胞痣(nevus cell nevus)，皮内痣(intradermal nevus)可能性大。

知识点

痣细胞痣的概念及分型

1. 痣细胞痣又称“色素痣(pigmented nevus)”，由神经嵴前体细胞分化而来，为人类最常见的良性皮肤肿瘤，属发育畸形，在黑素细胞在神经嵴到表皮的移动过程中，因偶然异常使黑素细胞局部聚集形成。

2. 根据在皮肤中的分布位置不同可分为交界痣(junctional nevus)、混合痣(compound nevus)和皮内痣三种类型。皮损为斑疹提示为交界痣，皮损为丘疹多为混合痣(图 26-5-2)，而乳头瘤样、半球状或带蒂的损害则几乎均为皮内痣(图 26-5-3)。

3. 根据发生时间，可分为先天性和后天性，前者出生时即可存在，后者常发生于 2 岁后。

4. 可发生于身体的任何部位。

5. 典型皮损为斑疹和丘疹，表面光滑，可有或无

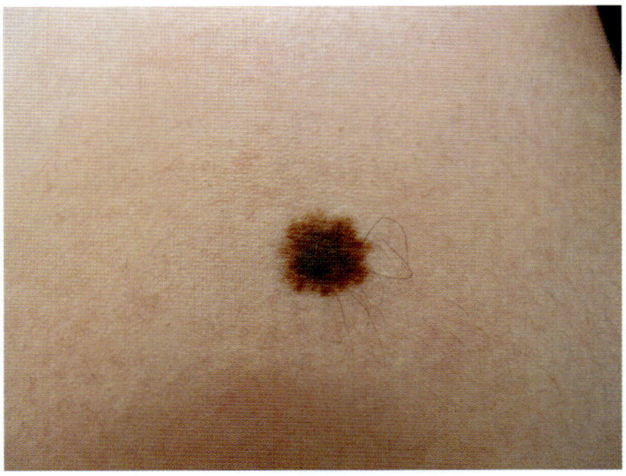

图 26-5-2　混合痣

毛发，有些先天性者可呈大面积乳头状隆起，表面被覆黑毛；因痣细胞内色素不同，皮损可呈棕色、褐色、蓝黑色或黑色，无色素损害多呈皮色。

6. 特殊类型

(1) 晕痣（halo nevus）（图 26-5-4）：好发于青壮年，褐色或黑褐色，稍隆起皮面，以周边绕以白色环状晕为特点。

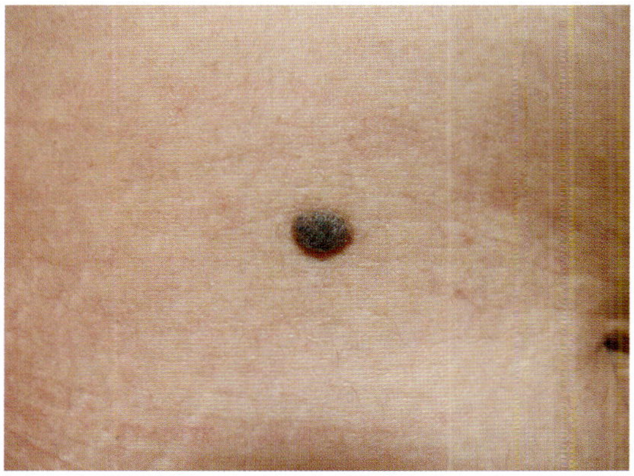

图 26-5-3　皮内痣

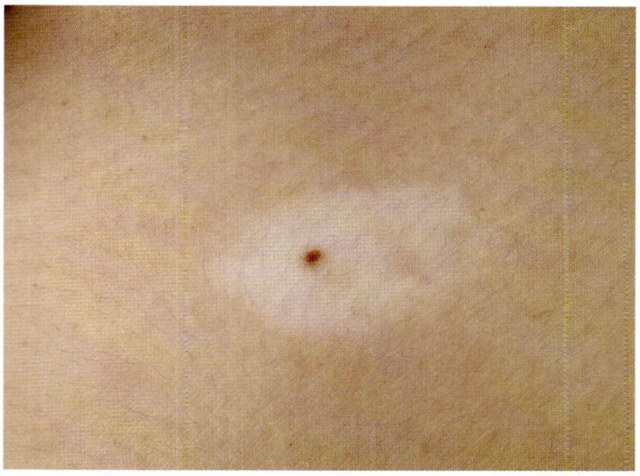

图 26-5-4　晕痣

(2) 幼年性黑素瘤（juvenile melanoma）：又称“Spitz 痣”（图 26-5-5）。常见于儿童，属混合痣的异型，为良性，单发淡红或棕红褐色的结节，好发于面部。

(3) 蓝痣（blue nevus）（图 26-5-6）：痣细胞位于真皮深部，为单发的境界清楚的蓝色结节。

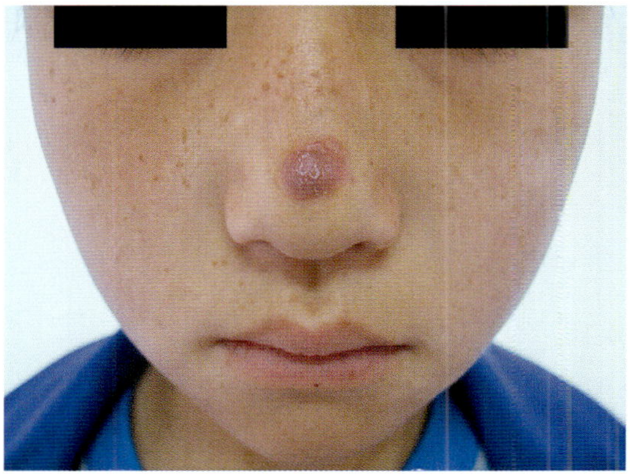

图 26-5-5　Spitz 痣

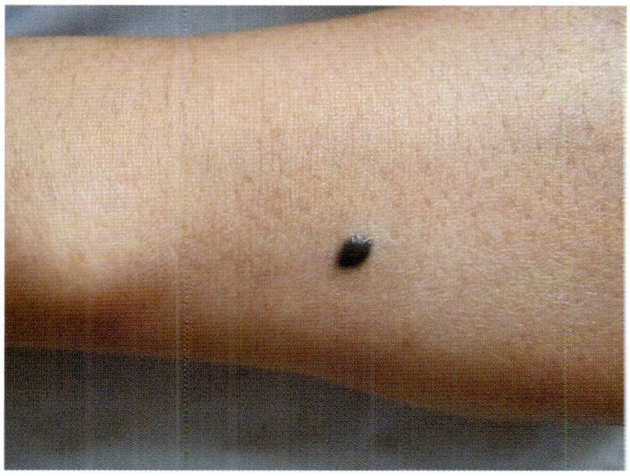

图 26-5-6　蓝痣

【问题 2】本例患者的鉴别诊断包括哪些疾病？

本例患者皮损为界限清楚的黑色斑疹，可与以下疾病相鉴别：

1. 雀斑（freckle）　儿童期即出现多发淡褐色斑点，直径 1~2mm，好发于面部和上背部，颜色随季节变化，紫外线强烈时颜色加深，秋冬季紫外线减弱，颜色变浅。组织病理为表皮内黑素含量增多，但黑素细胞数目并不增加。

2. 黑子（雀斑样痣，lentigo）　临床上与交界痣不能区别，组织病理为表皮基底层黑素细胞增加，但不成巢。

3. 恶性雀斑样痣黑素瘤　是恶性黑素瘤的一个类型，初为黑褐色斑片，但边界不规则，多发生于老年人暴露部位，皮损缓慢发展，并出现结节，组织病理为表皮基底层黑素细胞出现异型性。

【问题 3】什么检查能够帮助诊断？

可以做皮肤活检，组织病理学上痣细胞形态各异，可含有色素，多排列成巢状。交界痣的痣细胞巢位于表皮下部或向下突入真皮，但仍可与表皮接触呈"滴落状"，细胞内含大量色素；混合痣的痣细胞巢见于表皮内和真皮内；皮内痣的痣细胞巢位于真皮内，其中真皮上部者呈巢状或条索状，常含中等量黑素，真皮中下部者以梭形细胞为主，排列成束，很少含黑素。

痣细胞痣皮肤镜下表现特征多样，以色素网结构最为常见。

【问题 4】如何选择治疗方案？

先天性痣细胞痣有发生黑素瘤的可能，一般以手术切除为好；发生于掌跖、腰部、腋窝、腹股沟等易摩擦部位的交界痣和混合痣亦应考虑手术切除；后天性痣细胞痣若出现恶变体征（如体积突然增大，颜色变黑，表面出现糜烂、出血、溃疡、肿胀，同时可自觉疼痛或瘙痒、周围出现卫星病灶等）应手术切除；某些后天性痣细胞痣发生于面部有碍美容，患者要求治疗时，应手术切除。

（梁燕华）

第六节 皮脂腺痣

门诊病历摘要

患者，男，20 岁，左侧头部黄褐色疣状肿块 20 年。患者出生时即发现左侧头部黄褐色丘疹，渐融合成疣状斑块，逐渐增大，无瘙痒等不适。既往体健，无类似疾病家族史。皮肤科检查：左侧头部黄褐色疣状肿块，界限清楚（图 26-6-1）。

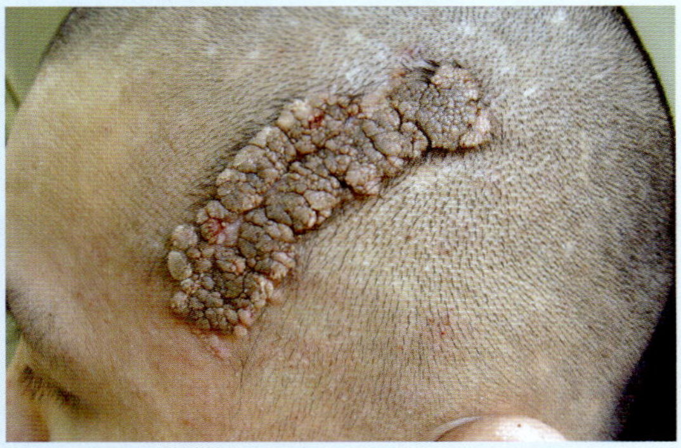

图 26-6-1 左侧头部黄褐色疣状肿块

【问题 1】通过上述问诊和体格检查，应该考虑什么疾病？

根据病史和皮疹特点，应该考虑皮脂腺痣（sebaceous nevus）。

知识点

皮脂腺痣的临床表现

皮脂腺痣又称"先天性皮脂腺增生""器官样痣"，是先天性局限性表皮发育异常，以皮脂腺增生为主要特点。本病常发生于出生时或婴幼儿期，最常见于头皮及面部，皮损呈圆形或卵圆形斑块或结节，淡黄或黄褐色，边界清楚，常为单个，偶见多发或泛发，泛发者可呈线状排列；头皮皮损处可部分或完全秃发。儿童期皮损隆起不明显，呈蜡样外观，缓慢增大；青春期皮损肥厚呈疣状，表面有密集乳头瘤样隆起；老年期皮损多呈结节状增生，质地坚实，可继发上皮或皮肤附属器肿瘤，多为良性肿瘤。如果皮脂腺痣上出现结节、破损，要警惕恶性倾向可能。大多数皮脂腺痣仅有皮肤损害，部分伴有癫痫、智力低下等神经系统异常者称为皮脂腺痣综合征。

【问题 2】什么检查能够帮助诊断？

皮肤活检有助于确诊皮脂腺痣。

知识点

皮脂腺痣的组织病理学特点

组织病理学上，儿童期表现为不完全分化的毛囊结构，类似胚胎期毛囊的未分化细胞索，皮脂腺发育不良，大小和数目减少；青春期真皮内可见大量成熟或近于成熟的皮脂腺，表皮呈疣状或乳头瘤样增生。在皮脂腺小叶下方的真皮深部或皮下脂肪内可见充分发育的顶泌汗腺，皮损后期有发生附件肿瘤的趋势。10%~15% 的病例发生基底细胞癌。

【问题 3】如何选择治疗方案？

皮损较小者可考虑用冷冻、电灼、激光等方法治疗，皮损较大者可手术切除或切除后植皮。

第七节　皮脂腺增生

门诊病历摘要

患者，女，65 岁，面部黄色丘疹 5 年。患者 5 年前面部出现黄色丘疹，无不适。既往体格健康，无家族性及遗传性疾病史，无药物过敏史及传染病史。皮肤科检查：面部可见散在黄色丘疹，中央稍凹陷，直径 3mm，界限清楚（图 26-7-1）。

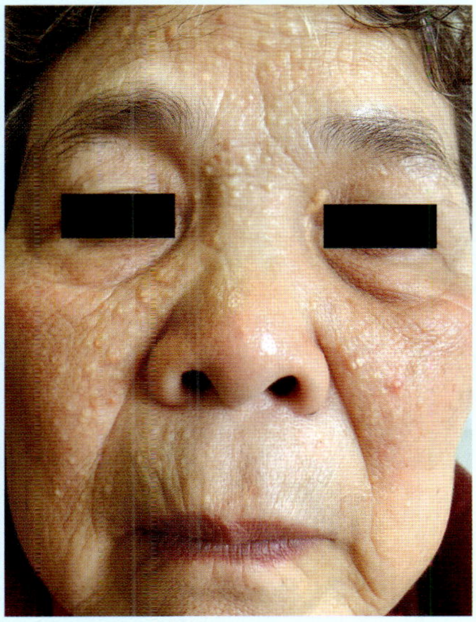

图 26-7-1　面部黄色丘疹

【问题 1】通过上述问诊和体格检查，应考虑什么疾病？

根据病史和皮疹特点，应考虑皮脂腺增生（sebaceous gland hyperplasia）。

知识点

皮脂腺增生的临床表现

皮脂腺增生是皮肤内正常皮脂腺增大所致，属于良性病变。本病分为早熟性皮脂腺增生和老年性皮脂腺增生。前者通常发病于青春期或二三十岁，好发于面部，特别是颈部，为 1~2mm 黄色丘疹，可簇集成片，个别皮损中央有脐凹；后者好发于额部及颊部，为散在分布黄色半球形隆起，有时呈分叶状，单个皮损比前者大，直径 2~3mm，质软，皮损中央常有脐凹。

【问题 2】什么检查能够帮助诊断？

可以做皮肤活检帮助确诊。

知识点

皮脂腺增生的组织病理学表现

皮脂腺增生组织病理学表现为多数皮损中有一个很大的皮脂腺，位置较浅，常与表面萎缩的表皮相连，中央有一个大的皮脂腺导管，此导管开口于表皮，即相当于皮损中央的脐凹，导管周围绕以成群的成熟皮脂腺小叶。如作连续切片，可见所有皮脂腺小叶均与导管相连。

【问题 3】如何选择治疗方案？

本病一般无自觉症状，无须治疗。如明显影响外貌，可行电灼、冷冻、激光或手术切除。

第八节　多发性脂囊瘤

门诊病历摘要

患者，男，17 岁，颈部多发囊肿 2 个月。2 个月前患者颈部出现囊肿，逐渐增多，轻度压痛。既往体健，无类似疾病家族史。皮肤科检查：颈部数个大小不等的皮肤颜色囊肿，表面光滑，质软，可移动（图 26-8-1）。

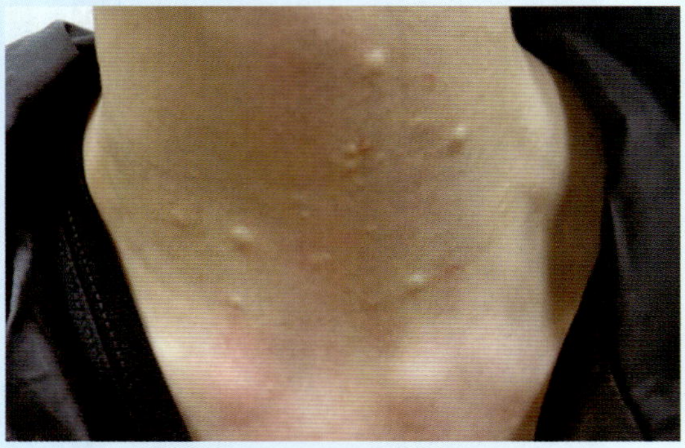

图 26-8-1　颈部多发囊肿

【问题 1】通过上述问诊和体格检查，应考虑什么疾病？

根据病史和皮疹特点，应考虑多发性脂囊瘤（steatocystoma multiplex）。

知识点

多发性脂囊瘤的临床表现

多发性脂囊瘤为皮脂腺开口处受阻而形成的潴留性囊肿，属常染色体显性遗传病，多在青春期后发病，以男性居多。好发于前胸、颈前，亦可见于上臂屈侧、腋窝、腹部、肩背部及外阴部，数个至数百个。直径数毫米至 2cm，稍高出皮面，中等硬度，呈肤色、淡蓝色或淡黄色，可移动，穿刺可见白色乳酪样物质排出，有时可见毛发。一般无自觉症状。如继发感染可伴疼痛，最后形成瘢痕。

【问题 2】什么检查能帮助诊断？

可以做皮肤活检，组织病理学表现为真皮内囊肿，囊壁衬以数层上皮细胞，部分衬以角化上皮细胞，皮脂腺小叶与囊壁相连或构成囊壁的一部分。

【问题 3】如何选择治疗方案？

无有效的治疗方法。可采用冷冻、CO_2 激光、火针等治疗，较大损害可手术切除。应注意将囊壁清除干净，以防复发。

（李智铭）

第九节　血管瘤与脉管畸形

一、婴儿血管瘤

门诊病历摘要

患儿，女，4 月龄。腹部红色斑块 4 个月。出生后发病，生长迅速。生后 1 个月时曾在当地医院就诊，诊断为“血管瘤”，建议随诊观察，近 2 个月仍有迅速生长。既往体健，否认家族史及遗传史，无药物过敏史。皮肤科检查：腹部可见约 3.0cm×2.5cm 大小的鲜红色质软斑块，隆起皮肤表面约 0.2cm，边界清楚，压之不褪色，无触痛（图 26-9-1）。

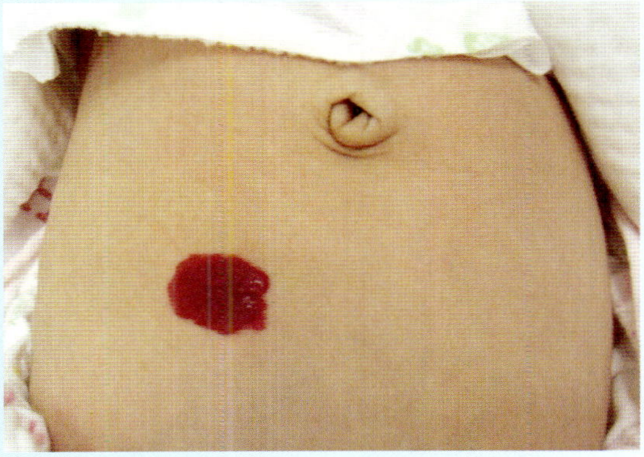

图 26-9-1　4 月龄女婴，腹部红色斑块

【问题 1】通过上述问诊，应考虑什么疾病？

患儿生后出现瘤体，生后 2 个月出现迅速生长，表现为红色草莓样质软斑块，边界清楚，压之不褪色（图 26-9-1），应首先考虑婴儿血管瘤（infantile hemangioma，IH）（浅表性）。

知识点

容易被误诊的婴儿血管瘤

早期的婴儿血管瘤需要和毛细血管畸形及先天性血管瘤鉴别。它们均表现为先天的血管性疾病。

鉴别：毛细血管畸形在早期和婴儿血管瘤表现相似，但随着年龄的增长，毛细血管畸形不会出现快速增殖，而婴儿血管瘤会迅速生长，明显突出皮肤表面或向皮下生长；先天性血管瘤生后即有，生后不再生长或快速消退。

【问题 2】通过皮损特点分析，应考虑什么疾病？

患儿皮损表现符合婴儿血管瘤（浅表性）的典型临床表现。

知识点

婴儿血管瘤的临床表现

1. 婴儿血管瘤是指由胚胎期间的血管组织增生形成的，以血管内皮细胞异常增生为特点，发生在皮肤和软组织的良性肿瘤。

2. 发病率为 4% 左右，生后几周内出现。女婴发病率为男婴的 3 倍多。

3. 根据肿瘤组织累及的深浅分为浅表性（图 26-9-1）、深在性（图 26-9-2）和混合性（图 26-9-3）。根据肿瘤组织形态分为局灶型（图 26-9-4）、节段型（图 26-9-5）、中间型（图 26-9-6）和多发型（图 26-9-7）。

4. 头颈部是最常受累的部位。浅表血管瘤起源于真皮浅层，鲜红色，增生期颜色加深，深在血管瘤位于真皮深层或皮下组织内，表面的皮肤隆起，正常颜色或透出蓝色。

5. 快速增殖期通常发生在生后 5.5~7.5 周，增殖期与它的亚型、深度无关。在生后 3 个月内的增殖期，瘤体大小可达到最终面积的 80%。早期增殖期后增殖变缓，6~9 个月为晚期增殖期。节段型血管瘤和深在性血管瘤增殖期可持续至 9~12 个月，少数患儿甚至增殖期持续至生后 24 个月。

6. 瘤体增殖期后，会进入数月至数年的相对稳定期，最终在几年后逐渐消退。开始消退时皮损由鲜红色转变为暗紫色，最后呈花斑状，多数患儿消退后不留痕迹，少数患儿可残存瘢痕、萎缩、色素减退、毛细血管扩张或皮肤松弛。

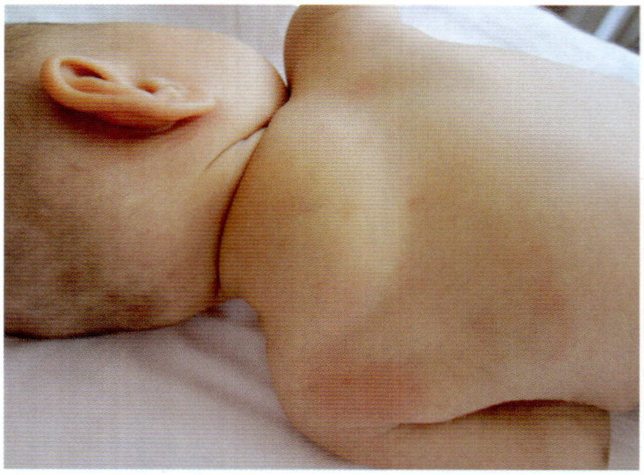

图 26-9-2 6 月龄女婴，背部范围约 3.0cm × 2.5cm 大小的淡青色质软肿物，表面欠光滑

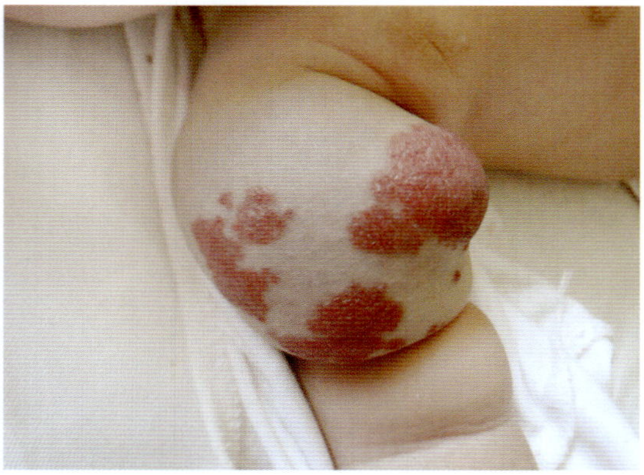

图 26-9-3 5 月龄女婴，右上臂淡青色大小约 7.5cm × 6.0cm × 2.8cm（厚度）肿物，其上多处紫红色斑块

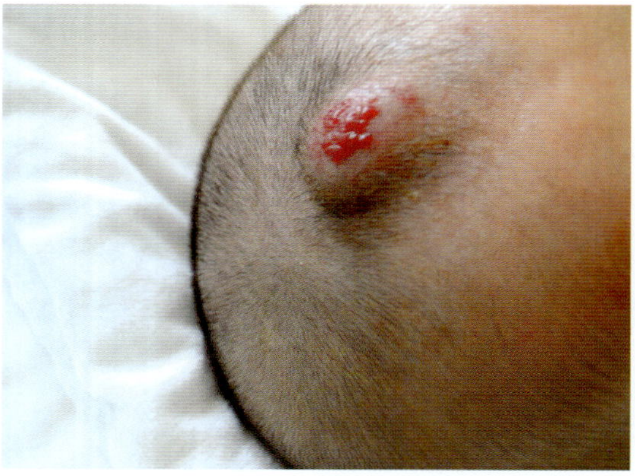

图 26-9-4 4 月龄男婴，前囟直径约 3.0cm 大小局灶性淡青色质软肿物，明显隆起皮肤表面，表面可见红色瘤体

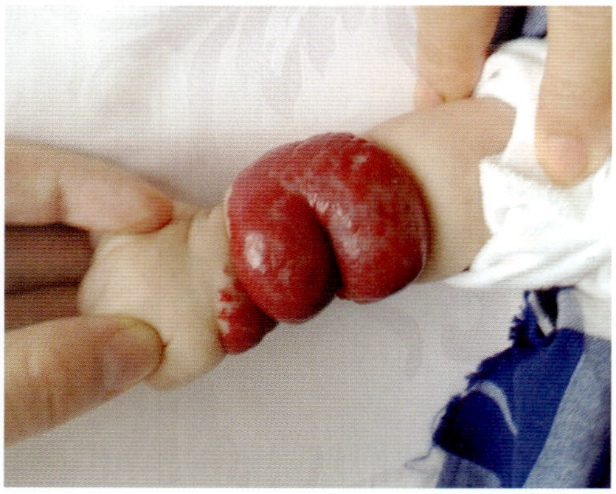

图 26-9-5 2 月龄女婴，右前臂肘部至手背节段性大片红色质软瘤体，表面欠光滑，无破溃

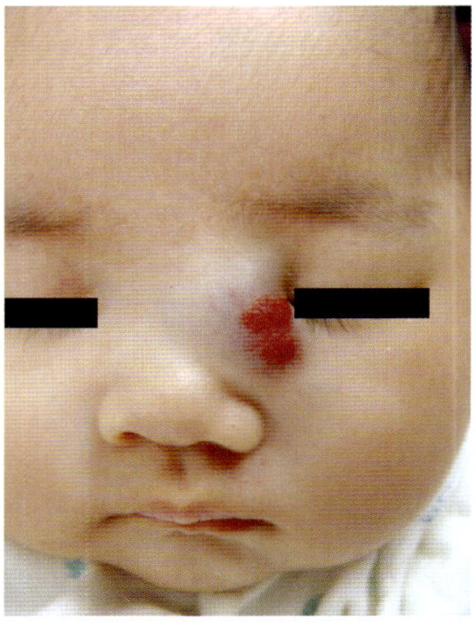

图 26-9-6　2 月龄女婴，左眼内侧青色质软肿物，表面可见红色草莓状斑块

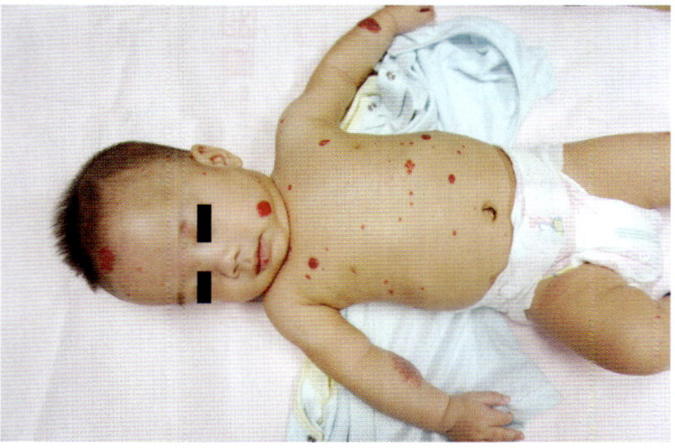

图 26-9-7　10 月龄男婴，全身弥漫数十个大小不一的红色质软瘤体

【问题 3】最终可确诊为什么疾病？

患者生后发病，皮损为质软红色斑块，生后出现快速增殖期。局部超声：腹部皮肤层瘤体，血供丰富。可确诊婴儿血管瘤（浅表性）。

【问题 4】如何选择治疗药物？

本患儿可以采取局部外用 β 受体阻滞剂、脉冲染料激光等方法治疗。

【问题 5】如何做好患者的随访工作？

患者应定期门诊随诊，了解瘤体生长及消退情况。

住院病历摘要

患儿，女，3 月龄。右面部鲜红色质软瘤体 3 个月。患儿生后即见右面部直径 3cm 大小的红色斑片，生后 1 个月瘤体迅速生长，局部按压瘤体时患儿未出现哭闹，瘤体表面亦未见汗液增多现象。曾在当地医院进行血小板检查，未见血小板降低。由于瘤体生长迅速就诊。发病以来，患儿精神食欲好，睡眠佳，大小便正常。患儿为足月顺产，生后无窒息，新生儿期体健。智力和体格发育如正常同龄儿。按计划接种卡介苗，否认肝炎、结核接触史。既往无反复感染史，否认食物及药物过敏史。皮肤科检查：全身皮肤未见出血点。右面部可见约 6.0cm×4.5cm 大小的鲜红色质软瘤体，隆起皮肤表面约 3cm，压之不褪色（图 26-9-8）。右下眼睑受累，右眼裂明显小于对侧。

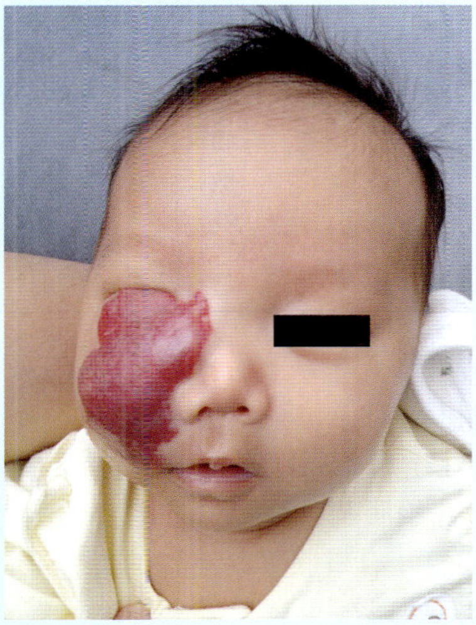

图 26-9-8　右侧面部鲜红色质软瘤体，表面颜色鲜红，明显突出皮肤，右下眼睑受累，右眼不能正常睁开

【问题 1】通过上述问诊，应考虑什么疾病？

患儿生后发病，瘤体迅速生长，表现为皮下质软瘤体，表面可见红色草莓样斑块（图 26-9-8），应考虑婴儿血管瘤（混合性）。

【问题 2】通过皮损特点分析，应考虑什么疾病？

患儿皮损符合婴儿血管瘤（混合性）的典型临床表现。

【问题 3】最终可确诊为什么疾病？

进行局部超声检查，了解瘤体范围及血供情况。根据患者生后发病，瘤体生长迅速。皮损为质软的鲜红色瘤体，生后 1 个月出现快速增殖期，局部超声结果提示为右面部皮肤及皮下脂肪层瘤体，血供丰富，可确诊婴儿血管瘤（混合性）。

【问题 4】患者下一步应当如何处理？

1. 需要完善血尿便常规、全血生化、甲状腺功能、心电图、心脏超声、腹部超声、瘤体局部超声等相关检查。同时进行心电监测，了解基础心率、血压。

2. 若无口服普萘洛尔禁忌证，则开始予普萘洛尔 0.75~1mg/(kg·d)，分 2 次口服。每次服药后 1 小时、2 小时测血压、心率、血糖，观察患儿精神反应、睡眠，是否有腹泻、手足发凉等。观察 1~2 日后如没有异常，则普萘洛尔剂量增至 1.5~2mg/(kg·d)，观察指标同前。

知识点

血管瘤风险等级

血管瘤的风险等级及分级依据见表 26-9-1。

表 26-9-1　血管瘤的风险等级及分级依据

风险特征	分级依据
高风险	
节段性血管瘤 >5cm（面部）	伴随结构异常（PHACE 综合征）、瘢痕、眼 / 气道受累
节段性血管瘤 >5cm（腰骶部、会阴区）	伴随结构异常（腰部）、溃疡
非节段性大面积血管瘤——面部（厚度达真皮或皮下，或明显隆起皮肤表面）	组织变形、有形成永久瘢痕 / 毁形性风险
早期有白色色素减退的血管瘤	溃疡形成的标志
面中部血管瘤	高度存在毁形性损害的风险
眼周、鼻周及口周血管瘤	功能损害、毁形性损害风险
中度风险	
面部两侧、头皮、手、足血管瘤	毁形性风险、较低的功能受损风险
躯体皱褶部位血管瘤（颈、会阴、腋下）	高度形成溃疡的风险
节段性血管瘤 >5cm（躯干、四肢）	溃疡形成风险、皮肤永久的残留物
低风险	
躯干、四肢（不明显）	低度风险的毁形性损害和功能损害

【问题 5】如何选择药物及治疗时机？

对于增殖期的高风险血管瘤，应该在生后 4 周即开始用药，如果瘤体生长过快，严重影响功能及美观，则新生儿期也可以用药，但需要从低剂量开始服药，缓慢加量，严密监测生命体征。目前国内外已将普萘洛尔作为治疗婴儿血管瘤的一线药物。如果患儿有口服普萘洛尔的禁忌证，则口服糖皮质激素治疗。

【问题 6】婴儿血管瘤的并发症如何处理？

婴儿血管瘤的并发症主要有溃疡、毁形性损害及受累组织或器官的功能受损。对于溃疡性血管瘤，应在口服普萘洛尔的基础上，局部对症处理。而对于已经发生的毁形性损害或受累组织 / 器官的功能受损，应请会诊或转至相关科室诊治。

知识点

婴儿血管瘤的常见并发症

1. 溃疡　溃疡是婴儿血管瘤最常见的并发症，多发生于大的、节段型血管瘤，混合性血管瘤，位于颈部、肛门与外生殖器周围及唇部的婴儿血管瘤。容易形成溃疡的瘤体在早期有一定的特征，如早生后 2~3 个月瘤体表面出现灰白色，则将来发生溃疡的概率增高。局部摩擦和潮湿也是引起溃疡的重要因素。治疗原则是局部对症治疗和护理，促进溃疡面的愈合，预防感染和减轻疼痛。

2. 瘢痕　少数血管瘤消退后可形成瘢痕，影响美观。

3. 功能损害　发生于眼周、唇部、鼻部、气道等部位的巨大血管瘤，可引起视力损害、进食困难、通气困难等。位于这些部位的瘤体应该密切监测。

4. 系统并发症　弥漫性肝脏血管瘤常常存在高输出性心力衰竭的风险，全身多发血管瘤可出现脱碘酶表达导致的甲状腺功能减退，需进行超声心动图、甲状腺功能等检查。

【问题 7】恢复到什么程度可以出院？

出院标准：患儿服用普萘洛尔后，一般情况好，监测心率、血压、血糖未见明显异常，即可出院。出院后指导家长继续口服普萘洛尔，监测心率、血压、血糖，定期门诊复诊。服药疗程应根据患儿年龄、瘤体消退情况综合决定。目前，国内指南建议服药时间 >1 年或患儿年龄 >15 月龄且瘤体基本消退方可停药。

【问题 8】如何做好患者的随访工作？

出院后应每隔 4~8 周复诊 1 次，定期复查全血生化、心电图、心脏超声评估服药的安全性；复查局部超声了解瘤体消退情况。停药后，每 3~6 个月复诊 1 次，了解瘤体有无反弹性生长，必要时可再次口服普萘洛尔治疗。

二、脉管畸形

（一）毛细血管畸形

门诊病历摘要

患儿，女，5 岁，右面部暗红色充血性斑片 5 年。生后即有，逐渐增大（图 26-9-9）。患儿 2 岁时在当地医院就诊，诊断为“鲜红斑痣”，给予激光治疗 2 次，每月 1 次。治疗后皮损颜色略变浅，但未达到满意效果。近 1 年患儿家长发现皮损颜色加深。皮肤科检查：右面部至面中线部位可见约 7cm×5cm 大小的暗红色充血性斑片，皮损边界清楚，边缘不规则，压之可褪色（图 26-9-9）。右眼睑内侧、鼻部和唇上部受累，唇内侧黏膜及口腔黏膜未受累。

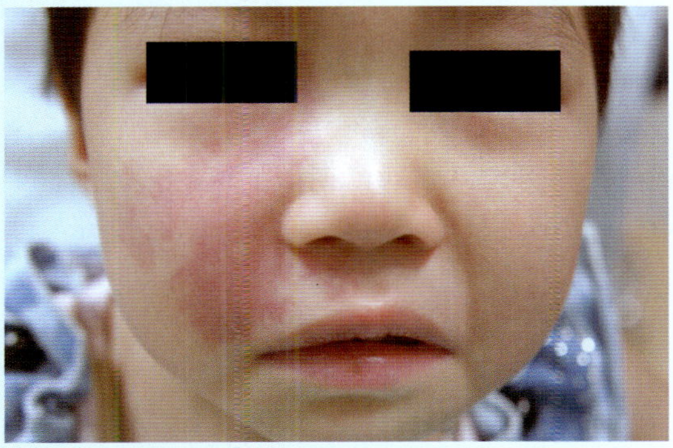

图 26-9-9　右侧面部境界清楚暗红色充血性斑片

【问题 1】通过上述问诊，应考虑什么疾病？

皮疹生后即有，表现为充血性斑片，随年龄增长逐渐增大，首先考虑毛细血管畸形（鲜红斑痣，nevus flammeus）。除此之外，如果 6 个月以内的患儿就诊，应注意有无婴儿血管瘤可能。

知识点

容易被误诊的早期毛细血管畸形

如果初诊时患儿年龄小，皮损表现为红色充血性斑片，容易误诊为浅表性婴儿血管瘤。

【问题2】通过皮损特点分析，应考虑什么疾病？

患儿皮损符合鲜红斑痣（毛细血管畸形）的典型临床表现。

知识点

毛细血管畸形的临床表现

该病包括鲜红斑痣（或称葡萄酒痣）及鲑鱼色斑（或称天使吻斑、鹤啄斑）。

1. 鲜红斑痣　在新生儿的发病率为0.1%~2%，皮疹多在生后即可出现，大部分不会自然消退。

鲜红斑痣出生后即可发现。面部最容易受累，皮损沿三叉神经支配范围分布，大部分皮损累及一侧面颊，皮损颜色可由淡粉色到紫红色不等；受累面积也可由数平方毫米至数十平方厘米不等，且与体表面积的比例保持不变。

随年龄的增长，面部鲜红斑痣颜色多逐渐加重，且倾向于有增生样表现，皮损逐渐增厚，斑片逐渐变为斑块，甚至有结节样皮损出现。

该病最常见的并发症为斯德奇-韦伯（Sturge-Weber）综合征，表现为眼部损伤、单侧面部鲜红斑痣、脑软膜血管畸形。患者会出现与神经、眼部受累相关的症状，如单侧抽搐、青光眼等。

2. 鲑鱼色斑（图26-9-10）　各种族的发病率为20%~60%。一半以上在出生后1年内可消退。

鲑鱼色斑多表现为界限不太规则或清晰的淡粉红色斑片，有时可观察到较细的毛细血管扩张。常见部位包括枕后、额头、上眼睑、鼻尖、上唇等。面部出现的鲑鱼色斑多可在1年左右消退，但有时在婴幼儿哭闹、运动等情况下皮损可能复现。枕后部位的鲑鱼色斑多分布在枕后隆突和第五颈椎之间，大约有一半也可在1年左右消退，约一半可终生不变。

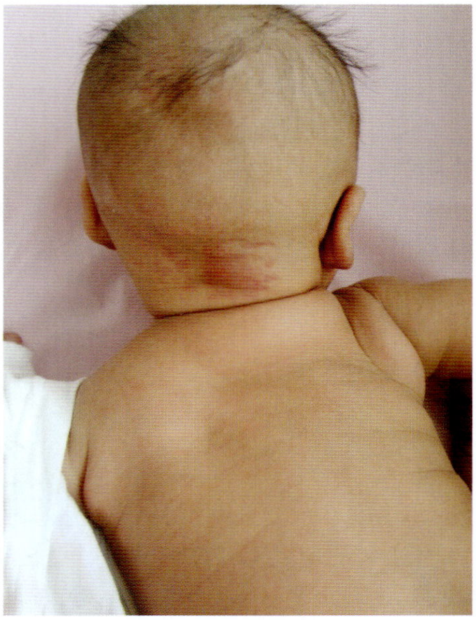

图26-9-10　枕后片状红斑，周围散在红色斑片

【问题3】最终可确诊为什么疾病？

根据病史及临床表现，可确诊鲜红斑痣。诊断依据如下：患者为慢性病程，生后发病，皮损为暗红色充血性斑片，压之褪色。未出现快速增殖期，皮损大小随年龄增长成比例增大。

知识点

毛细血管畸形的病因及发病机制

1. 病因及发病机制尚不清楚，有学者认为在胎儿板状丛发育期出现异常可导致此病。
2. 鲜红斑痣和鲑鱼色斑的病理表现相似，均表现为血管扩张，无血管内皮细胞增生。
3. 部分与*GNAQ*基因突变有关。

【问题4】如何选择治疗方法及时机?

鲜红斑痣的治疗主要为激光治疗,包括脉冲染料激光治疗、755nm 长脉宽激光、光动力学疗法等。鲜红斑痣应尽早治疗,否则皮损随年龄增长逐渐增厚,出现斑块、结节等。

【问题5】激光治疗后注意事项?

激光治疗后应注意防晒、预防感染,以免造成继发色素沉着或瘢痕。

(二)静脉畸形

门诊病历摘要

患儿,女,8岁,右肘部淡青色质软瘤体生后即有,逐渐增大。5年前曾在当地医院就诊,诊断为"海绵状血管瘤",未治疗。近1年其家长诉皮损仍有缓慢生长。皮肤科检查:右肘部可见大小约 2cm×2.5cm 的淡青色质软瘤体,边界较清楚(图 26-9-11),挤压瘤体后可缩小。

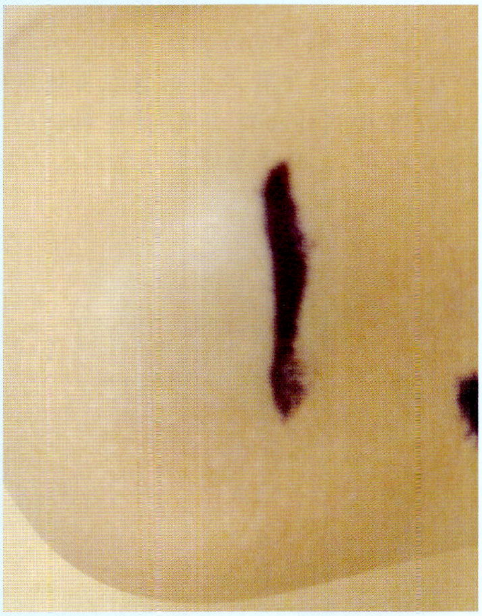

图 26-9-11　右肘部淡青色质软瘤体

【问题1】通过上述问诊,应考虑什么疾病?

皮损生后即有,表现为质地柔软的淡青色瘤体,随年龄增长逐渐增大,首先考虑静脉畸形(venous malformation)。还应注意有无深在性婴儿血管瘤可能。但婴儿血管瘤一般在1岁之内会有一个快速增殖期,之后逐渐消退,90%的患者在10岁前会自然消退,这点与本疾病不符合。

【问题2】通过皮损特点分析,应考虑什么疾病?

患儿皮损符合静脉畸形的典型临床表现。

知识点

静脉畸形的临床表现

1. 静脉畸形可发生在皮肤或黏膜的任何部位,表现为红色或紫红色圆形的质软瘤体。

2. 四肢最多见,其次是口腔颌面部。

3. 由于皮损内纤维组织含量不同,导致皮损的硬度不同,但大多数情况下,加压可以使皮损压缩。

4. 静脉畸形一般属于慢流速畸形,有时可伴有消耗性凝血障碍。静脉畸形有时可合并血栓静脉炎、钙化静脉石、局部多汗及局部压迫的症状。

【问题 3】最终可确诊为什么疾病?

患者为慢性病程,生后发病,皮损为可压缩性瘤体,质地柔软,未出现快速增殖期,皮损大小随年龄增长成比例增大。局部超声结果提示为右肘部皮下脂肪层扩张的静脉团块,血供丰富,可确诊静脉畸形。

【问题 4】如何选择治疗方法?

本病不易根除,治疗方法需针对不同特点的病灶,选择合适的治疗方法,获得外观和功能的良好改善。本病治疗方法包括局部约束、硬化剂注射、介入、栓塞、口服西罗莫司(雷帕霉素)或手术切除等。

【问题 5】如何做好患者的随访工作?

治疗后有一定的复发率,故应定期门诊随诊,可通过查体、影像学检查等了解瘤体恢复或复发情况。

(三) 浅表型淋巴管畸形

门诊病历摘要

患儿,女,9 岁,左肩部质硬斑块 9 年。生后即有,2 岁时曾在当地医院就诊,诊断为"淋巴管瘤",手术切除部分皮损,但病情并未缓解。近 2 年皮损处出现出血、清亮黏稠的液体渗出。既往体健。皮肤科检查:左肩部可见 8cm×6cm 大小的质硬斑块,表面可见密集分布的蛙卵样出血性丘疱疹,散在结痂及瘢痕(图 26-9-12)。无触痛。

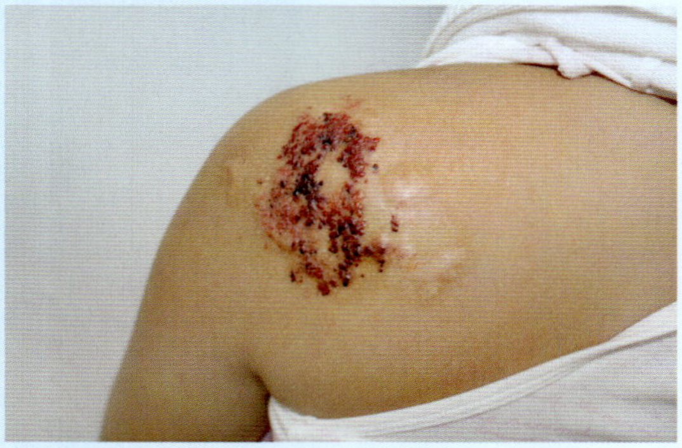

图 26-9-12 左肩部质硬斑块

【问题 1】通过上述问诊及皮损特点,应考虑什么疾病?

皮疹生后即有,曾局部手术治疗,但皮损仍在生长,并出现出血、清亮黏稠的淋巴液渗出。临床表现为质地较硬的皮色斑块,表面可见蛙卵样出血性丘疱疹,散在结痂及瘢痕(图 26-9-12)。首先考虑淋巴管畸形(lymphatic malformation,LM)。

【问题 2】最终可确诊为什么疾病?

患儿病理结果为真皮浅层淋巴管扩张,管壁为单层内皮细胞,部分管腔内可见红细胞,周围有少许淋巴细胞浸润。结合典型临床表现,可确诊为淋巴管畸形。

【问题 3】如何选择药物及治疗时机?

淋巴管畸形的治疗首要原则是修复或保留患者的功能及美容修复。需彻底评估患者功能损伤及外观畸形后选择合适的治疗方法。根据病灶特点选择治疗方法,包括硬化、手术、口服雷帕霉素或观察。

血管异常患儿诊疗流程见图 26-9-13。

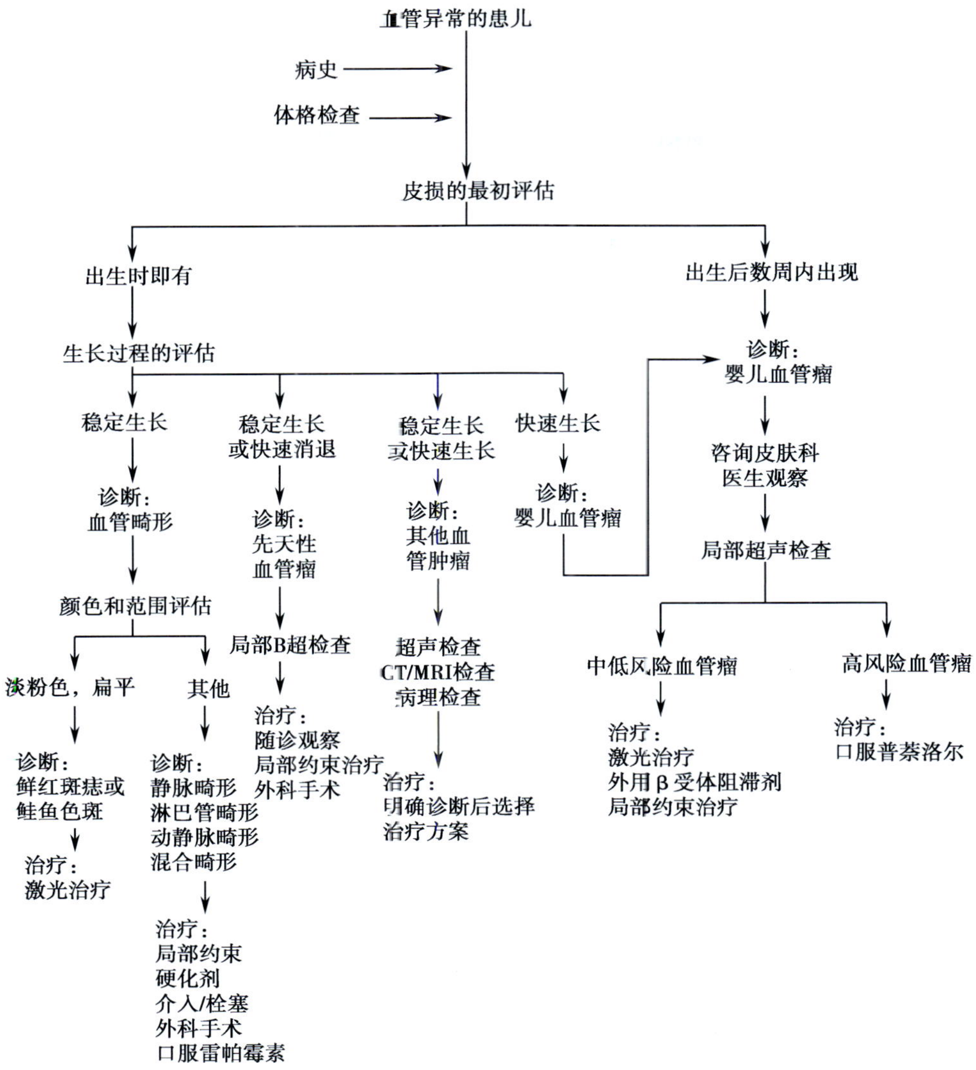

图 26-9-13　血管异常患儿诊疗流程

（马　琳）

第十节　瘢痕疙瘩

门诊病历摘要

患者，女，35 岁，前胸部淡红色瘢痕伴痒、痛 6 年。患者 6 年前胸部出现一个绿豆大小淡红色丘疹，后逐渐增大、伸展而成为一条哑铃状淡红色斑块样瘢痕，间断有瘙痒或刺痛感。曾至皮肤科专科门诊就诊，多次予醋酸曲安奈德注射液联合盐酸利多卡因注射液局部皮损内注射，治疗后皮损有所消退，后再复发，皮损较前增大，数目增多。皮肤科检查：前胸部可见哑铃状、淡红色瘢痕，高出皮面，质硬，边界清楚，周边可见数块淡粉色圆形、不规则形斑块，隆起（图 26-10-1）。

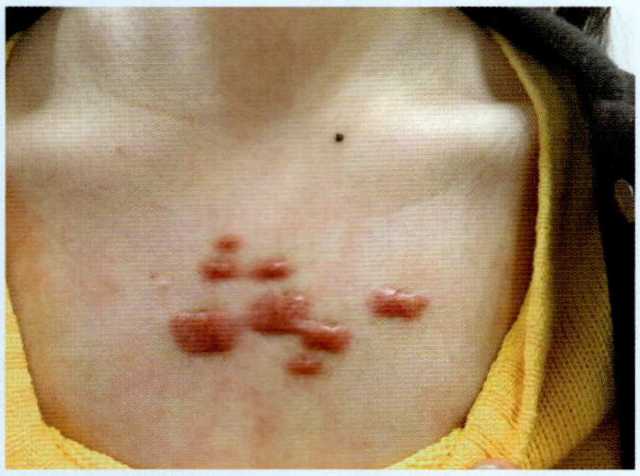

图 26-10-1　前胸部哑铃状淡红色瘢痕

【问题 1】通过上述病史分析，应首先考虑什么疾病？

患者青年女性，皮损位于前胸部，皮损特点为哑铃状、增生性瘢痕，高起于皮肤表面，伴有间断性痒、痛等表现，应初步诊断为瘢痕疙瘩（keloid）。

知识点

瘢痕疙瘩的临床表现

瘢痕疙瘩为机体皮肤在受到创伤或炎症后，以胶原为主的皮肤内结缔组织成分在真皮内过度积聚，超出了原有损伤的范围，是组织修复过度的结果，是一种良性皮肤肿瘤。

1. 好发年龄　常在青春期时或青春期后发病，无明显性别差异。

2. 好发部位　好发于前胸，也可见于颈、肩、耳、下肢等部位。一些患者的皮损还见于耳垂、耻骨上区、臀两侧、膝外侧等部位。

3. 皮肤损害　常表现为红色或红褐色、隆起性、质地坚实的斑块状瘢痕，可呈圆形、卵圆形或不规则形，表面有时可见毛细血管扩张，其边缘可呈蟹足状向外伸展，表面光滑发亮。

4. 自觉症状　患者常有刺痛、瘙痒或灼热感。

知识点

瘢痕疙瘩的诊断要点

目前瘢痕疙瘩的诊断标准主要是临床标准，一般应当符合以下条件：①肿块隆起于皮肤表面，坚硬，表面光滑发亮，界限欠规则，1 年内无退缩征象；②病变超过原始皮损范围，向周围正常皮肤发生浸润，呈蟹足状生长；③具有持续性生长、发红、疼痒等临床症状，无自愈倾向，不能自行消退；④单纯手术切除后极易复发，且复发范围可超过原瘢痕范围；⑤病理学检查证实瘢痕疙瘩组织内有胶原及基质成分大量沉积，成纤维细胞多，并有分裂相。

【问题 2】应注意与哪些皮肤病相鉴别？

瘢痕疙瘩应与以增生性瘢痕为主要表现的皮肤病相鉴别，如肥厚性瘢痕、慢性肉芽肿、皮肤隆突性纤维细胞肉瘤等相鉴别。

知识点

瘢痕疙瘩与肥厚性瘢痕的鉴别要点

肥厚性瘢痕又称“增殖性瘢痕”或“增生性瘢痕”，也表现为瘢痕显著增厚、局部有刺痒或刺痛症状。肥厚性瘢痕与瘢痕疙瘩均是皮肤损伤后真皮结缔组织修复反应过度的结果。两者虽有一定的临床相似性（瘢痕增厚伴局部有刺痒或刺痛症状），但也存在一些临床差异：

①发病诱因：瘢痕疙瘩发病诱因多样，可自发，也可在局部炎症后、手术后或外伤后发生；而肥厚性瘢痕发病诱因单一，均有明确的外伤、手术、烧伤或其他创伤史。②发病部位：瘢痕疙瘩有特定的好发部位，如胸骨前区、肩胛区、上背部肩峰区和上臂外侧等部位；而肥厚性瘢痕无特定的发病部位，仅与皮肤烧伤、创伤部位有关。③瘢痕范围：瘢痕疙瘩具有超出皮肤原有炎症或损伤范围、侵入周围正常组织的基本特点；而肥厚性瘢痕的范围基本局限于皮肤原有创伤或损伤的局域内。

【问题3】瘢痕疙瘩如何选择治疗方案？

早期皮损，可选用浅层X线放射治疗；或可选用复方倍他米松注射液、醋酸曲安奈德注射液或醋酸泼尼松龙注射液中的一种，配以局部浸润麻醉药物盐酸普鲁卡因注射液或盐酸利多卡因注射液进行瘢痕皮损内多点注射。外用治疗可选用硅凝胶瘢痕贴、积雪苷软膏、咪喹莫特软膏等。一般不主张手术切除，对关键部位的局限性瘢痕疙瘩，必须手术切除时，则术后需联合手术区浅层X线放射治疗或皮损内注射上述糖皮质激素，以防止术后瘢痕疙瘩复发。

知识点

治疗瘢痕疙瘩切忌单纯手术切除

单纯手术切除瘢痕疙瘩，复发率高，其原因可能是由于手术会刺激创面成纤维细胞异常分泌胶原蛋白。因此，临床上切忌单纯以手术切除的方式治疗瘢痕疙瘩。对于某些部位（如耳垂、胸前及肩胛区）的局限性瘢痕疙瘩，如考虑手术切除以改善患者外观时，术后需联合手术区浅层X线放射治疗、皮损内注射糖皮质激素制剂、加压治疗等多种方法进行综合治疗，以防止术后瘢痕疙瘩复发。

（李智铭）

第十一节　脂　肪　瘤

门诊病历摘要

患者，女，48岁，右下肢肿物10余年，无疼痒等不适。患者10余年前无明显诱因发现右下肢出现蚕豆大小的皮色肿物，质中，无疼痛等不适，未予重视。此后肿物逐渐增大至红枣大小。患者既往体健，个人史无特殊，否认接触史、食物药物过敏史。体格检查：生命体征平稳，心、肺、腹检查未见明显异常，浅表淋巴结无明显肿大。皮肤科检查：右下肢内侧1个2~3cm大小隆起皮面圆形肤色肿物，表面皮肤正常，肿物境界清晰，质地柔软，可移动，无压痛（图26-11-1）。

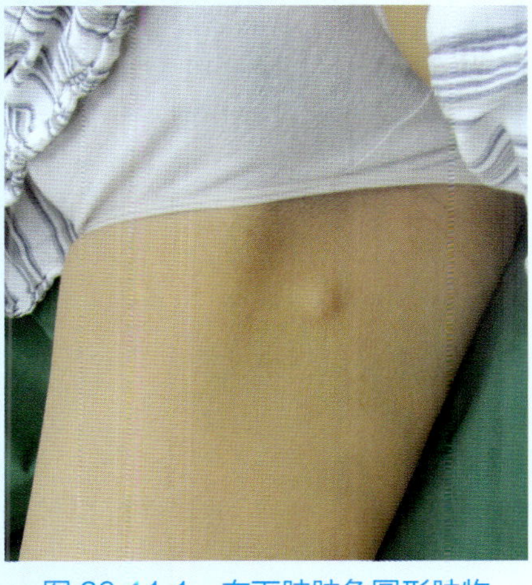

图26-11-1　右下肢肤色圆形肿物

【问题1】通过上述问诊，应考虑什么病？

通过病史、查体，下肢肤色圆形肿物，缓慢长大，无自觉症状，无压痛，考虑脂肪瘤（lipoma）、表皮囊肿、神经纤维瘤等皮肤肿瘤。

知识点

脂肪瘤的病因及发病机制

浅表性皮下脂肪瘤是最常见的良性软组织肿瘤。它们由成熟脂肪细胞构成，有一层较薄的纤维囊。脂肪瘤可见于身体任何部位，通常出现在浅表部位，如皮下组织。少数情况下，它们可累及筋膜或更深层的肌层。

【问题2】通过皮损特点，应考虑什么疾病？

患者皮损符合脂肪瘤的典型临床表现。

【问题3】最终可确诊为什么疾病？

根据临床表现、组织病理可确诊脂肪瘤。

知识点

脂肪瘤的临床表现和组织病理

脂肪瘤为质软、无痛性皮下或隆起的结节，大小不一，最常见于躯干和上肢，可以为圆形、卵圆形或多分叶形。单发或多发，一般无自觉症状。多发脂肪瘤可突然增大并疼痛，部分多发脂肪瘤患者可能存在遗传性疾病（家族性多发性脂肪瘤病），特征为一些家庭成员出现多个脂肪瘤。脂肪瘤很少恶变。

通常根据临床表现作出脂肪瘤的诊断。组织病理表现为：肿瘤组织位于皮下，境界清晰，边缘平滑，为成熟脂肪细胞群集而呈小叶状，外有结缔组织包膜。

【问题4】患者适合门诊治疗还是住院治疗？

根据病史，年轻患者，皮损局限，未见明显继发感染证据，可考虑门诊治疗。

【问题5】针对该患者如何选择药物及治疗？

本病为良性肿瘤，无明显自觉症状，可观察也可择期手术切除。

知识点

脂肪瘤的治疗

如果可疑脂肪瘤引起症状（疼痛或活动受限）、迅速增大或者坚硬（而非柔软），则需要手术切除。如果因疼痛、美观原因或担心诊断，可手术切除脂肪瘤。脂肪瘤切除后复发较少见。

手术的副作用包括瘢痕、血清肿和血肿形成。对于容易影响美观的部位，采用节段性剜除和表面微切口等手术技术可限制瘢痕大小。其他治疗方式包括抽脂和注射低浓度去氧胆酸盐，去氧胆酸盐应用还需要进一步研究。

【问题6】该患者治疗后恢复到什么程度可以结束治疗？

手术切除愈合后即可结束治疗。

【问题7】如何做好患者的随访及宣教工作？

脂肪瘤是成熟脂肪细胞组成的良性肿瘤，很少恶变，若存在疼痛等症状、影响美观或突然增大，可行手术切除。

脂肪瘤诊疗流程见图 26-11-2。

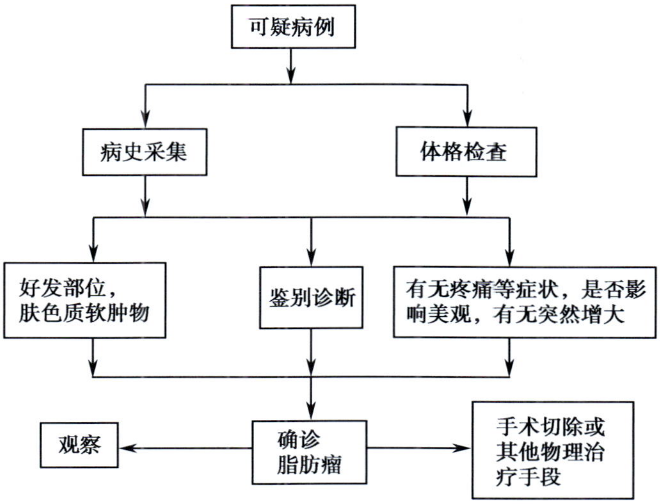

图 26-11-2　脂肪瘤诊疗流程

第十二节　汗　管　瘤

门诊病历摘要

患者，男，34 岁，躯干多发皮疹 10 年，无疼痒等不适。患者 10 年前无明显诱因发现躯干出现绿豆大小的红色皮疹，无疼痛等不适，未予重视。此后上述皮疹逐渐增多，主要累及躯干，无其他不适。患者既往体健，个人史无特殊，否认接触史、食物药物过敏史。体格检查：生命体征平稳，心、肺、腹检查未见明显异常，浅表淋巴结无明显肿大。皮肤科检查：躯干多发 0.2~0.4cm 扁平肤色、淡红色丘疹，分布不对称（图 26-12-1）。

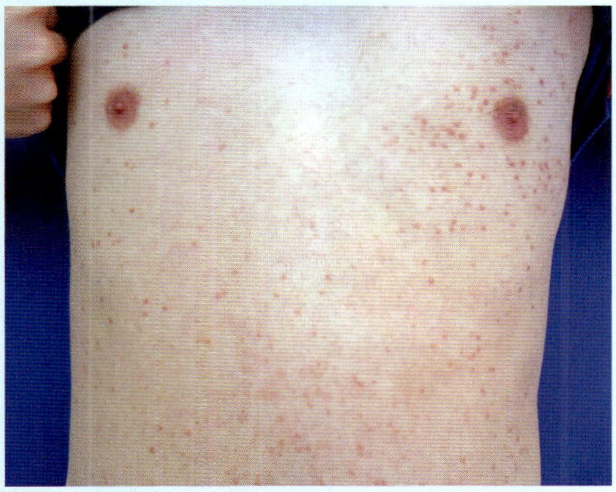

图 26-12-1　躯干多发淡红色丘疹

【问题 1】通过上述问诊，应考虑什么病？

通过病史、查体，躯干多发肤色、淡红色丘疹，缓慢增多，无自觉症状，需考虑汗管瘤、扁平疣、毛周角化等疾病。

知识点

汗管瘤的病因及发病机制

汗管瘤（syringoma）是源于汗腺导管的较小肿瘤，表现为多发性、直径在 2~4mm 的小丘疹，呈肤色、黄色、棕色或粉红色。最常见于眼睑周围，但可发生在皮肤任何部位。发疹型汗管瘤可出现在儿童期或成年早期，可发生于颈前区、胸部、肩部、腹部和生殖器区域。

有学者认为发疹型汗管瘤是外分泌腺炎症性正常增殖，外阴热蜡除毛后出现大量汗管瘤支持上述假说。多发性或发疹型汗管瘤可能与唐氏综合征、抗癫痫药和甲亢有关。

【问题 2】通过皮损特点，应考虑什么疾病？

患者皮损符合汗管瘤的典型临床表现。

【问题 3】最终可确诊为什么疾病？

根据临床表现、组织病理可确诊汗管瘤。

知识点

汗管瘤的组织病理

组织病理表现为：肿瘤组织位于真皮浅层，表现为立方形双层细胞围绕中央导管形成扩张的囊性空腔及上皮细胞条索样排列，腔内含无定形物质，多呈多发性小区域聚集。部分囊腔呈逗点样边缘，形似蝌蚪。纤维化间质致密。

【问题 4】患者适合门诊治疗还是住院治疗？

根据病史、年轻患者、皮损多发，可考虑门诊治疗。

【问题 5】针对该患者如何选择药物及治疗？

本病为良性肿瘤，无明显自觉症状，可观察或物理治疗。

知识点

汗管瘤的治疗

本病属良性肿瘤，一般不需治疗，必要时可采用电灼法或冷冻法逐个处理，单个皮损也可手术切除。

汗管瘤诊疗流程见图 26-12-2。

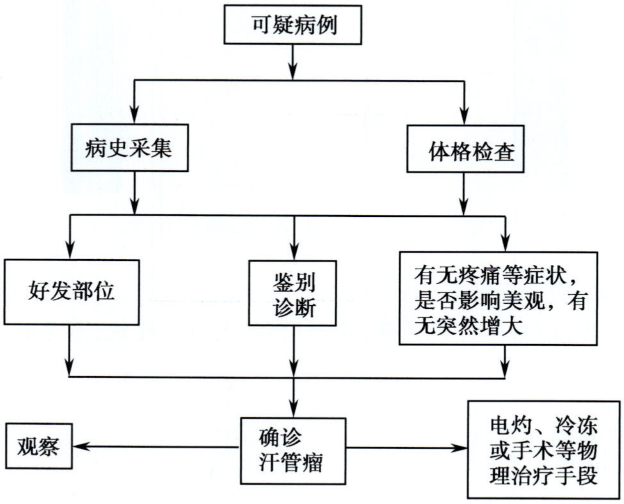

图 26-12-2 汗管瘤诊疗流程

第十三节　粟　丘　疹

门诊病历摘要

患者，女，16 岁，面部皮疹 5 年余，无疼痒等不适。患者 5 年余前无明显诱因发现面部出现米粒大小的白色肿物，无疼痛等不适，未予重视。此后皮疹持续不消退，自行针清后再发，性质同前。患者既往体健，个人史无特殊，否认接触史、食物药物过敏史。体格检查：生命体征平稳，心、肺、腹检查未见明显异常。皮肤科检查：面部数个 0.1~0.3cm 大小白色或肤色小囊肿，表面皮肤光滑，境界清晰，质地中，无压痛(图 26-13-1)。

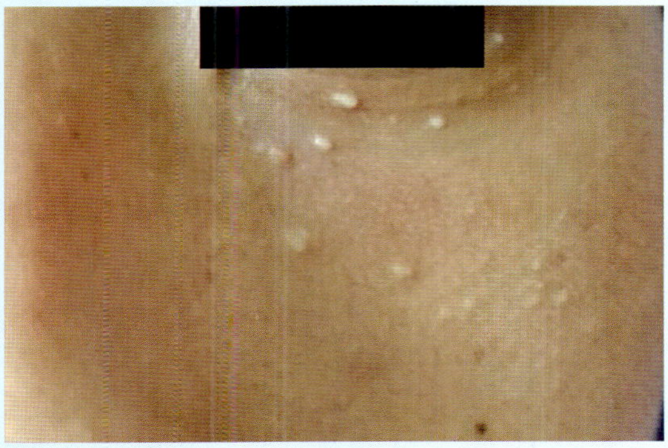

图 26-13-1　面部肤色、白色小囊肿

【问题 1】通过上述问诊，应考虑什么病？

思路：通过病史、查体，面部数个 0.1~0.3cm 大小白色或肤色小囊肿，自行针清后再发，无自觉症状，考虑粟丘疹、汗管瘤等皮肤肿瘤。

知识点

粟丘疹的病因及发病机制

粟丘疹(milium)为起源于表皮或附属器上皮的潴留性囊肿。可分原发性及继发性两种，前者可由新生儿期开始，由未发育的皮脂腺或毳毛漏斗部下端的上皮所形成，损害可以自然消退；后者常发生在外伤、皮肤病或药物治疗后。

【问题 2】通过皮损特点，应考虑什么疾病？

思路：患者皮损符合粟丘疹的典型临床表现。

【问题 3】最终可确诊为什么疾病？

思路：根据临床表现、组织病理可确诊粟丘疹。

知识点

粟丘疹的临床表现和组织病理

原发者好发于颜面，特别是眼睑周围，继发者则发生于基础病变部位。典型皮损为黄白色、坚实性丘疹，表面光滑，顶部尖圆，无融合，直径 1~2mm，上覆极薄表皮，可挤压出坚实的角质样球状颗粒(图 26-13-1)。一般无自觉症状。皮损发展缓慢，可持续多年，偶可自然脱落消失。

组织病理学粟丘疹与表皮囊肿相似，仅大小不同而已，具有含颗粒层的复层鳞状上皮囊壁和成层的角蛋白性囊内容物。

【问题 4】患者适合门诊治疗还是住院治疗？
思路：根据病史、年轻患者、皮损局限，可考虑门诊治疗。
【问题 5】针对该患者如何选择药物及治疗？
思路：本病为良性肿瘤，无明显自觉症状，可观察也可物理治疗。

知识点

粟丘疹的治疗

局部消毒后用针挑破表皮，剔出黄白色小颗粒；激光消融和电干燥法也可以作为治疗选择。

粟丘疹诊疗流程见图 26-13-2。

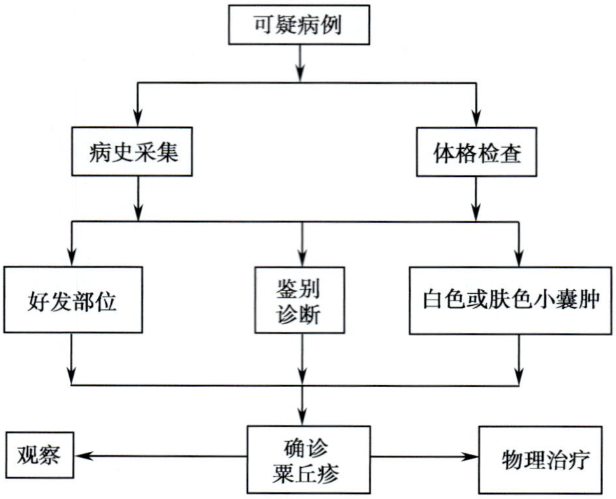

图 26-13-2　粟丘疹诊疗流程

第十四节　皮肤纤维瘤

门诊病历摘要

患者，女，32 岁，臂部肿物 8 年余，无疼痒等不适。患者 8 年余前虫咬后臂部出现绿豆大小的褐色结节，质硬，无疼痛等不适，未予重视。此后结节逐渐增大至黄豆大小。患者既往体健，个人史无特殊，否认接触史、食物药物过敏史。体格检查：生命体征平稳，心、肺、腹检查未见明显异常。皮肤科检查：臂部 1 个 1~1.5cm 大小褐色圆形结节，表面皮肤稍粗糙，较固定，质地韧硬，无压痛（图 26-14-1）。

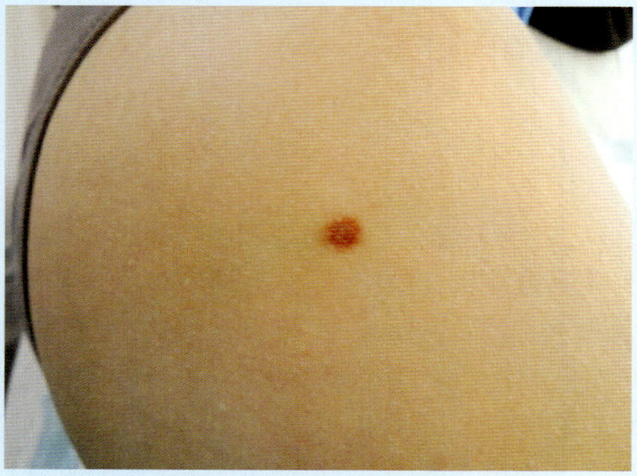
图 26-14-1　臂部褐色圆形质硬结节

【问题 1】通过上述问诊，应考虑什么病？

通过病史、查体，臀部褐色圆形肿物，缓慢长大，无自觉症状，无压痛，考虑皮肤纤维瘤。

知识点

皮肤纤维瘤的病因及发病机制

皮肤纤维瘤（dermatofibroma），又称"结节性表皮下纤维化""纤维组织细胞瘤""组织细胞瘤"或"硬化性血管瘤"等。本病可能是由微小皮肤损伤所引发的成纤维细胞反应性增生，而不是真正的肿瘤。

【问题 2】通过皮损特点，应考虑什么疾病？

患者皮损符合皮肤纤维瘤的典型临床表现。

【问题 3】最终可确诊为什么疾病？

根据临床表现、组织病理可确诊皮肤纤维瘤。

知识点

皮肤纤维瘤的临床表现和组织病理

皮肤纤维瘤好发于成年女性的四肢，特别是小腿伸侧。典型皮损为缓慢生长的圆形或卵圆形坚实结节，表面平滑或粗糙，常为单个，偶可多发，直径数毫米至 1cm，颜色棕红、黄褐至黑褐色不等，触诊时可发现皮损与皮下脂肪组织粘连，轻捏皮损时肿瘤常部分下陷，为酒窝征。一般无自觉症状。皮损常持久存在，少数亦可自行消退。泛发型皮肤纤维瘤好发于成人，较少见。皮损与单发者相同，但泛发而对称，无簇集倾向，成批发生，常自行消退。

通常根据临床表现作出皮肤纤维瘤的诊断。组织病理表现为：病变主要位于真皮中下部，可分为纤维型和细胞型两种。前者主要由幼稚的胶原纤维交织状排列，其中可见胞核细长的成纤维细胞；后者由大量的成纤维细胞组成，细胞圆形或卵圆形，胞质丰富，胞质内可含脂质呈泡沫状，或含有含铁血黄素，仅有少量胶原纤维。除上述两型外，部分病变内可见毛细血管及内皮细胞增生，局部可见灶状出血，称硬化性血管瘤。

【问题 4】患者适合门诊治疗还是住院治疗？

根据病史，年轻患者，皮损局限，未见明显继发感染证据，可考虑门诊治疗。

【问题 5】针对该患者如何选择药物及治疗？

本病为良性肿瘤，无明显自觉症状，可观察，也可择期手术切除。

知识点

皮肤纤维瘤的治疗

一般不需治疗，必要时手术切除并进行组织病理学检查。

皮肤纤维瘤诊疗流程见图 26-14-2。

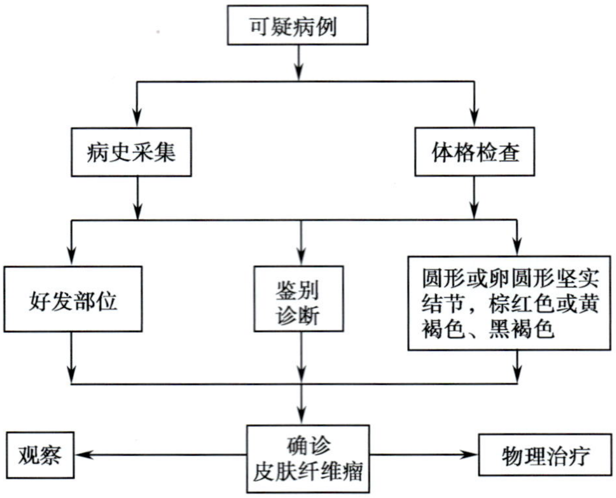

图 26-14-2　皮肤纤维瘤诊疗流程

第十五节　软 纤 维 瘤

门诊病历摘要

患者，女，47 岁，右腹股沟赘生物 3 年，渐增大。患者 3 年前无明显诱因发现右腹股沟出现蚕豆大小的皮色赘生物，质软，无疼痛等不适，未予重视。此后上述赘生物逐渐增大至红枣大小。患者既往体健，个人史无特殊，否认接触史、食物药物过敏史。体格检查：生命体征平稳，心、肺、腹检查未见明显异常。皮肤科检查：右腹股沟下方 1 个 1~1.5cm 大小带蒂肤色球状肿物，基底窄细，肿物表面皮肤皱缩，质地柔软，无压痛（图 26-15-1）。

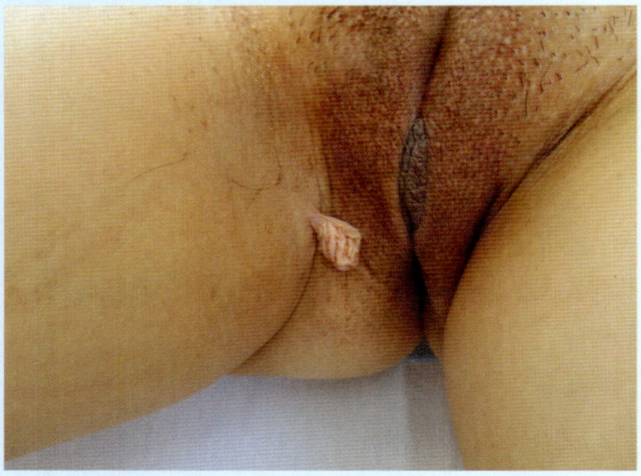

图 26-15-1　腹股沟肤色带蒂赘生物

【问题 1】通过上述问诊，应考虑什么疾病？

通过病史、查体，腹股沟肤色带蒂质软赘生物，缓慢增大，无自觉症状，无压痛，考虑软纤维瘤。

知识点

软纤维瘤的病因及发病机制

软纤维瘤（soft fibroma）通常称为皮赘，是正常皮肤的一种外生物。50% 的成人会出现软纤维瘤；随年龄增长，出现软纤维瘤的风险增高。妊娠中期时软纤维瘤的发生率也会增加，产后软纤维瘤可能消退。软纤维瘤常见于肥胖患者和糖尿病患者。肛周软纤维瘤常见于克罗恩病患者。软纤维瘤以及纤维毛囊瘤和毛盘瘤见于 Birt-Hogg-Dubé 综合征，这是一种遗传性疾病，特征为皮肤附属器肿瘤、肺囊肿、自发性气胸和肾脏肿瘤。

【问题 2】通过皮损特点，应考虑什么疾病？

患者皮损符合软纤维瘤的典型临床表现。

【问题 3】最终可确诊为什么疾病？

根据临床表现、组织病理可确诊软纤维瘤。

知识点

软纤维瘤的临床表现和组织病理

软纤维瘤为皮色至暗褐色乳头状瘤，大小不一，有蒂或无蒂，触之柔软呈囊性。常见于摩擦部位，特别是腋窝、颈部、乳房下和腹股沟区。有时软纤维瘤因蒂扭转而变红或变黑。

软纤维瘤需与神经纤维瘤鉴别，后者通常更大更硬；还须鉴别带蒂的皮内痣，需组织病理检查。

软纤维瘤组织病理特征为真皮纤维血管蒂被表皮包裹。表皮通常扁平，较小的损害可出现脂溢性角化样棘层肥厚和角囊肿。

【问题 4】患者适合门诊治疗还是住院治疗？

根据病史，皮损局限，未见明显继发感染证据，可考虑门诊治疗。

【问题 5】针对该患者如何选择药物及治疗？

本病为良性肿瘤，无明显自觉症状，可观察，也可物理治疗。

知识点

软纤维瘤的治疗

一般不需治疗，如果病变具有刺激性或患者为了美观想要移除病变，则需要治疗。较小病变可从基底部剪掉，较大的病变可局部麻醉后切除、缝合。也可选用液氮冷冻、电干燥术。

软纤维瘤诊疗流程见图 26-15-2。

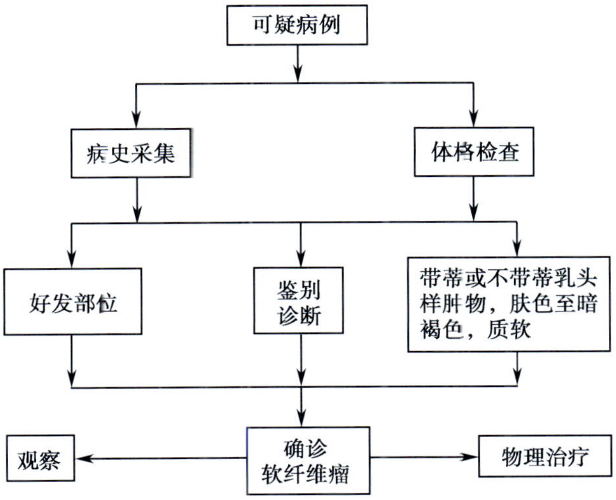

图 26-15-2 软纤维瘤诊疗流程

第十六节 毛发上皮瘤

门诊病历摘要

患者，男，75 岁，鼻背部皮疹 5 年余，无疼痒等不适。患者 5 年余前无明显诱因发现鼻背部出现绿豆大小的皮色肿物，质中，无疼痛等不适，未予重视。此后肿物逐渐增大至黄豆大小。患者既往体健，个人史无特殊，否认接触史、食物药物过敏史。体格检查：生命体征平稳，心、肺、腹检查未见明显异常，浅表淋巴结无明显肿大。皮肤科检查：鼻背部 1 个 0.8cm 左右隆起皮面圆形肤色肿物，表面皮肤正常，肿物境界清晰，质地坚实，较固定，无压痛（图 26-16-1）。

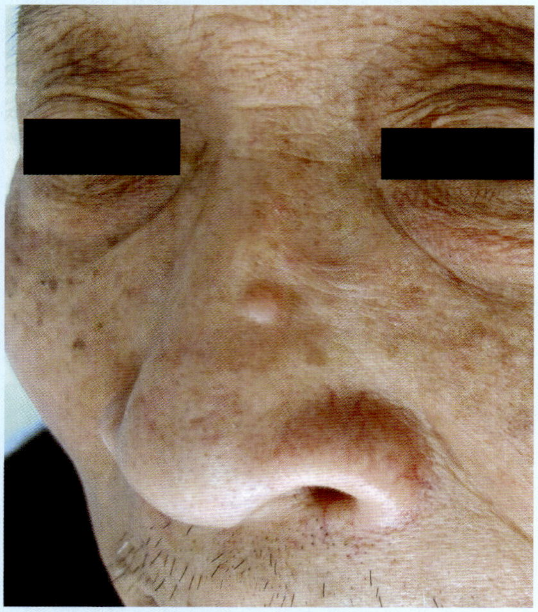

图 26-16-1 鼻背部肤色丘疹

【问题 1】通过上述问诊，应考虑什么病？

通过病史、查体，面部肤色圆形肿物，缓慢长大，无自觉症状，无压痛，考虑毛发上皮瘤、皮肤纤维瘤、基底细胞癌等疾病。

知识点

毛发上皮瘤的病因及发病机制

毛发上皮瘤（trichoepithelioma）是由毛芽细胞组成的良性上皮肿瘤，毛芽细胞与原始毛囊皮脂腺单位胚芽中所见的细胞相似。

多发性家族性毛发上皮瘤是一种常染色体显性遗传病，通常儿童期或近青春期发病。孤立性毛发上皮瘤是单发的、与遗传无关，好发于面部。

【问题 2】通过皮损特点，应考虑什么疾病？

患者皮损符合毛发上皮瘤的典型临床表现。

【问题 3】最终可确诊为什么疾病？

根据临床表现、组织病理可确诊毛发上皮瘤。

知识点

毛发上皮瘤的临床表现和组织病理

多发性毛发上皮瘤表现为多发性质硬结节，多发生于面部，皮损小而光滑，有光泽，轻度半透明，质硬，边缘清楚的丘疹或结节，一般每个皮损0.2~0.4cm大小，中央轻度凹陷，绝大部分成群分布，但互不相连，面部皮损常对称分布。其他部位（如头皮、颈部、躯干）也可受累。

孤立性毛发上皮瘤好发于面部，也可发生于头皮、颈部、躯干和四肢近端。表现为一个坚实的丘疹或结节，光滑、非溃疡性，有时伴有毛细血管扩张。

毛发上皮瘤组织病理表现：肿瘤组织位于真皮，表现为或大或小的基底样细胞巢，部分显示发育不全的毛囊分化，可见到角囊肿、钙化和淀粉样物质。间质类似毛囊的纤维鞘，周边纤维包绕。

【问题4】患者适合门诊治疗还是住院治疗？

根据病史，皮损局限，未见明显继发感染证据，可考虑门诊治疗。

【问题5】针对该患者如何选择药物及治疗？

本病为良性肿瘤，无明显自觉症状，可观察，也可择期手术切除。

知识点

毛发上皮瘤的治疗

单发皮损可手术切除。多发皮损可考虑激光、皮肤磨削术等，但皮损易复发，必须规律地间隔重复治疗。

毛发上皮瘤诊疗流程见图26-16-2。

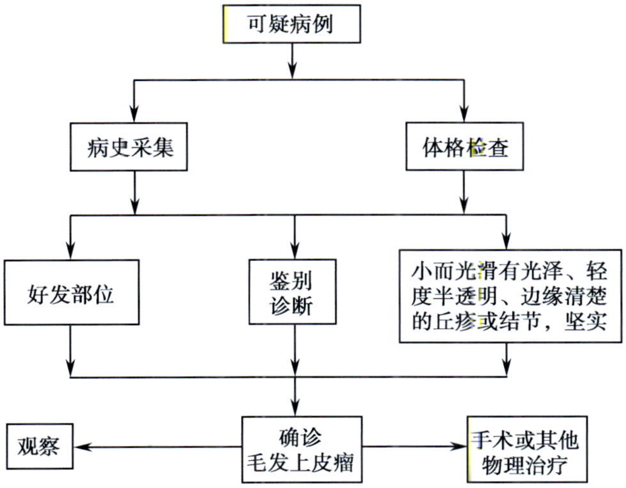

图26-16-2　毛发上皮瘤诊疗流程

第十七节　血管角皮瘤

门诊病历摘要

患者，男，54岁，阴囊皮疹5年余，无不适。患者5年余前无明显诱因发现阴囊部出现米粒大小的紫红色皮疹，质中，无疼痛等不适，未予重视。此后上述皮疹逐渐增多，主要累及阴囊。患者既往体健，个人史无特殊，否认接触史、食物药物过敏史。体格检查：生命体征平稳，心、肺、腹检查未见明显异常，浅表淋巴结无明显肿大。皮肤科检查：阴囊多发 0.2~0.5cm 圆形紫红色丘疹，表面皮肤光滑，质中，无压痛（图 26-17-1）。

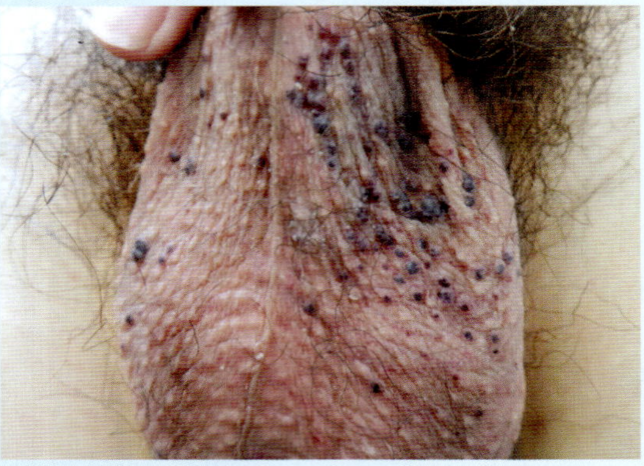

图 26-17-1 阴囊暗红色、紫色光滑圆顶丘疹

【问题 1】通过上述问诊，应考虑什么病？

通过病史、查体，阴囊多发 0.2~0.5cm 圆形紫红色光滑丘疹，无自觉症状，无压痛，考虑血管角皮瘤。

知识点

血管角皮瘤的病因及发病机制

血管角皮瘤（angiokeratoma）是血管瘤的角化型，临床上一般分为 3 型，即 Fordyce 型、Mibelli 型和 Fabry 型。除以上三型以外，还有丘疹性血管角皮瘤、局限性血管角皮瘤。

Mibelli 型血管角皮瘤是一种常染色体显性遗传病，Fabry 型罕见也是遗传性疾病。

【问题 2】通过皮损特点，应考虑什么疾病？

患者皮损符合血管角皮瘤的典型临床表现。

【问题 3】最终可确诊为什么疾病？

根据临床表现、组织病理可确诊血管角皮瘤。

知识点

血管角皮瘤的临床表现和组织病理

血管角皮瘤表现为无症状的，暗红色、紫色、蓝色或黑色的，表面光滑的圆顶状良性丘疹。丘疹质硬，大小为 2~8mm，由扩张的浅表血管组成，上覆表皮角化过度。创伤后可能继发出血。病变通常是孤立的，但也可能同时存在几个病变。该病发生于 20~50 岁，妊娠期间病变数量增加。Fordyce 型多见于中老年人阴囊，偶见阴茎、龟头及腹部。Mibelli 型多见于青年人，寒冷和外伤可诱发，多发生于指 / 趾、手足背侧或肘膝部、踝关节、耳郭，表面角化过度或疣状增生，可融合成块状。Fabry 型男性多见，较局限于大腿、阴囊、脐周，但也可泛发全身，可有心血管、肾、眼及神经系统损害，预后差。

血管角皮瘤组织病理表现为：真皮乳头层毛细血管明显扩张，表皮可有角化过度，扩张的毛细血管可以完全被表皮包绕。

【问题 4】患者适合门诊治疗还是住院治疗？

根据病史，皮损局限，未见明显继发感染证据，可考虑门诊治疗。

【问题 5】针对该患者如何选择药物及治疗？

本病为良性肿瘤,无明显自觉症状,可观察也可物理治疗。

知识点

血管角皮瘤的治疗

可采用 CO_2 激光、冷冻、电解或手术治疗。脉冲染料激光治疗也有报道。

血管角皮瘤诊疗流程见图 26-17-2。

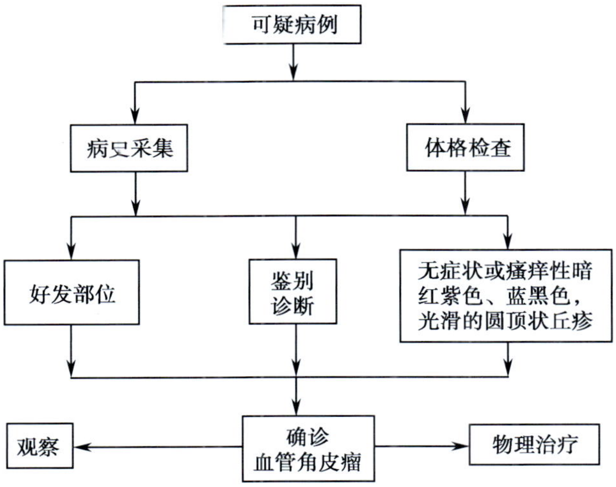

图 26-17-2　血管角皮瘤诊疗流程

第十八节　化脓性肉芽肿

门诊病历摘要

患者,男,68 岁,右上臂肿物 3 月余,迅速长大。患者 3 个月前外伤后右上臂出现绿豆大小的红色肿物,搔抓后易出血,无疼痛等不适,未予重视。此后肿物逐渐增大至花生大小。患者既往体健,个人史无特殊,否认接触史、食物药物过敏史。体格检查:生命体征平稳,心、肺、腹检查未见明显异常,浅表淋巴结无明显肿大。皮肤科检查:右上臂外侧 1 个 1cm 大小外生性球形红色肿物,肿物境界清晰,表面分叶状,无压痛(图 26-18-1)。

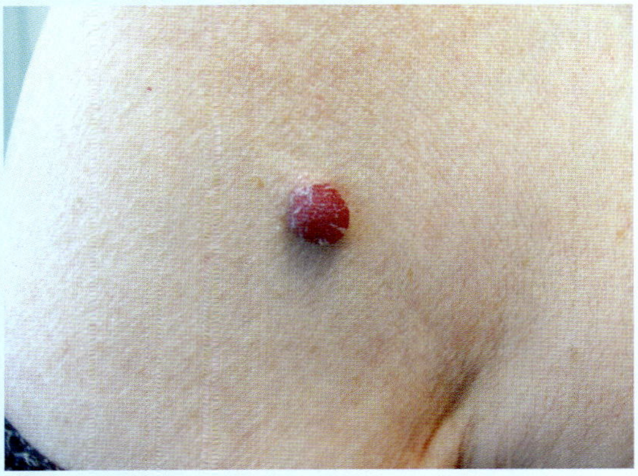

图 26-18-1　右上臂红色外生性肿物

【问题 1】通过上述问诊,应考虑什么病?

通过病史、查体,右上臂外侧 1 个 1cm 大小外生性球形红色肿物,肿物境界清晰,表面分叶状,无压痛,考虑化脓性肉芽肿可能性大。

知识点

化脓性肉芽肿的病因及发病机制

化脓性肉芽肿(granuloma pyogenicum)又称"分叶状毛细血管瘤",是一种皮肤或黏膜的良性血管肿瘤,特征为生长迅速及表面易破溃。

本病病因尚不明确。大多数关于发病机制的理论认为,化脓性肉芽肿为人体对促进剂和抑制剂失衡的血管生成刺激的增生性、新生血管性反应。创伤为诱因之一,但仅 7%~23% 的患者报告之前在病变部位存在损伤。本病也可能由药物引起,30% 的甲周或甲下化脓性肉芽肿与某种全身性用药相关。诱发药物包括:全身性和局部用维 A 酸类、表皮生长因子受体和酪氨酸激酶抑制剂(如西妥昔单抗、伊马替尼)、卡培他滨和依托泊苷、5- 氟尿嘧啶、环孢素、粒细胞集落刺激因子等。

【问题 2】通过皮损特点,应考虑什么疾病?

患者皮损符合化脓性肉芽肿的典型临床表现。

【问题 3】最终可确诊为什么疾病?

根据临床表现、组织病理可确诊化脓性肉芽肿。

知识点

化脓性肉芽肿的临床表现和组织病理

化脓性肉芽肿开始为一个小的红色丘疹,数周到数月内迅速增长,然后稳定,很少超过 1cm。自发性消退罕见,如果不进行治疗,可持续存在。病变可有蒂或无蒂,化脓性肉芽肿轻微外伤后可大量出血,并且可能溃烂。出血难以控制,并且经常复发。皮肤通常比黏膜更常受累。大多数化脓性肉芽肿在外观正常的皮肤或黏膜表面出现。但是,化脓性肉芽肿可能出现在毛细血管畸形或者动静脉畸形中,有时出现在毛细血管畸形激光治疗或冷冻治疗后。大多数单发,但也有播散性的报道。罕见的情况下,多发性病变可形成卫星灶,这可能是自发形成的或在单发化脓性肉芽肿治疗后出现。

组织病理表现为:损害隆起皮肤表面,在基底部表皮向内包绕呈领圈状。其下方为炎症及肉芽组织,富含毛细血管、成纤维细胞,组织水肿,可有混合炎症细胞浸润。

【问题 4】患者适合门诊治疗还是住院治疗?

根据病史,皮损局限,未见明显继发感染证据,可考虑门诊治疗。

【问题 5】针对该患者如何选择药物及治疗?

本病自行消退少见,容易出血,需要激光去除、手术切除或其他治疗。

知识点

化脓性肉芽肿的治疗

对带蒂的化脓性肉芽肿,可剔除或者刮除后进行基底部烧灼。对无蒂的化脓性肉芽肿,可手术切除后缝合。对于儿童或美容影响大的较小化脓性肉芽肿,可使用电烙术,或激光治疗,如脉冲染料激光治疗或 CO_2 激光消融。药物诱发化脓性肉芽肿常在停药后消退。对于剔除术或非手术治疗后复发的化脓性肉芽肿,建议手术切除。巨大复发性化脓性肉芽肿可系统使用糖皮质激素治疗。

化脓性肉芽肿诊疗流程见图 26-18-2。

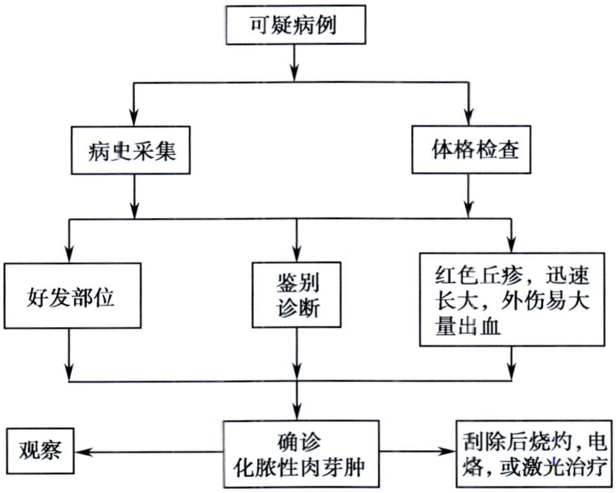

图 26-18-2　化脓性肉芽肿诊疗流程

（张春雷）

第二十七章　癌前期皮肤病

2701

组织病理（图片）

第一节　日光性角化病

门诊病历摘要

患者，女，48 岁，左鼻背部红斑、鳞屑 3 年。患者 3 年前发现左侧鼻背部不明原因突然出现一 1.5cm × 1.5cm 大小红斑，上覆少许鳞屑，有浸润感，无自觉症状。自行外涂“红霉素软膏”鳞屑可减少，但皮损不退，缓慢扩大。既往体健，无家族性及遗传性疾病史，否认药物过敏史、刺激物接触史和传染病史。系统检查未见异常。皮肤科检查：左侧鼻背部见一 1.5cm × 1.5cm 大小红斑，触之有轻度浸润感。皮损表面有少许鳞屑（图 27-1-1），痂屑附着难以剥离，剥离后易出血。

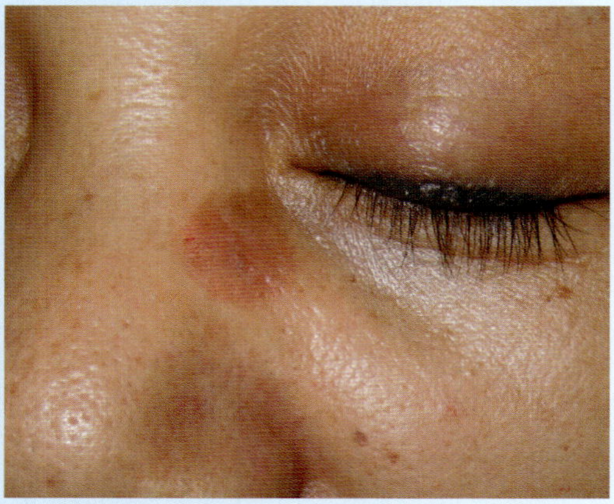

图 27-1-1　左侧鼻背部淡红色斑块

【问题 1】通过上述问诊和皮损特点，应考虑什么疾病？

通过上述病史，结合皮损表现应首先考虑日光性角化病（actinic keratosis，AK）。

知识点

日光性角化病的定义及临床表现

日光性角化病（actinic keratosis），又称“光化性角化病”“老年性角化病”，是长期暴露日光后所引起的一种癌前期病变。其临床表现如下：

1. 部位　好发于曝光部位，如面部、头皮、下唇、上肢等处。

2. 皮损特点　典型日光性角化病皮损为红斑性日光性角化病，表现为鳞屑性红斑、丘疹或斑块，表面平滑或粗糙，单个皮损大小常为 2~6mm，但也可达到几厘米。皮损常出现在日光弹力变性基础上，周边可伴有色素脱失、雀斑、毛细血管扩张、皮肤松弛等改变。皮疹常单发，有时多发，部分皮损可相互融合。

3. 临床类型　除红斑型，还有几种亚型：

(1)肥厚性日光性角化病：可表现为增厚、粗糙的鳞屑性丘疹或斑块，颜色可为皮色，也可为灰色或红色。可发生于所有日光暴露部位，但最常见于手背和手臂，肥厚性日光性角化病也可由红斑型转化而来，临床与鳞状细胞癌很难区分。

(2)色素性日光性角化病：临床少见。表现为黄褐色或棕色的光滑的鳞屑性丘疹，临床与日光性雀斑样痣很难鉴别。

(3)泛发性色素性日光性角化病：临床少见。好发于面部或头皮，表现为直径大于 1cm 的鳞屑性斑块，表面光滑或疣状。

(4)增生性日光性角化病：临床少见。常表现为椭圆形的红色鳞屑性大斑块，边界不清，其直径常大于 4cm。

4. 病程　慢性过程，少数患者可发展为皮肤鳞癌。

【问题 2】为明确诊断，下一步该如何处理？最终可确诊为什么疾病？

应行皮肤镜和组织病理检查等。中老年女性，慢性病程；皮损位于曝光部位；皮损为红色斑块，伴鳞屑、结痂；组织病理符合典型日光性角化病特征。可确诊为日光性角化病。

知识点

日光性角化病的皮肤镜及组织病理表现

皮肤镜表现：①红背景下的网格状结构；②鳞屑（均质区域或黄白或棕色结构）；③线状波浪状血管；④毛囊开口。诊断需符合两条及以上。

组织病理表现：角化不全柱与角化过度柱相互交替，表皮下层不典型角质形成细胞增生，细胞排列紊乱。基底层不典型细胞呈芽蕾状伸入真皮乳头层，真皮浅层明显弹性纤维变性，伴炎症细胞浸润。

【问题 3】本病应与哪些疾病鉴别？

本病应与脂溢性角化症、良性苔藓样角化病、盘状红斑狼疮和鳞状细胞癌等鉴别。

1. 脂溢性角化症　临床表现为褐色丘疹或斑片，周围无红晕，表面可有油腻性鳞屑似薄膜状，易剥离且无出血，皮疹常多发，非暴露部位也常见。组织病理无不典型角质形成细胞增生。

2. 良性苔藓样角化病　组织学上日光性角化病与良性苔藓样角化病很相似，都有基底细胞空泡样变，但良性苔藓样角化病没有不典型性细胞。

3. 盘状红斑狼疮　萎缩性日光性角化病应与盘状红斑狼疮相鉴别。盘状红斑狼疮皮疹颜色较鲜红，黏着性鳞屑剥落后可见棘状凸起，组织病理可见毛囊角栓、表皮萎缩、基底细胞液化变性等特征性改变。

4. 鳞状细胞癌　皮损主要表现为增长迅速的结节、斑块，易坏死、出血、形成溃疡，可进一步侵犯其下方筋膜、肌肉和骨骼，切除后容易复发。组织病理见不规则肿瘤细胞团块构成癌巢，侵入真皮网状层或更深。

【问题 4】患者适合门诊治疗还是住院治疗？

依据上述病史，患者一般健康状况良好，无其他病史，皮损范围局限等，首先考虑门诊治疗。

【问题 5】如何选择治疗方案和治疗时机？

本病为癌前病变，可以考虑手术、激光、冷冻、光动力治疗和外用药物（如咪喹莫特乳膏、5- 氟尿嘧啶霜）等治疗。本例患者皮损范围小、浸润浅表，从美容角度而言，可以选择外用药物（如咪喹莫特乳膏、5- 氟尿嘧啶霜）等治疗或光动力治疗。

【问题 6】如何做好患者的随访工作？

患者红斑消退，皮损恢复正常，触之无浸润感，可以考虑停药，但应临床随访。

日光性角化病诊疗流程见图 27-1-2。

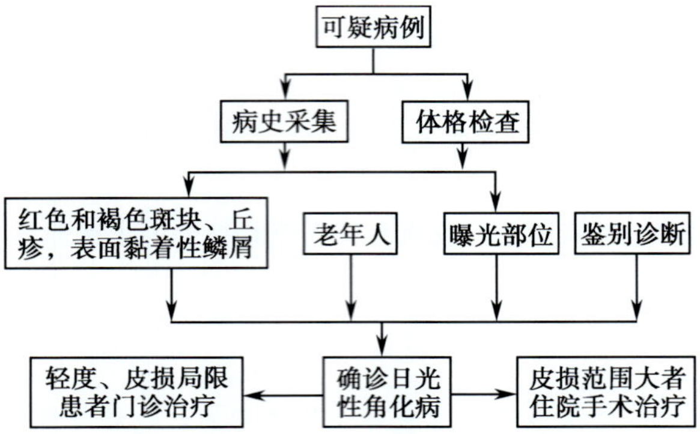

图 27-1-2　日光性角化病诊疗流程

（何　黎）

第二节　皮　　角

门诊病历摘要

患者，女，72 岁，左面部斑块 5 年，增生性赘生物 1 年。患者 5 年前无明显诱因左面部出现红褐色斑块，无明显自觉症状，未诊治。1 年前皮损逐渐增生，形成角质增生性损害，并自觉扩大，遂来就诊。既往体健，无家族性及遗传性疾病史，否认药物过敏史、刺激物接触史和传染病史。系统检查未见异常。皮肤科检查：左侧颞部可见一锥状角质增生性损害，表面粗糙，基底可见一黑褐色斑块，1.0cm × 1.8cm，境界欠清，皮损周围见数个绿豆至花生米大小浅褐色至黑褐色浅表斑片、斑块（图 27-2-1）。

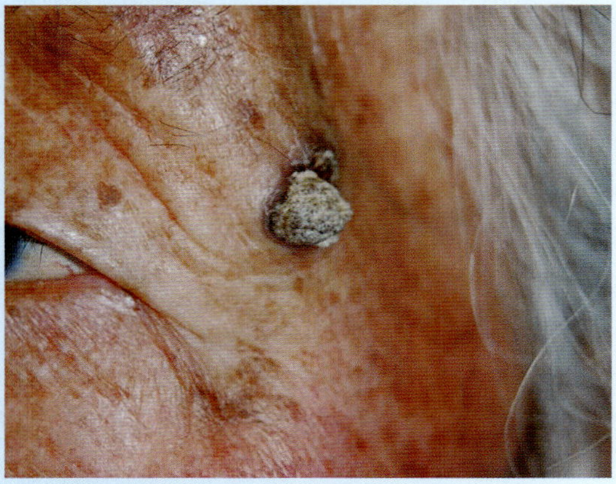

图 27-2-1　左侧面部褐色粗糙赘生物

【问题 1】通过上述问诊和皮损特点，应考虑什么疾病？

通过上述病史，结合皮损表现为一锥状角质增生性损害，角质凸起表面稍粗糙，基底可见一黑褐色斑块，1.0cm × 1.8cm，境界欠清。应首先考虑皮角（cutaneous horn）。

【问题 2】为确诊，下一步需行哪些检查？

患者为老年女性，临床表现为锥状角质增生性赘生物，位于日光暴露部位，皮损典型，因此诊断为皮角。但皮角只是一种症状性诊断，多在其他皮肤病（如脂溢性角化病、日光性角化病、寻常疣、汗孔角化症、毛根鞘瘤或早期皮肤鳞状细胞癌）的基础上发生。因此，应详细询问病史，行相关检查，明确其基础疾病，并针对基础疾病进行治疗。

皮损组织活检和病理学检查是必要的。此外，年龄偏大的患者应注意查血常规、血糖等。

知识点

皮角的临床表现

1. 年龄　多见于中老年人，男性多见。

2. 部位　好发于面部、头皮、颈部、前臂和手背等曝光处，也可见于眼睑、躯干、龟头等处。

3. 皮损特点　圆锥形或圆柱形角质增生性赘生物，其角质团块的高度至少是其最大直径的一半，呈笔直、弯曲或扭曲状，大者可如羊角状或分支呈鹿角状，表面多粗糙，呈淡黄、褐色或褐黑色，质硬。

4. 皮损多单发，亦可多发。

5. 如基底出现潮红、出血及浸润时，应注意恶变的可能。

【问题 3】组织病理检查结果：高度角化过度，伴有角化不全，表皮呈山峰状隆起，棘层不规则肥厚与萎缩，棘层下部和基底层可见不典型多形性角质形成细胞聚集，并向真皮呈乳头状凸起。真皮可见日光弹力变性，血管周围见炎症细胞浸润。此时诊断是什么？如何进行下一步处理？

可明确诊断日光性角化病合并皮角。如果皮损局限，一般情况尚可，血常规正常，则无须进一步特殊检查。

【问题 4】本病如何治疗？

主要为局部手术切除。如病理检查显示鳞状细胞癌，根据情况可以适当扩大切除或加皮瓣移植等。

皮角诊疗流程见图 27-2-2。

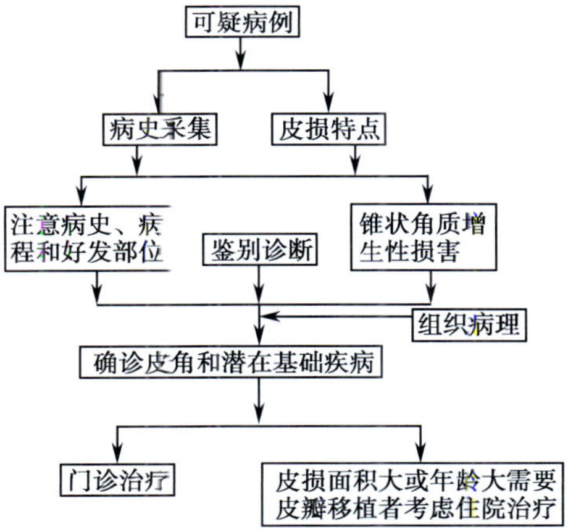

图 27-2-2　皮角诊疗流程

（何　黎）

第三节　外阴白斑

门诊病历摘要

患者，女，52 岁，外阴白色斑块伴瘙痒 3 年。患者诉 3 年前无明显诱因外阴出现白色斑片，伴有瘙痒。搔抓后局部皮肤增厚，皮革样，并逐渐扩大。既往体健，否认糖尿病史等。皮肤科检查：外阴皮肤增厚，暗红色苔藓样，中央夹杂有白色斑块，上有少许鳞屑（图 27-3-1）。

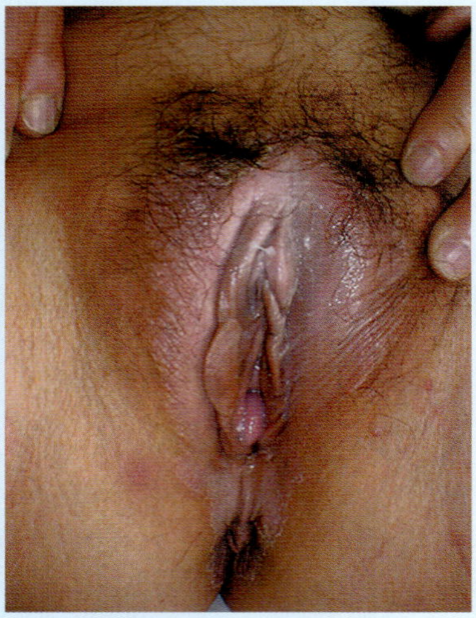

图 27-3-1 外阴白色斑块

【问题 1】通过上述问诊和皮损特点，需要考虑的疾病有哪些？

通过上述病史，结合皮损表现为外阴皮肤增厚，暗红色苔藓样斑块，中央夹杂有白色斑块，上有少许鳞屑，此时最常见的疾病是外阴白斑（leukoplakia Vulvae）、神经性皮炎继发色素减退、硬化性萎缩性苔藓。此时，皮损组织活检是必要的。

【问题 2】组织病理检查结果：表皮角化过度，棘层肥厚，表皮突向下延伸。棘细胞排列紊乱，细胞异型，核深染。真皮浅层有不同程度的淋巴细胞和少数浆细胞浸润。此时诊断如何？

可以明确诊断外阴白斑（增生型营养不良）。

【问题 3】本病需与哪些疾病进行鉴别？

本病需与硬化性萎缩性苔藓、扁平苔藓、神经性皮炎继发色素减退等进行鉴别。

1. 硬化性萎缩性苔藓 临床上有时难以鉴别，但组织学上有较特征性改变，表皮无不典型增生。

2. 神经性皮炎继发色素减退 组织学无不典型增生。

3. 扁平苔藓 常见白色 Wickham 纹，组织学上皮细胞无不典型增生，可见基底细胞液化变性，真皮上部有以淋巴细胞为主的致密带状浸润。

4. 白癜风 无自觉症状，皮损表面光滑，边界清晰，常波及外阴以外的皮肤。组织病理无细胞异型改变，不发生癌变。

【问题 4】本病如何治疗？

1. 经常保持外阴皮肤清洁干燥，忌用肥皂或其他刺激性药物擦洗，避免抓伤，不食辛辣或刺激性食物。

2. 局部外用糖皮质激素软膏和维 A 酸乳膏。

3. 恶变者应行局部手术切除。

外阴白斑诊疗流程见图 27-3-2。

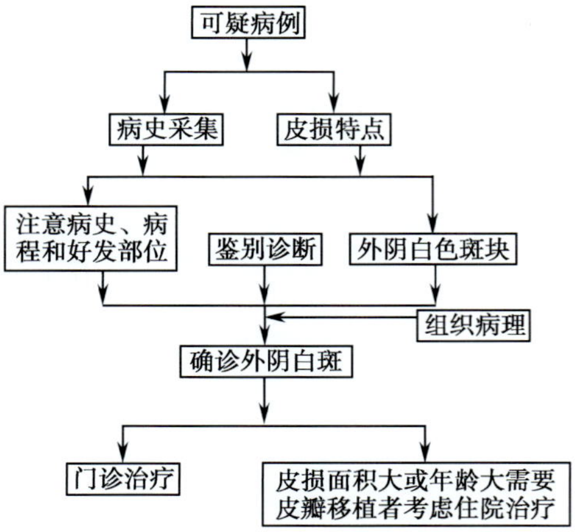

图 27-3-2 外阴白斑诊疗流程

（何 黎）

第二十八章　恶性皮肤肿瘤

组织病理(图片)

第一节　Bowen 病

门诊病历摘要

患者，女，54 岁，腹部红褐色斑丘疹 2 年。2 年前腹部出现一暗红色皮疹，上有少许鳞屑，无自觉症状，后逐渐扩大形成一暗红色斑片，上有角化性鳞屑，剥离后可见糜烂面，表面湿润，考虑“皮炎”，外用糖皮质激素软膏治疗无效，皮疹进一步扩大，局部结痂。既往体健，无类似家族史及遗传病史，无药物过敏史及传染病史。否认砷接触史，否认暴晒史，否认长期口服药物史。皮肤科检查：腹部可见边界清楚的不规则红褐色斑片，边缘略隆起，上有角化性鳞屑和结痂(图 28-1-1)。

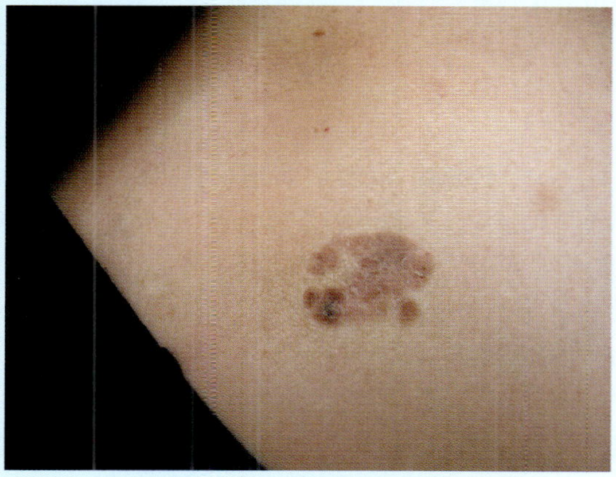

图 28-1-1　腹部红褐色斑丘疹

【问题 1】根据患者皮疹表现，临床上首先需要考虑哪些疾病？

皮疹为一逐渐增大的边界清楚的不规则红褐色斑片，边缘略隆起，上有角化性鳞屑和结痂，病史 2 年，无自觉症状的，需要考虑的疾病有 Bowen 病(Bowen disease)、脂溢性角化病、日光性角化病及接触性皮炎等。需进一步询问病史。

【问题 2】患者下一步诊断和治疗措施如何？

思路 1：患者曾按皮炎治疗，外用糖皮质激素软膏无效，皮疹进一步扩大，考虑可能为非炎症性反疹，当时诊断可能有误。

思路 2：为明确诊断行组织病理学检查是必要的，根据组织病理结果，确定治疗方案。

知识点

红斑鳞屑性皮疹的诊断思路

对于临床上碰到的红斑鳞屑性皮疹，首先需要考虑常见的炎症性疾病，如皮炎、银屑病等，但此类疾病一般有瘙痒等自觉症状，外用糖皮质激素软膏治疗效果较好。该患者无瘙痒等自觉症状，且糖皮质激素软膏外用无效，基本可排除皮肤炎症性疾病可能；此时，需要考虑肿瘤性疾病，如 Bowen 病、脂溢性角化病、日光性角化病等。

【问题 3】组织病理学检查结果（图 28-1-2）：表皮棘层肥厚，全层细胞排列紊乱，可见大量不典型角质形成细胞，并可见散在角化不良细胞。表皮真皮界限清楚，基底膜完整。此时诊断何种疾病？进一步处理是什么？

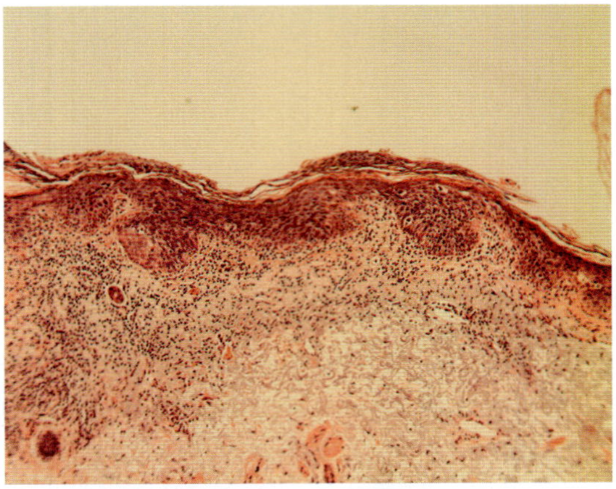

图 28-1-2 皮损活检组织病理（×10）

根据组织病理结果确诊为 Bowen 病。

知识点

Bowen 病组织病理学特点

Bowen 病是一种表皮内鳞状细胞癌，又称“原位鳞状细胞癌”，组织病理表现为表皮角化过度、角化不全或伴有浅表结痂。通常表皮突增宽，基底细胞层仍完整，表皮与真皮界限清楚，肿瘤位于表皮内几乎累及表皮全层，表皮各层细胞排列紊乱，大部分细胞形态、大小不典型。若进一步发展皮损可能会突破基底膜，呈侵袭性生长，成为鳞状细胞癌。

【问题 4】全面体格检查未见异常。血常规、肝肾功能、肿瘤标志物、腹部超声及胸部 CT 等相关检查均未见异常。患者为中老年女性，平素体健，应该选择何种治疗方案？

1. 对于皮损面积较小，能耐受手术的患者，应当首选手术切除治疗。切除范围应包括扩大至肿瘤边缘以外 0.5cm 的正常皮肤，深度达真皮深层。

2. 对于不易采取手术治疗的部位及不耐受手术或不愿手术治疗的患者，可采取电灼治疗、激光治疗、冷冻治疗、放射治疗、光动力治疗、局部化疗或局部免疫调节剂治疗等。

知识点

Bowen 病诊治要点

1. Bowen 病是一种表皮内鳞状细胞癌，又称“原位鳞状细胞癌”，若进一步发展皮损可能会突破基底膜，呈侵袭性生长，成为鳞状细胞癌。因此早期诊断、治疗非常重要。另外，本病并发或以后发生其他皮肤和内脏恶性肿瘤的机会较多，故一旦确诊需要排除其他肿瘤可能，进行全面体格检查及完善相关实验室检查，并需长期随访。

2. Bowen 病多见于中老年人，好发于曝光部位（如颜面、头颈及四肢远端），也可发生于非曝光部位如躯干。皮损常单发，早期表现为境界清楚的暗红色斑片或斑块，圆形或椭圆形缓慢增大，外形不规则，表面常附有角化性鳞屑，可稍隆起，一般无自觉症状。

3. 典型的Bowen病不难诊断，但对于早期或临床表现不典型的Bowen病，需要与神经性皮炎、银屑病等红斑鳞屑性疾病相鉴别。此外，还要与日光性角化病、基底细胞癌、砷角化病及Paget病等相鉴别。组织病理学检查有助于诊断和鉴别诊断。

第二节　基底细胞癌

门诊病历摘要

患者，女，62岁，左耳前黑褐色斑块3年，伴中央破溃1年。患者3年前无明显诱因下左耳前出现一绿豆大小黑褐色丘疹，无明显自觉症状。皮损逐渐扩大形成结节斑块，质硬。1年前不慎抓破后局部出血糜烂并形成溃疡。自行外用“金霉素眼膏”“莫匹罗星乳膏”等未见好转。溃疡继续扩大，表面结痂。自发病以来，无畏寒发热，精神可，食欲佳，大小便如常。患者从事田间作业，经常日晒。既往体健，否认慢性病史，否认家族性及遗传性疾病史，否认药物过敏史，否认传染病史，无射线接触史。体格检查：T 36.7℃，R 20次/min，P 72次/min，BP 130/80mmHg。神志清楚，查体合作。全身浅表淋巴结未及肿大，心、肺、腹部检查未见异常，神经系统体征阴性。皮肤科检查：左耳前可见一10mm×12mm大小黑褐色质硬斑块，中间溃疡形成，上覆棕色结痂，周边绕以珍珠样隆起边缘，边界清楚（图28-2-1）。耳后及颈部未及肿大淋巴结。

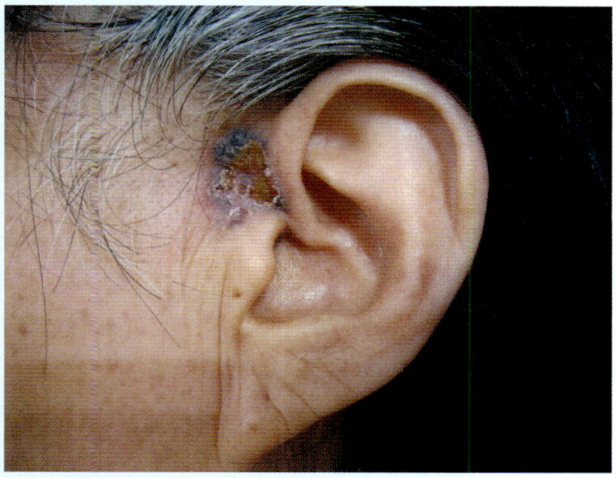

图28-2-1　左耳前质硬斑块，中央溃疡形成

【问题1】通过上述问诊，应考虑什么疾病？

总结病史特点，患者老年女性，皮疹发生于曝光部位，黑褐色，抓破后出现溃疡结痂，缓慢扩大，无明显自觉症状，首先要考虑恶性皮肤肿瘤，如基底细胞癌（basal cell carcinoma）、鳞状细胞癌、角化棘皮瘤、Bowen病和恶性黑素瘤等。

【问题2】通过皮损特点分析，应考虑什么疾病？

根据体格检查、相关皮肤科检查等，考虑符合基底细胞癌（结节溃疡型）的典型临床表现，但仍不能完全除外鳞状细胞癌、恶性黑素瘤等其他恶性皮肤肿瘤。

【问题3】确诊尚需做什么检查？

对于恶性皮肤肿瘤的诊断，除典型的临床表现外，确诊均需要组织病理学检查结果的支持（图28-2-2）。该患者局部皮损组织病理检查结果：真皮内可见大量基底样细胞组成的肿瘤团块，外缘呈栅栏状排列，内为圆形肿瘤细胞，周围可见收缩间隙。

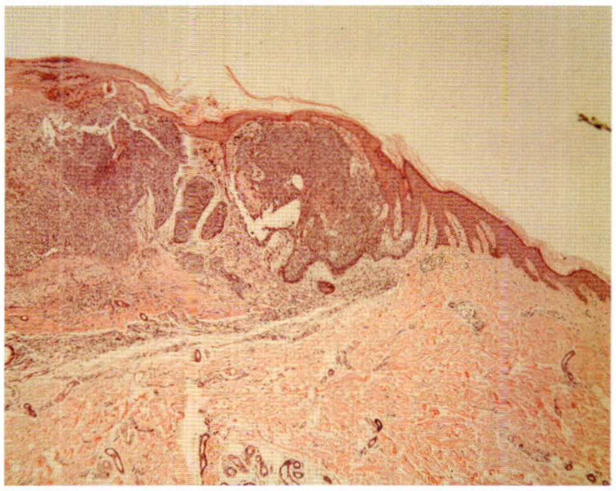

图28-2-2　皮损活检组织病理（×10）

知识点

基底细胞癌组织病理学特点

基底细胞癌，又称"基底细胞瘤(basaloma)""基底细胞上皮瘤(basal cell epithelioma)""侵蚀性溃疡(rodent ulcer)"等，组织病理的特点是不对称，瘤团块可与表皮相连，瘤细胞在瘤团块周围排列呈栅栏状，周围可见收缩间隙。瘤细胞核大，呈卵圆形或长椭圆形，胞质较少，细胞之间为细胞间桥，其胞核与表皮基底样细胞类似，核有丝分裂象少见。

与其他皮肤恶性肿瘤的鉴别诊断：

1. 鳞状细胞癌　为表皮或附属器的一种恶性肿瘤。常发生于某些皮肤病变的基础之上。早期表现为浸润性硬斑，以后逐渐发展成斑块、结节或疣状损害，质地坚实，发展较快，表面常有溃疡、结痂。组织病理为真皮内浸润性生长的鳞状细胞团块，伴角化不良细胞及非典型细胞。

2. 恶性黑素瘤　为黑素细胞的恶性肿瘤。皮损为一境界不清的黄褐色或黑褐色斑，色素不均，可出现结节、溃疡。易发生血行及淋巴转移。组织病理表现为真皮内瘤细胞巢大小形态不一，可融合成片，细胞大小不等，有较多核分裂象，可有或无黑素存在。

3. Bowen 病　为一种皮肤原位鳞癌。皮损常为孤立性界限清楚的暗红色斑片或斑块，呈圆形、匐行性或不规则形，表面常有鳞屑、结痂和渗出，很少出血。组织病理表现为表皮角化过度伴角化不全，棘层肥厚，表皮全层内有不典型角质形成细胞和角化不良细胞，但基底膜完整。

【问题 4】最终可确诊为何种疾病？

根据临床表现及组织病理检查结果，患者可确诊为基底细胞癌(结节溃疡型)。诊断依据如下：患者为老年女性，皮疹发生于曝光部位，发展缓慢，抓破后出现溃疡结痂；皮疹表现为黑褐色斑块，质硬，中间可见溃疡，上覆棕色结痂，周边绕以珍珠样隆起边缘，边界清楚；组织病理检查结果与临床诊断相符合。

知识点

基底细胞癌的临床特点

基底细胞癌好发于老年人，多见于室外工作长期日光暴晒者，好发于身体暴露部位，特别是面部。最具特征性的表现为损害周边可见珍珠样隆起，表面常有毛细血管扩张。临床上常可分为以下几型：

1. 结节溃疡型　最常见。好发于颜面部位。为半球状隆起的结节，质硬，表面有蜡样光泽，缓慢增大，中央常伴有溃疡、结痂。典型皮损为缓慢扩大的溃疡周边绕以珍珠样隆起边缘，呈蜡样或珍珠样外观小结节。

2. 色素型　皮损与结节溃疡型相似，但表面常为黑褐色，中央部分呈点状或网状分布，有时易误诊为恶性黑素瘤。

3. 硬斑病样或纤维化型　本型少见。单发于头面部，表现为扁平或稍隆起的局限性硬化斑块，边缘不清或清楚，呈不规则或匐行性浸润，灰白色至淡黄色，似硬斑病，少有破溃。

4. 浅表型　本型少见。好发于躯干等非暴露部位。损害为淡红色或黄褐色轻度浸润性斑片，境界清楚，不规则，表面可附有鳞屑。部分皮损边缘呈线状或堤状隆起。

5. 其他　某些罕见型，如瘢痕性基底细胞癌、纤维上皮瘤、基底细胞痣综合征等。

【问题 5】确诊后需要完善哪些检查？

基底细胞癌发展缓慢，可在 10 余年内处于稳定状态，除个别病例外，一般不发生转移。少数患者可合并内脏肿瘤。因而需进行全面体格检查及肿瘤相关指标筛查，必要时进行超声、CT 或内镜等检查。患者全面体格检查及血常规、肝肾功能、全套肿瘤标志物、腹部超声、胸部 CT 等检查均未见异常。

【问题 6】如何选择治疗方案？

需要根据肿瘤的类型、大小、部位及患者全身情况等综合考虑，可采用下列方法：

1. 手术治疗　首选手术切除。应全部切除肿瘤组织，至少扩大至距瘤体切缘 0.2~0.5cm，由于肿瘤细胞呈浸润性生长，切除深度应深达皮下脂肪层。特别是硬斑病样或纤维化型，只能采用手术切除。最好行 Mohs 外科手术法治疗。

2. 放射治疗　口唇、眼睑、鼻翼、耳等手术难以切除的部位及老年人不愿手术者，可采用 X 线治疗。但硬斑病样或纤维化型者及复发患者由于对射线不敏感，不宜采用放射治疗。

3. 光动力治疗　适用于不宜手术及放射治疗者，治疗后应定期随访。

4. 其他　物理治疗，如激光、冷冻、电干燥术等治疗，以及免疫调节剂如咪喹莫特乳膏外用治疗。

【问题 7】如何做好患者的随访工作？

各种方法治疗后患者均有复发可能，需要告知患者定期门诊随访。

第三节　鳞状细胞癌

门诊病历摘要

患者，男，67 岁，左下唇瘢痕 10 年，肿物伴破溃出血 1 年。患者 10 年前左下唇部因烫伤后出现一浅白色瘢痕性斑片，无明显瘙痒疼痛，未予重视。1 年前瘢痕表面出现红色小丘疹，触之易出血，外用“百多邦软膏”无效。3 个月来迅速增大，呈菜花状，表面常有分泌物。患者自发病以来，无畏寒发热，精神可，食欲佳，大小便如常。既往体健，否认慢性病史，否认家族性及遗传性疾病史，否认药物过敏史及传染病史。有吸烟史 30 余年，每日 20 支左右。体格检查：T 36.8℃，R 20 次 /min，P 78 次 /min，BP 126/78mmHg。神志清楚，查体合作。全身浅表淋巴结未触及肿大，心、肺、腹部检查未见异常，神经系统体征阴性。皮肤科检查：左下唇部可见一 1cm×2cm 大小不规则菜花状红褐色肿块，表面凹凸不平，有少许分泌物，质地较硬，触之易出血，基底有浸润，边界不清（图 28-3-1）。口腔黏膜未见异常。耳后及颈部未及肿大淋巴结。

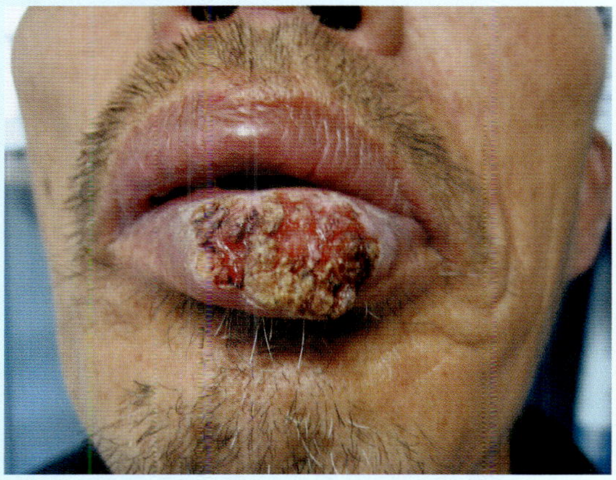

图 28-3-1　左下唇部不规则菜花状红褐色肿块

【问题 1】通过上述问诊，应考虑哪些疾病？

总结病史特点，患者老年男性，皮疹发生于外伤后瘢痕形成处，伴破溃出血，呈菜花状，既往有吸烟史 30 余年，首先考虑皮肤鳞状细胞癌（squamous cell carcinoma），但还要考虑基底细胞上皮瘤、角化棘皮瘤、寻常狼疮、盘状红斑狼疮、扁平苔藓及疣的可能。

知识点

鳞状细胞癌的病因

鳞状细胞癌通常简称“鳞癌”，又称“表皮样癌（epidermoid carcinoma）”，是起源于表皮或附属器角质形成细胞的一种恶性肿瘤。

鳞癌可发生于皮肤或黏膜，常发生于某些皮肤病变的基础上，如慢性放射性皮炎、慢性溃疡、瘢痕及日光性角化病等，因此需要仔细询问病史，为诊断提供线索。尽管目前鳞癌发生的病因尚不清楚，但与下列因素有明显关系：①紫外线。②化学因素，如职业性接触一些砷和沥青等可以致癌的物质。③癌前期皮肤病，如日光性角化病、砷角化病及放射性皮炎等。④瘢痕、外伤和其他慢性皮肤病。瘢痕和外伤处易发生鳞癌，尤其是烧伤瘢痕；很多慢性皮肤病如寻常狼疮、红斑狼疮、慢性溃疡及扁平苔藓等也可癌变。⑤免疫抑制，如肾移植患者使用免疫抑制剂后鳞癌的发生率高于普通人群。

【问题 2】通过皮损特点分析，应考虑何种疾病？

根据体格检查、相关皮肤科检查等，考虑符合皮肤鳞状细胞癌的临床表现。临床上好发于下唇部的常见疾病还包括基底细胞上皮瘤、角化棘皮瘤、盘状红斑狼疮、扁平苔藓及寻常疣等，需要进行鉴别诊断。

【问题 3】确诊尚需做什么检查？

对于恶性皮肤肿瘤的诊断，除病史及典型的临床表现外，确诊均需要组织病理学（图 28-3-2）检查结果的支持。患者局部皮损组织病理检查结果：表皮可见脓痂形成。真皮内可见浸润生长的鳞状细胞团块，部分与表皮相连，细胞大小形态不一，可见有丝分裂象，并可见角珠及较多角化不良细胞。细胞团块周围可见较多以淋巴细胞为主的炎症细胞浸润。

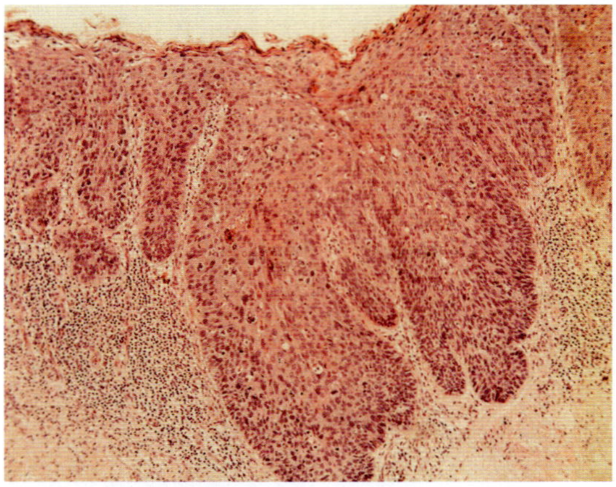

图 28-3-2 皮损活检组织病理（×10）

知识点

鳞状细胞癌组织病理学特点

鳞状细胞癌是侵袭性癌，可见癌组织向下生长，突破基底膜带并侵入真皮，呈不规则的团块状或束条状，由正常鳞状细胞和非典型的鳞状细胞（即癌细胞）组成。

根据未分化癌细胞所占比例，鳞状细胞癌可分为 4 级，分别为：

Ⅰ级：不典型细胞低于 25%，常有角珠，真皮内伴有明显炎症反应。

Ⅱ级：不典型细胞占 25%~50%，仅见少许角珠。

Ⅲ级：不典型细胞占 50%~75%，角化情况不明显，核分裂明显。

Ⅳ级：几乎所有肿瘤细胞均有不典型性，核分裂象很多，完全看不到角化，有时与肉瘤很难区别。

【问题 4】最终可确诊为何种疾病？

根据患者病史、典型的临床表现及组织病理检查结果，最终可确诊为皮肤鳞状细胞癌。诊断依据如下：患者为老年男性；皮疹发生于外伤后瘢痕形成处，生长较快；皮疹呈不规则菜花状，表面凹凸不平，质地较硬，触之易出血，基底有浸润，边界不清；组织病理检查结果与临床诊断相符合。

知识点

鳞状细胞癌的临床特点

鳞状细胞癌好发于老年人，男性多于女性，头皮、面、颈和手背等曝光部位最常受累。早期表现为浸润性硬斑，以后逐渐发展成斑块、结节或疣状损害，质地坚实，发展较快，表面常有溃疡、结痂，如继发感染，则可有脓性渗出物，伴恶臭。肿瘤周围组织往往充血，边缘呈污秽暗黄红色。

肿瘤生长较快，如直径大于2cm则发生转移的可能性明显增加。黏膜处肿瘤的转移率可高达40%，而发生于日光性角化病基础上的转移率只有0.1%，发生于瘢痕者则介于这两者之间。

【问题5】确诊后需要完善哪些检查？

皮肤鳞状细胞癌属于侵袭性癌，易发生转移，一旦确诊，需要进行全面体格检查及相关实验室检查，如血常规、肝肾功能、全套肿瘤标志物、腹部超声及胸部CT等。患者全面体格检查及相关实验室检查均未见异常。

【问题6】如何选择治疗方案？

本病目前治疗方法较多，以早期手术切除效果最佳。

1. 手术治疗　对于尚未发生转移，且分化较好的肿瘤，首选手术切除。切除范围至少扩大至瘤体外0.5~2cm，切除深度应深达皮下脂肪层或筋膜层。目前推荐采用Mohs外科手术法治疗。

2. 放射治疗　适用于年老体弱、有手术禁忌证患者、头面部脂肪组织较少部位的肿瘤，特别是分化较差，但尚未侵犯骨或转移到淋巴结的肿瘤。一般采用X线治疗和镭治疗。

3. 光动力治疗　适用于不宜手术切除者，但肿瘤浸润深度不超过1.5cm。

4. 其他　如激光、冷冻、电干燥术等治疗，均需注意随访。

【问题7】如何做好患者的随访工作？

治疗后患者有复发可能，所有患者均需要定期随访。5年治愈率可达90%左右，继发于日光性角化病者预后较好，若继发于Bowen病或特殊部位（如耳、唇部、外阴等）易发生早期转移，故需特别注意。

第四节　Paget病

门诊病历摘要

患者，女，68岁，左侧外阴红斑、渗液伴瘙痒1年。1年前无明显诱因下左侧外阴出现红斑、丘疹，瘙痒感，时有糜烂、渗液，拟“湿疹”予抗组胺药物口服及外用糖皮质激素乳膏等治疗，效果不佳，皮损迁延不愈，并逐渐扩大，自觉潮湿、瘙痒。既往原发性高血压史10年。无类似家族史及遗传病史，无药物过敏史及传染病史。否认特殊物质接触史。皮肤科检查：左侧大阴唇红斑，轻度肥厚，表面少量鳞屑、结痂，境界清楚（图28-4-1）。

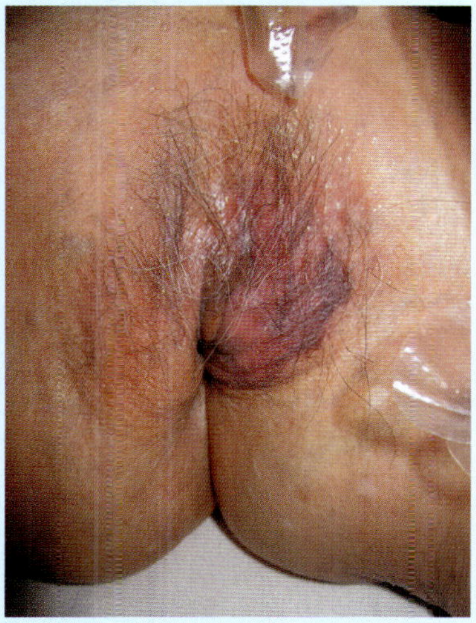

图28-4-1　左侧大阴唇红斑、肥厚

【问题 1】根据患者皮疹表现，临床上首先需要考虑的疾病有哪些？

根据单侧大阴唇红斑，轻度肥厚，表面少量鳞屑、结痂，境界较清的特点，首先要考虑的疾病是湿疹，但由于患者皮损单侧分布，且抗组胺药物口服及外用糖皮质激素乳膏效果不佳，因此还需考虑乳房外 Paget 病（extramammary Paget disease）可能，此外不除外反向型银屑病、扁平苔藓、家族性良性慢性天疱疮等疾病，需要详细询问病史。

【问题 2】患者下一步诊断和治疗措施如何？

思路 1：从临床表现看，本病例皮疹为外阴红斑，伴渗液、瘙痒，与湿疹表现非常相似，但有一些显著的不同点：①湿疹常有瘙痒，伴糜烂、渗出，外用糖皮质激素往往有效，而本病例 1 年间按湿疹常规治疗，效果不佳；②湿疹多反复发作，时轻时重，而本病例皮损 1 年迁延不愈，并逐渐扩大；③湿疹常呈对称性分布，境界不清，而本例皮损为单侧分布，境界较清。因此考虑其诊断湿疹有误。

思路 2：为明确诊断行组织病理学检查是必要的，根据组织病理结果，确定治疗方案。

【问题 3】组织病理（图 28-4-2）检查结果：表皮内，尤其棘层下部可见散在或呈巢状分布的 Paget 细胞，细胞大，细胞质丰富淡染。真皮血管周围有较多以淋巴细胞为主的炎症细胞浸润。此时应诊断何种疾病？如何进一步处理？

组织病理结果为典型的 Paget 病（Paget disease）。因本病例发生于外阴，故最终诊断为乳房外 Paget 病。乳房外 Paget 病可继发于泌尿生殖系统及肠道的腺癌，而长期外生殖器的 Paget 病亦可侵犯宫颈或泌尿道。因此，需要进行全面查体及内脏相关肿瘤筛查。

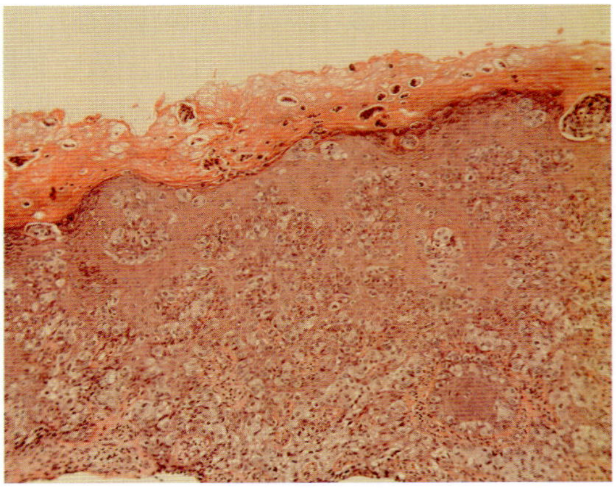

图 28-4-2 皮损活检组织病理（×10）

知识点

Paget 病组织病理学特点

Paget 病组织病理学最大的特点是表皮内出现大而淡染的异常细胞（Paget 细胞）。

根据发生部位，Paget 病可分为以下 2 型：

1. 乳房 Paget 病（mammary Paget disease）：又称“乳房湿疹样癌（mammary eczematous carcinoma）”，好发于单侧乳房和乳晕部，几乎均累及女性，男性罕见。皮损初发为鳞屑性红斑或斑块，常伴有湿疹化，呈表浅糜烂、渗出或结痂，浸润明显，缓慢扩大，形成溃疡、乳头回缩。常伴发乳腺癌，可有腋窝淋巴结转移。

2. 乳房外 Paget 病：又称“乳房外湿疹样癌（extramammary eczematous carcinoma）”，好发于外生殖器、肛门、脐部及腋窝等处。皮损与乳房 Paget 并相似但面积较大，常为表面糜烂、渗出、结痂的境界清楚的红色斑片或斑块，自觉痛痒。一般预后较乳房 Paget 病好。

【问题 4】患者系统检查未见异常，全套肿瘤标志物检查在正常范围内，血常规、肝肾功能等常规化验及腹部超声、胸部 X 线片、妇科肿瘤筛查等未见异常。患者为老年女性，既往体健，有原发性高血压史 10 年，血压控制在正常范围内。选择何种治疗方案？

Paget 病为恶性肿瘤，一旦确诊，应尽早治疗，首选手术切除，可用 Mohs 外科技术。若皮损面积较大，需做植皮术。对于继发性乳房外 Paget 病，应积极治疗原发肿瘤并密切随访。对于不能耐受手术或皮损广泛无法手术治疗的患者，可采取放射治疗、光动力治疗、靶向化疗药物治疗、免疫调节剂如咪喹莫特治疗等。

知识点

Page 病诊治要点

①对于 50 岁以上，发生于单侧乳房的湿疹样皮损，外用治疗湿疹类药膏效果较差，病情反复，缓慢

进展者，尤其有乳头溢液甚至乳头凹陷者，应高度警惕，考虑本病可能；②对于50岁以上老年人，发生于外生殖器部位、肛周、腋下或脐部的长期迁延不愈的湿疹样皮损，特别是单侧发生，边界相对清楚者，应提高警惕，考虑Paget病可能。组织病理学检查可以帮助临床医生明确诊断。乳房及乳房外Paget病可伴有乳腺癌、直肠癌、宫颈癌等泌尿生殖系统及消化道肿瘤，一旦明确诊断，应作全面查体及相关实验室检查，以排查内脏肿瘤。

（方　红）

第五节　蕈样肉芽肿

门诊病历摘要

患者，男，62岁，反复全身红斑、斑块5年余。患者5年余前无明显诱因于右上臂、双腹股沟出现少量散在淡红色斑片，绿豆到甲盖大小，无自觉症状，当地医院诊为"湿疹"，予"糖皮质激素乳膏"外用后逐渐消退。4年前患者左腋下出现大片淡红色条带状浸润性斑块，继而右上臂、腹股沟处皮疹再发，与前次性质类似，未诊治。3年前患者皮疹逐渐增多，累及耳后、躯干、四肢，表现为散在略高于皮面的淡红色斑块，部分皮损有鳞屑和皱纹，外院予以全身光疗后逐渐消退。上述皮疹反复发作，逐渐增多，累及躯干、四肢，并伴有瘙痒。近1个月无其他用药史。既往糖尿病史13年，规律注射胰岛素，血糖控制稳定。无类似家族史，无遗传性疾病史，无药物过敏及传染病接触史。烟酒史20余年，吸烟平均每周20支，饮酒每日50g。体格检查：T 37.0℃，R 18次/min，P 76次/min，BP 130/80mmHg，心、肺、腹部查体未见明显异常。皮肤科检查：躯干、四肢散在分布淡红色斑片、斑块，轻度浸润，形状不规则，边缘清楚，直径10~20cm，上有白色糠状鳞屑。皮损分布不对称，面积约占全身体表面积30%。右腹股沟可触及1个直径约1.5cm肿大淋巴结，质硬，无粘连，活动度可，无压痛（图28-5-1）。

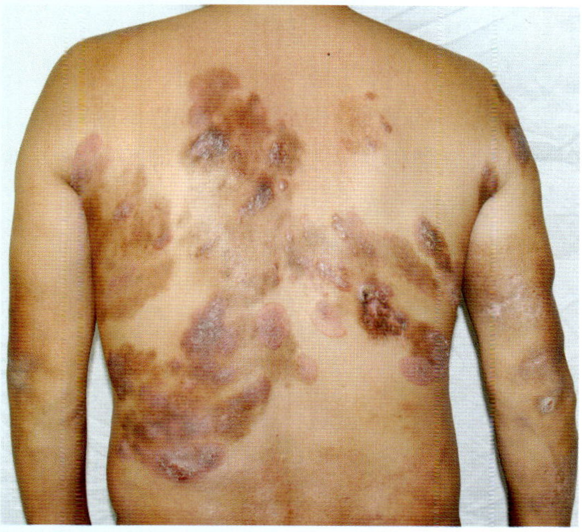

图28-5-1　躯干浸润性红斑、斑块

【问题1】通过上述问诊，应考虑什么疾病？

根据患者的主诉、症状、既往史等，应考虑蕈样肉芽肿（mycosis fungoides，MF）可能。

知识点

蕈样肉芽肿的病因及发病机制

蕈样肉芽肿（MF）是一种T淋巴细胞来源的恶性肿瘤，是原发性皮肤T细胞淋巴瘤中最常见的类型之一。几乎全部MF起源于记忆性辅助性T细胞（helper T cell）。男女发病比例约为2∶1。

本病呈慢性进行性经过，可累及淋巴结和内脏。病因尚不明确，遗传、感染和环境因素可能与本病发生发展有关。MF肿瘤细胞中存在克隆异常，主要为涉及若干不同染色体或染色体片段的缺失和易位。细胞间黏附分子1（intercellular adhesion molecule 1，ICAM-1）、整合素α3β1（VLA-3）可能与MF肿瘤细胞亲表皮性机制有关。MF或SS患者的皮损组织及外周血中皮肤淋巴细胞抗原（cutaneous lymphocyte antigen，CLA）及其配体E-选择素的表达增加。

【问题2】通过皮损特点分析，可诊断为什么疾病？

患者周身散在分布大片浸润性红斑、斑块，伴有瘙痒，局部淋巴结肿大，符合MF的临床表现。

知识点

蕈样肉芽肿的临床表现

MF 可分为斑片期、斑块期和肿瘤期，但各期表现可重叠。

1. 斑片期　皮损无特异性，类似于慢性单纯性苔藓样变、湿疹、慢性接触性皮炎、脂溢性皮炎、特应性皮炎、副银屑病等，多伴有剧烈顽固性瘙痒。

2. 斑块期　可由斑片期发展而来或直接在正常皮肤上发生。皮损呈形态不规则、境界清楚、略高起的浸润性斑块，颜色暗红至紫色，可自行消退，亦可融合形成大的斑块，边缘呈环状、弓形或匐行性(图 28-5-1)，颜面受累时皮肤褶皱加深形成“狮面”。

3. 肿瘤期　皮损呈褐红色隆起性结节，大小、形状各异，易早期破溃，形成深在性卵圆形溃疡，基底被覆坏死性灰白色物质，溃疡边缘卷曲；继发感染可伴疼痛及恶臭。患者常在数年内死亡。偶亦见开始即表现为肿瘤而未经斑片期或斑块期皮损者，称暴发型皮肤 T 细胞淋巴瘤，预后差。

除皮肤外，淋巴结最常受累，其他依次为脾、肺、肝、骨髓、肾脏、舌、会厌、心脏、胰腺和甲状腺，内脏受累往往在尸检时才能发现。

【问题 3】应注意与哪些皮肤病相鉴别？

在疾病的早期(即斑片期)MF 诊断较难，皮损常类似湿疹样改变，上覆鳞屑。MF 皮疹的多形性使其鉴别诊断的范围很广。斑块期损害可类似亚急性皮炎或银屑病。肿瘤期必须与其他淋巴网状系统恶性肿瘤以及转移癌相鉴别。

知识点

蕈样肉芽肿的鉴别诊断

1. 特应性皮炎　除 MF 表现为太藤丘疹样红皮病这个特例外，MF 很少见到抓痕和苔藓样变。特应性皮炎常见抓痕、苔藓样变。怀疑为 MF 的特应性皮炎需通过组织病理学明确诊断。炎症性皮肤病与蕈样肉芽肿的鉴别要点在于：①真皮浅层和乳头层有明显水肿；②表皮有明显的海绵形成。

2. 红皮病的其他病因　红皮病是 MF 患者中一种较少见的皮肤表现，其最常见于泛发性特应性皮炎、接触性皮炎、药疹或红皮病型银屑病患者。红皮病也可见于特发性高嗜酸性粒细胞综合征患者，该综合征部分患者可有异常的 T 细胞克隆。

3. 塞扎里综合征(SS)　MF 患者的外周血中可能存在有脑回形核的异型淋巴细胞(即 Sézary 细胞)。当外周血中的这类细胞数量显著升高，并且出现红皮病(皮损 >80% 的体表面积)，即可确诊为 SS。

【问题 4】患者下一步应当如何处理？

依据上述病史，诊断为 MF 可能性大，属于较严重的皮肤病，故应采取住院，进一步明确临床分期并确定治疗方案。

知识点

蕈样肉芽肿皮损组织病理特点

MF 斑片期皮损可见少量淋巴细胞亲表皮现象，出现类似空泡化的界面皮炎改变，在每个空泡中可见一淋巴细胞。随着病情进展，可出现特异性的淋巴细胞带状分布及亲表皮现象。大而深染的淋巴细胞在表皮内的数量可多可少，形态较真皮内的淋巴细胞更多变。

MF 斑块期表现为更加显著的浅表带状淋巴样浸润及真皮深层血管周围浸润。乳头真皮纤维化、亲表皮现象更加明显，极少有海绵水肿。水疱亚型的 MF，海绵水肿显著并出现表皮内及角层下水疱形成。嗜酸性粒细胞在毛囊性 MF（伴或不伴毛囊黏蛋白沉积）中常见，但是在其他类型的 MF 不常见。

MF 肿瘤期亲表皮现象会显著减弱，可以凭借真皮和皮下脂肪组织中有致密淋巴细胞浸润来确诊 MF，这些浸润细胞具有脑回状核。

免疫组织化学染色对诊断蕈样肉芽肿具有一定的价值。MF 细胞的特征是 CD4（+），而缺乏 CD7 和 CD26 抗原，即 CD4（+）、CD7（-）、CD26（-）。检测 T 细胞受体基因重排可作为诊断参考。

由于斑片期皮损及组织病理特异性不明显，往往难于作出诊断。斑块期及肿瘤期根据临床表现，结合组织病理学表现可作出诊断。临床上可以采用 4 分法来诊断蕈样肉芽肿：即临床、组织病理学、分子生物学和免疫病理学分别进行评分，当总分大于或等于 4 分时，即可作出 MF 的诊断：

1. 临床标准　患者存在持续性和 / 或进行性的斑片和斑块，加上（若出现下述情况中的两种则为 2 分，若出现其中一种情况则为 1 分）：非日光暴露部位的病变；病变的大小 / 形状各异；皮肤异色症。

2. 组织病理学标准　存在浅表淋巴细胞浸润（若出现下述两种情况则为 2 分，只出现其中一种情况则为 1 分）：亲表皮性不伴海绵形成；淋巴异型性。

3. 分子生物学标准　如果存在 T 细胞受体基因重排，则为 1 分。

4. 免疫病理学标准　出现下述任意一条则加 1 分：少于 50% 的 T 细胞表达 CD2、CD3 或 CD5；少于 10% 的 T 细胞表达 CD7；表皮 T 细胞和真皮 T 细胞在 CD2、CD3、CD5 或 CD7 的表达上存在不一致。

【问题 5】入院后应选择什么诊疗方案？

治疗方法的选择取决于疾病的严重程度（TNMB 分期）、患者的全身状况、医师的经验和用药习惯及各种疗法选择的可行性。

1. 早期（ⅠA~ⅡA）患者通常只使用皮肤靶向治疗，包括外用糖皮质激素、氮芥、维 A 酸、生物反应调节剂（如咪喹莫特），或紫外线疗法（窄谱 UVB 或 PUVA）。

2. 晚期 / 进展期（ⅡB~ⅣB）患者的治疗方案在不同医院选择有所不同，多使用联合治疗。除皮肤靶向治疗外，通常联合系统使用干扰素、维 A 酸、甲氨蝶呤或组蛋白乙酰胺酶抑制剂（如西达本胺）。但是在具体的联合治疗方案中所选用的药物、各种药物应用的次序在各个医院也不相同。总之，能够同时增强患者的免疫反应能力的治疗方法对晚期患者更有利。

【问题 6】恢复到什么程度可以结束治疗？

根据临床疗效决定继续治疗还是结束治疗，包括皮肤评估（分期，斑片、斑块和肿瘤累及区占全身体表面积的估计百分比）；淋巴结、内脏的评估；全血细胞计数和人工分类计数，并评估 Sézary 细胞；若既往有影像学检查异常，则再次对其进行影像学检查。根据患者情况，在部分缓解或完全缓解时，显示临床充分获益的患者，应考虑维持治疗或逐渐减量至停药以最大程度维持疗效。停止治疗后复发的患者，再次使用相同药物治疗可能有效。

【问题 7】如何做好患者的回访工作？

MF 患者应定期随访，对皮肤、淋巴结、肝和脾进行临床评估，并进行全血细胞计数、低密度脂蛋白和全面代谢检查。应对初诊即有淋巴结（ⅣA2 期）或内脏受累（ⅣB 期）的患者进行影像学检查，随访频率取决于临床疗效评估和临床医生的判断（一般每半年一次）。

原发性皮肤 T 细胞淋巴瘤（蕈样肉芽肿）诊疗流程见图 28-5-2。

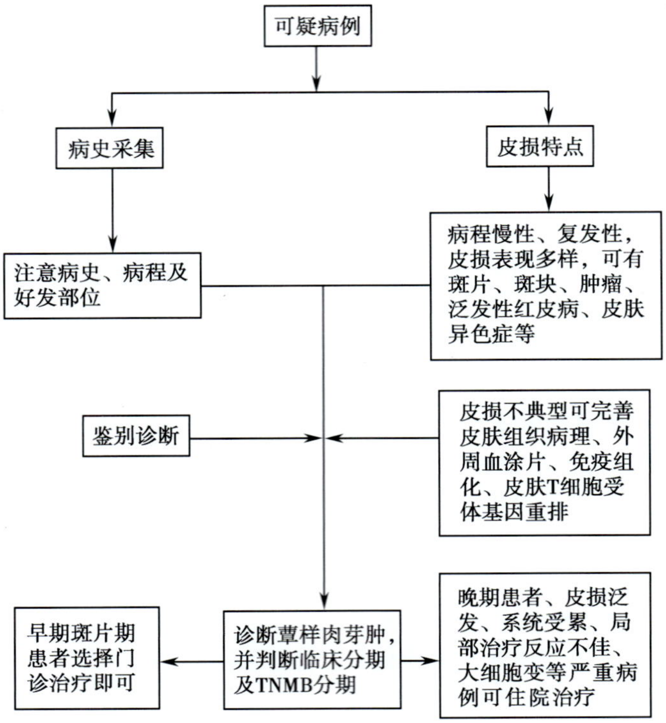
可疑病例
病史采集
皮损特点
注意病史、病程及好发部位
病程慢性、复发性，皮损表现多样，可有斑片、斑块、肿瘤、泛发性红皮病、皮肤异色症等
鉴别诊断
皮损不典型可完善皮肤组织病理、外周血涂片、免疫组化、皮肤T细胞受体基因重排
早期斑片期患者选择门诊治疗即可
诊断蕈样肉芽肿，并判断临床分期及TNMB分期
晚期患者、皮损泛发、系统受累、局部治疗反应不佳、大细胞变等严重病例可住院治疗

图 28-5-2　蕈样肉芽肿诊疗流程

（张春雷）

第六节　黑　素　瘤

门诊病历摘要

患者，女，45 岁，左足踇趾甲变黑 6 年，甲周皮肤变黑 1 年。患者 6 年前发现左足踇趾甲下点状黑斑，无痛痒感。黑斑逐渐增大，5 年前左足踇趾甲整个变黑。1 年前开始甲周皮肤变黑，黑色区域逐渐扩大。患者自认为是“灰趾甲”，未曾诊治。否认发病前病甲局部外伤及手术史。自发病以来，食欲可，无消瘦，大小便无明显异常。既往体健，否认慢性病史，否认家族性及遗传性疾病史，否认药物过敏史及传染病史。体格检查：T 36.5℃，R 18 次 /min，P 74 次 /min，BP 129/77mmHg。神志清楚，查体合作。全身浅表淋巴结未及肿大，心、肺、腹部检查未见异常，神经系统体征阴性，肢体及关节活动自如。皮肤科检查：左足踇趾甲板表面不平，略增厚，呈黑色，甲周皮肤呈不规则形黑色斑片，局部颜色不均匀（图 28-6-1）。腘窝、腹股沟未及肿大淋巴结。

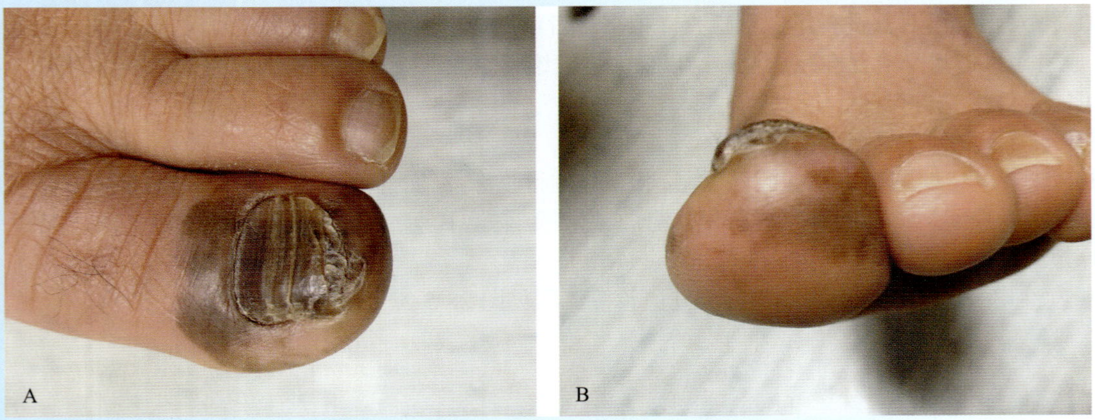
A
B

图 28-6-1　甲板及甲周黑色斑片

A. 左足踇趾甲板；B. 甲周皮肤。

【问题 1】通过上述问诊，应考虑什么疾病？

根据病史特点，患者中年女性，皮损发生在左足踇趾甲下及甲周皮肤，进展缓慢，逐渐累及整个甲板下方及甲周皮肤，呈不规则形黑色斑片，局部颜色不均匀，无明显自觉症状，首先需要考虑黑素瘤（melanoma），但也要考虑引起甲下色素改变的其他疾病，如 Bowen 病、鳞状细胞癌、甲母痣、甲真菌病、甲下出血等。

【问题 2】通过皮损特点分析，应考虑何种疾病？

根据体格检查、相关皮肤科检查等，考虑符合肢端雀斑样痣黑素瘤（acral lentigines melanoma）的典型临床表现，但仍不能完全除外鳞状细胞癌、Bowen 病等其他恶性皮肤肿瘤，需要进行鉴别诊断。

知识点

黑素瘤的临床特点

黑素瘤又称“恶性黑素瘤”，简称“恶黑”，是来源于黑素细胞、恶性程度较高的一种恶性肿瘤。男性发病率高，死亡率也高。预后与发生部位相关，发生于 BANS 部位（即上背部、上臂部、头皮及颈部）者的预后较发生于四肢者差。

根据其临床表现，可分为 4 型，即浅表扩散性、结节性、肢端雀斑样痣、恶性雀斑样痣黑素瘤。在白色人种，浅表扩散性黑素瘤最为常见，约占所有皮肤恶性黑素瘤的 70%。而中国人最常见的类型为肢端雀斑样痣黑素瘤，该型占亚洲人黑素瘤的 50%。

1. 肢端雀斑样痣黑素瘤　我国常见类型，多由肢端雀斑样痣发展而来，好发于掌跖、甲及甲周区，表现为色素不均匀、边界不规则的斑片；若位于甲母质，甲板及甲床可呈纵行带状色素条纹。此型进展快，常在短期内肿大，发生溃疡和转移，5 年存活率低，仅 5%~11%。

2. 浅表扩散性黑素瘤（superficial spreading melanoma）　由表浅黑素瘤发展而来，好发于躯干和四肢；通常比恶性雀斑样痣小，直径很少超过 2.5cm，呈不规则斑片，部分呈弓形；颜色呈棕黄色、褐色或黑色，亦可呈淡红色、蓝色和灰色。无临床转移者 5 年存活率约 70%。若皮损出现丘疹、结节、硬化、溃疡则提示预后不良。

3. 结节性黑素瘤（nodular melanoma）　好发于头颈及躯干部、足底、外阴、下肢等处。初起为蓝黑或暗褐色隆起性结节，呈水平和垂直扩展，迅速增大，呈乳头瘤状、蕈样或形成溃疡，无临床转移者 5 年存活率为 50%~60%。

4. 恶性雀斑样痣黑素瘤（lentigo maligna melanoma）　好发于老年人的曝光部位。常由恶性雀斑样痣发展而来，皮损通常为淡褐色或褐色不均匀的色素性斑片，伴有暗褐色或黑色小斑点，边缘不规则，逐渐向周围扩大。此型生长慢，发生转移晚，最初仅局限于局部淋巴结转移，5 年存活率为 90%~94%。

【问题 3】确诊需做哪些检查？

对于黑素瘤的诊断，除病史及典型的临床表现外，确诊需要组织病理学检查结果的支持。患者局部皮损组织病理（图 28-6-2）检查结果：表皮内见异型细胞散在或成团分布。真皮内大量异型细胞团块，部分细胞内有黑素颗粒。异型细胞 S-100、HMB45 染色均为阳性。

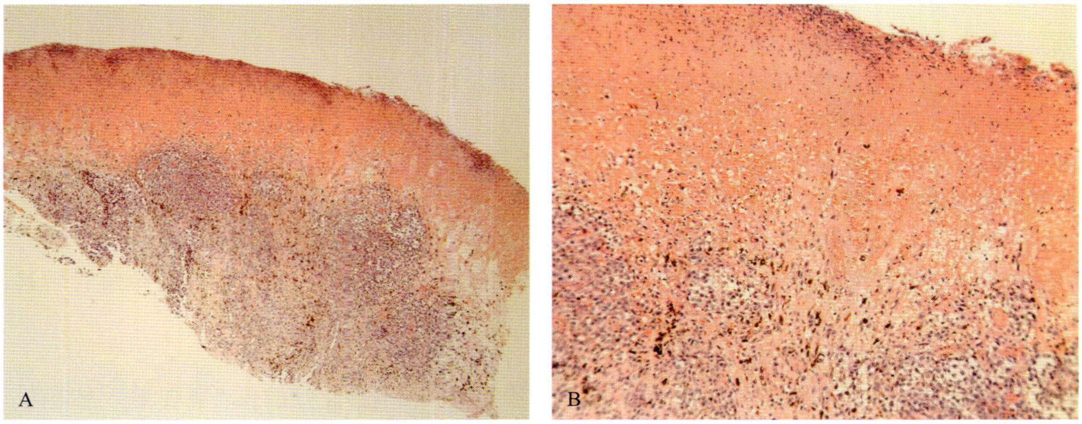

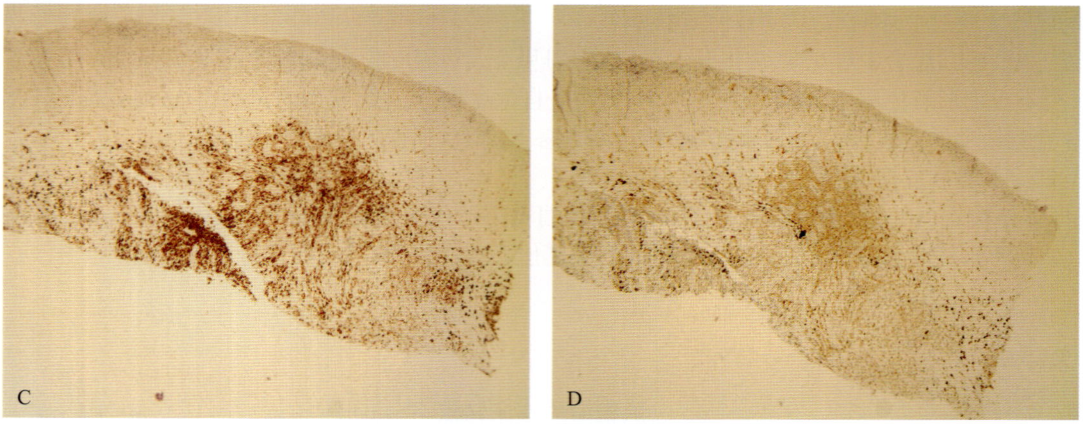

图 28-6-2　皮损活检组织病理

A. HE(×4);B. HE(×10);C. HMB45(×4);D. S-100(×4)。

【问题 4】最终可确诊为什么疾病?

根据临床表现及组织病理检查结果,可确诊肢端雀斑样痣黑素瘤。诊断依据如下:患者中年女性,皮疹发生在甲下及甲周皮肤,发展缓慢;皮疹表现为黑色斑片,表面色素不均,边缘不规则,组织病理检查结果与临床诊断相符合。

知识点

黑素瘤病理学特点

表皮和真皮内较多分散或巢状分布的黑素瘤细胞,沿水平和垂直方向扩展,深达真皮和皮下是黑素瘤的特点。这些黑素瘤细胞呈异型性,细胞大小、形态不一,胞核大,可见到核分裂及明显核仁,胞质内可含色素颗粒,呈多形性,以梭形细胞和上皮样细胞为主。S-100、HMB45 染色有助于黑素瘤的诊断。

根据肿瘤浸润深度,黑素瘤可分为:

1. 原位黑素瘤　皮损相对较大,直径 >6mm;肿瘤不对称;黑素细胞巢大小不一、形状不规则、倾向于融合;黑素细胞散布于表皮各层;黑素细胞水平扩展,界限不清楚;黑素细胞不典型(有异型性);细胞坏死;瘤细胞未突破表皮基底膜。

2. 侵袭性黑素瘤　常有原位黑素瘤的表皮内特点;真皮内瘤细胞常呈巢状分布,巢周有网织纤维包绕;瘤基底部细胞仍呈巢状,但细胞大,含色素(色素痣的结构正好与其相反);淋巴管内或血管内有瘤细胞;瘤内及瘤周小血管增生;淋巴细胞浸润,可有浆细胞。

此外,Clark 分级法也可用于表示黑素瘤浸润深度:Ⅰ级黑素瘤细胞局限于表皮基底膜以上;Ⅱ级侵入真皮乳头层;Ⅲ级侵入真皮乳头层下血管丛;Ⅳ级侵入真皮网状层;Ⅴ级侵入皮下脂肪层。

【问题 5】确诊后应如何治疗?

确诊后需要根据患者皮损的浸润深度和是否有转移确定治疗方案。

1. 手术切除　早期诊断和手术切除是治疗原发性黑素瘤的关键。肿瘤浸润深度小于 2mm 者,切除范围离肿瘤边缘 1cm 即可,随着浸润深度增加需适当扩大切除范围,但需强调截肢不能防止肿瘤转移。未触及的淋巴结不做预防性切除。

2. 化学疗法　对已转移的患者,可采用化疗或联合化疗。肢端黑素瘤可采用局部灌注化疗。

3. 放射疗法　对缓解内脏及中枢神经系统转移灶的压迫症状有一定疗效,亦可缓解骨转移所致的疼痛。

【问题 6】如何做好患者的随访工作?

手术切除后患者有复发可能,需要告知患者定期门诊随访。接受放化疗的患者需要更严密随访。

第七节　Kaposi 肉瘤

门诊病历摘要

患者，男，35 岁，双足部紫红色丘疹、结节 5 个月。患者 5 个月前开始出现双足部皮损并逐渐增大，增多，无明显自觉症状。患者近 1 年来有反复低热、腹泻、咳嗽病史。有不洁性接触史。皮肤科检查：双足部散在或密集分布的紫红色丘疹、结节，表面有少量结痂（图 28-7-1）。

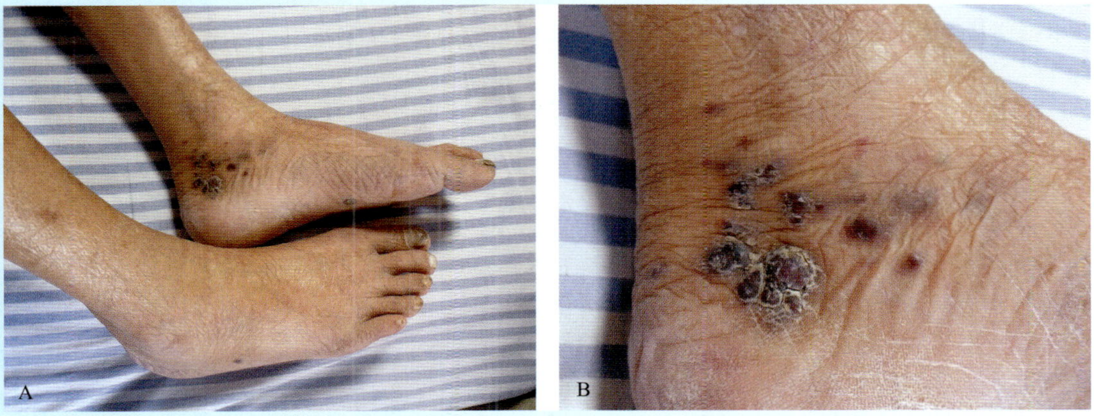

图 28-7-1　足部散在紫红色丘疹、结节
A. 双足部；B. 左足。

【问题 1】根据皮疹表现，临床需要考虑哪些疾病？

根据皮损为双足部散在或密集分布的紫红色丘疹、结节，表面有少量结痂，需要考虑 Kaposi 肉瘤（Kaposi sarcoma）、梭形细胞血管瘤、Kaposi 样血管内皮瘤、肢端血管炎等。

【问题 2】通过病史及皮损表现，确诊需要进一步开展哪些检查？

根据患者皮损形态，再结合上述多系统受累的临床表现，有不洁性接触史，首先要考虑 HIV 感染并发 Kaposi 肉瘤。患者需进一步行皮损组织病理检查，以明确皮损性质；同时需进一步行 HIV 血清学检测。

【问题 3】组织病理（图 28-7-2）示，真皮内大量嗜酸性梭形细胞团块，团块中散在不规则、血管腔及裂隙，这些管腔及裂隙缺乏内皮细胞，可见较多外溢的红细胞。梭形细胞 CD31、CD34 弥漫阳性、原位杂交显示梭形细胞 HHV-8 阳性。患者 HIV 初筛及确诊试验均阳性。此时如何诊断？

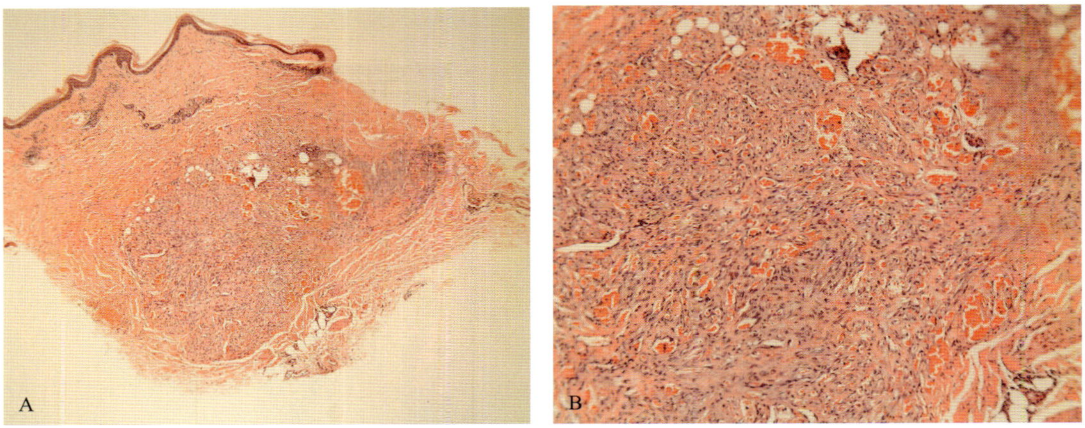

图 28-7-2　皮损活检组织病理
A. HE（×4）；B. HE（×10）。

患者皮损组织病理为典型的结节期 Kaposi 肉瘤表现。Kaposi 肉瘤是 HIV 感染的皮肤表现之一。HIV 感染者发生 Kaposi 肉瘤时,其外周血 $CD4^+T$ 淋巴细胞计数常低于 500 个 /ml。HHV-8 与 Kaposi 肉瘤的发生相关,几乎所有的 Kaposi 肉瘤都可以检测出 HHV-8。

知识点

Kaposi 肉瘤临床特点

Kaposi 肉瘤,又称“多发性特发性出血性肉瘤(multiple idiopathic hemorrhagic sarcoma)”,病因不明,但与多种因素有关,如基因易感性、地理环境、内分泌、病毒感染、自身免疫功能缺陷等。

根据临床表现,Kaposi 肉瘤可分为 4 型,即经典型、非洲型、同种异质移植型、艾滋病相关型,其各自特点如下述。

1. 经典型或欧洲型 Kaposi 肉瘤　多见于西欧人种老年男性,早期表现为下肢远端及手、前臂等处淡红、淡蓝黑、青红或紫色斑块,逐渐扩大融合形成大的斑块、结节,单发或多发,质如橡皮,表面可发生溃疡,伴淋巴水肿,常自觉烧灼、瘙痒、疼痛。

2. 非洲型 Kaposi 肉瘤　好发于中年人。皮损广泛,并可累及淋巴结、肝、肺和胃肠等。根据皮损特点,可进一步细分为结节型、鲜红色型、浸润型和淋巴结病型。结节型常见,可与其他类型同时发生,发展缓慢,可自行缓解;鲜红色型生长快,易破溃出血或继发感染,可侵入真皮和骨组织;浸润型常局限于手足部,发展缓慢,呈深部浸润、纤维化、硬结、非凹陷性水肿,常有骨质破坏;淋巴结病型皮损损害可有可无,涉及的淋巴结生长迅速,预后极差。

3. 同种异质移植型 Kaposi 肉瘤　系器官移植后长期应用免疫抑制剂治疗所致。病程进展快,但停止免疫抑制剂治疗后,皮损可自愈。

4. 艾滋病相关型 Kaposi 肉瘤　艾滋病患者感染 HIV 后,细胞免疫功能严重缺陷,易发生此病。好发于鼻尖、口腔黏膜、躯干、四肢等处;皮损开始为粉红色斑疹,长轴与皮纹方向一致,以后颜色变暗,形成淡紫色或棕色的斑疹或斑块,最后变为出血性皮损和结节。

第八节　隆突性皮肤纤维肉瘤

门诊病历摘要

患者,男,45 岁,上胸部质硬结节 6 年。患者 6 年前开始出现上胸部肿块并逐渐增大,无痛痒感。3 年前曾在一家医院行皮损手术切除,当时病理报告为纤维组织来源肿瘤。切除后半年在原皮损处再次发生类似皮损。皮肤科检查:上胸部可见 8cm×10cm 群集结节,触之坚硬(图 28-8-1)。

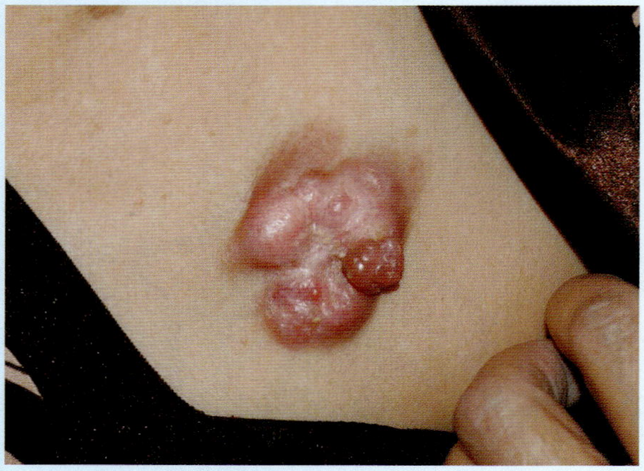

图 28-8-1　上胸部群集质硬结节

【问题 1】根据临床皮疹表现，临床需要考虑哪些疾病？

根据患者皮疹存在时间长，发展缓慢，临床表现为群集、质地较硬的结节的特点，需考虑的疾病有瘢痕疙瘩、隆突性皮肤纤维肉瘤（dermatofibrosarcoma protuberans，DFSP）、鳞癌、皮肤转移癌、基底细胞上皮瘤、黑素瘤等。

知识点

隆突性皮肤纤维肉瘤临床特点

隆突性皮肤纤维肉瘤是一种生长缓慢、起源于皮肤并可扩展至皮下组织的局限性低度恶性纤维肉瘤。好发于青年和中年，早期为一个缓慢增长、无症状的肤色硬斑块，最终发展为紫色至红棕色结节，质地坚实，直径 1cm 至几厘米，黏附于皮下组织。易原位复发，转移罕见。

【问题 2】根据进一步追问的病史，应考虑什么疾病？

患者皮损切除后复发，且当时病理诊断为纤维组织来源肿瘤。结合临床和病理检查，考虑纤维组织来源的肿瘤。如隆突性皮肤纤维肉瘤、皮肤纤维瘤（图 28-8-2）、瘢痕疙瘩（图 28-8-3）。

病理是诊断皮肤肿瘤的“金标准”。因此，本病的确诊需要借阅原手术切除标本的病理切片，进行重新阅片或再次皮肤活检，确定皮损性质。

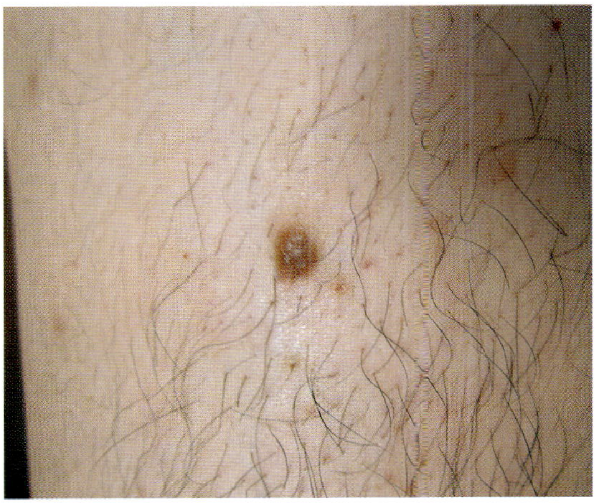

图 28-8-2　皮肤纤维瘤

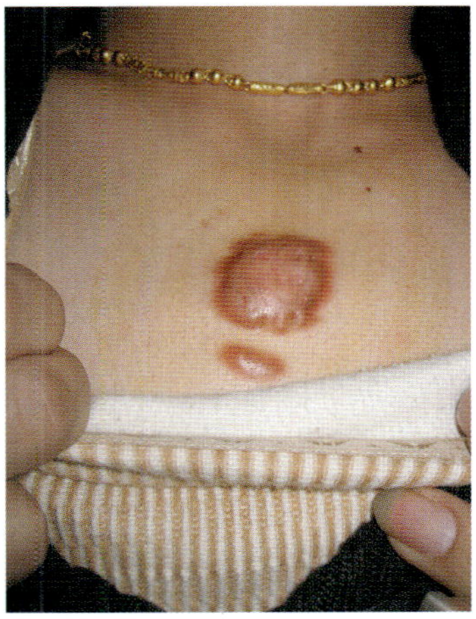

图 28-8-3　瘢痕疙瘩

知识点

隆突性皮肤纤维肉瘤、皮肤纤维瘤、瘢痕疙瘩临床鉴别

虽然隆突性皮肤纤维肉瘤与皮肤纤维瘤、瘢痕疙瘩等纤维组织肿瘤在临床上都表现为质地坚硬的皮损，但大部分病例可以通过临床表现区分开来。

1. 隆突性皮肤纤维肉瘤　早期表现为质地坚硬性丘疹，皮损缓慢增大，典型皮损为表面光滑、质硬、浸润较深的结节。早期常误诊为良性肿瘤，切除后易复发。

2. 皮肤纤维瘤　通常为坚实、微隆起的圆形丘疹，表面色素沉着，直径很少超过 2cm，触诊时可发现皮损与皮下组织粘连。

3. 瘢痕疙瘩　表现为表面光滑的丘疹、斑块，红色或紫红色，触之坚实，常伴有疼痛瘙痒。

【问题 3】组织病理检查示：真皮内弥漫梭形肿瘤细胞浸润，并累及皮下脂肪组织。肿瘤细胞均匀细长，呈席纹状或螺纹状排列。免疫组化染色显示梭形细胞：CD34 和波形蛋白阳性，ⅩⅢa 因子、S-100 和平滑肌肌动蛋白均阴性。根据组织病理表现，如何诊断？

上述组织病理是隆突性皮肤纤维肉瘤的典型表现，诊断考虑隆突性皮肤纤维肉瘤。

知识点

隆突性皮肤纤维肉瘤、皮肤纤维瘤、瘢痕疙瘩病理学特点

1. 隆突性皮肤纤维肉瘤病理通常可找到不典型增生，胶原纤维排列成旋涡状或车轮状，核有丝分裂象少，血管比较丰富。真皮乳头往往受肿瘤侵犯，表皮及附属器萎缩。细胞的多少及异型程度在肿瘤的不同部位变异很大。如病理学诊断有困难，可以选择进行细胞遗传学和分子生物学检查，因为隆突性皮肤纤维肉瘤中存在 t(17;22) 染色体易位，导致 *COL1A1* 基因与 *PDGFB* 基因融合。

2. 皮肤纤维瘤表现为真皮内结节，无包膜，表皮常有增生性改变，基底细胞色素较多，真皮内结节由多少不等的成纤维细胞、胶原纤维交叉排列组成。浸润深度有限。

CD34、ⅩⅢa 因子染色有助于鉴别隆突性皮肤纤维肉瘤和巨大皮肤纤维瘤，前者 CD34 阳性，ⅩⅢa 因子阴性，后者 CD34 阴性，而ⅩⅢa 因子阳性。

3. 瘢痕疙瘩常表现为真皮内成纤维细胞结节状增生，并可见成束的透明样变性的胶原。

【问题 4】该患者如何进一步处理？

隆突性皮肤纤维肉瘤需对皮损进行完全手术切除。该肿瘤的一个重要特点是切除后易复发，这与肿瘤切除不完全有关。为了最低限度切除肿瘤周围的正常组织并最大限度彻底切除肿瘤组织，可采用 Mohs 外科手术法切除肿瘤。

由于极少数患者的肿瘤可发生转移，最常见的转移部位是肺部，因此需要对患者进行全面查体，排除肿瘤发生转移的可能。

【问题 5】如何做好患者的随访工作？

由于本病手术切除后易复发，因此需要告知患者定期门诊随访，检查皮损局部，一旦复发应及早再次手术切除。

（方 红）

第九节 塞扎里综合征

门诊病历摘要

患者，男，65 岁，躯干、四肢弥漫皮疹伴强烈瘙痒 4 年。患者 4 年前无明显诱因于躯干部位出现红斑，伴有瘙痒，皮疹分布不对称，外用“卤米松”等外用药后可消退。上述皮疹无明显诱因反复发作，并逐渐增多，累及躯干、四肢，并伴有剧烈瘙痒，2 周前上述皮疹累及全身，外院诊断为“红皮病”，予以“抗组胺药、润肤剂、激素药膏”治疗效果欠佳。个人史无特殊，近 1 个月无其他用药史，既往体健，无家族性及遗传性疾病史，无药物过敏及传染病接触史。体格检查：T 38.0℃，R 20 次 /min，P 96 次 /min，BP 130/80mmHg，心、肺、腹查体未见明显异常。皮肤科检查：头、面、躯干、四肢弥漫浸润性红斑，轻度水肿，上覆白色鳞屑，累及 90% 以上皮肤，腋下、腹部、大腿红色斑块，部分呈苔藓样变。左侧腹股沟、左侧腋窝可触及肿大淋巴结，2~3cm，较固定，无压痛（图 28-9-1）。

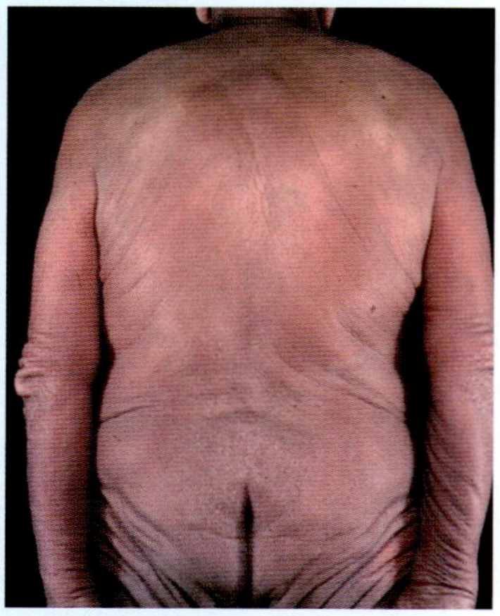

图 28-9-1 躯干四肢弥漫红斑

【问题 1】通过上述问诊，应该考虑什么病？

根据病史，躯干、四肢反复皮疹 4 年，伴有瘙痒，累及全身，首先考虑红皮病。红皮病诱发因素包括药物、炎症性疾病、肿瘤、特发性因素等；患者老年男性，无用药史，局部淋巴结肿大，按照湿疹治疗效果不佳，需考虑肿瘤诱发，如塞扎里综合征（Sézary syndrome，SS）。

知识点

塞扎里综合征的病因及发病机制

SS 是原发性皮肤 T 细胞淋巴瘤中常见的类型之一。SS 的肿瘤细胞可能起源于中央型记忆 T 细胞或归巢于皮肤的 $CD4^{+}T$ 细胞，通常皮肤淋巴细胞抗原（cutaneous lymphocyte antigen，CLA）阳性，CCR4、CCR7 阳性。有一小部分 SS 病例与Ⅰ型、Ⅱ型人类嗜 T 细胞病毒有关，但大多数 SS 的病因不明。

许多数据显示 SS 患者可能存在内源性免疫抑制：①免疫功能受损部分由于肿瘤细胞分泌的 Th2 细胞因子增多，拮抗 Th1 的免疫功能，导致 IL-12 和 IFN-γ 减少，抗肿瘤功能下降。肿瘤细胞还能使 IL-10 和 TGF-β 增多，从而引发细胞免疫受损，抑制正常 T 细胞功能。SS 患者 Th2 细胞因子增多还可有一些特征性免疫异常：如 T 细胞对抗原的反应减弱、血清 IgE 水平升高、外周血嗜酸性粒细胞增多等。②肿瘤细胞的程序性死亡分子 1（programmed death domain 1，PD-1）表达增加，导致细胞毒性 T 细胞功能受抑。③肿瘤细胞不能正常上调 CD40 配体的表达，导致树突细胞（dendritic cells，DCs）的活化和分化受损。④正常 T 细胞表面标记大量丢失也与疾病进展相关，可能促进了免疫功能障碍的发生。

此外促凋亡途径缺陷如 Fas（CD95）表达减少，细胞凋亡抑制因子 cFLIP 表达增加，肿瘤细胞 TRAIL- 受体 2 丢失，会导致恶性 T 细胞增多。

SS 的肿瘤细胞表达 CD27、CCR7、L- 选择素和 CCR4，这些都是中央型记忆 T 细胞的标志物。而 MF 的肿瘤细胞不表达 CCR7、L- 选择素和 CD27，但表达高水平的 CCR4 和 CLA，而这是皮肤效应 T 细胞的典型特征。

【问题 2】通过皮损特点分析，可诊断为什么疾病？

该患者皮肤表现为典型的遍布全身外观鲜红色的红皮病，伴有水肿，自觉严重瘙痒。腋窝、腹股沟浅表淋巴结肿大，SS 可能性大。

知识点

塞扎里综合征的临床表现

SS 特征表现为泛发性红皮病、浅表淋巴结肿大和外周血中出现异形细胞。

塞扎里综合征患者通常一开始即为红皮病表现（指红斑覆盖至少 80% 的体表面积）。典型的皮损表现为遍布全身或局限于某些部位的鲜红色斑片或红皮病，其上可覆有细小鳞屑。部分患者伴有面部水肿、眼睑外翻、弥漫性脱发、掌跖角化过度或营养不良。有的患者可出现白癜风样损害，多位于小腿。

患者通常有金黄色葡萄球菌定植，局部出现糜烂或感染。患者自觉严重瘙痒或烧灼感，当长期持续、慢性瘙痒、搔抓，患者可出现苔藓样变。

SS 患者还可伴阵发性寒战。

浅表淋巴结肿大常位于颈部、腋窝和腹股沟。

【问题 3】应注意与哪些皮肤病相鉴别？

SS 通常表现为广泛红皮病以及外周血中出现循环 Sézary 细胞。其鉴别诊断包括红皮病型 MF、其他有红皮病表现的原发性皮肤病（银屑病、特应性皮炎、日光性皮炎、脂溢性皮炎、接触性皮炎、毛发红糠疹）、药疹，以及其他具有循环 T 细胞的淋巴细胞增生性或血液系统恶性肿瘤（如慢性淋巴细胞白血病）。

知识点

塞扎里综合征的鉴别诊断

1. 蕈样肉芽肿（MF） 主要通过组织病理及免疫组化等鉴别，红皮病型 MF 患者的血液系统可能出现不同程度受累。SS 的诊断要求患者皮肤不但要达到 MF 的标准，还要符合血液受累标准：①Sézary 细胞绝对计数 >1 000/μl；或② $CD4^+$ 细胞或 $CD3^+$ 细胞增多，CD4/CD8 ≥ 10；或③具有异常表型的 $CD4^+$ 细胞增加（如 $CD4^+/CD7^-$ ≥ 40% 或 $CD4^+/CD26^-$ ≥ 30%）。

2. 红皮病型银屑病　银屑病患者的指/趾甲可能出现典型的点状凹陷或油滴（oil spots），这是 MF、SS 患者所没有的。红皮病型银屑病面部相对较少受累，并且可能有散在的脓疱，关节或创伤区有斑块。银屑病患者的血液中无异型淋巴细胞。

3. 红皮病型毛发红糠疹　红皮病型毛发红糠疹通常有正常皮岛，可见密集成片的毛囊性角化过度丘疹，分布在手、膝和肘部的背侧。掌跖可能发生角化，但呈蜡质橙红色，这与 MF、SS 角化不同。

4. 红皮病型特应性皮炎　特应性皮炎病程长，常有苔藓样变、结节性痒疹以及眼睑受累，血液和组织中可存在嗜酸性粒细胞增多，特应性皮炎皮肤病理主要表现为海绵形成，与 MF、SS 不同，皮损及周围血中无异型淋巴细胞。

5. 药疹　红皮病型药疹及 DRESS 需与 SS 鉴别，发疹前有用药史，并且皮肤病理为伴有嗜酸性粒细胞的淋巴组织细胞在血管周围浸润，这与 SS 不同。

6. 其他淋巴细胞增生性或血液系统恶性肿瘤　成人 T 细胞白血病-淋巴瘤（adult T cell leukemia lymphoma，ATL）很难与 SS 区分。这两种疾病都具有相似的皮损和免疫表型，但 ATL 患者 CD25 强阳性，常累及淋巴结、肝脏、骨骼和中枢神经系统。

7. 特发性红皮病　某些红皮病患者可能无法得到确切诊断，部分患者最后被证实有 MF 或 SS，但其最初就诊时并不符合诊断标准。红皮病也可能是系统性 B 细胞或 T 细胞淋巴瘤的一种非特异性表现，其组织学表现不具有特异性。如果有外周淋巴结肿大，除了对有代表性的淋巴结进行活检外还应行 CT 扫描。所有未明确诊断的红皮病患者都应接受密切随访，需要多次皮肤活检组织病理诊断或对肿大淋巴结进行活检组织病理诊断。

【问题 4】该患者最终确诊应考虑做哪些检查？

确诊需要外周血涂片检查 Sézary 细胞，以及皮损及淋巴结活检组织病理检查及免疫组化和分子病理，并检测 T 细胞受体基因重排检查。

知识点

塞扎里综合征的辅助检查特点

血常规常见白细胞计数增多，可达 $30\times10^9/L$。在外周血涂片中、皮损组织病理与淋巴结组织病理中可见核高度扭曲的 Th 细胞，即所谓的 Sézary 细胞。Sézary 细胞绝对计数 >1 000/μl 可诊断 SS。

在组织学和免疫组化上 Sézary 综合征和 MF 没有明显的差异。一般来说，皮损活检组织病理会发现真皮中有异型淋巴细胞浸润且亲表皮性（即异型淋巴细胞进入表皮），这种表现提示 MF，但不能据此确诊。很多 Sézary 综合征皮肤组织学上没有特异性改变，仅表现为海绵样皮炎。对红皮病患者有必要通过血液学检查来确诊。血液或组织中 T 细胞受体基因克隆性重排检查常用于 Sézary 综合征。另外，血液中 $CD4^+$ 或 $CD3^+$ 细胞增多，CD4/CD8 ≥ 10；或异常表型的 $CD4^+$ 细胞增加（如 $CD4^+/CD7^-$ ≥ 40% 或 $CD4^+/CD26^-$ ≥ 30%），均提示 SS。

【问题 5】该患者适合门诊治疗还是住院治疗？

依据上述病史，该患者考虑 SS，局部淋巴结肿大，需住院治疗。

【问题 6】如何选择治疗方案？

对 CTCL 的标准分期系统是基于对皮肤（T）、淋巴结（N）、内脏受累（M）和血液（B）的评估。SS 相当于 T_4B_2，属于ⅣA1、ⅣA2 或ⅣB 期疾病，具体分期取决于淋巴结和内脏的受累程度。

SS 治疗困难，目前尚无针对 SS 患者的标准化疗法。IFN、维 A 酸类、口服小剂量甲氨蝶呤、组蛋白去乙酰化酶抑制剂（伏立诺他、罗米地辛等）、光疗、PUVA、体外光分离置换疗法（ECP）、全身皮肤电子束照射、

zanolimumab 等已用于治疗此病。鉴于 SS 病程慢性和复发性，可单一治疗，也可联合治疗，有些患者可选择化疗。

小剂量甲氨蝶呤治疗对 50% 的患者有效，生存期可达 101 个月，表明此疗法有利于延长患者寿命。

体外光分离置换疗法（ECP）与其他方法联合应用对部分患者有效，但平均存活期仅为 39~60 个月。

全身皮肤电子束照射可使部分患者皮疹消退，并减少血中恶性细胞的含量。

对于实体器官受累的ⅣB 期患者，可应用罗米地辛或全身化疗。联合化疗可能会获得更快的治疗反应，但在进展期，早期积极的联合治疗与保守的序贯疗法相比没有优势。局部放疗或联合某些全身治疗，可控制局部皮损。

低剂量阿仑单抗在 SS 患者中的疗效比蕈样肉芽肿（MF）患者中更好，并且低剂量阿仑单抗的感染并发症比传统的全剂量方案更少。

对于多种全身治疗失败的 SS 患者，应转诊血液科进行异基因造血干细胞移植。

注意局部皮损继发感染，控制瘙痒，改善患者生活质量。

【问题 7】恢复到什么程度可以结束治疗？

对于 SS 患者的治疗，应基于对皮肤、血液、淋巴结和内脏方面的综合评估。

由于各种治疗方法起效时间不一致，一般情况下，在确认之前可对患者进行试验性治疗（如，ECP 治疗 6 个月）。如果患者病情稳定，持续治疗直到获得最大疗效，然后逐渐减量以维持疗效。获得完全缓解的患者在停止治疗后需接受定期随访，以评估是否有复发。随访就诊的频率和范围取决于患者和医生双方的意见。

【问题 8】如何做好患者的回访工作？

一般而言，SS 患者需每月随访一次，对皮肤、淋巴结、肝和脾损害进行定期临床评估，并进行全血细胞计数、低密度脂蛋白和全面代谢检查。应对初诊即有淋巴结（ⅣA2 期）或内脏受累（ⅣB 期）的 SS 患者全面系统检查，随访频率取决于临床疗效，一般每半年一次。

塞扎里综合征诊疗流程见图 28-9-2。

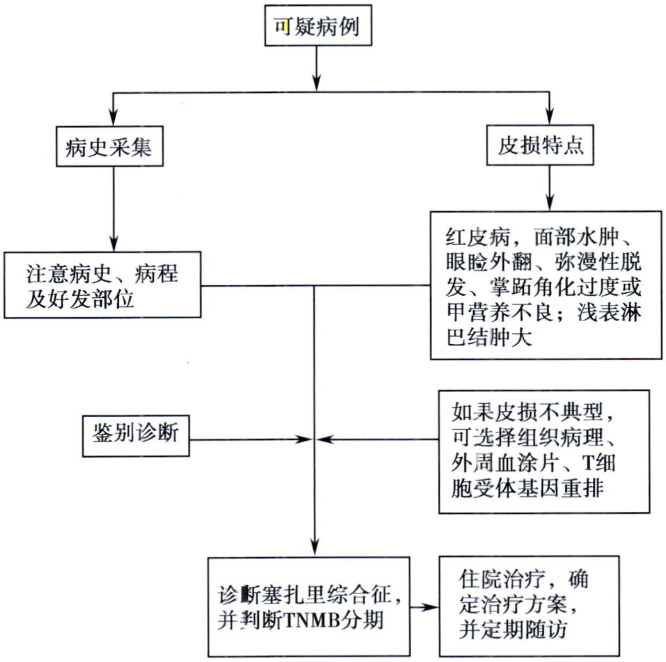

图 28-9-2　塞扎里综合征诊疗流程

（张春雷）

第二十九章　非感染性肉芽肿

2901

组织病理(图片)

第一节　结　节　病

门诊病历摘要

患者，女，45 岁，头面、上肢、躯干多发暗红色斑丘疹 5 个月。5 个月前，患者无明显诱因上肢出现多个米粒至黄豆大小暗红色丘疹，未诊治。皮损逐渐增多并累及头面部及腹部，皮损处无明显瘙痒，无破溃及自行缓解。既往体健，无家族遗传性疾病史。否认过敏史及发病前用药史。体格检查：一般情况尚可，颈部浅表淋巴结未触及肿大及疼痛。眼、口腔黏膜无受累。胸部查体无异常。左侧肩关节无红肿，活动尚可，有轻度触痛。皮肤科检查：颜面、上肢及腹部见多发米粒至黄豆大小暗红色斑丘疹或结节，境界清楚，表面光滑、无破溃，偶有鳞屑。皮损 Auspitz 征阴性(图 29-1-1)。

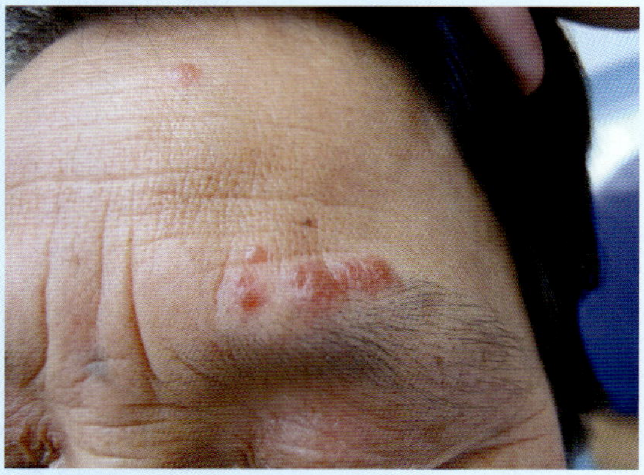

图 29-1-1　多发米粒至黄豆大小暗红色斑丘疹、结节

【问题 1】通过上述问诊，能否形成初步的诊断方向？

思路 1：患者病史较为简单，初看无特殊之处，难以形成初步诊断。从本病例病史中提炼 3 个关键点：①中年女性，病史 5 个月，提示本病为后天性获得性、慢性疾病可能性；②无明显自觉症状，提示瘙痒性疾病可能性不大；③无用药史，可初步排除药疹等过敏性疾病。

思路 2：根据以上分析，疾病范围需要考虑一些慢性非感染性疾病、肉芽肿性疾病、代谢性疾病、自身免疫性疾病和皮肤肿瘤。此类疾病需要进行相关系统症状的询问，如是否存在心、脑、肺、关节等症状，有无发热、食欲缺乏、体重减轻等症状。

追问病史：患者一般情况尚可，无发热、食欲缺乏、体重减轻、心悸等症状，发病以来间断性轻度咳嗽，偶有肩关节酸痛。

注意：作为一名皮肤性病科初级医生，在早期的专科培训中应有意训练从简单病史中提炼关键点的能力，缩小诊断范围，发现患者的问题，进一步挖掘疾病诊断的信息。

【问题 2】病史采集结束后，下一步查体应重点关注哪些方面？

在病史询问中，患者自述有间断性轻度咳嗽，偶有肩关节酸痛。因此在系统查体中应注意浅表淋巴结、心肺区、四肢、关节、肌肉检查。尤其注意对有上述两个内脏系统损害的疾病(如结节病、结缔组织病、血管炎性疾病)的相关检查。

注意:皮肤性病科医生往往重视皮损的观察而忽视病史询问及系统查体,由此导致遗漏重要的临床诊断信息。对于一些病史简单、无特征性皮损的疾病,更应注意上述问题,避免误诊。

【问题3】病史和查体目前是否可提供初步诊断,下一步实验室检查该做什么?

思路1:专科情况查体对诊断具有重要价值。患者皮损大小不一,但形态相对一致,为境界清楚的斑块、丘疹,无破溃、渗出,因此湿疹皮炎类疾病可能性较小;对于部分斑疹表面出现鳞屑,应注意银屑病的排除,此患者年龄段也为银屑病的高发年龄,Auspitz征检查有助于银屑病的临床诊断。

思路2:患者有轻度间断性咳嗽及关节疼痛,查体中未发现胸肺异常体征。左侧肩关节活动尚可,有轻度触痛,具有相对一致的多发斑疹,由此判断结节病(sarcoidosis)诊断可能性更大。结节病由于肉芽组织可侵犯多系统,临床也往往是一种多系统受累的疾病。患者可出现肺部、眼部、神经系统、淋巴结、肝、脾、心脏(易致死)、骨骼、肾、消化道等受累。病程呈慢性经过的皮疹常合并肺纤维化、眼和骨损害,尤其呈冻疮样狼疮型。

因此,考虑结节病的诊断时,应根据结节病可能累及的系统进行相关实验室检查,包括血尿常规、生化检查、结缔组织病相关检查、胸部及关节X线片、腹部超声、心电图、眼裂隙灯及皮损组织病理检查等。

知识点

结节病的临床特征

1. 原因不明的系统性肉芽肿性疾病,最常累及肺及皮肤。

2. 皮肤改变　约1/3结节病患者有皮损表现,可为该病首发表现。皮损好发于面部、躯干上部及四肢,表现为红褐色或暗红色斑疹、斑块、结节(图29-1-2~图29-1-5),一般无鳞屑。少见皮损为色素减退、鱼鳞病样、溃疡、脱发(图29-1-6)、糠疹样(图29-1-7)、冻疮样狼疮型,罕见皮损为红皮病、多形红斑、皮下结节(Darier-Roussy型)。非特异性皮损为结节性红斑(图29-1-8),后者伴肺门淋巴结肿大、发热、游走性关节炎,伴急性虹膜炎时称为Lofgren综合征。

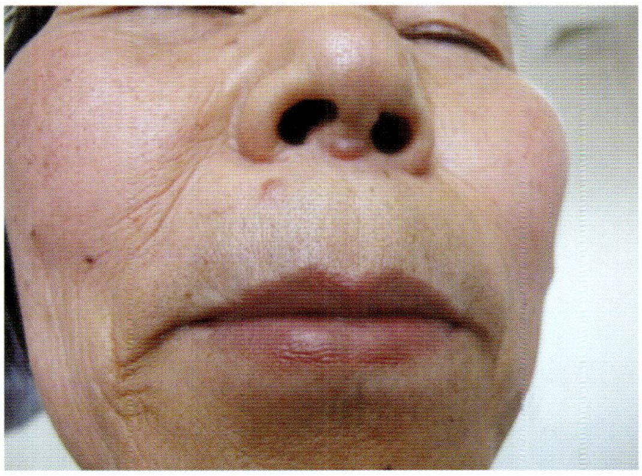

图29-1-2　表现为斑疹、斑块的结节病

3. 肺部改变　多数患者可出现肺部改变(因肉芽组织侵犯肺泡、血管、支气管、胸膜、纤维间隔),可表现为肺门和/或气管旁淋巴结肿大,慢性期出现肺间质纤维化伴细支气管扩张。

4. 其他器官系统　眼部、神经系统、淋巴结、肝、脾、心脏(易致死)、骨骼、肾、消化道等均可因肉芽肿组织侵袭受累。病程呈慢性经过的皮疹常合并肺纤维化、眼和骨损害。

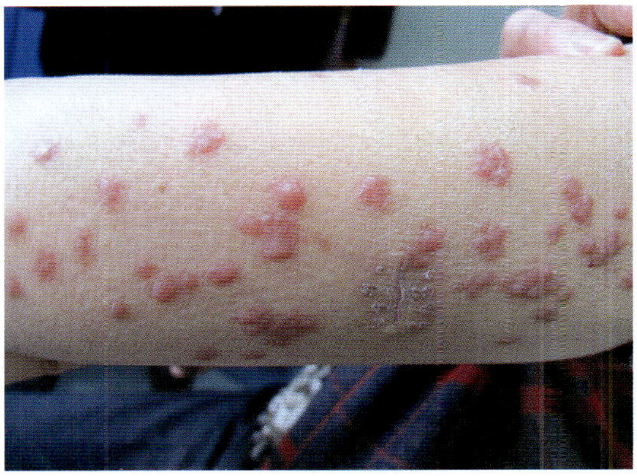

图29-1-3　表现为斑疹、斑块的结节病

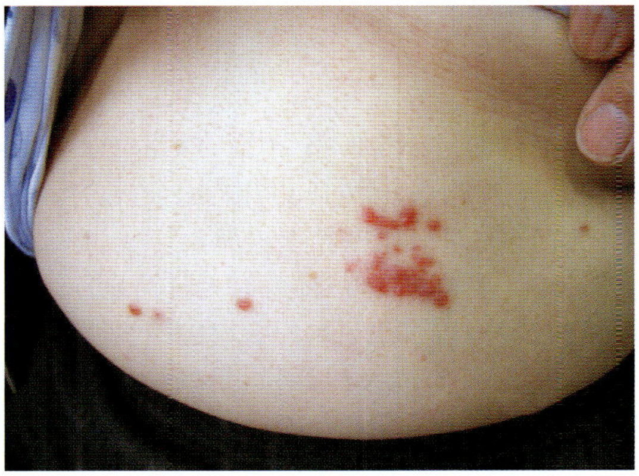

图29-1-4　表现为斑疹、斑块的结节病

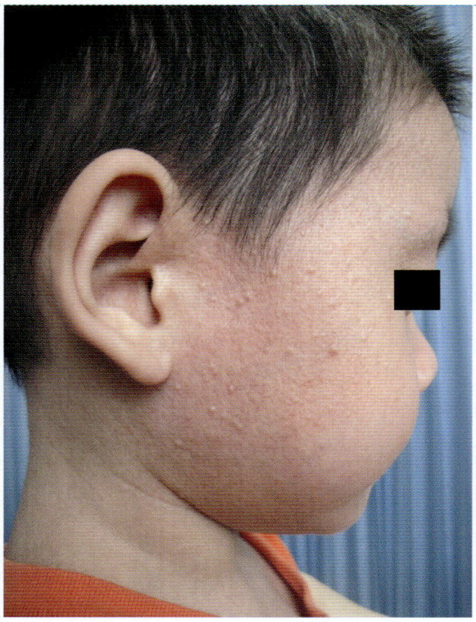

图 29-1-5 表现为泛发毛囊性丘疹的结节病

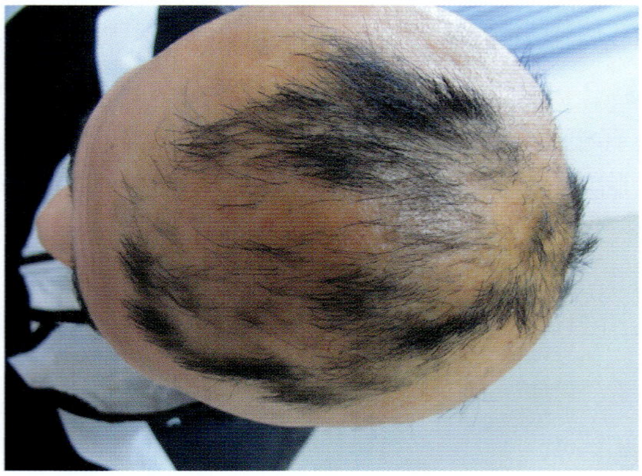

图 29-1-6 表现为脱发的结节病

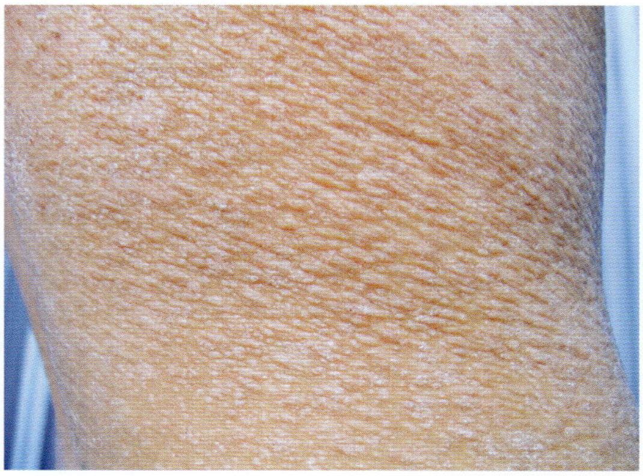

图 29-1-7 表现为泛发糠疹的结节病

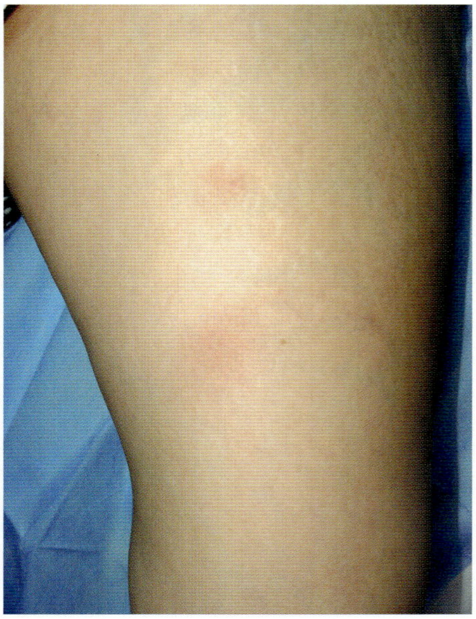

图 29-1-8 表现为结节性红斑的结节病

实验室检查：

血常规：白细胞计数 3.6×10^9/L，中性粒细胞百分比 73%，淋巴细胞百分比 17%，单核细胞百分比 8%，血红蛋白 145g/L，血小板计数 180×10^9/L，血沉 34mm/h。尿常规未见异常。

生化检查：血清球蛋白轻度增高。

腹部超声：无异常发现（注意有无肾钙化）。

胸部 X 线片：肺部可见肺门旁淋巴结轻度肿大，肺纹理增粗，无占位性改变及肺间质改变。

左侧肩关节正侧位 X 线片：可见肩关节处骨质疏松改变。

眼裂隙灯检查：无异常发现。

组织病理改变：表皮基本正常，真皮浅深层可见多个上皮细胞肉芽肿形成，见多核巨细胞及郎格罕细胞存在，肉芽肿中央无干酪性变性，周边少量淋巴细胞浸润，浆细胞少见（图 29-1-9）。

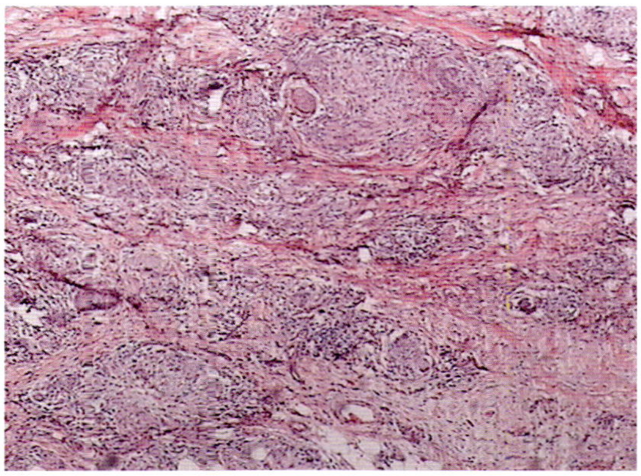

图 29-1-9　结节病的组织病理

【问题 4】仅从组织病理特征改变，能否作出结节病诊断？

思路 1：结节病的病理特征是非干酪性坏死的上皮性肉芽肿，因其周围炎症细胞浸润较少，故称为“裸结节”。本病例病理表现为“裸结节”，浆细胞及血管炎改变少见，符合结节病的病理改变。

思路 2：结节病诊断关键点是需要密切结合临床表现、实验室检查，并进行相关鉴别诊断。总结本病例的关键性特征：中年女性，慢性发病，皮损一致，伴有关节痛及轻度肺部改变，实验室检查显示淋巴细胞减少、白细胞减少、血沉增快，皮损组织病理显示为非干酪性坏死的“裸结节”，因此初步诊断为结节病。

注意：组织病理上表现为上皮性肉芽肿改变，可见于结节病、环状肉芽肿、类脂质渐进性坏死、环状弹性纤维溶解性巨细胞肉芽肿、克罗恩病、类风湿结节、间质性肉芽肿、栅栏状中性粒细胞肉芽肿皮炎。上述疾病的病理诊断需要由专业的皮肤病理科医生判断。

知识点

结节病实验室检查

1. 胸部 X 线片　示双侧肺门及纵隔对称性淋巴结肿大，伴有或不伴有肺内网状、片状阴影。
2. 心电图　心律失常等。
3. 裂隙灯等眼科检查　葡萄膜炎和视力损害。
4. 淋巴细胞减少、白细胞减少、血沉增快（约 40%）。
5. 血常规、电解质、肾功能、肝功能、血清钙（高钙血症约 10%）、血管紧张素转换酶（ACE）（升高，非特异，可作为病情活动检测指标）。
6. 组织病理学　真皮内非干酪性上皮细胞肉芽肿形成，有时可延伸到皮下组织。大小、形状较为一致，肉芽肿散在分布，由上皮样细胞组成，见多核巨细胞及郎格罕细胞存在，肉芽肿中央无干酪性变性，周边少量淋巴细胞浸润，浆细胞少见。非干酪性坏死的上皮性肉芽肿，周围通常无淋巴细胞浸润，即“裸结节”，具有诊断价值。

【问题 5】如何作出结节病诊断？

结节病诊断建立在排除性诊断及组织病理学特征基础上，以临床症状结合组织病理检查。但首先是排除性诊断，需要与多种表现为非干酪性肉芽肿的疾病鉴别，包括结核病、麻风、真菌感染、铍中毒、克罗恩病和异物肉芽肿反应。上述疾病的鉴别可通过病史、系统症状、查体、特征性皮损及病原学检查等予以鉴别。

【问题 6】如何认识该病？是否需要进一步评估？

本病发病率较高，死亡率较低，可累及多系统。临床表现为三型：急性型；仅累及皮肤的慢性型；病情严重的、多系统累及的慢性型，此型可累及生命，主要原因为心脏受累和肺、肾衰竭。因此，对诊断结节病的患者，需要全面评估其他系统受累情况，以便正确制订初步治疗方案。

【问题 7】结节病如何治疗？

知识点

结节病治疗

1. 局限性皮损，可外用或局部注射强效糖皮质激素，如曲安奈德 3.3~10mg/ml，或外用钙调磷酸酶抑制剂治疗；上述治疗无效或皮损泛发，可口服羟氯喹 200~400mg/d 或泼尼松 0.5~1mg/(kg·d)，约 3 个月，病情稳定后逐渐减量。

2. 对于累及多系统或激素治疗无效的患者，可考虑使用甲氨蝶呤 10~15mg/ 周、沙利度胺 50~300mg/d、异维 A 酸 1mg/(kg·d)。

3. 生物制剂（如 TNF-α 拮抗剂）：英夫利昔单抗（infliximab）和阿达木单抗（adalimumab）。生物制剂的特点是起效很快，往往在用药几周内即可起效，适用于一些难治、顽固或者复发的患者。但生物制剂价格昂贵，停药后容易复发，还需临床积累经验。

4. 其他，PUVA 等小样本研究有效，但有待大样本长期观察。

思路 1：结节病的治疗取决于皮疹的类型和范围。与皮肤结节病相比，如累及内脏应优先治疗内脏损害，可选择糖皮质激素、羟氯喹、甲氨蝶呤及生物制剂等。

思路 2：首先，治疗方案制订前，应对患者的身体状况进行评估，排除激素、免疫抑制剂、羟氯喹、沙利度胺使用禁忌证（参考药物说明）；其次，应与患者就其病情予以解释，以便理解治疗方案的制订；最后，对特殊治疗方面（如免疫抑制剂及激素使用）应签署知情同意书，以便充分告之疾病及治疗可能存在的风险性。

在治疗期间，应针对所选药物可能出现的不良反应予以预防和定期检测。针对甲氨蝶呤引起贫血，可在口服药物次日给予叶酸 5mg，每 8 小时 1 次，连续 3 次，配合口服以减轻甲氨蝶呤副反应；服用前检查血常规、肝肾功能等指标是否正常，服药后定期监测。针对羟氯喹可能引起的眼部及神经系统损伤，应进行初次（基线）及定期（每 3 个月 1 次）的眼科（包括视敏度、裂隙灯、检眼镜及视野检查）、膝反射、血常规、肝功能等检查，如有显著异常应停药。沙利度胺使用前应排除孕妇致畸可能。

结节病有自愈的倾向，近 50% 的患者可自行缓解，但也有部分患者持续进展甚至导致死亡，因此治疗时机很重要。结节病不同的治疗手段都有抑制免疫和炎症的作用，因此在治疗开始前，明确的诊断和鉴别诊断，尤其是排除结核和肿瘤，十分重要。在治疗过程中，需要不断评估病情的进展或好转，从而指导药物减量或者替换。

本例患者，无严重系统性损害，但皮疹泛发且有关节及肺部早期病变，因此给予口服泼尼松 0.5mg/(kg·d)，外用卤米松及他克莫司乳膏治疗。治疗 2 周后复诊，皮损有缩小消退倾向，复查相关实验室检查未有进展。治疗 4 周后泼尼松逐渐减量，随访中应进一步观察是否有其他系统受累的可能性，并根据病情调整治疗方案。

结节病可以累及任何器官，因此临床诊断需要仔细询问病史和体格检查；结合临床症状和体征、影像学特征、组织病理结果及实验室化验，同时排除肿瘤、结核及其他肉芽肿性疾病后，方可诊断结节病；治疗应进行综合评估后制订方案。

第二节　口面部肉芽肿

门诊病历摘要

患儿，男，13 岁，反复下唇肿胀 2 年。2 年前，患者父母无意中发现患儿无诱因下唇肿胀，起初间断发生可自行缓解，在外院按“血管性水肿”治疗，效果不佳，后反复发作，并逐渐加重，患处逐渐肥厚，持续不消退（图 29-2-1）。发病以来，无发热、咳嗽、腹泻、腹痛等不适，饮食、睡眠及大小便均无异常。既往体健，按时接种疫苗，无过敏和外伤史，无疫区居住史。3 年前患者因包皮过长行包皮环切术，术后恢复良好。家族中无类似病例。入院体格检查：发育良好，营养中等，浅表淋巴结未触及肿大，神经系统查体时发现面部表情不对称，左侧周围性面瘫，出现患侧鼻唇沟变浅，舌向患侧偏斜（图 29-2-2）。皮肤科检查：下唇境界不清弥漫性肿胀，表面干燥、脱屑，无糜烂及渗出，触之较上唇略硬。口腔内可见舌体肥厚，舌面呈裂纹状外观（图 29-2-3）。

实验室检查：血常规提示淋巴细胞轻度升高，生化检查结果均在正常范围内，结缔组织病全套及免疫学检查未见异常，病毒系列（EB、CMV、HSV、风疹）血清学检查未显示活动性改变。

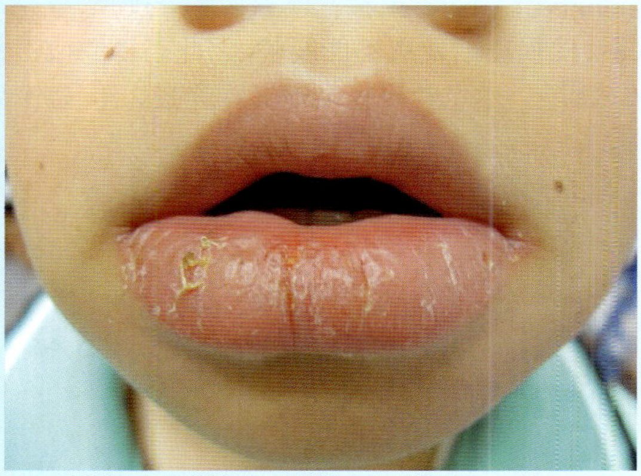

图 29-2-1　患者下唇境界不清弥漫性肿胀

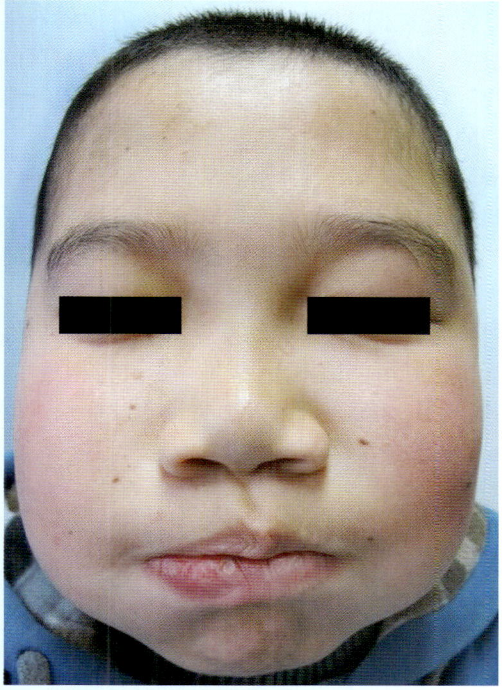

图 29-2-2　患者面部表情不对称

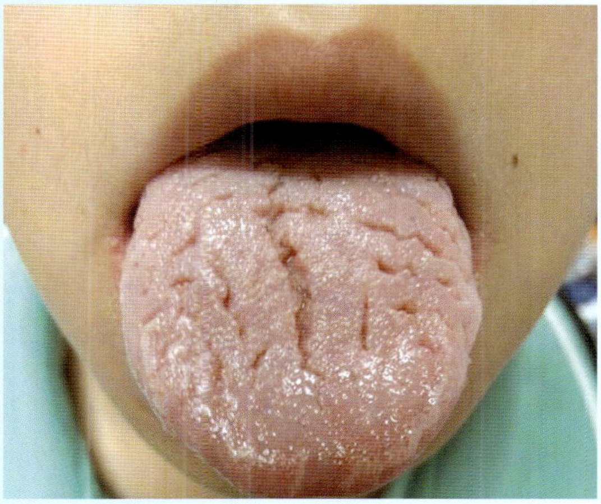

图 29-2-3　患者舌体肥厚，舌面呈裂纹状外观

【问题 1】唇部反复肿胀可考虑哪些疾病？

思路 1：唇部反复肿胀首先要考虑血管性水肿及慢性丹毒，其次应注意一些伴以反复血管性水肿为表现的综合征。

血管性水肿：分为获得性和遗传性。临床表现是在疏松组织（眼睑、口唇及外阴）出现的肤色或淡红色局限性水肿，单侧或双侧分布，无痒、轻痒或肿胀感。一般持续数小时至数日，消退后不留痕迹，但也可在同一部位反复发作。常并发荨麻疹；伴发喉头水肿可造成呼吸困难，甚至窒息死亡；消化道受累时可有腹痛、腹泻等表现。获得性血管性水肿与过敏因素有关，而遗传性血管性水肿多在儿童或少年期开始发作，往往反复发作至中年，甚至终生，但成年期有患病可能，多数与 C1 酯酶抑制物（C1 esterase inhibitor，C1INH）的形成不足或功能缺失有关，也有部分患者与 C1INH 缺陷无关，为 X 连锁显性遗传病，仅发生于女性。

慢性丹毒：丹毒是乙型溶血性链球菌感染引起的皮肤、皮下组织内淋巴管及其周围组织的急性炎症，以红斑、水肿和疼痛为特征的皮肤感染性疾病，多数患者同时伴有发热和白细胞升高，也可伴有淋巴管和淋巴结炎。多发生于四肢和头面部。初诊时皮疹不典型，颜面部水肿严重，容易误诊为血管性水肿。

注意：唇部反复肿胀这一体征不具有显著临床特点，尤其是皮损处颜色为肤色或淡红色肿胀时很容易被忽视。病史询问中，应对其发作诱发因素、肿胀持续时间、伴随症状、皮损临床转归等进行仔细询问，有助于疾病的鉴别。

思路 2：以血管性水肿为表现的综合征有 Gleich 综合征、Muckle-Wells 综合征（MWS），家族性地中海热（familial mediterranean fever），Schnitzler 综合征、Clarkson 综合征。上述综合征临床较为少见或罕见，但是由于一些综合征预后不良，因此鉴别诊断非常重要。

思路 3：本病例发作时无发热、无局部肿痛炎症反应，局部淋巴结不大，实验室检查无感染迹象，故丹毒诊断可不考虑；患者非自幼发生，无家族史，男性，无喉头水肿，皮损逐渐发展不能缓解，因此获得性或遗传性血管性水肿可能性不大，应进一步进行相关实验室检查予以排除。本患者反复出现下唇肿胀 2 年，逐渐发展，不能消退，无显著炎症及血管性水肿症状，口面部肉芽肿需考虑。

知识点

口面部肉芽肿临床特征

1. 病因和发病机制尚不清楚。感染、迟发型超敏反应、食物过敏、遗传易感性和免疫紊乱等被认为与发病有关。

2. 好发于中青年，以慢性进行性的口面部肿胀为特征，口唇受累最为常见，占 75%~100%。两唇可先后发病或同时受累，也可局限于一唇。肿胀起初可自行消退，后反复发生导致口唇持久性肥大。肿胀也可延至下颌、面颊、眶周和前额（图 29-2-4）。患处皮肤肥厚、发红，浸润感明显，表面干燥粗糙、脱屑、皲裂。触之韧如鼻尖。

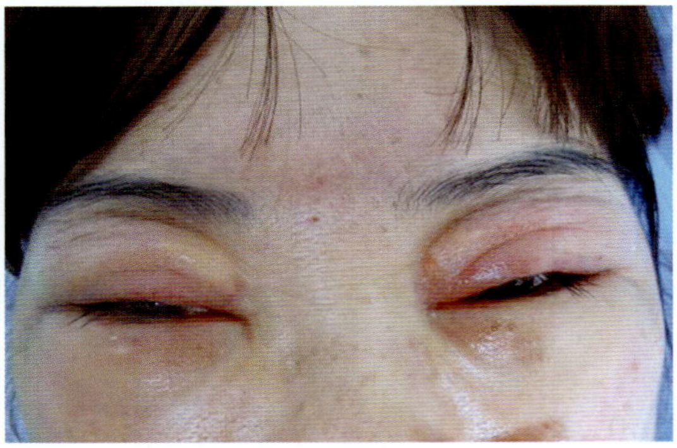

图 29-2-4 累及眼睑的非凹陷性肿胀

3. 口腔内可见牙龈增生，颊黏膜充血并呈鹅卵石样肥厚，舌背可见皱襞或裂纹，呈阴囊表面样改变。

4. 缺乏特异性检查指标，常规检查结果也无特征性表现。

5. 组织病理特征表现对诊断有提示价值。真皮形成非干酪性肉芽肿为特征，肉芽肿内以组织细胞和淋巴细胞浸润为主，也可见浆细胞及多核巨细胞。部分肉芽肿围绕淋巴管或位于淋巴管内，引起淋巴管堵塞、破坏，导致局部组织肿胀。

【问题 2】本病例唇部肿胀合并其他体征是否有相关性？

思路 1：本患者反复出现下唇肿胀 2 年，逐渐发展不能消退，在查体时发现面瘫，二者具有相关性，这一问题对于皮肤性病科医生是具有挑战性的。

思路 2：伴有头面部神经系统受累的皮肤疾病分为感染性和非感染性，感染性疾病中首先要考虑的是病毒感染引起的面瘫，如带状疱疹病毒和麻风杆菌所致神经受累，后两者多伴有其他症状易区别。非感染性疾病需注意原发神经系统病变及多系统受累综合征，必要时应请专科会诊，进一步辅助检查（如脑脊液穿刺、电生理及影像学检查）予以确定神经系统受累原因。

【问题 3】本病例诊断还需什么辅助实验室检查？

思路 1：本病例出现面肿、阴囊舌及面瘫，应明确是否存在面部神经受累。进一步检测面部电生理明确左侧面部神经受累。

思路 2：对下唇进行皮损病理检查以明确肿胀原因。

本病例进行组织病理检查显示：表皮结构基本正常，真皮上部轻度水肿，以组织细胞、浆细胞、淋巴细胞、多核巨细胞为主形成非干酪性肉芽肿结构在真皮浅层聚集，部分围绕血管、淋巴管及神经聚集，并向下扩展至皮下组织（图 29-2-5、图 29-2-6）。免疫组化 D2-40 及 CD31 标记，明确皮损肿胀发生与局部肉芽肿浸润导致淋巴管堵塞、破坏有关（图 29-2-7）。

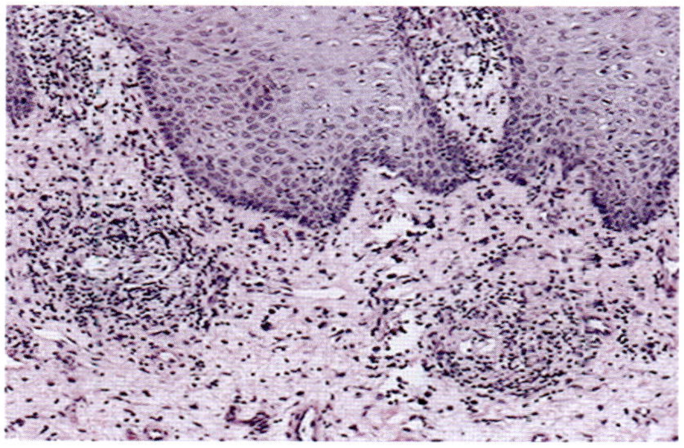

图 29-2-5　表皮增生肥厚，真皮非干酪性肉芽肿结构，围绕管腔内聚集浸润

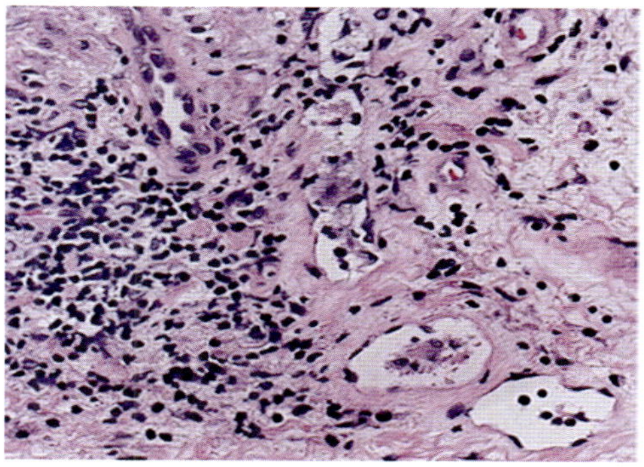

图 29-2-6　部分管腔内可见肉芽肿样团块阻塞

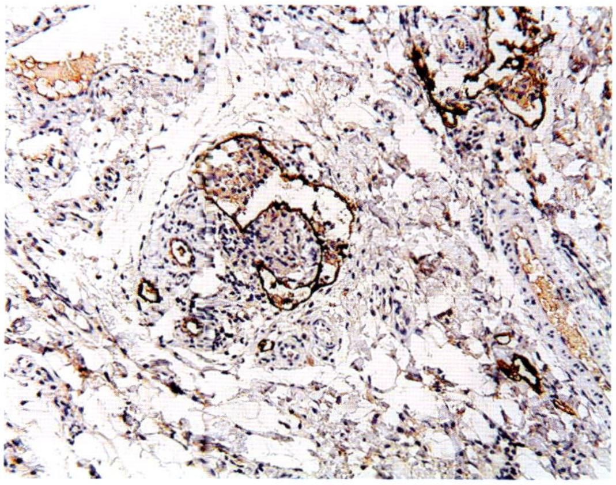

图 29-2-7　D2-40 标记明确被浸润的管腔以淋巴管为主

注意：合并多系统损伤时，应高度注意体征之间的关联性，应具有较为全面的医学理论基础，否则会遗漏重要信息，导致漏诊、误诊。本病例在疾病发作，外院就诊时并未注意到神经系统体征，诊断为血管性水肿，按血管性水肿治疗效果不佳，症状进行性发展。查体面部表情改变，如不观察细致，将导致重要诊断信息遗漏。本例患者在进一步查体中发现下唇肿胀、面瘫、阴囊舌，面部电生理检测显示左侧面部神经受累，组织病理检查提示非干酪性上皮肉芽肿结构，因此高度提示梅 - 罗综合征诊断。

知识点

梅 - 罗综合征诊断

本病是口面部肉芽肿的特殊类型，以口唇肿胀、皱襞舌和面瘫三联征为特点，更为罕见，约占口面部肉芽肿约 13%，三联征多数是逐渐出现。因此肉芽肿唇炎、口面部肉芽肿及梅 - 罗综合征可能为疾病发展的不同阶段，呈一谱系临床表现。

【问题 4】本病例的组织病理改变是否具有特异性？

思路 1：如果单纯以组织病理改变来诊断疾病，具有一定的不可靠性。因为肉芽肿性改变不具有特征性。常见的肉芽肿性皮肤病从临床病因上可以分为感染性肉芽肿、异物性肉芽肿、变应性肉芽肿和肿瘤性肉芽肿。根据组织学特点肉芽肿可以分为结核样肉芽肿、上皮样肉芽肿、结节病性肉芽肿、栅栏状肉芽肿和异物性肉芽肿等。本病例组织病理特征为上皮样肉芽肿，可见于环状肉芽肿、结节病等疾病。因此，本病诊断需要临床加组织病理检查，并进行较为全面的鉴别诊断。

思路 2：本病具有的特征性组织病理改变：肉芽肿围绕淋巴管形成或聚集于淋巴管腔内，引起淋巴管阻塞、引流障碍，可能是其面肿的重要机制；而进一步发展肉芽肿浸润神经，可能是导致面瘫的病理基础。

【问题 5】本病须鉴别诊断的疾病有哪些？

思路 1：临床需要与口面部肉芽肿鉴别的皮肤疾病有面部肉芽肿、浆细胞唇炎、环状肉芽肿。

思路 2：临床需要与口面部肉芽肿鉴别的系统性疾病有克罗恩病、结节病。

知识点

口面部肉芽肿的鉴别诊断

1. 克罗恩病　首先，克罗恩病在口腔内病变（如口腔溃疡、牙龈增生、牙周病及龋齿、颊黏膜增厚、舌炎）等更突出，而口唇的肿胀并不显著；其次，克罗恩病患者常变现为腹痛、腹泻、腹部肿块、肠溃疡穿孔、肠瘘形成及肠梗阻等症状，大便隐血常阳性，血沉、C 反应蛋白等炎症指标升高，肠镜检查可见回肠末端鹅卵石样肠壁。克罗恩病可以累及消化道的任何部位，它的肠道组织病理也是非干酪性肉芽肿，所以当克罗恩病仅累及口唇时，与口面部肉芽肿从组织病理难以鉴别。

2. 皮肤结节病　结节病主要表现为散在的斑块、皮下结节或结节性红斑，可有肺脏、淋巴结、关节等多系统受累表现，以及血管紧张素转换酶的升高，组织病理主要表现为“裸结节”，即组织细胞聚集形成境界清楚的结节，周围淋巴细胞甚少或无，而口面部肉芽肿的在组织病理上淋巴细胞相对较多。

3. 浆细胞唇炎　浆细胞唇炎局限于口唇部位，在红斑基础上出现的糜烂、结痂、水肿，皮损易破溃出血。组织病理学特征为真皮内以致密的浆细胞为主的炎性细胞呈弥漫性或带状浸润，淋巴细胞和组织细胞较少。这与口面部肉芽肿不同，口面部肉芽肿的组织病理上多数可以见到浆细胞，但浆细胞在炎症细胞中所占的比例很少，炎症细胞主要为组织细胞和淋巴细胞。

【问题 6】本病例如何治疗？

本病例诊断梅 - 罗综合征，考虑到面瘫发生，给予口服甲泼尼龙 16mg/d，并辅以口服胸腺素，治疗 20 日后症状缓解，依激素递减方案治疗 1 年，肿胀显著消退，患儿目前无其他不适，仍在随访中。

小结：口面部肉芽肿早期临床特征不显著，且阴囊舌及神经受累体征容易漏诊和误诊，细致的问诊、全面的查体及必要的实验室检查（如神经和组织病理检查）对本病诊断非常重要。

第三节　环状肉芽肿

门诊病历摘要

患者，男，28 岁，前臂红色斑块 2 个月。患者自述 2 个月前无明显诱因发现前臂出现暗红斑疹，无明显自觉症状，未处理，皮损逐渐增多并融合成半环状，向周围扩大。发病以来皮损处无糜烂、破溃。既往体健，无家族性遗传病史，无疫区居住史等。否认过敏史及发病前药物接触史。无食欲缺乏，大小便正常，无发热、咳嗽、关节痛及体重减轻等。体格检查：一般情况可，浅表淋巴结不大，心、肺、腹无明显异常，骨骼、神经系统查体未见阳性体征。皮肤科检查：手背及前臂伸侧（图 29-3-1）可见手掌大小半环状边缘隆起暗红色斑块，境界相对清楚，中央为近肤色或淡褐色斑片，无萎缩及瘢痕形成，皮损处鳞屑不显著。局部痛觉及触觉无明显异常，手及腕部无畸形及功能障碍。

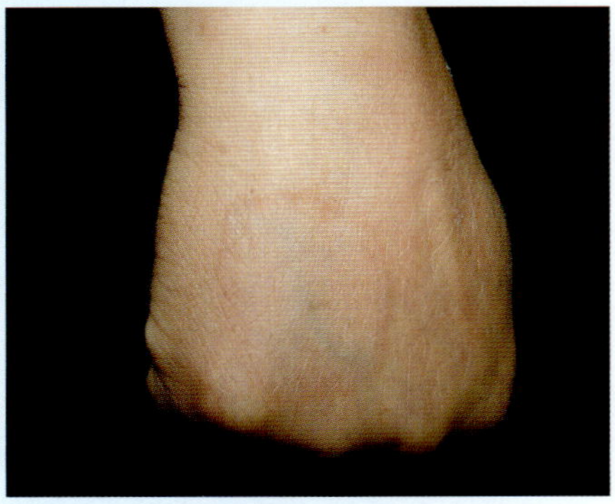

图 29-3-1　手背环状暗红色斑块

【问题 1】本患者具有特征性半环状皮损，首先应考虑哪几类疾病？

思路 1：半环状暗红色斑块可见于多种皮肤疾病，如荨麻疹性血管炎、离心性环状红斑、扁平苔藓、亚急性红斑狼疮、结节病、体癣、结核样型麻风、环状肉芽肿(granuloma annulare)、莱姆病等。因此应围绕上述疾病进一步询问病史及诱发因素，排除相关疾病。

注意询问：①是否有发热、关节痛等全身症状(除外荨麻疹血管炎、系统性红斑狼疮等疾病)；②患者是否有疫区生活史(除外麻风、结核、莱姆病等)；③自觉症状是否有瘙痒以外的症状，如局部麻木(以除外麻风、类脂质渐进性坏死等具有感觉异常性疾病)。

思路 2：患者病史较短，皮损局限，无明显自觉症状及伴随症状，皮损有边缘扩展而中央自行缓解倾向，无发热、咳嗽、关节痛及体重减轻等症状。根据上述特点，可考虑的疾病有环状肉芽肿、结节病、麻风、结核、体癣等。因此需要体格检查及必要的实验室检查明确诊断。

【问题 2】目前根据病史及查体，是否有初步诊断意向？

患者病史较短，无明显自觉症状，皮损单一，呈半环形，无浸润破溃及萎缩，鳞屑不显著，无 Wickham 纹，查体无神经受累，可除外麻风、结核、扁平苔藓等。非感染性肉芽肿性疾病需要考虑，亚急性红斑狼疮(环状红斑型)及浅表真菌感染不能除外。因此，需要实验室检查排除感染性疾病，组织病理学检查来明确最终诊断。

实验室检查：血常规、尿常规、生化检查均正常。真菌镜检阴性。结缔组织病全套正常。

皮损组织病理改变：表皮基本正常，真皮浅中层血管周围和胶原束间见淋巴组织细胞浸润，胶原纤维局灶性变性，阿新蓝染色显示轻度黏蛋白沉积，部分淋巴细胞和组织细胞围绕变性胶原纤维排列成栅栏状(图 29-3-2)。

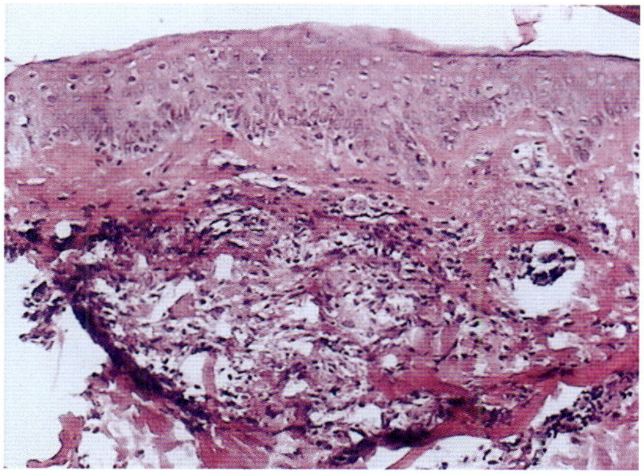
图 29-3-2　组织病理：显示真皮浅层淋巴细胞和组织细胞围绕变性胶原纤维排列成栅栏状结构

【问题 3】根据上述实验室检查，该病例诊断是否可以明确？

实验室检查真菌镜检阴性，可除外浅表真菌感染。结缔组织病全套正常，组织病理表现为栅栏状肉芽肿性皮炎伴轻度黏蛋白沉积，血管改变不显著，上述特征符合环状肉芽肿病理改变，可除外亚急性红斑狼疮(环状红斑型)。根据临床表现结合实验室检查，该患者可诊断环状肉芽肿。

知识点

环状肉芽肿临床特征

1. 诱因包括创伤、昆虫叮咬、日晒和病毒感染等。
2. 主要见于儿童和青年，部分老年患者发病与糖尿病相关。
3. 良性病程，并具有一定自行缓解倾向。
4. 临床表现多样，多为肤色或暗红色斑丘疹，群集性，可环状排列、融合。皮损多见于手和前臂，也见于下肢和躯干。
5. 临床变异型包括局限型(图 29-3-1)、泛发型(图 29-3-3)、小丘疹型(图 29-3-4)、结节型(图 29-3-5)、穿通型、斑片型(图 29-3-6)和皮下型。泛发型患者中可存在脂质代谢异常。
6. 组织病理　浸润或栅栏状肉芽肿性皮炎，伴局灶性胶原纤维、弹性纤维变性及黏蛋白沉积，也可表现为类似结节病的少见病理模式。阿新蓝染色有助于检测黏蛋白沉积。

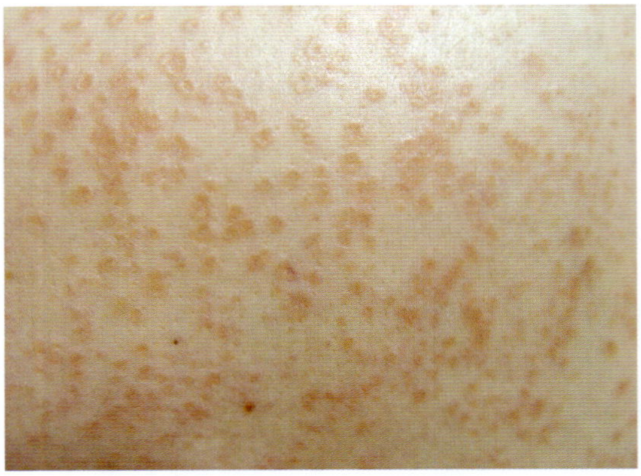

图 29-3-3 泛发性环状肉芽肿

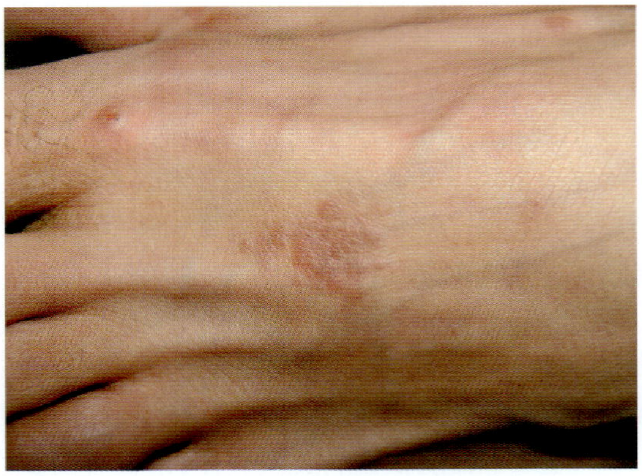

图 29-3-4 表现为小丘疹型环状肉芽肿

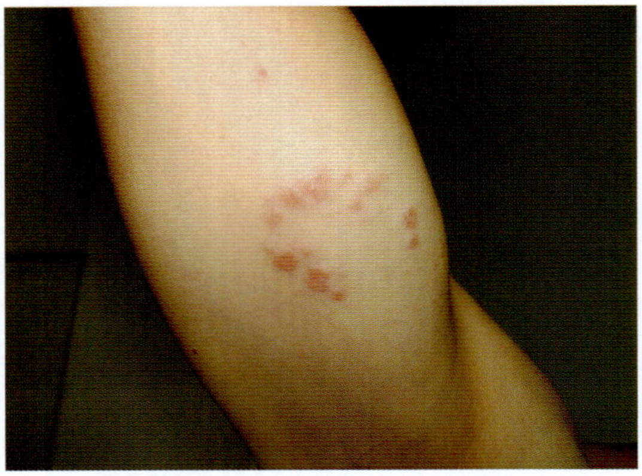

图 29-3-5 表现为结节型环状肉芽肿

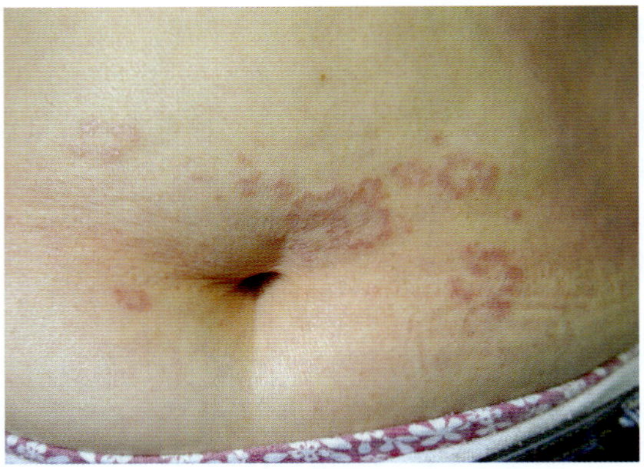

图 29-3-6 表现为斑片型环状肉芽肿

【问题 4】环状肉芽肿的诊断依据?

环状肉芽肿诊断依据:临床表现和组织病理检查,目前尚无其他可确诊的实验室检查。

环状肉芽肿诊断时需与相关疾病进行鉴别。普通类型环状肉芽肿损害应与具有环状皮损的疾病鉴别,如荨麻疹性血管炎、离心性环状红斑、扁平苔藓、亚急性红斑狼疮、结节病、体癣、结核样型麻风、环状肉芽肿、莱姆病等;丘疹型环状肉芽肿可类似虫咬、二期梅毒疹、丘疹型黄瘤病、发疹性组织细胞瘤;皮下型环状肉芽肿可类似于类风湿结节、风湿热结节、结节病等;穿通型环状肉芽肿则需要与穿通性疾病、角化棘皮瘤、急性痘疮样苔藓样糠疹等相鉴别。环状肉芽肿典型组织病理学改变有助于上述疾病的鉴别诊断。

【问题 5】对于此类疾病,如何治疗和评估?

思路 1:对于环状肉芽肿,应明确其是一种良性并具有一定自行缓解倾向的皮肤疾病。好发于儿童及老年,存在较多的临床变异型。对于一些老年及泛发型患者,还应注意其是否存在一定的脂质代谢异常及糖尿病或潜在糖尿病可能。此外,本病与糖尿病的相关性目前尚存争议。

思路 2:对于环状肉芽肿治疗,仍应根据个体表现形式来制订个体化治疗方案。

治疗:本患者皮损局限于腕部,发展缓慢,给予卤米松加他克莫司乳膏外用,一日 2 次,2 周后随访,皮损有缓解,继续随访中。

知识点

环状肉芽肿治疗

本病是一种良性自限性疾病,50% 患者 2 年内可自行消退,但复发率达 40%。应根据临床分型制订具体治疗方案。

1. 局部治疗 强效激素外用、封包或皮损内注射。也可尝试使用钙调磷酸酶抑制剂，如他克莫司/吡美莫司乳膏外用及咪喹莫特、冷冻、PUVA 等。

2. 系统治疗 仅用于严重病例。烟酰胺 500mg，3 次/d；异维 A 酸 0.5~0.75mg/(kg·d)；羟氯喹 6mg/(kg·d)等。其他如免疫抑制剂环孢素、生物制剂依那西普等在临床使用有成功病例，但应综合评估长期观察。

第四节 类脂质渐进性坏死

门诊病历摘要

患者，女，52 岁，双下肢暗红色斑块 3 个月。3 个月前无明显诱因下肢胫前出现暗红色斑疹，因无明显自觉症状未处理。皮损逐渐扩展，并自觉局部变硬，曾在当地医院按"金黄色苔藓""硬斑病"给予氢化可的松乳膏等外用药物治疗 1 个月，效果不佳，近 2 周局部破溃结痂。发病以来，一般情况可。诊断糖尿病 2 年，无传染病史及家族遗传病史，无疫区居住史。否认过敏史及外伤史。体格检查：一般情况可，浅表淋巴结不大，心、肺、腹无明显异常。皮肤科检查：下肢胫前可见手掌大小半环状边缘隆起暗红色斑块，境界相对清楚，表面少许鳞屑，中央为淡红褐色斑片，轻度萎缩，并见毛细血管扩张(图 29-4-1)。触及轻度韧感，局部痛觉及触觉轻度减退。

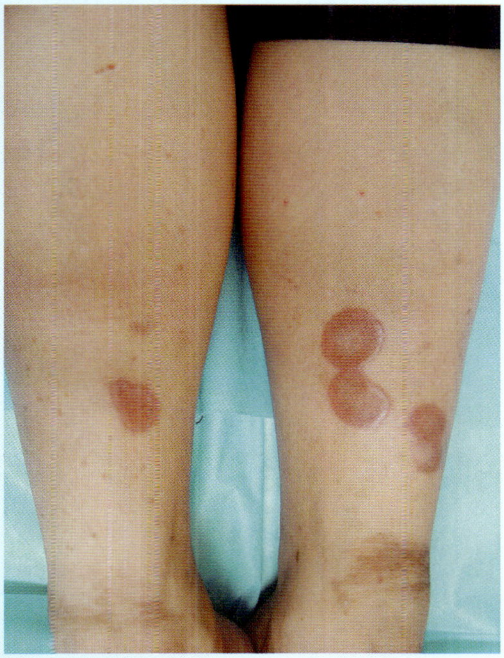

图 29-4-1 双下肢环状隆起性暗红色斑块

【问题 1】病史能否提供关于本病的关键性诊断线索?

该患者皮损缓慢发展，发生于下肢胫前，表现类似"金黄色苔藓""硬斑病"，并有局部破溃，糖尿病病史 2 年。这样的病史具有一定的诊断线索，提示类脂质渐进性坏死(necrobiosis lipoidica)的可能。

知识点

类脂质渐进性坏死临床特征

1. 皮损常对称发生于下肢，特别是胫前区，也可发生于上肢、腹部、背部及胸部，偶可发生于面部。

2. 皮损处多无自觉症状，部分可出现瘙痒或疼痛，也可出现感觉迟钝、少汗。

3. 典型皮损为形状不规则红褐色斑块，表面可有鳞屑和明显扩张的毛细血管（图 29-4-2）。随病程进展，皮损中央呈淡黄色，边缘为紫红色（图 29-4-3）。有时皮损表现为硬斑样（图 29-4-4），有时初发为红褐色小丘疹，可逐渐增大融合，继而周边轻度隆起，中央表皮萎缩伴有毛细血管扩张，个别可破溃（图 29-4-5）。

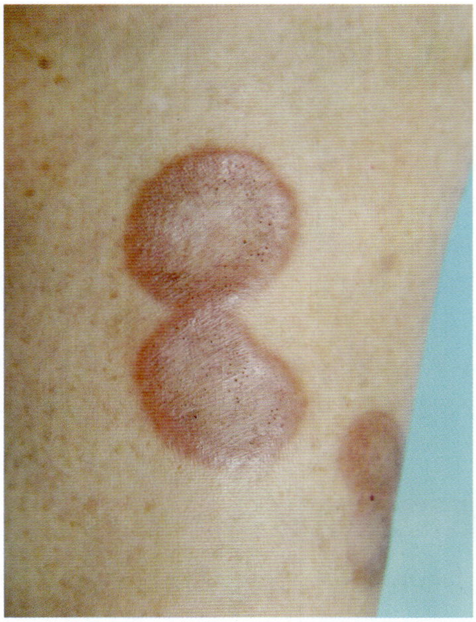

图 29-4-2　类脂质渐进性坏死（见毛细血管扩张）

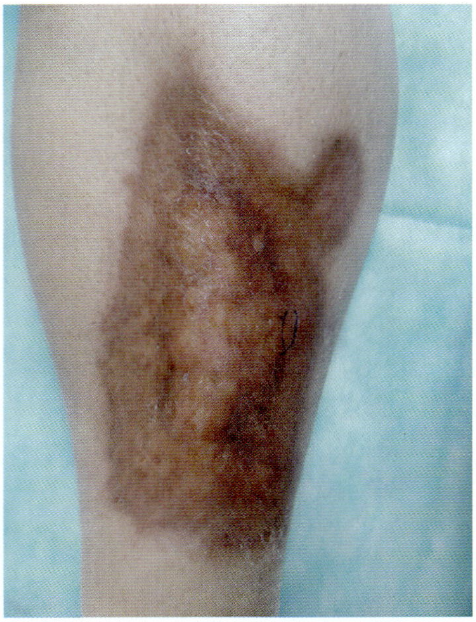

图 29-4-3　类脂质渐进性坏死（皮损中央呈淡黄色，边缘为紫红色）

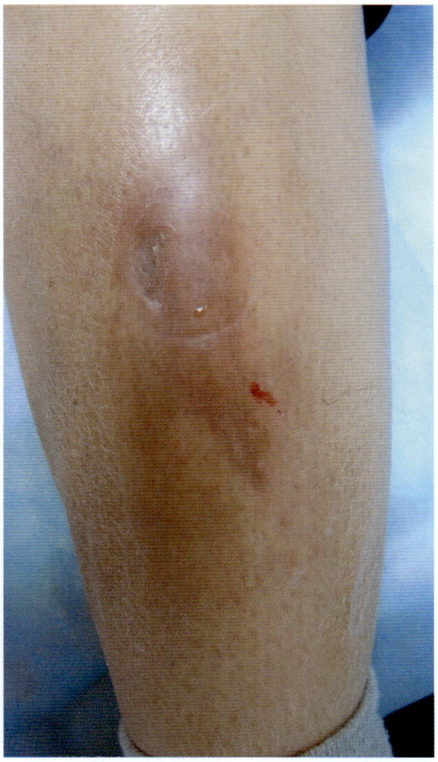

图 29-4-4　类脂质渐进性坏死（呈硬斑样）

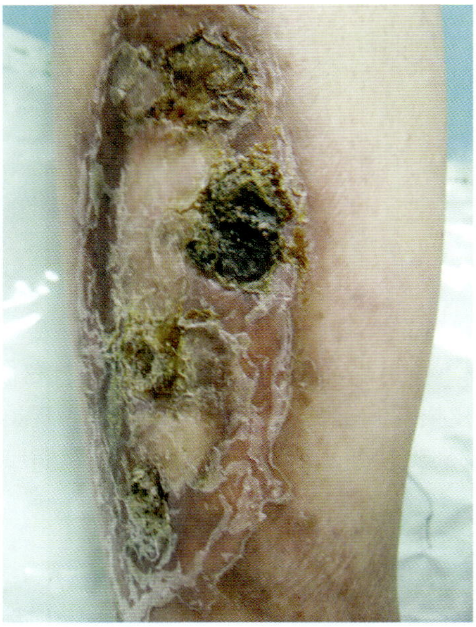

图 29-4-5　类脂质渐进性坏死（见表皮破溃结痂）

【问题 2】针对类脂质渐进性坏死的拟诊，查体应该注意什么？

思路 1：类脂质渐进性坏死具有相对特征的皮损表现，形状不规则的红褐色斑块，有时表现为硬斑病，中央为黄褐色萎缩性斑块伴有毛细血管扩张，个别可破溃。因此在查体中应注意观察是否硬化、是否有皮损中央的萎缩及毛细血管扩张，注意与“金黄色苔藓”“硬斑病”等鉴别。

思路 2：类脂质渐进性坏死多无自觉症状，部分可出现瘙痒或疼痛，也可出现感觉迟钝、少汗，可能因局部神经退行性变导致。外伤溃疡处可有明显疼痛，斑块处可出现针刺或轻触的感觉降低、少汗及不完全脱发。而皮损处感觉异常一定要注意与其他具有神经损伤或退行性变的皮肤疾病鉴别，如糖尿病性皮病、麻风等。糖尿病性皮病主要表现为色素沉着；麻风临床表现多样，皮损处组织病理学检查有助于疾病鉴别。

注意：麻风神经系统改变主要表现在皮损处麻木或感觉减退，周围神经变得粗大且可触及。通过神经系统查体确定是否有麻木、温度觉和/或触觉的减退。此外，还应检查神经源性的变化（如肌肉萎缩、血管舒缩改变和分泌功能的障碍）。

【问题 3】有哪些下肢皮损表现为硬化的皮肤病需要与本病鉴别？

思路：下肢皮损表现为硬化的疾病有硬斑病、硬化萎缩性苔藓、硬化性脂膜炎、异物性硬斑（注射石蜡、芝麻油或蜂蜡等物质可导致斑块样结节或溃疡形成）等。上述疾病需详细询问病史，明确皮损出现诱因、发展变化和自觉症状等，同时在查体时应注意各自皮损特征。

硬斑病早期表现为水肿性红斑，后期炎症反应减轻，皮损处为肤色或淡红色质地变硬的斑块，周围可绕以水肿性红晕。

硬化萎缩性苔藓主要表现为皮肤萎缩呈羊皮纸样，可见色素脱失。

硬化性脂膜炎往往伴有局部静脉曲张，皮损表现为暗红色、境界不清的质韧性斑块。

【问题 4】下肢皮损处的毛细血管扩张是原发，还是外用糖皮质激素所致？

该患者曾外用激素乳膏治疗，皮损中央处出现萎缩及毛细血管，应鉴别是原发疾病皮损表现还是药物不良反应。通常，病史很重要；另外，类脂质渐进性坏死的毛细血管扩张更为明显，而外用或局部注射糖皮质激素所致的皮肤萎缩、毛细血管扩张伴褐黄色症状较轻。皮损处组织病理学检查有助于疾病鉴别。

实验室检查：血常规、尿常规、生化检查均正常，真菌镜检阴性。

组织病理改变：表皮萎缩，真皮浅深层血管周围以淋巴细胞为主浸润，散在浆细胞和嗜酸性粒细胞，并见弥漫性栅栏状和间质肉芽肿性浸润呈层状分布，与表皮平行排列（图 29-4-6、图 29-4-7）。

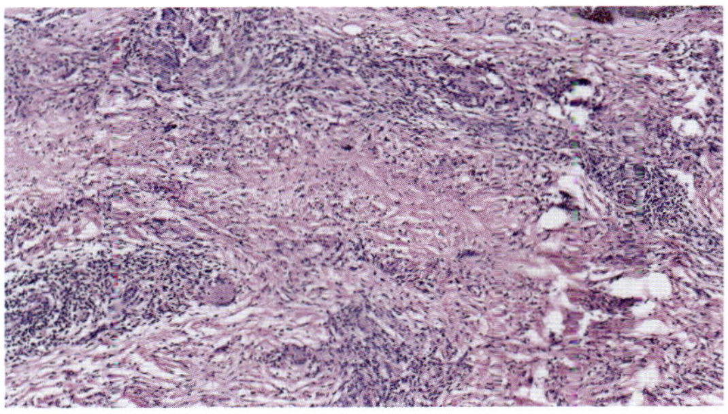

图 29-4-6　组织病理见弥漫性栅栏状和间质肉芽肿性浸润呈层状分布

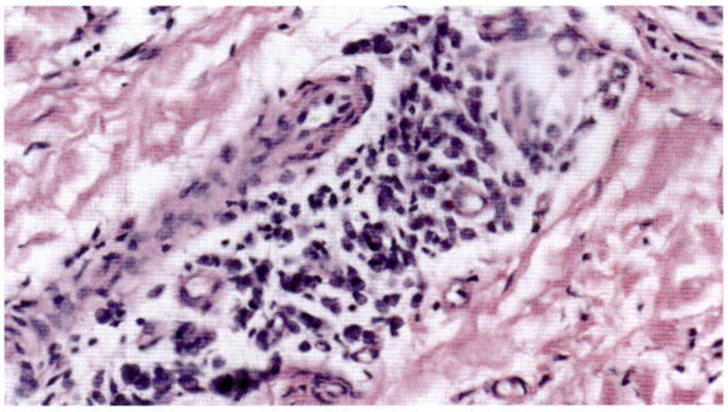

图 29-4-7　组织病理见血管周围淋巴细胞、浆细胞浸润

【问题 5】组织病理学表现是否是其特异性诊断标准？需要与哪些疾病鉴别？

类脂质渐进性坏死组织病理主要应与环状肉芽肿鉴别：相对于环状肉芽肿，类脂质渐进性坏死表现为弥漫性炎症浸润，更常见到巨细胞、浆细胞、血管病变、胶原变性及细胞外脂质沉积，而无黏蛋白沉积。

知识点

类脂质渐进性坏死发病机制

本病发病机制不清，有学者认为免疫介导血管病变导致胶原病变是本病病理改变。外伤可诱发溃疡，伴发糖尿病的比例较高，但尚无确切证据表明两者具有相关性。皮疹的发病过程通常与高血糖症不相关，治疗糖尿病并不影响皮疹的转归。

知识点

类脂质渐进性坏死组织病理改变

表皮正常或萎缩，真皮浅层和深层血管可出现内皮细胞肿胀、透明变性等血管病变，周围以淋巴细胞为主浸润，散在浆细胞和嗜酸性粒细胞，并见弥漫性栅栏状和间质肉芽肿性浸润呈层状分布，胶原纤维增生，与表皮平行排列，呈三明治样改变。肉芽肿中心无显著黏蛋白沉积。

【问题6】类脂质渐进性坏死的治疗方案如何选择？

类脂质渐进性坏死发病机制与肉芽肿形成和血管病变有关。目前尚无经大样本、双盲、安慰剂对照研究证实有效的治疗方法。

注意：防止本病从斑块演变成疼痛性溃疡，应戒烟和避免胫部外伤；对伴发糖尿病患者应积极控制血糖，以促进溃疡愈合，但并不影响类脂质渐进性坏死本身病程。对皮损慢性溃疡，应注意局部血管造影等检查，静脉高压对本病溃疡愈合不利，可考虑使用生长因子促进愈合。有感染时可应用抗生素。

治疗：患者皮损处外用卤米松乳膏加0.1%他克莫司乳膏，口服烟酰胺(500mg，3次/d)，随访观察。

知识点

类脂质渐进性坏死的治疗

治疗分局部和系统治疗。

1. 局部治疗　强效糖皮质激素外用、封包或皮损内注射。皮损萎缩可外用维A酸乳膏。对于皮肤溃疡严重者可外用0.1%他克莫司乳膏、重组GM-CSF、重组血小板源生长因子等药物治疗，药物无效可尝试光动力、PUVA，效果不佳必要时可手术切除。

2. 系统治疗　仅用于严重病例。

(1) 甲泼尼龙用于不伴溃疡患者，起始剂量1mg/(kg·d)，1周后根据病情调整剂量，4周后逐渐减量并停药，注意对血糖等影响。

(2) 烟酰胺500mg，3次/d；羟氯喹6mg/(kg·d)；己酮可可碱400mg，3次/d；沙利度胺100~150mg/d；霉酚酸酯0.5g，2次/d，小样本证明有效。其他如免疫抑制剂环孢素、生物制剂依那西普等在临床使用有成功病例，但应综合评估、长期观察。

类脂质渐进性坏死临床具有相对特征的皮损形态，但依然存在很多漏诊及误诊。注意相关鉴别诊断疾病的排除。皮损组织病理学检查是类脂质渐进性坏死的必要检查。根据患者病情轻重来制订个体化治疗方案，注意疗效评估及随访。

(耿松梅)

第三十章　角化及萎缩性皮肤病

第一节　毛周角化症

门诊病历摘要

患者，男，18 岁，双面颊皮肤粗糙伴丘疹 4 年，双上臂、双大腿丘疹 3 年。冬季加重，夏季稍缓解。上臂及大腿皮损偶尔有瘙痒，丘疹自行抓破后可见一毛发卷曲其中。外用“抗过敏药物”无明显效果，外用保湿剂可稍缓解。既往无特殊病史。家族中其父亲双大腿有类似情况，但症状相对较轻。皮肤科查体：面颊部暗红斑，其上可见对称分布的毛囊性丘疹，双上臂外侧、双大腿伸侧四肢毛囊性丘疹顶端可见灰白色角质栓，互不融合，类似“鸡皮”外观（图 30-1-1、图 30-1-2）。

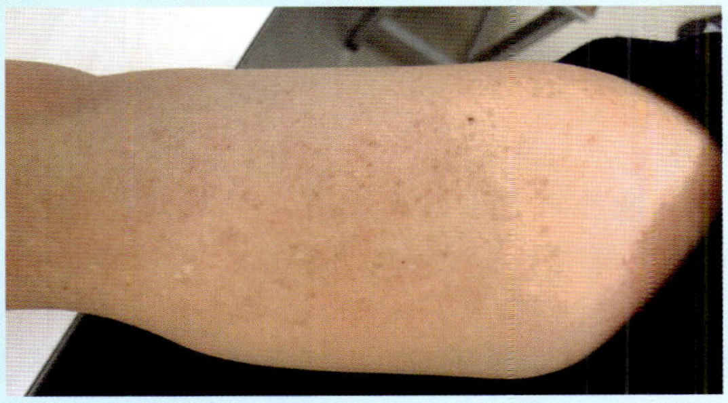
图 30-1-1　上臂毛囊性丘疹呈“鸡皮”外观

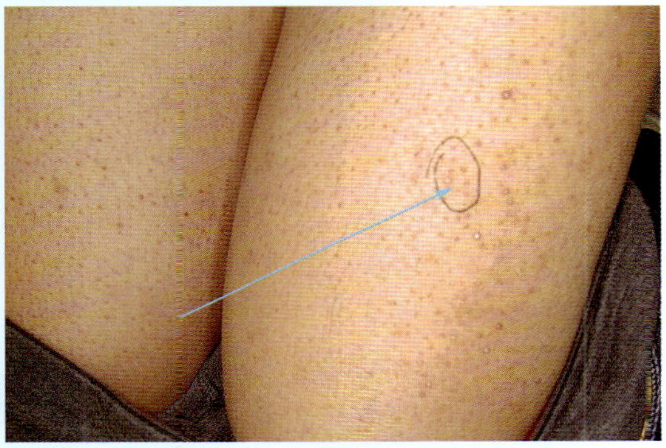
图 30-1-2　双大腿呈“鸡皮”外观

【问题 1】根据患者临床表现，应考虑哪种疾病？

思路 1：患者为青春期起病，表现为双面颊、双上臂外侧、双大腿伸侧的毛囊性角化丘疹。考虑角化性皮肤病可能性大。

思路 2：进一步查体可见患者皮损为毛囊性丘疹顶端可见灰白色角质栓，互不融合，类似“鸡皮”外观，追问病史其父亲有类似情况，诊断为毛周角化症（keratosis pilaris）明确。

【问题 2】该病需要与哪些疾病鉴别？

1. 小棘苔藓（lichen spinulosus）　多见于儿童。主要见于颈部、股部和臀部，为密集分布的毛囊性丘疹，顶端有一根丝状的角质小棘突，界限较清晰。大部分可自愈。

2. 毛发红糠疹（pityriasis rubra pilaris）　好发于四肢伸侧、躯干和臀部，尤其好发于手指的第一和第二指节的背部。表现为坚实的毛囊性丘疹，顶端有尖形角质小刺，中央为黑色角栓，丘疹融合成片，表面覆有糠秕状白色鳞屑。可同时伴有掌跖角化过度。

3. 维生素 A 缺乏症（vitamin A deficiency）　分布于四肢伸侧、背部两侧和臀部。表现为干燥坚实的圆锥形或半球形的毛囊性角化性丘疹。往往同时伴有夜盲和眼干燥症。

4. 毛囊性鱼鳞病（ichthyosis follicularis）　多幼年期发病，皮损为扁平的点状角化物，多分布于四肢伸侧。

【问题 3】本病可能有哪些发病机制？如何治疗？

思路 1：该病病因及发病机制不明确，可能与常染色体显性遗传、维生素 A 缺乏、代谢障碍等有关。发病与 18 号染色体短臂上一个基因易位和缺失有关。此外，甲状腺功能减退、库欣综合征及糖皮质激素治疗者发病率高及皮损严重，提示内分泌因素可能与本病发病有关。

思路 2：本病预后良好，治疗较困难，一般无须治疗。可外用 0.05%~0.1% 维 A 酸乳膏、3%~5% 水杨酸软膏、10%~20% 尿素霜等，重者可口服维生素 A、维生素 E 或维 A 酸类药物治疗。

知识点

毛周角化症的诊断要点

1. 常始发于儿童期，青春期加重。
2. 与遗传因素有关，大多有家族史。
3. 发病部位　好发于上臂后外侧、大腿伸侧和臀部。部分病例可发生于面颊、肩胛及小腿等，偶有泛发。
4. 皮损特征　针头大小的毛囊性丘疹，呈肤色、褐色或暗红色，不融合。部分顶端可见圆锥状角质栓，内含卷曲毛发。
5. 常冬重夏轻，一般无自觉症状，偶有瘙痒。
6. 病理表现　毛囊口扩大，内有角栓，偶见扭曲的毛发，表皮角化过度。真皮可有少许炎症细胞浸润。

第二节　砷角化病

门诊病历摘要

患者，男，73 岁，双手足多发性角化丘疹 20 余年。20 余年前开始首先出现足底的丘疹，质硬，未予重视。后皮损逐渐增多并发展至双手。一般无明显自觉症状，有时按压有疼痛。当地医院按"湿疹"和"癣"进行治疗，无明显效果。曾经从事约 10 年的雄黄矿工作，居住地附近有雄黄矿，附近有类似患者。无其他毒物等接触史。无家族史。皮肤科检查：双手掌面、足底可见对称分布的多数点状角化性丘疹，中央略凹陷（图 30-2-1、图 30-2-2）。躯干、四肢可见较弥漫分布的褐色斑，夹杂色素减退（图 30-2-3）。

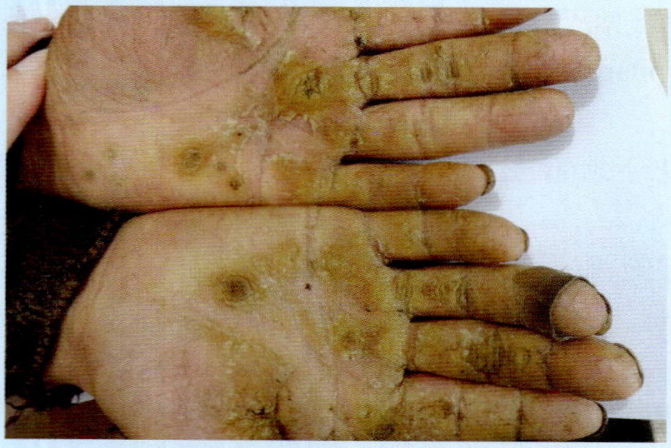

图 30-2-1　手掌角化性丘疹

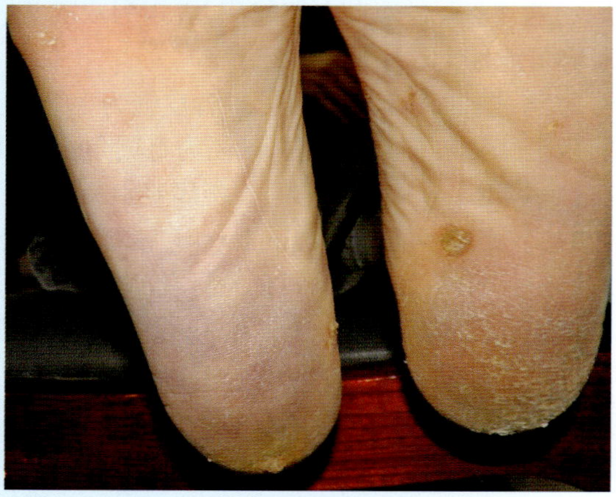

图 30-2-2　足底角化性丘疹

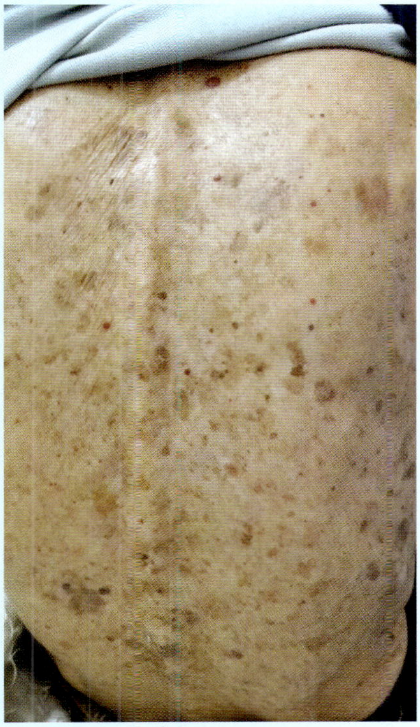

图 30-2-3　躯干色素异常

【问题 1】根据患者病史，首先需要考虑的疾病有哪些？

思路 1：患者老年男性，表现为手足部位的角化性丘疹，躯干、四肢可见皮肤色素异常。考虑的疾病有角化性皮肤病、色素异常性皮肤病、湿疹、接触性皮炎或药物因素所致、真菌感染、病毒疣等。

注意询问以下内容：①是否有特殊用药史等，排除药物因素；②患者从事职业，是否有特殊接触史，如化学物质、水泥等，排除接触性皮炎、湿疹等疾病；③是否有家族史等，以除外一些有遗传因素的角化性皮肤病（如红斑角化症、毛发红糠疹等），以及色素异常性皮肤病（如遗传性对称性色素异常症等）；④自觉症状是否有瘙痒等，皮损发作的时间，是否有起水疱等其他皮损，除外真菌感染等皮肤病。

思路 2：患者病程较长，无明显自觉症状及伴随症状，手足皮损同时发生，躯干、四肢的色素异常发生较手足皮损晚，无家族史，但周边有类似患者，从事采矿工作。根据上述特点，可以考虑的疾病有掌跖角化病、病毒疣、湿疹、砷角化病等，因此需要体格检查及必要实验室检查明确诊断。

【问题 2】目前根据病史及查体，是否有初步诊断意向？

患者病程较长，无明显自觉症状，有长期的雄黄接触史，皮损有手足部位的角化性丘疹以及躯干、四肢的色素增加或减退，查体无趾缝间浸渍，无水疱，躯干色素异常皮损表面无鳞屑等，周边有类似患者，可除外病毒疣、真菌感染等，掌跖角化病、湿疹、砷角化病等不能除外，需要完善实验室检查和组织病理学检查来明确最终诊断。

实验室检查：血常规、尿常规、生化检查正常。真菌镜检阴性。头发砷含量增高。

皮损组织病理学改变：角化过度，呈乳头瘤样或不规则增生，伴有轻至中度的角质形成细胞非典型改变，表皮突向下不规则延伸，真皮结缔组织可见嗜碱性变。

【问题 3】根据上述实验室检查，该病例诊断是否可以明确？

实验室检查真菌镜检阴性，可除外真菌感染。组织病理表现为角化过度，呈乳头瘤样或不规则增生，伴有轻至中度的角质形成细胞非典型改变，表皮突向下不规则延伸，真皮结缔组织可见嗜碱性变。同时发砷含量增高。根据临床表现结合实验室检查，该患者可诊断砷角化病（arsenical keratosis）。

【问题 4】砷角化病的病因及发病机制是什么？

砷角化病由砷的慢性暴露所致，为慢性砷中毒皮肤症状之一。可见于染料、农药、采矿等职业的工人，或者由于饮用高砷水所致。砷诱导的角化机制尚未明确，可能由于砷剂进入体内后与含巯基的蛋白质结合，表皮中角蛋白含巯基多，故含砷量高，随后影响了细胞代谢必需的各种酶。同时砷剂抑制了巯基的活性而使酪氨酸酶的活性增高，因而可产生较多黑素，出现皮肤色素的沉着。

【问题 5】如何对患者进行治疗？预后如何？

治疗原则为停止接触砷剂，解毒及对症治疗，防止并发症。治疗如下：

1. 定期全身皮肤检查和全身系统体格检查。

2. 角化性皮疹局部治疗 手术切除、冷冻、电灼、CO_2 激光等，氟局部治疗和光动力疗法均有治疗成功的报道。

3. 口服维 A 酸可以减轻症状。

4. 色素异常无特殊治疗。

因砷角化病可伴有 Bowen 病、基底细胞癌、鳞状细胞癌等恶性肿瘤，应积极治疗，但早期发现经手术切除预后较好。

知识点

砷角化病的临床特征

1. 明确的砷暴露史。

2. 临床表现主要为角化性损害和色素异常，尤其是掌跖部位的角化性损害，色素为异常色素沉着，杂有色素脱失，脐部呈五彩纸屑样色素沉着，是慢性砷中毒的典型特征。

3. 病理表现为角化过度，呈乳头瘤样或不规则增生，伴有轻至中度的角质形成细胞非典型改变，表皮突向下不规则延伸，真皮结缔组织可见嗜碱性变。

4. 皮肤、头发、甲、尿液中砷含量增高。

第三节 剥脱性角质松解症

门诊病历摘要

患者，女，21 岁，反复双手足脱屑 3 年。3 年开始出现双足底白色薄鳞屑，不痛不痒，未予重视。后逐渐出现双手类似皮损，首先表现为白点，逐渐向四周扩大，易破裂或撕剥为鳞屑，基底皮肤正常。反复发作，夏季加重，冬季缓解。手足易出汗。曾外用护手霜，稍好转。否认特殊用药史，否认药物过敏史及传染病史。家族中其妹妹有类似症状。公务员，无特殊接触史。皮肤科检查：双手足汗多，未见水疱。足底及双手掌面可见白色叶状鳞屑，易撕脱，撕剥后下方可见正常皮肤。

【问题 1】根据患者病史，首先应考虑哪几类疾病？

思路 1：双手足多汗伴鳞屑可见于多种皮肤疾病，如手足湿疹，接触性皮炎、汗疱疹、真菌感染、癣菌疹、手足多汗症、剥脱性角质松解症（keratolysis exfoliativa）等。需围绕上述疾病进行进一步病史及诱因询问，排除相关疾病。

注意询问：①自觉症状是否有瘙痒、疼痛等，皮损是否有皲裂、水疱，是否其他部位也有皮疹等，除外湿疹、真菌感染、癣菌疹等；②从事工作或职业是否有特殊接触史，除外接触性皮炎等；③平时手足是否汗多，是否有家族史，除外手足多汗症、剥脱性角质松解症等；④发作是否有季节性、鳞屑下方皮肤是否正常等，除外湿疹或剥脱性角质松解症等。

思路 2：患者病程 3 年，每年夏季发病，冬季缓解，伴有手足多汗，无明显自觉症状及其他伴随症状，初起为白点，逐渐向四周扩大，易破裂或撕剥为鳞屑，撕剥后下方可见正常皮肤，无水疱、无皲裂等。其妹妹有类似症状，无特殊接触史。根据上述特点，可考虑的疾病有湿疹、剥脱性角质松解症、手足多汗症、真菌感染等。因此需要体格检查及必要实验室检查明确诊断。

【问题 2】目前根据病史及查体，需要完善哪些检查以明确诊断？

思路 1：患者无明显自觉症状，无水疱，无皲裂，其他部位未见皮损，家族中妹妹有类似病史，初起为白点，逐渐向四周扩大，易破裂或撕剥为鳞屑，撕剥后下方可见正常皮肤，可除外湿疹、手足多汗症等。需要完善真菌检查排除真菌感染。

实验室检查：真菌镜检阴性。

思路 2：患者真菌镜检阴性，结合病史及家族史诊断为剥脱性角质松解症明确。

【问题 3】该病的病因如何？如何治疗？

思路 1：病因不明确。有学者认为属于癣菌疹的一种，但许多患者并未明确真菌感染灶。大多数认为可能是一种遗传缺陷，常染色体隐性遗传。多汗症可诱发此病。

思路 2：本病不严重，但治疗较困难。部分患者经过数周后常自行缓解。外用煤焦油凝胶、维 A 酸霜等有效。尿素霜或保湿剂也有一定的效果。维生素 A、复合维生素 B 等口服可有一定效果。长期不愈者使用小剂量曲安奈德局部注射可缓解病情。

知识点

剥脱性角质松解症的临床特征

剥脱性角质松解症，又称“层板状出汗不良（lamellar dyshidrosis）”，是掌跖部角质层浅表性剥脱性皮肤病。

1. 主要累及掌跖部。
2. 皮损特征　初起为白点，逐渐向四周扩大，易破裂或撕剥为鳞屑，撕剥后下方可见正常皮肤。无水疱及炎症变化。
3. 无瘙痒。
4. 往往合并多汗，易在夏季复发。

知识点

剥脱性角质松解症的鉴别诊断

1. 癣菌疹　主要见于足部真菌感染时，手掌及指侧出现皮疹，表现为水疱为主，剧痒，有时有压痛。
2. 掌跖部湿疹　起病较缓慢，可表现为水疱、红斑、脱屑，随病程进展可出现皮肤浸润肥厚，边界清楚，冬季可形成裂隙。特殊类型的湿疹汗疱疹，好发于掌跖和指 / 趾侧缘。表现为深在性针尖至粟粒大小水疱，可融合成大疱，水疱干涸后形成领圈状脱屑。可有瘙痒或烧灼感。病程慢性，春、夏、秋季均易复发。
3. 手足多汗症　指手足部位的皮肤出汗量异常增多，常初发于儿童或青春期，主要好发于掌跖，汗液异常增多，可出现浸渍而发白，无水疱等皮损，无明显季节性，跖部多汗，因汗液分解而产生特殊的臭味。有时可诱发剥脱性角质松解症。

第四节　萎　缩　纹

门诊病历摘要

患者，男，21 岁，大腿内侧紫红色纹 2 年。患者 2 年前开始出现大腿内侧的紫红色纹，条状，颜色呈淡红色，轻度突出于皮面，颜色逐渐转暗；近 1 年来皮损颜色呈紫红色，数量增多，呈条纹状凹陷，长达数厘米，宽约 1cm，偶有瘙痒，无疼痛。患者一直未予特殊处理。患者 2 年前体重短期增加 30kg。家族成员中无类似疾病患者。否认特殊用药史，否认家族性及遗传性疾病史，否认药物过敏史及传染病史。皮肤科检查：四肢近端条状紫红色纹，平行排列，稍隆起，中央凹陷，皱缩，类似西瓜纹，凹陷处皮肤变薄，表面发亮（图 30-4-1）。

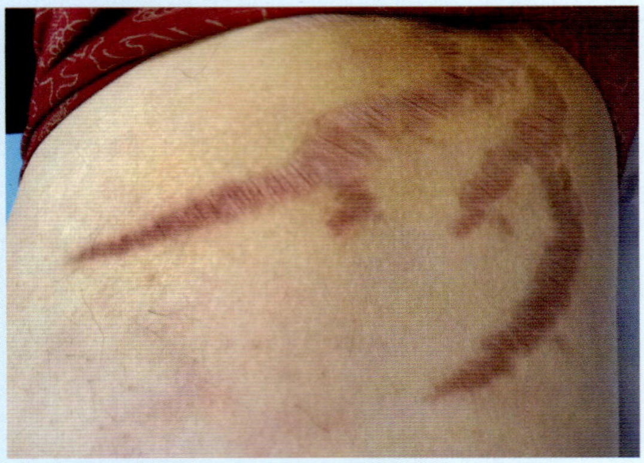

图 30-4-1 大腿条状紫红色纹

【问题 1】根据临床皮疹表现，首先需要考虑的疾病有哪些？

思路 1：患者为年轻男性，表现为大腿内侧紫红色纹，凹陷，皱缩，皮肤变薄，首先考虑萎缩性皮肤病。

思路 2：萎缩性皮肤病分为先天性和后天性，患者病程 2 年，非出生就出现的皮损，所以排除了先天性萎缩性皮肤病。

思路 3：后天性萎缩性皮肤病可分为炎症性和非炎症性。炎症性萎缩常见有进行性慢性萎缩性皮炎，或者由炎症疾病继发的萎缩，X 线等所致的萎缩。

1. 患者病史上未持续进展，基本可排除进行性慢性萎缩性皮炎。
2. 由炎症疾病继发的萎缩，如麻风、皮肤结核、梅毒、扁平苔藓等，患者病史中无相应病史，可以排除。
3. X 线等所致的萎缩，患者无相关接触史，可排除。
4. 根据患者的临床表现，考虑非炎症性后天性萎缩性皮肤病可能性大。

【问题 2】患者大腿内侧皮损的具体诊断和可能原因是什么？

思路 1：非炎症性后天性萎缩性皮肤病常见萎缩纹，压迫性萎缩、职业性萎缩或者由于神经、营养、饥饿等因素引起的萎缩。

思路 2：患者为年轻男性，初期皮损少，条状，颜色呈淡红色，轻度突出于皮面，颜色逐渐转暗；近 1 年来皮损颜色呈紫红色，数量增多，呈条纹状凹陷，凹陷处皮肤变薄，表面发亮，长达数厘米，宽约 1cm，有轻度瘙痒，无特殊的职业或接触史，诊断为萎缩纹（striae atrophicae）基本明确，又称“膨胀纹（striae distensae）”。

思路 3：患者皮损已有 2 年，患者否认使用如糖皮质激素等药物，2 年患者短期内有体重的明显增加，排除长期口服或外用糖皮质激素类药物诱发的继发性皮肤紫纹，考虑为短期内肥胖所致。

【问题 3】此病形成的直接原因是什么？如何治疗？

思路 1：由于骨骼和肌肉生长过快，超过了皮肤的延长速度，真皮的弹力纤维被拉断，从而形成萎缩纹。

思路 2：青春期萎缩纹是健康男女青少年发育时期的一种生理现象，对健康无明显影响，无须治疗，平时注意适当进行锻炼，补充水分，增加肌肤的弹性。但由于它影响美观，也可有针对性地选用一些护肤品进行防治。

【问题 4】除青春期男女外，此病好发于哪些人群，病因是什么？如何防治？

1. 妊娠　皮损常见于腹壁，也可能出现在大腿内外侧、臀部、胸部、后腰部及手臂等处，初产妇最为明显。妊娠纹的形成主要是由于妊娠期激素水平的改变，加之腹部膨隆，使皮肤的弹力纤维与胶原纤维损伤或断裂，腹部皮肤变薄变细，出现一些宽窄不同、长短不一的粉红色或紫红色的波浪状花纹。分娩后，这些花纹会逐渐消失，留下白色或银白色的、有光泽的瘢痕线纹，又称“妊娠纹”。避免此病要注意孕前和孕后的保健工作，控制体重，均衡营养，腹部护肤品（如橄榄油等）的应用和按摩也很重要。

2. 肥胖人群　萎缩纹可以由减肥引起。肥胖时脂肪沉积使皮肤扩张，当减肥后，扩张的皮肤萎缩，从而出现一些花纹。这种情况要避免快速增肥或减肥。还可应用一些含有骨胶原的紧肤霜，长期使用可能会有一定效果。近年来发现激光可以刺激真皮的胶原再生，对本病的治疗也有一定的帮助。

3. 某些内分泌疾病患者　如库欣综合征，由于肾上腺皮质类固醇激素过多，增大弹力纤维蛋白分解，使胶原纤维、弹力纤维变性，并抑制成纤维细胞功能，因皮肤弹力增高而致皮肤过伸，弹力纤维断裂而引起皮肤紫纹。皮损常分布于臀外侧、大腿内外侧、腋下、腘窝及下腹部。这类疾病除了出现皮肤萎缩纹外，还表现为满月脸、向心性肥胖、痤疮、糖尿病倾向、高血压和骨质疏松等，因此往往需要进行常规的内分泌相关检查，使用药物干预或纠正病理生理引起的功能紊乱和代谢失常。

4. 长期口服或外用糖皮质激素类药物患者　皮损常位于腋部，腹股沟等皱褶处。长期口服者出现医源性库欣综合征，长期外用者出现局部皮肤萎缩变薄、毛细血管扩张、色素沉着、继发感染等不良反应。指导患者正确而合理使用糖皮质激素尤为关键，避免滥用激素。

第五节　脂肪萎缩

门诊病历摘要

患者，男，23 岁，右腘窝泛红伴凹陷 1 年。患者于 1 年前无意中发现右腘窝处皮肤凹陷，表面泛红，不伴有局部酸胀，疼痛，麻木等不适感。在当地医院就诊，诊断不详，给予相关治疗后病情无改善，近半年来损害范围稳定无进展。家族成员中无类似疾病患者。否认特殊用药史，否认家族性及遗传性疾病史，否认药物过敏史及传染病史。皮肤科检查：右腘窝处可见约一核桃球大小浅凹陷，表面皮肤颜色轻度泛红，皮纹可见，皮肤紧贴在其下的肌膜上，未见明显萎缩（图 30-5-1）。

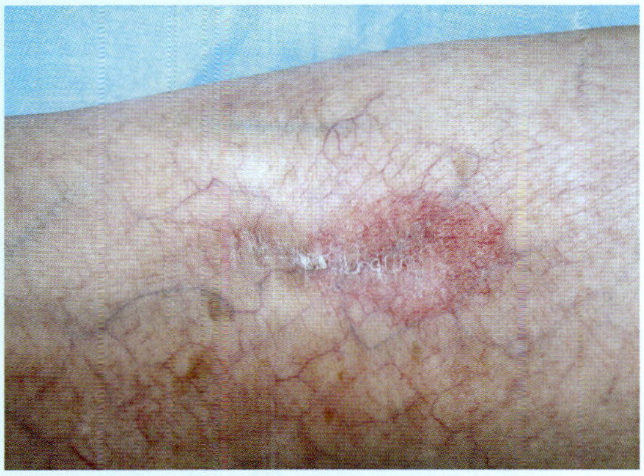

图 30-5-1　右腘窝凹陷

【问题 1】根据临床损害表现，首先需要考虑的疾病有哪些？

思路 1：患者表现为右腘窝局限性凹陷，皮肤紧贴在其下的肌膜上，未见明显皮肤萎缩，无疼痛、无麻木，无外观明显异常。考虑最常见的疾病是皮下组织、肌肉相关疾病。

思路 2：此类疾病包括萎缩性和炎症性两大类，从损害的特点可以看出，损害处皮肤颜色淡红色，皮纹清晰，皮肤弹性，硬度正常，皮肤凹陷，捏起困难，无明显炎症反应，可以基本排除脂膜炎、筋膜炎等炎症性疾病。

嗜酸性筋膜炎累及皮肤深筋膜而有硬皮病样表现的结缔组织病。首先表现为水肿，继而出现硬化与下方组织紧贴，出现凹凸不平呈橘皮样外观。末梢血有嗜酸性粒细胞增多。

脂膜炎较复杂，可由多种因素导致，局部因素如外伤、寒冷、注射某些药物，全身因素如结核感染、扁桃腺炎等可引起脂膜炎，一些系统性疾病如红斑狼疮、硬皮病、结节病也可引起脂膜炎。临床表现上缺乏特异性，常见为淡红色至棕褐色的皮下结节或斑块，自觉疼痛和压痛。可发生在身体各处，以双下肢及臀部为多见。病程大多慢性，愈后可遗留色素沉着及程度不等的萎缩。

【问题 2】通过进一步的病史询问及皮肤科检查，如何明确是哪种组织萎缩？

思路 1：追问病史，患者发生凹陷无明显诱因，通过病史询问暂不能明确是局部皮肤及皮下组织或肌肉组织的萎缩。

思路 2：患者损害表现为皮肤凹陷，表面皮肤除轻度泛红外，皮纹清晰，皮肤紧贴在其下的肌膜上，未见明显皮肤萎缩，要考虑萎缩处在脂肪层或者肌肉萎缩。

思路 3：局部超声、神经肌电图、血糖及血脂检查是必要的。

【问题 3】患者损害处超声提示：右侧腘窝未见明显肿块声像，凹陷处脂肪厚度明显变薄；肌电图：所查左臀大肌、股外侧肌未见明显神经源性或者肌源性病损；血糖、血脂检查均在正常范围内。如何诊断？

思路 1：检查结果未提示有神经肌肉的病变，这与患者临床一直未出现局部酸胀、疼痛、麻木的症状相符，凹陷处损害超声提示为脂肪层明显减少，应考虑继发性脂肪萎缩（lipoatrophy）。

思路 2：应该完善损害处组织病理检查。

【问题 4】组织病理检查结果提示皮下脂肪缺如，表皮、真皮及其附属器官正常，肌组织无异常。提示单纯脂肪萎缩。此时的诊断和进一步处理如何？

诊断为脂肪萎缩，此病目前尚缺乏有效治疗药物，理疗是主要治疗方法，如热敷、红外光疗等，也可局部按摩，重新建立局部血液循环、复苏组织弹性。近年来，脂肪颗粒移植也取得了较为理想的效果。

【问题 5】此病常继发局部注射，常见的局部注射药物有哪些？如何预防？

此病常见于糖皮质激素的局部注射或长期注射胰岛素的患者。一般预防措施在于每日变换注射部位，并采用室温的药物注射。

知识点

脂肪萎缩的分类及特征

1. 根据发生的时间分为先天性脂肪萎缩、获得性脂肪萎缩，根据累及部位可分为全身性脂肪萎缩、部分性脂肪萎缩。

2. 先天性全身性脂肪萎缩　一种少见的先天性脂肪萎缩症，有家族史，表现为皮下和内脏脂肪萎缩、缺失，常伴内脏疾病如肝脏肿大，后期可出现糖尿病。婴儿及儿童期，骨骼生长过快，身高超过同龄人。

3. 获得性全身性脂肪萎缩　发病机制不明，常先有发热，1/3 病例有明确的相关疾病，如感染、自身免疫性疾病。一般发病 15 岁前，脂肪萎缩开始于局部，然后泛发全身，或开始即为泛发性。也可出现糖尿病，肝损害严重。

4. 部分性脂肪萎缩　主要包括进行性脂肪营养不良、局限性脂肪萎缩等。

第六节　特发萎缩

门诊病历摘要

患者，女，28 岁，背部棕红色斑片 1 年。患者 1 年前无明显诱因出现背部一处钱币大小棕红斑，无明显自觉症状，患者未予重视，皮损表面逐渐变光滑，下凹，毳毛脱落，隐约可见下方的血管，近 5 个月来皮损逐渐扩大，直径达 15cm。既往体健。皮肤科检查：背部不规则形棕红斑，直径 15cm 大小，表面光滑，轻度凹陷，浅表血管显露，毳毛消失，边界欠清（图 30-6-1）。

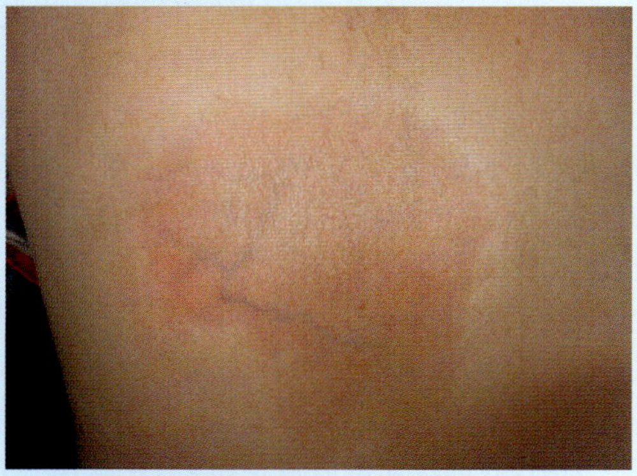

图 30-6-1　背部不规则棕红色斑片

【问题 1】根据临床皮疹表现，首先需要考虑的疾病有哪些？

思路 1：患者表现为背部单发的棕红斑，皮损表现光滑，凹陷，毳毛消失，可见下方血管，根据患者皮损表现，需考虑的疾病有萎缩性或硬化性、炎症性皮肤病。

思路 2：硬化性皮肤病常见有局限性硬皮病和硬化性萎缩性苔藓等。局限性硬皮病表现为现局性皮肤肿胀，然后逐渐出现硬化萎缩。硬化性萎缩性苔藓典型表现为淡白色或象牙白色的萎缩性硬化性斑片，界限清楚。好发于女性外阴，可出现剧烈瘙痒，有时为烧灼样痛。本病患者无硬化改变，不支持硬化性皮肤病改变。

思路 3：患者表现为单发的棕红斑，表面凹陷，炎症性皮肤病中狼疮性脂膜炎也可表现为单发的损害，可出现皮肤表面凹陷，但主要是一种结节性皮肤损害，分布于深部皮下，典型的表现为深部皮下的结节或斑块，坚实、可移动，通常有压痛，皮损中央多凹陷并伴有瘢痕形成。结节上方皮肤可萎缩、毛细血管扩张或出现典型的盘状红斑皮损。从患者临床表现看，基本可排除狼疮性脂膜炎，可通过进一步检查排除。

思路 4：患者皮损进展过程中一直未发生肿胀或硬化的表现，而是逐渐萎缩凹陷，触之柔软，考虑萎缩性皮肤病可能性大。

【问题 2】通过进一步追问患者病史考虑哪种萎缩性皮肤病可能性大？

思路 1：患者目前考虑萎缩性皮肤病可能性大。

1. 患者皮损呈轻度凹陷，从凹陷的程度来看，不支持皮下脂肪萎缩。

2. 皮损特征　色素斑、萎缩、质软、血管显露。与典型的斑状萎缩皮损特点不符，指压无嵌入疝孔感觉。

皮损分布不规则，直径约 15cm，皮损颜色呈棕红色，因皮肤萎缩而下凹，首先要考虑的疾病是进行性特发性皮肤萎缩（progressive idiopathic atrophoderma）。

思路 2：皮损组织病理检查有助于诊断。

【问题 3】组织病理提示表皮变薄，表皮突消失，基底层色素增加，真皮内有轻度炎症细胞浸润，胶原纤维呈均一化玻璃样变性。

结合患者症状体格检查及病理检查结果，可以明确诊断为进行性特发性皮肤萎缩。

【问题 4】本病欠缺有效治疗方案，如何与患者进行沟通？

在与患者交代本病缺乏有效治疗药物的同时，要重视对患者的心理安抚，告诉患者本病呈慢性病程，经数月或数年后可停止发展，对全身健康无不良影响。可试用维生素 E、丹参、透热、理疗、按摩等治疗。

知识点

特发萎缩的临床特征

1. 本病好发于 11~30 岁女性。
2. 好发于躯干，也可见于面部。
3. 隐匿性发病，皮损可以单发，也可以多发。
4. 表现为圆形或不规则形萎缩性斑片，呈灰褐色或紫罗兰色，皮肤发硬，有些萎缩而凹陷，但表面光滑，可见下方皮肤纹理。
5. 无自觉症状，呈慢性经过，皮损出现多年后稳定，不可恢复。

第七节　斑状萎缩

门诊病历摘要

患者，女，40 岁，左肩背部浅白色凸起 8 年。患者 8 年前无明显诱因出现左肩背部的淡红色斑，稍痒，皮损表面逐渐变光滑，干燥，皱缩；随后缓慢变成柔软，似疝囊状，突出，无自觉不适，患者一直未重视。既往体健。家族成员中无类似疾病患者。否认特殊用药史，否认家族性及遗传性疾病史，否认药物过敏史及传染病史。皮肤科查体：左肩背部数个孤立性类圆形损害，呈疝囊状凸起，肤色，扁平状，绿豆至黄豆大小，质软，表面皱缩，指压有空虚感，易陷入，松开手指皮损又膨出，边缘清楚（图 30-7-1）。

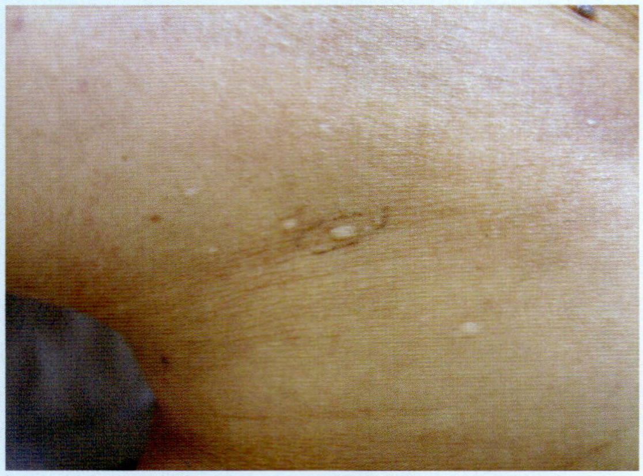

图 30-7-1 躯干浅白色斑块

【问题 1】根据患者临床表现，要考虑哪些疾病？

思路 1：仔细询问病史：①患者皮损起病于青春期，慢性经过，病程长；②损害初期呈淡红色，稍痒，皮损表面逐渐变光滑，干燥，皱缩，随后缓慢变成柔软，似疝囊状，突出，因无自觉不适患者一直未诊治；③单个皮损特点，呈疝囊状凸起，肤色，扁平状，绿豆至黄豆大小，质软，表面皱缩，指压有空虚感，易陷入，松开手指皮损又膨出。

思路 2：患者起病初期皮损呈淡红色，无水肿及硬化，质地柔软，不符合硬斑病的临床特点。

思路 3：皮损呈疝囊状，指压凹陷，需要考虑的疾病有神经纤维瘤病和斑状萎缩。

【问题 2】追问病史，本患者青春期发病，除左肩背部较局限的数个孤立性类圆形损害外，全身无咖啡斑，无色素沉着，亦无伴发的神经系统疾病，既往身体健康，未发现特殊疾病，家族中无类似疾病。此时需要考虑什么疾病？

思路 1：神经纤维瘤病系常染色体显性遗传病，通常儿童期发病。

典型的皮肤表现为：①青春期前 6 个以上 >5mm 皮肤咖啡斑。②大而黑的色素沉着。③皮肤纤维瘤或纤维软瘤，通常泛发全身，数目不定，大小不等，较大者可达直径 10cm 以上，瘤体固定或有蒂，触之柔软而有弹性；部分指压凹陷有疝囊感。除皮肤表现外，较多患者伴发神经症状、眼部症状和先天性骨发育异常。所以，从本病例来看，虽然单个皮损外观上与纤维软瘤类似，但皮损性质不同，综合其临床表现及体格检查，不难排除神经纤维瘤病，此时要考虑斑状萎缩（macular atrophy）。

思路 2：从斑状萎缩的分型来看，本例患者皮损自正常皮肤的基础上发病，可排除继发性斑状萎缩。

思路 3：结合本患者青春期起病，皮损萎缩前局部先有炎症反应，应当考虑原发性斑状萎缩中的 Jadassohn-Pellizari 型皮肤松弛症，皮损组织活检和病理学检查可以帮助诊断。

【问题 3】病理检查提示：表皮及真皮萎缩，弹力纤维变性，胶原纤维均质化。此时的诊断是什么？要与其他哪些原发性斑状萎缩相鉴别？

思路 1：基本可以明确诊断为 Jadassohn-Pellizari 型皮肤松弛症。

思路 2：此病病理上须与以下疾病相鉴别。

1. Schweninger-Buzzi 型皮肤松弛症　主要见于中青年女性，皮损分布呈对称性，分布于手背、上臂伸侧和肩胛骨等部位，初起常为突然发生的较多肤色丘疹，圆形或卵圆形，逐渐增大呈淡褐色或苍白色，柔软而呈疝样隆起的瘤样损害，按压时有空虚感，损害数目众多，数十个至数百个不等，其临床与组织病理变化自始至终无炎症反应。本病组织学上可见表皮萎缩变薄，真皮弹力纤维断裂呈节断性分布，内有少许淋巴细胞浸润。

2. 皮肤痘疮样斑状萎缩（atrophia maculosa varioliformis cutis）　属于原发性斑状萎缩，往往有家族史，症状始于儿童期，皮损好发于面部、胸腹部而不累及四肢末端，表现为圆形或椭圆形凹点状皮肤萎缩，孤立不对称分布。组织学上可见表皮萎缩及真皮浅层弹力纤维消失。

【问题 4】本病如何治疗？

本病在早期有炎症的阶段可试用青霉素治疗，但到萎缩期治疗困难。有报道的方法包括砷剂、维生素类、按摩、紫外线、糖皮质激素等，但疗效均不能肯定。

知识点

Jadassohn-Pellizari 型皮肤松弛症病因

本病病因不明，有内分泌功能紊乱（包括性腺、甲状腺等）、神经营养及自主神经系统功能失调、外伤、感染、先天性家族基因及免疫因素等。

知识点

Jadassohn-Pellizari 型皮肤松弛症临床特征

1. 好发于青年女性，20~30 岁发病者约占一半。
2. 皮肤发生萎缩前局部先有炎症改变。
3. 首先为边界清楚的圆形，椭圆形的铅红色至紫红色斑，随后皮损增大，皮损中央颜色开始变浅，几周或几个月后皮损表面出现光亮，起皱，边缘颜色不变，继续进展则变成淡白色或珍珠母色，呈疝样改变。
4. 好发于颜面、躯干部位。
5. 多发皮损常对称分布，损害之间的皮肤正常，不累及黏膜。
6. 一般无自觉症状，病程长。

（粟　娟）

第三十一章　以丘疹、结节、斑块为主皮肤病的诊断思路

丘疹、结节和斑块是皮肤病最常见的原发性皮损，其表现反映疾病的基本特点，具有重要的诊断和鉴别诊断价值。临床患者可以某一种皮疹为主，也可以不同的皮疹同时或先后出现。准确把握皮疹的表现，梳理其形态、数量、部位、分布、伴随症状等特点可以建立起很好的诊断思路。

第一节　以丘疹为主的皮肤病

表现为丘疹或以丘疹为主的皮肤病非常多，涵盖遗传、感染、炎症、过敏、肿瘤等诸多病种，需要对其数量、形态、大小、颜色、部位、分布等特点，以及皮疹消长和演变规律，是否相互融合，与毛发的关系，是否伴有鳞屑、结痂、坏死、出血、水疱、脓疱等继发表现或瘙痒、疼痛等伴随症状，做认真仔细的观察，必要时尚需借助皮肤镜、组织病理等手段帮助诊断和鉴别诊断。

一、数量

皮肤肿瘤可以是单发或多发皮疹。表现为单发或孤立存在丘疹的常见良性肿瘤有色素痣、角化棘皮瘤等；恶性肿瘤如基底细胞癌、鳞状细胞癌、恶性黑素瘤等在早期也可以是单发性丘疹。有些良性皮肤肿瘤皮疹是多发的，如粟丘疹、汗管瘤、神经纤维瘤、毛发上皮瘤等。感染、炎症和过敏性疾病一般为多发甚至是泛发性皮疹，如扁平疣、寻常疣、尖锐湿疣、传染性软疣等病毒感染；丘疹坏死性结核疹等细菌感染；马拉色菌毛囊炎、马尔尼菲青霉病等真菌感染；发疹型药疹等过敏性疾病；痤疮、颜面播散性粟粒狼疮、点滴型银屑病、丘疹型特应性皮炎、扁平苔藓、线状苔藓、光泽苔藓等炎症性皮肤病；毛周角化症、汗孔角化症、毛发红糠疹等角化性皮肤病。

二、部位与分布

许多疾病其丘疹发生的部位对于诊断具有一定的特征性：痤疮主要表现为面部炎症性丘疹；结节性硬化症和毛发上皮瘤的特征性部位是鼻部及其周围；颜面播散性粟粒狼疮的特点是常累及眼睑特别是下眼睑；汗管瘤、粟丘疹、睑黄疣多累及眼睑及其周围；面部等曝光部位的黑褐色丘疹多为脂溢性角化病；毛周角化症多见于上臂和大腿外侧；腋下和外阴是顶泌汗腺痒疹的发病部位；阴囊的炎性丘疹多为疥疮结节；足底的疣状丘疹多为跖疣。还有一些疾病虽然部位的特征性并非十分突出，但也常有好发部位，如头皮丘疹多为毛囊炎、银屑病；背部炎症性丘疹多为毛囊炎、痤疮；皮赘常发生在颈部和腋下；结节性痒疹常发生于下肢尤其是小腿胫前；以手足为好发部位的丘疹性疾病包括多形红斑、寻常疣、扁平疣、脂溢性角化病等。

丘疹的分布也经常是某些皮肤病的诊断线索，炎症性疾病丘疹多对称分布，某些先天发育异常或畸形则以单侧或沿 B 线分布为特点；急性痘疮样苔藓样糠疹常表现为以躯干为主的向心性分布，而扁平苔藓则为四肢末端为主的离心性分布；毛发红糠疹多见于膝部等伸侧，特应性皮炎则好发于屈侧。传染性疾病的皮疹常有其独特的分布和演变规律，如传染性软疣以躯干多见，麻疹的发疹常从耳后、面颈部开始，逐渐蔓延至躯干、四肢，最后出现在四肢末端和手足。

三、形态与大小

丘疹的形态和大小有时也具有重要诊断价值，毛周角化症和光泽苔藓均表现为均匀一致的粟粒大小丘疹，前者丘疹与毛囊一致，后者则表面平坦并带有光泽；扁平的丘疹见于扁平疣、脂溢性角化病、汗管瘤，暗红色多角形扁平丘疹是扁平苔藓的特征性表现；表面尖锐是小棘苔藓、毛周角化症的特点，色素痣、毛发上皮瘤、结节性硬化症等的丘疹多为圆顶或半球状。多形红斑常为红色丘疹或斑块，"靶形"皮疹是其特征性表现；丘疹中央有"脐凹"是传染性软疣的特点。

四、皮疹颜色

汗管瘤、皮赘（皮肤软纤维瘤）、毛周角化症、结节性硬化症、毛发上皮瘤一般呈肤色或与肤色接近的丘疹，其中结节性硬化症丘疹表面常有"油腻状"外观；红色丘疹提示为炎症性丘疹或血管病变，如红色的毛囊性丘疹可能是毛囊炎、痤疮、颜面播散性粟粒狼疮，而血管角皮瘤、樱桃状血管瘤则表现为无炎症基础的红色或暗红色丘疹；黑色最常见于色素痣、脂溢性角化病、黑头粉刺、鲍恩样丘疹病、恶性黑素瘤；褐色丘疹常见于脂溢性角化病、扁平疣、鲍恩样丘疹病等；黄色丘疹见于黄色肉芽肿、黄瘤病、组织细胞增生症、皮脂腺异位症、皮脂腺痣等。

需要注意的是，虽然皮疹的颜色在许多疾病都有一定的特征性，但也不是绝对的，如：色素痣甚至恶性黑素瘤也可能完全不呈黑色，而外观呈黑色的丘疹也可能是基底细胞癌、脂溢性角化病等。

五、其他临床特点

丘疹的鉴别诊断还应考虑是否有鳞屑、渗出等继发表现，丘疹与毛发或其他器官的关系、消长和演变规律、是否伴随瘙痒或疼痛等症状。点滴型银屑病的典型表现是丘疹表面附有鳞屑，位于头皮时则呈"束状发"；湿疹皮炎类的丘疹有可能出现渗出或结痂；伴有中央坏死性改变的丘疹要考虑急性痘疮样苔藓样糠疹、淋巴瘤样丘疹病、丘疹坏死性结核疹、变应性皮肤血管炎；起源于毛囊的疾病其丘疹的位置和分布与毛囊一致，且不累及黏膜和掌跖等无毛皮肤部位；炎症性疾病的皮疹常有发生与消退交替、反复发作的特点，而肿瘤性疾病往往持续存在或逐渐增大，一般无自发消退现象；过敏性疾病、结节性痒疹、疥疮等常伴有剧烈瘙痒，而早期带状疱疹可表现为伴有疼痛的炎性丘疹。

泛发性丘疹伴发热症状常需要在发疹型药疹和多种传染性疾病（如麻疹、风疹、猩红热等）之间进行鉴别，主要鉴别点有5项。①病史：药疹在发病前一般都有用药史，但要注意少数特殊情况下可能问不出明确的用药史；传染性疾病患者发病前可能会有类似患者的接触史。②发病特点：药疹一般在用药后数日至数周开始发病，传染性疾病发热等全身不适在发疹前出现，称为前驱症状，而且从前驱症状出现到出疹的间隔时间（前驱期）常有明显的规律性，如风疹间隔1~2日、猩红热间隔2日左右、麻疹间隔4日左右。③出疹规律：传染性疾病的皮疹发生有一定的规律性，如风疹皮疹常从面颈部开始，逐渐向躯干四肢蔓延，呈向心性分布，一般不累及掌跖部位；药疹的皮疹发生缺乏规律性。④伴随症状：药疹常伴明显的瘙痒，甚至疼痛；传染性疾病的皮疹瘙痒一般不突出或基本不痒；麻疹患者早期可在口腔出现科氏斑（Koplik斑），风疹患者常伴耳后、颈部浅表淋巴结肿大。⑤实验室检查：药疹患者外周血白细胞及中性粒细胞升高，组织病理学检查可见角质形成细胞凋亡、坏死、基底细胞空泡变性、真皮血管周围嗜酸性粒细胞浸润等现象；病毒感染性传染病血常规白细胞不高，或可能出现白细胞减少、淋巴细胞百分比升高的现象。

门诊病历摘要

患者，女，14岁，额部粉刺、红色丘疹1年。患者1年前无明显诱因额部出现较多粉刺，渐出现红色丘疹，无明显自觉症状，皮疹渐增多。查体：额部可见较多粉刺，散在红色毛囊性丘疹，个别丘脓疱疹（图31-1-1）。

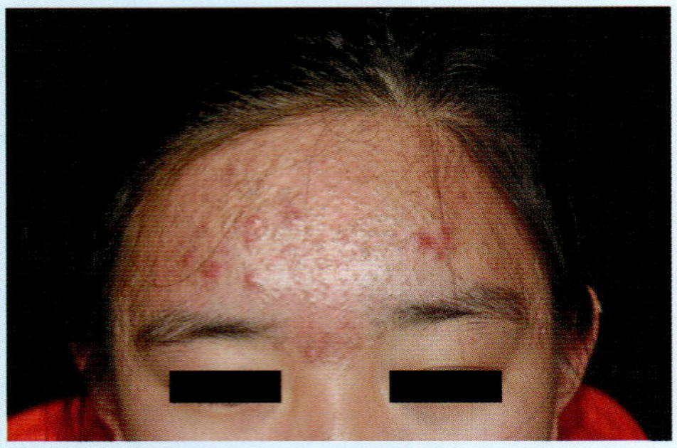

图 31-1-1　额部粉刺、红色丘疹

【问题 1】此患者皮疹有何特点？

患者皮疹为黑头粉刺（开放性粉刺）及炎性毛囊性丘疹及丘脓疱疹，发生于脂溢部位即额部。

知识点

丘　　疹

丘疹（papule）：小的、表浅、局限、高出皮肤表面、可触及的损害，直径小于 1cm。可表现为圆形、类圆形、圆锥形或多角形，可为尖顶、平顶、圆顶或脐凹状。丘疹表面伴有小水疱者称为丘疱疹（papulovesicle），伴有小脓疱者称为丘脓疱疹（papulopustule）。

【问题 2】此患者诊断何种疾病？

根据患者慢性病程，皮疹为黑头粉刺及炎性毛囊性丘疹，诊断为痤疮。

【问题 3】此患者需鉴别哪些疾病？

酒渣鼻：好发于中年人，皮损位于鼻部及周围，常伴毛细血管扩张，无黑头粉刺。

职业性痤疮：急性发病，常多个人同时就诊，有接触焦油、机油等病史，常伴毛周角化，好发于面、手背、前臂等接触部位。

第二节　以斑块为主的皮肤病

斑块是指直径大于 1cm 的隆起性损害，可以由多个丘疹融合而成，也可以是一发生即为斑块。斑块的临床表现要点包括形态、颜色、境界、外观、部位、继发表现（鳞屑、渗出、坏死、出血、水疱、脓疱）和伴随症状（瘙痒、疼痛），仔细观察斑块的表现特点对于疾病的诊断和鉴别诊断具有重要意义。

一、斑块颜色

炎症性斑块一般呈红色，其中急性炎症多为淡红或鲜红色，慢性炎症则常常呈暗红色；肿瘤性斑块则因肿瘤起源的差异各不相同，如蕈样肉芽肿多为暗红色，组织细胞肿瘤可呈肤色或褐色，黄瘤病和弹力纤维假黄瘤斑块呈黄色，恶性黑素瘤则为黑色，血管肿瘤或畸形大多为红色。有些疾病斑块颜色具有一定的特征性，如寻常狼疮呈棕红色，Rosai-Dorfman 病呈橙红色，肥大细胞增生症呈红褐色，具有诊断价值。

二、部位与分布

银屑病斑块常见于头皮和躯干四肢伸侧，皮肤淀粉样变病以小腿胫前和上背部多发，毛发红糠疹斑块多见于掌跖和关节部位，扁平苔藓以下肢和手背多见，红斑狼疮常见于暴露部位，慢性单纯性苔藓多见于颈项部、肘部和骶尾部，以上炎症性疾病皮损多呈对称分布；肿瘤性斑块对称性特点不明显，蕈样肉芽肿多发生于躯干部位，乳房外 Paget 病多见于阴囊和外阴部位。

某些疾病其斑块皮损特发于一些相对固定的部位，如肘部和骶尾部的慢性单纯性苔藓，颈项部的慢性光化性皮炎等。掌跖部位的角化性斑块可见于掌跖角皮症、毛发红糠疹、进行性对称性红斑角皮症、砷角化病等。有些斑块性皮损呈单侧分布或沿B线分布，具有一定的特征性，如疣状痣、炎症性线性疣状表皮痣、皮脂腺痣、线状扁平苔藓、线状红斑狼疮等。

三、边缘和境界

肿瘤性斑块与周围正常组织之间的界限一般比较清楚，而炎症性皮损往往界限不清。但也有例外，银屑病皮损的一个突出特点就是境界清晰，这经常是该病与慢性湿疹、脂溢性皮炎等疾病鉴别的重要线索。毛发红糠疹的斑块边缘经常可以见到散在的角化性丘疹，汗孔角化症和环状肉芽肿的斑块边缘常呈"堤样"隆起，均具有一定的诊断价值。

四、表面特征与继发改变

斑块表面附有鳞屑的多为炎症、感染或增生性皮肤病，如银屑病、毛发红糠疹、慢性苔藓样糠疹、头癣、二期梅毒等；盘状红斑狼疮、日光性角化病表面附有黏着性鳞屑；扁平苔藓斑块表面可见到特征性的Wickham纹；湿疹皮炎类疾病斑块表面常有渗出或结痂；掌跖脓疱病在斑块基础上可见多发性脓疱或干涸脓疱；Sweet病的典型表现是红色斑块基础上发生"假性水疱"；多形红斑的斑块中央呈"靶形"损害或有坏死倾向；斑块表面明显的苔藓样变是慢性单纯性苔藓、皮肤淀粉样变病、慢性光化性皮炎等慢性炎症性疾病的特点；硬斑病和硬化性苔藓可表现为硬化性斑块，表面可隆起，也可平坦或凹陷萎缩；表现为硬化性斑块的疾病还有硬肿病、黏液水肿性苔藓、类脂质渐进性坏死、隆突性皮肤纤维肉瘤等。肿瘤性斑块常常表面光滑无鳞屑，有时会伴不规则结节或毛细血管扩张，可发生溃疡。有些疾病的斑块在进展过程中可能继发表面萎缩现象，如红斑狼疮、扁平苔藓、汗孔角化症等，寻常狼疮在斑块逐渐扩大的同时其中央部分可以发生萎缩，蕈样肉芽肿斑块表面可发生"羊皮纸样皱缩"或皮肤松弛现象；发生在头皮伴有脱发的炎症性斑块包括红斑狼疮、扁平苔藓或头癣，肿瘤性疾病则有皮脂腺痣、蕈样肉芽肿、毛囊黏蛋白病等。

五、伴随症状

肿瘤性斑块常无自觉症状，发生溃疡时可出现疼痛；炎症性斑块一般会有不同程度的瘙痒；麻风病斑块可能有局部感觉障碍表现。

皮疹特点突出、表现典型的斑块性皮肤病根据其临床表现可作出诊断，但也有相当部分需要依靠实验室辅助检查。组织病理是最常用的检查方法，尤其对肿瘤性疾病具有重要诊断价值；疑似感染性疾病时需要取鳞屑或组织进行细菌、真菌等微生物或分子生物学检查。

门诊病历摘要

患者，男，57岁，头皮、躯干、四肢红斑、鳞屑10年，加重半年。患者10年前"感冒"后全身出现红色丘疹伴鳞屑，皮损渐变为斑块。外院给予中药及外用药治疗皮损可消退。皮损反复发作，冬季加重。否认家族性及遗传性疾病病史，否认药物过敏史及传染病史。查体：头皮散在红斑、鳞屑，见束状发，躯干、四肢多发红色丘疹、斑块，上覆银白色鳞屑，皮损以伸侧为重。奥氏征阳性（图31-2-1）。

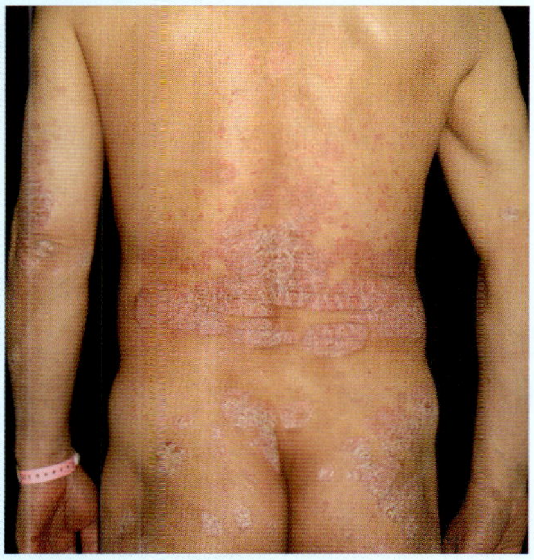

图31-2-1　躯干、四肢红色丘疹、斑块

【问题 1】此患者皮疹有何特点?

患者皮疹为红色丘疹、斑块,上覆银白色鳞屑,奥氏征阳性,皮损以伸侧为著。

知识点

斑块和斑片

斑块(plaque):高出皮肤表面,表面粗糙或平滑,触之有质实感,直径大于1cm。扁平,不高出皮面的皮疹称之为斑片(patch)。

【问题 2】此患者诊断何种疾病?

根据患者慢性病程,冬季加重,皮疹为红色丘疹、斑块,伴有银白色鳞屑,诊断寻常型银屑病。

【问题 3】此患者需与哪些疾病鉴别?

玫瑰糠疹:椭圆形红斑,向心性分布,皮损长轴与皮纹一致,有自限性。

毛发红糠疹:以黄红色毛囊性丘疹为主,密集或融合成斑块,斑块周边可见散在毛囊性丘疹,常伴有掌跖角化。

扁平苔藓:为紫红色多角形扁平丘疹,表面有蜡样光泽,可见 Wickham 纹,鳞屑细薄。

第三节 以结节为主的皮肤病

结节是深在性可触及的圆形或椭圆形实质性损害,表面可隆起也可不隆起,境界可清楚也可能模糊。结节性损害发生的部位、分布、表面特征以及与周围组织的关系具有重要诊断价值。

一、部位与分布

小腿是结节性皮损的好发部位,常见的有结节性红斑和结节性血管炎,而前者又多见于胫前,后者则以屈侧多见;发生于关节伸侧面的结节有黄瘤病、持久性隆起红斑等;上胸背部是增生性瘢痕和瘢痕疙瘩的好发部位;阴囊结节可能是疥疮、特发性钙沉着症;表现为面部结节的疾病常见的有表皮囊肿、痤疮结节、酒渣鼻、假性淋巴瘤、瘤型麻风等。

结节的分布也可能有助于疾病的诊断与鉴别诊断:炎症性疾病常呈对称分布,而感染和肿瘤则缺乏对称性特点。血栓性静脉炎表现为单侧局限性索条状结节;孢子丝菌病、游泳池肉芽肿常在一个淋巴引流区域内呈序列或串珠状分布。

二、表面特征

结节的表面可以隆起,也可以是平坦的,甚至有些可表现为凹陷性硬结。深部结节体表的肤色可无明显改变,浅表的结节表面颜色与结节的性质有关,红色常提示为血管性病变,如婴幼儿血管瘤呈“草莓状”,疣状血管畸形则为表面明显粗糙的暗红色或黑色结节。结节病皮损多为暗红色结节,触之坚实有弹性;寻常狼疮早期的“狼疮结节”呈红褐色或棕褐色,用玻片压之则呈棕黄色。黄色结节可能是黄瘤病或黄色肉芽肿,黑色结节则要考虑恶性黑素瘤的可能性,炎症性结节常在表面呈现境界不清楚的红斑。

三、深度与境界

深在的结节一般没有明确的界限,如结节性红斑、硬红斑、脂膜炎等;而浅表的结节通常境界清晰。境界特点除了反映病变深度外,还可能在一定程度上反映疾病的属性,感染、炎症性结节常缺乏清晰的界限,部分肿瘤性结节可能与正常组织之间有明显的界限。

四、触压痛

结节伴有触压痛往往是感染性或炎症性疾病的表现,如结节性红斑、血管炎、疖肿、蜂窝织炎等;麻风病的皮损及周围可能有感觉障碍。

五、继发表现

溃疡是结节损害经常出现的继发改变，可见于感染性结节如皮肤结核、孢子丝菌病等，也可见于非感染性炎症性结节如皮肤血管炎、白塞病、坏疽性脓皮病等，以及肿瘤性结节如恶性黑素瘤、鳞状细胞癌、上皮样肉瘤等。有时是否发生溃疡可能成为某些疾病的重要鉴别诊断线索，如硬红斑可伴溃疡，而结节性红斑几乎从不发生溃疡。有时是否有溃疡还关乎疾病的预后，如黑素瘤皮损发生溃疡是肿瘤进展、预后不好的迹象。

门诊病历摘要

患者，男，25岁，双下肢红斑、结节伴疼痛20日。20日前双下肢突然出现数个红色皮疹，伴疼痛及压痛，部分皮疹逐渐变为褐色，自行变小，但不断有新发皮疹。病程中无发热及关节痛。否认食物及药物过敏史，否认遗传性疾病史。否认口腔及外阴溃疡病史。皮肤科检查：双小腿见肿胀性红斑、结节，大小不一，边界清楚，压痛阳性，部分皮疹表面呈红褐色，未见破溃及萎缩，皮损主要位于小腿伸侧（图31-3-1）。

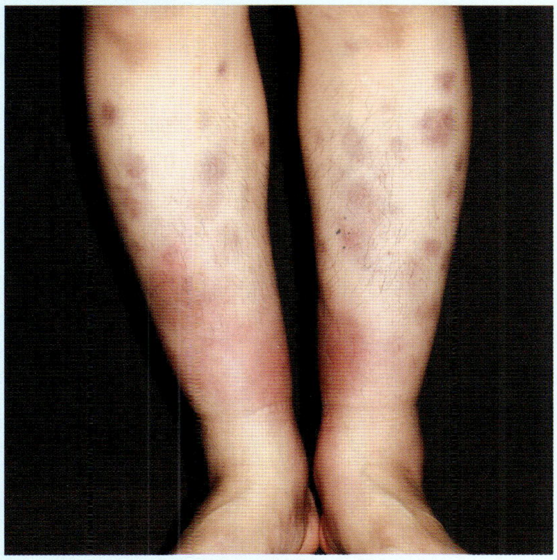

图31-3-1　小腿红斑、结节

【问题1】此患者皮疹有何特点？

患者皮疹为伴触痛的红斑、结节，表面无破溃，发生于双小腿，以伸侧为主，两侧均有发生，基本对称分布。

【问题2】此患者诊断何种疾病？

患者青年男性，小腿伸侧为主疼痛性结节，不破溃，可诊断为结节性红斑。该病误诊率较高，临床上多种疾病可表现为类似皮损，可行活检结合组织病理进一步明确。

【问题3】此患者需与哪些疾病鉴别？

结节性血管炎：皮疹主要位于小腿屈侧，可破溃，可能与结核有关。有时需要组织病理鉴别。

白塞病：常有口腔和或外阴溃疡，病理上常常可见到中性粒细胞或血栓性静脉炎改变。

总之，以丘疹、结节或斑块为主的皮肤病种类繁多，病因复杂，表现多样，有时可能诊断困难。临床要注意抓住皮疹的基本特点，了解某些疾病的特征性表现，再结合其部位分布、演变规律、伴随症状、治疗反应等信息，必要时还需要进行皮肤影像、组织病理、微生物学等检查最终作出诊断。

（王　刚）

第三十二章　无菌性脓疱病的诊断思路

无菌性脓疱病是一组以无菌性脓疱为特征的炎症性疾病，包括掌跖脓疱病（palmoplantar pustulosis）、连续性肢端皮炎（acrodermatitis continua）、皱褶部位无菌性脓疱病（amicrobial pustulosis of the folds）、泛发性脓疱型银屑病（generalized pustular psoriasis）、角层下脓疱性皮肤病（subcorneal pustular dermatosis）、IgA 天疱疮（IgA pemphigus）、急性泛发性发疹性脓疱病（acute generalized exanthematous pustulosis，AGEP）等。另外，合并皮肤脓疱改变的疾病包括白塞综合征（Behcet syndrome）、嗜酸性脓疱性毛囊炎（eosinophilic pustular folliculitis）、SAPHO 综合征等。

无菌性脓疱病的好发人群、受累部位、皮损形态各有特点。通过详细问诊、查体，了解皮疹数量、形态、大小、颜色、部位、分布、皮疹演变特点、合并症状及病程长短等可以帮助诊疗。

一、皮疹形态特征

通过细致查体，分辨不同脓疱的形态特征有助于诊断、鉴别诊断。角层下脓疱病患者脓疱可表现为仅有几毫米的小脓疱，也可表现为松弛性大疱，典型水疱呈上部清、下部浑的弦月状。有类似表现的还需考虑脓疱疮，但可根据皮疹分布及疱液细菌培养结果进行鉴别。急性泛发性发疹性脓疱病表现为针帽至绿豆大小的非毛囊性脓疱。泛发性脓疱型银屑病表现为针尖至粟粒大小、淡黄色或黄白色的浅在性无菌性小脓疱。

连续性肢端皮炎表现为肢端出现的皮肤变红、脱屑及脓疱。皮损近端为边界不规则的剥离的表皮，脓疱干涸后可遗留红色糜烂面或有光泽的红斑。掌跖脓疱病的脓疱直径为 1~10mm，脓疱干涸后遗留黄棕色斑疹和角化过度。脓疱周围常有界限清楚的红斑和皮肤脱屑。

IgA 天疱疮的皮肤损害多表现为在环形或多环形红斑的基础上发生松弛型水疱、脓疱，皮损初期较小，疱液澄清可逐渐变大并发展为脓疱。

二、部位与分布

根据皮疹分布可分为两大类：第一类为局限性病变，以掌跖脓疱病及连续性肢端皮炎为常见，此两类疾病皮疹主要分布在手指及手掌、足跖，各自又有其特点。掌跖脓疱病患者手掌及足跖常同时受累，多以手掌大、小鱼际及足弓部位多发性簇集性皮疹为常见。而连续性肢端皮炎则以指 / 趾远端出现的红斑、脓疱为常见，皮疹可呈线状排列，逐渐向近心端发展。极少数患者会出现泛发情况，结合病史不难鉴别。皱褶部位无菌性脓疱病则多好发于褶皱部位及头皮。第二类为泛发性病变，皮疹多弥漫分布于四肢及躯干。这类病变的代表有急性泛发性发疹性脓疱病、角层下脓疱病及泛发性脓疱型银屑病。此类疾病的皮疹分布特征的共同点为对称分布。急性泛发性发疹性脓疱病好发于皮肤皱褶处。角层下脓疱病则好发于上肢、腹股沟和腋窝，面部不受累。皮疹散在或者群集分布，可相互融合并呈环状、旋涡状或匐行性排列。

其他可以出现类似皮疹表现的还包括嗜酸性脓疱性毛囊炎，可以通过皮疹分布位置及皮疹形态鉴别。泛发性脓疱型银屑病皮疹则常密集分布，可融合形成片状脓湖。IgA 天疱疮的脓疱趋向于融合形成环状或旋涡状排列，可融合成脓湖。皮损广泛分布，好发于褶皱部位，如腋窝、乳房下、阴股部等部位。

三、合并症状

无菌性脓疱病的脓疱除伴痛、痒之外，部分可合并甲、舌、骨骼，甚至有系统受累。通常无系统受累的无菌性脓疱病包括：①掌跖脓疱病伴不同程度瘙痒及烧灼样疼痛。②连续性肢端皮炎伴触痛和自发痛，久病后可出现皮下组织萎缩，指 / 趾变尖细或末节缺失，骨骼有脱钙、骨萎缩和骨纤维化等异常改变。甲褶和甲床也可受累，引起甲营养不良甚至甲板脱落。黏膜也可出现红斑、脓疱、皲裂等，可有钩状舌。因此即使皮疹分布局限，在接诊此类患者时仍需全面的体格检查。③角层下脓疱病自觉轻度瘙痒。④ IgA 天疱疮患者可有明显瘙痒，多数患者无全身症状或症状轻微。

常合并系统症状的包括：①泛发性脓疱型银屑病，皮疹局部伴有肿胀和疼痛感，全身可出现寒战、弛张热。患者可有沟状舌，指 / 趾甲肥厚浑浊。②急性泛发性发疹性脓疱病，可伴有高热、白细胞（中性粒细胞）升高及血沉增快等全身症状。③ SAPHO 综合征，又称“滑膜炎 - 痤疮 - 脓疱病 - 骨肥厚 - 骨髓炎综合征”，是一种累及皮肤和骨关节的慢性无菌性炎症。临床除皮肤损害外还可出现骨关节肿痛，关节周围炎症等。④褶皱部位无菌性脓疱病，罕见的出现在皮肤褶皱部位的无菌性脓疱病，多发生在患自身免疫疾病的女性，如系统性红斑狼疮等。

四、病程

不同疾病具有不同的病程，病程长短对病因的判断有一定提示意义。无菌性脓疱病中慢性病程的包括掌跖脓疱病、连续性肢端皮炎、角层下脓疱病、泛发性脓疱型银屑病、IgA 天疱疮、SAPHO 综合征等。此几类疾病多慢性病程，病情反复，发作与缓解交替倾向。急性泛发性发疹性脓疱病则为急性病程，通常病情不超过 2 周，在解除诱因后病情即可缓解。

五、组织病理

无菌性脓疱病均有表皮内脓疱形成。其中掌跖脓疱病、脓疱型银屑病、连续性肢端皮炎共同组织学特点为 Kogoj 微脓肿形成；角层下脓疱病的脓疱位于角质层下，无 Kogoj 微脓肿。急性泛发性发疹性脓疱病可见角层下脓疱或棘层上部海绵状脓疱，可伴有血管炎改变。IgA 天疱疮的组织病理可表现为表皮内中性粒细胞性脓疱（IEN）和角层下脓疱（SPD）两种类型：IEN 表现为累及表皮下层或全层的基底层上的脓疱，疱液中大量中性粒细胞，可见棘层松解细胞；SPD 改变类似角层下脓疱病。IgA 天疱疮的特征性改变为直接免疫荧光可见 IgA 网状沉积。

门诊病历摘要 1

患者，男，58 岁，双手掌、足底红斑、脓疱、脱屑 2 年。患者 2 年前无诱因于双侧手掌出现红斑，其上可见米粒大小脓疱，伴轻度瘙痒、灼痛。无前驱感染史，无假牙及金属接触史等。后双侧足部出现类似红斑、脓疱。脓疱破裂后出现脱屑、角化等，偶诉疼痛。未规律诊疗，病情反复。既往体健，个人吸烟史，家族史无特殊。体格检查：T 36.4℃，R 16 次 /min，P 84 次 /min，BP 138/75mmHg。浅表淋巴结未及，心、肺、腹部查体未见明显异常。无关节红肿热痛。皮肤科检查：双手掌、足底红斑，其上密集白色米粒大小脓疱伴脱屑（图 32-0-1、图 32-0-2）。

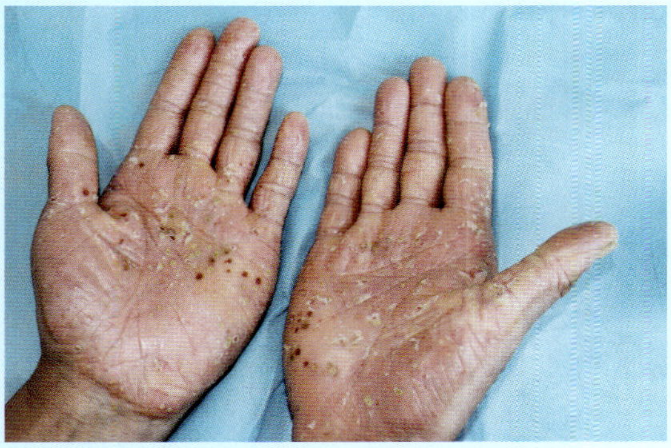

图 32-0-1　手掌的红斑、脓疱、鳞屑

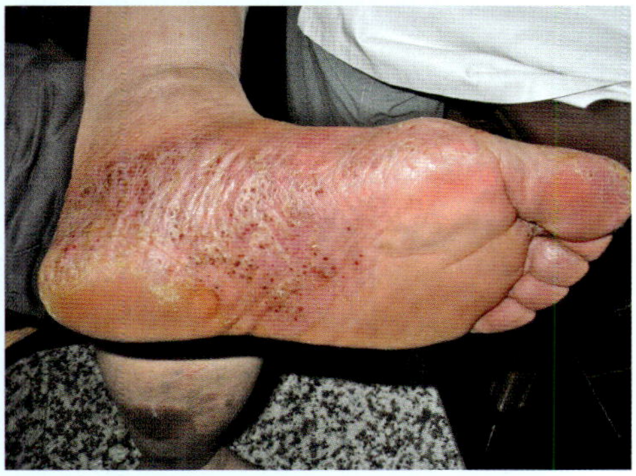

图 32-0-2　足底的红斑、脓疱、鳞屑

【问题 1】通过上述问诊，应考虑什么病？

患者中年男性，慢性病程，病情反复。临床表现为掌、足跖部位红斑、脓疱，伴疼痛。首先考虑掌跖脓疱病。

知识点

掌跖脓疱病的病因及发病机制

本病通常无明显促发因素，但部分患者病情进展于感染后，如：扁桃体炎、牙周炎，或接触汞、铜、锡等金属后，因此有学者认为本病与炎症及金属元素过敏相关。吸烟也为本病的诱发因素。掌跖脓疱病和银屑病密切联系，部分掌跖脓疱病患者可能发展为银屑病。另外，有研究显示血浆钙离子浓度、皮肤损害部位的生长抑素浓度变化、某些人类白细胞抗原可能与掌跖脓疱病发病有关。妊娠、创伤、应激、内分泌疾病、遗传易感性与药物可促进疾病的发生和恶化。

【问题 2】通过皮损特点分析，可诊断为什么疾病？

患者双掌、双足红斑伴多发米粒大小脓疱，局部角化及脱屑，符合掌跖脓疱病的临床表现。

知识点

掌跖脓疱病的临床表现

多见于 50~60 岁中老年人，女性比男性多见。皮损表现为掌跖部位出现的对称性红斑、脓疱，脓疱表现为成批出现直径 1~10mm 的簇集性无菌性小脓疱。脓疱干涸后遗留黄棕色斑疹和脱屑。脓疱周围常有界限清楚的红斑和皮肤脱屑。掌部好发于大鱼际，其次是小鱼际、掌中央和掌远端。足底好发部位是足弓、足弓水平足内外侧缘等。此外，本病常见甲异常，如甲下脓疱、甲破坏、甲剥离等。常伴不同程度的瘙痒，大多数患者皮损处有烧灼感。可伴随甲亢或甲减，血清中可测到甲状腺抗体。也可伴有关节病变。

组织病理示表皮内单房脓疱，脓液中可见中性粒细胞，脓疱周围表皮轻度棘层肥厚。免疫病理可在脓疱壁、角质层、基底膜带和血管壁内见 IgG、IgM、IgA 和 C3 沉积。

慢性病程，病情反复，缓解期长短不一，外界刺激能使疾病发作。

【问题 3】应注意与哪些皮肤病相鉴别？

本例患者皮疹局限于手掌及足底，表现为红斑基础上多发脓疱，需与以下疾病鉴别。

1. 湿疹　皮疹表现为对称出现的红斑、丘疹、水疱、脓疱、渗出等多形性皮疹，伴明显瘙痒。本例患者的皮疹无多形性，无明显瘙痒。

2. 手癣　一般先发单只手，具有传染性，春夏加重，秋冬明显缓解，皮疹主要表现为片状红斑，边界较清，伴角质弥漫性变厚、粗糙、脱屑，伴随瘙痒。本例患者皮疹双侧对称，红斑边界不清，不支持手癣。必要时，可行氢氧化钾涂片或真菌培养鉴别。

3. 局限型连续性肢端皮炎　常发生于指 / 趾末端或甲周，伴沟纹舌，组织病理示表皮内 Kogoj 微脓肿。本例患者以手掌皮损为主，皮疹并非局限于指端。

4. SAPHO 综合征　即滑膜炎 - 痤疮 - 脓疱病 - 骨肥厚 - 骨髓炎综合征，需询问是否合并骨及关节症状除外。本例患者除脓疱外，无其他表现。

【问题 4】患者下一步应当如何处理？

依据上述病史，可诊断为掌跖脓疱病，无系统症状，可门诊治疗。

【问题 5】如何选择药物及治疗时机？

本例患者皮疹面积大，病史较长，可予系统治疗联合局部治疗。系统治疗方面，予口服阿维 A 30mg，1 次 /d；局部治疗方面，予外用卤米松三氯生软膏。

知识点

掌跖脓疱病的治疗

首先去除感染病灶，安装假牙或者接触金属的患者可完善金属斑贴试验，阳性者应去除金属牙料及填充剂。

1. 一般治疗　加强润肤，避免外界刺激，鼓励戒烟等。

2. 系统治疗

(1) 维A酸类药物：首选阿维A 25mg/d，并根据耐受情况增加剂量，连续用药3个月，有时因副作用而减少剂量。显著改善后逐渐减量。

(2) 光化学疗法：补骨脂素联合PUVA，每周3次，在确定治疗无效前至少持续治疗12周。

(3) 免疫抑制剂：在上述治疗效果不满意或不耐受时，短期使用有效剂量的环孢素，常为3mg/kg，并在临床改善持续后开始逐渐减量。也可选择甲氨蝶呤，通常为每周给予7.5~20mg。

(4) 其他药物：可选择四环素、雷公藤、秋水仙碱等。四环素0.5~1g/d，连续用1~2个月；秋水仙碱，0.5~1mg/d口服，改善后减量维持。

3. 局部治疗

(1) 外用糖皮质激素，密封包扎疗效更好。可联合维A酸乳膏、水杨酸等提高糖皮质激素在皮肤中的渗透。

(2) 光疗。

(3) 维生素 D_3 类药膏：钙泊三醇等。

掌跖脓疱病诊疗流程见图32-0-3。

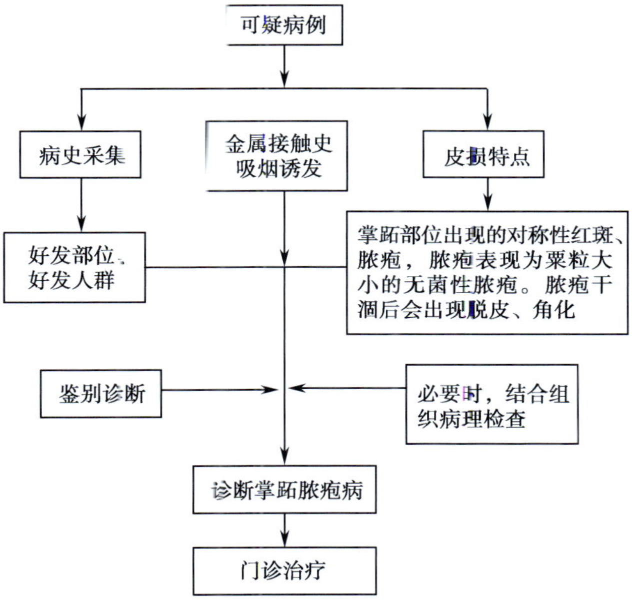

图32-0-3　掌跖脓疱病的诊疗流程

门诊病历摘要2

患者，女，61岁，因"反复头皮、躯干、四肢红斑、鳞屑40年，加重伴泛发脓疱半年"至皮肤科就诊。患者近40年无诱因反复于头皮、躯干及四肢出现红斑、鳞屑，无发热、腹痛、腹泻、关节肿痛、淋巴结肿大等不适，诊断"寻常型银屑病"。服用维A酸类药物，逐渐减停。半年前出现躯干、四肢泛发性脓疱，粟粒大小，伴疼痛及发热，体温最高38.5℃，1周后消退。既往体健，个人、家族史无特殊。除维A酸外，否认其他药物服用史。体格检查：T 37.8℃，R 22次/min，P 95次/min，BP 138/80mmHg。浅表淋巴结未及，心、肺、腹部查体未见明显异常。皮肤科检查：躯干、四肢泛发大量水肿性红斑，表面少量脱屑。躯干见泛发性粟粒大小脓疱。黏膜、甲无受累（图32-0-4、图32-0-5）。

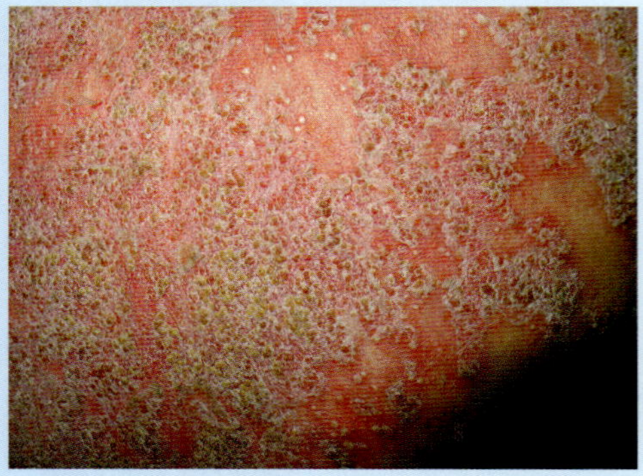

图 32-0-4　躯干的红斑、脓疱、鳞屑

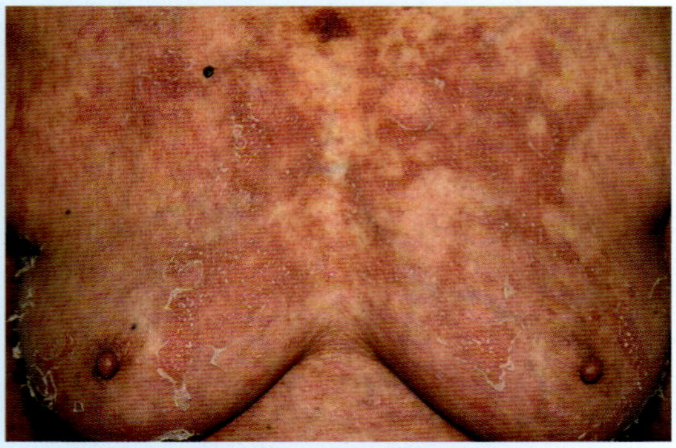

图 32-0-5　胸部的红斑、脓疱、鳞屑

【问题 1】通过上述问诊，应考虑什么病？

患者老年女性，慢性病程，病情反复。临床表现为全身红斑、鳞屑，近期药物减量过程中皮损加重并泛发脓疱，伴发热、疼痛，既往寻常型银屑病病史，首先考虑泛发性脓疱型银屑病。

知识点

泛发性脓疱型银屑病的病因及发病机制

本病是银屑病的一种亚型，临床以红斑及无菌性脓疱为主要表现，诱因包括妊娠、糖皮质激素的快速减量、低钙血症、感染等。某些药物也可诱发本病，包括碘化物、煤焦油、特比奈芬、米诺环素、羟氯喹等。部分 GPP 患者中编码白介素 36 受体拮抗剂的基因发生突变，使得 IL-36 可与其受体顺利结合而诱导促炎信号通路。

【问题 2】通过皮损特点分析，可诊断为什么疾病？

患者周身散在分布大片水肿性红斑伴脱屑，其上可见数个散在分布的粟粒大小的脓疱，部分破溃，伴有高热、疼痛，符合泛发性脓疱型银屑病的临床表现。

知识点

泛发性脓疱型银屑病的临床表现

临床少见，多见于青壮年。皮损表现为在寻常型银屑病皮损或无皮损的正常皮肤上迅速出现针尖至粟粒大小、淡黄色或黄白色的浅在性无菌性小脓疱，常密集分布，可融合形成片状脓湖，皮损可迅速发展至全身，伴有肿胀和疼痛感。常伴全身症状，出现寒战和高热，呈弛张热型。患者可有沟状舌，指 / 趾甲可肥厚浑浊。

急性起病，病程一般 1~2 周，随着脓疱干涸结痂而自然缓解，但可反复呈周期性发作。患者也可因继发感染，全身衰竭而死亡。

【问题 3】应注意与哪些皮肤病相鉴别？

患者全身散在分布大片水肿性红斑伴脱屑，其上可见散在分布的粟粒大小的脓疱，伴有高热、疼痛，需与其他脓疱病相鉴别。

1. 角层下脓疱病　多见于 40 岁以上女性，主要累及皱褶部位及肢体屈面，常对称分布，头面部及黏膜不受累。脓疱液呈半月状，呈环形、回形或匍匐形分布，不伴全身症状。本例患者脓疱表现不符合，且有发热等系统症状。

2. 急性泛发性发疹性脓疱病　属于药疹范畴，发病机制尚不清楚，急性病程，呈自限性。皮疹多从面部或身体皱褶部位开始，对称分布，数小时可迅速泛发全身，在大片红斑基础上出现成片浅表小脓疱，亦可有水疱、紫癜或多形红斑样疹，常伴高热。本例患者病程为慢性，且否认前驱用药史，不符合急性泛发性发疹性脓疱病诊断。

【问题4】患者下一步应当如何处理?

依据上述病史,可诊断为泛发性脓疱型银屑病,属于较严重的银屑病临床类型,故应采取住院治疗。

【问题5】入院后应选择什么诊疗方案?

患者为老年女性,慢性病程,周身脓疱伴发热及疼痛,疾病处于急性期。入院后在对症处理的基础上应积极完善血尿便常规、肝肾功能、电解质、血糖、血脂、血沉、C反应蛋白、抗链球菌溶血素"O"试验、凝血功能、感染4项、心电图、腹部超声、胸部X线等相关检查。

【问题6】如何选择药物及治疗时机?

本病以控制临床症状、延长缓解期限为目的,如有明显诱因,应及早去除或妥善处理,同时应进行积极的心理疏导。本例患者采用口服阿维A 30mg/d,辅以外用炉甘石洗剂治疗。脓疱干结后全身外用白凡士林软膏。皮疹逐渐消退,无新发脓疱。

知识点

泛发性脓疱型银屑病的治疗

1. 外用药物治疗　以干燥、消炎及止痒为原则。脓疱未破时,可外用炉甘石;若出现糜烂结痂时,可用莫匹罗星软膏、新霉素软膏等。

2. 全身治疗

(1) 维A酸类药物:重症或顽固病例常需要系统用药,在无禁忌证的情况下首选阿维A,成人起始剂量为30~40mg/d,可酌情加量至0.8~1.0mg/(kg·d),一般1~2周可达到明显改善病情。具体用药及用药时间长短视病情而定。

(2) 免疫抑制剂:在阿维A效果不满意或不耐受时,可选择使用细胞周期抑制剂或免疫抑制剂,常用的有甲氨蝶呤和环孢素,其他还包括吗替麦考酚酯、雷公藤等,选择用药及用药时间长短视病情而定。

(3) 生物制剂:文献报告生物制剂对各种脓疱型银屑病有效,常用的有依那西普、英夫利昔单抗、阿达木单抗等。

(4) 抗感染药物:主要用于伴有上呼吸道感染的脓疱型银屑病,如青霉素、红霉素、头孢菌素等。选择用药及用药时间长短应当视病情而定。

(5) 中医中药:辨证施治。

(6) 糖皮质激素:只有在病情特别严重或趋于衰竭、用其他措施不能有效控制的病例,才慎重使用糖皮质激素。这种情况下推荐与阿维A或免疫抑制剂联合治疗,取得满意疗效后首先减少糖皮质激素的用量直至停用。

3. 物理治疗　对于病情顽固或频繁复发的患者有效。包括有PUVA与窄谱中波紫外线(NB-UVB)等。一般先从小剂量开始,每周2~3次,逐渐递增光疗剂量,取得满意疗效后可延长光疗间隔进行巩固治疗。

4. 联合疗法　联合疗法是指两种或两种以上的方法联用,局部治疗经常与光疗或系统治疗联用,从而使各种治疗的不良反应降至最低。光疗也可以与多种生物制剂联合治疗银屑病,提高治疗的有效率。

5. 序贯疗法　是指先使用一种强效药物清除皮损,然后改用一种更安全的、弱效的药物来维持治疗。

【问题7】出现脓疱型银屑病的变异或并发症应如何处理?

如患者在住院治疗期间出现病情加重或出现新的并发症,应积极进行相关检查并调整治疗方案,有必要时可请相关科室进行会诊。

【问题8】恢复到什么程度可以出院?

患者的临床症状得到控制,脓疱干涸,无新发脓疱出现,无发热,以及相关检查指标恢复正常,如血沉、C反应蛋白、白细胞等。没有需住院处理的并发症。

【问题9】如何做好患者的回访工作?

患者出院后须定时、定量服药,不能自行减量或停药。多食水果、蔬菜、豆类,避免进食刺激性食物。因本病不能根治且容易复发,故应积极对其进行疏导并使其保持良好的情绪,重视皮肤清洁卫生,皮肤瘙痒时不能搔抓烫洗。定期门诊复查,一旦有新发红斑、脓疱,需立即就诊。

泛发性脓疱型银屑病诊疗流程见图 32-0-6。

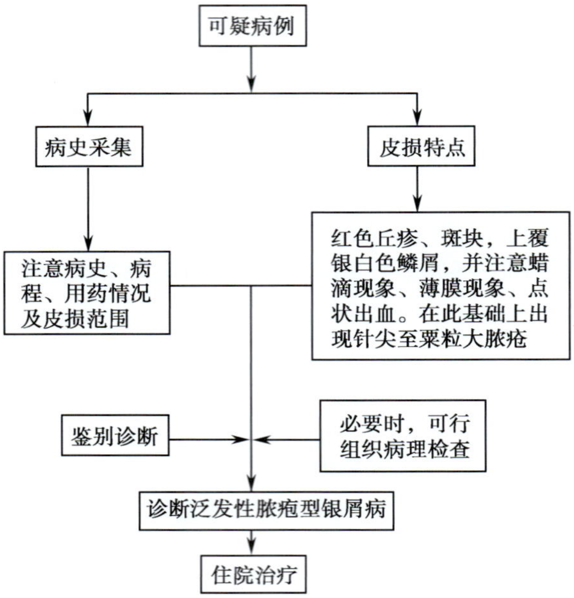

图 32-0-6　泛发性脓疱型银屑病诊疗流程

门诊病历摘要 3

患者，女，53 岁，主因“反复颈项、腋下、腹股沟红斑脓疱 8 年，复发 1 个月”至皮肤科就诊。患者于 2011 年无诱因双侧腋下出现多发米粒至黄豆大小红斑，表面可见白色脓疱，未诊治，1 周左右脓疱干涸结痂，自行脱落后形成环状领圈样脱屑，伴局部皮疹胀痛。皮疹反复出现并逐渐累及双侧腹股沟及肛周，外用“皮炎平”等药物可部分消退。病程中无发热、口腔溃疡、脱发、肌痛、关节痛等。1 个月前复发，于双侧颈部、乳房下、腋下、腹股沟、肛周逐渐出现红色斑片，表面较多白色脓疱，伴疼痛，局部脓疱破溃后渗出黄色脓液，无发热、无瘙痒。

既往体健，个人、婚育、家族史无特殊。体格检查：T 36.2℃，P 80 次 /min，R 16 次 /min，BP 137/89mmHg。全身浅表淋巴结未及肿大。心律齐，无杂音，双肺听诊清音，腹软无压痛。皮肤科检查：双侧颈项、腋下、腹股沟区可见对称性红色斑片，边界清，表面见多发粟粒大小白色脓疱及领圈状脱屑。脓疱呈卵圆形、疱壁松弛，呈环形、匍匐形排列。黏膜未见受累（图 32-0-7、图 32-0-8）。

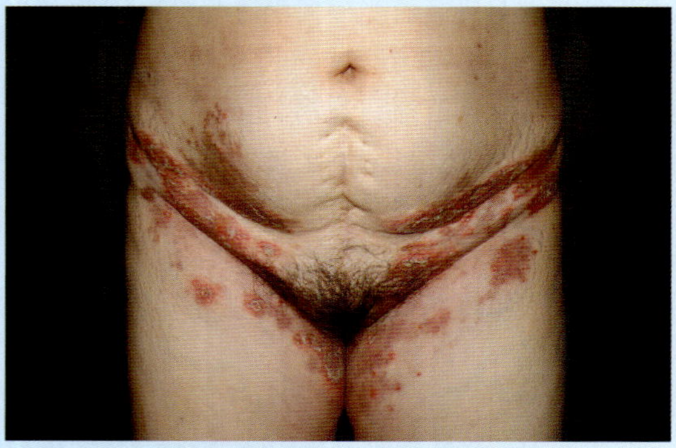

图 32-0-7　腹股沟的红斑、脓疱

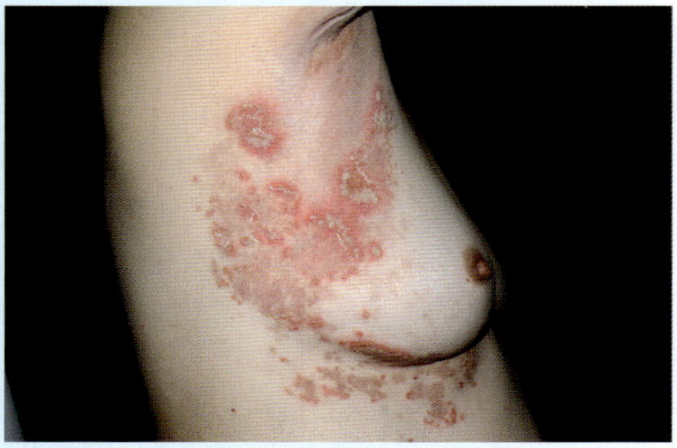

图 32-0-8　腋窝、胸部的红斑、脓疱

【问题 1】通过上述问诊，应考虑什么病？

患者中年女性，慢性病程，病程反复，临床表现为褶皱区域多发的红斑脓疱，无伴随症状等，需要考虑角层下脓疱性皮病。

知识点

角层下脓疱性皮病的病因及发病机制

病因尚不清楚，有学者认为与感染、变态反应、精神创伤或内分泌功能相关。部分学者认为本病是大疱性类天疱疮、疱疹样脓疱病等的变型。表皮最上层可见中性粒细胞浸润，同时表皮上层有IL-1β、IL-6、IL-8、IL-10、白三烯B4、补体片段C5a和TNF-α等表达。细菌培养阴性。

【问题2】通过皮损特点分析，可诊断为什么疾病？

患者腋下、腹股沟、乳房下等部位出现多发松弛性脓疱，呈环形、匍匐形排列。部分脓疱消退后可见领圈状脱屑。考虑符合角层下脓疱性皮病的临床表现。

知识点

角层下脓疱性皮病的临床表现

角层下脓疱性皮病是一种少见的、慢性、良性、复发型脓疱性皮病，多见于40岁以上女性。临床表现为对称分布的，于正常或红斑皮肤基础上的小脓疱，或者初为小水疱，很快发展为脓疱，脓疱的直径通常只有几毫米，散在或者群集，可融合成环状、旋涡状或匐行性排列。皮疹也可表现为松弛性大疱，疱液呈上部清、下部浑的弦月状。好发于上肢、腹股沟和腋窝，面部不受累。自觉轻度瘙痒，不伴全身症状。脓疱细菌培养多为阴性。

组织病理表现为角层下脓疱，疱底由颗粒层和棘层上层构成，疱内可见较多中性粒细胞。真皮上部血管周围有轻度炎症细胞浸润，主要是中性粒细胞。

病程慢性，呈复发-缓解交替性出现浅表的脓疱疹，间隔数日或数周消退。脓疱消退后覆以表浅的鳞屑，而后又产生新的脓疱。一般不影响健康。

【问题3】应注意与哪些皮肤病相鉴别？

患者皮疹表现为皱褶部位出现的多发松弛性脓疱，呈环形、匍匐形排列，需考虑以下疾病。

1. 脓疱型银屑病　该类患者多合并银屑病个人史及家族史，皮疹反复发作，表现为在寻常型银屑病皮损或正常皮肤上迅速出现针尖至粟粒大小、淡黄色或黄白色的浅在性无菌性小脓疱，常密集分布，可融合形成片状脓湖，通常伴胀痛。组织病理可见棘层肥厚、皮突延长及Kogoj微脓肿形成。本例患者皮损表现不符合，缺乏银屑病个人史及家族史，考虑可能性小。

2. 嗜酸性脓疱性毛囊炎　表现为局限于面部、躯干和上肢伸侧的旋涡状或匐行性排列的瘙痒性红斑，伴毛囊性丘疹，其顶端可见脓疱。本例患者无毛囊性丘疹皮损表现，且为皱褶部位出现的多发松弛性疱，临床表现不符合本病。

3. 传染性脓疱病　又称“脓疱疮”，本病流行于夏秋季节，儿童多见，由金黄色葡萄球菌引起。临床表现为两型：大疱性脓疱疮及非大疱性。其中，大疱性脓疱疮好发于面部、四肢等暴露部位。疱液也可呈半月形积脓现象。但不支持点为，本例患者慢性病程，皮损分布于褶皱部位，脓疱细菌培养阴性。

4. 疱疹样皮炎　典型表现为前臂、膝部、头皮或臀部出现剧烈瘙痒的炎症性丘疹和水疱，多有空肠黏膜受累。本例患者皮疹分布部位不符，皮损表现为脓疱而非水疱，患者瘙痒不明显，不支持疱疹样皮炎诊断，可进一步行直接免疫荧光明确。

5. 落叶型天疱疮　主要累及头皮、面部、躯干等脂溢区，一般不累及黏膜。临床表现为红斑基础上小的、分散性浅表水疱，迅速发展为鳞状、结痂的糜烂面。本例患者表现为褶皱部位出现的多发松弛性脓疱，临床表现不支持者，可进一步行免疫荧光明确。

6. 胰高血糖素瘤综合征　临床表现为唇和口腔黏膜糜烂，皮损表现为坏死性红斑，无真正的脓疱形成，组织病理表现为真皮上方坏死，常伴有血糖水平升高。本例患者无黏膜受累，血糖水平正常，临床表现为脓疱，基本可排除此诊断。

【问题4】患者下一步应当如何处理？

依据上述病史，可诊断为角层下脓疱性皮病，患者慢性病程，病情反复，建议住院治疗。

【问题 5】入院后应选择什么诊疗方案？

入院后，在对症处理的基础上应积极完善血尿便常规检查、肝肾功能、电解质、血糖、血脂、凝血功能、感染 4 项、血沉、C 反应蛋白、抗链球菌溶血素 "O" 试验、创面分泌物培养、心电图、腹部超声、胸部 X 线等相关检查。

【问题 6】如何选择药物及治疗时机？

系统治疗方面，本例患者采用阿维 A 30mg，1 次 /d，口服。局部治疗采用外用丁酸氢化可的松乳膏联合皮肤康洗液 1∶200 浸浴疗法。治疗期间皮疹逐渐好转、消退，无新发脓疱。

知识点

角层下脓疱性皮病的治疗

1. 系统治疗　首选砜类药物，氨苯砜 50~100mg/d，若 1 周无效，可增量至 150mg，多数患者 100~150mg 治疗后能控制，以后用小剂量维持。

阿维 A、秋水仙碱、生物制剂及免疫抑制剂在部分患者中证实有效。

磺胺类药物，磺胺吡啶或长效磺胺，可与氨苯砜联用。

2. 糖皮质激素　部分患者口服泼尼松 40mg 有效。

3. 局部外用　部分患者局部外用强效糖皮质激素、他卡西醇软膏有效。疱破溃伴渗出较多的患者可予皮肤康、高锰酸钾浸浴等防止感染。

4. 光化学疗法　PUVA、UVB 治疗有效。

【问题 7】恢复到什么程度可以出院？

患者的临床症状得到控制，脓疱干涸，无新发脓疱出现。相关检查指标恢复正常，如血沉、C 反应蛋白、白细胞等。

【问题 8】如何做好患者的回访工作？

患者出院后需规律服药及减量，定期监测药物副作用，若出现病情反复或药物相关副作用需要及时就诊调整治疗方案。

角层下脓疱性皮病诊疗流程见图 32-0-9。

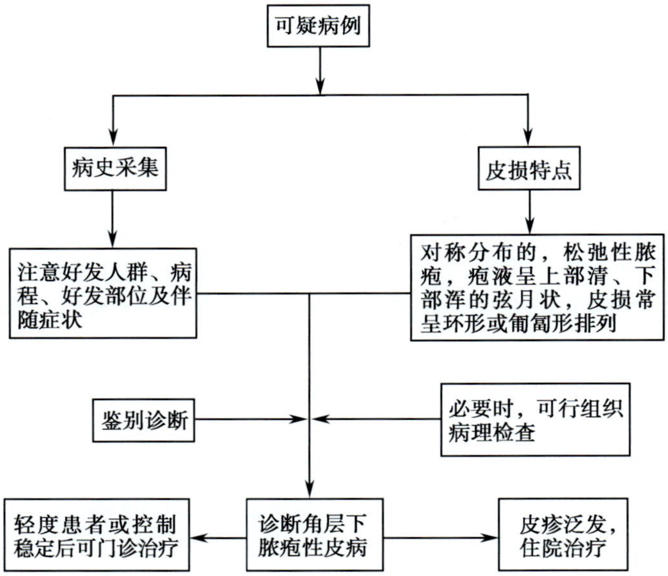

图 32-0-9　角层下脓疱性皮病诊疗流程图

（晋红中）

第三十三章　发热伴皮疹的诊断思路

发热，是指致热原直接作用于体温调节中枢、体温中枢功能紊乱或各种原因引起的产热过多、散热减少，导致体温升高超过正常范围的情形。一般认为当口腔温度高于37.5℃，腋窝温度高于37℃，或一日之间体温相差在1℃以上，即为发热。发热是临床上常见的症状，是疾病进展过程中的重要临床表现，可见于多种感染性疾病和非感染性疾病。

一、发热原因分类

引起发热的疾病很多，根据致病原因不同可分为两类。

1. 感染性疾病　包括常见的各种病原体，如细菌、病毒、真菌、支原体等引起的感染性疾病，以细菌引起的感染性发热最常见，其次为病毒等。

2. 非感染性疾病

(1) 血液病与恶性肿瘤。

(2) 变态反应疾病。

(3) 结缔组织病。

(4) 其他：如甲亢、严重失水或出血、大面积烧伤、癫痫持续状态、心力衰竭、内脏血管梗死、组织坏死等。

二、感染性发热和非感染性发热的鉴别

1. 感染性发热的特点

(1) 起病急，伴有或无寒战的发热。

(2) 有全身及定位症状和体征。

(3) 血常规：白细胞计数高于1.2×10^9/L，或低于0.5×10^9/L。

2. 非感染性发热的特点

(1) 热程长超过2个月，热程越长，可能性越大。

(2) 长期发热一般情况好，无明显中毒症状。

三、伴有发热的皮肤病

发热并不是皮肤病常见症状，发热有助于缩小皮肤病鉴别诊断范围。临床上伴有发热的皮肤病根据发热的病因也可以分为两大类，即感染性和非感染性。

1. 感染性疾病

(1) 细菌感染：疖与疖病、痈、丹毒、蜂窝织炎、猩红热、葡萄球菌皮肤烫伤样综合征、皮肤结核、皮肤非典型分枝杆菌感染等。

(2) 病毒感染：带状疱疹、传染性单核细胞增多症、婴儿玫瑰疹、麻疹、风疹、手足口病等。

(3) 深部真菌感染：隐球菌病、组织胞质菌病、芽生菌病、球孢子菌病、马尔尼菲青霉病等。

2. 非感染性疾病

(1) 变态反应性皮肤病：药疹、重型多形红斑、中毒性表皮坏死松解症、药物超敏综合征、急性泛发性发疹性脓疱病、红皮病、移植物抗宿主反应、嗜酸性粒细胞增多性蜂窝织炎等。

(2) 结缔组织病：红斑狼疮、皮肌炎、成人Still病等。

(3) 血管炎及脂膜炎：皮肤白细胞碎裂性血管炎、变应性皮肤血管炎、荨麻疹性血管炎、结节性多动脉炎、

显微镜下多血管炎（显微镜下结节性多动脉炎，ANCA 阳性的白细胞碎裂性血管炎，变应性系统性血管炎）、Wegener 肉芽肿病、白塞病、结节性脂膜炎（Weber-Christian 病、回归发热性结节性非化脓性脂膜炎）等。

（4）皮肤肿瘤：皮肤淋巴瘤、多中心网状组织细胞增生病、伴巨大淋巴结病的窦组织细胞增生病、朗格汉斯细胞组织细胞增生症等。

（5）其他：脓疱型银屑病、疱疹样脓疱病、急性痘疮样苔藓状糠疹、坏疽性脓皮病、皮肤黏膜淋巴结综合征（川崎病）、Strauss-Churg-Zeek 综合征（过敏性肉芽肿综合征）中毒性休克综合征、噬血细胞性综合征、嗜酸性粒细胞增多症、Muckle-Wells 综合征、Schnitzler 综合征等。

掌握发热和皮疹的临床特点，分析皮疹的性质、形态、分布、部位与发热出现的时间顺序以及伴随症状等，结合病史、查体和实验室检查等结果，综合分析判断，将症状相似的疾病进行鉴别，作出正确诊断。

门诊病历摘要 1

患者，女，61 岁，发热 3 日，面部皮疹伴疼痛 2 日。患者 3 日前无明显诱因发热，体温 37.5℃，未处理。2 日前体温继续升高达 39℃，伴畏寒，乏力。左面部起红色斑片，伴疼痛，呈持续性胀痛，无放射痛。门诊查血常规：白细胞计数 1.7×10^9/L，中性粒细胞百分比 82%。追问病史，患者近期常感鼻腔不适经常挖鼻。无口腔溃疡、光敏感、关节疼痛及脱发。既往体健，无家族性及遗传性疾病史，无药物过敏及传染病接触史。体格检查：体温 39℃，左面部大片红斑，边界不清，局部皮温高，压痛明显（图 33-0-1）。左颌下淋巴结肿大。

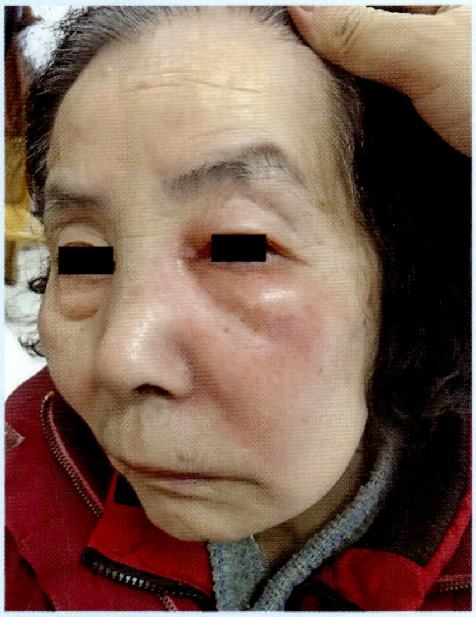

图 33-0-1 左面部大片红斑

【问题 1】通过上述问诊，如何分析患者的发热原因？

通过病史，患者发热，起病急骤，伴有畏寒、乏力表现。有左面部定位症状和体征，结合血常规判断为感染性发热。

【问题 2】通过上述体格检查，如何分析患者皮疹类型？

患者皮疹为左面部的红色斑片，边界不清，并伴有压痛及局部淋巴结肿大。

知识点

斑 疹

在辨别皮疹 / 皮损基本形态中，掌握皮损的原发损害（primary lesions）尤为重要。原发性皮损是指疾病本身病理过程中直接导致并最早出现的皮损，主要包括斑疹、丘疹、水疱与大疱、结节、脓疱、风团、囊肿、斑块。

此患者的皮损为斑片（patch）。斑疹（macule）是局限性皮肤色泽的改变，既不隆起，也不凹陷，直径一般 <1cm。斑疹不断扩大或相互融合，其大小超出 1cm 则称为斑片。

【问题 3】此种发热伴局限性斑片如何诊断？需要鉴别哪些疾病？

根据此患者发热类型、红肿热痛的感染表现，结合血常规，诊断丹毒。

知识点

发热伴面部红斑鉴别诊断

1. 感染性疾病

(1) 丹毒：通常为 A 组乙型溶血性链球菌感染引起。好发小腿、颜面，多单侧发病，足癣、鼻黏膜破损处细菌入侵是引起小腿及颜面丹毒的原因。发病急剧，先有恶寒、发热、头痛等全身症状；继而患处出现水肿性红斑，境界清楚，迅速扩大，红斑上可出现水疱、血疱；自觉疼痛、肿胀、灼热，有明显的触痛和压痛，局部淋巴结肿大，白细胞总数及中性粒细胞增多。

(2) 传染性红斑：由人类细小病毒 B19 感染引起的一种病毒性皮肤病。好发于 2~10 岁儿童，常突然发病，一般无全身症状，有时可有低热。皮疹初起表现为双侧面颊玫瑰红色丘疹，迅速融合形成水肿性红斑，呈特征性"拍红性面颊"，偶有瘙痒和烧灼感。约 1 周后皮疹按出疹顺序逐渐消退，不留痕迹。

2. 非感染性疾病

(1) 系统性红斑狼疮：多见于 15~40 岁女性，临床症状多种多样，90% 患者有不规则发热，80%~90% 患者有皮肤损害，主要表现为：面部蝶形水肿性红斑，严重者可发展到整个颜面、颈前 V 形区，日晒加重；指 / 趾屈侧、大小鱼际、甲周有紫红色斑片，毛细血管扩张及点状出血。还可有血管炎皮损及网状青斑、雷诺现象；黏膜亦可出现损害。同时伴发多脏器损害，如肾脏、心血管、呼吸、消化、中枢神经、血液系统损害。抗核抗体、抗 dsDNA 抗体、抗 ENA 抗体阳性。

(2) 皮肌炎：临床表现主要为以毛细血管扩张性红斑、水肿为主的皮炎和以肌痛、肌无力为主的肌炎，常伴有不规则发热。皮损好发于面部，以上眼睑为中心的水肿性紫红色斑是本病的特征性损害。可累及头皮、颈部、上胸部 V 形区等处。肌炎最常侵犯四肢近端肌群、颈部肌群、咽喉部肌群，表现为肌肉疼痛、压痛、无力、吞咽困难、声音嘶哑等。实验室检查血清肌酶增高，肌电图为肌源性损害。

门诊病历摘要 2

患者，女，32 岁，发热、全身皮疹 3 日入院。患者于 3 日前发热，体温 39~40℃，持续不退，伴畏寒、头痛、乏力。面部大片红斑，逐渐发展至躯干、四肢，部分皮疹高出皮面，伴轻度瘙痒。起病后服"百服宁"体温未下降，1 日前当地医院就诊，查血常规示白细胞计数 1.78×10^9/L，嗜酸性粒细胞百分比 22%。肝功能：ALT 432IU/L，AST 256IU/L。追问病史，患者因尿酸高 40 日前在当地医院就诊，予口服别嘌醇 50mg，2 次 /d，服 20 日后患者自行停药。入院后查体：面部水肿，大片边界不清红斑（图 33-0-2）。躯干四肢泛发绿豆、蚕豆大小的斑疹及斑丘疹，部分融合成片（图 33-0-3）。颈部、双腋下及腹股沟扪及肿大淋巴结。

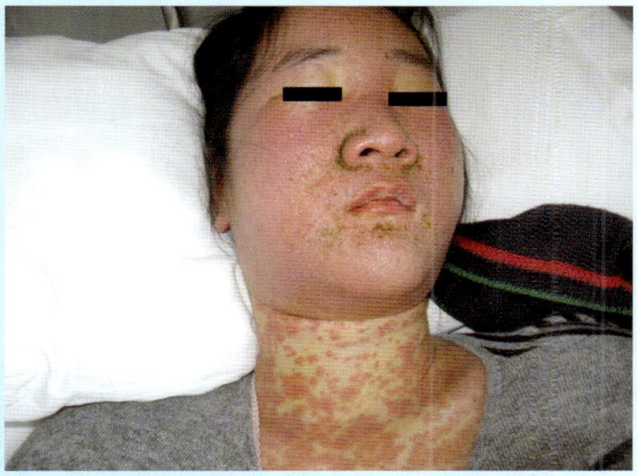

图 33-0-2　面部水肿，大片边界不清红斑

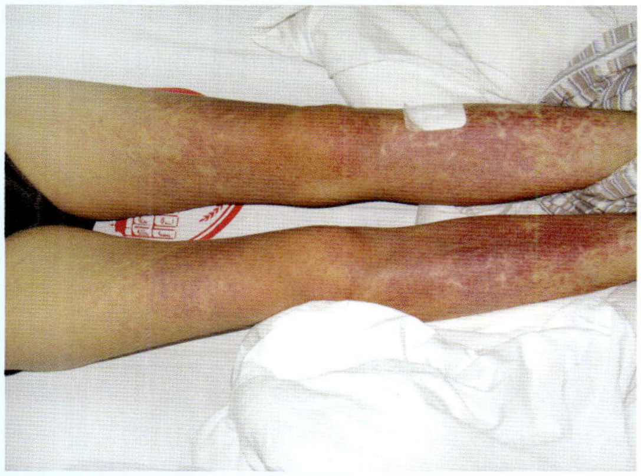

图 33-0-3　下肢泛发绿豆、蚕豆大小的斑疹及斑丘疹，部分融合成片

【问题 1】通过上述问诊,此患者发热是何种热型?

患者为高热,热型为稽留热。

知识点

发热临床分度与热型

1. 临床分度 按照发热的高低,可区分为下列几种临床分度:低热,体温为37.4~38℃;中度热,体温为38.1~39℃;高热,体温为39.1~41℃;超高热,体温为41℃以上。持续4周以上,为持续性发热。

2. 热型 发热患者在不同时间测得的体温数值分别记录在体温单上,将各体温数值点连接起来成发热体温曲线,该曲线的不同形状称为热型。热型的形成机制尚未完全阐明。大多认为热型与病变性质有关。不同的病因所致发热的热型也常不同。临床上常见的热型有以下几种:

(1)稽留热:是指体温恒定地维持在39~40℃以上的高水平,达数日或数周,24小时内体温波动范围不超过1℃。

(2)弛张热:又称"败血症热型"。体温常在39℃以上,波动幅度大,24小时内波动范围超过2℃,但都在正常水平以上。

(3)间歇热:体温骤升达高峰后持续数小时,又迅速降至正常水平,无热期(间歇期)可持续1日至数日,如此高热期与无热期反复交替出现。

(4)波状热:体温逐渐上升达39℃或以上,数日后又逐渐下降至正常水平,持续数日后又逐渐升高,如此反复多次。

(5)回归热:体温急剧上升至39℃或以上,持续数日后又骤然下降至正常水平。高热期与无热期各持续若干天后规律性交替一次。

(6)不规则热发热:体温曲线无一定规律。

不同的发热性疾病各具有相应的热型,热型的不同有助于发热病因的诊断和鉴别诊断。

【问题 2】此患者皮疹有何特点?

患者皮疹为泛发全身的红色斑疹、斑丘疹,可融合,面部水肿明显。

知识点

斑 丘 疹

丘疹(papule):丘疹为高出皮面的局限性实质性隆起,其大小一般<1cm,如丘疹扩大或相互融合,其直径>1cm则称为斑块(plague)。丘疹可有不同形状、不同质地、不同色泽。从斑疹向丘疹演变的过渡阶段称斑丘疹(maculopapule)。

【问题 3】通过上述问诊,此患者如何诊断?

此患者有高热,皮疹为泛发全身的斑疹、斑丘疹,并可见到特征面部水肿表现。结合患者有明确用药史(别嘌醇),血常规白细胞和嗜酸性粒细胞升高,并有肝功能受损表现,诊断药物超敏综合征。

知识点

药物超敏综合征

伴发嗜酸性粒细胞增多及系统症状的药疹(DRESS)又称"药物诱导的超敏反应综合征(drug induced hypersensitivity syndrome,DIHS)",是一种具有发热、皮疹及内脏受累三联征的急性严重性药物不良反应。致死率高,可达10%。引起DRESS的常见药物有抗癫痫药、抗生素、别嘌醇、氨苯砜、柳氮磺吡啶等。

本病潜伏期较长，一般为4~6周。首发症状常为高热，持续38.0~40.0℃，停用诱发药物后仍可持续长达数周。在躯干部出现红色斑疹、斑丘疹或麻疹样皮损，可逐渐发展成剥脱性皮炎。面部水肿性红斑是本病早期特征性的表现。初为颈部淋巴结增大，后期出现全身淋巴结增大。内脏损害常见，50%的患者可出现肝损伤，约有10%的患者可出现肾(间质性肾炎)、肺(肺炎)损害和甲状腺功能减退。此外，横纹肌溶解、胰腺炎、皮肌炎、心肌炎也有报道。

【问题4】此患者需要与其他哪些发热伴泛发斑丘疹的疾病鉴别?

知识点

发热伴泛发斑丘疹鉴别诊断

1. 感染性疾病

风疹：由风疹病毒感染引起。先有轻、中度发热及呼吸道症状，1~2日后皮肤出现粉红色小斑疹、斑丘疹，最早见于面部，1日内蔓延至颈部、躯干、四肢，分布稀疏，有轻微痒感。枕骨下及后颈部淋巴结肿大，白细胞总数降低，淋巴细胞先降低，继而增高。孕妇在妊娠早期感染风疹病毒，可引起胎儿畸形，因此，明确诊断很重要。

麻疹：全身症状及皮疹均较风疹重。由麻疹病毒感染所致。初期高热、流泪、流涕、咳嗽，2~3日后口腔颊黏膜出现Koplik斑，第4日开始出现皮疹，先见于耳后、发际、颜面，迅速蔓延到颈部、上肢、躯干、下肢，为一种玫瑰红色斑丘疹，压之褪色，分布较密，可相互融合。出疹时体温可达41℃，颈部淋巴结肿大，肝、脾大，并可伴发支气管肺炎、中耳炎、脑炎等。

传染性单核细胞增多症：由EB病毒感染所致。中度发热或高热，常持续5~10日；有弥漫性伪膜性扁桃腺炎，全身淋巴结肿大，脾大；约1/3患者在发病后4~6日出现躯干、上肢鲜红色麻疹样皮疹，少见猩红热样、疱疹样、多形红斑样皮疹。淋巴细胞增多，且有大量异常的淋巴细胞，占白细胞总数的10%以上。

猩红热：由乙型溶血性链球菌所致的急性传染病，突然高热、咽痛、扁桃体红肿，1日后颈部、躯干、四肢依次起疹，均为弥漫性细小密集的红斑，可见巴氏线、口周苍白圈、杨梅舌，皮疹48小时达到高峰，呈弥漫性的猩红色。病程7~8日，皮疹依出疹先后顺序开始消退，伴糠皮样脱屑。早期白细胞总数及中性粒细胞增加。

2. 发疹型药疹　是药疹的最常见类型。发热、头痛等全身症状。有明确的用药史，有一定潜伏期，初次用药7~10日后发病，再次用药数小时或1~2日发病。皮疹骤然发生，除固定性药疹外多呈全身对称分布，颜色鲜红，剧烈瘙痒，白细胞总数及嗜酸性粒细胞可增多。临床诊断必须根据病史、特别是用药史与皮疹的关系综合分析判断。

3. 成人Still病　是以长期间歇性发热、一过性多形性皮疹、关节炎或关节痛、咽痛为主要临床表现，并伴有周围血白细胞总数及粒细胞增高和肝功能受损等系统受累的临床综合征。发热是本病最常见、最早出现的症状。80%以上的患者呈典型的弛张热，通常于傍晚体温骤然升高，达39℃以上。典型皮疹为橘红色斑疹或斑丘疹，有时皮疹形态多变，可呈荨麻疹样皮疹。

门诊病历摘要3

患者，女，30岁，发热3日，面颈、前臂、躯干皮疹伴疼痛2日。患者3日前无明显诱因发热，体温37.4~39.8℃，伴头痛、乏力、畏寒。2日前面、颈及双前臂起红色高出皮面皮疹，逐渐扩大，伴疼痛。起病后于当地医院就诊，查血常规示白细胞计数1.98×10^9/L，中性粒细胞百分比91%，诊断“皮肤感染”静脉滴注头孢曲松2日，2.0g/d，发热及皮疹无好转。查体：面、颈及双前臂、躯干散发环形或卵圆形红色钱币大小水肿性斑块，境界清楚。部分斑块周有乳头状凸起，表面白色光泽呈水疱样外观但触之坚实，皮疹伴触痛(图33-0-4、图33-0-5)。

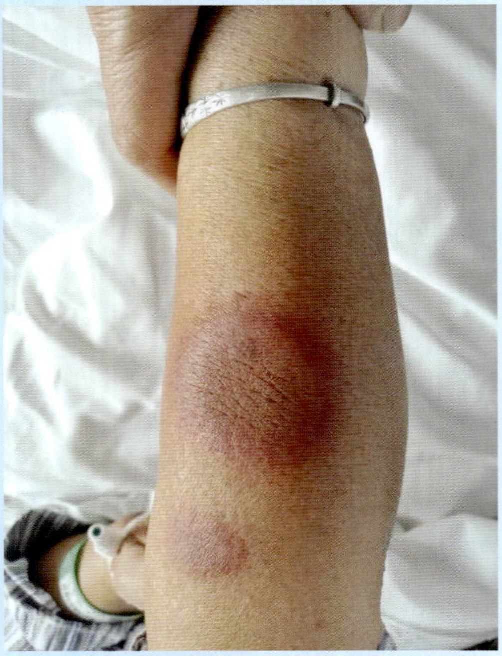

图 33-0-4 红色水肿性斑块，境界清楚

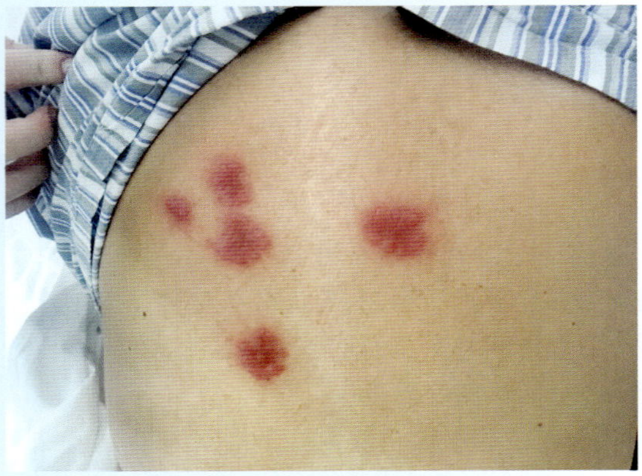

图 33-0-5 红色水肿性斑块，境界清楚

【问题 1】此患者皮疹有何特点？

患者皮疹为伴触痛的红色斑块，部分皮损呈“假水疱”表现，即外观似水疱但触诊为坚实丘疹，皮疹两侧均有发生但呈不对称分布。

知识点

结节和斑块

结节(nodule)：结节为发生于真皮组织内的实质性块状物，可高出皮面或隐藏于皮下仅可触及，圆形、椭圆形或不规则形，大小不一，直径一般在 0.5~1cm 范围，如结节增大或融合超出此大小的则称斑块(plaque)。

【问题 2】此患者诊断何种疾病？

患者急性起病，弛张热型，皮疹为疼痛性斑块并有特征性假性水疱表现；结合血常规中白细胞及中性粒细胞百分比升高，诊断急性发热性嗜中性皮肤病，可行活检结合组织病理进一步明确。

知识点

急性发热性嗜中性皮肤病

又称“Sweet 病”，主要表现为发热，四肢、面、颈部具有疼痛的隆起性红斑，其边缘有呈“假水疱”特点。可能由药物、肿瘤、感染等因素引起。外周血中性粒细胞增多，组织学上真皮有密集的中性粒细胞浸润。85%~90% 患者有程度不同的发热，多为弛张热，或持续性高热，疑似败血症。好发于面、颈、肩、四肢等处，分布不对称。皮疹初为红斑或丘疹，扩大为扁平隆起，多呈环形、圆形或卵圆形，境界清楚。表面尤其边缘有小丘疹群聚而成的乳头状凸起，有白色光泽，给人以多腔水疱感觉，触之坚硬，即上述所谓之“假水疱”形成，具有一定特征。重症皮损炎症明显，表面可出现水疱或脓疱。

【问题 3】此患者需鉴别哪些疾病？

知识点

发热伴结节 / 斑块的鉴别诊断

1. 感染性疾病　疖是一种化脓性毛囊及毛囊深部周围组织的感染。金黄色葡萄球菌是最常见的致病菌。最初，局部出现红、肿、痛的小结节，以后逐渐肿大，呈锥形隆起。若发生在血液丰富的部位，全身抵抗力减弱时，可引起发热，伴畏寒、头痛和厌食等毒血症状。

2. 非感染性疾病

(1) 急性发热性嗜中性皮肤病。

(2) 白塞病：是一种原因不明的以小血管炎为病理基础的多系统受累的全身性疾病，其中以口腔、生殖器、皮肤及眼部受累最为常见。发病有急性和慢性两型，急性可伴有发热，以低热多见。皮肤病变在本病发生率为 56%~98%，皮损表现多样，有结节性红斑、假性及痤疮样毛囊炎非特异性皮肤过敏（如针刺反应）、复发性闭塞性脉管炎和皮肤溃疡等。

(3) 结节性红斑：一种主要累及皮下脂肪组织的急性炎症性疾病，多见于中青年女性，与多种因素有关。急性结节性红斑表现为红色或紫红色疼痛性炎性结节，好发于胫前，也可见于大腿、上臂伸侧及颈部，对称发生，结节始终不发生破溃。发病初期有低热，少数高热，体温达 38~39℃。组织病理为小叶间隔型脂膜炎。

(4) 结节性发热性非化脓性脂膜炎：又称“Weber-Christian 病”，病因不清。临床上为反复发作的皮下结节，直径 2~3cm，有压痛，见于躯干及四肢。结节经数周或数月后逐渐消退，但又有新结节单个或成批出现。发热通常为高热，弛张热型，持续 1~2 周渐下降。亦可有全身乏力、食欲缺乏及关节酸痛。组织病理为小叶型脂膜炎。

(5) 皮下脂膜炎样 T 细胞淋巴瘤：主要见于中青年，可表现为噬血细胞综合征。发热为首发和常见症状，体重下降，肝、脾、淋巴结肿大，血常规三系下降，预后差。皮肤损害为局限或全身分布，主要发生于臀部和股部，可累及面、颈、躯干、腋窝、腹股沟和臀部，单发或多发，表现为红色或紫红色、无压痛、质地较硬的皮下结节或斑块，易破溃，表面覆以黑色结痂，仅 20% 可自行愈合，留下轻度萎缩性瘢痕。确诊依赖组织病理，可见瘤细胞呈结节状或弥漫浸润于皮下脂肪组织，呈花环状模式，有助于诊断。

门诊病历摘要 4

患儿，男，10 岁，发热 2 个月，面部、躯干皮疹 20 日。患儿 2 个月前发热，体温 37.6~38℃，伴盗汗、食欲缺乏、乏力。20 日前面部、躯干相继起红斑，无痛痒感。红斑逐渐增大增多，高出皮面，并有破溃、溢脓、结痂。追问病史，患儿“IgA 肾病”2 年，长期激素治疗，现仍泼尼松 7.5mg 口服治疗中。患儿邻居家中有养鸽。入院后查体：体温 37.9℃，面部、躯干散发边界清楚的硬币至掌心大小的红色斑块，周边可见脓性分泌物及结痂。耳后可见黑色结痂，右肩可见蚕豆大小溃疡（图 33-0-6、图 33-0-7）。

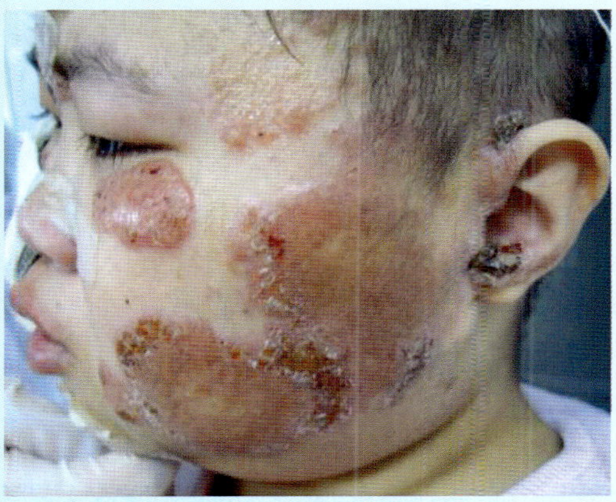

图 33-0-6　面部红色斑块，周边可见脓性分泌物及结痂

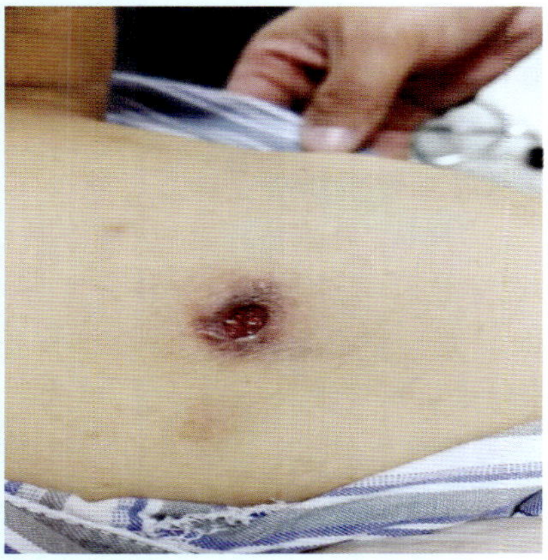

图 33-0-7　右肩溃疡

【问题 1】此患儿发热及皮疹有何特点?

患儿为持续性低热,伴盗汗、乏力。原发皮疹为红色斑块,继发破溃、结痂,部分结痂呈污秽黑色,亦见有溃疡。

【问题 2】此患儿初步考虑哪些疾病?拟行哪些检查明确?

根据患儿皮疹特点及发热,长期服用激素,免疫力下降,并可能接触到鸽来源的病原体,初步考虑是真菌感染。下一步需要行皮肤活检,做创面和组织的真菌、细菌镜检及培养。还需要通过血常规、肺部 CT、心脏超声、腹部超声、脑脊液等检查明确是否累及其他脏器。

【问题 3】此患儿最终诊断何种疾病?需要鉴别哪些疾病?

患儿组织病理为感染性肉芽肿,面部创面及溃疡处组织液直接墨汁涂片见到特征性厚荚膜的菌体,为隐球菌感染(图 33-0-8)。患儿肺部 CT、心脏超声、腹部超声、脑脊液等检查未见异常。诊断为原发性皮肤隐球菌病。

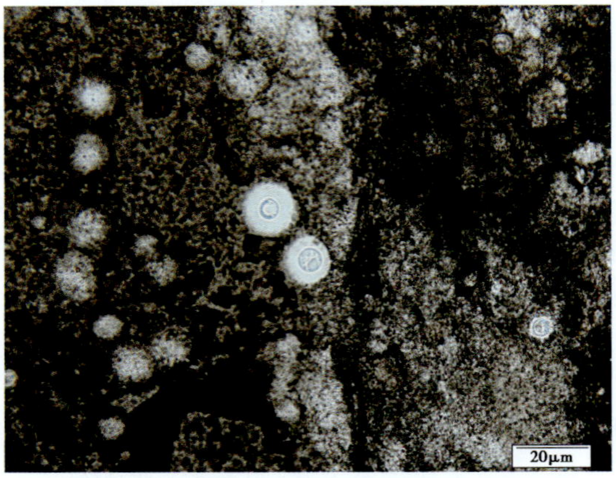

图 33-0-8 墨汁涂片见特征性厚荚膜的菌体

知识点

发热伴结节 / 斑块,并有多种继发损害的鉴别诊断

1. 感染性疾病

(1) 深部真菌感染:球孢子菌、副球孢子菌、皮炎芽生菌、荚膜组织胞质菌、隐球菌、马尔尼菲青霉菌等真菌感染可累及皮肤,极少数由皮肤原发。此类感染可出现低热,在播散性患者可以出现高热。对于结节 / 斑块皮疹,出现显著的溃疡、坏死、脓肿甚至窦道、瘘管等继发表现,尤其在免疫低下患者需考虑此病,确诊有赖于发现病原体。

本病例为原发性皮肤隐球菌病,见于 10%~15% 的隐球菌感染患者。组织病理为肉芽肿性损害,包括组织细胞、巨噬细胞、淋巴细胞以及成纤维细胞浸润,可有坏死区。

(2) 分枝杆菌病:分为结核和非结核分枝杆菌病。皮肤结核表现多种多样,确诊需结合 T-spot 等结核检查及特征性组织病理。后者较少引起发热,或仅有低热,引起皮肤感染的主要菌种有海分枝杆菌、偶然分枝杆菌、龟分枝杆菌、脓肿分枝杆菌、溃疡分枝杆菌。局部脓肿多由偶然分枝杆菌、龟分枝杆菌、脓肿分枝杆菌引起。海分枝杆菌可引起游泳池肉芽肿和类孢子丝菌病。溃疡分枝杆菌可引起 Bairnsdale 溃疡。堪萨斯、苏加、嗜血分枝杆菌可引起皮肤散播性和多中心结节病灶。非结核分枝杆菌病确诊依赖于组织病理及抗酸染色,二代测序有助于病原体的鉴定。

2. 非感染性疾病

(1) 坏疽性脓皮病:是一种慢性、坏死性、溃疡性、瘢痕性、疼痛性皮肤病。好发于 30~40 岁的男性,面部、肩部、背部是常见部位。诊断主要依赖于临床表现。在炎性丘疹、脓疱、结节,迅速形成潜行性溃疡,剧烈疼痛,对多种抗生素治疗抵抗时应考虑本病。在皮损泛发、进展的同时可出现高热。

(2) 皮肤型恶性组织细胞增生症：患者有明显发热伴乏力、消瘦、苍白等全身症状。皮损有特异性和非特异性两类。前者初起时为色泽鲜红的结节，部分结节可自行消退，大多数呈进行性增大，中央溃破形成溃疡，边缘如刀截，伴浸润性红斑狭窄带，表面覆有黑色坏死结痂，有恶臭。分布以四肢为多。非特异性损害可泛发全身，有多种表现。后期常累及肝、脾、淋巴结或心、肺、肾等其他内脏器官，病情险恶。

(3) 向血管性大细胞淋巴瘤：是一种极罕见的累及多器官的恶性血管内淋巴瘤，因系统性血管内不典型细胞增生，导致阻塞而出现相应的症状。2008 年 WHO 造血与淋巴组织肿瘤新分类中则被列为独立病种。本病可以仅累及皮肤，但大多数患者有中枢神经系统症状。皮损主要发生于躯干和四肢，表现为红或紫红色斑片、网状青斑、斑块、结节或破溃，皮肤结节类似 Kaposi 肉瘤。有些患者并发噬血细胞综合征，这类患者有发热、盗汗和体重减轻及肝脾和骨髓受累，可引起出血和内脏损害。

门诊病历摘要 5

患者，女，52 岁，发热 4 日，全身红斑 3 日，起水疱 1 日。患者 4 日前发热，体温 39~40℃持续不退，伴头痛、畏寒、乏力。3 日前胸背及面颈、四肢相继起红斑，伴瘙痒。于当地医院就诊，给予酚咖片（百服宁）口服及头孢唑啉静脉滴注 2 日，体温未降。昨日面、颈、胸背红斑上相继起绿豆大小的水疱并扩大，口腔及眼部疼痛、破溃。追问病史，患者 10 日前自觉“感冒”，口服酚麻美敏（泰诺），既往未曾服用此药。入院后查体：体温 40.5℃，面部、胸背及上肢泛发大小不一的暗红斑疹，部分红斑上可见散发绿豆至钱币大小的水疱、大疱，部分大疱疱壁松弛，尼科利斯基征阳性。眼结膜充血，口唇及外阴破溃糜烂，结黑痂（图 33-0-9~ 图 33-0-11）。

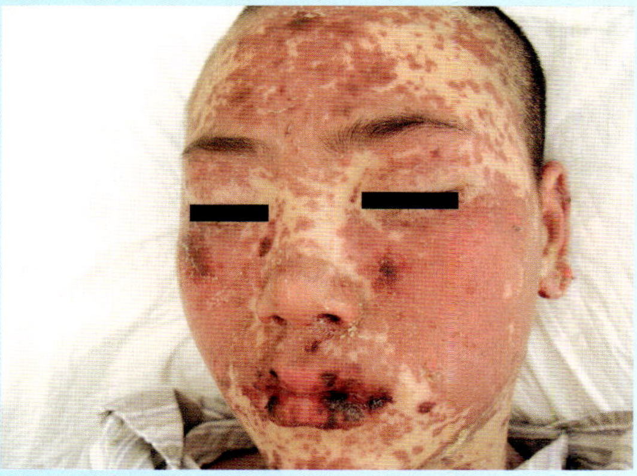

图 33-0-9　面部皮损

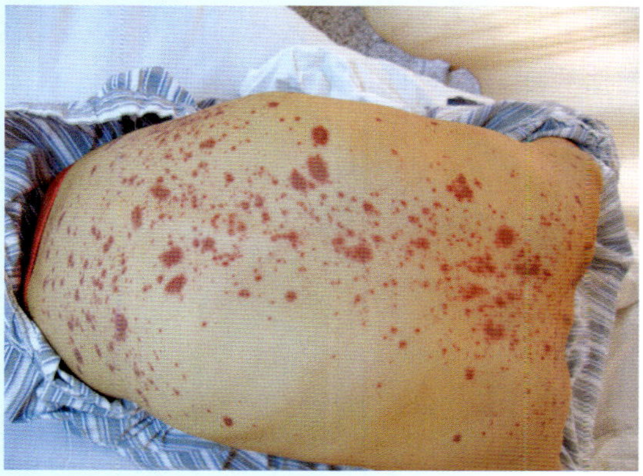

图 33-0-10　躯干皮损

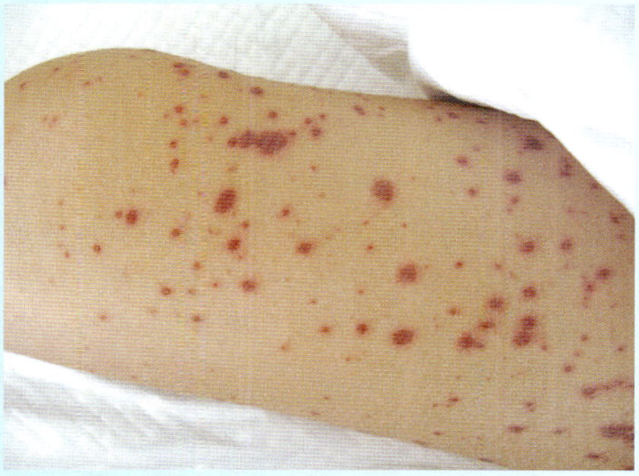

图 33-0-11　上肢皮损

【问题 1】此患者皮疹有何特点？

此患者皮疹表现为泛发性红斑，呈不典型靶型表现，红斑上可见水疱及大疱，部分大疱尼科利斯基征阳性。伴黏膜糜烂结痂。

知识点

水疱及大疱

水疱(vesicle)及大疱(bulla):水疱及大疱为高出皮面内含液体的腔隙性皮疹,直径 <0.5cm 的称水疱,若超出此大小的则称大疱。按内含物不同有浆液性和血性之分,后者又称“血疱”。疱破裂后成糜烂面。尼科利斯基征是某些水疱及大疱性皮肤病的触诊表现,可有四种阳性表现:①手指推压水疱一侧,可使水疱沿推压方向移动;②手指轻压疱顶,疱液可向四周移动;③稍用力在外观正常皮肤上推擦,表皮即剥离;④牵扯已破损的水疱壁时,可见水疱以外的外观正常皮肤一同剥离。

【问题 2】此患者诊断何种疾病?

此患者高热,皮损表现为全身暗红斑疹及水疱 / 大疱,无典型靶型疹,表皮剥脱面积小于 30% 体表面积,并有口眼及外阴黏膜受累。结合用药史,诊断史 - 约综合征。

知识点

史 - 约综合征

史 - 约综合征(Stevens-Johnson syndrome,SJS)/ 中毒性表皮坏死松解症(toxic epidermal necrolysis,TEN)是主要由药物引起的皮肤、黏膜病变。SJS 和 TEN 被认为是同一病谱,区别在于表皮剥脱面积,前者 <10% 总体表面积而后者 >30% 的总体表面积。10%~30% 之间认为是二者重叠。SJS 死亡率约 5%,而 TEN 高达 25%~40%,是最为严重的皮肤疾病之一。

本病初始症状为发热,通常为持续性高热,可发生于皮疹前 1 到 3 日。皮损多首见于躯干,延及颈、面及上肢近段。口腔、眼部及生殖器黏膜红斑糜烂发生于 90% 患者,皮损通常疼痛轻但黏膜糜烂会剧痛。皮损最初表现为红斑、暗红或紫癜性斑疹,形状大小不规则,有融合倾向。皮损可有暗色的中心,看起来如靶样外观。然而,它缺乏典型靶形皮损的三个同心环特征,也不是多形红斑非典型靶形皮损的丘疹样外观。

【问题 3】此患者需与何种疾病鉴别?

知识点

发热伴水疱 / 大疱的鉴别

1. 感染性疾病

(1) 水痘:多发于儿童,但也可见于成人,由水痘 - 带状疱疹病毒初次感染所致。起病急,发热,24 小时内出现皮疹,主要分布于头、面部及躯干,两鬓角和耳后较早出现皮疹。水痘的皮疹变化快,初起为红色小丘疹,很快变成小水疱,部分水疱可继发脓疱,较大水疱或脓疱可见脐窝,继而点状结痂,在同一部位的皮肤上可同时见到这 3 期皮疹,并常常伴浅表淋巴结肿大。口腔、外阴黏膜亦可出现水疱。

(2) 多形红斑:是一组具有特征性皮损,累及皮肤和黏膜,表现为红斑、丘疹和水疱等多形性损害。超过 90% 的病例由感染特别是单纯疱疹病毒感染引起。发疹前有低热、轻度不适、咽痛等。皮损常突然发出,对称分布于手背、足背、前臂及小腿伸面、面及颈两侧;典型皮损为边界清楚的红斑,圆形或类圆形,并在 24~48 小时后发展成高起的水肿性斑块,以后中心变平,为紫色或暗红色;其边缘呈高起的淡色环,最外围为环状红斑,此为特征性的靶形损害又称“虹膜样损害”。损害中心可形成水疱、大疱或血疱。重症多形红斑可有高热、寒战,热型为弛张热或稽留热,伴严重的黏膜受累和系统症状,有时和 SJS 和 TEN 不易区别。

2. 非感染性疾病

(1) 大疱性系统性红斑狼疮：是系统性红斑非常少见的亚型。临床表现为单个或成簇的水疱或大疱，分布范围广，大疱易出现在曝光部位，轻微瘙痒。本病与疾病的活动度和严重的内脏损害有关，可累及肝肾等。可出现发热甚至高热。

(2) 药物性：SJS 和 TEN。

门诊病历摘要 6

患者，女，30 岁，发热 2 周，双下肢皮疹、疼痛 1 周。患者 2 周前受凉后发热，体温 37.2~38.6℃，无寒战，伴乏力及关节疼痛。1 周前小腿胫前其红色高出皮面皮疹，有疼痛，逐渐增多延及小腿后及大腿处。查体：体温 38.5℃，双下肢泛发粟粒至蚕豆大小的红斑丘疹、水疱、紫癜及瘀斑，部分有破溃及结痂（图 33-0-12）。

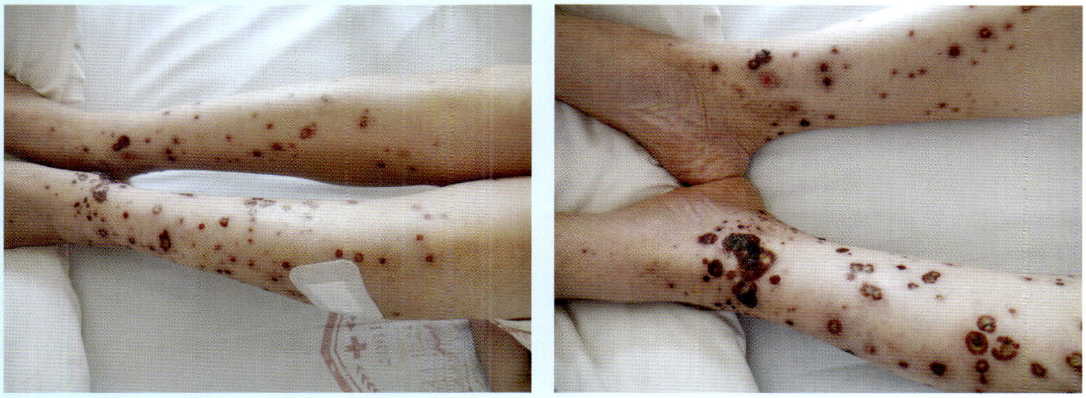

图 33-0-12　双下肢红斑丘疹、水疱、紫癜及瘀斑，部分有破溃及结痂

【问题 1】此患者皮疹有何特点？

此患者皮疹为局限于下肢的多形性皮疹，有斑丘疹、水疱、紫癜及瘀斑。紫癜为可触及性，并有部分皮疹破溃结痂。皮疹有疼痛。

知识点

紫癜及瘀斑

紫癜（purpura），皮肤和黏膜出血后颜色改变的总称。临床表现为出血点（petechia），又称“瘀点”，直径小于 3mm，瘀斑（ecchymosis）直径则大于 1cm，而紫癜直径介于 3mm 和 1cm 之间。紫癜一般不高出皮面，在血管炎性疾病可稍隆起，开始为紫红色，压不褪色，以后逐渐变浅。

【问题 2】此患者初步诊断何种疾病？

根据患者有发热及关节痛，发生于下肢以紫癜为主的多形性皮疹，有疼痛及破溃结痂，初步诊断变应性皮肤血管炎，下一步可行皮肤活检结合组织病理明确诊断。

知识点

变应性皮肤血管炎

是一种病因不明的主要引起皮肤白细胞碎裂性血管炎，特别是毛细血管后微静脉的坏死性血管炎，女性多见。临床表现为丘疹、可触及的紫癜、荨麻疹、溃疡等，多发于下肢，患者自觉疼痛或瘙痒。

可伴有发热、乏力、关节痛等全身症状。通常急性起病，常累及足踝或小腿，表现为可触及的紫癜、红斑、丘疹、水疱、荨麻疹、脓疱等，皮疹大小不等，可于数周或数月内缓解，部分患者可反复发作，可有胃肠道、肾脏受累。组织病理表现为真皮上部以小血管为中心的白细胞碎裂性血管炎。

【问题 3】需鉴别哪些疾病?

知识点

发热伴紫癜的鉴别诊断

1. 感染性疾病 病毒性出血热是一组由虫媒病毒引起的急性传染病，包括流行性出血热、登革出血热等，以发热、出血及皮疹、休克、少尿、肾衰竭为主要临床特征。发热多为双峰热或持续热。流行性出血热患者面、颈、上胸部皮肤充血潮红，眼结膜充血，呈醉酒貌，皮肤黏膜可见出血点、瘀斑。登革出血热患者四肢、面部、腋下、软腭散在瘀点、瘀斑，并可出现红斑、斑丘疹、风团样皮疹。

2. 非感染性疾病 除上述变应性皮肤血管炎外，还有以下疾病：

(1) 过敏性紫癜：是一种侵犯皮肤和其他器官细小动脉和毛细血管的血管炎，发病原因有病原体感染、药物等。发病初期可有发热、头痛、关节痛、全身不适等。皮损表现为针头至黄豆大小紫癜，瘀点、瘀斑、压之不褪色，紫癜为可触及性，可融合成片。严重者可发生水疱、血疱。皮疹多发生在负重部位，好发于四肢伸侧，皮损对称分布，成批出现，容易复发。亦可累及消化系统、肾脏及关节。

(2) ANCA 相关性小血管炎：是抗中性粒细胞胞质抗体(anti-neutrophilic cytoplasmic antibodies，ANCA)引起的一组血管炎性疾病。本病临床特点是发热、贫血、肺和肾功能损害。可以与其他结缔组织病伴发。皮肤表现可以类似过敏性紫癜等白细胞破碎性皮肤性血管炎或白塞病。

(3) 皮肤白血病：是白血病的皮肤表现，其特点为不成熟的白细胞弥漫浸润骨髓、肝脏、脾脏和淋巴结和血液中有异常数量的不成熟的白细胞；不成熟的白细胞浸润皮肤即称为皮肤白细胞。患者可出现发热，皮肤特异性损害除红斑、丘疹、结节和斑块外，亦可出现紫癜及瘀斑。

其他发热伴皮疹的疾病因皮疹特征性明显，诊断及鉴别诊断相对容易且多在其他章节叙述，本章仅做简述。

知识点

发热伴脓疱的鉴别诊断

1. 感染性疾病 脓疱疮是一种常见的、通过接触传染的浅表皮肤感染性疾病，以发生水疱、脓疱，易破溃、结脓痂为特征。多见于 2~7 岁儿童。根据临床表现不同，分为大疱性和非大疱性脓疱疮两种类型。大疱性脓疱疮一般无全身症状。而非大疱性脓疱疮重症患者可出现发热、淋巴结炎。表现为在红斑基础上发生薄壁水疱，迅速转变为脓疱，周围有明显红晕。脓疱破后，脓液干燥结成蜜黄色厚痂。

2. 非感染性疾病

(1) 脓疱型银屑病：急性发病，常于在银屑病的基本损害(红斑鳞屑上及皮损周围)出现密集的无菌性小脓疱及小脓疱融合成的脓湖，常伴高热，可有关节疼痛肿胀。亦可无寻常银屑病病史者。

(2) 急性泛发性发疹性脓疱病：90% 的病例与药物有关。潜伏期常为 5 日左右，本病最初表现为大片红斑呈猩红热样，脓疱发展和播散很快，常常是由多于 100 个的非毛囊性脓疱组成，脓疱直径小于 5mm，尼科利斯基征可为阳性。数日后脓疱消退会出现广泛性浅表的脱屑。患者大多有发热及中性粒细胞升高。

知识点

发热伴红皮病的鉴别诊断

本病由于毒素被吸收和皮肤散热功能失常可引起不同程度的发热反应，多数患者为低热或中度发热，体温38~39℃。药物过敏引起者发热机会较多。若发高热，中毒症状明显，应考虑并发感染。

按病因可分为：①继发于其他皮肤病如特应性皮炎、银屑病、毛发红糠疹、接触性皮炎等；②药物过敏；③继发于恶性肿瘤，如Sézary综合征；④特发性，即原因不明。

总之，发热伴全身或局部皮疹是很多疾病都可能出现的症状。针对此类疾病，临床工作中正确的诊断思路是：①首先要注意观察发热的特征，区分热型，询问伴随症状，判断可能的发热原因；②仔细观察皮疹的性质、形态、分布等特点；③分析发热与皮疹出现的时间顺序以及伴随症状；④结合病史、查体和实验室检查综合分析，将症状相似的疾病进行鉴别，作出正确诊断。必须强调的是，作为皮肤性病科医师，对皮肤原发损害的认识是基本功，将其与特定的疾病联系起来，需要掌握过硬的基础知识和临床历练。

（徐金华）

第三十四章　性传播疾病

3401

组织病理(图片)

第一节　梅　　毒

门诊病历摘要

患者,男,28岁,已婚,阴茎溃破伴有轻微疼痛3周。先后自行口服头孢类药物、左氧氟沙星半月余,阴茎溃破未有好转。

【问题1】进一步采集病史时需要询问哪些方面?

对于外生殖器溃破的患者,采集病史时需要注意以下几个方面:①发病前有无不洁性接触史及其接触的时间、次数;②发病前是否患其他疾病及系统用药史;③既往有无类似情况;④阴茎溃破是一直未愈还是反复出现;⑤阴茎溃破前是否有水疱或丘疹以及发展演变情况;⑥发病前后有无使用外用药物;⑦不洁性接触之后与其配偶有无性接触。

【问题2】完成病史采集后,查体应注意哪些方面?

对于外生殖器溃破的患者,体格检查时应注意以下几个方面:①损害是糜烂还是溃疡;②损害的部位、数量、大小、分布情况;③损害表面有无脓性分泌物;④损害有无触痛及其硬度;⑤腹股沟淋巴结有无肿大、压痛;⑥口腔黏膜及躯干、四肢皮肤有无损害。

门诊查体记录

阴茎包皮冠状沟可见两处1.5cm×1cm大小的椭圆形浅溃疡,表面少量脓性分泌物,溃疡基底及边缘水肿,触摸具有软骨样硬度;左侧腹股沟淋巴结明显肿大,表面不红,无压痛;生殖器以外部位未发现类似皮损。

【问题3】进一步采集病史,该患者发病1个月前有一次不洁性接触史,此后与其配偶有多次性生活。结合体格检查情况,应该进行哪些实验室检查以明确诊断?

根据患者病史和体征,诊断考虑一期梅毒(syphilis)硬下疳可能,应进行以下实验室检查:①梅毒血清学试验(包括初筛及确诊试验)和抗HIV抗体检测;②取溃疡创面渗液进行暗视野显微镜检查;③取溃疡表面分泌物进行涂片及革兰氏染色;④同时让患者的配偶进行梅毒血清学试验。

知识点

梅毒血清学试验

梅毒血清学试验包括非梅毒螺旋体抗原血清试验(VDRL、USR、RPR、TRUST,其中RPR、TRUST最为常用)和梅毒螺旋体抗原血清试验(TP-ELISA、TPHA、TPPA、FTA-ABS)。非梅毒螺旋体抗原血清试验的特异性和敏感性均较低,在自身免疫性疾病、多种感染性疾病、恶性肿瘤、吸毒者、妊娠女性和老年人中可出现阳性;在一期梅毒、晚期梅毒可呈现阴性,或在二期梅毒中由于前带现象出现假阴性。临床上通常根据RPR或TRUST试验滴度的变化评估临床疗效。梅毒螺旋体抗原血清试验特异性和敏感性均较高,因此用于梅毒的筛查和确诊。按照抗体呈现阳性结果的顺序,FTA-ABS IgM最早,其次为FTA-ABS IgG、TPPA和RPR。

门诊实验室检查记录

(1) 患者梅毒血清学试验：TRUST(+)，滴度 1∶8；TPPA(+)；抗 HIV 抗体(−)；

(2) 患者生殖器溃疡表面分泌物涂片革兰氏染色：少量革兰氏阳性球菌。

【问题 4】该患者如何处理？

患者诊断为一期梅毒明确。处理如下：①完善其他性传播疾病筛查，包括留取尿道分泌物进行淋球菌、支原体、衣原体、真菌和滴虫等检查；②患者性伴侣同时接受检查以了解有无性传播疾病；③询问患者既往有无青霉素及头孢类药物过敏史及其过敏情况；④如无过敏史，首选苄星青霉素治疗，皮试阴性后予苄星青霉素 240 万 IU，分臀部两侧肌内注射，每周 1 次，连续 3 周；⑤当 RPR 或 TRUST 滴度较高时，为避免发生吉 - 海反应，可予口服泼尼松 20~30mg/d，驱梅治疗前 1 日开始使用，连续 3 日；⑥疗程结束后应门诊复诊，了解生殖器溃疡是否痊愈；⑦定期复查非梅毒螺旋体抗原血清试验，第 1 年内每 3 个月复查一次，第 2 年每 6 个月复查一次，第 3 年末复查一次。

【问题 5】如果患者配偶梅毒血清学试验 TRUST(+)，滴度 1∶4；TPPA(+)，同时产科检查发现已经妊娠 4 个月，2 年前曾静滴青霉素后出现药疹。应该如何处理？

患者确诊为梅毒，不洁性接触后与其配偶有多次性生活，其配偶 TRUST(+)，滴度 1∶4；TPPA(+)，而且妊娠 4 个月，因此诊断上应考虑为妊娠梅毒。处理如下：①由于既往对青霉素过敏，因此选择头孢曲松钠治疗，1g/d，静脉滴注，连续 10~14 日；②为预防吉 - 海反应发生，口服泼尼松 20~30mg/d，驱梅治疗前 1 日开始使用，连续 3 日；③每月复查 1 次；④分娩前 3 个月内复治 1 次。

知识点

吉 - 海反应

梅毒患者接受高效抗梅毒螺旋体药物治疗后，梅毒螺旋体被迅速杀死并释放大量的异种蛋白，引起机体发生的急性变态反应，称为吉 - 海反应。多在梅毒首次用药 24 小时内发生，表现为寒战、发热、头痛、呼吸加快、心动过速、全身不适及原有疾病加重，严重时可引起胎儿宫内窘迫(妊娠梅毒)或主动脉破裂(心血管梅毒)。为预防吉 - 海反应的发生，通常在驱梅治疗 1 日前开始口服泼尼松，剂量：成人 20~30mg/d，儿童泼尼松 0.5mg/(kg·d)，连续使用 3 日。

【问题 6】引起外生殖器溃疡的疾病有哪些？

常见的疾病包括梅毒、软下疳、下疳样脓皮病、生殖器疱疹、白塞病、固定性药疹、多形红斑、鳞状细胞癌等。

门诊随访记录 1

患者肌内注射苄星青霉素 3 次后复诊，外生殖器溃疡已经痊愈，3 个月后复查血 TRUST(+)，滴度 1∶2；5 个月后因躯干、四肢红色皮疹 2 周再次就诊，皮疹不伴有痒痛。体格检查：躯干、四肢散在分布较多直径 2~5cm 大小的红色结节，无触痛。

【问题 7】该情况如何处理？

患者 3 个月复查血 TRUST，滴度较治疗前明显降低。由于患者采用苄星青霉素规则治疗，因此复发的可能性小。处理上：①询问治疗后有无再次不洁性接触史；②复查血 TRUST；③取皮损活检进行组织病理学检查。

门诊实验室检查记录

(1) 复查血 TRUST(+)，滴度 1∶32。

(2) 皮损组织病理显示：表皮呈银屑病样增生，真皮大量浆细胞、淋巴细胞和组织细胞呈结节状浸润。

【问题 8】该情况如何处理？

根据患者的实验室检查结果，结合进一步询问病史，治疗后又有不洁性接触，诊断考虑二期梅毒(再感染),处理上:①苄星青霉素 240 万 IU,肌内注射,分两侧臀部,每周 1 次,连续 3 周;②治疗前 1 日开始口服泼尼松,10mg,3 次 /d,连续 3 日;③定期随访;④家庭注意隔离消毒。

门诊治疗随访记录 2

患者苄星青霉素治疗 3 个月后复查血 TRUST(+),滴度 1∶16;2 年后 TRUST(+),滴度 1∶8。

【问题 9】该情况如何处理?

根据患者情况,考虑为梅毒血清固定,应进行相关检查了解有无神经梅毒。处理如下:①抗 HIV 抗体检测;②脑脊液白细胞计数、生化检查、IgG、VDRL 试验和 TPPA 试验;③头颅 CT 或 MRI 检查;④心脏超声检查。

知识点

梅毒血清固定

梅毒患者经过规范的抗梅毒治疗和充分随访(一期梅毒随访 1 年,二期梅毒随访 2 年,晚期梅毒随访 3 年),非梅毒螺旋体血清学试验维持在一定滴度超过 3 个月,排除再感染、神经梅毒、心血管梅毒和生物学假阳性等,即为梅毒血清固定。

【问题 10】神经梅毒如何治疗?

水剂青霉素 G,300 万 ~400 万 IU,每 4 小时静脉注射一次(1 800 万 ~2 400 万 IU/d),连续 10~14 日;继以苄星青霉素 240 万 IU,肌内注射,每周 1 次,连续 3 周,或普鲁卡因青霉素 240 万 IU,肌内注射,加上丙磺舒 500mg,口服,4 次 /d,连续 10~14 日;继以苄星青霉素 240 万 IU,肌内注射,每周 1 次,连续 3 周。

青霉素过敏者,可予以头孢曲松钠 2g,静脉注射,连续 10~14 日。

知识点

神 经 梅 毒

神经梅毒指梅毒螺旋体感染中枢神经系统导致的慢性传染性疾病,临床表现多种多样,极易导致误诊。临床类型包括无症状神经梅毒、脑(脊)膜梅毒、脑(脊)膜血管梅毒、麻痹性痴呆、脊髓痨和梅毒性树胶肿。目前神经梅毒的诊断缺乏金标准,需要结合临床表现、脑脊液检查(常规、生化、TRUST 和 TPPA)和影像学检查(头颅 CT 或 MRI)结果进行综合分析,其中脑脊液中白细胞计数大于 10×10^6/L 和脑脊液 TRUST、VDRL、TP-IgM 试验阳性可作为重要依据。

(杨 森)

第二节 淋 病

门诊病历摘要

患者,男,28 岁,尿道口红肿及大量脓性分泌物 2 日。患者 2 日前自觉尿道口红肿,有尿频、尿急、尿痛,并有少量稀薄透明黏液流出,此后出现大量黄色脓液。3 日前有婚外性生活史,既往体健,无家族性及遗传性疾病史,无药物过敏及传染病接触史。体格检查无异常。皮肤科检查:尿道口红肿及大量黄色脓性分泌物(图 34-2-1)。

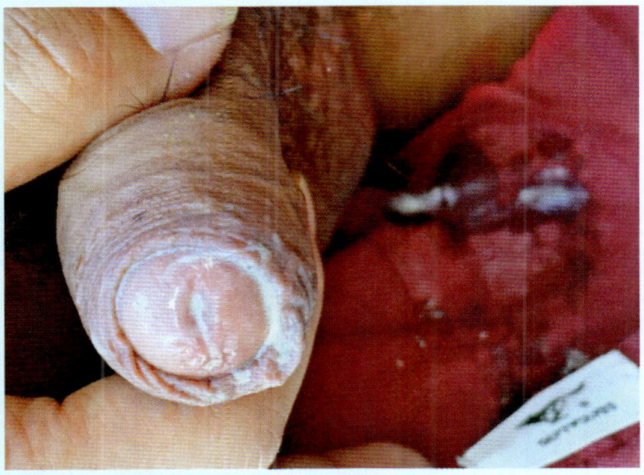

图 34-2-1　尿道口黄色脓液

【问题 1】通过上述问诊，应考虑什么病？

通过病史，根据有婚外性生活史、尿道红肿及大量脓性分泌物，伴尿道刺激症状，首先考虑急性淋病（acute gonorrhea）。

知识点

淋病的病因及传播途径

淋病是由淋球菌引起的一种化脓性炎性疾病，人是淋球菌的唯一天然宿主。淋球菌又称"淋病奈瑟球菌"，是革兰氏染色阴性双球菌，主要侵犯黏膜，尤其对单层柱状上皮和移行上皮所形成的黏膜有亲和力。

淋病主要由性接触及类似性行为传染，偶可因接触含有淋球菌的分泌物或患者分泌物污染的衣物、被褥及便盆等而间接传染，特别是幼女常通过间接途径传染。患有淋病的产妇分娩时，新生儿通过产道，可致新生儿淋菌性眼炎。

【问题 2】通过尿道出现的症状和体征，应考虑什么疾病？

根据皮肤科检查，尿道口大量黄色脓性分泌物，符合急性淋病的临床表现。

知识点

急性淋病的临床表现

1. 男性急性淋病　主要表现为急性尿道炎，淋球菌首先引起前尿道炎，向后蔓延可引起后尿道炎。

(1) 前尿道炎：有尿频、尿急、尿痛，很快出现尿道口红肿，有稀薄黏液流出，24 小时后病情加重，大量黄白色或黄绿色黏稠脓液自尿道口溢出，有尿痛、尿频、排尿困难及入夜阴茎疼痛性勃起等。包皮过长或包茎的患者可并发包皮炎、包皮龟头炎或嵌顿包茎。有的患者可引起淋病性横痃。少数患者可伴有发热、头痛及全身不适等表现。双杯尿试验为第一杯尿浑浊，第二杯尿清晰。

(2) 后尿道炎：发病 2 周后，若前尿道炎未经治疗或治疗不彻底，可引起后尿道炎，表现为尿意窘迫、尿频或急性尿潴留，尿痛特点为排尿终末时疼痛或疼痛加剧，成针刺样，还可有会阴坠痛，偶有终末血尿、血精。双杯尿试验为两杯尿均浑浊。

2. 女性急性淋病　症状通常轻微，好发于宫颈、尿道。淋菌性宫颈炎的分泌物初为黏液性，后转为脓性，查体可见宫颈口红肿、触痛、脓性分泌物；淋菌性尿道炎、尿道旁腺炎表现为尿道口红肿，有压痛及脓性分泌物，主要症状有尿频、尿急、尿痛，查体可见尿道口潮红、黏膜水肿、尿道口脓性分泌物，挤压尿道旁腺可有脓液渗出；淋菌性前庭大腺炎表现为单侧前庭大腺红肿、疼痛，严重时形成脓肿，可有全身症状。

知识点

淋病的特殊类型

1. 儿童淋病

(1)幼女淋菌性外阴阴道炎：大多为接触含有淋球菌的分泌物或患者分泌物污染的衣物、被褥及便盆等而间接传染，但亦有因性虐待而直接感染者。主要表现为外阴阴道炎及尿道炎，前者外阴阴道红肿，疼痛、糜烂及渗液，阴道口有黄绿色分泌物，后者有尿频、尿痛，尿道口有黄绿色分泌物。

(2)新生儿淋菌性眼炎：新生儿分娩时通过产道而感染，出生后2~3日发病，多为双侧，表现为眼睑肿胀，结膜充血水肿，有大量脓液外溢，俗称“脓漏眼”，若延误治疗，可引起角膜溃疡、虹膜睫状体炎，甚至导致失明。新生儿出生后1小时可用0.5%红霉素眼膏或1%硝酸银或1%盐酸四环素眼膏滴眼，预防新生儿淋菌性眼炎。

2. 非性器官淋病　口交、肛交可引起淋菌性咽炎和直肠炎，成人也可以发生淋菌性眼炎，多由自体接种引起。

3. 播散性淋菌感染　占淋病患者总数1%以下，约2/3患者为女性。淋球菌侵入血液，在全身引起播散性淋球菌感染，发生与感染淋球菌菌型有关，最常见为AHU-营养型，还与患者免疫缺陷有关，尤其与缺乏C5、C6、C7和C8等补体成分有关。患者可有发热、寒战、全身不适等，可表现为淋菌性皮炎、淋菌性关节炎、淋菌性腱鞘炎、淋菌性心内膜炎、淋菌性脑膜炎及淋菌性肝炎等，甚至引起淋菌性败血症。

知识点

淋病合并症

1. 男性淋病合并症　男性淋病常合并前列腺炎、精囊炎、附睾炎、膀胱炎和尿道狭窄，亦可引起阴茎背部淋巴管炎、尿道旁脓肿或瘘管、血栓性静脉炎、单侧尿道球腺炎等。这部分患者因淋球菌侵入腺体及隐窝内长期存活，治疗时药物不易进入而不易彻底治愈。

2. 女性淋病合并症　女性淋病患者淋球菌可沿生殖器黏膜上行感染，引起淋菌性盆腔炎，包括子宫内膜炎、输卵管炎、输卵管卵巢囊肿、盆腔脓肿及腹膜炎等。部分淋菌性盆腔炎患者可无症状，只是月经周期延长，月经来潮时血量增多，月经过后有高热、寒战、头痛、恶心、呕吐及食欲缺乏；部分患者有下腹痛、脓性白带增多、双侧附件增厚和压痛等症状；输卵管卵巢脓肿和盆腔脓肿若出现脓肿破裂，可引起腹膜炎，甚至中毒性休克。慢性反复发作的输卵管炎可引起输卵管增厚粘连、狭窄、堵塞，造成不孕症或宫外孕。

【问题3】为最终确诊还需要做哪些重要检查？

根据临床表现，可拟诊为男性急性淋病。要确诊为男性急性淋病，还需要取尿道口分泌物做淋球菌的镜检和培养，直接镜检可找到革兰氏阴性双球菌（图34-2-2），接种于T-M或NYC培养基中，在36℃，5%~10% CO_2环境下培养24~48小时，见圆形凸起、湿润、光滑、半透明或灰白色菌落（图34-2-3），做氧化酶实验和糖酵解试验鉴定，证实为淋球菌，可确诊淋病。

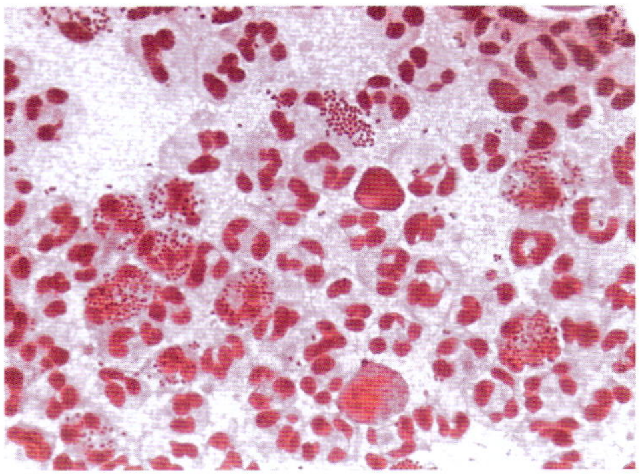

图 34-2-2　直接镜检下革兰氏阴性双球菌

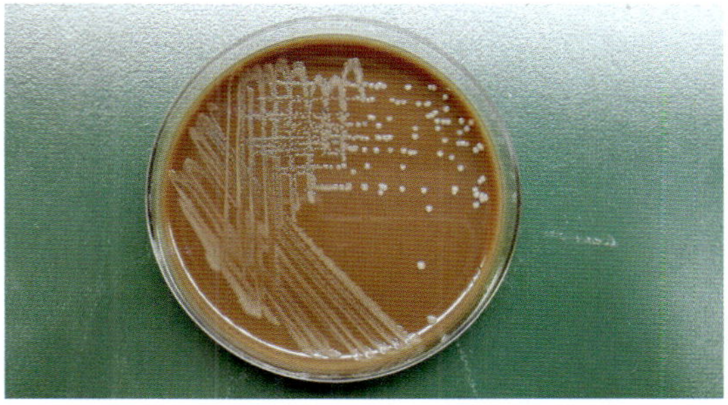

图 34-2-3　淋球菌在 T-M 平板上培养可见凸起、湿润、光滑的灰白色菌落

知识点

不同类型标本的采集方法

正确的标本采集是提高淋球菌检测阳性率的关键，不同类型标本的采集方法如下：

1. 尿道拭子　对男性患者，先用生理盐水清洗尿道口，将男用取材拭子插入尿道内 2~3cm，稍用力转动，保留 5~10 秒后取出。对女性患者，先用手指自耻骨联合后沿女性尿道走向轻轻按摩尿道，用同男性相似的方法取材。在采集尿道拭子前患者应至少 1 小时没有排尿。

2. 宫颈拭子　取材前用温水或生理盐水湿润扩阴器，应避免使用防腐剂和润滑剂，因为这些物质对淋球菌的生长有抑制作用。如果宫颈口外面的分泌物较多，先用无菌棉拭清除过多的分泌物。将女用取材拭子插入宫颈管内 1~2cm，稍用力转动，保留 5~10 秒后取出。

3. 直肠拭子　将取材拭子插入肛管内 2~3cm，接触直肠侧壁 10 秒，避免接触粪团，从紧靠肛环边的隐窝中取出分泌物。如果拭子碰到粪团，应更换拭子重新取材。有条件时可在直肠镜的直视下采集直肠黏液脓性分泌物。

4. 阴道拭子　对子宫切除的女性和青春期前女童可采集阴道标本。将取材拭子置于阴道后穹窿 10~15 秒，采集阴道分泌物。如果处女膜完整，则从阴道口取材。

5. 咽拭子　将取材拭子接触咽后壁和扁桃体隐窝采集分泌物。

6. 眼结膜拭子　翻开下眼睑，用取材拭子从下眼睑结膜表面采集分泌物。

7. 尿液　在采集尿液标本前患者应至少 1 小时没有排尿，用无菌、无防腐剂的塑料容器收集前段尿液 10~20ml。24 小时以内检测的尿液应置于 4℃冰箱保存，超过 24 小时检测应冻存于 -20℃或 -70℃冰箱。

【问题 4】患者适合门诊治疗还是住院治疗？

根据病史，患者为青年男性，无其他病史，急性病程，无合并症和并发症等，应首先考虑门诊治疗。

知识点

容易被误诊的淋病

1. 慢性淋病　慢性淋病大多症状轻微，排尿时尿道有灼热感或轻微刺痛，尿流变细，排尿无力，有“糊口”现象。挤压阴茎根部或会阴部常可见稀薄黏液溢出，涂片可见革兰氏染色阴性双球菌或仅可见脓球而无革兰氏染色阴性双球菌，尿液清伴有淋丝。易误诊为非淋菌性尿道炎、非特异性尿道炎等疾病。

2. 女性淋病　女性淋病大多症状轻微，有 60% 以上无明显症状，急慢性不易区分。易被忽略或误诊为细菌性阴道病、念珠菌性阴道炎、滴虫性阴道炎或生殖道衣原体感染等。

【问题 5】如何选择药物及治疗时机？

治疗原则为及时、足量、规则应用抗生素，治疗期间忌酒、辣椒、浓茶、咖啡等刺激性饮食，严禁性交，避免疲劳，保持局部清洁，治疗后应随访判断是否治愈。性伴侣同时进行治疗。

无合并症淋病：头孢曲松 250mg 肌内注射，单次给药；大观霉素 2g（如合并宫颈炎予 4g）肌内注射，单次给药。如不能排除衣原体感染，可加抗沙眼衣原体感染药物。替代方案为头孢噻肟 1g 肌内注射，单次给药；其他第三代头孢菌素类，如已证明其疗效较好，亦可选作替代药物。临床上需注意耐药菌株感染，密切观察疗效并及时调整治疗方案。注意多重病原体感染的可能，一般应同时使用抗沙眼衣原体药物，治疗后应进行随访。

淋病临床路径给药方案见图 34-2-4。

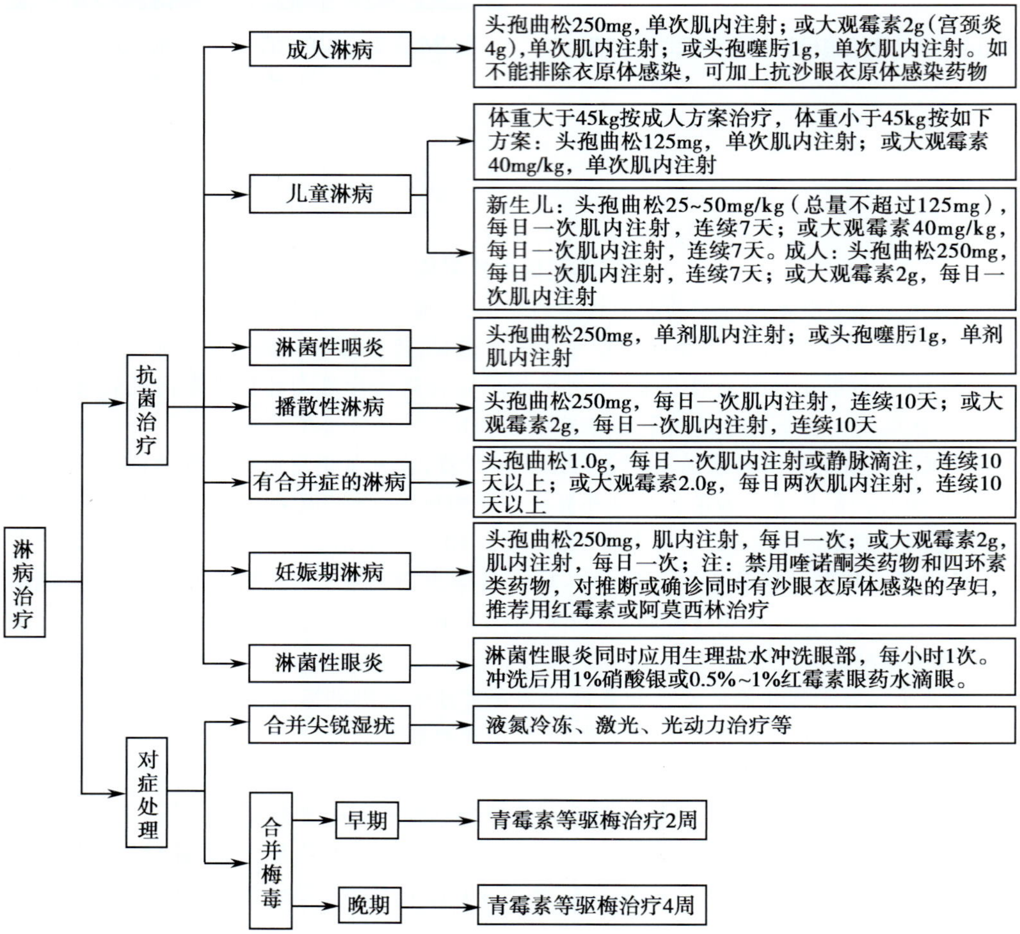

图 34-2-4　淋病临床路径给药方案

【问题 6】急性淋病的治愈标准？

治疗结束后症状和体征全部消失，1 周后病原学检测（镜检和培养）均阴性，判为治愈。

知识点

淋球菌对头孢曲松耐药现状及应对策略

头孢曲松是目前治疗淋病的主要一线药物，但是随着头孢菌素的广泛应用，淋球菌对头孢曲松敏感性下降趋势很明显，国内达到 10.8%，并且出现多重耐药和交叉耐药情况。淋球菌对头孢曲松耐药主要是由染色体基因突变介导，涉及的基因包括 *penA*、*penB* 和 *mtrR* 等，其中镶嵌型 *penA* 基因起主要作用。应对耐头孢曲松淋球菌，应坚持预防为主、遵循合理用药的原则、加强淋球菌对头孢曲松耐药的监测以及研发新药。

【问题 7】男性尿道分泌物为主症的性传播疾病如何诊断?

男性尿道分泌物增多及异常是尿道炎最重要的症状。引起男性尿道分泌物增多的原因很多,除性兴奋、遗精等生理因素外,绝大多数是病理现象,又分为淋菌性和非淋菌性两种。不主张仅依靠观察分泌物的外观性状来进行诊断,因为该方法极不准确,且患者可能同时存在双重或多重感染等情况。

男性尿道分泌物诊疗流程见图 34-2-5。

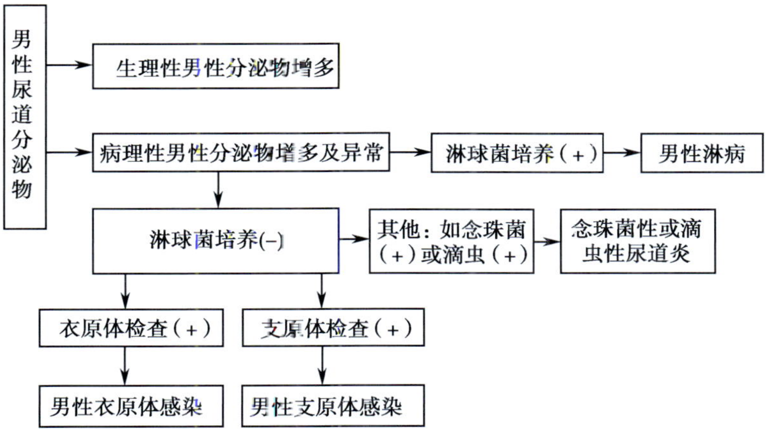

图 34-2-5　男性尿道分泌物诊疗流程

第三节　生殖道衣原体感染

门诊病历摘要

患者,男,28 岁,尿道口刺痛伴尿道口分泌物 5 日。患者 5 日前自觉尿道口发红,伴轻度瘙痒、刺痛,并伴有少量稀薄透明黏液流出。2 周前有不洁性生活史。既往体健,无家族性及遗传性疾病史,无药物过敏史和传染病史。体格检查无异常,皮肤科检查:尿道口红肿,见少量稀薄透明黏液流出(图 34-3-1)。

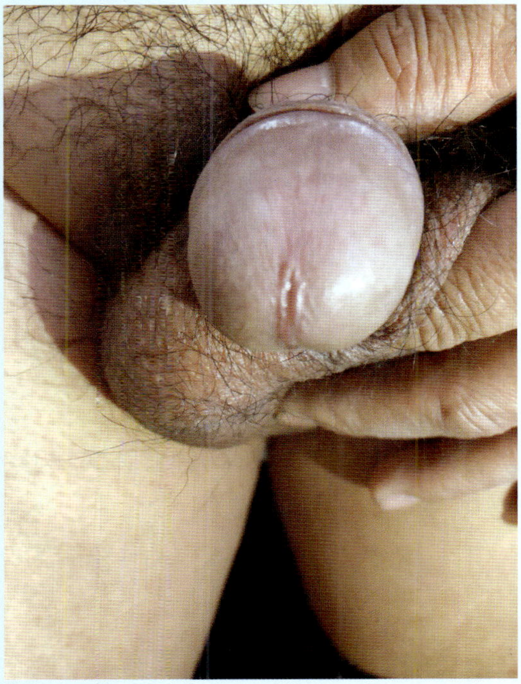

图 34-3-1　尿道口红肿伴少许分泌物

【问题 1】通过上述问诊，应考虑什么疾病？

通过病史，根据患者 2 周前有不洁性生活史，尿道口红肿，伴轻度瘙痒，刺痛，并伴有少量稀薄透明黏液流出，首先考虑生殖道衣原体感染（genital chlamydial infection）。

知识点

生殖道衣原体感染的病因及发病机制

1. 病原体为沙眼衣原体（chlamydia trachomatis，CT），与尿道炎有关的为沙眼衣原体的沙眼生物变种包括 D~K 8 种血清型。衣原体的致病机制可能是：可抑制宿主细胞代谢，溶解破坏细胞并导致溶酶体酶的释放；代谢产物的细胞毒作用引起变态反应和自身免疫等。

2. 沙眼衣原体有独特的发育周期，在进入细胞前为具有感染性的小而致密的原体，进入宿主细胞后逐渐增大繁殖成为始体，无感染性；当成熟后又成为原体。衣原体对热敏感，在 56~60℃可存活 5~10 分钟，但在 -70℃可存活达数年之久；常用消毒剂（如 0.1% 甲醛液、0.5% 碳酸和 75% 乙醇等）均可将其杀死。

【问题 2】通过尿道症状和体征，应考虑什么疾病？

根据其较短的病程，尿道口少量稀薄透明黏液流出，考虑生殖道衣原体感染可能。

知识点

生殖道衣原体感染的临床表现

生殖道衣原体感染多发生在性活跃人群，主要经性接触感染，男女均可发生，新生儿可经产道分娩时感染。生殖道衣原体感染潜伏期为 1~3 周，但约有一半以上患者无症状表现。有临床症状者可表现为：

1. 男性生殖道衣原体感染 ①尿道炎：潜伏期 1~3 周。表现为尿道不适、尿痛或有尿道分泌物。尿痛症状比较轻，有时仅表现为尿道的轻微刺痛和痒感，尿道分泌物为黏液性或黏液脓性，较稀薄，量较少。②并发症：附睾炎、前列腺炎、关节炎、Reiter 综合征。关节炎多为发生于下肢大关节及骶关节等非对称性、非侵蚀性关节炎。Reiter 综合征指除上述病变外，还有眼（结膜炎、葡萄膜炎）、皮肤（环状包皮龟头炎、掌跖角化病）、黏膜（上腭、舌及口腔黏膜溃疡）等损害，一般发生在尿道炎后 4 周左右，患者关节液中可分离到衣原体。

2. 女性生殖道衣原体感染 ①宫颈炎：常呈无症状感染，难以确定潜伏期。有症状者可有阴道分泌物异常，宫颈充血、水肿、接触性出血（脆性增加）、宫颈管黏液脓性分泌物。②尿道炎：可出现尿痛、尿频、尿急，常同时合并宫颈炎。查体可发现尿道口充血潮红，微肿胀或正常，可有少量黏液、脓性分泌物溢出。③其他临床表现：盆腔炎、输卵管性不育、异位妊娠和慢性盆腔痛等。

3. 男性和女性共有的表现 ①直肠炎：男性多见于同性性行为者。轻者无症状，重者有直肠疼痛、便血、腹泻及黏液性分泌物。②眼结膜炎：眼睑肿胀，睑结膜充血及滤泡，可有黏液脓性分泌物。

4. 新生儿感染 新生儿结膜炎、新生儿肺炎等。

【问题 3】还需要做哪些检查明确诊断？

确诊需要取分泌物行衣原体检测，如实验室检查证实为衣原体，可确诊为生殖道衣原体感染。表 34-3-1 为生殖道衣原体感染与淋病的鉴别要点。

知识点

衣原体实验室检查

1. 显微镜检查 涂片吉姆萨染色、碘染色或帕氏染色直接镜检可发现沙眼衣原体包涵体。只适用于新生儿眼结膜刮片的检查。

2. 培养法 沙眼衣原体细胞培养阳性。

3. 抗原检测 酶联免疫吸附试验、直接免疫荧光法或免疫层析试验检测沙眼衣原体抗原阳性。

4. 抗体检测 新生儿衣原体肺炎中沙眼衣原体 IgM 抗体滴度升高，有诊断意义。

5. 核酸检测 PCR、RNA 实时荧光核酸恒温扩增法（SAT）、转录介导核酸恒温扩增法（TMA）等检测沙眼衣原体核酸阳性。PCR 检测应在通过相关机构认证的实验室开展。

表 34-3-1 生殖道衣原体感染与淋病鉴别要点

鉴别点	生殖道衣原体感染	淋病
潜伏期	平均 1~3 周	平均 3~5 日
发病	缓慢，症状不明显	急，症状急剧加重
尿痛	较轻，常有尿道刺痒、烧灼感	明显并有尿频
排尿困难	轻或无	多出现
尿道分泌物	量少或无，浆液状或黏液状，稀薄	量多、脓性
全身症状	无	偶有
分泌物革兰氏阴性双球菌镜检	(-)	(+)
病原体检测	可检出沙眼衣原体	淋球菌

【问题 4】患者适合门诊治疗还是住院治疗？

根据病史，年轻患者，无其他病史，急性起病，无合并症和并发症等，首先考虑门诊治疗。

【问题 5】针对该患者如何选择药物及治疗时机？

治疗原则：早期诊断，早期治疗。及时、足量、规则用药。根据不同的病情采用相应的治疗方案。性伴侣应同时接受治疗。治疗后进行随访。

推荐方案：阿奇霉素 1g，单剂口服，或多西环素 0.1g，2 次 /d，共 7~10 日。

替代方案：米诺环素 0.1g，2 次 /d，共 10 日；或四环素 0.5g，4 次 /d，共 2~3 周；或红霉素碱 0.5g，4 次 /d，共 7 日；或罗红霉素 0.15g，2 次 /d，共 10 日；或克拉霉素 0.25g，2 次 /d，共 10 日；或氧氟沙星 0.3g，2 次 /d，共 7 日；或左氧氟沙星 0.5g，1 次 /d，共 7 日；或司帕沙星 0.2g，1 次 /d，共 10 日；或莫西沙星 0.4g，1 次 /d，共 7 日。

知识点

特殊类型生殖道衣原体感染治疗

1. 新生儿沙眼衣原体眼炎和肺炎推荐方案 红霉素干糖浆粉剂，50mg/(kg·d)，分 4 次口服，共 14 日。如有效，再延长 1~2 周。

2. 妊娠期生殖道沙眼衣原体感染

推荐方案：阿奇霉素 1g，单剂口服；或阿莫西林 0.5g，3 次 /d，共 7 日。

替代方案：红霉素碱 0.5g，4 次 /d，共 7 日；或红霉素碱 0.25g，4 次 /d，共 14 日。

【问题 6】治愈标准是什么？

治愈标准：症状消失，尿道分泌物消失，小便沉渣涂片镜检无白细胞。

治疗后一般无须进行微生物学随访。有下列情况时考虑作微生物学随访：①症状持续存在；②怀疑再感染；③怀疑未依从治疗；④无症状感染；⑤红霉素治疗后。

生殖道衣原体感染诊疗流程见图 34-3-2。

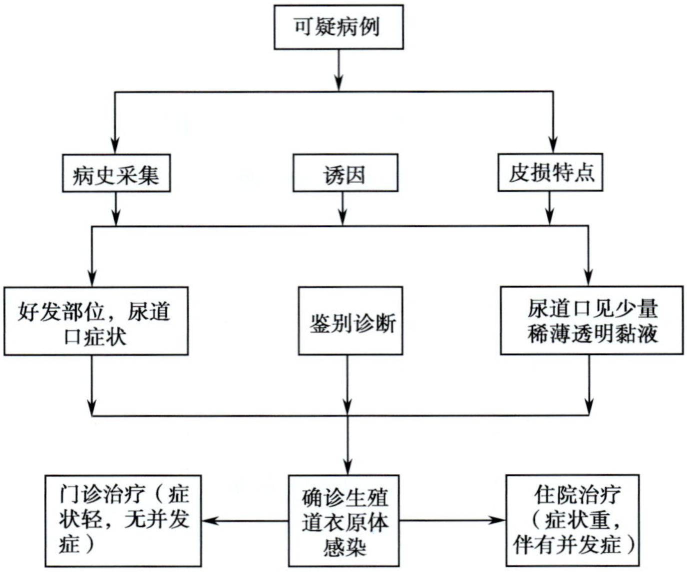

图 34-3-2　生殖道衣原体感染诊疗流程

（李智铭）

第四节　尖锐湿疣

门诊病历摘要

患者，女，28 岁，外阴、肛周菜花状赘生物 4 个月，无瘙痒或疼痛等不适。有多个性伴侣和肛交史。查体：患者两侧大小阴唇、阴道口、肛周多发菜花状或鸡冠状赘生物，呈肤色或褐色，表面粗糙，部分融合呈斑块（图 34-4-1）。

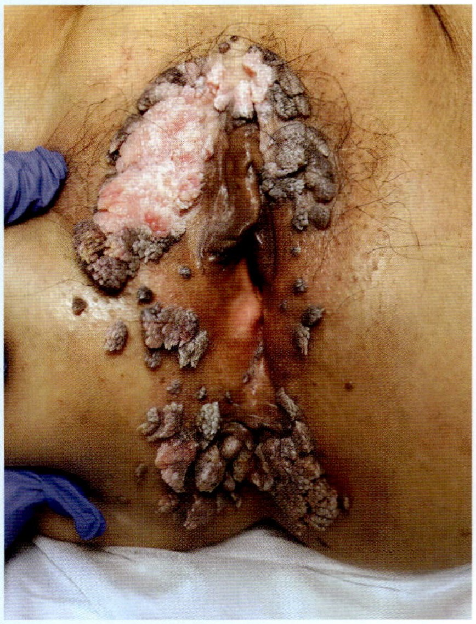

图 34-4-1　（外阴、肛周）菜花状赘生物

【问题 1】该患者体格检查应注意哪些方面？

对于女性肛门生殖器部位的赘生物，体格检查应注意以下几个方面：①皮损的形状、大小、数量及累及的解剖部位。使用窥阴器或阴道镜检查阴道及宫颈是否受累，有肛周皮损和肛交史需进行肛门镜检查，有尿道口皮损者需使用尿道镜或膀胱镜检查。值得注意的是，如果患者出现肛周疣状新生物，但否认肛交史，建议去除肛周疣体后，在有效保护创面的情况下进行肛内检查，防止人为将病毒带入肛内造成医源性感染，必要时需签署知情同意书；尿道内检查，也应重视防止医源性感染。②观察赘生物表面是否有出血、溃疡或浸润性生长，警惕癌变可能。③检查双侧腹股沟淋巴结和阴道分泌物性状等。

【问题 2】该患者确诊需要进行哪些实验室检查？

临床诊断一般依靠皮疹特征结合病史即可，进一步确诊需要结合醋酸白试验和组织病理学等辅助手段。有条件者建议完善 HPV 定量分型检测。

知识点

尖锐湿疣辅助检查的具体操作

1. 醋酸白试验　生殖器皮肤或黏膜感染人乳头瘤病毒（human papilloma virus，HPV）后产生异常的角蛋白，可以被冰醋酸致白。使用棉签清除疣体表面分泌物后，外涂 5% 的冰醋酸，观察 2~5 分钟，若皮损变白，而周围正常组织不变色，则结果阳性。

2. 组织病理学检查　尖锐湿疣典型病理表现为表皮呈乳头瘤样增生，颗粒层和棘层上部可见挖空细胞，挖空细胞是其特征性的病理改变。需强调的是，虽然尖锐湿疣病变细胞位于表皮，但病理取材仍需取至真皮深层，以排除尖锐湿疣癌变可能。

3. HPV 定量分型检测　通过检测取材标本中每单位（如 1 万个）上皮细胞中所含某一型 HPV 的平均拷贝数（称为感染单位），可进行定量分析、比较和评估，并可跟踪随访。具体操作如下：清除表面分泌物，使用棉签在疣体或可疑病变表面保持一定的压力轻微旋转，使之充分接触，旋转 3~5 周。避免取材过程中发生出血。阳性结果可明确 HPV 分型和定量。

【问题 3】该患者醋酸白试验阳性，组织病理提示表皮上部灶状挖空细胞，细胞未见异型性（图 34-4-2），HPV 定量分型结果提示：HPV6 阳性，7.43×10^{5} 感染单位，下一步应该如何处理？

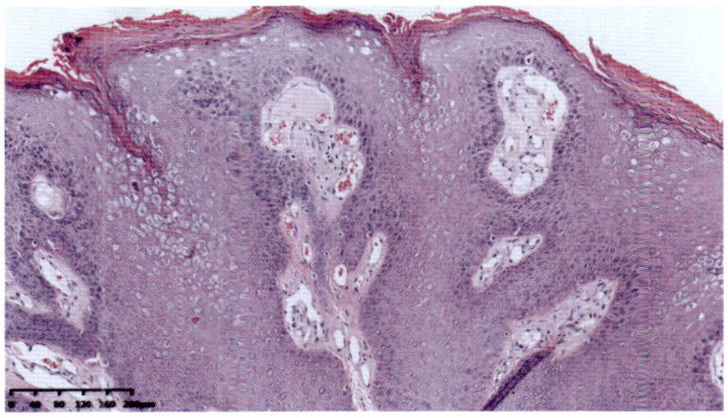

图 34-4-2　尖锐湿疣组织的病理改变

根据患者的临床表现、醋酸白试验、组织病理和 HPV 定量分型检测结果，诊断尖锐湿疣（condyloma acuminatum，CA）。处理如下：①与患者充分沟通，告知病情；②完善其他性传播疾病筛查，包括抽血查梅毒血清学试验和 HIV 抗体、留取阴道和宫颈和/或尿道分泌物进行淋球菌、支原体、衣原体、真菌和滴虫等检查；③患者性伴侣同时接受检查了解有无性传播疾病；④告知患者可采用的治疗方法、疗效、不良反应和治疗成本，制订个体化的治疗方案（必要时签署知情同意书）；⑤定期复诊，通常 1~2 周复诊 1 次，4 周无复发可改为 1~2 个月复诊 1 次，连续 6 个月不复发视为治愈。

知识点

临床关键点

1. 约90%的尖锐湿疣是由低危型HPV6或HPV11型引起。HPV主要感染上皮组织，好发于生殖器、会阴、阴道、宫颈、尿道、肛周、直肠肛管和阴囊等部位的皮肤和黏膜，也可发生于口腔、咽喉、鼻腔或结膜等部位。

2. 本病的潜伏期一般为1~8个月，平均为3个月。

3. 皮损为单个或多个散在或群集的红色、灰白色或褐色丘疹、斑块，可呈乳头状、菜花状(图34-4-3)、鸡冠状，表面可发生糜烂、结痂。少数患者疣体过度增生成为巨大型尖锐湿疣，部分可发生恶变(图34-4-4)。

4. 本病极易复发，潜伏感染或亚临床感染是尖锐湿疣复发的主要原因之一。

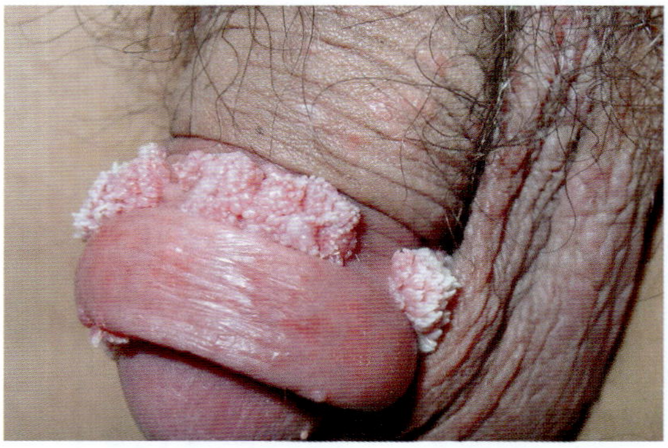

图34-4-3 (阴茎)菜花状尖锐湿疣

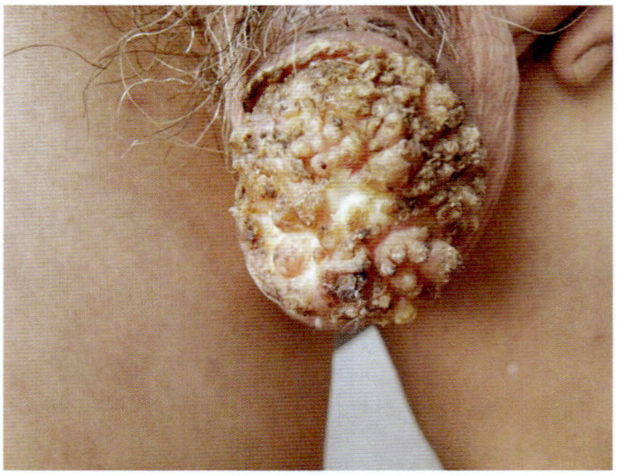

图34-4-4 (龟头)尖锐湿疣癌变

【问题4】尖锐湿疣应该与哪些疾病进行鉴别?

需要鉴别的疾病包括假性湿疣(女性)、阴茎珍珠状丘疹(男性)、皮脂腺异位症、汗管瘤、脂溢性角化病、鲍恩病样丘疹病、鳞状细胞癌、顶泌汗腺痒疹、传染性软疣、扁平湿疣等。结合皮肤组织病理和HPV定量分型检测可明确诊断。

【问题5】治疗原则是什么?

尖锐湿疣的治疗原则是完整去除疣体，消除疣体周围HPV潜伏感染和亚临床感染，防止复发。物理治疗和外用药物治疗是尖锐湿疣主要的治疗方法。

知识点

尖锐湿疣的治疗和预防

1. 医院外治疗

(1)0.5%鬼臼毒素酊(或0.15%鬼臼毒素乳膏)：外涂于疣体表面，2次/d，连续3日后停药4日，7日为一个疗程。每次用药1~4小时后清洗用药部位，单次治疗总面积不超过10cm^2，每日用药总量不超过0.5ml。如疣体未完全脱落可重复治疗，但一般不超过3个疗程。超过一半的患者在用药后可出现红斑伴烧灼感和刺痛感，重者可出现糜烂。鬼臼毒素制剂禁用于妊娠期和哺乳期女性。

(2)5%咪喹莫特乳膏：5%咪喹莫特乳膏外涂于疣体表面，隔日睡前1次，每周3次，疗程最长可达16周。咪喹莫特乳膏用药10小时后应使用肥皂和清水清洗用药部位，以减轻局部刺激反应。该药主要的炎症反应包括局部红斑、糜烂和水疱等，少数患者可出现重度炎症反应。如出现不能耐受的症状可暂停用药，待症状好转后继续使用。不推荐用于妊娠期和哺乳期女性。

(3) 10% 或 15% 茶多酚软膏：该药在欧美国家指南中已被列为一线用药（欧洲：10% 乳膏；美国：15% 乳膏），但我国暂无该上市药物。每日外用 3 次，直至疣体脱落，一般不超过 16 周。用药后无须特殊清洗，不良反应与前两者类似。

2. 医院内治疗

(1) 液氮冷冻：平均大约 2 周治疗 1 次，直至疣体脱落。优点是操作简单、价格低廉。缺点是需反复多次治疗，疗效和副作用与操作者的临床技术密切相关。

(2) 手术治疗：包括高频电离子、射频、微波、切除术、激光等。局部麻醉后运用不同的外科方法完整去除疣体，达到治疗目的。优点是能迅速去除可见病变，损伤较小，疗效显著，可重复治疗。缺点是疼痛，且存在一定的复发率。

(3) 5- 氨基酮戊酸 - 光动力疗法（ALA-PDT）：是近年快速发展和广泛应用的一种新的治疗方法，具有疣体清除率高和复发率低等优点。有研究显示 1~4 次光动力治疗后疣体完全清除率达 98.2%，复发率仅为 3.6%。缺点是价格较昂贵和局部疼痛等不适。具体操作方法：先利用上述外科方法完整去除疣体，将新鲜配置的 20%5-ALA 溶液均匀涂抹于术后创面，用保鲜膜及纱布封包，3~4 小时后拆开，以 635nm 半导体激光或 LED 光源照射治疗（能量密度一般为 80~120J/cm²，照射时间常规为 30 分钟，应根据患者耐受程度和疾病疗效给予适当调整）；每周 1 次，连续 3 次为一个疗程，视病情可完成 4~6 次治疗。每次治疗前需仔细评估病情，若有新发疣体则重复上述过程，直至疣体完全消退和 HPV 转阴。

3. 妊娠尖锐湿疣治疗　鬼臼毒素和咪喹莫特制剂禁用于妊娠期女性。由于妊娠期体内激素水平变化和局部免疫功能减弱等影响，疣体常迅速生长，且 HPV 感染可增加新生儿呼吸道乳头瘤病的风险，建议及时采用物理治疗（包括液氮冷冻和手术等）快速去除疣体。必要时请妇产科会诊协助治疗，密切随访。

4. 免疫功能下降者尖锐湿疣治疗　临床上免疫功能下降多见于 HIV 感染者或治疗和移植后长期接受免疫抑制治疗的患者，其尖锐湿疣治疗疗效较差，复发率较高，且有报道此类患者更易发生尖锐湿疣癌变。因此，临床上需常规进行病理检查排除恶性肿瘤可能。目前暂无统一治疗方法，建议在积极抗 HIV 治疗或适当调整免疫抑制剂的情况下，手术 + 足量足疗程的光动力疗法有望提高治愈率。

5. HPV 疫苗　目前共有 2 种 HPV 疫苗可预防尖锐湿疣的发生，包括 4 价疫苗（HPV6/11/16/18 型）和 9 价疫苗（9 价重组人乳头瘤病毒疫苗，HPV6/11/16/18/31/33/45/52/58 型）。6 个月内分 3 次接种疫苗（0，1/2 个月，6 个月），3 次接种应注射相同的疫苗产品。根据 2015 年美国性传播疾病治疗指南，除了孕妇和大于 26 岁的人群外，无论是否有尖锐湿疣病史或者 HPV 携带均推荐注射 HPV 疫苗。需要注意的是，HPV 疫苗对尖锐湿疣患者无治疗作用。

第五节　生殖器疱疹

门诊病历摘要

患者，男，35 岁，阴茎包皮红斑、水疱伴疼痛 3 日。患者 3 日前自觉阴茎冠状沟处灼痛感，随后出现红斑、水疱。近半月休息欠佳，皮疹发作前有饮酒史。病程中无发热、无口腔溃疡、无关节疼痛、无尿道分泌物流出。既往体健，无家族性及遗传性病史，无药物过敏史及传染病史。皮肤科检查：阴茎表面可见红斑上簇集性分布透亮小水疱（图 34-5-1）。

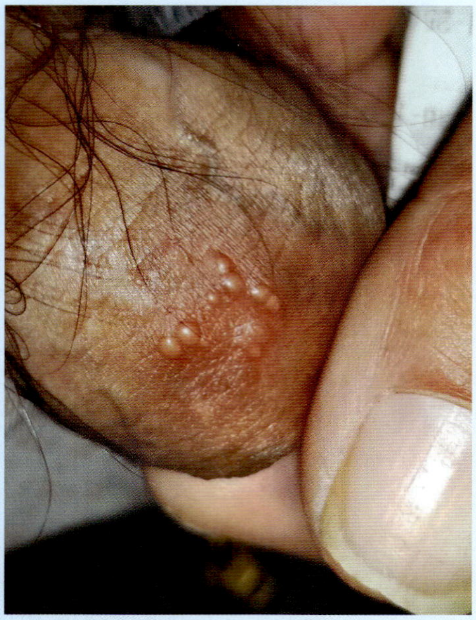

图 34-5-1 (阴茎)表面簇集性小水疱

【问题 1】根据临床皮疹表现,临床首先需要考虑的疾病类型有哪些?

临床表现为红斑基础上簇集性水疱,考虑为炎症性皮疹,常见的诱因包括过敏性、感染性、局部刺激性和自身免疫性疾病等多种情况。

【问题 2】患者皮损以疼痛为主,无瘙痒,对于生殖器部位的疼痛性水疱临床需要考虑的疾病有哪些?

生殖器部位出现疼痛性红斑、水疱,需要考虑生殖器疱疹(genital herpes,GH)、带状疱疹、接触性皮炎和药疹等疾病。有时临床表现不典型,水疱已破裂,遗留潮湿糜烂面,或者继发感染形成溃疡,需与外伤性生殖器溃疡、白塞病、硬下疳、软下疳等疾病相鉴别。

鉴别诊断如下:

1. 带状疱疹 表现为单侧沿皮神经分布的红斑,上覆群集性水疱,多伴疼痛,皮疹一般不超过身体中线,对侧皮肤无类似皮疹。疱液查水痘 - 带状疱疹病毒 DNA 阳性。

2. 接触性皮炎 有明确致敏物质接触史,皮损表现为红斑、水疱、渗液、结痂,红斑形状与接触物形状较为一致,伴有瘙痒。如继发糜烂可出现疼痛。再次接触致敏物质可再次发病,抗过敏治疗有效。实验室检查无单纯疱疹病毒(herpes simplex virus,HSV)感染依据。

3. 药疹 多有明确用药史,除了生殖器部位,躯干、四肢也可出现红斑、水疱,伴瘙痒,如出现表皮剥脱或继发感染出现糜烂和溃疡时,可表现为疼痛。实验室检查无 HSV 感染依据。

4. 外伤性生殖器溃疡 多有明确外伤史,皮疹一般单发,不呈簇状分布,边缘较清晰,实验室检查无 HSV 感染依据。

5. 白塞病 表现为生殖器部位单发或多发的溃疡,基底凹凸不平,常伴脓性分泌物和疼痛。病理学检查提示白细胞碎裂性血管炎,激素治疗有效。皮损无水疱表现,实验室检查无 HSV 感染依据。

6. 一期梅毒(硬下疳) 表现为生殖器糜烂或溃疡,基底干净,触之呈软骨样硬度,常为单个损害,不痛,在暗视野显微镜下可见梅毒螺旋体,梅毒血清学试验阳性。

7. 软下疳 可表现为与生殖器疱疹相似的溃疡,但较深,溃疡呈潜行性,可伴有疼痛性腹股沟淋巴结炎。涂片可查到革兰氏阴性杆菌,培养可查到杜克雷嗜血分枝杆菌。

知识点

单纯疱疹病毒

疱疹病毒是一类具有包膜、结构复杂的DNA病毒。HSV属于人类疱疹病毒α亚科，人是它的天然宿主。HSV直径150~200nm，长约150kb基因组，中心为双链线性DNA构成的核心，外覆162个壳粒，呈立体对称二十面体，其外再包以含有多种病毒特异糖蛋白的脂质被膜。HSV有10余种包膜蛋白，其功能与病毒吸附、入侵和刺激机体免疫反应有关。

HSV分为HSV-1和HSV-2两种血清型，两者之间的核苷酸序列同源性达47%~50%，两者的基因组结构基本相同，因而在血清反应中易出现交叉反应。两者病理生理相同，但生物学、血清学和致病性差异很大。HSV-1多由唾液感染，常见于口、咽、鼻、眼周皮肤黏膜等部位，而HSV-2几乎都是通过性传播感染，常见于生殖器及其附近的皮肤黏膜，引起生殖器疱疹。

HSV对热敏感，但耐低温，在50~52℃水中可迅速灭活，-70℃时可存活数月。HSV对甲醛、乙醇、乙醚、氯仿等化学消毒剂及氧化剂敏感，紫外线照射对HSV有灭活作用。HSV可感染家兔、小鼠、豚鼠和鸡胚绒毛尿囊膜。在豚鼠胚成纤维细胞上，HSV-1感染形成小空斑，空斑边缘多不整齐，HSV-2感染则形成较大空斑，且空斑边缘多较整齐。

【问题3】进一步询问患者病史，诊断考虑什么？需要做什么实验室检查？

补充病史发现患者有不洁性接触史和局部反复发作3年(平均1年复发6次)等病史，根据该患者的病史和典型的临床表现，目前的临床诊断：复发性生殖器疱疹。需要完善单纯疱疹病毒检查和其他性传播疾病筛查。

1. 生殖器疱疹的临床诊断缺乏敏感性和特异性。许多HSV感染缺乏典型的疼痛性多发性水疱或溃疡性皮损。临床诊断生殖器疱疹时有必要进行实验室病原学检测(病毒培养、PCR、直接荧光抗体和HSV类型特异性血清学检查)。依据不同的临床表现选择不同的检测方法，确定疱疹病毒类型有助于患者治疗和预后判断。

2. 病毒检测　活动期患者优选细胞培养和PCR检测，后者总体的敏感性和特异性较高。但由于感染患者排毒为间歇性，培养或PCR检测阴性并不一定代表不存在感染。通过对患者生殖器溃疡或其他黏膜与皮损处组织或细胞培养可检测出HSV，但培养的敏感性低，对复发感染者的培养敏感性更低。

3. 血清学检测　血清学抗体诊断疱疹病毒感染的敏感性低于特异性。对多性伴侣、人类免疫缺陷病毒(HIV)感染和男男性接触人群(MSM)等HIV感染高危患者所做的STD检测应包括HSV抗体和病原学检测。

知识点

复发性生殖器疱疹

复发性生殖器疱疹的皮损部位、症状、体征一般只局限于生殖器部位，疼痛、瘙痒的程度为轻到中度，复发病程短于首次发作。约60%的患者发作前有前驱症状，局部有轻度瘙痒、烧灼或刺痛感，多局限于一侧生殖器部位，此后在红斑基础上发生水疱，发生溃疡时伴疼痛。从出现水疱到结痂出现上皮重新形成的平均时间为6~10日。20%的患者发作时只有前驱症状，未出现病变，可能与患者的免疫功能较强有关。

女性患者的临床症状往往重于男性患者，表现为疼痛的发作次数和严重程度超过男性，25%的女性可伴有排尿困难及宫颈感染。疲劳、月经、外伤、其他感染、饮酒、精神紧张等可能是诱发因素。

复发的频率取决于初次发作的严重程度和持续时间、感染的血清型和宿主的健康状态。男性复发率高于女性，一般在原发疱疹消退后1~4个月内发作，多数患者第1年复发5~8次，以后减少，水疱也逐渐减少且局限。在原发HSV-2感染后，有20%的患者有10次以上的复发。

患者的临床表现个体差异较大，每个患者及同一患者每次发作的严重程度和持续时间存在很大的变异，有时仅出现1~2个皮损持续2~3日，而有时皮损较多可持续2周余。

【问题 4】生殖器疱疹的流行病学情况如何?

生殖器疱疹于 1736 年由 John Astruc 首次描述,1754 年被确认为性病的一种,1967 年 Nahmias 证实 HSV-2 为主要病原体。目前生殖器疱疹的发病率较高,据世界卫生组织估计,全世界每年有 2 500 万新发病例,且复发率高,位居性病的第四位。由于生殖器疱疹患者中有临床症状者不足 40%~50%,故实际生殖器疱疹病例数可能更多。在欧美,生殖器疱疹已成为常见性传播疾病之一,仅次于非淋球菌性尿道炎和淋病而居第三位。近年在美国总人口中 HSV-2 血清流行率达 23%,在最近 10 年中增加了 1/3,而在性病诊所就诊者中,血清流行率女性高达 40%~50%,男性高达 30%~40%。我国自 20 世纪 90 年代起就有生殖器疱疹报告,近年来生殖器疱疹的发病率明显增加,2000 年上半年比 1999 年同期增加 43.22%,由于许多有症状的患者未就诊,无症状 HSV-2 感染又较常见,因此目前我国生殖器疱疹的确切流行情况难以估计。

血清流行病学调查显示,世界各地 HSV-2 感染率均呈显著增高趋势,而 20~30 岁年龄组血清流行率最高。在中国 15~30 岁人群 HSV-1 抗体阳性率可高达 90%,在发达国家抗体阳性率为 50%~60%,HSV-1 原发感染后获得的免疫力可缩短 HSV-2 原发感染的病程和减轻其临床症状。HSV-1 所致的生殖器疱疹约占 10%,近年来的研究显示比例逐渐增大,近期美国的研究表明有 20%~40% 的原发生殖器疱疹由 HSV-1 引起。

【问题 5】生殖器疱疹的易感危险因素有哪些?

生殖器疱疹的广泛流行,一方面由于患者个体差异、临床表现变化多样、不典型及无症状感染,而易被人们忽视;另一方面与人口因素、社会因素及艾滋病的流行等因素有关。

女性因生理解剖结构的特点,具有更多的易感黏膜区域。19~39 岁是生殖器疱疹的高发年龄。在世界范围内,黑色人种感染率更高,发展中国家高于发达国家。HSV-1 抗体阴性者更易感染 HSV-2。既往有生殖器感染或性传播疾病史者与 HSV-2 感染具有相关性。此外,有研究显示吸烟、嗜酒、免疫功能、教育状况、经济收入、包皮环切手术等也与生殖器疱疹有相关性。

【问题 6】对于仅在包皮、龟头处反复出现的疼痛性裂隙、少许糜烂面的患者,临床上需要排除生殖器疱疹吗?

临床医生要有足够的认识及高度警惕性。无症状感染者、不典型或未识别症状的生殖器疱疹仍有较大的传染性,对于生殖器部位的不典型皮疹要完善鉴别诊断和病原学检查。

由于无症状感染者、不典型或未识别症状的生殖器疱疹患者其性活动依旧,已成为该病的主要传染源。大部分无症状感染是由于感染者未能识别 HSV 感染后的相关症状。临床医生对生殖器疱疹的不典型症状认识不足,有时忽略了 HSV 感染症状,易误诊为其他疾病。有研究发现有 57% 的 HSV-2 血清阳性的女性初始否认有生殖器疱疹病史,但经进一步咨询指导后证实有 HSV 感染的相关症状。对于包皮、龟头处反复出现的疼痛性裂隙、少许糜烂面要高度警惕是否为生殖器疱疹。

知识点

生殖器疱疹美国 CDC 诊断标准

临床诊断标准:有不安全性行为、自身或性伴侣感染史,同时具有典型临床表现,不典型皮损需结合病原学检查确诊。

病原学诊断标准:临床诊断标准加上实验室病原学检查结果阳性。

知识点

妊娠期生殖器疱疹

妊娠期生殖器疱疹的临床表现(如发病率、病程、全身症状、疼痛等)与非妊娠期相同。但妊娠期生殖器疱疹临床症状的复发频率、宫颈炎的发病率、排毒持续时间及新生儿的感染率等在首次感染和复发感染患者之间是有差异的。有研究表明,与原发感染 HSV 的孕妇相比,血清学检测和临床证实为非原发感染的孕妇其症状较轻,甚至无症状。复发的频率和严重程度可随孕期加重,有报道一例妊娠期播散性 HSV 感染导致发热、肺炎、呼吸衰竭、白细胞减少、弥散性血管内凝血、无黄疸型肝炎、感染性休克、急性肾衰竭,患者最后死亡,尸检显示肝脏广泛性坏死且免疫组化示 HSV 抗原阳性。

妊娠期 HSV 通常会在临产和分娩过程中传染给新生儿,由新生儿直接接触肛周和生殖器感染部位排出的病毒所致,可增加自发流产和早产的发病率。临近分娩时新获得的生殖器 HSV 感染是传染给新生儿的主要危险因素,较复发性生殖器疱疹患者在分娩时传染给新生儿的风险明显升高。在妊娠后期生殖器首次感染 HSV 的孕妇,母婴传播危险性较高(30%~50%),而既往有疱疹复发病史的孕妇及妊娠早期感染 HSV 者,母婴传播危险性较低(3%)。这可能是由于既往感染产生的 HSV 抗体通过胎盘传给胎儿产生被动性免疫保护作用和病毒排出时间短、浓度低。研究发现有严重神经系统 HSV-2 感染的婴儿体内只有低浓度的中和抗体,在原发感染孕妇由于 HSV 的血行播散及绒毛膜羊膜炎增加了新生儿的感染率。由于在临产时和接近临产时胎儿感染 HSV 的风险最高,因此临产时行为指导及剖宫产的应用使新生儿疱疹的发病率有较大的降低。

【问题 7】生殖器疱疹该如何治疗?

思路 1:原发性生殖器疱疹的常规治疗可用阿昔洛韦 0.2g,5 次 /d;或伐昔洛韦 0.3g,2 次 /d;泛昔洛韦 0.25g,3 次 /d,连服 7~10 日。如治疗 10 日没有完全治愈可适当延长治疗时间。较多研究显示三者在改善症状、缩短病期方面无显著差异。大量研究显示原发性生殖器疱疹治疗并不能减少复发的频率。

思路 2:复发性生殖器疱疹的治疗宜在出现前驱症状或损害出现 24 小时内开始治疗,但目前人体 HSV 感染后如何选择合适给药时机的相关研究很少。常规治疗可用阿昔洛韦、伐昔洛韦或泛昔洛韦,连服 5 日。为减少复发次数,美国疾病控制与预防中心推荐采用抑制疗法:阿昔洛韦 0.4g,2 次 /d;或复发 <10 次 / 年者,伐昔洛韦 0.5g,1 次 /d,复发≥ 10 次 / 年者,伐昔洛韦 1g,1 次 /d;或泛昔洛韦 0.25g,2 次 /d。以上药物需长期服用。

思路 3:妊娠期生殖器疱疹的治疗目标是减少在产程开始时由于皮损活动而需手术分娩及减少新生儿感染的危险性,对于 HSV 血清阳性而无生殖器疱疹病史,也应提供抑制性治疗。目前推荐的抑制疗法是在妊娠 36 周直到分娩口服阿昔洛韦 0.4g,2 次 /d,可明显降低有 HSV 感染史的孕妇在分娩时生殖器疱疹发病率,对接受阿昔洛韦治疗的孕妇及胎儿的研究显示目前尚无阿昔洛韦致畸的证据。

孕妇在临产或胎膜破裂时有复发性生殖器疱疹表现者,宜采用剖宫产分娩,临床试验显示妊娠晚期接受抑制疗法的生殖器疱疹患者剖宫产术比例减少,并且胎儿及 HSV 阴性的性伴侣的感染率降低。有学者对妊娠期 HSV-2 血清学试验和抗病毒治疗进行了费用效益分析,提出应对孕妇进行 HSV-2 血清学检测。泛昔洛韦在妊娠期的应用尚在评价中,目前为妊娠期推荐的 B 类药物。感染 HSV 尚可导致生殖器外疾病,抗 HSV 治疗可参考前述方案,同时加强对并发症的处理。需注意的是,外阴、阴道、宫颈外的远隔部位复发性皮损不是剖宫产术的指征。

目前尚无有效的针对 HSV 感染的预防性或治疗性疫苗,HSV 疫苗研发的主要障碍在于介导针对 HSV 保护性免疫的相关特征仍不十分明确,疫苗研发仍在进行中。

第六节 细菌性阴道病

门诊病历摘要

患者,女,25 岁,反复阴道分泌物增多伴异臭 8 个月。曾在外院诊断为"阴道炎"并间断使用硝酸咪康唑(达克宁)栓剂、甲硝唑栓剂等阴道内给药治疗,症状有所缓解但易反复。患者有多个性伴侣,经常行阴道冲洗,无外阴阴道疼痛、瘙痒等刺激症状。皮肤科检查:阴道和宫颈无明显充血、红肿,阴道内及阴道壁表面稀薄而均匀一致的灰白色分泌物,可闻及鱼腥样气味。

【问题 1】根据患者的症状及体征,临床首先需要考虑的疾病有哪些?

患者为青年女性,慢性病程,以反复阴道分泌物增多伴有异臭为主要临床症状,有多个性伴侣,临床上需考虑细菌性阴道病、外阴阴道念珠菌病和滴虫性阴道病等疾病。结合患者特征性的阴道分泌物，且有不规范外用抗生素栓剂、反复阴道冲洗和多个性伴侣等高危因素，首先考虑细菌性阴道病（bacterial vaginosis）。

本病需与外阴阴道念珠菌病、滴虫性阴道病相鉴别，三者均可表现为阴道分泌物增多，但其临床症状和分泌物性状各有特征，可以此鉴别。外阴阴道念珠菌病患者外阴常有瘙痒感，查体可见外阴、阴道黏膜充血、红肿，甚至可有糜烂和浅表溃疡，阴道内有白色凝乳状或豆渣样分泌物，阴道壁附着有白色薄膜状物。滴虫性阴道病患者外阴可有瘙痒、灼热感，外阴可见水肿或红斑，阴道充血、分泌物增多，从少量、稀薄到大量且稠厚不等，典型病例可出现大量泡沫状黄绿色分泌物并常有腥臭味，宫颈充血、水肿，少数感染者有宫颈上皮广泛糜烂和点状出血，称为"草莓样"宫颈。但在慢性期，两者临床常与细菌性阴道病难以鉴别，需完善阴道分泌物的辅助检查。

【问题 2】患者需要进一步进行哪些检查？

根据细菌性阴道病的诊断标准，需留取患者阴道分泌物进行 pH 测定和镜检。该患者检查结果提示：阴道分泌物 pH 6.0；显微镜检查阴道分泌物盐水湿片及涂片革兰氏染色可见线索细胞，未见真菌及滴虫。

知识点

细菌性阴道病的诊断标准

以下 4 个指标中满足第 4 项和其他任何 2 个指标即可诊断细菌性阴道病：

1. 阴道壁上附有稀薄而均匀一致的白色分泌物。
2. 阴道分泌物的 pH>4.5。
3. 阴道分泌物嗅试验（胺试验）阳性。
4. 阴道分泌物镜检线索细胞阳性。

因此，该患者满足 1、2、4 项，可确诊为细菌性阴道病。

【问题 3】患者的诊断和处理中有何问题？如何有效防止复发？

细菌性阴道病是由于阴道正常菌群的生态平衡发生紊乱，优势菌群如产生过氧化氢的乳酸杆菌数量减少或功能下降，其他微生物过度生长，引起的以阴道分泌物增多且伴有鱼腥样气味为特征的一种临床综合征，属内源性感染，发病与多性伴侣、反复阴道冲洗等相关，这是患者反复发作的原因之一。

与细菌性阴道病相关的病原体包括阴道加德纳菌、厌氧菌如解脲拟杆菌、具核梭形杆菌、胨链球菌、游动钩菌属及人型支原体等，因此治疗需足量针对性用药。细菌性阴道病治疗后可以达到 80% 以上的治愈率，但在 1 年内可有 80% 的复发率，该患者未接受正规足量的抗感染治疗是其反复发作的另一重要原因。

知识点

细菌性阴道病的治疗

推荐方案：甲硝唑 400mg，口服，2 次 /d，共 7 日；或甲硝唑阴道栓（片），200mg，阴道内给药，每晚 1 次，共 5~7 日；或 2% 克林霉素膏 5g，阴道内给药，每晚 1 次，共 7 日。

替代方案：克林霉素 300mg，口服，2 次 /d，共 7 日。

可适当选用阴道微生态调节剂协助恢复阴道内菌群平衡，可有效防止疾病的再发和复发。

妊娠期用药方案：甲硝唑 400mg，口服，2 次 /d，共 7 日。尽管现有资料表明甲硝唑无致畸作用，但临床中需执行患者知情同意，权衡利弊，特别是妊娠最初 3 个月应慎用；或克林霉素 300mg，口服，2 次 /d，共 7 日。

哺乳期用药方案：建议局部外用药治疗，尽量避免系统用药。

第七节　滴虫性阴道病

门诊病历摘要

患者，女，32 岁，已婚。阴道瘙痒、灼热感伴白带增多 1 周。患者 1 周前自觉阴道内瘙痒和灼热感，白带量多且有腥臭味，并有性交疼痛。患者 2 周前有公共澡堂洗浴史，其丈夫近 2 日亦有尿道刺痒不适感。本人及其丈夫均否认有不洁性交史。皮肤科检查：阴道黏膜充血伴有触痛，阴道内大量黄绿色腥臭味分泌物，宫颈散在出血呈“草莓样斑点”。

【问题 1】通过上述问诊及查体，首先考虑什么疾病？

根据阴道瘙痒和灼热感、白带增多及阴道内黄绿色腥臭味分泌物等症状及体征，首先考虑滴虫性阴道病(trichomonal vaginosis)。该病是由阴道毛滴虫感染引起，是一种主要通过性交传播的寄生虫疾病，也可通过公共场所等不卫生接触引起，具有传染性。

知识点

滴虫性阴道病的临床表现

主要症状为黄绿色泡沫样白带增多与外阴瘙痒和灼热感。白带稀薄并有腥臭，若合并细菌感染则呈脓状白带并伴臭味，阴道黏膜出血时常呈赤带。白带量多，常积于后穹窿内，有时亦可溢出阴道口。瘙痒部位主要在阴道口及外阴，灼痛、性交痛常见。阴道检查可见阴道黏膜充血，触痛明显，宫颈红肿、出血呈“草莓样斑点”。少数患者可有腰骶部酸痛和月经不调。阴道毛滴虫如寄生在尿道和膀胱内可产生滴虫性尿道膀胱炎，患者有尿频、尿急、尿痛、间歇性血尿、尿线中断、尿潴留和尿道红肿等症状。男性毛滴虫感染表现轻微，可有程度不同的尿道刺痒不适感，排尿时加重，可出现排尿困难，有黄白色脓性分泌物流出，严重时出现后尿道炎、膀胱炎。

【问题 2】需要哪些实验室检查明确诊断？

临床上常用的是病原学方法，较简便，但多存在敏感性不高的局限性。免疫学和分子生物学的方法操作较复杂，但可为临床诊断提供帮助。

知识点

滴虫性阴道病的实验室检查及评价

病原学方法：

1. 悬滴法　将取得标本的棉拭子置于含有 0.5~1.0ml 温生理盐水的试管内，摇匀制成悬液，取一滴悬液，涂成薄片，立即镜检，找到活动的毛滴虫即可作为诊断依据，冬天操作时要注意维持室温在 20℃左右。敏感性 60%~70%。

2. 生理盐水直接涂片法(湿片法)　取阴道后穹窿或尿道分泌物及尿液沉淀物，对男性可用前列腺液，用生理盐水直接涂片，湿片镜检。据报道该法敏感度为 35%~80%。湿片法技术条件简单，易于实施，缺点是该法只能检测活虫，检测结果与操作人员技术熟练程度有关。

3. PAP 涂片法及其他染色　PAP 涂片法为妇科检查阴道毛滴虫病的细胞学常用方法。将取得标本涂片、干燥，镜检找虫体，检出率较高，有报道达 90% 以上。其他还有瑞氏、吉姆萨染色及吖啶橙染色法等，其敏感性与 PAP 相似。

4. 培养法　被认为是诊断阴道毛滴虫病的“金标准”。常用的培养基有肝浸汤培养基和蛋黄浸液培养基。把标本接种于培养基内，置 37℃孵育 48 小时后，镜检。此法敏感，检出率可达 90%~93%，尤适用于轻症者、无症状携带者或慢性感染者。

5. 其他辅助检查　免疫学方法（酶联免疫吸附法、直接荧光抗体法、免疫层析试验等）被用来检测阴道毛滴虫抗原。分子生物学方法（DNA 原位杂交、核酸探针检测技术、PCR 技术等）也有应用，但操作较烦琐，对实验室要求高。美国 FDA 批准诊断女性滴虫病的试验包括 OSOM 滴虫快速检测（即免疫层析毛细管型流动试纸技术）和 VP Ⅲ型微生物确认试验，后者为核苷酸探针试验，可用于检测阴道毛滴虫、阴道加德纳菌和白念珠菌。

【问题 3】该患者最终诊断什么病？发病机制是什么？

取患者阴道后穹窿白带，湿片法检测到大量阴道毛滴虫，确诊为滴虫性阴道病。阴道毛滴虫在涂片上形态不定，有梨形、圆形、椭圆形及不规则的长棒形等；体积不一致，小的与白细胞相近，大的可达白细胞的 2~3 倍。它是一种鞭毛虫，前端有 5 颗排列成环形的毛基体，前排 2 颗毛基体共引出 5 根鞭毛，其中前鞭毛 4 根，后鞭毛 1 根。后鞭毛由前向后与细胞质相连，形成波动膜。

阴道毛滴虫的致病力与虫株毒力、宿主生理状况、阴道内细菌菌群分布等密切相关。从急性和亚急性阴道毛滴虫病患者分离出的虫株毒力一般强于慢性病例虫株。宿主卵巢功能减退直接影响阴道黏膜厚度，使阴道黏膜变薄脆并有小出血点；糖原减少使阴道乳酸杆菌生存抑制影响乳酸生成，阴道由酸性趋向于中性或碱性，其他细菌大量繁殖，阴道清洁度下降促使阴道毛滴虫寄生发病。

月经后阴道 pH 接近中性，富含血清成分有利滴虫繁殖，所以妊娠和月经后女性感染率与发病率较高。此外，疲劳、感冒、肠道功能紊乱等均可以使人体抵抗力降低而引发本病。阴道毛滴虫可吞噬精子，并在阴道内产生大量分泌物，均可妨碍精子存活，因而有些学者认为可引起不孕症。阴道前庭、阴道黏膜及宫颈可见充血水肿或散在出血点。阴道壁，尤其是后穹窿有红色小颗粒凸起，称“草莓样斑点”，为炎症部位血管扩张所致。病理组织学显示阴道黏膜覆盖一层凝固性物质，内含阴道毛滴虫、白细胞和红细胞。虫体不侵入完整的上皮细胞，故阴道上皮细胞一般是完整的，但由于虫体在细胞间移行，使有些细胞边缘呈腐蚀现象，阴道黏膜上皮细胞上有时可见出血点。表皮下层有淋巴细胞及浆细胞浸润，此处亦可见明显的坏死区，并可扩散到表面。在坏死区中常可发现虫体。

【问题 4】本病须与其他哪些疾病相鉴别？

阴道炎可有多种病因，其中滴虫性阴道炎是最常见疾病之一，可根据症状、体征，特别是需要相关的实验室检查予以明确，而且要注意的是几种疾病可同时存在。

知识点

滴虫性阴道病的鉴别诊断

1. 细菌性阴道病　阴道分泌物常伴鱼腥样气味且 pH>4.5，同滴虫病相似。但细菌性阴道病患者一般无外阴刺激症状，阴道无充血，分泌物为稀薄而均匀一致的灰白色，不呈黄绿色泡沫样，胺试验阳性，镜检线索细胞阳性。

2. 念珠菌性阴道炎　常有外阴痒和/或刺激症状，检查可见外阴炎，阴道黏膜潮红、糜烂甚至出现浅表溃疡，阴道分泌物呈奶酪样凝块或豆渣样，pH<4.5，胺试验阴性，分泌物涂片镜检可见假菌丝和芽生孢子。

本病还须与阴道的其他病原体感染，如淋球菌、衣原体、支原体等感染引起的阴道炎相鉴别，一般可根据病原学检查加以区别。

【问题 5】此患者应如何治疗？

大多数患者感染本病后并不出现临床症状，称为无症状带虫者。这种带虫者既是传染源，又可在条件适宜时发病，对滴虫检查阳性的患者无论有无症状均应进行治疗。

知识点

滴虫性阴道病的治疗

1. 局部治疗 由于滴虫性阴道病易合并泌尿系和前庭大腺等其他部位的滴虫感染，故原则上不推荐局部用药。对于不能耐受系统用药者，可选择局部阴道内给药，可有效缓解局部症状，但不能彻底杀灭虫体，停药后易复发。

2. 全身治疗 适用于所有阴道毛滴虫感染患者、男性泌尿生殖道滴虫感染及带虫者治疗。硝基咪唑类是FDA批准用于治疗滴虫病的唯一药物种类。

推荐方案：甲硝唑2g，口服，共1次；或替硝唑2g口服，共1次。

替代方案：甲硝唑400mg，口服，2次/d，共7日。

注意：需要告知患者在应用甲硝唑后24小时及在应用替硝唑后72小时内戒酒。

甲硝唑方案对滴虫病的治愈率为90%~95%，替硝唑方案对滴虫病的治愈率为86%~100%。比较2g单剂量甲硝唑和2g单剂量替硝唑的疗效，替硝唑的疗效相当于或优于甲硝唑。

有少数阴道毛滴虫对甲硝唑的敏感性下降，但大多数阴道毛滴虫对替硝唑和高浓度甲硝唑敏感。对低浓度甲硝唑耐药的阴道毛滴虫占2%~5%。对高浓度甲硝唑耐药的阴道毛滴虫罕见。替硝唑有较长血浆半衰期，其在泌尿生殖器官组织中的浓度比甲硝唑高。同时，替硝唑的最低抑菌浓度较甲硝唑低。如果甲硝唑2g治疗失败，除外再感染后，可选用甲硝唑400mg口服，2次/d，共7日，或替硝唑2g单次治疗。如果上述治疗失败，考虑使用替硝唑或甲硝唑2g，1次/d，共5日。

对推荐治疗方案过敏或不耐受者选用硝基咪唑类以外的药物治疗，但疗效较低（≤50%）。

【问题6】如果此患者已怀孕或在哺乳期，如何治疗？

对患有滴虫性阴道病的孕妇应给予治疗以减轻症状，防止新生儿感染和病原体的传播。妊娠期及哺乳期女性均可应用甲硝唑，400mg，口服，2次/d，共7日。尽管现有资料表明甲硝唑无致畸胎作用，但临床中需执行患者知情同意，权衡利弊，特别是妊娠最初3个月应慎用。妊娠早期采用局部治疗可缓解症状，如克霉唑栓剂100mg，阴道内用药，1次/d，疗程7日。哺乳期口服甲硝唑2g顿服疗法，应中断哺乳24小时，服用替硝唑应中断哺乳3日。

【问题7】性伴侣如何治疗？

对性伴侣进行治疗可增加治愈率，减少病原体传播。按照流行病学治疗原则，在患者及其性伴侣治愈前应避免性接触，对性伴侣完善检查后给予上述规范治疗。

【问题8】如何判断是否治愈？

临床症状好转，如外阴刺激症状消失、阴道分泌物正常、实验室检查滴虫转为阴性可判断为治愈。治疗期间避免性接触，勤洗外阴，勤换内裤。反复发作者，在一次治愈后，待每次月经干净后，阴道局部用药1~2次，连续3个月，以巩固疗效。

【问题9】此患者如何进行随访？

治疗后如无临床症状无须随访。如有症状须随访，必要时夫妻双方同时检查和治疗。

第八节 艾 滋 病

门诊病历摘要

患者，男，24岁，大学生。因“腹泻3周，发热1周”于2018年5月18日就诊，主动要求检测HIV抗体。患者于1个月前无明显诱因出现发热、乏力、肌肉酸痛，发热时最高体温达37.7℃，自行口服头孢拉定无效，服用阿司匹林可暂时退热5小时左右。发热期间伴运动后气喘、心率快、恶心等症状，不伴关节疼痛。查血尿便常规，未见明显异常，予煎服中药治疗。2日后出现腹泻，水样大便，每日2~6次，怀疑中药副作用所致，即停中药并自服小檗碱（黄连素）治疗。3日后体温恢复正常，腹泻渐减轻但持续到20余日后才停止。患者自述近3年来在校内外共有7名男性性伴侣，固定或不固定，与每个伴侣肛交次数1~10余次不等，多数戴安全套，患者肛交为主动方、被动方各半。2018 年 3 月份曾与两同性性交 5 次，均未戴安全套，目前这两人都已失去联系。患者有一定医学常识，每年都会至医院采集血样检查梅毒、艾滋病数次，最后一次检测是 2018 年 3 月 1 日，结果均为阴性。

门诊检查：T 36.9℃，P 80 次 /min，R 18 次 /min，BP 130/75mmHg，体格检查无异常。

血尿便常规、肝肾功能、血糖、血脂、淀粉酶均正常。超声提示胆囊壁毛糙，胆囊炎可能，肝脾正常。心电图正常。胸部 X 线片正常。

梅毒 RPR（-）、TPPA（-）、HIV 抗体初筛为阳性。血样送疾病预防控制中心做蛋白印迹试验（WB）复检为阳性（p17、p24、p66、p120、gp120 条带均阳性）。CD4 486 个 /μl，CD8 2 764 个 /μl，CD4/CD8 0.18，病毒载量 70 000 拷贝 /ml。

【问题 1】根据患者病史、临床表现和各种检查，如何考虑诊断？

根据流行病学史、临床表现及实验室检查进行综合分析，该患者诊断为典型的急性期人类免疫缺陷病毒（human immunodeficiency virus，HIV）感染。

知识点

HIV 感染的临床表现

从初始感染 HIV 到终末期是一个较为漫长复杂的过程，可分为急性期、无症状期和艾滋病期。

急性期 HIV 感染通常发生在初次感染 HIV 后 2~4 周。部分感染者出现病毒血症和免疫系统急性损伤所产生的临床症状，持续 1~3 周后缓解。临床表现以发热最为常见，可伴有咽痛、盗汗、恶心、呕吐、腹泻、皮疹、关节痛、淋巴结肿大及神经系统症状。此期在血液中可检出 HIV RNA 和 p24 抗原，而 HIV 抗体则在感染后数周才出现。$CD4^+$ T 淋巴细胞计数一过性减少，同时 CD4/CD8 亦可倒置。

急性期 HIV 感染患者近期内有流行病学史和临床表现，结合实验室 HIV 抗体由阴性转为阳性即可诊断，或仅实验室检查 HIV 抗体由阴性转为阳性即可诊断。

【问题 2】急性期 HIV 感染的诊断非常困难，该患者能得到早期诊断的关键在哪里？

尽管全球每日有 1.4 万名新的 HIV 感染者，但是大多数病例都未能在感染早期即被诊断。在 6 000 万 HIV 感染患者中，只有不到 1 000 例患者在发病 1 个月内得到确诊。由于与普通感冒的症状相似，且此时作为判断 HIV 感染最常用指标的 HIV 抗体往往是阴性的，当患者真的出现急性期症状时，大多会被误诊为病毒综合征，医生通常会告诉患者症状会自愈，而且这些症状的确会自愈。

在该病例中，患者较高的医学知识和自我保护意识，加上医生的临床详细问诊、丰富的专业经验、对实验室检查的复杂性和难解释性的把握，特别是四项与 HIV 感染急性期诊断有关指标（HIV RNA、p24 抗原、HIV-1 抗体和淋巴细胞）的适时准确检测，是诊断成功的关键。

【问题 3】给合该病例，概述有关 HIV 感染和艾滋病治疗的知识。

HIV 感染和艾滋病（acquired immunodeficiency syndrome，AIDS）的主要治疗包括高效抗反转录病毒治疗（highly active antiretroviral therapy，HAART，俗称“鸡尾酒疗法”）、机会性感染和并发症的防治。

治疗目标在于降低 HIV 相关并发症的发病率和病死率，降低非艾滋病相关疾病的发病率和病死率，使患者获得正常的期望寿命，改善生活质量；抑制病毒复制使病毒载量（HIV RNA）降低至检测下限；重建或者维持免疫功能；减少免疫重建炎症综合征；减少 HIV 的传播，预防母婴传播。

目前国际上抗反转录病毒治疗药物共有六大类 30 余种（包括复合制剂），分为核苷类反转录酶抑制剂（NRTI）、非核苷类反转录酶抑制剂（NNRTI）、蛋白酶抑制剂（PI）、整合酶链转移抑制剂（INSTI）、融合抑制剂（FI）及 CCR5 拮抗剂（MARAVIROC）。其中，CCR5 拮抗剂不推荐用于初治患者。融合抑制剂仅用于有耐多药病毒的患者。国内有 NNRTI、NRTI、PI 和 INSTI4 类，共 12 种，有替诺福韦（TDF）、齐多夫定（AZT）、拉米夫定（3TC）、依非韦伦（EFV）、奈韦拉平（NVP）、洛匹那韦 / 利托那韦（LPV/r）、去羟肌苷（ddI）、司坦夫定（d4T）、茚地那韦（IDV）、恩曲他滨（FTC）等。目前我国 ddI、d4T、IDV 已较少使用，近年 INSTI 已在国内可及，如拉替拉韦（RAL）、多替拉韦（DTG）等。我国的治疗方案选择比较有限，常用的方案是 2 种不同 NRTI（TDF/

AZT+3TC)+1 种 NNRTI(EFV/NVP,一线治疗)或 PI(LPV/r,二线治疗)。2018 年国家艾滋病诊疗指南已推荐,条件允许时可选用 2 种不同 NRTI+INSTI。

可通过病毒学和免疫学指标及临床症状判断疗效。治疗有效的指标包括治疗 4 周内病毒下降 1 个数量级以上,在治疗 3~6 个月病毒载量降至检测线以下;治疗 3 个月后 $CD4^+T$ 淋巴细胞数与治疗前相比增加 30% 或在治疗后 1 年 $CD4^+T$ 淋巴细胞数增加 $0.1 \times 10^9/L$ 以上。临床上最敏感的指标是体重增加,儿童感染者可观察身高、营养及发育改善情况,且机会性感染风险降低。

应掌握治疗指征和开始时机,选择治疗方案,进行抗病毒治疗监测、疗效评估、病毒耐药性检测、药物不良反应观察、药物浓度监测、换药标准和二线抗病毒治疗。

免疫重建炎症综合征(immune reconstitution inflammatory syndrome,IRIS)是指艾滋病患者在经 HAART 后免疫功能恢复过程中出现的一组临床综合征,主要表现为发热、潜伏感染的出现或原有感染的加重或恶化。多种潜伏性或活动性的机会性感染在 HAART 后均可发生 IRIS,如结核病及非结核分枝杆菌感染、肺孢子菌肺炎、弓形虫病、巨细胞病毒感染、水痘 - 带状疱疹病毒感染和新型隐球菌感染等;在合并乙型肝炎病毒和丙型肝炎病毒感染时,IRIS 可表现为病毒性肝炎的活动或加重。多出现在抗病毒治疗的前 3 个月内,需与原发或新发的机会性感染相鉴别。

知识点

获得性免疫缺陷综合征(AIDS)

获得性免疫缺陷综合征(AIDS)是由 HIV 感染引起传染性疾病。目前,AIDS 已成为继缺血性心脏病、脑血管疾病和急性呼吸道感染之后全球第四位人类死亡的原因。

2014 年 11 月,联合国艾滋病规划署明确提出至 2030 年结束艾滋病流行的"快速通道"目标,即 2020 年实现 90% 的 HIV 感染者被诊断,90% 的 HIV 感染者获得抗病毒治疗,90% 的接受抗病毒治疗者其病毒受到抑制。2030 年各项具体目标的完成比例将提高至 95%。

AIDS 的传播途径包括性接触、血液和母婴传播,其中 70% 的 HIV 感染经性接触传播。有研究显示,男性同性恋者发生一次无保护的性交后感染 HIV 的概率约为 1%,而男性传给女性的概率(0.05%~0.15%)稍高于女性传给男性(0.03%~0.09%)。20% 的 HIV 感染经血液传播,包括输血和静脉注射血制品及毒品。被 HIV 污染的针头刺伤皮肤或黏膜,单次感染率为 0.3%~0.5%。10% 的 HIV 感染经母婴传播。

面对 HIV 感染者,医护人员应该尊重患者隐私权,关心理解患者,不应冷落和歧视患者。

(曾 抗)

推荐阅读文献

相关诊疗指南和专家共识

［1］宋志强，郝飞．药物超敏反应综合征诊治专家共识．中华皮肤科杂志，2018, 51 (11): 787-790.

［2］张学军．皮肤性病学．9 版．北京：人民卫生出版社，2018.

［3］赵辨．中国临床皮肤病学．南京：江苏科学技术出版社，2010.

［4］中国医师协会皮肤科医师分会美容专业组．激素依赖性皮炎诊治指南．临床皮肤科杂志，2009, 38 (8): 549-550.

［5］中华医学会风湿病学分会．混合性结缔组织病诊断及治疗指南．中华风湿病学杂志，2011, 15 (1): 42-44.

［6］中华医学会皮肤性病学分会免疫学组．湿疹诊疗指南 (2011 年). 中华皮肤科杂志，2011, 44 (1): 5-6.

［7］中华医学会皮肤性病学分会免疫学组．中国特应性皮炎诊断和治疗指南 (2014 版). 中华皮肤科杂志，2014, 47 (7): 511-514.

［8］朱建建，陈静，鲁建云，等．妊娠疱疹．临床皮肤科杂志，2007, 36 (1): 32-33.

［9］AHN C, NEGUS D, HUANG W. Pyoderma gangrenosum: a review of pathogenesis and treatment. Expert Rev Clin Immunol, 2018, 14 (3): 225-233.

［10］ALAVI A, FRENCH LE, DAVIS MD, et al. Pyoderma gangrenosum: an update on pathophysiology, diagnosis and treatment. Am J Clin Dermatol, 2017, 18 (3): 355-372.

［11］AL-FOUZAN AWS, GALADARI I, OUMEISH I, et al. Herpes gestationis (pemphigoid gestationis). Clin Dermatol, 2006, 24 (2): 109-112.

［12］BOLOGNIA JL, JORIZZO JL, RAPINI RP. Dermatology. 2nd ed. Singapore: Elsevier, 2003.

［13］BRITO-ZERÓN P, PÉREZ-ALVAREZ R, PALLARÉS L, et al. Sarcoidosis: an update on current pharmacotherapy options and future directions. Expert Opin Pharmacother, 2016, 17 (18): 2431-2448.

［14］CASO F, GALOZZI P, COSTA L, et al. Autoinflammatory granulomatous diseases: from Blau syndrome and early-onset sarcoidosis to NOD2-mediated disease and Crohn's disease. RMD Open, 2015, 1 (1): e000097.

［15］CHIARAVALLOTI A, PAYETTE M. Hailey-Hailey disease and review of management. J Drugs Dermatol, 2014, 13 (10): 1254-1257.

［16］CHRISTODOULOU MI, KAPSOGEORGOU EK, MOUTSOPOULOS HM. Characteristics of the minor salivary gland infiltrates in Sjögren's syndrome. J Autoimmun, 2010, 34 (4): 400-407.

［17］COBO MF, SANTI CG, MARUTA CW, et al. Pemphigoid gestationis: clinical and laboratory evaluation. Clinics, 2009, 64 (11): 1043-1047.

［18］DRENT M, BAUGHMAN RP. Comparison of methods to diagnose sarcoidosis. JAMA, 2013, 310 (15): 1624-1625.

［19］DU-THANH A, MERLET S, MAILLARD H et al. Combined treatment with low-dose methotrexate and initial short-term superpotent topical steroids in bullous pemphigoid: an open, multicentre, retrospective study. Br J Dermatol, 2011, 165 (6): 1337-1343.

［20］FELICIANI C, JOLY P, JONKMAN MF, et al. Management of bullous pemphigoid: The European Dermatology Forum consensus in collaboration with the European Academy of Dermatology and Venereology. Br J Dermatol, 2015, 172 (4): 867-877.

［21］FETT N, WERTH VP. Update on morphea: part I. Epidemiology, clinical presentation, and pathogenesis. J Am Acad Dermatol, 2011, 64 (2): 217-228.

［22］FETT N. Scleroderma: nomenclature, etiology, pathogenesis, prognosis, and treatments: facts and controversies. Clin Dermatol, 2013, 31 (4): 432-437.

［23］FETT NM. Morphea. localized scleroderma. JAMA Dermatol, 2013, 149 (9): 1124.

［24］GAITANIS G, ALEXIS I, PELIDOU SH, et al. High-dose intravenous immunoglobulin in the treatment of adult patients with bullous pemphigoid. Eur J Dermatol, 2012, 22 (3): 363-369.

［25］HARMAN KE, BROWN D, EXTON LS, et al. British Association of Dermatologists' guidelines for the management of

pemphigus vulgaris 2017. Br J Dermatol, 2017, 177 (5): 1170-1201.
[26] HERTL M, JEDLICKOVA H, KARPATI S, et al. Pemphigus. S2 guideline for diagnosis and treatment-guided by the European Dermatology Forum (EDF) in cooperation with the European Academy of Dermatology and Venereology (EADV). J Eur Acad Dermatol Venereol, 2015, 29 (3): 405-414.
[27] HIETARINTA M, LASSILA O, HIETAHARJU A. Association of anti-U1RNP-and anti-Scl-70-antibodies with neurological manifestations in systemic sclerosis (scleroderma). Scand J Rheumatol, 1994, 23 (2): 64-67.
[28] IBRAHIM O, HOGAN SR, VIJ A, et al. Low-dose naltrexone treatment of familial benign pemphigus (Hailey-Hailey disease). JAMA Dermatol, 2017, 153 (10): 1015-1017.
[29] KAPSOGEORGOU EK, CHRISTODOULOU MI, PANAGIOTAKOS DB, et al. Minor salivary gland inflammatory lesions in Sjögren syndrome: do they evolve？ J Rheumatol, 2013, 40 (9): 1566-1571.
[30] KATSUMOTO TR, WHITFIELD ML, CONNOLLY MK. The pathogenesis of systemic sclerosis. Annu Rev Pathol, 2011, 6: 509-537.
[31] KECHICHIAN E, HABER R, MOURAD N, et al. Pediatric pyoderma gangrenosum: a systematic review and update. Int J Dermatol, 2017, 56 (5): 486-495.
[32] KEELEY JM, BEVANS SL, JALEEL T, et al. Rituximab and low dose oral immune modulating treatment to maintain a sustained response in severe pemphigus patients. J Dermatolog Treat, 2019, 30 (4): 340-345.
[33] KEI HOSHINO et al. Anti-MDA5 and anti-TIF1-γ antibodies have clinical significance for patients with dermatomyositis. Rheumatology (Oxford), 2010, 49 (9): 1726-1733.
[34] KREUTER A. Localized scleroderma. Dermatol Ther, 2012, 25 (2): 135-147.
[35] KYRIAKIDIS NC, KAPSOGEORGOU EK, TZIOUFAS AG. A comprehensive review of autoantibodies in primary Sjögren's syndrome: clinical phenotypes and regulatory mechanisms. J Autoimmun, 2014, 51C: 67-74.
[36] MARZANO AV, BORGHI A, MERONI PL, et al. Pyoderma gangrenosum and its syndromic forms: evidence for a link with autoinflammation. Br J Dermatol, 2016, 175 (5): 882-891.
[37] MEDSGER TA JR, ODDIS CV. Classification and diagnostic criteria for polymyositis and dermatomyositis. J Rheumatol, 1995, 22 (4): 581-585.
[38] MILLER FW, RIDER LG. Diagnostic criteria for polymyositis and dermatomyositis. Lancet, 2003, 362 (9397): 1762-1763.
[39] NAKA F, STROBER BE. Methotrexate treatment of generalized granuloma annulare: a retrospective case series. J Dermatolog Treat, 2018, 29 (7): 720-724.
[40] Noe MH, Rosenbach M. Cutaneous sarcoidosis. Curr Opin Pulm Med, 2017, 23 (5): 482-486.
[41] PIETTE EW, ROSENBACH M. Granuloma annulare: clinical and histologic variants, epidemiology, and genetics. J Am Acad Dermatol, 2016, 75 (3): 457-465.
[42] PIETTE EW, ROSENBACH M. Granuloma annulare: pathogenesis, disease associations and triggers, and therapeutic options. J Am Acad Dermatol, 2016, 75 (3): 467-479.
[43] POHLA-GUBO G, HINTNER H. Direct and indirect immunofluorescence for the diagnosis of bullous autoimmune diseases. Dermatol Clin, 2011, 29 (3): 365-372.
[44] RAGHU G, BERMAN JS, GOVENDER P. Treatment of sarcoidosis. Am J Respir Crit Care Med, 2018, 197 (6): 9-10.
[45] SAMI N. Autoimmune bullous diseases: approach and management. Switzerland: Springer International Publishing, 2016.
[46] SAMSON JF, THOMAS MM, PHILIP M, et al. Pemphigoid gestationis (herpes gestationis). J Obstet Gynecol India, 2014, 64 (Suppl 1): 36-39.
[47] SCHMIDT E, ZILLIKENS D. Pemphigoid diseases. Lancet, 2013, 381 (9863): 320-332.
[48] SHIOHARA T, KANO Y. Drug reaction with eosinophilia and systemic symptoms (DRESS): incidence, pathogenesis and management. Expert Opin Drug Saf, 2017, 16 (2): 139-147.
[49] SKOWRON F, BENSAID B, BALME B, et al. Drug reaction with eosinophilia and systemic symptoms (DRESS): clinicopathological study of 45 cases. J Eur Acad Dermatol Venereol, 2015, 29 (11): 2199-2205.
[50] TERZIROLI BERETTA-PICCOLI B, MAINETTI C, PEETERS MA, et al. Cutaneous granulomatosis: a comprehensive review. Clin Rev Allergy Immunol, 2018, 54 (1): 131-146.
[51] THEANDER E, MANDL T. Primary Sjögren's syndrome: the diagnostic and prognostic value of salivary gland ultrasonography using a simplified scoring system. Arthritis Care Res (Hoboken), 2014, 66 (7): 1102-1107.
[52] TZIOUFAS AG, KAPSOGEORGOU EK, MOUTSOPOULOS HM. Pathogenesis of Sjögren's syndrome: what we know

and what we should learn. J Autoimmun, 2012 (1-2), 39: 4-8.

[53] VAN DEN HOOGEN F, KHANNA D, FRANSEN J, et al. 2013 Classification criteria for systemic sclerosis: an American College of Rheumatology/European League Against Rheumatism Collaborative Initiative. Arthritis Rheum, 2013, 65 (11): 2737-2747.

[54] WANG J, KHACHEMOUNE A. Granuloma annulare: a focused review of therapeutic options. Am J Clin Dermatol, 2018, 19 (3): 333-344.

中英文名词对照索引

K

L

M

N

P

Q

R

S

T

W

X

Y

Z